国家卫生和计划生育委员会"十三五"规划教材

专科医师核心能力提升导引丛书

供放射诊断与治疗学专业临床型研究生及专科医师用

肿瘤放射治疗学

主　编　王绿化

副主编　杨道科　王　平　张福泉　章　真

编　者（按姓氏笔画排序）

于金明	山东省肿瘤医院	张福泉	北京协和医院
马　骏	中山大学附属肿瘤医院	陆嘉德	上海市质子重离子医院
王　平	天津医科大学肿瘤医院	陈　明	浙江省肿瘤医院
王　靛	Rush University, USA	易俊林	中国医学科学院肿瘤医院
王俊杰	北京大学第三医院	岳　宁	Rutgers University, USA
王健仰	中国医学科学院肿瘤医院	金　晶	中国医学科学院肿瘤医院
王淑莲	中国医学科学院肿瘤医院	徐　波	天津医科大学肿瘤医院 / 美国
王维虎	北京大学肿瘤医院		南方研究院
王绿化	中国医学科学院肿瘤医院	高　黎	中国医学科学院肿瘤医院
石　梅	第四军医大学西京医院	高献书	北京大学第一医院
田　野	苏州大学附属第二医院	郭小毛	复旦大学附属肿瘤医院
朱国培	上海交通大学医学院附属	章　真	复旦大学附属肿瘤医院
	第九人民医院	惠周光	中国医学科学院肿瘤医院
李宝生	山东省肿瘤医院	傅小龙	上海胸科医院
李晔雄	中国医学科学院肿瘤医院	曾昭冲	复旦大学附属中山医院
李高峰	卫生部北京医院	潘建基	福建省肿瘤医院
杨道科	郑州大学第一附属医院	戴建荣	中国医学科学院肿瘤医院
张　烨	中国医学科学院肿瘤医院		

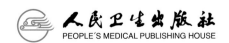

人民卫生出版社

PEOPLE'S MEDICAL PUBLISHING HOUSE

图书在版编目（CIP）数据

肿瘤放射治疗学 / 王绿化主编 . —北京：人民卫生出版社，
2018

ISBN 978-7-117-25487-8

Ⅰ．①肿…　Ⅱ．①王…　Ⅲ．①肿瘤－放射治疗学－医学
院校－教材　Ⅳ．① R730.55

中国版本图书馆 CIP 数据核字（2018）第 027295 号

| 人卫智网 | www.ipmph.com | 医学教育、学术、考试、健康，购书智慧智能综合服务平台 |
| 人卫官网 | www.pmph.com | 人卫官方资讯发布平台 |

肿瘤放射治疗学

主　　编：王绿化
出版发行：人民卫生出版社（中继线 010-59780011）
地　　址：北京市朝阳区潘家园南里 19 号
邮　　编：100021
E - mail：pmph @ pmph.com
购书热线：010-59787592　010-59787584　010-65264830
印　　刷：中农印务有限公司
经　　销：新华书店
开　　本：889×1194　1/16　印张：32
字　　数：968 千字
版　　次：2018 年 4 月第 1 版　2019 年 7 月第 1 版第 2 次印刷
标准书号：ISBN 978-7-117-25487-8/R·25488
定　　价：125.00 元

打击盗版举报电话：010-59787491　E-mail：WQ @ pmph.com
（凡属印装质量问题请与本社市场营销中心联系退换）

主 编 简 介

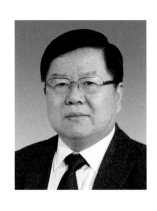

    王绿化　男，教授／主任医师，博士研究生导师，1958 年 7 月生于安徽省。现任中国医学科学院肿瘤医院副院长，深圳分院院长，中华医学会放射肿瘤学分会主任委员，中国临床肿瘤学会副理事长，中央保健委员会中央保健会诊专家，中国抗癌协会肺癌专业委员会委员，中国抗癌协会食管癌专业委员会常委，*Lung Cancer* 编委，*International Journal of Radiation Oncology Biology & Physics* 特约审稿人。

    从事肿瘤放射治疗专业 30 余年，积累了丰富的临床经验，目前主要从事胸部肿瘤的放射治疗的相关临床及转化医学研究。其中对于早期肺癌的立体定向根治性放射治疗、局部晚期非小细胞肺癌的三维适形及调强放射治疗、同期放化疗、以及肺癌放／化疗中肺损伤的早期诊断、预防和治疗有深入研究，参与了我国肺癌规范化治疗指南和三维适形放疗在肺癌中实施规范的制定。

    先后多次获得国家自然科学基金项目资助、参与"十一五"攻关课题、"973"课题研究，主持"863"课题研究。在国外知名专业期刊（*Ann Oncol*、*JCO*、*Cancer Research*、*Clinical Cancer research*、*JTO*、*The Oncologist* 等）发表 SCI 论文 30 多篇，累计影响因子 100 多分，中文核心期刊发表文章 120 多篇。参与的"食管癌规范化治疗关键技术的研究及应用推广"分别获得中华医学科技奖一等奖和国家科技进步奖一等奖。

副主编简介

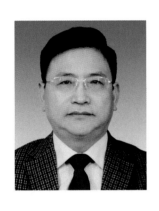

杨道科 男，教授／主任医师，研究生导师，1966年10月生于黑龙江省。现任郑州大学第一附属医院肿瘤医院院长，中国医师协会放射肿瘤治疗分会会长，国家卫生计生委能力建设和继续教育中心学术部副主任，国家卫生计生委医药卫生科技发展研究中心放射肿瘤专项特聘专家，中国医师协会整合肿瘤学专业委员会副主任委员，郑州大学放疗与肿瘤重症医学研究所所长，河南省抗癌协会鼻咽癌专业委员会主任委员，河南省医学会鼻咽癌专业组组长，河南省放疗与肿瘤多学科治疗院士工作站主任，郑州大学第一附属医院中美联合放疗中心主任，日本北海道大学质子线治疗中心客座教授，美国费城癌症中心客座教授，郑州大学第一附属医院综合热疗中心主任、头颈部肿瘤多学科（MDT）会诊中心主任、鼻型 NK/T 淋巴瘤首席专家，河南省放疗专业高职评审专家，郑州市医学会放射肿瘤专业委员会主任委员，河南省分子放疗重点实验室负责人，河南省教育厅放疗与重症医学创新团队负责人，郑州市科技局放疗与重症医学创新团队负责人。

从事肿瘤放射治疗专业30余年，是学科内从事本专业最早者之一，长期临床实践形成放、化疗结合的特色治疗方法。对多种恶性肿瘤的治疗及恶性胸腹水的热综合治疗有较丰富的经验。擅长恶性肿瘤的普放、精确放疗（三维适形、适形调强、容积调强、旋转调强）等最新治疗方式。配合深部热疗，尤其在鼻咽癌、脑瘤、食管癌、肺癌、肝癌、NK/T 细胞淋巴瘤方面有独特的经验及见解，在热疗、化疗及肿瘤靶向治疗领域亦有较高知名度。

获河南省科技进步奖两项，同时获得院内新项目开展技术奖，并承担多项国家级及省级科研课题。近年发表学术论文50余篇，SCI 收录论文10篇。

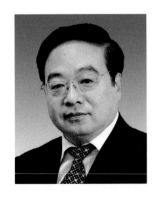

王平 男，教授／主任医师，博士研究生导师。现任天津市肿瘤医院院长，国务院政府特殊津贴专家，国家卫生计生委突出贡献中青年专家，天津市肿瘤医院肿瘤放射治疗学科带头人兼任中国抗癌协会常务理事，中国抗癌协会肿瘤放射治疗专业委员会主任委员，中国抗癌协会肿瘤医院管理委员会前任主任委员，中国医院协会肿瘤医院管理分会副主任委员，中华放射肿瘤学会常委，《中国肿瘤临床》《肿瘤防治研究》副主编，《中国肺癌》《中华医学杂志》《中华肿瘤杂志》《中华放射肿瘤学杂志》编委。

副主编简介

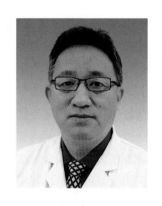

张福泉　男，教授／主任医师，博士生导师，1963年10月生于山西省。现任北京协和医院院长助理，放疗科主任，中华医学会放射肿瘤治疗学分会副主任委员，北京医学会放射肿瘤学分会候任主任委员，中国医师协会放疗专业委员会副会长，北京医师协会放疗专业委员会副会长，吴阶平基金会放射治疗专业委员会主任委员。北京市放射治疗质控中心主任，《中华肿瘤杂志》《中华放射肿瘤杂志》编委等职务。

在妇科肿瘤特别是宫颈癌的放射治疗上进行了长时间研究和探索，在国内首先开展了宫颈癌精确调强放疗，三维腔内放疗和图像引导的精确放疗，建立了妇科肿瘤精确放射治疗的规范和质量保证流程，进行了大量的临床实践，有丰富的临床经验，取得了很好的治疗效果。在国内推广宫颈癌的精确治疗，建立了规范的宫颈癌放射治疗规程。培养了大批从事妇科肿瘤放疗临床和研究的年轻医生。曾当选北京市健康卫士，全国卫生系统先进个人。

近5年来，发表SCI和核心期刊论文20余篇，曾承担国家自然科学基金课题和"十三五"研究项目，有多项专利。指导博士和硕士研究生10余人。

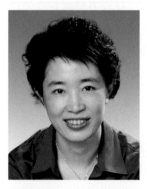

章真　女，教授／主任医师，博士研究生导师，1965年2月生于上海。现任复旦大学附属肿瘤医院放疗中心主任、NCI直肠癌工作小组成员，美国放射治疗协会（ASTRO）会员，中国肿瘤治疗指南（CNCCN）胃癌治疗规范专家组成员、癌性贫血治疗规范专家组成员、直肠癌治疗规范专家组成员，中国抗癌协会临床肿瘤学协作专业委员会（CSCO）委员，中国抗癌协会大肠癌专业委员会常委、放疗学组组长，中华医学会放射治疗专业委员会常委，任《International Journal of Radiutiou Oncology Biology Physics》及《Radiation and Oncology》杂志评审，《Journal of Radiation Oncology》杂志编委。

从事肿瘤放射治疗专业近30年，积累了丰富的临床经验。目前主要从事消化道肿瘤的放射治疗及相关转化医学研究。率先在国内建立优化的直肠癌新辅助治疗模式，以及胃癌新辅助和放疗辅助治疗模式，参与了我国直肠癌及胃癌规范化治疗指南的制定，在放射组学等领域均有深入研究。

多次获得国家自然科学基金项目资助，主持多项上海市课题、国际多中心合作课题，发起直肠癌新辅助放化疗的国内临床多中心研究。共发表论文80余篇，SCI收录论文40余篇，主编和参编著作7部。直肠癌治疗模式优化相关课题分别荣获教育部和上海市科技二等奖。

出 版 说 明

为了进一步贯彻《国务院办公厅关于深化医教协同进一步推进医学教育改革与发展的意见》（国办发〔2017〕63号）的文件精神，推动新时期创新型人才培养，人民卫生出版社在全面分析其他专业研究生教材、系统调研放射诊断与治疗学专业研究生及专科医师核心需求的基础上，及时组织编写全国第一套放射诊断与治疗学专业研究生规划教材暨专科医师核心能力提升导引丛书。

全套教材共包括14种，全面覆盖了放射诊断与治疗学专业各学科领域。来自全国知名院校的近300位放射诊断与治疗学的专家以"解决读者临床中实际遇到的问题"为立足点，以"回顾、现状、展望"为线索，以培养和启发读者创新思维为编写原则，对疾病放射诊断与治疗的历史变迁进行了点评，对当前诊疗中的困惑、局限与不足进行了剖析，对相应领域的研究热点及发展趋势进行了探讨。

该套教材适用于放射诊断与治疗学专业临床型研究生及专科医师。

全国高等学校放射诊断与治疗学专业研究生规划教材
评审委员会名单

主任委员

    金征宇

副主任委员

    龚启勇　王绿化

委　　员（以姓氏笔画为序）

    王　滨　王振常　王霄英　卢光明　申宝忠　冯晓源　吕　滨

    刘士远　刘广月　刘爱连　许乙凯　李　欣　李真林　杨建勇

    余永强　余建明　宋　彬　范占明　周纯武　徐海波　高剑波

    崔建岭　梁长虹　韩　萍　程晓光　雷子乔

全国高等学校放射诊断与治疗学专业研究生规划教材
目　　录

序

　　肿瘤放射治疗学是使用电离辐射对恶性肿瘤和少数良性疾病进行治疗的医学学科。作为一门医学、物理学和生物学的交叉学科,肿瘤放射治疗学的临床应用主要集中在电离辐射或联合其他治疗手段(手术、药物、热疗等)对肿瘤的控制。同时,该学科还主要研究肿瘤放射生物学原理,放射线对于肿瘤和正常组织的作用。经过百余年的发展,现代放射治疗学已经成为一门包括临床治疗、科学研究和培训专业医生的独立学科,并且正在由"物理精准治疗"向"生物精准治疗"进步。

　　作为目前肿瘤三大治疗手段之一,放射治疗学是一门专业性极强的学科。随着近年来我国医学专业(本科教育)毕业后教育制度的改革和不断完善,亟须一本符合现今毕业后研究生教育制度的高质量肿瘤放射治疗学专科教材。

　　由王绿化教授主编、国内各大肿瘤医院、放疗中心著名放射治疗学者参编的全国高等学校放射诊断与治疗学专业国家卫生和计划生育委员会"十三五"规划教材《肿瘤放射治疗学》是一本供放射治疗专业研究生学习和使用的教材。参编学者的专业覆盖面广,包括放射物理、放射生物、放射临床各病种专业的专家。该教材以不同病种为线索,紧扣恶性肿瘤的规范化综合治疗原则,期望相关专业的研究生能对肿瘤放射治疗学基本原则和常用技术有初步的掌握,并且能够认识各病种放疗的发展方向,为自己选择今后的专业方向做好准备。祝本教材在推动及发展我国研究生教育与肿瘤教育事业中作出贡献。

于金明

2018 年 1 月 15 日于济南

前　言

为更好地贯彻落实国家《医药卫生中长期人才发展规划(2011-2020年)》，适应新时期放射诊断与治疗学专业研究生教育和教学需要，人民卫生出版社启动了全国高等学校放射诊断与治疗学专业国家卫生和计划生育委员会研究生规划教材的编写工作。2016年9月，国家卫生和计划生育委员会"十三五"研究生规划教材主编人会议在北京召开，《肿瘤放射治疗学》被确立为肿瘤学领域的重点教材，以适应现代放疗技术条件下放疗专业研究生的教育。

该教材的编委来自国内各大肿瘤医院和放射治疗中心，均是活跃在研究生教育一线的学者、教授，有着丰富的教学经验。自2016年11月编写开始，至2017年7月定稿，各位编者在短时间内付出了辛勤的劳动。本书系统地介绍了各肿瘤病种的基础知识、临床诊断、分期和治疗，并详细阐述放射治疗在其中的应用以及今后的研究方向，引导研究生学习肿瘤规范化治疗原则、放射治疗技术和流程，熟悉临床常见肿瘤的放疗方案，着重贴近最新肿瘤综合治疗进展，其主旨在于培训研究生独立处理患者以及基本的放射治疗能力。

全书共有二十一章，第一章为放射物理学，第二章为放射生物学，第三章到第十七章为肿瘤各论，第十八章到二十章为近距离放射治疗、热疗和肿瘤粒子放射治疗，第二十一章为放射治疗的副作用与损伤。从内容上来说，第三到五章为头颈部肿瘤，第六到八章为胸部肿瘤，第十到十三章为消化系统肿瘤，乳腺癌、前列腺癌、软组织肉瘤、恶性淋巴瘤和妇科恶性肿瘤各成一章。因篇幅有限，并考虑到本书并非一本肿瘤学教材，在肿瘤外科和内科方面我们仅进行了一些简单的介绍，有关知识和技术读者们可进一步查阅及参考相关教材和文献。由于水平所限，书中难免存在缺点与错误，希望广大读者在使用过程中，将发现的问题和相关建议反馈给我们，以便再版时进行修订。

在本书的编写过程中，于金明院士以及广大临床一线教学人员给予了极大帮助和关怀，其中Chi Lin教授(Nebraska Medical Center放疗科)，天津医科大学肿瘤医院王蕾、王秋雯、马瑾璐、陈扬、王帅、肖明明博士，中山大学附属肿瘤医院孙颖、陈雨沛医生，福建省肿瘤医院邱素芳医生，上海交通大学医学院附属第九人民医院窦圣金、李彬彬医生，浙江省肿瘤医院陈梦圆、胡晓医生，复旦大学附属肿瘤医院周梦龙医生，中国医学科学院肿瘤医院李宁、唐源、吴润叶、门玉、康静静医生，门阔、黄鹏、曹鸿斌和赵艳物理师，北京大学肿瘤医院朱向高医生，西京医院魏立春教授、张莹博士、李剑平博士，苏州大学附属第二医院邢鹏飞、赵培峰医生，北京协和医院晏俊芳、苗政、王伟平、王敦煌医生，北京大学第三医院王皓医生，北京医院徐勇刚、钟秋子、赵婷医生，上海市质子重离子医院孔琳医生，郑州大学第一附属医院梁天嵩医生在书稿素材收集、整理等方面做出了突出贡献，在此表示特别感谢。

最后，希望广大放射肿瘤学专业研究生能从本教材中汲取知识，为今后成为一名合格的放疗医生打好坚实的基础。

王绿化

2018年1月

目　录

绪　论

肿瘤放射治疗学是使用电离辐射对恶性肿瘤和少数良性疾病进行治疗的临床医学学科，是一个专业性很强的三级学科，与肿瘤内科学、肿瘤外科学同属肿瘤学专业，因此内容包含肿瘤学所必需的基础知识和临床知识，如肿瘤流行病学、病因学、临床特点、临床诊断（病理诊断，影像诊断）、分期以及不同期别的治疗等。除此之外，临床放射物理学和临床放射生物学也是临床放射肿瘤学的重要基础。

一、肿瘤放射治疗学的历史和地位

自从 1895 年德国物理学家伦琴发现了 X 线，随即在 1896 年人类使用 X 线治疗了第 1 例晚期乳腺癌患者，至今放射治疗已有一百多年的历史。1962 年，Buschke 医生指出放疗医生要像其他肿瘤专科医生一样，全面且独立的负责患者的诊断和治疗，并且与患者和其他医生沟通，制订治疗计划，在治疗期间直接处理患者，以及任何时间发生的急症。自此，肿瘤放射治疗学（radiation oncology）逐渐发展成为一门包括临床治疗、科学研究和培训专业医生的独立学科。

目前根据世界卫生组织（WHO）统计，约 50%～70% 的恶性肿瘤患者在病程中需要放疗，部分肿瘤可由放疗治愈。1999 年 WHO 发布全球肿瘤平均 5 年治愈率为 45%，其中手术治愈 22%，放疗治愈 18%，化学药物治疗治愈 5%。进入 21 世纪，随着计算机技术和医学影像学的进步，新的放射治疗技术不断涌现，对肿瘤病灶的治疗更为精准，正常组织得到更好的保护，使得放疗在肿瘤治疗中的作用和地位日益突出。2008 年 WHO 更新数据，全球肿瘤 5 年治愈率增加到 55%，其中手术贡献 25%，放疗贡献 23%，化疗贡献 7%。

在具体治疗实施上，需要根据放疗的生物学和物理学特点，将其与肿瘤临床治疗原则相结合，以给予肿瘤精确剂量照射同时尽可能保护周围正常组织为目的，既根治了肿瘤、延长患者的生存时间、并保证患者的较高生活质量。除上述根治性目的以外，放射治疗还在缓解疼痛和肿瘤压迫症状等姑息减症领域以及与外科联合在保留器官功能的综合治疗中发挥重要作用。

二、我国肿瘤放疗治疗学的发展现状

我国的肿瘤放射治疗始于 20 世纪 30 年代，当时仅局限于上海、北京、广州少数医院内，且只有上海镭锭医院一个独立的放射治疗科。新中国成立后，我国老一批肿瘤放疗先驱不遗余力地发展放射治疗学科，使得我国的放射治疗得到了较大的发展。1986 年中华放射肿瘤学会成立，并开创了本专业的学术期刊《中华放射肿瘤杂志》。当时全国有放射治疗的医院有 264 家，从事放射治疗的专业医务人员 4679 人，其中专业医师 1715 人，直线加速器 71 台，^{60}Co 远距离治疗机 224 台。之后的近 30 年来，我国放疗事业迅速发展壮大（表绪 -1）。

表绪 -1　中国（大陆）放疗单位、设备、医生逐年增加情况

年份	放疗单位（个）	直线加速器（台）	放疗医生（人）
1986 年	264	71	1715
1994 年	369	164	2764
1997 年	453	286	3440
2001 年	715	542	5113
2006 年	952	918	5247
2011 年	1162	1296	9895
2015 年	1413	1931	15 841

尽管如此，中国人均拥有的直线加速器的数量和百万人口中接受放射治疗的人口比例仍然显著低于发达国家。其次放疗辅助配套设备缺乏、资源分布不平衡、严重缺乏经过系统训练的高质量的放射肿瘤科医师、物理师、技师也是目前存在的另一重要问题，如我国放疗中心医师和物理师的比例为 5.2∶1，而国外放疗中心医师和物理师的比例大致为美国 1∶1，多数发达国家为 3∶1。我们面临艰巨的任务和使命，任重道远。

（王绿化）

第一章　放射物理学

放射物理学是将放射物理的基本原理和概念应用于肿瘤放射治疗的一门学科，是放射肿瘤学的重要基础。作为住院医生，需要具备一定的核物理学基础，通过了解射线与物质作用的基本原理和剂量学概念，掌握放射治疗的一般过程及具体的治疗技术，从而更好地开展放射治疗工作，保障患者得到有效安全的治疗。

第一节　核物理基础

一、原子结构

原子是构成物体的微小单位，其大小是 10^{-10}m 数量级，原子中心是带正电的原子核，体积是原子的万分之一；核周围是带负电的电子做绕核运动，每个电子带一个负电荷。原子核由不同数目的质子和中子组成。中子和质子统称为核子，中子质量比质子质量大千分之一左右。中子不带电，而每个质子带一个正电荷，一个电荷量 $e=1.602×10^{-19}$C。

原子各种模型中，玻尔（Niels Bobr）1913 年建立的行星模型公认为经典模型之一。与太阳系的行星绕太阳运行类似，该理论认为氢原子模型是由一个轨道电子围绕带等量正电荷的原子核运行而成。随后，他把该理论进一步拓展到多电子原子模型（图 1-1-1），其基本观点是：①原子中的原子核位于原子的中心，电子在具有确定半径的圆周轨道上绕原子核运动，处于稳定状态，不辐射能量；②在不同轨道上运动的电子具有不同的能量，且能量是量子化的；③当且仅当电子从一个轨道跃迁到另一个轨道时，才会辐射或吸收能量。

由于质子和电子带相反电荷而产生库伦引力，电子越靠近原子核，其束缚力会越强。所以电子从低能级（内层）轨道跃迁到高能级（外层）轨道或从原子中脱离需要吸收足够能量才能完成，反之从外层轨道向内层跃迁时则会释放能量。从最内层向外，不同壳层（轨道）分别命名为 K、L、M、N…基于泡利不相容原理，每个壳层可容纳的最大电子数量都是有限的：第一壳层（K）最多可容纳 2 个，第二壳层（L）为 8 个，第三壳层（M）为 18 个……。

由于单个微观粒子能量很小，通常不是以能量的国际单位制（SI）单位焦耳（J）表示，而是采用电子伏特（eV）、千电子伏特（keV）或兆电子伏特（MeV）表示。1eV 定义为电子在真空中通过 1V 的电压加速后获取的动能，$1eV=1.6×10^{-19}$J 的能量，与其他两个单位的转换关系是：$1keV=10^{3}eV$，$1MeV=10^{6}eV$。

在临床工作中，一般会使用"MeV"来描述加速器所产生的电子束能量，例如 9MeV 电子束。而对于 X 线，由于是由电子经电压加速后撞击钨靶产生的，所以通常以加速电压"MV"来描述加速器所产生的 X 线能量，例如 6MV X 线。

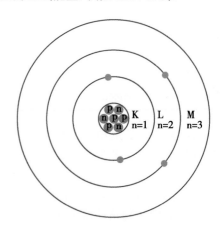

图 1-1-1　原子的玻尔模型示意图

原子核由质子（p）和中子（n）组成。电子围绕着原子核在特定的壳层（轨道）上旋转。通常，这些壳层用量子数（n=1，2，3…）或字母（K，L，M…）表示

二、放射性

（一）放射性衰变

1896 年贝克勒尔在研究铀盐的实验中，将含有不同元素的物质样本放置于密封的胶片上方，发现沥青中的铀自发产生 γ 射线而造成胶片感光。1898 年居里夫妇又发现了放射性更强的钋和镭。

由于天然放射性这一划时代的发现,居里夫妇和贝克勒尔共同获得了1903年诺贝尔物理学奖。进一步的实验发现放射性核素可以发出三种类型的射线:α射线(本质为氦原子核)、β射线(本质为电子)和γ射线(本质为光子)。

上述射线是在核素的放射性衰变的过程中产生的,衰变的基本过程可以理解为:由于原子核内紧邻的带正电的质子之间存在巨大的静电(库仑)斥力,与此同时质子和中子之间则存在核引力。当这两种力量达到平衡时,原子核才会稳定的存在。所以对于稳定的核素,如图1-1-2所示,其中子数与质子数保持合理的比例关系。如果不是这种比例的核素,平衡就会被打破,它们会自发的锐变,同时放出各种射线,最终变为稳定核素,这就叫做放射性衰变。原子序数在83(铋)或以上的元素都具有放射性,但某些原子序数小于83的元素(如锝)也具有放射性。

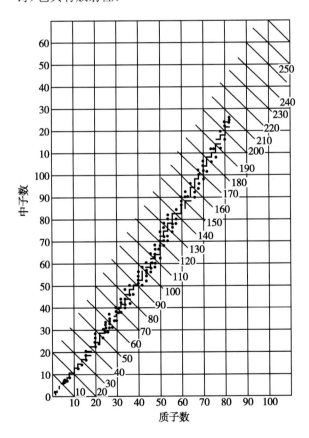

图 1-1-2 核的稳定性与质子数、中子数的关系
图中的每个黑点表示一个稳定的核素,平行的一组斜线表示同量异位线

放射性衰变的主要方式有如下三种:

α衰变:α衰变通常发生在原子序数大于82的核素中,这些核素的中子数与质子数的比例过小,质子之间的静电斥力超过了中子和质子之间的强引力,从而发射出α粒子。

β衰变:原子核内的中子转变为质子,发射出电子或中微子;或者原子核内的质子转变为中子,发射出正电子和中微子。

γ衰变:原子核由于一些原因(比如发生α、β衰变)而处于激发态,此时原子核需要从高能级向低能级跃迁来退激,此时会发出高能光子γ射线。

(二)放射性度量

活度:定义为处于某一特定能态的放射性核在单位时间的衰变数。活度的国际单位是贝克勒尔(Bq),它定义为每秒一次衰变,与以往放射性活度的常用单位居里(Ci)的关系是:$1Ci=3.7\times10^{10}Bq$。

比活度:定义为单位质量放射源的放射性活度,即放射性活度同其质量之比。

半衰期:处于某一特定能态的放射性原子核的数目或活度衰减到原来大小的一半所需的时间。

平均寿命:处于某一特定能态的放射性原子核平均生存的时间。

(三)常见放射性核素

放射性核素在衰变过程中,会发出几种射线。在肿瘤治疗时,通常会选择其中的部分射线类型用于放疗(表1-1-1)。

三、射线与物质的相互作用

原子的核外电子因与外界相互作用而获得足够能量,挣脱原子核对它的束缚,脱离原子,这一过程称为原子的电离。由带电粒子,如电子、质子、重离子等,与原子的核外电子的直接碰撞造成的电离称为直接电离。而不带电粒子,如光子、中子等,本身不能使物质电离,但能借助它们与原子的壳层电子或原子核作用产生的次级粒子,如电子、反冲核等,随后再与物质中的原子作用,引起原子的电离称为间接电离。

(一)带电粒子与物质相互作用

1. 具有一定能量的带电粒子入射到靶物质中,与物质原子发生作用,作用的主要方式包括以下四种情况:

(1)与核外电子发生非弹性碰撞:当带电粒子从靶物质原子近旁经过时,轨道上的电子会受到库仑力的作用而跃迁到更高能级的轨道或直接脱离原子,形成电离。处于激发态的原子很不稳定,跃迁到高能级的电子会自发跃迁到低能级而使原子回到基态,同时释放出特征X线(标识辐射)或俄歇电子。

表 1-1-1　常见放射性核素的射线类型、半衰期和应用方式

放射源	半衰期	射线类型	放疗用射线	射线能量
^{226}镭	1590年	α射线、β射线、γ射线	γ射线	830keV
^{137}铯	30.17年	β射线、γ射线	γ射线	662keV
^{60}钴	5.27年	β射线、γ射线	γ射线	1.173MeV 1.332MeV
^{192}铱	74天	β射线、γ射线	γ射线	468keV 316keV 308keV 296keV
^{125}碘	59.4天	γ射线	γ射线	27～35.5keV
^{90}锶	28.1天	β射线	β射线	2.280MeV max
^{131}碘	8.3天	β射线、γ射线	β射线	606keV max
^{211}砹	7.21小时	α射线	α射线	5.983MeV

（2）与原子核发生非弹性碰撞：当带电粒子从原子核附近略过时，在原子核库仑场的作用下，运动方向和速度发生变化，此时带电粒子的一部分动能就变成具有连续能谱的 X 线辐射出来，这种辐射称为轫致辐射。由于临床所使用的加速器及 X 光机发出的 X 线，均是基于上述两种作用原理（轫致辐射占主要）产生的，所以需要着重理解。

（3）与核外电子 / 原子核发生弹性碰撞：带电粒子可以与轨道电子发生弹性碰撞，也可与原子核发生弹性碰撞，尽管带电粒子的运动方向和速度发生变化，但不辐射光子，也不激发原子核，则此种相互作用满足动能和能量守恒定律，属弹性碰撞。

（4）带电粒子与原子核发生核反应：当一个重带电粒子具有足够的能量（约 100MeV），并且与原子核的碰撞距离小于原子核的半径时，如果有一个或数个核子被入射粒子击中，它们将会离开原子核。失去核子的原子核处于激发态，将通过发射所谓的"蒸发粒子"（主要是一些较低能量的核子）和 γ射线退激。

2. 射程带电粒子在与物质的相互作用过程中，不断地损失其动能，最终将损失所有的动能而停止运动。沿着射方向从入射位置至完全停止位置所经过的距离称为射程。

（1）电子束的射程：对于电子来说，因其质量很小，每次碰撞的电离损失和辐射损失比重带电粒子大的多，同时发生大角度偏转，导致其运动路径曲折，粒子的射程分布在一个很宽范围，也就是说电子的射程发生较为严重的歧离，因此粒子数随厚度变化曲线呈逐渐下降趋势。电子束的百分深度剂量曲线特点如图 1-1-3 所示：表面吸收剂量较

高，随着深度增加很快到达剂量最大点，最大剂量点附近会有一个高剂量"坪区"，由于射程歧离，后部还有一个剂量跌落区（图 1-1-3）。

（2）质子和重离子射程：对于质子和重离子来说，质子穿过物质的路径相对较直，当它与原子中的电子和原子核发生相互作用后逐渐慢化，因此粒子数随吸收块厚度变化曲线表现为开始时的平坦部分和尾部的快速下降部分。质子的深度剂量曲线的特点如图所示：在射线的大部分射程范围内，质子的吸收剂量近似是常数，直到接近质子射程末端时，剂量曲线出现一个尖峰（称为布拉格峰）。峰值处的剂量大约是表面剂量的 4 倍，之后剂量迅速跌落为零。对于肿瘤治疗来说，可将尖峰位置调整到肿瘤深度（通过选择不同能量实现），这样既可以保护入射时穿过的正常组织，同时还可以保护肿瘤后方的正常组织（图 1-1-4）。

（二）X(γ)光子与物质的主要相互作用

1. X(γ)射线与无线电波、红外线、可见光、紫外线一样，都是电磁波，特点是波长很短（大约在 0.01～10nm 的范围），具备波粒二象性。在干涉、衍射、偏振这些现象上表现出波动性；同时，在与物质相互作用过程中则表现出其粒子性。与物质原子发生作用时，主要方式包括以下四种情况：

（1）光电效应：光子与物质原子的轨道电子发生相互作用，一次就把全部能量传递给对方，光子消失，获得能量的电子挣脱原子束缚成为自由电子（光电子）；原子的电子轨道出现一个空位而处于激发态，它将通过发射特征 X 线或俄歇电子的形式回到基态，这个过程称为光电效应（图 1-1-5）。

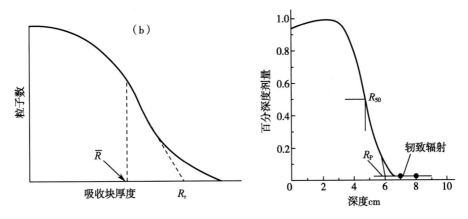

图 1-1-3　电子粒子数随吸收块厚度变化曲线电子束百分深度剂量曲线

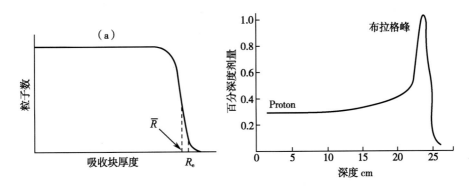

图 1-1-4　质子粒子数随吸收块厚度变化曲线质子线百分深度剂量曲线

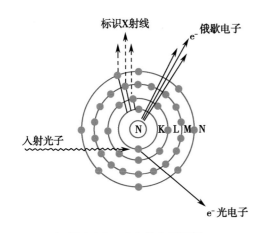

图 1-1-5　光电效应示意图

库仑场的作用下形成一对正负电子,此过程称电子对效应(图 1-1-7)。

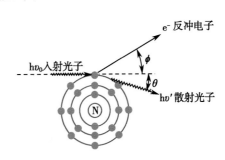

图 1-1-6　康普顿效应示意图

(2)康普顿效应:当入射 X(γ)光子和原子内一个轨道电子发生相互作用时,光子损失一部分能量,并改变运动方向,电子获得能量而脱离原子,此种作用过程称为康普顿效应(图 1-1-6)。损失能量后的 X(γ)光子称散射光子,获得能量的电子称反冲电子。

(3)电子对效应:当入射光子的能量大于 1.02MeV,X(γ)光子从原子核旁经过时,在原子核

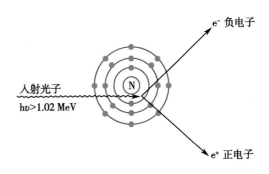

图 1-1-7　电子对效应

2. 与带电粒子相比，X（γ）光子与物质的相互作用表现出不同的特点：

（1）X（γ）光子不能直接引起物质原子电离或激发，而是首先把能量传递给带电粒子，通过这些带电粒子与物质进行作用（间接电离）。

（2）X（γ）光子与物质的一次相互作用可以损失其能量的全部分或很大一部分，而带电粒子则通过许多次相互作用逐渐损失其能量；

（3）X（γ）光子束没有射程的概念，入射到物体时，其强度随穿透物质厚度近似呈指数衰减，而带电粒子有确定的射程，在射程之外观察不到带电粒子。

3. 相互作用过程的相对重要性光子与物质的主要相互作用包括：光电效应、康普顿效应、电子对效应。但是哪种作用发生的截面（概率）更高取决于两个参数：作用物质的原子序数，光子的能量。

以等效原子序数近似等于人体组织（Z=7）的物质为例（图1-1-8），当光子能量低于30keV时，光电效应为主要作用方式，质量衰减系数与物质的有效原子序数（Z）的三次方成正比；当能量介于30keV～24MeV时，康普顿效应为主要作用方式，质量衰减系数与Z无关；当能量高于24MeV时，电子对效应成为主要的作用方式，质量衰减系数与Z成正比。目前常规直线加速器的X线能量大约为4～18MeV，所以主要以康普顿效应为主。

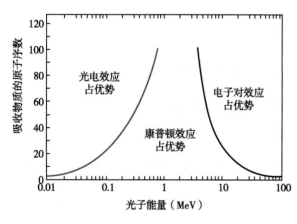

图 1-1-8　X（γ）光子与物质相互作用的三种主要形式与 X（γ）光子能量、吸收物质原子序数的关系

（三）中子与物质的相互作用

中子的质量与质子的质量近似相等，并且中子与光子一样也不带电。因此，当中子与物质相互作用时，不能直接引起物质原子电离或激发，主要是和原子核内的核力相互作用，与外壳层的电子不会发生作用。

中子与物质相互作用的类型主要取决于中子的能量。根据中子能量的高低，中子可分为慢中子（<5keV），中能中子（5～100keV）和快中子（0.1～500MeV）3种。中子与物质的原子核相互作用过程基本上可以分为两类：散射和吸收。散射又可以分为弹性散射和非弹性散射。慢中子与原子核作用的主要形式是吸收。中能中子和快中子与物质作用的主要形式是弹性散射。对于能量大于10Mev的快中子以非弹性散射为主。

在上述的中子和物质的相互作用过程中，除了弹性散射之外，其余各种现象均会产生次级辐射。在实际工作中，大多数情况遇到的是快中子，快中子与轻物质发生弹性散射时，损失的能量要比与重物质作用时多得多，例如，当快中子与氢核碰撞时，交给反冲质子的能量可以达到中子能量的一半。因此含氢多的物质，像水和石蜡等均是屏蔽中子的最常用材料。

（四）相对生物学效应

不同种类的电离辐射即便是相同的吸收剂量引起的生物学效应也是不同的。为比较不同种类的电离辐射引起的生物学效应，引入相对生物学效应（relative biological effectiveness，RBE）概念。生物学效应是比较不同种类射线产生的生物学效应的一个直观指标，以钴-60的γ射线作为标准。钴-60的γ射线引起某种生物学效应需要的吸收剂量与研究的电离辐射引起相同的生物学效应所需吸收剂量的比值（倍数），即为该种电离辐射的相对生物学效应。

本节讲述了原子模型及不同类型射线与物质的主要相互作用，对于放射肿瘤治疗来说，理想的射线应具有布拉格峰用于保护周围正常组织，同时具有较高的RBE来提高对肿瘤的杀伤力。表1-1-2是这几种射线的布拉格峰及RBE指标。

表 1-1-2　不同射线类型的布拉格峰情况及 RBE 指标

射线类型	是否有布拉格峰	RBE
X、γ 射线	无	1
电子	无	1
质子	有	1
热中子	无	3
中能中子	无	5～8
快中子	无	10
碳离子	有	3

第二节　基本剂量学

一、基本剂量学概念

X(γ)射线或高能电子束等电离辐射进入人体组织后,通过和人体组织中的原子相互作用,而传递电离辐射的部分或全部能量。人体组织吸收电离辐射能量后,会发生一系列的物理、化学、生物学变化,最后导致组织的生物学损伤,即生物效应。生物效应的大小正比于组织中吸收的电离辐射的能量。因此,确切地了解组织中所吸收的电离辐射的能量,对评估放射治疗的疗效和它的副作用是极其重要的。单位质量物质吸收电离辐射的平均能量称为吸收剂量,它的精确确定,是进行放射治疗最基本的物理学要素。

(一)照射量 X(exposure)

当 X(γ)射线穿过质量为 dm 的空气时会产生次级电子,这些次级电子作用于空气中的其他原子形成电离,产生离子对。当全部次级电子(正负电子)完全被空气阻止时,在空气形成的同一种符号的离子总电荷的绝对值 dQ 与 dm 的比值称为照射量。

在空气中,这些离子具有一定的移动性,所以可以通过施加电场对这些离子进行收集,通过离子对的数目推算吸收剂量是使用电离室进行剂量测量的基本原理,参考图 1-2-1。

$$X = dQ - dm.$$

X 的单位为 $C \cdot kg^{-1}$,曾用名伦琴,$1R = 2.58 \times 10^{-4} C \cdot kg^{-1}$。

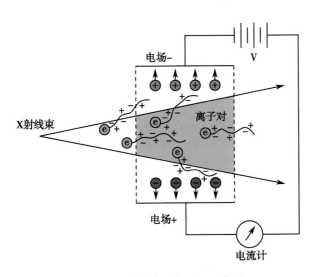

图 1-2-1　电离室工作原理示意图

(二)吸收剂量 D(absorbed dose)

在介绍它的定义前,先了解一下 X(γ)射线是怎样传递给介质电离辐射的能量的。当辐射线穿过吸收介质时,通过两个阶段过程与物质发生相互作用。第一步,通过光子与物质的相互作用将光子所带的能量转化成带电粒子的动能。第二步,通过带电粒子与物质的相互作用(详见第 3 页内容),这些带电粒子逐渐慢化,实现介质中能量(剂量)的沉积。

吸收剂量定义为:d, ε. 除以 dm 所得的商。即第二步中,电离辐射转移给质量为 dm 的介质的平均能量 d, ε.。

$$D = d, ε. - dm.$$

D 的单位为 $J \cdot kg^{-1}$;专用名为戈瑞(Gray),符号表示为 Gy),$1Gy = 1J \cdot kg^{-1}$

曾用单位为拉德(rad),$1Gy = 100rad$。

(三)比释动能 k(kinetic energy released in material, kerma)

比释动能等于 dE_{tr} 除以 dm 所得的商。即上述过程的第一步中,不带电电离粒子在质量为 dm 的介质中释放的全部带电粒子的初始动能之和 dE_{tr}。

$$K = , dE_{-tr.} - dm.$$

K 的单位为 $J \cdot kg^{-1}$;专用名为戈瑞(Gy)。

(四)当量剂量 H_T(equivalent dose)

等于某一组织或器官 T 所接受的平均的吸收剂量 $D_{T, R}$ 经辐射质为 R 的辐射权重因子 W_R(radiation weighting factor)加权处理的吸收剂量:

$$, H-T. =, R--, W-R. \bullet, D-T, R..$$

H_T 的单位为 $J \cdot kg^{-1}$;专用名为希沃特(Sievert),符号为 S_v,$1S_v = 1J \cdot kg^{-1}$。

二、射野剂量学中的常用概念

(一)辐射质

辐射质(radiation quality)是由射线能谱所决定的射线电离辐射特征,通常用来表示射线穿透物质的能力,不同种类电离辐射的表示方法略有差异,临床上对于辐射质的表示方法主要如下:

1. 高能 X 线通常以产生 X 线的电子的等效加速电压的标称值兆伏(megavoltage, MV)数为单位来表示(如 6MV X 线),其剂量学特征则由深度剂量分布的特定剂量参数(如 PDD20/ PDD10 或 TPR20/TPR10)来表示。

2. 高能电子束通常用兆电子伏(MeV)数来表示,其剂量学特征由水模体表面平均能量 $\overline{E_0}$、半值水深 R_{50} 等参数表示。

3. 放射性同位素产生的射线通常用其核素名和辐射类型表示（如 $^{60}Co-\gamma$ 射线）。

4. 中低能 X 线（低于 1MV），通常用半值层（half-value layer，HVL）来表示，HVL 定义为把辐射量吸收一半所需要的某种材料（常以铝、铜、铅等表示）的厚度。

（二）射线束、射线束中心轴、机械等中心

射线束（beam）：由射线源出发，沿着电离辐射粒子传输方向的横截面包括的空间范围为射线束。

射线束中心轴（beam axis）：射线束的对称轴，与准直器的旋转中心同轴。

机械等中心（isocenter）：是指治疗机的机架旋转轴、准直器旋转轴和治疗床旋转轴的交点。

（三）照射野

照射野（field）是射线束经准直器后通过模体的范围，通常分为几何学照射野和剂量学照射野。

1. 几何学照射野表示射线束中心轴垂直于模体平面时射线束通过模体的范围，它与模体表面的截面积即为照射野的面积。

2. 剂量学照射野以射线束中心轴剂量为100%，模体内 50% 等剂量曲线的延长线交于模体表面的区域定义为照射野的大小。常见的照射野名称有：方野、长方野、不规则野等。

（四）源皮距、源轴距与源瘤距

源皮距（source-surface distance，SSD）：射线源到模体表面照射野中心的距离。

源轴距（source-axis distance，SAD）：射线源到机架旋转中心的距离。常见医用直线加速器的 SAD 为 100cm，^{60}Co 治疗机的 SAD 为 75cm 或 80cm。

源瘤距（source-tumor distance，STD）：射线源沿射野中心轴到肿瘤内所考虑点的距离。

（五）百分深度剂量

百分深度剂量（percentage depth dose，PDD）：模体内照射野中心轴上某一深度 d 处的吸收剂量 D_d 与参考点深度的吸收剂量 D_{d0} 的比值，表示为：$PDD=(D_d / D_{d0}) \times 100\%$ 典型的 X 线 PDD 如图 1-2-2。

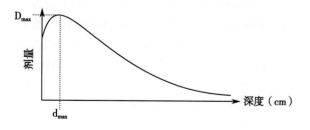

图 1-2-2 百分深度剂量曲线

（六）建成区

建成区（build-up region）：PDD 曲线的最大剂量深度之前的区域称为建成区。建成区的大小取决于射线束的类型和能量，能量越低，建成区越趋近于表面，能量越高，建成效应越显著。对于低能 X 线，最大剂量深度在表面附近，而高能 X 线束的表浅剂量比最大剂量深度处的剂量低得多，其建成效应有助于保护皮肤（skin-sparing effect）。

（七）射野离轴比

射野离轴比（off axis ratio，OAR）：射野中任意一点处的吸收剂量 D 与同一深度处射野中心轴上的吸收剂量 D_0 之比。

（八）半影区

半影区（penumbra region）：在射野边缘附近剂量随离轴距离增加急剧减小，这一区域即为半影区。半影宽度（通常用 80% 和 20% 的等剂量线间的距离表示）由几何半影、散射半影及穿透半影决定。

（九）均匀度（平坦度和对称性）

均匀度（Uniformity）是指照射野在垂直射野轴线的平面内剂量分布的均匀情况。可以用均匀度指数表示，也可以用平坦度和对称性表示。均匀度指数定义为 90% 等剂量线包围的面积和 50% 等剂量线包围的面积之比。均匀度指数测量较复杂，需要水箱自动测量系统有绘制等剂量线和计算等剂量线包围面积的功能。与均匀度指数相比，平坦度和对称性测量容易得多，因为它们都是根据离轴比曲线，而不是等剂量曲线定义的。平坦度定义为 80% 射野范围内，最大离轴比值与最小离轴比值之差的 1/2；对称性定义为照射野 80% 宽度内，相对于中心轴对称的任意两点离轴比的最大差值。

（十）组织空气比、组织模体比与组织最大剂量比

组织空气比（tissue-air ratio，TAR）：模体内任意一点的吸收剂量率 D_t 与同一空间位置空气中一小体积组织中的吸收剂量率 D_{t0} 之比，即：$TAR=D_t/D_{t0}$。

组织模体比（tissue-phantom ratio，TPR）：模体内任意一点的吸收剂量率 D_t 与空间同一点模体中参考深度处的吸收剂量率 D_{ref} 之比，即：$TPR=D_t/D_{ref}$

组织最大剂量比（tissue-maximum ratio，TMR）：模体内任意一点吸收剂量率 D_t 与模体中最大剂量点处的吸收剂量率 D_{dmax} 之比。即：$TMR=D_t/D_{dmax}$

（十一）散射空气比与散射最大剂量比

散射空气比（scatter-air ratio，SAR）：模体中任意一点的散射线剂量率与空间同一点空气中吸收剂量率之比。

散射最大剂量比（scatter-maximum ratio，SMR）：模体中任意一点的散射线剂量率与空间同一点模体中最大剂量点处有效原射线剂量率之比。

（十二）准直器散射因子与模体散射因子

准直器散射因子（collimator scatter factor，S_c）：空气中某一大小射野的输出剂量与参考射野的输出剂量之比，其值随射野的增大而增大。准直器散射因子也称射野输出因子。

模体散射因子（phantom scatter factor，S_p）：准直器开口不变情况下，模体中某一大小射野的吸收剂量与参考射野的吸收剂量之比。

（十三）楔形板与楔形因子

为了满足临床治疗的需要，有时需要对射束加特殊过滤器或吸收挡块，以便对射束进行修整，获得特定形状的剂量分布。楔形板是最常用的一种过滤器，通常由高密度材料制成，楔形板既可放在射野准直器上方，也可放在射野准直器下方，放在下方时，必须保证楔形板离开体表至少15cm，以免皮肤受到电子污染的损伤。

楔形因子（wedge transmission factor，Fw）：射线中心轴上某一深度处，楔形射野和开野分别照射时吸收剂量率之比。

楔形角：模体内过射野中心轴10cm深处的等剂量线与1/2射野边界的交点连线 AA' 与射野中心轴的垂线 BB' 的夹角。

（十四）等剂量线

等剂量线（isodose curves）：模体内剂量相同点的连线。

（十五）平方反比定律

平方反比定律（inverse square law）是指放射源发出的射线（粒子束）在空气中任意位置产生的粒子注量与距源的距离平方成反比。该定律成立的前提条件是放射源是点源，并且射线粒子束与空气的相互作用可以忽略。对于 X（γ）射线束而言，放射源大小相对于临床感兴趣的距离范围可视为点源，并且空气对 X（γ）射线束的衰减可以忽略，因此距离平方反比定律可以成立。对于电子束，由于散射箔和空气的衰减、散射作用，以及限束系统的散射作用，相对于放射源位置（即电子束引出窗），平方反比定律不能成立。但如果将电子束视为从一个有效源位置发出的，该定律在较短的距离变化范围内仍然成立。

三、光子射线射野剂量学

（一）X（γ）射线百分深度剂量特点

百分深度剂量受到射线束能量、模体深度、照射野大小和源皮距等因素的影响，对于不同类型的射线，其影响程度不同。如图1-2-3是临床常见能量光子射线百分深度剂量曲线，表1-2-1列出了放疗中常用能量光子射线的特点。

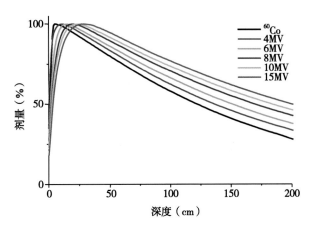

图 1-2-3 临床常见能量光子射线百分深度剂量曲线

表 1-2-1 放疗中常用能量光子射线的特点

射线	D_{max}（cm）	PDD_{10cm}
⁶⁰Co（SSD=80cm）	0.5	≈55%
4MV X 线（SSD=80cm）	1.0～1.2	≈61%
6MV X 线（SSD=100cm）	1.4～1.6	≈67%
8MV X 线（SSD=100cm）	1.8～2.2	≈71%
10MV X 线（SSD=100cm）	2.2～2.6	≈74%
15MV X 线（SSD=100cm）	2.7～3.1	≈77%
18MV X 线（SSD=100cm）	3.0～3.5	≈80%

1. 能量和深度的影响 随着射线能量的增加，模体表面剂量下降，最大剂量点深度增加，百分深度剂量（最大剂量点后）增加。高能 X（γ）射线，表面剂量比较低，随着深度的增加，深度剂量逐渐增加，直至达到最大剂量点。过最大剂量点后，深度剂量逐渐下降，其下降速率依赖于射线能量，能量越高，下降速率越慢，表现出较高的穿透能力。

2. 照射野的影响 模体内某一点的剂量是原射线和散射线共同作用的结果。当照射野很小时，主要是原射线的贡献，而散射线很小。随着照射野变大，散射线对吸收剂量的贡献增加，在模体中较深处的散射剂量要大于最大剂量点处，因此表现为随着射野尺寸的增加，百分深度剂量会增加。其增加的幅度取决于射线束的能量。不同形状照射野的百分深度剂量可以进行转换。

矩形野与等效方野的换算：$S=2(a{\times}b)/(a+b)$ 式中 S 为等效方野边长，a 和 b 分别为矩形野的长和宽。

3. 源皮距的影响　百分深度剂量随源皮距离（SSD）的变化规律，是由于平方反比定律的影响，即近源处百分深度剂量下降要比远源处快得多。换言之，百分深度剂量随源皮距离增加而增加。

（二）离轴比的特点

离轴比反映与射野中心轴垂直的射野截面内的剂量分布情况，其影响因素有能量、放射源的大小、准直器设计、加速器束流均整器的设计、照射野大小、源皮距离和源到准直器距离。不论是 ⁶⁰Co 射线束还是加速器 X 线束在较大深度处的离轴比值均小于或等于 1，并随离轴距离增加而减少。由于 ⁶⁰Co 放射源具有一定的尺寸，一般约 2cm 直径，而加速器产生的高能 X 线，靶的焦点尺寸一般要小于 2mm，使得 ⁶⁰Co 治疗机 γ 射线束的半影比高能 X 线大。加速器因有束流均整器，造成射野中心处射线质较硬，边缘处射线质较软。为了弥补射野边缘因射线能量较低造成的较大深度处的射线强度的较大衰减，在均整器设计时有意将空气中或近模体表面处的线束中心轴周围的离轴比提高，使其大于 1，变成两侧隆起形分布（Horn）。X（γ）射线野的平坦度定义为采用 SAD 照射技术或标称 SSD 照射技术时模体中 10cm 深度处，照射野 80% 宽度内，最大或最小剂量与中心轴剂量的偏差值，要求应不超出 ±3% 的范围。照射野对称性定义为与平坦度同样条件下，在照射野 80% 宽度内，相对

于中心轴对称的任意两点离轴比的最大差值，要求不超过 ±3%。

（三）等剂量分布的特点

等剂量分布受射线束的能量、源尺寸、准直器设计、照射野大小、源皮距离和源到准直器距离等诸多因素的影响，其中能量是最重要的因素。图 1-2-4 显示：①特定等剂量曲线的深度随能量的增加而增加，表明高能射线束在模体中有较强的穿透能力；②低能射线束的等剂量曲线较为弯曲，而能量增加时，等剂量曲线逐渐变得平直，这是因为随能量增加，散射线方向更趋于向前（沿入射方向）；③低能射线束的等剂量曲线在边缘中断，形成断续的分布，而对于高能射线束，其穿透力比较强，准直器不能完全吸收，等剂量曲线基本是连续分布；④在照射野边缘，低能射线束的旁向散射份额较大，使低值等剂量曲线向外膨胀。

四、电子束射野剂量学

（一）高能电子束百分深度剂量特点

高能电子束具有高剂量区过后剂量迅速降低的优点，能很好地保护肿瘤之后的正常组织。如图 1-2-5 是临床常见能量电子束百分深度剂量曲线，表 1-2-2 列出了放疗中常用能量电子束的特点。

1. 中心轴深度剂量曲线的特征　高能电子束的中心轴深度剂量曲线与 X（γ）或其他射线相比显著不同，其主要特点是：表面剂量高，多在 80%～85% 以上，虽有建成区，但不太明显；随深度增加，剂量很快达到最大点，并形成一个随能量加宽的高剂量"坪区"；"坪区"过后，随深度增加，剂量以较

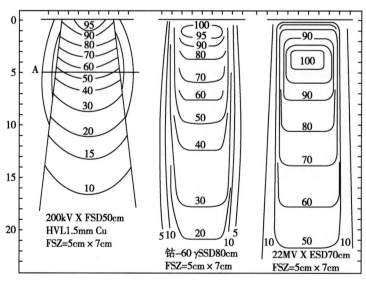

图 1-2-4　不同能量时 10×10cm² 射野主平面的等剂量曲线

高梯度迅速跌落；X 线"污染"，在高能电子束深度剂量分布曲线后部拖有一个长的"尾巴"，其大小约为坪区峰值剂量的 1%～3%，其值越小越好，说明电子束的 X 线污染低。

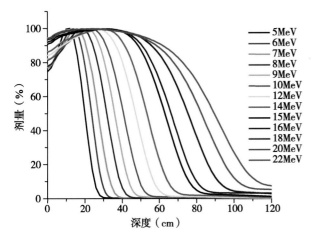

图 1-2-5　临床常见能量电子束百分深度剂量曲线

表 1-2-2　放疗中常用能量电子束的特点

能量（MeV）	$\overline{E_0}$（MeV）	R_{50}（cm）
5	≈4.7	≈2.0
6	≈5.5	≈2.4
7	≈6.4	≈2.7
9	≈8.4	≈3.6
12	≈11.7	≈5.0
15	≈14.9	≈6.4
18	≈17.7	≈7.6
20	≈19.2	≈8.2
22	≈20.1	≈8.9

2. 电子束能量对深度剂量的影响　当电子束能量增加时，表面剂量增加，高剂量的坪区变宽，剂量梯度减小，X 线污染逐渐增加。临床上常用的高能电子束的能量范围多在 4～25MeV 之间。

3. 射野大小对深度剂量的影响　因小野时有相当数量的电子被散射出射野外，所以随深度增加中心轴的深度剂量下降很快。随照射野的增大，中心轴由于散射损失的电子被逐渐增加的射野周边的散射电子予以补偿，使深度剂量随射野增大而增大，直至射野增大到接近散射电子的射程时，散射损失和补偿达到平衡，深度剂量不再随射野增大而增加。电子束能量较高时这一特点更加明显。

4. 源皮距对深度剂量的影响　对于较低能量的电子束，可以忽略 SSD 的影响。但对能量高于 15MeV 的电子束，必须校正。一般规律是随 SSD 的增加，表面剂量低而最大剂量深度增大。对电子束全身照射这样的特殊照射，因要求 SSD 延长到 4 米之远，需按实际工作条件具体测量与深度剂量有关的参数的变化。

（二）等剂量分布的特点

当电子束入射到模体时，由于易于散射，电子束形成的剂量分布迅速展开，显著特点是低值等剂量线（<20%）向外侧扩张，高值等剂量向内侧收缩（图 1-2-6）。外扩在低能时更显著，而内收在高能时更显著。无论是内收还是外张都会使射野的半影增加，而内收还会使射野剂量均匀度变差。

电子束射野均匀度和半影均可以定义在二分之一 R85 深度的平面内。均匀度用均匀度指数衡量。均匀度指数是指定义平面内 90% 和 50% 等剂量线所围面积之比。当射野面积大于 100cm^2 时，该指数应大于 0.7，相当于沿射野边和对角线方向上，90% 和 50% 等剂量线的宽度之比 L_{90}/L_{50} 应大于 0.85；并且平面内峰值剂量不得高于中心轴剂量的 103%（图 1-2-7）。

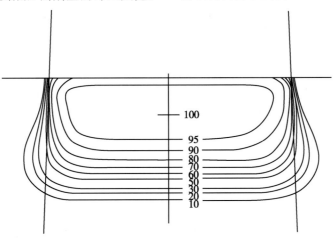

图 1-2-6　电子束射野沿射野轴线主平面内的剂量分布

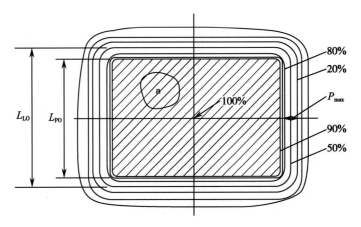

图 1-2-7 电子束射野均匀性和半影定义示意图

射野半影用离轴比 80% 和 20% 之间的距离表示。它主要受能量和空气间距（即治疗筒末端至模体表面之间的距离）的影响。当空气间距不超过 5cm 时，能量低于 10MeV 的电子束，半影大约为 10～12mm，而能量为 10～20MeV 的电子束，半影大约为 8～10mm；当空气间距超过 10cm，半影可能超过 15mm。

五、质子、重离子剂量学

质子和重离子的质量较大，进入人体内的能量损失过程和剂量分布曲线与光子、电子相差较大。图 1-2-8 是不同类型射线入射后的剂量分布图。质子和重离子射线束剂量曲线先缓慢上升后变快，直至到达布拉格峰，一过峰值即急速下降而趋于零，这是其作为放射治疗的优势根源。

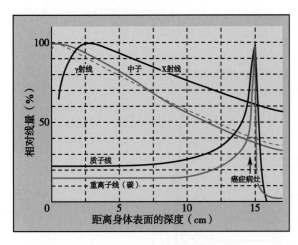

图 1-2-8 不同类型射线入射后的剂量分布图

（一）传能线密度

质子和电子、γ 射线、X 线同属于低 LET 射线，而重离子属于高 LET 射线，其生物效应好。

（二）布拉格峰值位置与射线能量的关系

图 1-2-9 是不同能量碳离子射线入射后的剂量分布图，可以看出，随着能量的增加，布拉格峰峰值的深度会增大。

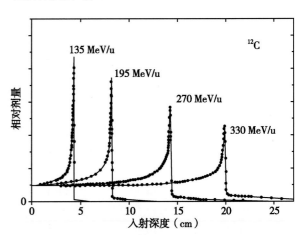

图 1-2-9 不同能量碳离子入射后的剂量分布图

（三）散射特性

当质子束以相同的方向射入水介质，在一定距离（几厘米）后，方向不再相同而会有一个角度偏差。这个角分布是由原子核对质子的几千次微小静电偏转引起的，称为多次库仑散射效应。库仑散射后带电粒子的净偏转角近似地正比于该粒子的电荷，反比于其动量 p 与速度 v 的乘积 pv。多次散射后的角分布是一个近似的高斯分布，呈现钟形曲线。而重离子本身质量大，惯性也大，在前进时的横向散射比质子要小很多。图 1-2-10 是光子、质子和碳离子束流的横向散射测量结果。可以看出，在水中深度大于 70mm 时，148MeV 的质子的横向散射程度比 21MeV 的光子还大。270MeV 的碳离子的横向散射程度，在 200mm 深度处仍小于 1mm，由此可见，重离子治疗有一个尖锐的视野边缘。

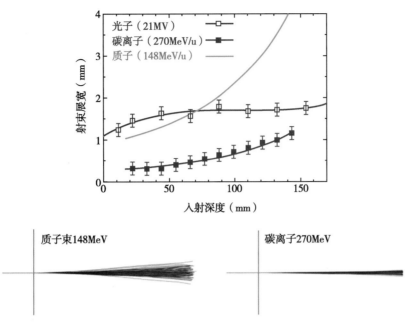

图 1-2-10　光子、质子和碳离子束流的横向散射

（四）布拉格峰扩展

单一能量的质子、重离子束的布拉格峰的宽度很窄（几毫米），不足以覆盖治疗区域，使用时需要扩展布拉格峰的宽度。图 1-2-11 显示了布拉格峰拓展的基本方法，其主要是根据布拉格峰值位置与射线能量的关系，使用能量和相对强度都相对减小的粒子束叠加，可以得到一个拓展的布拉格峰，其顶部为一平顶区，平顶区的最左端称为近身体的峰点，最右端称为后边缘峰，两段之间的宽度即扩展布拉格峰的宽度，后端下降部分称为后沿剂量下降部分。

图 1-2-12 是用碳离子束形成的 2D 和 3D 剂量分布，其中 A 是使用能量为 430MeV/u 的碳离子（GSI rasterscan system）生成的二维爱因斯坦图像，B 是碳离子生成的三维小鼠像。

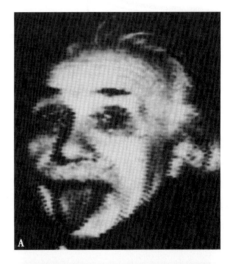

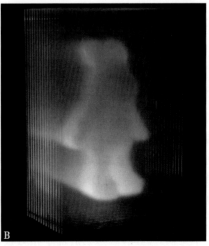

图 1-2-12　碳离子束形成的 2D 和 3D 剂量分布
A. 2D；B. 3D

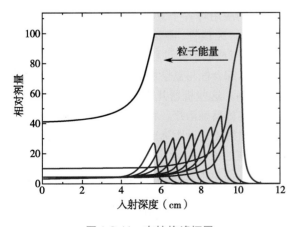

图 1-2-11　布拉格峰拓展

（五）重离子的分裂效应

高能重离子的能量达到几百 MeV/u 时，就会发生分裂效应（fragment）。例如，^{12}C 原子核分裂时放出一个或两个中子而形成 C 的放射性同位素 ^{11}C 或 ^{10}C。束流分裂效应会在布拉格峰后面形成一个"小尾巴"，这个尾巴是由分裂产生的比原离子轻的、射程更大的离子形成的，可能会对肿瘤后的正常组织造成危害，需要引起注意。图 1-2-13 显示了 ^{12}C 离子的分裂效应。

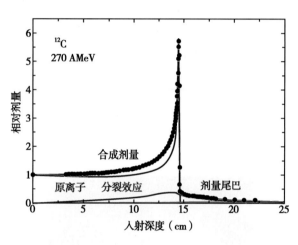

图 1-2-13 碳离子的分裂效应

（六）重离子的正电子成像

碳离子治疗中，由于分裂效应会生成 ^{11}C（半衰期 20 分钟）或 ^{10}C（半衰期 19s）放射性同位素，两者在衰变时都会发射正电子，利用正电子断层扫描探测板可以测量重离子的运动估计和末端位置，为实时图像引导的精确放疗提供了工具，具有一定的应用潜力。

第三节 放射治疗物理的原理和临床应用

一、放射治疗的原理

放射肿瘤学是专门研究使用电离辐射治疗和控制癌症或某些良性疾病的临床和科学学科。放射疗法杀死癌细胞的基本原理是：辐射产生电离和自由基，进而导致细胞的 DNA 受损和其他一些生物学变化。因为几乎不可能仅将损害限制在癌细胞上，一定数量的正常细胞也不可避免地会在放疗的过程中受损。因此，在放射肿瘤学相对较短的发展史上，其主要任务是更新治疗设备和技术，以实现将正常细胞的损害控制在最小的情况下，最大化

地杀死癌细胞。

追溯到一百多年以前，在 1895 年发现 X 线的不久之后，放射便被应用于控制癌症。从那时候起，放射治疗在技术、医学实践以及放射诱发细胞响应的基本生物学方面的知识等方面取得了革命性的发展。它在医学方面的应用，从 1896 年移除毛痣开始发展，至今已广泛应用于治疗几乎所有类型的癌症。在许多发达国家，估计有 60%～70% 的癌症患者在治疗过程中接受过放疗，大约 50% 的痊愈的癌症患者得益于放疗。

放射治疗可以大致被分为两个主要类别：外照射和近距离放射治疗。前者的放射源被放置在离患者身体外一定距离处，射线束可以从各个方向上对准靶区并且可变化形状和射线强度，在尽量避开正常人体组织的情况下，对肿瘤实现适形的剂量照射。在近距离放射治疗中，放射源或被直接放置在靶区内或紧靠着靶区，从而使放射剂量被相对地限制在局部，剂量分布在短距离内快速降低，以达到准确杀死癌细胞而又保护正常组织的目的。不管哪种形式的治疗，一个典型的放疗过程包括三个主要的步骤，模拟定位、治疗计划设计和治疗计划的实施：首先，将患者固定在治疗位置，通过影像等手段获取患者解剖信息；然后，基于所获取的解剖信息勾画治疗的肿瘤靶区和危及器官，设计治疗计划并计算剂量分布，以保证肿瘤靶区接受恰当的照射剂量并同时尽可能保护重要正常器官；最后，放疗设备上实施照射。

虽然，关于射线杀死细胞的生物学机制的研究在不断进行，大量相关方面的重要知识也不断在积累。然而，对放疗效率提升贡献最大的是技术和物理研究的进步，这些进步体现在放疗的实施手段、放射剂量算法和定量的准确性、治疗计划设计的自动化和计算机化，以及多种成像系统与信息技术在放疗上的应用等各个方面。与数十年前由一些简单系统（如 X 线管、需要对剂量和输出量进行人工计算等）组成的治疗过程相比，现代的放射治疗系统虽更具综合性与复杂性，但大多数工作设备都由电脑控制。这些机器几乎可以对人体内任何部位的肿瘤实施精确治疗。特别在过去的二十年间，无论是外照射还是近距离放疗法，治疗计划设计和照射实施的设备都经历了巨大的更新和发展。放疗已经从简单的二维治疗过程发展成为复杂精准的四维治疗。射线束可以按需要轻易地控制和调整，以在避开正常组织的情况下，提供对靶区的精确覆盖，从而在控制肿瘤扩散与减少毒性方面取

得了很大进步。实现这种进步的一个重要贡献来自于将多种成像设备组合应用到每一治疗步骤中。CT 扫描仪在治疗模拟定位中的应有，实现了对患者三维或者四维的解剖学分析和肿瘤的精确定位，而诊断影像设备，例如，MR、PET 和超声波与模拟定位 CT 图像的图像融合，进一步加强和实现了对靶区更加精确的定位和勾画。锥形束 CT、kV 成像、光学成像，甚至 MR 被也被大量配备到放射治疗设备中从而提高了患者在放射治疗中摆位的准确度，将分次间和分次内器官移动造成的消极影响降到最小。

现代放疗系统的另一个重要方面是引进和实施了电脑自动化信息记录和验证系统（record & verify system，RVS）的一体化，它对模拟定位、计划设计和治疗准备过程中各种各样的参数进行存档，并在治疗前和治疗后核查和记录这些参数。RVS 的使用使放射治疗过程的现代化和简单化成为可能，极大地减少了潜在错误和安全隐患。此外，更加综合复杂全面的肿瘤信息管理系统（oncology information management system，OIMS），包含了癌症患者几乎所有的临床和社会信息，开拓了临床研究的范围，提高了临床研究的效率和潜力。

随着放疗步骤和设备的日益先进，一个关键的部分是建立和维持一个全面的治疗质量保证和控制（QA）程序。这个 QA 程序覆盖对模拟定位设备、治疗计划系统、治疗参数递送和成像设备定期检查与测评，以及患者剂量的验证，以此来确保每个治疗步骤和设备符合所要求的精度和准确度。质控还需要涵盖各种的医学测试设备，例如：电离室、二极管和静电计。以前，由于缺少对放疗 QA 工具的开发和发展，许多 QA 测量都需要经过繁琐的人工操作和分析，常常会极度地耗费人力和时间。幸运的是，随着放疗设备和过程的复杂和精准化，对质控效率的需求也越来越高，许多质控检测设备也已经实现了集成化和电脑化。

二、外照射疗法

（一）光子放射治疗

1. 设备种类 鉴于大多数肿瘤都位于患者身体的内部，对这些肿瘤进行放疗时需要具有足够穿透力的高能粒子束，而高能光子就是一种长期以来在放疗中行之有效又相对经济的选择。历史上，外照射疗法使用由传统 X 线管产生的高达 300kV 能量的 X 线。尽管这个能量段的光子束没有足够的穿透力，对深处的肿瘤进行治疗时也不能保护浅层

正常组织，但这种机器依然经常应用在皮肤癌或者浅层肿瘤的治疗。

高能光子放疗通常指使用能量大于或等于 ^{60}Co（1.25MeV）的光子射线束治疗。而超过 ^{60}Co 能量的光子束一般由直线加速器产生。在加速器里（图 1-3-1，图 1-3-2），电子被加速到一定的能量后撞击具有高质子数的靶体以产生高能轫致光子束。在大多数直线加速器中，这些光子被均整器均整以实现均匀的射野强度（在一些新模式的加速器中并没有使用均整器以提高剂量率）。光子接下来将通过一个用于监控射线输出量及射束特征（例如，平坦度和对称性）的电离室，并由机器配置的铅门、多叶准直器（MLC）和楔形板来准直和修正射线束的形状，使得光子束以按所需剂量分布照向患者。多叶准直器不仅可被用来给改变射线束的形状，还可以用于调节射线束的强度。能够可控地实现对射线束强度的调节，极大程度上增加了射线递送的自由度，使得射线束得以在避开治疗靶区邻近的重要构造的情况下依然为靶区提供十分精确的剂量分配。这项被称作调强放射治疗（IMRT）的技术已被广泛地应用在放疗之中。

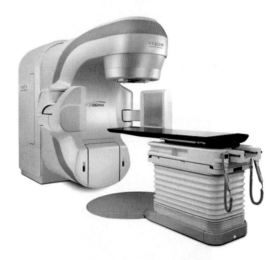

图 1-3-1 典型的放疗直线加速器

除了一些特别设计的放射治疗传输系统，大多数直线加速器有着十分相似的设计和外观。这些机器通常可提供 6～18MV 或更高能量的光子束和电子束，并通过一个能在铅锤面 360° 旋转的加速器机进行照射。射线束准直器系统安装在机架底端，可以绕机架中心轴旋转。患者治疗床既可以在水平面上旋转，也可以进行升降、左右及前后方向移动。理论上，这三个旋转中心轴（机架、准直器、治疗床）应相交于同一点，使得加速器是等中心的，

并将该点称为等中心点。通过这些旋转和平移，射束可以在相当大的入射角度范围内全方位地对患者进行治疗。

不同类型的直线加速器可能会在诸如如何加速电子并引导打靶以及多叶准直器与铅门的构造和安装位置方面提供不同的设计。利用偏转磁铁可以解决由于加速管太长无法径直对患者进行治疗的问题。有些类型的直线加速器使用 270° 的偏转磁铁偏转电子束，同时聚焦离开加速管后能谱展宽的电子束。偏转磁铁中的能量狭缝结构能够很好的从电子束中选择出束能量。一些其他类型的设计则利用偏转磁铁，在电子行进的波导管中使其偏斜细微的角度，最终的达到偏斜略微超过 90°。

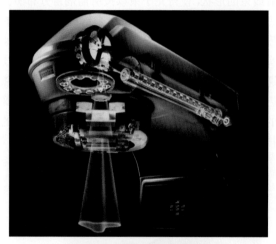

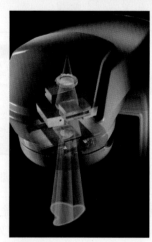

图 1-3-2　放疗直线加速器内部结构

多叶准直器通常包括两组叶片，每组叶片由高原子序数材料制作的独立的叶片组成。叶片厚度能将射束强度衰减到很低的水平，还可以分别独立移动以形成不同的形状。叶片末端圆弧状的为单聚焦多叶准直器，双聚焦叶片设计为叶片到

位后其端面与射束发散角度相切从而最小化物理半影。多叶准直器叶片的宽度的定义基于在等中心水平的投影的宽度，一般从几毫米到 1cm。多叶准直器覆盖的范围取决于叶片的宽度、叶片的数目和叶片能移动的最大距离，最大覆盖范围可达 40cm×40cm。某些直线加速器上有着两对铅门，多叶准直器则是三级准直器。对于这类加速器，叶片底部到等中心点之间的空隙相对较小（例如 42cm）。另一种类型的多叶准直器的设计保留了上层铅门，而用多叶准直器替代了下层铅门，这增加了治疗时患者与治疗机头之间的空间。多叶准直器还可以被设计成狭窄的叶片，安装在两套铅门之上靠近靶的位置；其中一个铅门薄一些，用来减少 MLC 末端叶片的漏射。另外一种类型的 MLC 被称作二元 MLC 系统，不同于之前几种可以将叶片移动到不同位置，这种类型每一叶片都只能有两个移动位置：打开或关闭。

为了缩短射线照射时间，加速器厂家也提供没有均整器的光子治疗模式（flattening filter free，FFF）。在 FFF 模式下，光子束流中没有嵌入均整器，形成在射束中心有着更高强度的、未被均整的射束通量。这种光子束有着极高的剂量率，更适合单次大剂量治疗的需要，例如 SBRT 和 SRS。

不少加速器厂家会提供多种型号的直线加速器。这些加速器的主要功能通常是十分相似的。不同的型号会有不同的外部配套设备（例如：成像设备、多叶准直器、能量模式、SRS 设备等等）以实现不同的治疗目标和目的，也有的被特殊设计为针对不同价格需求团体或不同机构的尺寸。

现代直线加速器通常配备了成像设备，以实现在治疗前或治疗过程中对患者的位置验证以及靶区的定位。电子射野影像系统（EPID）由一块与机头相对的平板矩阵探测器组成，它可以利用穿透患者的高能量光子束对患者成像。EPID 成像的放射源和用于患者治疗的放射源是同一个。现代 EPID 的设计，包括一个非定型硅矩阵，以及附着其上的钆硫氧化物（GdOS）或铯碘（CsI）荧光层。EPID 可以被用来给患者摆位成像，也可以用来获取与患者解剖相关的射野形状。另一种常用的成像设施是机载成像系统设备，它使用 X 线球管和平板探测器对患者成像。机载成像系统设备通常安装于直线加速器的机架正交位置，成像所用 X 线的峰值能量可达 140kV，它可以获取患者治疗过程中的高质量的 2D kV 图像和 CBCT 图像。由于光电效应在 kV 级的光子能量范围中占主导作用，kV 成像系

统可提供比 MV 成像系统更好的软组织分辨率。

螺旋断层放射治疗系统（TOMO）有着与传统的直线加速机器十分不同的设计和外观。TOMO 由一个 6MV 的直线加速器、二元多叶准直器和安装在环形机架上的其他辅助部件组合而成。二元多叶准直器有 64 个叶片，在等中心投影（离放射源 85cm）层面上的宽度为 0.625cm。TOMO 在螺旋模式中用扇形束对患者进行照射，也就是说，在射线束通过机架连续旋转照射的过程中，治疗床也同时运动。扇形束的弧长为 40cm，有着 1.0cm、2.5cm 和 5.0cm 的射野宽度。同时，TOMO 可实现 MV 级的 CT 成像。

γ 刀主要被用作向颅内肿瘤患者施行立体定向放射外科治疗，现在也可以通过一个特别设计的延伸板扩展到头部和颈部区域。它利用 ^{60}Co 作为放射源，放射出两个单能量（1.17MV 和 1.33MV）的 γ 射线。它有着小于 0.5mm 极好的等中心精度。最新的 Perfexion 型 γ 刀有 192 个放射源和特有的新型扇形基座准直器设计。该型号拥有 4mm、8mm 和 16mm 的准直器，它们被划分为 8 个独立可移动的部分。这其中的每一部分都可以用它自身的准直器输出 24 束射线束，也可以被单独地屏蔽。与先前的模式相比，新模式能通过单个射束、多个射束以及多目标射束，对靶区实施高度适形的剂量照射，同时减少照射时间。这种型号还采用一种专用的新式治疗床设计，并有一个扩大的开口以适应更大的解剖结构。伽玛刀一般使用刚性的立体定向头架固定于患者头部，并将 MRI 或者 CT 扫描的图像用于治疗计划设计。

另外一种立体定向放射治疗的医学设备是射波刀（cyberknife）。射波刀在它的机器人手臂上安装了一个可以输出 6MV 光子束的直线加速器，并配备有一个能 6 个维度自由移动的治疗床。它使用 X 波段的微波来加速电子束。在治疗过程中，机器人手臂可以在六个维度自由移动放射源。图像引导由组装在治疗室天花板上的两个 X 线成像源和两个与之对应的嵌入地板的平板探测器来执行。在患者治疗中，治疗靶区的移动和变位可以即时被 X 线影像系统探测分析，所造成的影响可以通过移动机械臂迅速调整治疗放射束的方向和位置来补偿。在离放射源 80cm 处，射波刀的最大孔径是 60mm，最小孔径是 5mm。很多射线束从不同角度照射肿瘤靶区，以实现剂量的适形。由于机器臂的设计和建造方式，射波刀不能从治疗床后方照射。

在图像引导放射治疗方面的另一个设备是 Vero。它有着 6MV 的直线加速器和安装在环形机架上可绕中心轴线旋转正负 180° 的多叶准直器。这个环形本身也可以在垂直方向上进行正负 60° 的旋转。这样的设计使得射束可以由几乎任何角度进入患者体内。正交的平衡环允许对直线加速器进行平移与倾斜移动。多叶准直器由 60 个 5mm 的叶片组成，产出的最大射野为 15cm×15cm。这样的设置可以补偿机器旋转过程中的任何变形，并能保证 0.1mm 的等中心点精度。Vero 拥有两个正交的可 V 成像系统，也集成了一个 ExacTrac 红外标记定位系统。硬件和运动控制软件相结合，可以实现精确的患者摆位和靶区运动的实时监测，这种系统可以用于高精度的图像引导放射治疗，例如 SBRT 等。

磁共振成像技术也开始应用于新一代的图像引导放疗设备。ViewRay 系统能在治疗光子射束输出期间通过实时 MRI 图像引导来提高放射治疗的准确度和精度。第一代的 ViewRay 系统采用 Cobalt-60 作为辐射源并采用 MRI 进行连续的软组织成像。这是一个综合性的系统，包括治疗计划设计，治疗管理以及治疗输出钴源分别安装在相距 120° 的 3 个治疗机头中，并将治疗机头安装在旋转机架上在目前的设计中，治疗机头上配备着 1cm 宽度叶片的多叶准直器。因此最大的照射野范围是 30cm×40cm。MR 的磁场强度为 0.35T，并且采用的是分体式线圈。该系统能够在 MR 图像引导下进行门控治疗。第二代的 ViewRay 系统改用直线加速器作为高能光子束源（图 1-3-3），以取代 ^{60}Co 放射源。

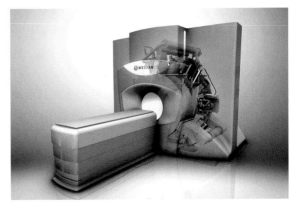

图 1-3-3　ViewRay 核磁影像直线加速器

2. 现代直线加速器中 X 线产生的物理原理

（1）X 线生成的物理机制：X 线是由于原子核

外的电子作用所产生发射出来的光子。主要有两种类型的 X 线，一种是特征 X 线，另一种是轫致辐射 X 线。

当电子与原子相互作用时，如果电子的动能足够高，则可能会克服原子的轨道电子的结合能，弹出轨道电子并在轨道上留下一个空位，此时原子会发生电离；之后，外轨道电子将跃迁到这个空位上，释放离散的能量并发射光子。通过这种途径产生的光子叫做特征 X 线。假设入射电子的动能为 E_0，射出的电子的结合能为 E_1，外轨道电子的结合能为 E_2，发射的光子将具有 (E_1-E_2) 的能量。

此外，电子也可以通过其与原子核的库仑力与原子发生相互作用。由于原子核有正电荷，并且在其周围产生电磁场，因此当带负电的电子通过原子核时，它会与磁场发生相互作用并发生速度的变化（偏转或加速或减速）。根据电磁学的物理原理，当电磁场中的电子速度发生变化时，它对电磁场的作用会导致电磁辐射（光子），这种发射的光子被称为轫致辐射 X 线。不同于特征 X 线的离散能量，轫致辐射表现出连续能谱的特点，其最大值等于入射电子的动能，而其强度几乎与发生作用的核原子核的原子数成正比。

（2）X 线管：X 线管通常用于产生几百 keV 的相对低能量的光子。它由阳极和阴极构成，密封在玻璃外壳内，并被抽成真空。阳极组件由高原子序数材料和冷却系统制成，而阴极组件由灯丝和向灯丝提供加热电流的电路制成。当灯丝被加热时，热能使得电子得到足够的能量脱离阴极灯丝。而施加在阳极和阴极之间的电压将电子加速到预期能级轰击阳极产生 X 线。所产生的 X 线的能量由所施加的电压决定，而 X 线强度也与从阴极到阳极行进的电子所形成的电流成正比，该电流通常被称为 X 线管电流。大多数诊断性 X 线机和表面放射治疗机大多借助 X 线管而产生所需的光子束，其能量范围从几 keV 到几百 keV。

（3）直线加速器：直线加速器能产生兆伏级高能光子束。类似于 X 线管，在直线加速器中，电子也在电场中被加速到高能，然后撞击靶以产生光子然而，直线加速器的加速机制和结构更加复杂。

如前所述，直线加速器由控制台、旋转机架、支架和治疗床组成。在直线加速器中，电子在电磁微波中加速，加速系统的主要成分是速调管 / 磁控管、波导管、环形器、电子枪和加速管（或加速导管）。

速调管是将微波放大至高功率的电磁微波放大器。被用于为高能直线加速器提供稳定的微波。磁控管产生电磁微波，用于相对低能量的直线加速器。速调管和磁控管均由微波谐振腔构成。波导管用于将放大的电磁微波传送到加速管中。环形器主要用于防止传送到加速管过程中的微波反射回速调管或磁控管。电子枪用于产生待加速电子。加速管也称为加速波导管，由一系列微波空腔组成。这些空腔被加工成特定的精度非常高的尺寸，使得微波输送到空腔时，在加速器结构中形成驻波或行波。大多数现代直线加速器采用具有侧腔的驻波加速设计，与行波结构相比，它的加速管更短且体积较小。

速调管 / 磁控管、波导管和环形器包含在支架中；电子枪和加速管则包含在旋转机架中。

当需要产生 X 线时，电子通过电子枪中的热电离过程产生，然后进入真空的加速管。速调管或磁控管提供的同步高功率微波通过波导管传送到加速管；同时交变电磁场将电子加速成一波波电子聚束进入加速管。电子束被加速到预期能量后，离开加速管并进入偏转磁体系统。偏转磁体系统使电子偏转一定角度（例如：270°、90°、112.5°），有助于重新聚焦电子束并改善其能量宽度。因此，这种设计下加速后的电子束有相当小的尺寸，直径约为 2～3mm。电子束轰击靶后，主要以轫致辐射方式产生光子。

3. 放射剂量特点　基于轫致辐射产生光子的物理过程，直线加速器和 X 线球管产生的光子束的能谱不是单能的。用于放疗的直线加速器光子束的能级在兆伏（MV）范围内。MV 级光子束的穿透力显著高于 X 线球管的 kV 级光子束。另一方面，与最大沉积剂量几乎只处于患者皮肤表面的 kV 级光子束不同，随着 MV 级光子束入射到患者体内，其在沉积剂量达到最大值前存在剂量建成区。在达到最大沉积剂量深度之后，剂量的沉积将随着深度的加深呈现近似指数下降。这是因为由 MV 级光子束释放的电子也具有很高的动能，并且在停止之前会在患者体内行进相当长的距离。MV 光子束表面剂量低的这个特点在治疗深部肿瘤时有利于保护患者表面的正常组织。

直线加速器产生的高能量（MV）光子束不可避免地会被机头中产生的一些低能光子和电子所污染。为了对射束绝对剂量的测量和校准（建议在水中进行），高能量光子束的射线质量是通过在条件为射野大小为 10cm×10cm、源皮距为 100cm、水下 10cm 深度处测到的不包括电子污染的百分深度剂量值确定。

（二）电子线放射治疗

1. 设备类型 临床上，直线加速器在电子线模式下产生电子束。由于加速后的初始电子束很窄（2～3mm），除非采用主动扫描控制方式，并不适用于直接治疗靶区。在一般直线加速器中，电子束的加宽，是在其离开加速管后，通过打到散射箔后实现的。然后展宽的电子束经过电离室，从而可以监测和控制输出剂量和射束特性（例如：平坦度和对称性）。电子束的产生效率远远高于光子。与产生光子束相比，产生电子束需要较小的枪电流，以及较低的磁控管或速调管功率。现代临床直线加速器通常配备有 4～22MeV 的多种电子能量。由于电子束的散射特性（电子质量非常轻），在临床使用电子束治疗时，通常使用电子限光筒使靠近患者身体表面的电子束准直，使超出射野区域以外的辐射最少化。这些电子限光筒具有各种尺寸，内部有几个准直平面。最后一个平面可以插入切割成靶区的形状的低熔点合金，使电子束适形靶区。

2. 剂量学特点 在直线加速器机架的出束口处，电子束峰值能量几乎是单能射线。由于其较小的质量和电荷，电子与空气相互作用会发生大角度的散射。当它们到达患者身体表面时，电子光谱变宽。通过碰撞、电离和激发，电子束进入患者后，其平均能量随着组织的深度增大而减小。一旦电子失去了所有的初始能量，电子就停止在组织的一定深度；而在更深的深度，除了来自轫致辐射的贡献之外，电子行径方向几乎没有输出剂量。电子束通常用两个参数来表征：平均能量和最可几能量。这两个参数与电子在患者体内所能达到的深度（Rp）有一定关系。由于其质量小，电子具有相当显著的横向散射剂量。因此，当射野尺寸小于横向电子补偿距离时，中心轴处的剂量将减小。

与具有皮肤保护特性的高能量光子束不同，由电子束引起的患者表面剂量相当高，对于相对较低能量的电子束，表面剂量通常接近最大剂量的 80%，而对于相对较高能量的电子束而言，表面剂量高于 90%。电子束的射线质通常用 R_{50}（厘米）表示，其定义为在源皮距为 100cm，射野大小为 10cm×10cm 条件下，剂量下降到最大剂量的 50% 时的水中深度（当一个电子束的 R_{50} 可能大于 8.5cm 时，R_{50} 的测量应在射野为 20cm×20cm 的条件下进行）。在水中，R_{50} 与水模体表面的电子束的平均能量 E_0 可以近似地表示为：$E_0 = 2.33 \times R_{50}$，其中 E_0 以 MeV 为单位，R_{50} 以 cm 为单位；在水模体表面电子束的最大可几能量 Ep 与电子线在水中的射程 Rp 也可以通过简单的方程 $Ep = 2 \times Rp$ 近似地表示，其中 Ep 以 MeV 表示，Rp 以 cm 表示。电子束的实际射程可以近似为电子束所贡献的剂量下降到零的深度。射程外的剂量主要由轫致辐射贡献，它随电子能量增大而增大，对于低能电子束轫致辐射贡献的剂量可低至最大剂量的 1% 以下，对于高能电子束则可高至最大剂量的百分之几。对于大多数临床电子束，平均电子能量 E_0 近似等于最大可几能量 Ep，并且它们几乎随着深度增加线性减小。

（三）粒子放射治疗

1. 设备类型和剂量学特点 粒子放射指通过具有明确的静止质量和动量的强子和重离子来传播能量，例如在粒子和人体组织之间物理相互作用发生电磁和原子核反应的过程。粒子治疗通常包括使用带电粒子（如质子和重离子）以及不带电荷的中子进行放射治疗。与光子相比，质子具有优异的深度剂量分布，但具有相似（略高）的放射生物学效应（radiation biology effect，RBE）。中子对光子没有剂量分布优势，但可能具有非常高的 RBE。重离子具有比光子更好的剂量分布和更高的 RBE。目前，比碳更重的粒子还不能很好地在临床应用，因为随着进入带电粒子的原子序数的增加，布拉格峰下降末端的剂量分布会出现一个拖尾现象，这尾巴可能会对布拉格峰后的正常组织造成危害。总体而言，带电粒子束治疗在癌症治疗中具有许多潜在的优点。在理论上，这些粒子辐射具有不同的生物学和剂量学特性，比使用常规光子束可能具有优势。

像光子和电子束一样，粒子束的穿透力通常以每个核子的能量为特征。由于质子或中子只有一个核子，其能量直接用于量化相应的射束；对于具有多于一个核子的重离子，相应的射束能量被定义为 MeV/u（u 相对应于一个核子）；对于临床带电粒子治疗机，通常需要加速带电粒子能够达到人体组织 25～30cm 的深度，这意味着对于质子能量需要超过 200MeV，对于 ^{12}C 离子则需要超过 400MeV/u 方才有在治疗中广泛应用的可能。在这些能级，粒子的速度几乎达到光速的四分之三。

粒子与物质相互作用的不同模式决定了它们各自独特的剂量特性。由于中子是不带电荷的粒子，所以中子的深度剂量分布与光子相似。然而，质子和其他重离子（例如碳离子）是带电粒子，其深度剂量分布与光子非常不同。在穿过人体组织时，带电粒子与组织发生原子和核子相互作用，质子和重离子的线性能量损失越来越快，带电粒子的能量损失主要是通过与电子非弹性库仑碰撞，而其阻止本领（单位路径的能量损失）可以用 Bethe-Block 数学公式描述。根据 Bethe-Block 公式，带电粒子的阻止本领大致与其电荷的平方成正比，与其速度的平方成反比。这就是为什么重离子需要更高的能量以穿透到与质子穿透的相同深度，因为重离子（例如 ^{12}C）携带比质子更多的电荷。由于阻止本领与带电粒子的速度成反比，所以能量损失的速率在粒子停止之前达到最大值，即沉积剂量在带电粒子行进路径的末端呈现峰值，这个峰值剂量称为布拉格峰（spread-out bragg peak, SOBP），峰的深度取决于带电粒子的能量。峰值之后，剂量迅速跌落，对质子束来说峰值之后的剩余剂量几乎跌落为零，但对于重离子，剩余剂量取决于重离子的能量和类型。该剩余剂量主要为入射带电粒子束流与人体组织或与束流的产生加速和定型过程中的其他材料相互作用所产生的二次粒子所贡献。显然，适当能量的带电粒子束可以在布拉格峰处向靶区输出大量放射剂量，同时保护峰值后的正常组织，这是与传统的基于光子的放射疗法相比最重要的有利特征。然而，初始的布拉格峰值相对较窄。碳离子的布拉格峰比质子还要窄，这是因为由粒子之间的碰撞引起的离散效应导致峰的变宽，而这种离散所造成的峰宽度扩展与粒子质量的平方根成反比。由于大多数肿瘤具有有限的尺寸并且比初始布拉格峰宽，为了向深部的肿瘤输出剂量，需要使用扩展的布拉格峰。布拉格峰的扩展一般由一系列初始连续较低能量和较低的初始强度的布拉格峰形成。其结果就是剂量入射时有建成区，在一段近乎均匀的扩展的布拉格峰剂量区之后是末端快速跌落区。另一方面，布拉格峰的扩展降低了用于临床的粒子束对浅层皮肤的保护效应。如前所述，剂量快速跌落区之后，质子束的剩余剂量依然非常低，但在碳离子束的尾部剩余剂量却不能忽略。

随着加速器技术的不断进步，射线束的能量可以增大到足够高，可以达到人体中几乎任何深度的靶区，这点让质子和重离子治疗在临床应用中成为可能。1954 年，威尔逊首次提出了用质子束治疗患者的想法。在 20 世纪 90 年代初，由于可出束时间的限制，质子治疗主要限用于研究机构和适量的患者。鉴于质子和重离子束具有独特的剂量学和生物学特性的潜在收益，许多机构已经开始在世界范围内投资和开展质子或重离子治疗。尤其是质子疗法正在成为一种流行的治疗技术，以替代或补充基于直线加速器的光子放射治疗。

2. 带电粒子加速器的物理原理　目前用于放射治疗的带电粒子加速器主要有两种类型，即回旋加速器和同步加速器。这两种系统都已商业化，并已被证明临床使用是可靠的。

在回旋加速器中，带电粒子在恒定磁场和由两个 D 形空心电极之间的高频电场的作用下加速运动。带电粒子在回旋加速器中从中心沿着螺旋轨迹向外移动。回旋加速器带电粒子的回旋频率 f 是由磁场强度 B、电荷 Q 和带电粒子的质量 M 决定：$f=(Q×B)/(2\pi M)$。如果带电粒子的速度比光速小很多，粒子的质量可以认为是恒定的，因此回旋加速器频率是恒定的；在这种情况下，相同频率的交变电场可以用于同步加速粒子；然而，随着粒子加速到接近光速（临床应用的粒子束通常会接近光速），粒子的质量会随着速度的增加而显著增加，以至于质量的增加对频率的影响不可忽视。因此，高速运转的粒子运动的频率随着速度的增加而明显降低。为了能够兼顾同步电场加速和粒子回旋移动频率的变化，可以使用两种方法：①调整振荡加速电场中的频率；②或在加速期间改变磁场强度。第一种使用调整振荡加速电场中的频率的方法通常被称为同步法，用于同步回旋加速器（synchrocyclotron）。在同步回旋加速器中，电场的振荡频率随粒子的轨道而相应地变化，但在质子轨迹范围内保持一个几乎恒定的磁场。第二种方法被称为等时性回旋加速器（isochronous cyclotron）。等时性回旋加速器的设计中磁场随粒子运动半径的增加而增加，以使振荡电场的频率保持不变的同时保持粒子轨道周期不变。回旋加速器通常用于质子放射治疗；等时性回旋加速器中输出固定高能质子流而同步回旋加速器则产生脉冲束流。

另一种类型是可同时提供可变能量和脉冲带电粒子束的同步加速器。它们的轨迹遵循固定半径的轨道，用二极磁铁直线段之间的电磁谐振腔来加速粒子。加速频率随粒子速度的增加而增加。当两者有相同的最大能量和粒子类型时，同步加速器的直径通常约是回旋加速器的 2 倍。同步加速器也可以用来传输重粒子（如 ^{12}C）。目前，还有一种同步设计可以在一个设备中实现同时 ^{12}C 和质子治疗。

将加速器中的带电粒子传输到治疗室的射束传输系统包含了偶极和四极磁铁序列。这些磁铁是用来偏转、引导和聚焦沿传输路径运动着地射束的。如果加速器用来支持多个房间的治疗，磁铁也可以用来偏转射束到不同的治疗室。在治疗室中，粒子束是水平输出或从旋转机架输出的。束流上装有出束头用于输出和适形射束。为了输出治疗射束到患者，可以使用两种方法，一种是被动散射束，另一种是主动扫描射束。被动散射法通过射束传输系统中与传输的射束方向相一致的一组薄片或金属板，将带电粒子束展宽。在喷嘴中，为了在患者的穿透深度上达到 SOBP 的剂量分布，需要调制出不同能量的射束。一个由各种厚度和弧长组成的阶梯状的射程调制轮，能够旋转进入到射束中并进行能量调制。然后，使用 Block 或 MLC 来准直展宽的光束，以适形肿瘤。由于肿瘤靶区尾端形状和深度并不规则，使用塑料或蜡材料制成的射程补偿器，可以补偿肿瘤靶区尾端形状不同造成的射程差异。但这种技术对肿瘤靶区前端的不规则性一般无法进行补偿，除非以牺牲对靶区尾端的补偿为代价。在此种系统中，需要对带电粒子与准直器相互作用产生的中子进行认真评估，以便比较准确地掌握二次中子的分布剂量。在典型的被动散射质子治疗系统中，质子利用率通常在 50% 左右。

另一种射束输出系统是射束扫描系统，它的原理是利用通过磁场来控制带电粒子的运动。它利用快速导向磁铁来使射束偏转，并沿着靶区横截面进行扫描，通过改变光束能量或用射程转换器来形成靶区横截面不同剂量要求。这种技术可以对靶区尾端和前端都给予剂量适形，并且可以通过优化射束扫描点的强度和能量实现需要的剂量分布，也使得质子调强放射治疗（intensity modulated proton therapy, IMPT）成为可能。这种射束输出系统中由于没有散射和挡块，从而减少了二次辐射问题，还节省了制作补偿块和挡块的时间和精力，并提高了利用效率。目前，可以通过门控或射束重绘技术来解决肿瘤运动和扫描射束之间的相互作用效应。

粒子治疗的主要缺点是成本高。粒子治疗的研究与开发正在努力降低设备成本，如开发单室超导同步回旋加速器、开发高梯度直线加速器和激光等离子体粒子加速。随着粒子治疗系统的准确性和可靠性不断提高，我们将利用粒子治疗的优点，使需要放射性治疗的人们更加受益。

3. 带电粒子治疗的放射生物学因素　如前所述，当进入人体组织时，带电粒子最初具有高动能和高速度。然后，它们通过与组织的各种相互作用逐渐降低，在其运动轨迹上产生次级电子和其他粒子，并通过电离、激发和其他机制（例如：核反应），把能量传递给组织导致生物损伤。传能线密度（linear energy transfer, LET）是指射线在单位长度物质中传输的能量，它与物质对射线的阻止本领有很大的关系，是一个常用来描述粒子与人体组织作用的物理量。在很大程度上，LET 反映了电离／激发密度水平和入射粒子与物质作用所产生的次级粒子的运动轨迹密度。直观地说，电离／激发和次级粒子运动轨迹的密度越高，生物损伤就越大，即 LET 越高潜在的生物损伤就越高。

对于带电粒子，在相对较高的能量中，LET 与粒子电荷的平方成正比，与粒子速度的平方成反比。显然，带电粒子在入射人体组织表面处速度快，会表现出较低的 LET；当粒子进入人体组织深处速度下降时，则会表现出更高 LET；而当粒子接近到达射程终点时 LET 会达到一个峰值（然而，在射程的最终点时，粒子能量相当低，组织原子核的弹性碰撞在粒子和组织间相互作用中占主导，由于这个过程的能量贡献相当低，该过程可以被忽略）。

与重离子相比，质子在整个射程范围内都具有相对低的 LET。相对于典型的 DNA 大小，即便射程末端的 LET 比入射时要高，质子所产生的电离／激发和次级电子运动轨迹也还未达到足够密集，以导致显著不同的 DNA 损伤。和质子不同，重离子（如 ^{12}C）的 LET 显著增高，在运动轨迹上产生非常密集的电离／激发和次级粒子，导致局部 DNA 不同部位的损伤，尤其是在射程的末端。重离子不仅会导致较高的生物损伤，而且重离子的生物损伤有显著不同：在射程的末端产生布拉格峰处的生物损伤明显更高。正因为如此，重粒子放射治疗的潜在优越性不仅仅在于保护布拉格峰以外的正常器官，还更有可能提高处于布拉格峰的肿瘤的生物剂量。

由于光子束作为常规放射治疗方法，因此量化的相对生物学效应（RBE）通常用来描述某一类相比于某种光子束而言所产生的放射生物损伤。RBE 被定义为与一种参考光子束剂量产生相同的生物效应的某种射线剂量的比值。根据上面的讨论，质子束的 RBE 应该高于 1，但其在射程内的改变有限。事实上，在目前的临床实践中，质子束在整个射程范围的 RBE 值被取为 1.1；但是在其射程的末端或在 SOBP 时，质子是否具有更高的 RBE 值尚存争议。对于重离子束来说，其 RBE 值明显高于 1，并且在其整个射程中明显不同，在射程或 SOBP 的末端有着更高的 RBE。重离子治疗和质子治疗的不同是基于重离子能在可以覆盖整个肿瘤的 SOBP 范围内产生更高的生物等效剂量，同时入射线对正常组织给予相对而言较低的生物等效剂量，从而与质子治疗相比重离子治疗具有潜在的优势。然而，重离子束的 RBE 值依赖于细胞类型。例如，研究表明，对于某些对辐射敏感的细胞系，^{12}C 射线的 RBE 没有随着 LET 显著改变。说明对于此细胞类型，重离子相对质子束而言并没有更多的生物学优势。

三、放射治疗计划

放射治疗计划是设计、计划和确定各种治疗参数（如治疗方式、射束类型、能量、配置和输出量）的过程，在保护正常组织的同时达到杀死肿瘤细胞的治疗目标。治疗计划的过程通常包括三个主要步骤：①患者摆位、固定和图像采集；②靶区和危及器官（OAR）确定、治疗计划设计、剂量计算和评估；③根据批准的计划，患者摆位与验证。第一步包括使用各种固定装置，给患者最优的摆位和固定，以模拟患者治疗时摆位和用模拟定位机对患者体位进行图像采集。模拟定位机可以是提供二维透视和平面图像外观近似直线加速器的机器，或是可以获得三维甚至四维的解剖信息的 CT/MRI 模拟定位机。第二步，根据患者的模拟定位图像确定和勾画治疗靶区，如大体肿瘤体积（gross tumor volume，GTV）、临床靶区（clinical target volume，CTV）、计划靶区（planning target volume，PTV）、内靶区（internal target volume，ITV），和危及器官（organ at risk，OAR）；进而根据科室现有治疗设备设计治疗计划，达到要求剂量覆盖靶体积，同时尽可能保护重要正常器官免于放射损伤。GTV 是指实体可见并被证实的恶性肿瘤生长的位置和区域；CTV 包括 GTV 和（或）必需清除的亚临床微观病灶；PTV 包括 CTV 及外放合适的边界，考虑了治疗的不确定性（例如摆位不确定性和剂量输出不确定性）；ITV 包括 CTV 及外放内部的边界，原因是内部生理活动（例如呼吸、膀胱及直肠的充盈和排空）导致的 CTV 大小、形状及位置的变化。治疗计划中的剂量分布一般都是由计算机控制的计划系统计算出。剂量计算的准确性对计划评价至关重要，需要使用精确的剂量计算算法。之后，被评估和批准的治疗计划再被传输至记录和验证系统或肿瘤信息管理系统，并且被再次检查各类参数的准确性。患者在治疗机器上的治疗位置也根据治疗计划进行验证，以保证计划在加速器上的可执行性

（例如：没有碰撞）；通过获取射野图像和摆位图像，可以进一步确认患者摆位和射野设置与治疗计划相符。

模拟定位机和治疗计划系统是治疗计划过程中的关键医疗设备。

模拟定位机

传统的二维模拟定位机如今被使用的越来越少，虽然一些二维模拟定位机配备了 CBCT 的功能也可用于在治疗前评估患者的器官运动，但一般来说，使用这类模拟机获取的图像，对于现代治疗计划设计已不是理想的选择，因为他们或不能提供三维解剖信息或是因为提供的三维解剖信息图像质量不够充分好。传统的 2D 模拟定位机的使用变得越来越局限于简单的治疗和计划验证。

目前，最常用的模拟定位机是计算机断层图像扫描机（computed tomography，CT），它能提供包括患者靶体积和正常器官在内的详细的解剖结构的 3D 信息。CT 模拟定位机与诊断 CT 相似，只是需要使用平板床面，采用较大孔径，以及安装额外的激光定位设备。事实上，如果机器是平板床面，孔径尺寸足够大，并允许患者（在所需的治疗位置）和固定装置通过扫描的情况下，那么诊断 CT 扫描仪也可以用来作为放射治疗 CT 模拟定位机。磁共振扫描机（magnetic resonance，MR）也可用于计划设计所需的模拟定位扫描。相较于 MR 模拟定位，CT 模拟定位具有价格较低、组织和骨对比度较好以及几何失真小的优点。此外，通过建立 CT 值与电子密度、阻止本领以及物理密度等物理量之间的转换关系，CT 图像可以直接用于人体组织的非均匀性修正剂量计算。MR 模拟定位图像具有较好的软组织对比度，但价格昂贵，容易产生几何失真。虽然有一些关于用 MR 图像进行人体组织不均匀性剂量修正的研究，但目前临床 MR 图像仍不能直接用于组织不均匀性剂量修正。

1. 治疗计划系统（TPS） 现代放射治疗计划系统都是基于计算机并通过计算机来实现设计和计算的。由于计算机技术的进步，典型的放射治疗计划系统是非常精细和复杂的，并且具有许多不同的能力和特点。它可以产生复杂的计划，其功能也不仅限于剂量分布计算和优化。它还可以用来完成图像虚拟三维重构，多模态图像的配准，虚拟仿真，运动分析等。随着先进剂量计算算法（如卷积迭代、蒙特卡洛等）的应用，剂量计算的精度也得到了显著的提高。大多数的治疗计划系统可以通过接口直接（通过计算机网络）与其他系统进行患

者的信息(例如:图像与计划参数)的输入和输出。

然而,大多治疗计划系统可能是只适用于特定放射治疗机器的。并不是所有的治疗计划系统都能用于所有类型的放射治疗机的建模和计划设计。事实上,对于某些新类型/模型治疗的机器,只有特定类型的治疗计划系统是可用的。例如,Cyberknife 和 Tomotherapy 都有自己专用的治疗计划系统。

正确使用治疗计划系统需要对系统中的剂量算法和其他特性有很好的理解。在临床使用前,它还需要经过严格的验收测试和调试过程。验收测试的主要目的是确保系统满足所需的规范标准。调试过程是测量治疗计划系统所需要的放射治疗机的各类射线束物理数据,使其能准确地在治疗计划系统中建模,并保证计划系统计算得出剂量分布与机器输出一致。

以下是现代外照射治疗计划系统应该具备的一些主要特点:

(1)2D/3D/4D 虚拟模拟和射野设置。

(2)完整的勾画和分割工具。

(3)多模态图像配准。

(4)先进的剂量计算算法,准确地修正组织不均匀性(光子束、电子束、质子束)。

(5)2D/3D 适形放疗计划,调强放疗计划,容积旋转调强放疗计划。

(6)全面的剂量评估工具,包括 2D/3D 等剂量分布显示,剂量体积直方图(dose volume histogram, DVH),剂量比较,计划叠加等。

(7)具有 DICOM RT 协议功能。

(8)适当的网络输出输入接口功能。

2. 剂量计算方法 现代治疗计划系统采用的剂量计算方法一般可分为三类:基于修正的方法,基于模型的方法和直接蒙特卡洛模拟的方法。

(1)基于修正的方法:是将水模中测量的剂量分布作为基准,并且通过修正它来计算临床患者的剂量分布。通常情况下,水模中的剂量分布是在理想条件下测量的,例如使用固定的源表距(SSD)、矩形(或正方形)射野和均匀的水模。然而,当射线束被传输到临床患者时,条件可能是完全不同的,影响因素很多,诸如不规则的患者体表、不同的 SSD、人体内组织的不均匀性,以及某些用于限制和改变射野形状、射线通量的限制装置和修正设备。校正的方法就是根据物理原理,基于理想剂量,对这些差异加以考虑修正,从而得出临床剂量分布。

(2)基于模型的方法:与基于修正的方法有所不同,基于模型的方法是根据剂量分布的基本概念和理论建立数学物理模型,进而计算得到临床剂量分布。而在水模中测量的理想条件下的剂量分布,一般是用于模型参数拟合和模型的验证。许多剂量计算算法,如笔型束算法和卷积叠加算法,属于这一类方法。在大多数临床情况下,基于模型的方法可以得到比基于修正的方法更准确的剂量分布,尤其在解决组织不均匀性和复杂的通量模式(例如:IMRT 和 VMAT 治疗)等方面优势明显。

(3)直接蒙特卡洛方法:是基于粒子相互作用的概率分布理论。它可以用于模拟在介质中的粒子(例如,光子和电子)输运和能量沉积,但需要很大模拟样本来减少统计的不确定性并获得相对准确的剂量分布。计算的精度:高低取决于模拟样本的数量,模拟样本数量越多,计算的剂量分布越精确。这通常需要高效率的计算机才能在可接受的时间内完成剂量计算任务。由于直接蒙特卡洛方法是基于粒子相互作用的基本理论,所以计算的临床剂量分布被认为是最精确的(如果具有足够数量的模拟样本),特别是在不均匀组织的区域。

四、近距离放射治疗

一般而言,近距离放射治疗是使用封装的放射源进行的,而放射源通过发射各种粒子而衰变,并且衰减速率(活度)按指数方式随时间而降低。尽管发射电子的放射源也已被用于近距离放射疗法,但大多数使用的近距离放射源是光子发射源,发射的光子的能量范围从较低的 20keV 到超过 1MeV,放射源的半衰期从几天到几年。近年来,电子化的近距离放射治疗系统也被研发成成熟的产品并被使用于放射治疗,这些系统依靠小型化 X 线球管来输出辐射剂量。与连续辐照的放射源不同,电子化的系统中的辐射源(X 线球管)可以根据需要打开和关闭。

近距离放射治疗源的最重要特点之一是其剂量分布。可以通过几个参数来量化均匀水等效模体中的剂量分布,如源强度(空气比释动能)、剂量率常数、几何函数、径向剂量函数和各向异性函数。对于发射相对低能量光子和电子的放射源,这些剂量学参数对源的封装和设计结构非常敏感,并且随着不同的封装和模型设计而改变。因此,由相同的放射性核素制成但具有不同设计或封装的近距离放射治疗源可具有不同的剂量分布。正因为如此,新开发的近距离治疗放射源模型的剂量信息需要研究验证方可用于临床治疗,而现有的近距离治疗放射源模型剂量信息也需要随着测量和计算精度准确性的改善而不断更新和再编辑。美国医学物理学家协会(AAPM)和影像与放射肿瘤学中心(IRCO)休斯敦质量保证中心对近距离放射源信息进行了统一注册管理,保证用于治疗患者的放射源剂量等参数是经过仔细测试过的,以确保在美国只有那些剂量学参数被仔细检查过的近距离放射源可以用于患者的治疗。

由于人体组织是不均匀的并且通常是非水等效,所以采用从均匀水等效模体中推导出的剂量学参数可导致患者治疗时的剂量计算不准确。为了克服这个缺陷,已经研发了基于模型的近距离放射治疗剂量计算方法,能显著提高临床治疗剂量精度。另一方面,由于现有的大多数临床经验都是在未修正组织不均匀性的情况下获得的,所以如果新的剂量计算模型被用于临床时人们需要重新考虑新剂量与临床效果的关联和某些基于旧剂量的研究结果在新剂量计算模型下的临床意义。

为了尽量减少对医务人员的辐射,近距离放射治疗通常使用后装机来执行。在治疗过程中,首先把施源器放置在所需的位置,然后根据相应的计划中靶区所需的治疗剂量来装载放射源。

近距离放射治疗可以根据插入的类型、治疗时间和剂量率而分成不同的类型。根据插入的类型,近距离放射治疗可以分为组织间植入放疗、腔内放疗、管内放疗和表面放疗。在组织间植入放疗中,通常把放射源放置在直接插入瘤床的多个导管中;在腔内放射治疗中,将放射源装载在置于体腔内或与靶区相邻空腔中的施源器内;在管内放射治疗中,把施源器置于血管、管道或气道的内腔中;对于患者表面的病变,将放射源置于模具或敷贴器中,并置于皮肤或黏膜表面进行治疗。近距离放射治疗程序也可归类为暂时性插植或永久性插植。暂时性插植通常持续不超过几天,而永久性插植需要将放射源永久性地留在患者体内。永久性插植实际上仅用于组织间植入放疗,并且使用具有相对较短的半衰期的放射源,使得大部分剂量在几周或几个月内传输。永久性植入必须采用低能量出射光子或其他粒子的放射源,使得患者外表面的剂量率足够低,并且不会对患者自身的正常器官和其他人产生辐射的重大风险。近距离放射治疗又可以进一步分类为高剂量率(HDR),中剂量率(MDR)或低剂量率(LDR)治疗。按照一般定义,HDR 治疗以高于 12Gy/h 的速率将辐射输出到靶区或处方点;而 LDR 治疗以 0.1(或 0.2)~2Gy/h 的速率传输辐射,MDR 治疗的剂量率在 2~12Gy/h 之间。

(一)高剂量率

HDR 近距离放射治疗通常使用远程控制的后装机系统进行,在具有屏蔽射线的治疗室外,由操作室内的计算机控制源输送系统。尽管也可以采用具有更高初始放射活度的放射源,但大多数 HDR 系统使用具有约 10Ci 初始放射性活度的 ^{192}Ir 源。除了 ^{192}Ir 源,一些 HDR 系统中也使用 ^{60}Co 源。在后装机中,放射源被焊接到电机驱动电缆的端部,并被安装在设备内的屏蔽器内。^{192}Ir 和 ^{60}Co 之所以被优选为放射源,是因为它们有很高的比放射性活度,使得放射源可以被制作得虽小但放射强度高。一般而言,几乎所有的 HDR 放射源的尺寸通常都非常小,为几毫米长(典型值为 3~5mm),直径约为 1mm 或更小。近来,市场上出现了一种电子化的近距离放射治疗系统,也可用于 HDR 治疗。

(二)低剂量率

LDR 近距离放射治疗通常使用 ^{137}Cs、^{192}Ir、^{125}I、^{103}Pd 和 ^{31}Cs 等放射性核素。^{137}Cs、^{192}Ir、^{125}I、^{103}Pd 和 ^{131}Cs 通常作为单独粒子,相应的放射性核素被吸收到基底材料上并用金属材料包封。典型的粒子长度为 4.5mm,外径为 0.8mm,但是这些参数值可能因模型而异。^{137}Cs 源有更大的物理尺寸如同一个试管状(通常长度 20mm 和外径 3mm)。

由于 ^{125}I、^{103}Pd 和 ^{131}Cs 具有相对较短的半衰期并且能发射较低能量的光子,因此它们是永久性插植(例如前列腺永久性粒子插植治疗)的理想选择。另一方面,^{137}Cs 和 ^{192}Ir 具有相对较长的半衰期并发射高能光子,它们通常用于 LDR 暂时性插植治疗(例如乳房和妇产科放射治疗)。

在 HDR 和 LDR 的近距离放射治疗中,后装施源器起着非常重要的作用。它们通常被设计和制造以符合某些疾病部位的治疗,并达到最佳的剂量分布。他们的设计可能会因供应商的不同而不同,而且不同供应商的产品并不一定能互换使用。同时,后装施源器本身的材料对以图像(例如 CT 或 MR)为基础的治疗中所用的图像质量会有很大的影响,在使用前应该有清楚的了解。

对于近距离放射治疗,治疗计划系统必须能够对治疗中使用的放射源进行建模,并设计可在特定输送系统中使用的治疗计划。

五、放射治疗中的成像和患者固定装置

(一) 成像装置的类型

最近图像引导放射治疗的激增反映了成像设备在技术和兼容性方面的进步。目前,多模态的成像方式已被广泛应用临床,用于精确地进行患者模拟定位和治疗前摆位。这些设备可以大致分为两类:二维成像设备和三维(或更高)图像设备。

目前用于放射治疗的二维成像设备包括 kV 和 MV 级 X 线成像、荧光透视、血管造影和 B 超。X 线成像是检测软组织疾病和骨性结构病理的常规方法之一。由于 X 线束穿透人体时,其衰减随不同组织(和疾病)的物理密度、电子密度和有效原子数 Z 而变化。因此,X 线成像可以利用该变化来突出显示目标组织及其周围之间的对比度。在放射肿瘤学中,能量在 kV 范围内的常规 X 线或在能量在 MV 范围内的高能 X 线都被用来进行成像。根据光子与介质相互作用的基本物理原理,kV 级成像通常比 MV 级成像有更好的组织对比度。另一方面,由于 MV 级的成像对高原子序列材料造成的高密度伪像不敏感,它可以用来对体内有高原子序列材料的患者成像以减少伪像的影响。MV 级成像的另一个优点是通过成像和放射治疗共用相同的放射源,可以生成射野方向观(BEV),与数字重建射野成像(DRR)配准可以进行精确的患者摆位。荧光透视是基于 X 线的成像技术,其通过荧光检查仪,使用 X 线来获得患者内部结构的实时运动图像。血管造影是一种医学成像技术,用于使身体内血管和器官(尤其是动脉、静脉和心室)可视化。B 超装置使用振荡声波的反射信号来检测人体的内部结构,利用传感探测矩阵探测不同深度的反射信号(用时间分隔),进而生成 2D 超声断层图像。

目前用于放射治疗的三维成像装置包括计算机断层扫描(CT),磁共振成像(MRI)和基于其他信号的成像。CT 技术使用计算机处理穿透的 X 线信号,并重建具有内部解剖结构的人体容积图像。在最近一代的 CT 设计中,把有准直器的 X 线源和一个探测矩阵安装在旋转环上的相对位置,患者身体在两者之间。根据 X 线束的构造,放射治疗中使用的 CT 可分为扇形束 CT(Fan beam tomography,FBCT)和锥形束 CT(cone beam computed tomography,CBCT)。在扇形束 CT 扫描时,患者的治疗床垂直于成像平面移动,X 线源和探测器围绕患者身体连续地旋转,同时扫描患者

身体的一个切面,采集不同角度的衰减投影,然后利用滤波反投影算法或其他算法来重建人体断层图像。扫描切面的尺寸由 X 线探测器的大小和排数所决定。X 线源和探测器需要多次旋转以收集足够的信息来重建患者三维图像。根据 CT 床相对 X 线源和探测器旋转的运动方式,常规 CT 扫描可以分为螺旋式和步进式。对于 CBCT,在数据采集期间患者保持静止,使用锥形的 X 线扫描患者,并由平板探测器收集衰减的 X 线信号。CBCT 的 X 线源和探测器旋转少于一周也可以重建三维体积,但是成像体积受到探测器阵列尺寸的限制。四维 CT 和四维 CBCT 技术还可以获取患者呼吸运动的信息。但 CT 成像对患者造成额外的辐射剂量,将增加发生癌症的可能性,特别是对儿童。AAPM 报告全面总结了患者 CT 成像剂量的评估和计算。MRI 图像用于显示人体内部的解剖结构,它利用磁共振(NMR)来对体内原子核进行成像。射频(RF)磁场用于系统地改变核的排列(例如,氢中的质子),以产生并记录信号,并在频域(K 空间)中使用傅里叶变换进行分析。因为各种组织在原子组成上存在差异,MRI 可以显示具有高对比度的三维图像,而且 MRI 不会对患者造成额外的辐射剂量。然而,应当注意的是,带有某些金属植入物和(或)电子装置的患者不能进行 MRI 扫描。正电子发射断层成像(PET)是一种核医学成像技术,其可以获取三维功能图像。尽管其他类型的阳电子发射器也在临床使用或研究,通常选择用于放射肿瘤学应用的 PET 的生物活性分子是 F^{18}-FDG,其通过局部葡萄糖摄取来表明组织代谢活性,以探测癌细胞的位置及其转移的可能性。一些基于 RF 信号的成像设备,如 Calypso 系统也可用于放射治疗靶区定位。在使用中,首先将收发器植入靶区或靶区附近;系统发出信号激活收发器,并连续接收来自收发器的二极信号,并记录它的实时空间位置,从而准确定位靶区。超声设备也被用作放射治疗中的成像工具,用于患者摆位和靶区定位。然而,由于超声装置的一些内在缺陷,其在外照射中的使用变得越来越少。光学表面成像系统越来越多地用于放射治疗,它基于相机的原理,利用光学表面成像系统捕获患者三维表面,以便于患者摆位和实施治疗中的运动监测。

(二) 图像配准和融合

用不同成像装置获得的人体组织图像可能对不同的组织结构呈现出不同的明显特征,因而在放疗过程中为了更精准地勾画靶区和重要器官经常

需要利用不同的图像特征并将它们融为一体。例如，在 MR 图像上可以很好地区分软组织：而在 CT 图像上，可以清楚地识别骨骼结构。如果使用 CT 模拟机对患者进行模拟定位，为了能够清楚地识别和勾画软组织的肿瘤，以便进行治疗计划，可能需要结合 MR 图像。然而，很少有放射治疗科同时拥有 CT 和 MR 扫描机，在模拟定位的位置上连续扫描 CT 和 MR 的患者更罕见，所以可能会在不同时间、不同地点和不同的体位获取患者的不同类型的图像。这些差异通常导致这些图像不能直接地和方便地用于计划设计中的靶区和重要器官勾画，因为图像上的患者解剖位置可能与模拟图像中有所不同。因此需要图像配准和融合技术解决这个问题。

图像配准技术是根据两组图像中的某些共同特征，将一组图像相对于另一组图像进行几何对准的过程。图像融合技术是将配准的多个图像集合成一个图像集的过程，使得可以准确地同时呈现来自不同图像集的特征。

图像配准可以针对同一患者的二维图像之间进行，也可以在三维图像集之间或者二维和三维图像集之间进行。如果患者解剖结构（例如头部）是刚性的，则可以以 6 个自由度（3 个平移度和 3 个旋转度）的刚体变换进行配准。然而，大多数患者解剖结构不是刚性的，器官的形状、体积和相对位置可能会不时地发生改变。对于这种类型的解剖结构，简单的刚性配准算法就不能满足配准的精准性要求，而需要使用形变（非刚性）配准方法来实现相当准确的配准。在可变形的解剖结构上直接使用刚性图像配准可能会导致配准不准确。

现在已经开发了各种图像配准技术。它们可以基本分为两类：体外方法和体内方法。对于体外方法，一些人工标记（比如基准标记和立体定向框架等）会附加在患者的解剖结构并成像，直接根据图像上可识别的人工标记进行配准。体内方法直接使用患者图像信息进行配准。图像信息可以是内在解剖学标志、器官分割，以及成像患者解剖结构的体素灰度和特性。图像配准过程可以是手动的也可以是自动的。有时，必须同时采用手动和自动方法来达到精确的配准。图像融合的技术也有很多，例如像素融合法和多尺度法，算法的细节可能非常复杂。

在治疗计划和图像引导放射治疗（Image guided radiotherapy，IGRT）中图像配准和图像融合是非常重要的。通过它们，可以更好地定义和勾画靶区和危及器官，从而进行准确和精确的治疗。尽管许多图像配准和图像融合工具或软件应用程序已经市场化了。然而，在临床应用这些工具之前，了解这些工具的局限性是至关重要的。

（三）外照射放疗中成像装置的使用

成像设备用于外照射放疗有两个主要目的：①模拟定位和治疗计划设计；②用于图像引导放射治疗（IGRT）的疗前患者摆位和疗中患者运动监测。当然它们也可以用于评估治疗疗程中靶区和患者解剖结构的变化。CT 模拟定位机并配备与放疗治疗设备兼容的 CT 床后，目前仍然是放射治疗患者模拟定位和治疗计划设计的主要选择。它具有相对较低的价格，较小的几何失真，以及能够直接将 CT 值转换为人体组织的电子密度和相对阻止本领以增强剂量计算的准确性。此外，从 CT 图像生成的 DRR 可直接用于基于二维图像的患者摆位验证。最新的 CT 模型机已经采用了如多排探测器、多源扫描、低剂量扫描和 4D 扫描等新技术，以实现更低的患者剂量，更少的扫描时间，更精细的图像质量和更高的分辨率，以及提高和采集与呼吸相关的肿瘤运动信息。MRI 成像具有优异的软组织对比度，无辐射剂量等优点，这使其成为识别和定位软组织肿瘤的理想成像模式。0.35 至 3T 的 MRI 系统可以为人体的多个部位提供高质量的图像。通过选择适当的 RF 脉冲序列，MRI 可以突出特定的肿瘤组织和（或）感兴趣组织与背景之间的对比度。因为 MRI 可提供有关软组织肿瘤位置和范围的有用信息，而基于 CT 的治疗计划可以优化剂量分布计算的准确性以更好地适形肿瘤，图像配准后，MRI 和 CT 图像可结合起来使用从而进一步加强放射治疗计划的准确性和精度。PET/CT 机和 PET/MRI 机也广泛应用在临床上，通过关联图像对比度与区域生物代谢活动来提高肿瘤识别和定位的准确性。对于紧急情况，正交 kV 级 X 线成像也可用于快速治疗计划。血管造影技术则经常使用于动脉 - 静脉畸形病例的伽玛刀治疗计划。

患者放疗前摆位成像系统可以安装在治疗设备上，也可以作为外围设备独立存在。机载成像系统已被广泛采用并作为标准组件安装在许多最新的临床直线加速器上，它可以提供 kV、MV 和 CBCT 等成像功能，用于二维（2D）、三维（3D）甚至四维（4D）成像摆位。对于肺部肿瘤患者，可使用基于 kV 级 X 线的荧光透视来验证呼吸相关的肿瘤运动幅度。4D-CBCT 也被用于重建相应的 3D 体积，以验证肺部肿瘤治疗计划。安科锐公司的

TOMO 治疗机使用集成的 MVCT（使用与治疗相同的 X 线源）对患者进行疗前摆位。ViewRay 公司的 0.35T MRI 系统与 ^{60}Co 治疗系统集成在一起，可提供实时 MRI 成像，应用于患者治疗前摆位，周期性位置检查，以及适形式治疗。美国 FDA 最近批准了 ViewRay 的 MR-Linac（MRIdian, MRI 与直线加速器集成的治疗系统）。医科达的 MR-Linac 已经安装在多个中心，用于评估和临床测试。在一种新的立体定向放射治疗（SBRT）系统 Vero 上，安装在治疗环上的立体 kV 级 X 线源实时跟踪肿瘤运动，以控制治疗束的传输。安科锐公司的 Cyberknife 系统使用周边的成像系统进行患者摆位和运动监测：将两个立体 kV 级 X 线成像模块（源和探测器）安装到治疗室，以提供连续成像来定位和跟踪肿瘤的运动。许多新的质子治疗机在治疗室中安装了正交的 kV 级 X 线成像系统，为图像引导质子治疗（IGPT）中的患者摆位提供了解决方案，而三维成像系统也越来越多地被使用于质子治疗中。基于 Calypso RF 信号的系统已被用于监测包括前列腺在内的多种疾病部位治疗时的 3D 肿瘤运动，它通过检测 3 个（或更多）非共面植入基准点的运动来估计靶区的运动。当超过预先设定的允许误差时，可以手动或自动中止治疗。体表光学成像系统也用于放射治疗中的患者摆位和运动检测。

应该强调的是，用户必须清楚地了解不同成像模式的要求和限制，以确定用于患者的成像参数，以及合理地使用所获取的图像。例如，当使用某些成像模式来识别或测量小结构时，需要仔细选择成像参数（如层厚等），以求确定最优的扫描方案，来平衡精细分辨检测目标的必要性和最小化患者剂量及成像时间的需求之间的关系。再如，必须对每个 CT 扫描仪进行 CT 值 - 电子密度校准，以保证剂量计算的准确性。某些临床任务需要几何完整性和剂量计算精确性，使用未校准的成像装置于临床很可能不能满足这些要求而造成治疗误差。如果多个成像装置一起用于放疗过程中，其之间的校准选择混乱也可能会导致严重的临床后果，例如治疗靶区剂量的超量 / 亏量，以及对正常组织造成额外损伤。

（四）近距离放射治疗中成像装置的使用

传统上，正交 X 线早已被用于验证施源器位置并定义宫颈癌 LDR 的关键感兴趣点。CT 和 CBCT 等新型成像技术为图像引导近距离放射治疗提供了更多的选择。CT 和 CBCT 图像已被普遍地用于为宫颈、肉瘤、乳腺、前列腺和支气管 / 食

管疾病的三维 HDR 近距离放射治疗计划设计。传统的 CT 诊断机和放疗模拟机都可以用于近距离放射治疗中的图像采集。如果近距离放射治疗剂量计算使用基于蒙特卡洛的算法，那么 CT 值与一些相关的物理参数（例如组织密度，电子密度等）必须经过校准。MRI 已被推荐为近距离放射治疗的补充成像模式，特别是对宫颈癌的近距离放疗。对于前列腺病例（永久性插植和 HDR），经直肠的超声（TRUS）图像被用于疗前体积研究、治疗引导、甚至在线治疗计划设计中。对于与脑相关的永久性插植近距离治疗，MRI 图像通常用于肿瘤定位和植入后的评估。PET/CT 图像也用于检测近距离放射治疗中的转移瘤。在某些间质近距离放射疗法中，例如用于肝肿瘤的 Y90 微球体放射治疗，可以通过透视成像来引导剂量传输过程。

由于后装施源器经常用于近距离放射治疗，所以需要仔细检查施源器和成像装置之间的成像兼容性（图像伪影和安全性），以保证图像质量和患者安全。

（五）固定装置

在放疗中，经常使用的固定装置有两种不同的目的：①在模拟定位、摆位和治疗过程中固定患者，提高患者摆位的可重复性，从而提高治疗实施的一致性；②监测和抑制肿瘤的内部运动（例如肺部肿瘤）。

传统的固定系统早已被广泛地用于患者模拟定位和治疗。目前，一些新型的适应特定部位的固定装置也在被不断推出，并用于模拟定位和治疗中，如热塑框架面罩、头枕、精密咬合器（头颈部）；乳腺托架和翼板（用于乳腺）；腹盆板、底板（骨盆部和髋关节）；真空垫（全身）等。SRS 和 SBRT（例如，腹部压缩板）使用特殊的固定框架，以达到靶区运动的最小化。SRS 框架也有助于建立治疗坐标系来定位靶区。为了减小 SBRT 内靶区，呼吸限制装置或门控设备可以用来减少与呼吸相关的肿瘤运动的幅度，它们的使用对减小 SBRT 内靶区常常起到必不可少的作用。

固定装置对放射治疗非常重要，正确使用这些装置对治疗质量至关重要。不同的放射治疗方案或治疗部位可能需要不同类型的固定装置，需要对其仔细评估并做出适当的选择。

六、放射治疗技术

如上所述，放射治疗的最终目标是对肿瘤输出准确的照射剂量，保护正常组织，不给患者和社会

造成负担。放射治疗可以通过多种照射技术实现，如不同种类的放射线、放疗设备、实施方式。放射治疗技术的选择取决于多种因素，包括患者的年龄、病变部位、类型、分期、治疗目的等等。

在三维成像、三维显示、三维治疗计划和剂量计算算法得到临床应用之前，二维放疗是最传统的放疗实施方式。该技术通常是基于简单的二维解剖信息来实现，如肿瘤的大致位置和深度，正常组织位置等，这些信息均可通过二维成像技术或简单的测量获取。而其剂量计算也较为简单，通常只做点剂量计算，并不考虑组织的不均匀性。二维放疗中，治疗野数量很少超过两个。现如今，除了一些紧急治疗，传统的二维放疗技术在放疗科的使用会越来越少。

三维放射治疗是基于三维影像和三维剂量计算算法的放疗技术的总称。三维适形放射治疗（3DCRT）是一种综合患者三维解剖信息、三维照射野、三维成像以及三维剂量计算算法的放射治疗技术。在该技术中，照射野形状可以随需要而改变，但射野中的射线束强度在必要的情况下一般只用楔形板和补偿器来调节。在 3DCRT 技术中，患者三维解剖信息可以通过 CT 或 MR 扫描获取。医生可以在三维影像中勾画肿瘤和正常组织。三维剂量分布也可以计算并显示在影像中，以便医生评估。3DCRT 技术可以设置不同方向的照射野指向靶区。在射野方向观上，照射野的形状一般与靶区形状大致一致，但同时需要兼顾保护相邻的重要器官组织。所使用的 3D 剂量计算算法必须合理地考虑人体组织的不均匀性，以保证剂量分布准确度在可接受的范围内。与二维放射治疗相比，3DCRT 向前迈进了一大步，因为该技术在尽可能大的增加靶区剂量的同时可减少正常组织的剂量。这种技术现在被广泛地使用于临床中。

调强放射治疗（intensity modulated radiotherapy，IMRT）是实现放疗最终目标的一种有效方法，即最大限度地提高放射剂量并适形靶区，同时使正常组织免受不必要的照射。IMRT 不仅可以从多个方向布野，形成不同射野形状，还能实现射野范围内从单元野到单元野的剂量调节。在一定程度上，IMRT 是 3DCRT 的延伸，具有更大的自由度。然而，由于调强的复杂度太高（或者说自由度太大），在大多数情况下，IMRT 的成功实施需具备两个条件：①一种有效的逆向计划设计算法，这种算法可根据靶区和正常组织的剂量要求得到调强放疗的射野参数；②一套精密的工程控制系统，这

种系统可以在保证精度、速度和安全性的前提下实施调强放疗。逆向计划优化算法大多通过治疗目标，如靶区和正常组织的剂量要求，构建出所谓的代价函数。在算法优化的过程中，反复迭代循环，改变单元野的强度（或权重），使代价函数值达到最小（或最大，取决于如何构造代价函数）。逆向优化算法所生成的射野强度分布可通过治疗系统实施。尽管调强补偿器可实现 IMRT 治疗，但目前绝大多数的 IMRT 治疗系统都是基于多叶光栅（multi leaf collimator，MLC）的方式。利用基于 MLC 的 IMRT 治疗系统可获得所需要的射线强度分布，这些射线强度可以通过一系列 MLC 组成的射野实现（每个 MLC 形状代表一个子野）。常规的基于 MLC 子野的 IMRT 技术一般通过两种方式实现：①所有子野一次一个的顺序执行。首先 MLC 移动并形成一个子野，照射完毕后，射线切断，MLC 转到下一个子野，射线重新打开，完成照射，重复这个过程直到所有子野的照射完毕，这种方法通常称为静态调强；②每个子野中对应的叶片相对运动，照射同时进行，这种方法通常称为动态滑窗调强。IMRT 还可以通过基于二进制 MLC 系统实现。这种治疗系统通常结合弧形治疗技术，该技术的机架在围绕患者旋转的同时，每个 MLC 叶片会根据相应的计划动态移动至打开或关闭的位置，照射同步出束。二进制 MLC 系统的照射范围有限，需要通过移动治疗床才能处理较大的靶区。断层治疗技术就是一个典型的二进制 MLC IMRT 系统。在容积旋转调强（volametric modulated arc therapy，VMAT）应用于临床以前，除了基于二进制 MLC 的系统，IMRT 技术一般通过数个固定射野角度实现。VMAT 是一种较新的 IMRT 治疗方式，它的实施是通过一个或多个弧，机架连续旋转，同时 MLC 运动以调节光子注量。VMAT 技术中的治疗弧进一步增加了放疗实施的自由度，可以提供更好的靶区剂量覆盖。此外，VMAT 还缩短了 2～3 倍的治疗时间。由于 IMRT 的实施涉及复杂的计划优化，以及计划系统到治疗机之间大量的数据传递，并且还需要精确控制 MLC 叶片的位置，因此对 IMRT 建立和实施全面的质量保证（QA）是极为重要的。质量保证需要涵盖剂量优化、剂量计算和剂量实施的准确性，以及数据传递的完整性。

图像引导放疗（image guided radiotherapy，IGRT）是治疗时利用成像装置辅助的放射治疗，其主要目的是对患者在治疗时准确定位和适时调整

治疗方案（如果需要），以便达到精准的放射治疗。由于模拟定位和治疗实施之间存在时间差，因此从模拟到实施，患者的解剖信息和体位可能出现偏差。由于治疗计划的设计是基于模拟定位时所获得的影像，因此这些分次间的偏差可能导致不精确和不准确的剂量实施，损害治疗质量。除分次间的运动之外，治疗期间（分次内）的患者解剖信息和位置同样有可能由于呼吸和不适等多种生理因素而发生变化。IGRT 的整体思想是利用成像设备获取靶区和正常结构的位置、形状和时间信息，最小化分次间和分次内的运动对治疗的影响，以使得治疗计划按预期剂量分布执行，实现靶区剂量的最大化，并且最大限度地减少正常组织的损伤。从概念上讲，IGRT 不是一个新技术。在过去，通常都直接使用 MV 射束成像并引导放疗实施。然而，旧的成像方法存在局限性，只能提供图像质量较差的 2D 影像，很难精确地获得患者解剖结构的几何信息和时间信息。现代放疗设备配备了更加先进的影像设备和成像软件，如滑轨 CT、CBCT、MR、KV 2D 影像，光学成像设备，图像配准工具等，可以实现在治疗中直接获取患者 3D，甚至 4D（几何和时间）解剖信息。获得患者的解剖信息后，不仅可以方便地确定患者体位，保证精准放射治疗，还可以实现自适应的放疗（adaptive radiotherapy，ART），根据靶区和正常组织的几何、时间变化，实时地评估和优化（如果需要）患者治疗计划。

术中放射治疗（intraoperative radiotherapy，IORT）是在手术中对瘤床实施治疗级别的照射剂量。除了生物学和医院的原因，IORT 的主要优点之一是对手术显露出来的靶区进行直接照射。IORT 可以在手术室或与手术室相邻并且较方便的治疗室中进行。如果术中放疗在手术室进行，那么在实施前必须考虑辐射安全和室内屏蔽。由于手术过程中直接显露出肿瘤或瘤床，因此在术中放射治疗中一般选择电子线，低能光子束或 HDR 三种方式。这三种治疗方式，基本都可以较容易地满足辐射安全和屏蔽需求。

立体定向放射手术（stereotactic radiosurgery，SRS）和立体定向放射治疗（stereotactic body radiation therapy，SBRT）是指在立体定向控制下的治疗类型，这类治疗可以通过一次或较少的分次集中对靶区进行高剂量的照射。由于照射剂量较高，SRS 和 SBRT 需要更精心的治疗计划和更精准的靶区定位，以及全面的质控体系。SRT 和 SBRT 的实施可以使用 MLC 或筒形准直系统，采用 3D 适形、IMRT 或 VMAT 等技术，并通过有效的图像引导在加速器上实施。SRS 和 SRT 也可以在专门设计的机器上实施，如 γ 刀、射波刀等。物理师尤其需要建立详细的质量保证项目，以确保图像的完整性，剂量实施和患者体位的准确性等。

全身照射（total body irradiation，TBI）是对患者的全身实施照射。TBI 的剂量目标是使患者整个身体获得均匀的剂量分布。在有些情况下，为了最小化照射诱导的肺并发症，肺大部分被遮挡，使其接受的较低的剂量。TBI 通常使用高能光子束，采用大的平行对穿照射野进行治疗，除此之外也可以通过其他的方式实现。由于 MV 射线束在体表剂量建成的固有特性，可以在患者的前方放置射线散射屏，以增加体表剂量。由于患者的体厚从一个位置到另一个位置可能有变化，为了在体内获得相对均匀的剂量分布，通常采用射野补偿器进行修正。患者的有效剂量率需要谨慎控制，避免高剂量率生物效应给患者带来损伤。

电子束全身皮肤照射（total skin electron therapy，TSET）使用较大的电子束照射野覆盖患者整个身体。TSET 的目标是在患者整个身体的浅表处获得相对均匀的剂量，同时最小化电子束中轫致辐射的影响。在 TSET 中，物理师需要仔细测量，以确定电子线束中轫致辐射的贡献。TEST 最常用的技术是所谓的双机架多野技术（斯坦福大学的技术），患者位于 60° 间隔的位置，每个位置采用双重照射野进行治疗。双重射野由 2 个高于和低于水平位置的特定角度射野组成（通常 10°～15°），以实现相对均匀的剂量分布，同时可以降低轫致辐射对患者的影响（因为电子束中的轫致辐射主要沿射野中心轴分布）。采用这种技术，患者从前方、后方和斜方向（四个斜方向：左前，左后，右前，右后）进行治疗，提高了整个浅表剂量的均匀性，降低了 X 线污染。

热疗同样也用于癌症的治疗，通常与放射治疗或化疗联合使用。在热疗中，治疗区域暴露于高温中（高达 45℃）。高温可以直接杀死肿瘤细胞，并且可以提高肿瘤细胞对其他治疗方式的敏感性，如放射治疗。热疗中温度的掌控非常关键。

七、放射治疗分割与剂量

放射治疗的实施可以是单次也可以是多次，可以是外照射也可以是内照射。采用合适的分割和剂量方案，可以获得相近的临床疗效。分割模型和治疗方式的选择有时候取决于一定的社会经济因素，如患者的便利性。因此，常常会在临床治疗中遇到这样一个问题：如何从另一个或不同的模式中生成等效的分割方案。

两种不同分割方式和两种不同治疗方式之间的等价从根本上是基于细胞存活或细胞致死的等价。而细胞存活与放射剂量的关系可以用线性二次数学模型来描述。

研究表明，在放射治疗中细胞的死亡很可能是由照射引起的 DNA 双链断裂造成的。如果 DNA 的双链断裂是由一次辐射事件引起，那么在时间间隔 dt 内，细胞致死率与放射剂量 $\dot{D}(t)\,dt$ 成比例，$\dot{D}(t)$ 是 t 时刻照射在细胞上的剂量率：

$$\frac{dS(t)}{S(t)} = -\alpha\dot{D}(t)\,dt \qquad 式（1-3-1）$$

其中 $\dot{D}(t)$ 是 t 时刻照射在细胞上的剂量率，S(t) 代表时刻 t 受照的细胞数。

两次独立的辐射事件也可以导致 DNA 双链断裂，这种断裂在两次辐射之间可修复。因此，细胞致死是由两个独立的 DNA 链断裂所造成，分别发生在时间间隔 dt 的时刻 t 和时间间隔 dt' 的时刻 t'，这种细胞致死率与 $\dot{D}(t)\,dt \times \dot{D}(t')\,dt'$ 成比例，但因为其中部分细胞由于修复而存活，导致细胞致死率有所减少，并可以用因子 $e^{-\mu(t-t')}$ 描述，其中 $\mu = \ln2/T_{repair}$，T_{repair} 为半修复期，即 50% 细胞损伤得到修复的时间。由于两个 DNA 链是相互独立并可以交换的，因此通过该机制致死的细胞可以表示为：

$$\frac{dS}{S}(t, t') = -2\beta\dot{D}(t)\,\dot{D}(t')\,e^{-\mu(t-t')}\,dt'dt \qquad 式（1-3-2）$$

另一方面，在细胞受到辐射时细胞可以自我增殖，这种机制增加了细胞存活数目的概率，并可表示为：

$$\frac{dS}{S}(t) = \lambda dt \qquad 式（1-3-3）$$

其中，$\lambda = \dfrac{\ln2}{T_p}$，$T_p$ 是潜在细胞增殖的倍增时间

在不考虑其他因素（如再分布、再氧合）的情况下，放射治疗期间，治疗时间 T 内的细胞存活率可以表示为：

$$\ln S = -\alpha\int_0^T \dot{D}(t)\,dt - 2\beta\int_0^T \dot{D}(t)\,dt\int_0^t \dot{D}(t')\,e^{-\mu(t-t')}\,dt'$$
$$+ \int_0^T \frac{\ln2}{T_p}\,dt$$
$$式（1-3-4）$$

这样，两种不同放疗分次方式或两种不同放射

治疗方式之间的等价可以用一个简单的数学公式来描述：

$$\ln S_1 = \ln S_2$$

在一次放射治疗中，假设分割剂量为 $D_{fraction}$，剂量率 $\dot{D}$ 在照射时间内是恒定的，式（1-3-4）可以表述为

$$\ln S = -\alpha D_{fraction} - 2\beta\dot{D}^2\frac{T_{repair}}{\ln2}$$
$$\left(T + \frac{T_{repair}}{\ln2}\left(e^{-\frac{\ln2}{T_{repair}}T} - 1\right)\right) + \frac{\ln2}{T_p}T \qquad 式（1-3-5）$$

其中 T_p 为细胞潜在倍增时间，T_{repair} 为 50% 细胞损伤得到修复的时间。$T = D_{fraction}\big/\dot{D}$ 基本上是一次治疗的照射时间。

假设两个分割放射方式用于相同靶区的治疗，其中一个分割剂量为 $D_{fraction,1}$，分割治疗数为 N_1，另一个分割剂量为 $D_{fraction,2}$，分割治疗数为 N_2，在高剂量率的外照射模式下，如果 $T_{repair} \gg \dfrac{D_{fraction}}{\dot{D}} = T$，它们的生物等效公式可简化为：

$$-N_1(\alpha D_{fraction,1} + \beta D^2_{fraction,1})$$
$$+ \frac{\ln2}{T_p}T_{elapsedtime,1} \approx -N_2(\alpha D_{fraction,2} \qquad 式（1-3-6）$$
$$+ \beta D^2_{fraction,2}) + \frac{\ln2}{T_p}T_{elapsedtime,2}$$

如果 $T_p \gg T_{elapsedtime}$，最后一项可忽略，生物等效剂量换算公式再简化成：

$$-N_1(\alpha D_{fraction,1} + \beta D^2_{fraction,1}) \approx$$
$$-N_2(\alpha D_{fraction,2} + \beta D^2_{fraction,2}) \qquad 式（1-3-7）$$

式（1-3-7）就是在外照射治疗中常用的生物等效剂量换算公式。

显而易见，不同分割方式或不同形式的放射治疗可以利用以上数学公式做一些生物等效换算；但是也需要指出的是，对于不同的细胞上述公式中的参数很可能是不同的。

虽然式（1-3-4）具有普遍性，式（1-3-7）只适用于 $T_p \gg T_{elapsedtime}$ 和 $T_{repair} \gg \dfrac{D_{fraction}}{\dot{D}} = beamontime$ 的情况。

对于 LDR 近距离放射治疗，细胞受辐射致死的过程是连续的，剂量累计的生物效应需要几天或很长时间。放射剂量对细胞的累计效应取决于剂量率和细胞半修复期，等效换算不能简化处理，而必须通过式（1-3-4）来得到。

八、记录验证系统/肿瘤信息管理系统

现代的放疗记录验证系统不仅可以验证放疗参数，记录治疗结果，降低治疗错误的风险，而且还可以用作集中的信息管理系统，其数据库可以用于检索和分析大量的患者数据，并帮助临床研究和开发。这就是该系统也称之为肿瘤信息管理系统（OIMS）的原因。OIMS 除了可以与治疗计划系统、治疗实施系统建立接口以外，还可以与影像系统、其他医疗记录系统（如病理、实验室、放射）、收费系统等进行接口。为了达到验证治疗参数的目的，物理师将准备用于治疗的参数，如射野类型、能量、射野大小、机架角度、射线输出量，都传送并保存至 OIMS 中。在治疗前，治疗实施系统的参数将与 OIMS 中对应参数进行比较，二者一致并完成所有参数的验证后才能实施治疗。在大多情况下，特别是复杂的治疗模式和方法（如 IMRT），整个治疗实施系统都是由 OIMS 提供参数数据和控制的。治疗结束后，治疗实施的机器和参数都作为治疗记录存储在 OIMS 中。除了作为治疗验证系统和记录保存系统两大重要角色之外，大多数 OIMS 还具有或应该具有更多的功能，包括影像分析、任务排程、数据分析、临床评估、诊断代码输入、护理和医疗文档等。随着功能的扩展，一些 OIMS 成为了电子病历（EMR）系统的首选，用于放射肿瘤设施的管理。在一定程度上，OIMS 已成为现代放射肿瘤设施的核心。没有 OIMS，现代的放疗科便无法正常运转，也不能实施先进和尖端的治疗技术。OIMS 对提高工作效率和患者服务质量是必不可少的。

对于 OIMS 来说，非常重要的一点是其兼容性和符合标准通信协议，如医疗信息交换标准（HL7）和 DICOM 协议，以确保能够同其他信息系统进行数据传递。

现代放疗 OIMS 系统的主要功能和特征如下：

1. 治疗计划和实施的管理 处方及治疗计划管理和实施过程。

2. 患者的验证及治疗实施 治疗参数和实施的验证记录。

3. 治疗总结和随访管理 总结各疗程并管理患者的随访日程和相关信息疾病管理；管理和记录患者的肿瘤分期、毒性、药物清单、化验结果等信息。

4. 影像审核 远程审阅影像，以便实时指导治疗。

5. 健康评估 整个疗程中询问、评估和记录患者的健康情况，为每个患者设计独特的个性化护理方案。

6. 图表审计和电子文档 电子化文档记录患者的医疗、治疗图表以及其他相关信息。

7. 日程安排 管理员工、患者以及科室资源的安排。

8. 收费管理 记录所有环节和活动，以及相关的收费信息。

9. 信息/影像的传输和管理 通过将患者数据和影像的传输电子化，包括其他医疗部门的数据，如病理科、影像诊断科、药房、实验室和财务部门，从而简化科室流程。

10. 数据归档 通过定期归档患者记录和影像的方式管理临床数据。

九、验收测试、调试、放疗质量控制与质量保证

放射治疗中的验收测试是对设备进行检验和测量的过程，以确保其结果符合预期或机器的技术指标。物理师在设备安装之后以及临床使用之前进行验收测试。任何设备在临床使用前都必须经过验收测试。验收测试的过程本身，包括测试项和测试方法，可能是由厂家设计和提供的。但是，物理师必须充分了解测试的目的和原理，以确保验收测试的设计是正确合理的。

设备调试是获取其他附加数据（超过验收测试的范围）的过程，并对设备的使用进行建模和验证。例如，对于直线加速器，物理师需要测量和获取额外的射束参数，以用于治疗计划系统的建模。此后，计划系统中建模的射束需要在直线加速器中测量和验证，以保证计划的射线输出与实际输出一致。再例如 CT 模拟机，为了实现组织不均匀性校正，需要测量附加的参数，建立 CT 密度值和电子密度值之间的关系等。设备调试一般应该在验收测试成功之后进行。

放疗科综合质量管理体系对于任何一个临床操作而言都是至关重要的。在放射肿瘤学中，质量由多个部分组成。主要包括：①满足患者的需求，包括治疗理念、医疗、心理和经济目标，同时还需考虑护理人员和机构的专业及经济需求；②实现符合国家公认的实践标准和规范的癌症治疗过程；③避免错误。

质量管理体系应包括质量计划、质量控制、质量保证和持续的质量改进几个部分。一般而言，质

量计划是为满足临床体系的目标、标准、规范和程序；质量控制是通过评估临床设备或临床程序来实现质量管理体系的目标，合理利用资源，解决不足；质量保证是通过确认达到预期目标，以保证设备质量和安全使用；持续质量改进是定期评估现有质量管理是否满足临床设备／程序的要求，并随临床目标的发展不断改进。质量管理程序还应该包括对错误和偏差发生后的报告政策和机制，及对导致错误或偏差发生的根本原因进行分析和对错误行为进行纠正。

由于放射治疗采用高剂量照射，在放疗科建立扎实而全面的质量控制（QC）和质量保证（QA）体系对于高质量的患者护理和患者安全是非常重要的。如上所述，放疗科可能同时存在多种类型的设备系统，每个系统都需要经过 QC 和 QA 评估。QC/QA 内容不仅包括治疗计划系统、模拟系统、治疗实施系统、辅助治疗质量的设备，如 IGRT 影像装置和近距离治疗的施源器等，还包括特异性的治疗和特殊的治疗方案。由于不同临床系统和治疗系统的差异，不少国家和国际组织已做了巨大的努力，建立起了针对各类或各组治疗系统或治疗过程的 QC/QA 报告和标准。这些报告和建议对保障放射治疗的安全和质量起到非常重要的作用，应该得到放射肿瘤学界和主管部门的密切关注和参考。

在过去，放疗质控体系大都基于方法论，即首先建立所关注系统的功能参数的容差和检测频率，并对其参数进行测量；将结果与容差进行比对，以评估设备是否满足质量要求或达到预期。这些质量要求和预期通常基于同行评议的研究或该领域专家的共识。一般来说，满足放疗系统规范性的质量要求可以保证临床治疗和患者护理的安全。而大多数真实的情况是：治疗质量的问题往往不是因为机器本身的故障，而是因为设计使用该机器的临床工作流程和环节存在缺陷。因此，放疗治疗质量管理的一个趋势是：管理体系不再专注于机器或系统的规范性功能参数和容差，而应利用基于风险分析的方法对整个临床过程进行系统评估，评估内容不仅仅限于机器本身，从而建立起必要的以整体为基础的 QC/QA 项目和标准。这些 QC/QA 项目和标准的建立主要基于对整个放疗过程中各个环节所可能识别的故障和临床结果的概率分析。然而，即使采纳和实施这种新的 QC/QA 方法，规范化的 QC/QA 项目和标准可能在一定阶段仍是必须的，但可能采用与现行做法不同的频次或级别来确保放疗系统的性能符合要求。

放射肿瘤领域的技术正处于飞速发展的阶段。新的设备和应用不断地被引入到这个领域。特别需要强调的是，在新技术、新机器和新方案投入临床使用前，无论是采用传统的质控方法论还是基于风险分析的质控方法，都应建立和实施综合质量管理体系。高质量管理体系不仅是高质量患者护理和患者安全的基础，也是高质量临床研究和教育的基础。

不同类型的机器系统需要不同类型的质量保障设备。虽然这些设备通常不直接用于患者的护理，但对于质量保障而言是非常重要和不可或缺的。这些设备的维护和质量保障本身同样也是需要得到重视。例如，电离室、静电计、气压计和温度计的定期校准是确保放疗实施系统剂量精确的必要条件。

（岳　宁　戴建荣）

参 考 文 献

1. Almod PR, Biggs PJ, Coursey BM, et al. AAPM's TG-51 protocol for clinical reference dosimetry of high-energy photon and electron beams. Med Phys, 1999, 26: 1847-1870.

2. Khan FM, Doppke KP, Hogstrom KR, et al. Clinical electron-beam dosimetry: Report of AAPM Radiation Therapy Committee Task Group No. 25. Med Phys, 1991, 18: 73-109

3. Nath R, Anderson LL, Luxton G, et al. Dosimetry of interstitital brachytherapy sources: Recommendations of the AAPM Radiation Therapy Committee Task Group No. 43. Med Phys, 1995, 22: 209-234.

4. Rivard MJ, Coursey BM, DeWerd LA, et al. Update of the AAPM Task Group No. 43 Report: A revised AAPM protocol for brachytherapy dose calculations. Med Phys, 2004, 31: 633-674.

5. Beaulieu L, CarlssonTedgren A, Carrier JF, et al. Report of the Task Group 186 on model-based dose calculation methods in brachytherapy beyond the TG-43 formalism: current status and recommendations for clinical implementation. Med Phys, 2012, 39: 6208-6236.

6. AAPM. The measurement, reporting, and management of radiation dose in CT. AAPM report no. 96. Report of AAPM Task Group 23 of the Diagnostic Imaging Council CT Committee. College Park, MD: AAPM; 2008.

7. AAPM. Comprehensive methodology for the evaluation of radiation dose in X-ray computed tomography. AAPM report no. 111. Report of AAPM Task Group 111: The future of CT dosimetry. College Park, MD: AAPM; 2010.

8. Huq MS, Fraass BA, Dunscombe PB, et al. The report of Task Group 100 of the AAPM: Application of risk analysis methods to radiation therapy quality management. Med Phys, 2016, 43: 4209-4262.

9. Kutcher GJ, Coia L, Gillin M, et al. Comprehensive QA for radiation oncology: report of AAPM Radiation Therapy Committee Task Group 40. Med Phys, 1994, 21: 581-618.

10. Fraass B, Doppke K, Hunt M, et al. American Association of Physicists in Medicine Radiation Therapy Committee Task Group 53: quality assurance for clinical radiotherapy treatment planning. Med Phys, 1998, 25: 1773-1829.

11. Mutic S, Palta JR, Butker EK, et al. AAPM Radiation Therapy Committee Task Group No. 66. "Quality assurance for computed-tomography simulators and the computed-tomography-simulation process: report of the AAPM Radiation Therapy Committee Task Group No. 66. Med Phys, 2003, 30: 2762-2792.

12. Pfeiffer D, Sutlief S, Feng W, et al. AAPM Task Group 128: quality assurance tests for prostate brachytherapy ultrasound systems. Med Phys, 2008, 35: 5471-5489.

13. Dieterich S, Cavedon C, Chuang CF, et al. Report of AAPM TG 135: quality assurance for robotic radiosurgery. Med Phys, 2011, 38: 2914-2936.

14. Klein EE, Hanley J, Bayouth J, et al. Task Group 142, American Association of Physicists in Medicine. "Task Group 142 report: quality assurance of medical accelerators. Med Phys, 2009, 36: 4197-4212.

15. Willoughby T, Lehmann J, Bencomo JA, et al. Quality assurance for nonradiographic radiotherapy localization and positioning systems: report of Task Group 147. Med Phys, 2012, 39: 1728-1747.

16. Langen KM, Papanikolaou N, Balog J, et al. AAPM Task Group 148. QA for helical tomotherapy: report of the AAPM Task Group 148. Med Phys, 2010, 37: 4817-4853.

17. Molloy JA, Chan G, Markovic A, et al. AAPM Task Group 154. Quality assurance of U.S.-guided external beam radiotherapy for prostate cancer: report of AAPM Task Group 154. Med Phys, 2011, 38: 857-871.

18. Bissonnette JP, Balter PA, Dong L, et al. Quality assurance for image-guided radiation therapy utilizing CT-based technologies: a report of the AAPM TG-179. Med Phys, 2012, 39: 1946-1963.

19. Ezzell GA, Burmeister JW, Dogan N. LoSasso TJ, et al. IMRT commissioning: multiple institution planning and dosimetry comparisons, a report from AAPM Task Group 119. Med Phys, 2009, 36: 5359-5373.

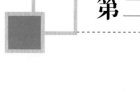

第二章　放射生物学

由于放射生物学所涵盖的研究范畴侧重电离辐射的机体生物学效应，放射肿瘤学研究生所选择的科研课题大部分都会与放射生物学的理论与实践相关。传统的放射生物学理论基于观察电离辐射对人类和其他生命效应的效应。二十世纪五十年代DNA双螺旋结构的发现以及体外细胞培养系统的建立，辐射对活细胞的作用开始与DNA损伤修复的分子机制相关联，使放射生物学快速融入现代分子生物学的范围，并成为分子肿瘤学的重要研究方向。由于研究方法以及理论的快速更新和应用，放射生物学的研究方向也日新月异。本章将侧重讨论分子放射生物学基本理论，新技术及在放射肿瘤研究中的应用。

第一节　概　述

一、分子放射生物学的定义

放射生物学是多学科交叉的生物学分支学科，对电离辐射和生物体相互作用的研究主要包括辐射化学、分子和细胞生物学、分子遗传学、细胞死亡和凋亡、辐射修饰剂、防护与修复机制、组织放射反应、高剂量和低剂量电磁辐射效应、辐射中毒和实验放射肿瘤学等。分子生物学是在分子水平进行研究的生物学，是生物化学、遗传学、微生物学和病毒学等多门学科相结合的生物学分支，着重于对细胞各系统之间相互作用的认识，包括DNA、RNA和蛋白质合成间的关系以及其相互作用的调节机制等。1953年Watson和Crick在*Nature*杂志上对DNA结构的描述标志着分子生物学的诞生，而分子生物学的核心技术是重组DNA技术，该技术一经出现便成为了现代放射生物学的重要组成部分，同时由于电离辐射的最直接作用是损伤细胞的DNA，现代放射生物学实际上成为分子生物学最前沿的拓展学科之一。正因为现代放射生物学的巨大进步大多是建立在采用分子生物学实验技术及研究成果基础

上的，其又称为分子放射生物学。放射生物学理论上的进步使我们能够对传统放射生物学的机制有所了解和补充，因此总的来说，分子放射生物学是放射生物学在分子水平上的延伸，是更深层次、更基础的放射生物学，是分子生物学与传统放射生物学的结合。

二、临床分子放射生物学的重要研究方向

分子放射生物学的研究进展揭示细胞的放射敏感性受控于一系列内部因素，例如细胞周期时相、细胞凋亡启动、DNA损伤修复效率、肿瘤基因和肿瘤抑制基因的突变积累等。同时，氧、营养因素和细胞代谢废物的清除等细胞外部因素也影响细胞的辐射反应。对细胞放射敏感性及其内外影响因素的深入了解，使人们有可能找出特异性的分子靶点，也不增加正常组织毒副作用的前提下，增加放射线对肿瘤细胞杀伤作用。临床放射生物学的重要研究方向主要是分子靶向治疗和靶向性增敏放疗，本节仅从几个具体方面简要介绍具有潜在临床价值的分子靶点，借此让大家了解分子生物学在放射生物学发展过程中的巨大推动作用。

（一）细胞周期及周期关卡

细胞周期是指细胞从一次分裂完成开始到下一次分裂结束所经历的全过程。分为分裂间期与分裂期（M期）两个阶段。间期又分为三期、即DNA合成前期（G_1期）、DNA合成期（S期）与DNA合成后期（G_2期）。细胞需在细胞周期中顺序经过G_1、S、G_2、M而完成其增殖。很久以来，人们就发现放射线能够使细胞周期阻滞于特定的时相，而且处于不同时相的肿瘤细胞的放射敏感性各有差异。然而，直到细胞周期进程的分子调控机制和DNA损伤后细胞周期关卡作用被揭示后，人们才对以上现象真正的有所理解。例如，在哺乳动物细胞中，中等剂量的X线导致的DNA损伤，可以通过G_1/S期或者G_2/M期的关卡点来阻断细胞周期

的异常运行,以协调 DNA 修复的目标,这种调控作用叫做细胞周期的关卡调控。这种调控作用可以确保细胞周期在上游事件正确完成后才启动下游事件。利用肿瘤细胞和正常细胞在周期调控上的差异,有可能找出特异的分子靶点进行靶向性放射增敏治疗。

(二)细胞凋亡

细胞凋亡是指为维持内环境稳定,由基因控制的细胞自主地有序地死亡。细胞凋亡是细胞的一种基本生物学现象,在多细胞生物去除不需要的或异常的细胞中起着必要的作用。它在生物体的进化、内环境的稳定以及多个系统的发育中起着重要、的作用。自从 1972 年细胞凋亡被发现以来,放射肿瘤学家一直想通过增加细胞凋亡来提高肿瘤放射敏感性。在肿瘤发展初期,癌基因激活导致肿瘤抑制基因 *p53* 激活,从而增加了肿瘤细胞对启动凋亡进程的敏感性。但是,随着肿瘤的发展,大部分肿瘤细胞 *p53* 基因突变失活,在放射后无法启动 p53 介导的细胞凋亡进程,导致放射抗拒。以 p53 信号途径为靶点,通过药物重建 p53 介导的细胞凋亡途径有可能达到放射增敏的目的。然而,目前放疗联合细胞凋亡调节药物(干扰素和酪氨酸激酶抑制剂等)的临床研究结果多为阴性,而且有一定的毒副作用。由于这些临床试验大多选择晚期并经过多次治疗的病例,因而这些综合治疗方案的疗效很难与原发治疗方案的疗效相比较。

(三)DNA 损伤与修复

DNA 损伤是复制过程中发生的 DNA 核苷酸序列永久性改变,并导致遗传特征改变的现象。DNA 的损伤修复是在多种酶的作用下,生物细胞内的 DNA 分子受到损伤以后恢复结构的现象。DNA 损伤修复的研究有助于了解基因突变的机制,衰老和癌变的原因,还可应用于环境致癌因子的检测。"放疗后未修复的 DNA 损伤是导致细胞死亡的主要原因"是传统放射生物学的理论基础之一。尽管很多实体瘤细胞能够逃逸细胞凋亡进程,但其 DNA 损伤修复机制却很少改变。随着对肿瘤细胞 DNA 损伤信号传导途径和损伤修复机制的深入了解,人们发现其可能成为放射增敏治疗的又一分子靶点。在 DNA 损伤信号传导和修复机制中最受关注的是共济失调 - 毛细血管扩张症突变基因(ataxia-telangiectasia mutated,ATM),该疾病早在 20 世纪初就被报道,患者易发肿瘤并对放射线高度敏感。*ATM* 基因 1995 年被成功克隆,该基因在 DNA 损伤后被激活,在 DNA 损伤信号的传导途径和修复中起关键作用,该基因在 A-T 患者体内突变,因而导致放射敏感性增加。选择性抑制肿瘤细胞 ATM 激酶作用将是放射增敏的又一有效途径。

(四)乏氧研究

Thomlinson 和 Gray 在 20 世纪 50 年代建立的模式认为乏氧发生在远离血管的细胞中。但是在该理论指导下应用高压氧进行放射增敏的研究并不成功,在 20 世纪 90 年代开展的乏氧细胞增敏剂的研究也未能取得满意的结果。1979 年,Brown 提出肿瘤内血管畸形,血流发生改变,会导致血管暂时性开放和关闭,使细胞暂时性缺氧。这一理论促使人们从乏氧细胞增敏剂的研究转向乏氧细胞毒药物的研究。细胞适应乏氧环境并存活的关键性调节分子是乏氧诱导因子 1(HIF1),目前针对 HIF1 及其通路开发的细胞毒药物虽然能够阻碍肿瘤细胞的生长,但部分肿瘤细胞仍能适应缺乏 HIF 的环境并重新生长,因此,未来药物开发的对策是寻找能够特异性杀死 HIF 高表达细胞的药物,而不仅仅是抑制 HIF 通路。近年来乏氧研究的另一重要进展是乏氧分子功能影像技术的建立,该技术采用乏氧特异性荧光探针或磁共振波谱(MRS),能够对有功能的组织和肿瘤微环境进行定量分析。乏氧分子影像可以作为研究血管生成、周期进程中细胞凋亡和能量代谢等乏氧相关问题的技术平台。这些技术如与现行的 IMRT 及 IGRT 技术相结合,可望增加乏氧区的放疗剂量,从而提高放疗疗效。

(五)表皮生长因子受体通路

近年来肿瘤生物学研究显示:调节细胞生长和死亡的分子及其信号途径在肿瘤细胞中常常出现调节障碍,其中包括侵袭性强的恶性肿瘤,又包括对放化疗抗拒的肿瘤。因此联合应用相关的分子靶向药物和放疗有可能提高肿瘤疗效,表皮生长因子(epidermal growth factor receptor,EGFR)是有酪氨酸激酶活性的跨膜蛋白,调节细胞的生长、增殖和分化,正常细胞的 EGFR 信号系统受到严格的调控,但在肿瘤细胞中 EGFR 或其家族蛋白常常过量表达或发生变异,使肿瘤更具侵袭性并对常规治疗抗拒。针对该靶点研究的抗 EGFR 抗体(如 C225)和酪氨酸激酶抑制剂(如 IRESSA)有显著的抗肿瘤疗效。最近发表的联合放疗和 C225 治疗晚期头颈部鳞癌的随机分组资料显示,C225 使 2 年局部控制率提高 9%($P=0.005$),3 年总生存率提高 10%($P=0.03$),同时未增加放疗的毒副作用。

（六）肿瘤血管

虽然 20 世纪 70 年代 Folkman 就认识到可以把肿瘤的血管生成作为治疗的靶点，但其后的 20 余年并未出现能有效控制肿瘤血管生成或破坏肿瘤血管的药物。随着肿瘤分子生物学的深入研究，人们发现了血管内皮生长因子（vascular endothelial growth factor，VEGF）和血小板源性生长因子（platelet-derived growth factor，PDGF）在血管形成中的重要作用，一系列抗 VEGF/PDGF 的药物相继开发并进入临床研究和应用，如 avastin、sunitinib、sorafenib 以及 sutent 等。2003 年 Kolesnick 和 Fuks 等的研究首次表明，肿瘤对放射线的反应不但取决于不同的细胞类型，还取决于肿瘤微血管的放射敏感性，从而改变了长期以来"只有肿瘤细胞自身才是放射治疗靶区"的传统认识，也使人们意识到联合放疗及抗肿瘤血管药物治疗肿瘤的美好前景。目前在细胞水平和动物模型已经证实联合放疗及抗肿瘤血管药物具有协同作用，相信该类临床试验也将相继展开。

总之，传统放射生物学在结合了分子生物学后，促进了自身的巨大进步，使人们对肿瘤放射治疗和基础研究中所遇到的问题有了更深刻、更科学地认识，同时也能从更为广泛、更加实际的角度预测和引导肿瘤放射治疗的研究方向。分子生物学对细胞信号传导途径的研究以及对人类基因功能认识的不断增加为放射肿瘤学的研究注入了新的活力，放射生物学将继续吸收、融合分子生物学在肿瘤细胞及其微环境领域的研究结果，用以发展更加合理、高效的放射治疗手段。

第二节　DNA 损伤应答和修复机制

一、DNA 是关键靶

早期的实验显示辐射引起细胞死亡的敏感部位是在细胞核。例如，Munro 用钋源短射程 α 粒子照射哺乳动物细胞发现：细胞质受到大量的 α 粒子（相当于 250Gy）照射，对细胞增殖几乎没有影响，而只要很少的 α 粒子（射程 1～2μm）进入细胞核就能导致细胞死亡。把放射性 ^{3}H 标记的胸腺嘧啶掺入 DNA 就可引起细胞死亡，在细胞培养基中可选择性地掺入 DNA 中胸腺嘧啶的结构类似物，可奇迹性地增加哺乳动物细胞的放射敏感性，这也可以证明细胞核中 DNA 的损伤可导致细胞死亡；影响细胞死亡的因素（如辐射类型、氧浓度、剂量率等），同样也会在质或量上影响染色体损伤的发生；

在仓鼠细胞中，畸变染色体照射后的首次分裂与细胞克隆形成障碍有直接关系。

沿电离辐射径迹的能量沉积所导致的 DNA 损伤有多种类型，DNA 是引起一系列放射生物学效应（包括细胞死亡、突变和致癌等）关键靶的观点已成为共识，而 DNA 损伤修复能力的高低是影响放射敏感性的重要因素。

二、DNA 的损伤与修复

（一）DNA 损伤的类型

1. DNA 链断裂　众所周知，DNA 是具有双螺旋结构的大分子，由两条链组成，碱基之间由氢键连接。DNA 每条链的骨架由糖和磷酸基交替组成。糖是脱氧核糖。四种碱基连接在骨架上，其顺序决定遗传密码。其中胸腺嘧啶和胞嘧啶是单环碱基，腺嘌呤和鸟嘌呤是双环碱基。图 2-2-1 表示 DNA 双链的结构。相对的两条链上的碱基一定互补配对。腺嘌呤和胸腺嘧啶配对，鸟嘌呤与胞嘧啶配对，图 2-2-2A 是 DNA 断裂的模式图。

辐射可造成大量 DNA 损伤，但大部分能够成功修复。使细胞存活率平均下降至 37% 的辐射剂量称为 D_0，对于哺乳动物细胞，X 线的 D_0 值一般为 1～2Gy。接受这样的剂量，即刻检测每个细胞 DNA 损伤的数量如下：

损伤碱基，>1000

单链断裂（single-strand break，SSB），1000

双链断裂（double-strand break，DSB），40

如果细胞接受适当剂量的 X 线照射，DNA 单链会发生多处断裂。经过 DNA 变性并去掉支架结构，可以观察这些 SSB，而且可以作为一个功能剂量来进行评价。然而，在完整的 DNA 内，细胞死亡很少是 SSB 产生的生物效应结果，因为 SSB 一般能够以互补链作为模板而修复（图 2-2-2B）。而错误修复可能会导致突变。如果 DNA 的两条链均有断裂，但断裂点是隔开的（图 2-2-2C），则较容易修复，因为这两处断裂是被分别处理的。

相反，如果 DNA 双链的断裂点在彼此对侧或者只相距很少的碱基（图 2-2-2D），可能导致 DSB，即染色质断裂成两段。DSB 被认为是辐射导致的最重要的染色体损伤，两个 DSB 的相互作用可能导致细胞死亡、癌变或突变。有许多形式的 DSB，这些 DSB 因 DNA 两条链上断裂点的距离和末端基团形成类型的不同而不同。辐射导致的 DSB 约是 SSB 的 4%，与辐射剂量呈线性关系，这说明 DSB 是由单一路径辐射造成的。

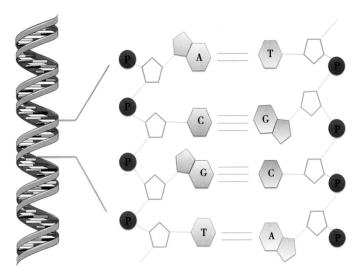

图 2-2-1　DNA 双链结构

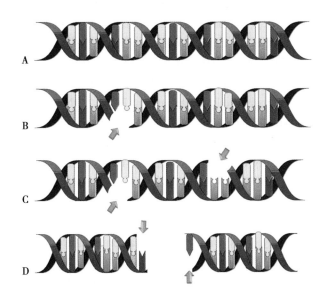

图 2-2-2　辐射导致的 DNA 单链和双链断裂示意图

A. 二维图显示正常的 DNA 螺旋、携带遗传密码的碱基是互补的（如腺嘌呤与胸腺嘧啶，鸟嘌呤与胞嘧啶）；B. 单链断裂所造成的影响并不明显，因为可以使用对侧当做模板，容易修复；C. 双链断裂的断点分离较远，修复分别进行；D. 如果双链断裂的断点直接相对，或者只间隔很少的碱基，这会造成双链断裂而形成两个片段

图 2-2-2D 说明自由基和直接电离均与 DNA 链的断裂类型相关。X 线或 γ 射线产生电子，中子产生质子及 α 粒子，这些电离辐射能量的释放并非均匀分布在吸收介质中，而是沿着带电粒子的路径分布。放射化学家称为"刺迹（spur）""团迹（blob）"及"短径迹（short track）"。当然，将所有能量大小范围只划分为三个种类过于随意，但更便于理解。一个刺迹包含的能量达 100eV，平均含 3 个离子对。对于 X 线或 γ 射线来说，95% 的能量形成刺迹，直径

约 4nm，大概是 DNA 双螺旋直径的两倍（图 2-2-3）。X 线或 γ 射线较少发生团迹，团迹直径约 7nm，能量为 100～500eV，平均带有 12 个离子对（图 2-2-3）。刺迹和团迹的大小与 DNA 双螺旋相近，其一旦与 DNA 双螺旋重叠，就会发生多发自由基攻击，造成广泛复杂的伤害，包括碱基损伤和 DSB。这种现象被 John Ward 首先描述，并称为局部多损伤位点（locally multiply damaged site, LMDS），目前称为成簇损伤。根据刺迹大小及氢氧自由基扩散的距离，成簇损伤造成的伤害可达到 20 个碱基对。图 2-2-3 说明 DSB 合并碱基损伤及遗传信息的丢失。

X 线能量吸收并非均匀的，而是倾向沿着带电粒子的路径。放射化学家将它们称为刺迹或团迹，它们包含几个离子对，大小与 DNA 双螺旋相匹配。双链断裂常常合并大量碱基损伤，John Ward 称为局部多损伤位点。

对于致密电离辐射，如中子或 α 粒子，通常会产生较大比例的团迹。因此，造成损伤的性质不同于 X 线或 γ 射线，对于细胞来说更难以修复。

2. DNA 损伤的其他类型

（1）DNA 交联：DNA 双螺旋结构中，一条链上的碱基与其互补链上的碱基以共价键结合，称之为 DNA 链间交联（DNA interstrand cross-linking）；DNA 分子同一条链上的两个碱基相互以共价键结合，称为 DNA 链内交联（DNA intrastrand cross-linking），如嘧啶二聚体（pyrimidine dimer, PD）就是链内交联的典型例子。DNA 与蛋白质以共价键结合，称为 DNA-蛋白质交联（DNA-protein cross-linking, DPC）。

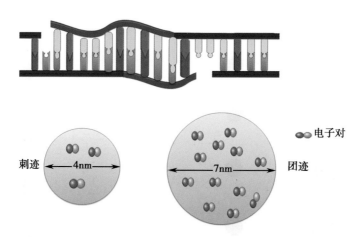

图 2-2-3　局部多损伤位点示意图

（2）DNA 二级和三级结构的变化：DNA 双螺旋结构靠三种力量维持其稳定性。一是互补碱基对之间的氢键；二是碱基芳香环 π 电子之间相互作用而引起的碱基堆砌力；三是磷酸基上的负电荷与介质中的阳离子之间形成的离子键。

电离辐射作用时，DNA 大分子发生变性和降解。所谓 DNA 变性系指双螺旋结构解开，氢键断裂，克原子磷消光系数显著升高，出现增色效应，比旋光性和黏度降低，浮力密度升高，酸碱滴定曲线改变，同时失去生物活性。DNA 降解比变性更为剧烈，伴随着多核苷酸链内共价键的断裂，相对分子质量降低。这些都是由于一级结构中糖基和碱基的损伤以及二级结构稳定性遭到破坏的结果。

（二）DNA 损伤的修复通路

哺乳动物已经进化出特殊的通路去识别、应答和修复碱基损伤、SSB、DSB、糖基损伤和 DNA-DNA 交联等。从酵母菌到哺乳动物细胞的研究已经证明电离辐射导致的碱基损伤与 DNA DSB 的修复机制不同。除此之外，DNA 损伤的不同修复通路依赖于不同的细胞周期阶段。

许多关于 DNA 修复的知识来源于对个别基因突变如何导致辐射致敏的研究。这些酵母或哺乳类细胞鉴定的辐射敏感突变株似乎与修复过程直接相关，或具有分子检查控制元件的功能。接下来将在目前了解的基础上简单地介绍碱基损伤、DNA DSB、DSB、糖损伤及 DNA-DNA 交联等修复通路。

1. 碱基切除修复　碱基损伤可通过碱基切除修复（base excision repair，BER）通路进行修复，如图 2-2-4。DNA 对应链上的碱基必须是互补的，如腺嘌呤（adenine，A）与胸腺嘧啶（thymine，T）配对，鸟嘌呤（guanine，G）与胞嘧啶（cytosine，C）配对。U 假定代表单碱基突变，首先被糖基化 /DNA

裂解酶切除（图 2-2-4A）。随后脱嘌呤核酸内切酶 1（apurinic endonuclease 1，APE1）切除糖基残余物，DNA 聚合酶 β 置换正确的核苷酸，并由 DNA 连接酶Ⅲ-XRCC1 连接完成。如果有超过一个核苷酸被取代（图 2-2-4B 假定的突变 UU），则由复制因子 C（replication factor C，REC）/增殖细胞抗核抗原（proliferating cell nuclear antigen，PCNA）/DNA 聚合酶 δ/ε 形成的复合物完成修复过程，这个悬垂结构会被瓣状核酸内切酶 1（flap endonuclease 1，FEN1）切除，而 DNA 各断裂链将由连接酶Ⅰ封合（图 2-2-4B）。虽然电离辐射造成的碱基损伤可被有效修复，碱基切除修复系统的缺陷可能导致突变率增加，但不影响细胞的辐射敏感性。但 X 线交叉互补修复基因 1（X-ray cross complementing factor 1，XRCC1）的突变是个例外，其突变可导致辐射敏感性增加 1.7 倍。XRCC1 缺陷细胞辐射敏感性的改变可能源于与 XRCC1 有关的修复过程，如单链断裂。

2. 核苷酸切除修复　核苷酸切除修复（nucleotide excision repair，NER）可切除像嘧啶二聚体等较大的 DNA 加合物。NER 过程可以再分为两个通路：全基因组修复（global genome repair，GGR 或 GG-NER）及转录耦联修复（transcription-couple Repair，TCR 或 TC-NER）。GG-NER 的过程是全基因组（如切除的 DNA 损伤可以是编码或非编码的基因）。相反，TC-NER 只切除 DNA 链上有转录活性基因的损伤。当 DNA 上有转录活性的基因受损时，RNA 聚合酶可以阻止进入受损伤的区域而防止 DNA 修复。TC-NER 可以避免 RNA 聚合酶的阻断，可以有效切除受损伤的区域使得修复蛋白进入。GG-NER 和 TC-NER 作用机制的不同仅在于对损伤的识别，其余的修复通路两者相同。此通路最基本的步骤包括：①损伤的识别；②切割包括损伤区的 DNA，通常包括 24～32 个核苷酸；③切除含加合物的区域；④合成修复填满空隙区；⑤ DNA 连接（图 2-2-5）。核苷酸切除修复基因的突变不会导致其对电离辐射敏感性的改变。但

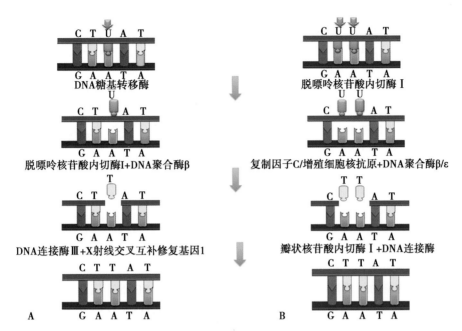

图 2-2-4　碱基切除修复通路

A. 核苷酸碱基切除修复。对侧链必须是互补的；腺嘌呤（A）与胸腺嘧啶（T）配对，鸟嘌呤（G）与胞嘧啶（C）配对。U 代表一种假定的突变，此突变被 DNA 糖化酶切除；B. 多个核苷酸碱基切除修复。在此情况，UU 代表假定的突变，首先被脱嘌呤核苷酸内切酶 1 切除

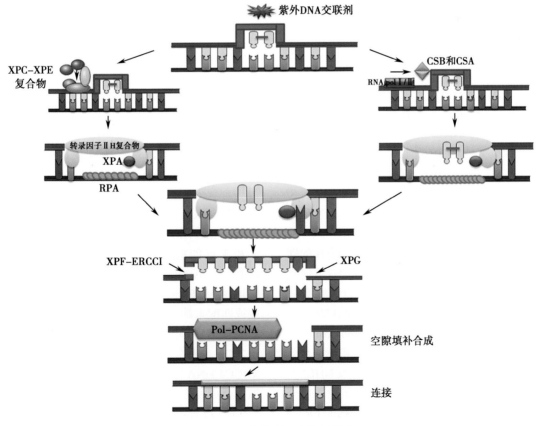

图 2-2-5　核苷酸切除修复通路

NER 的缺陷会增加对 UV 引起的 DNA 损伤和抗癌药物如烷化剂的敏感性，这些均诱导产生大量加合物。核苷酸切除修复基因的胚系突变会导致人类 DNA 修复缺陷性疾病，如着色性干皮病（xeroderma pigmentosum），此类患者对于 UV 很敏感。

这个过程可以再分为两个通路：NER，GG-NER/GGR（全基因组修复）以及 TC-NER/TCR（转录耦联修复），两者不同于其他损伤的识别。GGR 使用 XPC-XPE 蛋白质复合物，而对于 TCR，被阻断的 RNA 聚合酶与 CSB 和 CSA 协同作用，募集 NER 蛋白。识别损伤后，损伤区与转录因子ⅡH（transcription factor ⅡH，TFⅡH）复合物、XPA 和 RPA 结合，将损害去除标记。TFⅡH 复合物解螺旋解开 DNA，在损伤周围形成开发延伸，之后 XPG 和 XPE-ERCC1 内切酶分别在 3′ 和 5′ 端切割，释出 24～32 个核苷酸的寡聚酶。产生的空隙由聚合酶 δ/ε 在 RFC 和 PCNA 的帮助下填充，然后 DNA 链完成连接。

3. DNA 双链断裂修复　在真核细胞内，DNA DSB 可经两个过程修复：同源重组修复（homologous recombination repair，HRR），需要一条未受损 DNA 作为修复模板；另一个是非同源重末端连接（nonhomologous end-joining，NHEJ），可介导末端与末端的连接。在较低等细胞如酵母，同源重组修复是 DNA DSB 修复的主要方式。同源重组修复是一种无错误的修复过程，因为修复信息来源于未受损的同源的染色质/染色体。在哺乳类细胞，修复方式的选择取决于细胞周期和 DNA 复制能力。HRR 主要发生在 S/G₂ 期，此时未受损的染色体可作为模板。NHEJ 发生在 G₁ 期，此时无修复模板（图 2-2-6）。NHEJ 有错误修复倾向，是人类受到电离辐射后可能出现诱变前损伤的原因。要注意 HRR 及 NHEJ 并不互相排斥，它们并存在于 S/G₂ 期，说明除了细胞周期以外，还有其他未发现的因素决定修复模式。

4. 非同源末端连接　细胞对 DNA DSB 的即刻反应是活化一系列感受器，这些感受器可促进 DNA 修复，同时防止细胞周期持续进行，直到修复完成。这些感受器都是蛋白激酶（如 ATR），属于磷脂酰肌醇 -3- 激酶相关（phosphatidylinositol-3-kinase-related kinase，PIKK）家族成员，可被招募至电离辐射导致 DNA 损伤的部位。HRR 或 NHEJ 两种修复方式的竞争性选择，受 53BP-1 蛋白的部分调节。功能上来说，ATM 通过调节 NBS/MER11/Rad50s 蛋白复合物的活性，促进 DNA 断裂末端产生可用于重组的单链 DNA，而 ATM 的切除活性可被 53BP-1 抑制。

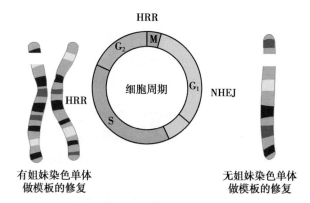

图 2-2-6　非同源重组发生于 G1 期，没有姐妹染色单体作为修复模板。相反，发生于 S/G2 期的同源重组修复有姐妹染色单体作为修复模板

DNA DSB 的非同源末端连接并不需要同源的序列。而 DNA DSB 的受损末端不能简单地连接在一起，它们在被连接反应重接之前必须被修饰。NHEJ 可分成 5 个阶段：①由 Ku 的结合进行末端识别；②招募 DNA 依赖的蛋白激酶催化亚单位（DNA-dependent protein kinase catalytic subunit，DNA-PKcs）；③末端加工；④填充合成或末端连接；⑤连接（图 2-2-7）。

一个 70kD 和一个 83kD 的亚单位形成 Ku 异质二聚体，这个二聚体和 DNA-PKcs 结合于 DNA DSB 的末端，完成末端识别。虽然目前认为 Ku/DNA-PKcs 复合物是首先结合到末端，但如何把 DNA DSB 的两个末端结合在一起至今仍不明确。虽然 1～4 个核苷酸的微同源性也能够辅助末端连接，但这个微同源性不是 NHEJ 所必需的。Ku 不仅招募 DNA-PKcs 到 DNA 的末端，而且招募另一个 Artemis 蛋白，该蛋白具有内切酶的活性，与 DNA-PKcs 形成复合物。DNA-PKcs 能够磷酸化 Artemis，激活其内切酶活性，然后处理 DNA 的 5′ 和 3′ 端的垂悬结构和发夹结构。末端处理后，接着填充 Artemis 内切酶活性所造成的空隙。有时这种 NHEJ 的情况可能并不是必须的，如平末端或匹配末端的连接并不需要如此。目前对于内切酶加工后，填补合成反应所需要的信号仍不清楚。DNA 聚合酶 μ 或 λ 曾经被发现与 Ku/DNA/XRCC4/DNA 连接酶Ⅳ复合物有关，而且可以作为填充合成反应所需要的聚合酶。在 NHEJ 的最后一个阶段，连接 DNA 切口末端需要 PNK/XRCC4/DNA 连接酶Ⅳ/XLF 复合物的协助，而该复合物可

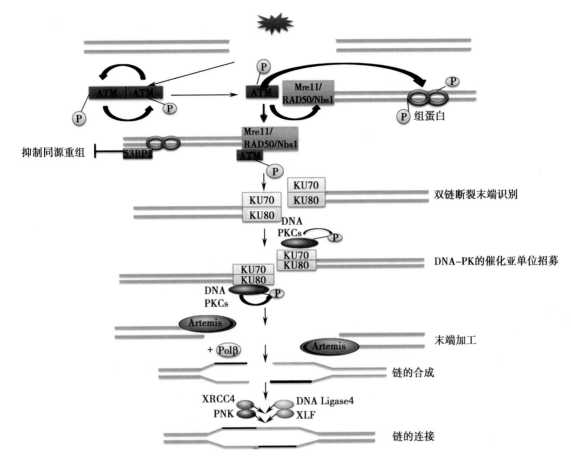

图 2-2-7　非同源末端连接

DNA 链断裂被 ATM 和 MRN（Mer11-Rad50-Nbs1）复合物识别，导致 DNA 末端切除。同源重组被具有活性的 53BP1 抑制。NHEJ 核心通路起始于 Ku70/Ku80 异质二聚体在 DSB 末端的结合。然后这个复合物招募并活化 DNA-PK 的催化亚单位（DNA-PKcs），其作用在于将两个 DNA 末端并置。然后 DNA-PK 复合物招募连接酶复合物（XRCC4/XLF-LIGIV/PNK），促进最后的连接步骤

能是被 Ku 异质二聚体招募的。多聚核苷酸激酶是一种蛋白质，具有 3′-DNA 磷酸酶和 5′-DNA 激酶活性，可以去除无法连接的末端基团。XRCC4 样因子（XRCC4-like factor，XLF）是一种蛋白质，其结构类似 XRCC4，可以促进 DNA 连接酶 Ⅳ 的活性。NHEJ 是易错的，在 V（D）J 重接产生抗体的过程中具有重要的生理作用。NHEF 易错的特质对于产生抗体多样性是必须的，而且在哺乳类细胞通常检测不到，如同构成人类大部分基因组的非编码 DNA 的错误很少有后果一样。NHEJ 主要发生在细胞周期的 G$_1$ 期，在这个时期并没有姐妹染色单体存在。

　　5. 同源重组修复　同源重组修复为哺乳类细胞基因提供高准确度的 DNA DSB 修复机制（图 2-2-8）。特别是在细胞的 S/G2 期增加重组修复活性，说明它的主要功能是修复 DNA 损伤并恢复 DNA 复制叉的功能。与 NHEJ 相比，NHEJ 不需要

同源序列来连接断裂的末端，而 HRR 需要与未受损的染色质或染色体（作为模板）的物理接触才能产生修复。

　　研究证据显示，在重组修复时，ATM 使乳癌肿瘤抑制蛋白 BRCA1 磷酸化，虽然被募集到已经结合了 NBS/MRE11/Rad50s 蛋白复合物的 DSB 位点（图 2-2-8）。

　　MRE11 以及目前尚不清楚的一些内切酶会切割 DNA，形成 3′ 端的单链 DNA 作为 Rad51 的连接位点。BRCA2 被 BRCA2 被 BRCA1 募集到 DSB 处，促进 Rad51 装配到被 RPA 所覆盖的核酸内切酶切割产生的单链突出端。Rad51 蛋白是大肠埃希菌（大肠杆菌）重组酶 RecA 的同源物，可形成核丝，并可催化与未受损染色体的互补链进行互换。另外还有 5 个 Rad51 的同源物也会结合在 RPA 所覆盖的单链区域来招募 Rad52，以防止受到核酸外切酶的降解。为了促进修复，Rad54 发挥其 ATP 酶

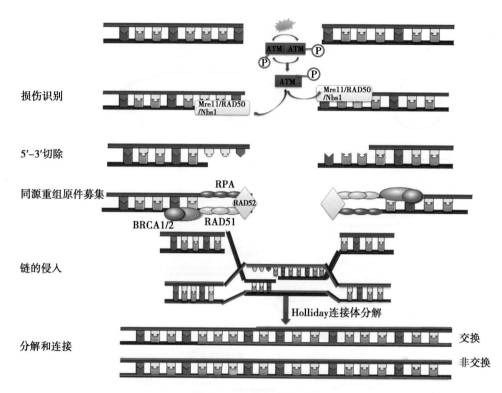

损伤识别

5′–3′切除

同源重组原件募集

RPA
RAD52
BRCA1/2   RAD51

链的侵入

Holliday连接体分解

分解和连接   交换
                                                        非交换

图 2-2-8 同源重组修复

起始步骤是对损伤的识别，识别后由 MRN（Mer11-Rad50-Nbs1）复合物切割 DNA 双链，形成 3′ 端单链 DNA，被 RPA 覆盖性成核蛋白丝。随后一些特异的同源重组蛋白，如 RAD51、RAD52 及 BRCA1/2，会被募集到核蛋白丝。RAD51 是同源染色单体的侵入，导致 Holliday 连接体的形成。Holliday 连接体的形成。Holliday 连接体最后会被分解成两个 DNA 双链体

的活性，使 DNA 分子的双链解旋。形成的两个侵入末端可作为 DNA 合成的引物，Holliday 连接体被 MMS4 和 MUS81 以非交换的形式分解，继而 DNA 链互补配对，填补空隙；或以 Holliday 连接体交换的形式，继而填补空隙。目前对于参与空隙填补的聚合酶和连接酶尚不明确。由于 *HRR* 基因的失活会导致辐射敏感性改变及基因组不稳定性，因此这些基因是 HRR 和染色体稳定性之间的关键环节。同源重组的失调，会因杂合性缺失（loss of heterozygosity）而导致癌症的发生。

6. 交联修复 电离辐射导致的 DNA-DNA 及 DNA- 蛋白质之间的交联，目前尚无广泛的研究对其进行定量评价。DNA-DNA 或 DNA- 蛋白质之间交联的修复，其中所涉及的基因和通路到目前仍在研究中。目前的观点认为 NER 和重组修复在 DNA 交联的修复中都是需要的（图 2-2-9）。DNA 链间交联修复的主要信号来自 DNA 复制叉的停滞。交联需要由多个步骤移除，首先其中一条链经过第二轮的 NER，产生一条断裂链和一个 DNA 加合物。DNA 合成时可以跳过这个损害，进而造成这个损害对侧的点突变。单链断裂会变成双链

断裂，而且需要 HRR 来修复。最后，残留的加合物被 NER 移除。NER 和 HRR 通路突变的细胞对于交联剂并不敏感。相反，范可尼贫血（Fanconi anemia）又称先天性再生障碍性贫血，患者对交联剂过度敏感。染色质若包含有正进行转录的基因，更容易受到 DNA- 蛋白质交联的影响，而这个交联的蛋白通常是细胞核基质蛋白。

7. 错配修复 错配修复（mismatch repair，MMR）会移除在复制时出现的碱基与碱基错配和小的插入错配。此外，MMR 可移除同源重组修复出现的碱基和碱基之间的错配。图 2-2-10 是错配修复的模式图。错配修复的过程可以分为四个部分：第一，感受器识别配对错误并转换错配碱基对的信号；第二，募集 MMR 因子；第三，识别新合成的带有配对错误的链，切除不正确和被改变的核苷酸；第四，完成被切除后 DNA 的重新合成和连接。MMR 是对 Mut 基因鉴定鉴定时在大肠杆菌中首先发现的，与这些基因产物的同源物已经在酵母菌和人类中被广泛确认和描述。修复基因 MSH、MLH 以及 PSM 家族的突变都会导致微卫星的不稳定性（小碱基的插入或缺失）及癌症，特别是遗

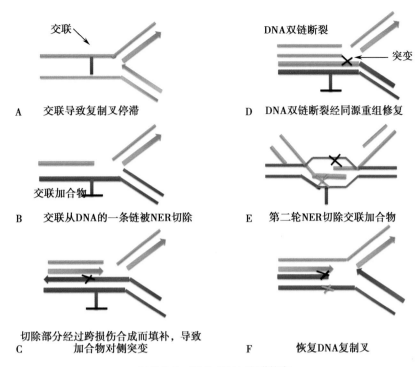

图 2-2-9 DNA-DNA 交联修复

A. DNA-DNA 交联修复起始信号来自复制叉的停滞；B. 交联从 DNA 的一条链被 NER 切除；C. 跨损伤合成，导致加合物对侧突变；D. 结果导致 DNA 双链断裂，需经同源重组修复；E～F. 经另一轮的核苷酸切除修复，将 DNA 交联修复模式的工作仍在进行中

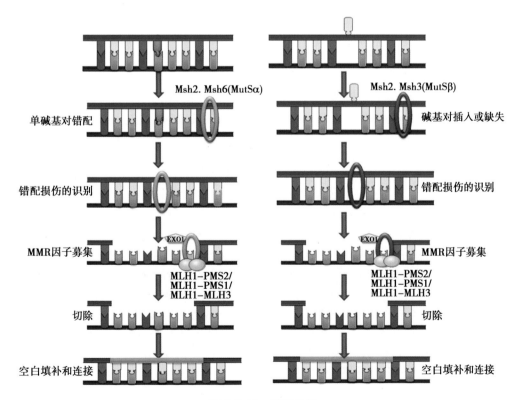

图 2-2-10 错配修复

错配修复通路的起始步骤通过 Msh2.Msh6 或 Msh2.Msh3 复合物对错配碱基的识别，这些识别复合物募集 MLH-PMS2，MLH1-PMS1 和 MLH-MLH3，向核苷酸外切酶 EXO1 靠拢，之后催化切除步骤。形成的空隙由聚合酶由 δ/ε、RFC 和 PCNA 填补，然后是最后的连接步骤

传性非息肉性大肠癌（hereditary nonpolyposis colon cancer，HNPCC）。

三、DNA 损伤与修复的临床意义

DNA 是细胞生长、发育、繁殖和遗传的重要物质基础，它蕴藏着丰富的遗传信息，通过转录和翻译，指导着蛋白质和酶的生物合成，主宰着细胞的各种生理功能。辐射作用后，DNA 碱基的损伤或脱落改变了密码，引起基因的点突变（point mutation）。例如，转换（transition）：一个嘌呤被另一个嘌呤所取代或一个嘧啶被另一个嘧啶所取代；颠换（transversion）：一个嘌呤被一个嘧啶所取代或一个嘧啶被一个嘌呤所取代；碱基缺失（base deletion）；移码突变（frame shift mutation）及碱基插入（base insertion）等。这样经转录和翻译后就会形成功能异常的蛋白质和酶，引起细胞突变或转化。

对于一些只具有单链 DNA 的原核生物，SSB 是致死的，但对于具有双链 DNA 的真核生物，SSB 能迅速在细胞内修复，DSB 通过原位重接的概率很少，依靠重组修复时，染色体畸变发生率高，可能危及细胞生命。

DNA 交联无疑会影响核小体及更高层次的染色质结构，妨碍 DNA 半保留复制时复制叉的形成和复制的推进，感染转录时 RNA 聚合酶的结合和正常 mRNA 的生成。辐射对活性染色质的选择性破坏给基因的正常表达和调控会带来严重的后果。

总之，DNA 结构的辐射损伤在细胞的致突和致癌机制中起着重要作用，与细胞死亡及老化等过程亦有密切关系。另外，细胞为了维护其生命和正常的功能活动，通过多种途径对各种类型的 DNA 损伤进行修复，决定细胞命运的不仅是损伤严重程度，其修复能力与修复机制亦十分重要。无错修复（error free repair）有利于细胞恢复其正常功能，而易错修复（error prone repair）将导致基因突变。DNA 损伤和修复的规律在肿瘤治疗方面具有重要的应用价值。例如，有选择地加重肿瘤细胞的 DNA 损伤，抑制其修复，以增强其放疗、化疗和热疗的效果。

第三节 基因突变

一、基因突变的概念

基因突变（Gene mutation）是指 DNA 分子上核苷酸序列或数目发生改变。由一个或一对碱基发生改变引起核苷酸序列改变所致的突变，称为点突变（point mutation）；把核苷酸数目改变的基因突变称为缺失性或插入性突变（deletional and insertionar mutation）。基因突变后在原有位置上出现的新基因，称为突变基因（mutant gene）。

基因突变后变为和原来基因不同的等位基因，从而导致了基因结构和功能的改变，且能自我复制，代代相传。因此，基因突变是生物界中普遍存在的现象，没有遗传物质的突变，就没有生物的进化。例如有学者对结直肠癌组织中 K-RAS、NRAS、BRAF、PIK3CA 的基因突变进行分析，发现阳性突变率达到 55.5%。

二、基因突变的原因

1. 自发性损伤 基因突变的过程中，大量的突变属于自发突变，这可能与 DNA 复制过程中碱基配对出现误差有关。通常 DNA 复制时碱基配对总有一定的误配率，但一般均可通过 DNA 损伤的修复酶快速修正。如果少数误配碱基未被纠正或诸多修复酶某一种发生偏差，则碱基误配率就会增高，导致 DNA 分子的自发性损伤。例如有研究发现非小细胞肺癌患者中 EGFR 基因突变过程中，就发生了 19 号外显子第 746～750 密码子的碱基缺失。

2. 诱变剂的作用 诱变剂（mutagen）是外源诱发突变的因素，它们的种类繁多，主要有：

（1）物理因素：如紫外线、电离辐射。物理因素可引起 DNA 主链上相邻的两个嘧啶碱以共价键相结合，生成嘧啶二聚体，相邻两个 T、相邻两个 C 或 C 与 T 之间均可形成二聚体，但最容易形成的二聚体是胸苷酸二聚体（thymine dimer，TT），而扩散的离子及自由基则使能量被生物分子所吸收导致 C、T 间的转换等，从而导致 DNA 损伤。研究发现，太阳光和紫外线 B（UVB）照射均可引起突变率的明显增高，太阳光照射诱发突变的大部分（约80%）是鸟嘌呤的颠换，而 UVB 照射则诱发以 C 与 T 转换为主的突变（约 50%）。

（2）化学因素：如某些化工原料和产品、工业排放物、汽车尾气、农药、食品防腐剂和添加剂等均具有致突变作用。目前已检出的致突变化合物已达 6 万余种，常见化学诱变剂有：①烷化剂，如甲硝基亚硝基胍、乙基乙烷磺酸酯等；②碱基类似物，如 5- 溴尿嘧啶（5-BU）、2- 氨基嘌呤（2-AP）等；③其他，如羟胺（HA）、亚硝酸盐等。某些患者进食霉变、贮藏时间过久的食物，或者喜欢吃腌制、

高温煎炸的食品等都可导致胃癌发病率增高，主要是由于这些食物中含有致癌危险的亚硝酸盐，可在胃酸及细菌作用下转化为亚硝胺而诱发癌变。

（3）生物因素：如病毒（如流感病毒、麻疹病毒、风疹病毒等），某些真菌和细菌所产生的毒素或代谢产物也能诱发突变，如黄曲霉毒素是黄曲霉菌属黄曲霉菌和寄生曲霉菌产生的代谢物，在天然食物中有二十多种，以黄曲霉毒素 B_1 最为多见，致癌性很强，能够诱发肝癌、胃癌、肾癌、直肠癌、乳腺癌和卵巢癌等，还可导致孕妇出现畸胎。

三、基因突变的分类

1. 根据发生的原因分为：

（1）自发突变（spontaneous mutation）：指未受诱变剂作用而自发出现的突变，属于遗传物质在复制过程中随机发生的误差，人类单基因病大多为自发突变的结果。

（2）诱发突变（induced mutation）：指有明确诱变剂（物理、化学和生物等因素）作用而诱发的突变。目前认为，人类肿瘤的发生与多次诱发突变的积累有关。

2. 根据突变的细胞不同分为：

（1）生殖细胞突变（germ cell mutation）：指发生于生殖细胞并通过受精卵直接传给子代的突变。

（2）体细胞突变（somatic mutation）：指在体细胞中发生和传递的突变。目前认为体细胞突变是肿瘤发生的重要机制，肿瘤是一种体细胞遗传病。

3. 根据碱基改变分为：

（1）碱基置换突变（base substitution mutation）：指 DNA 复制时因碱基互相取代导致错误配对所引起的突变。可能会出现 4 种不同的效应：

1）同义突变（cosense mutation）：指碱基置换后，密码子虽发生改变，但其编码的氨基酸并未改变，并不影响蛋白质的功能，不发生表型的变化。

2）错义突变（missense mutation）：指碱基置换后的密码子为另一种氨基酸的编码，导致氨基酸组成发生改变，产生异常的蛋白质。

3）无义突变（nonsense mutation）：指碱基置换后，使原来编码某一个氨基酸的密码子变为终止密码子，使多肽链合成提前终止，使蛋白质失去活性。

4）终止密码突变：指碱基置换后使原终止密码子变成编码某一个氨基酸的密码子，从而形成延长的异常多肽链。

（2）碱基插入性和缺失性突变：在 DNA 编码序列中插入或缺失一个或几个碱基对（3 个或 3n 个除外），从而使插入或缺失点以下的 DNA 编码框架全部改变。

四、基因突变与肿瘤发生发展及放射治疗

基因突变原因复杂，不同类型的基因突变就可引起人类某些特定疾病的产生，但其有害性是相对的，从生物进化的角度来看，突变也有其积极的意义。

当突变基因使机体更好地适应环境进而使其具有更优势的竞争力时，带有这种突变基因的个体就会在自然选择中更加优化，生存率就会提高，平均寿命就会延长。例如 *p73* 基因定位于人类 1 号染色体 1p36，而在人类多种肿瘤研究中发现，该区域基因缺失是多数肿瘤共性。TAp73 是 p73 全长亚型，具有与野生型 p53 非常相似的结构和抗肿瘤功能。TAp73 可以促进骨肉瘤分化，抑制肿瘤恶变，特异性激活 TAp73 功能可以提高肿瘤对化疗、放疗的敏感性。自噬相关因子 Beclin1 是酵母自噬基因 Atg6/Vps30 的同源基因，也称为 BECN1，在肿瘤细胞自噬过程中发挥非常重要的作用。Beclin1 的过表达可以使得磷脂酰肌醇 3 激酶家族 III 表达上调，而 PI3KC1（p110α）及其下游的 p-PKB 表达下调，进而诱导肿瘤细胞自噬活性的增加，抑制肿瘤细胞的增殖和生长，产生抑癌效应。

突变基因若改变了原有的结构与功能，导致原有的遗传性状发生改变，其中一部分基因突变可导致遗传病或具有遗传倾向的病甚至肿瘤。比如琥珀酸脱氢酶（succinate dehydrogenase，SDH）是三羧酸循环（tricarboxylicacid cycle，TCA）中重要的关键酶之一，主要存在于线粒体中，作用是催化琥珀酸生成延胡索酸。*SDH* 基因突变与 PGL、嗜铬细胞瘤（pheochromocytomas，PCC）、胃肠道间质瘤（astrointestinal stromal tumors，GIST）、肾细胞癌或者甲状腺肿瘤等的发生密切相关。例如 *FH*（fumarate hydratase）基因突变与皮肤平滑肌瘤、子宫平滑肌瘤、侵袭性乳头状肾癌等的发生密切相关。例如 *K-ras* 基因是从 Kirsten 大鼠肉瘤病毒中分离出的转化基因，*ras* 基因编码的 ras 蛋白与跨膜信号传导过程有关，影响细胞的增殖和分化。当 *K-ras* 基因发生异常改变时，Ras 蛋白结构改变，失去其原有的信号传导作用，从而使细胞的调控和增殖紊乱，发展成肿瘤细胞，故 *K-ras* 基因突变在多种肿瘤发生中起促癌的重要作用。

在肿瘤的临床治疗中,放射治疗的适应证宽泛,选择性大,故其在肿瘤治疗中的作用和地位日益突出。电离辐射可以引起肿瘤细胞的 DNA 损伤修复,因而携带基因突变,尤其是 DNA 修复基因突变的肿瘤可能影响肿瘤放疗敏感性。

第四节 非编码 RNA

非编码 RNA 包括核糖体 RNA(rRNA)、转运 RNA(tRNA)、小干扰 RNA(siRNA)、核内小RNA(snRNA)、核仁小 RNA(small nuclear RNA,snoRNA)、微小 RNA(microRNA,miRNA)、piwi相互作用 RNA(piwi-interacting RNAs,piRNA)及长链非编码 RNA(long noncoding RNA,lncRNA)等多种已知功能的 RNA,还包括未知功能的RNA。目前研究最多的非编码 RNA 是 miRNA 及lncRNA。

一、非编码 RNA 的生物学功能

非编码 RNA 在生命调控过程中扮演着重要角色。其中 miRNA 是长约 22nt 的非编码 RNA,广泛存在于从病毒到人类的各种生物中。目前已经发现的 miRNA 有数千种,他们在胚胎发育、细胞分化、器官生成等重要过程中承担着关键性的调控功能,与包括癌症在内的多种人类疾病有关。这些 miRNA 能够与 mRNA 结合引起靶基因被激活;少数 miRNA 也可表现出抑制作用,如通过结合某些 RNA 结合蛋白,从而使其不能与靶基因结合;miRNA 还可直接结合到 DNA 调控单元,在转录水平调控基因表达。

lncRNA 是一类长度超过 200nt 的非编码RNA。lncRNA 研究是基因组时代重要的科学前沿,因为它有望揭示一个全新的由 RNA 介导的遗传信息表达调控网络。lncRNA 可通过 DNA 甲基化或去甲基化、RNA 干扰、组蛋白修饰、染色体重塑等,在表观修饰水平调控基因的表达。在肿瘤发生发展过程中,组蛋白修饰和 DNA 甲基化这两种表观遗传调控机制会导致 lncRNA 表达的异常。lncRNA 也可以依赖于靶基因的相对位置及序列特点,通过与调节蛋白或转录因子相结合在转录中起关键作用。转录后 lncRNA 可以通过碱基互补配对与靶 mRNA 形成 RNA 二聚体,阻碍其与转录因子或 mRNA 加工相关因子的结合或直接募集翻译抑制蛋白,从而调节 mRNA 的剪接、翻译和降解。lncRNA 还可通过与特定 DNA 区域相结合,调控细胞凋亡和细胞周期。

二、非编码 RNA 与肿瘤发生发展的关系

1. miRNA 与肿瘤 目前研究证实 miRNA参与调节多种关键的生物学功能,包括细胞的增殖、形态发生、分化和凋亡等。肿瘤细胞中也有miRNA 的表达,它与肿瘤的发生、发展以及某些生物学特性密切相关。例如高表达 miR-21 的转基因小鼠可自发形成恶性淋巴细胞样瘤。而下调 miR-21 表达时,肿瘤细胞发生凋亡及体积的缩小,此研究证实了某些特定的 miRNA 与肿瘤的发生密切相关。miRNA 作为肿瘤生物标记物的研究最为广泛而深入。大量研究表明,某些 miRNA 作为特定肿瘤标记物具有高灵敏性和特异性 miRNA 不仅在肿瘤的早期诊断中发挥着重要作用,还与某些肿瘤的预后紧密相关,因此可以作为肿瘤预后判断的临床监测指标。特定的 miRNA 还可应用于肿瘤的病理分型和分级,同时与治疗的耐受相关。

2. lncRNA 与肿瘤 lncRNA 起初被认为是基因组转录的"噪音",不具有生物学功能。目前lncRNA 已经成为生命科学领域的研究热点,研究证实 lncRNA 与肺癌、乳腺癌、胃癌等多种肿瘤的发生、发展、密切相关。随着近年来对 lncRNA 研究的不断深入,发现 lncRNA 与肿瘤耐药、转移也密切相关,为研究肿瘤的耐药靶点提供了新依据,为抗肿瘤敏感性药物的研发提供了新思路。在肿瘤组织中 lncRNA 表现上调者为多见。lncRNA 可在转录水平行使的多种生物学功能,从而影响肿瘤的生物学行为。

三、非编码 RNA 与肿瘤细胞放射敏感性的关系

1. miRNA 与放射治疗 放射可诱发多种生物学效应,包括细胞凋亡、染色体畸变及 miRNA 的差异表达等。研究发现 miRNA 与调节肿瘤放疗增敏及放疗抵抗都有相关性。某些 miRNA 可通过降低细胞增殖率,促进电离辐射对 DNA 的损伤,抑制 DNA 的损伤后的修复,促进放疗所致的细胞凋亡途径,进而提高肿瘤的放疗敏感性。miRNA 也可通过调节细胞周期和细胞凋亡相关因子,增加肿瘤细胞对放疗的抵抗。某些 miRNA 可通过抑制抑癌基因及其蛋白的表达,使细胞周期顺利从 G_1 期过渡到 S 期,从而增加放疗抵抗;还有某些 miRNA 可导致 G1 期阻滞,促使进入 S 期的细胞减少,增

加了肿瘤的放疗敏感性。

2. lncRNA 与放射治疗 目前研究显示,在肿瘤放疗过程中对患者的 lncRNA 的种类和含量进行动态检测,观察其变化与放疗敏感性的关系,可间接反映放疗疗效。在肿瘤发生、发展的不同阶段可能会有不同种类、不同功能的 lncRNA 产生。有研究发现肿瘤细胞经过放射线治疗后会出现某些 lncRNA 增加,进而促进细胞凋亡,提高了肿瘤放射治疗的敏感性。因此,更深入的研究 lncRNA,探讨 lncRNA 与放射治疗之间的关系,可以为提高放疗疗效以及肿瘤的综合治疗提供更多思路和新的分子靶点。

四、非编码 RNA 治疗

以非编码 RNA 为基础的治疗可以根据癌症的异质性进行有针对性的治疗。例如以 miRNA 为基础的治疗能够有效的将异常信号传导通路恢复正常。在肿瘤细胞中,我们可以通过调整 miRNA 的表达改变肿瘤细胞的表型。目前 miRNA 在临床药物开发方面很有潜力。同时以 miRNA 为基础的治疗也面临很多的挑战,包括安全性问题需要进一步确定、药物的稳定性问题、潜在的脱靶效应以及给药途径。总之以非编码 RNA 为基础的治疗为肿瘤患者的个体化治疗开创了一个新的时代,然而相关的研究只是刚刚开始,还需更深入透彻的研究。

五、结语

非编码 RNA 与各种疾病的发生、进展、疗效和预后有着密切的关系,但迄今仍然没有一种 miRNA 或 lncRNA 作为分子标记物应用于临床,大都处于基础研究阶段。从基础研究成果到临床应用是一个严谨而艰巨的认知和求证的过程,目前我们的任务是实现从基础实验方法到临床检测的全流程规范化和标准化,使得事关人类健康与肿瘤的分子标记物 miRNA 和 lncRNA 最终得到充分的研发和合理利用。进而使我们在不同于蛋白质编码基因的角度来注释和阐明基因组的结构与功能,并为人类的疾病研究和治疗提供新的思路和方法。

第五节 肿瘤干细胞

肿瘤干细胞(cancer stem cells, CSCs)是肿瘤中具有自我更新能力并能产生异质性肿瘤细胞的细胞。肿瘤干细胞在抵抗治疗、再生肿瘤方面能力很强,近年来越来越多的研究表明肿瘤治疗后复发的根源在于肿瘤干细胞的存在。CSCs 在放疗中的作用和意义也成为研究热点之一,CSCs 可通过多种途径来逃避放射治疗对其的杀伤作用,探明 CSCs 产生放疗抵抗的机制将为肿瘤治疗带来新的希望。

一、肿瘤干细胞的特点

肿瘤干细胞自身具有不同于其他普通肿瘤细胞的特征。肿瘤干细胞在肿瘤组织中所占比例少,但具有很强的成瘤能力。肿瘤干细胞能够通过不对称分裂进行自我更新和分化。自我更新能够维持干细胞多分化潜能,是干细胞维持分化的基础。肿瘤干细胞通过自我更新维持着肿瘤的持续生长。肿瘤干细胞增殖率非常低,而放化疗主要针对快速分裂增殖的细胞,这使得肿瘤干细胞较容易逃脱传统的放疗和化疗,这也是肿瘤干细胞导致肿瘤发生转移的重要原因。

二、肿瘤干细胞的来源

肿瘤干细胞来源于正常组织干细胞,诱导正常干细胞演变为肿瘤干细胞的因素可能包括正常干细胞发生基因突变及染色体变异,感染、损伤或致癌物质等影响细胞微环境,以及调控正常干细胞生长分化的信号通路发生异常。来源于正常组织干细胞的肿瘤干细胞标志物有:CD133、SOX2、Oct4、Mosashi-1、nestin、c-kit。正常组织干细胞分为两大类:胚胎干细胞与成体干细胞。其中成体干细胞是指存在于一种已经分化组织中的未分化细胞,这种细胞能够自我更新,同时在一定的条件下也可以分化,产生各种特异的细胞类型。成体干细胞存在于机体的各种组织器官中。祖细胞属于成体干细胞,是未分化的多能或专能干细胞。存在于成体组织中的,是一种具有较为明确分化目标的干细胞。有证据表明成体干细胞和祖细胞都有转化成肿瘤干细胞的能力,定向分化的祖细胞,由于细胞突变使其正常分化停止,获得恶性增殖能力,转化为肿瘤干细胞。间充质干细胞,是一种具有自我复制能力和多向分化潜能的成体干细胞,最早在骨髓中发现,这种干细胞能够发育成硬骨、软骨、脂肪和其他类型的细胞。有证据表明实体瘤中的癌症干细胞起源于间充质干细胞。

三、肿瘤干细胞放疗抵抗的机制

肿瘤干细胞具有细胞周期缓慢、增殖率低、DNA 修复和抗凋亡基因表达水平较高等特征,因此也对放疗耐受。富含肿瘤干细胞的肿瘤表现出对化疗和放疗的耐受,并与不良预后相关,因此有必要研究肿瘤干细胞的放疗抵抗机制,以期发展新的针对这些肿瘤干细胞的治疗方案。肿瘤干细胞放疗抵抗的机制可大体分为如下几点:

1. 修复 DNA 损伤 染色体 DNA 是辐射引起细胞死亡的主要靶。电离辐射可以引起 DNA 单链断裂和双链断裂,双链断裂被认为是电离辐射在染色体上所致的最关键损伤,可导致细胞的死亡、突变、致癌作用。肿瘤组织在受到电离辐射后,肿瘤干细胞所占比例增加,这些细胞在短时间内即可上调与 DNA 修复相关的基因表达,使受损的 DNA 得到修复。有研究发现神经胶质瘤放疗后残留的肿瘤组织中高表达 CD133,CD133+ 神经胶质瘤细胞中 DNA 修复通路具有较高的活性,从而导致其放疗耐受。

2. 清除活性氧 细胞对电离辐射的效应依赖于氧的存在,人们把氧在放射线和生物体相互作用中所起的影响,称为氧效应。射线对乏氧细胞杀伤力减弱,对氧合细胞杀伤力明显增强,即乏氧会导致放疗的耐受。高浓度活性氧可以抑制其自我更新,促进干细胞分化,低水平的活性氧有利于维持肿瘤干细胞的自我更新。肿瘤干细胞可以通过降低或清除活性氧来逃避电离辐射的杀伤作用。有研究表明乳腺癌干细胞放疗的耐受与低水平的活性氧自由基有关。其具体机制是乳腺癌干细胞内还原型谷胱甘肽可与细胞内活性氧结合,转变为氧化型谷胱甘肽,此过程降低了活性氧水平,降低了放疗的敏感性。因此要改善肿瘤干细胞放射治疗的敏感性,可以提高肿瘤组织中的氧含量。

3. 维持特定的肿瘤微环境 干细胞微环境是指非上皮的间质组织所形成的独特微环境,对肿瘤干细胞的生存起到至关重要的作用。肿瘤干细胞与微环境通过黏附分子和旁分泌因子相互作用。微环境为肿瘤干细胞提供一个合适的空间,以保证癌症干细胞的自我更新,保护肿瘤干细胞免受遗传毒性伤害,增加其化学药物耐受和放射耐受能力。在肿瘤微环境中,存在多种信号传导通路,如 Hedgehog(Hh)、Wnt 等细胞信号通路,其中 Wnt 信号在调控组织自我更新中具有重要作用。干细胞微环境对诱导诱导肿瘤细胞去分化和上皮 - 间充质转化(epithelial-mesenchymal transition, EMT)同样起到重要作用。EMT 的发生标志着肿瘤侵袭转移的开始,还有研究发现 EMT 能诱导肿瘤细胞产生肿瘤干细胞表型。

四、肿瘤干细胞的治疗

目前关于肿瘤干细胞的治疗大体可以分为以下几个方向:诱导干细胞分化、抑制干细胞的自我更新、改变肿瘤干细胞的微环境。肿瘤起源于肿瘤干细胞的自我更新和分化,因此调控肿瘤干细胞的自我更新,促进其分化成为研发抗肿瘤药物的热点。有研究表明,全反式维 A 酸能诱导干细胞样神经胶质瘤细胞分化,并产生放、化疗的增敏效应,具体机制是减少血管生成及细胞因子分泌、抑制干细胞样神经胶质瘤细胞增殖活力。目前批准用于临床的抗血管生成的药物有很多,如贝伐珠单抗、索拉非尼和依维莫司,有研究发现抗血管内皮生长因子(VEGF)的药物可改变微环境,抑制间充质干细胞进入乳腺癌中。因此针对肿瘤干细胞微环境的靶向治疗是治疗肿瘤的一个潜在选择。

第六节 免 疫 应 答

放疗不仅在肿瘤局部治疗中具有举足轻重的地位,同时也对肿瘤免疫微环境有重要的调节作用。放疗可通过调节细胞因子释放、提高免疫细胞杀伤肿瘤的敏感性等方式调节机体抗肿瘤免疫应答。

一、肿瘤与免疫应答之间的关系

肿瘤的发生发展与免疫系统密切相关。免疫系统既可以引起机体抗肿瘤免疫效应抑制肿瘤发生发展,也可以导致肿瘤细胞形成免疫耐受,此过程被称之为"肿瘤免疫编辑"(cancer immunoediting),免疫编辑大致可分为三个过程:免疫清除、免疫平衡和免疫逃逸。

1. 免疫清除 在肿瘤发生之初,肿瘤细胞具有较强的抗原性,较易被免疫系统识别并将其清除,使肿瘤在临床可见之前被杀伤。非特异的天然免疫机制(如吞噬细胞,天然杀伤细胞等)和特异的获得性免疫机制(如 CD4+T 细胞,CD8+T 细胞)都参与肿瘤细胞的清除过程。如果清除过程足够彻底,肿瘤细胞在此过程后可被完全清除。

2. 免疫平衡 如果在免疫清除阶段肿瘤细胞未能被彻底杀死,幸存下来的肿瘤细胞将进入免疫平衡阶段,即肿瘤细胞的存活和死亡达到一定平衡状态,这一过程称为免疫平衡。在这种状态下肿瘤细胞的抗原性减弱,因而不会轻易被免疫系统识别和清除,但又时时处在免疫系统的监视之下,因而不能过度生长，临床表现为检查不到可见的肿瘤。免疫系统和肿瘤细胞的这种平衡状态可以维持几年、十几年甚至终身都不发生变化。在这个阶段，肿瘤的免疫原性被免疫系统编辑，一方面监视肿瘤细胞的生长，另一方面诱导肿瘤细胞免疫源性的产生，进而对免疫系统产生耐受。

3. 免疫逃逸　在免疫系统监视的压力下，部分基因组不稳定的肿瘤细胞会发生基因突变，这种基因突变的产生达到一定程度时，就可能打破免疫平衡，使免疫系统与肿瘤的关系进入免疫逃逸阶段。在这个阶段的肿瘤细胞可以产生一系列恶性表型，如不能表达 MHC 分子，由于 MHC 分子是 T 细胞识别肿瘤细胞的靶标，这种变化使得 T 细胞失去了对肿瘤细胞的识别能力，从而逃脱了免疫杀伤。此外，肿瘤细胞还分泌 VEGF、TGF-β 等免疫抑制的细胞因子，并招募 Treg、MDSC 等免疫抑制细胞，抑制免疫功能对肿瘤细胞的攻击。在这一过程中肿瘤细胞会迅速生长形成临床可见的肿瘤，并形成一个抑制免疫细胞的微环境，在这个微环境中，肿瘤细胞会进一步释放免疫抑制因子，对其他免疫细胞产生抑制作用，导致免疫系统产生对肿瘤的免疫耐受。肿瘤细胞开始处于失控状态，会不断生长并向远处转移。

二、放疗对肿瘤免疫的影响

1. 放疗对免疫功能促进作用　放疗不仅对肿瘤细胞产生直接杀伤作用，还可通过改善肿瘤微环境促进机体的抗肿瘤免疫作用。肿瘤接受放疗后，可引起肿瘤细胞的免疫原性死亡，产生新的肿瘤抗原，抗原提呈细胞可进入瘤体获取肿瘤抗原，引起免疫系统介导的全身的抗肿瘤效应。放疗可调节细胞因子的释放，如诱导 CXCL-9、CSCL-10 等趋化因子的释放。放疗亦可促进白细胞介素-1（IL-1）、肿瘤坏死因子 α（TNF-α）及 Ⅰ 型及 Ⅱ 型干扰素（IFN）等促炎症细胞因子的释放。放疗还可以提高肿瘤细胞对免疫细胞杀伤作用的敏感性，亚致死性放疗剂量可诱导肿瘤表型改变，增加抗肿瘤免疫治疗的敏感性。

2. 放疗对免疫功能的抑制作用　放疗对免疫系统有抑制作用，例如在骨髓移植前给予患者全身照射，破坏原有免疫系统后再进行移植，提高抑制的成功率。放疗也可诱导机体产生免疫抑制作用。例如，放疗可激活转化生长因子-β（TGF-β），抑制抗原提呈细胞及 T 细胞的活化，使具有免疫抑制作用的调节性 T 细胞（regulatory T cell，Treg）的数量增加，并在肿瘤微环境中聚集具有免疫抑制功能的细胞如 M2 型巨噬细胞、粒细胞来源抑制细胞及未成熟 DC 细胞，从而对免疫功能起到抑制作用，激活肿瘤免疫逃避。

3. 大剂量分割放疗对肿瘤免疫的影响　大剂量照射所诱导的免疫反应与常规分割剂量照射对免疫的影响完全不同。有研究发现大分割放疗可诱导抗肿瘤免疫反应，且随放射剂量增大而增加，而常规分割放疗无此效应。大分割照射所诱导的免疫反应的特点有：免疫反应往往是迟发的，因此即使大剂量分割放疗会引起肿瘤局部免疫细胞的死亡，但不影响照射后产生的免疫反应。大剂量分割照射主要作用是导致肿瘤细胞坏死。坏死的肿瘤细胞将胞内大量抗原释放，唤醒局部免疫反应，刺激 DC 细胞成熟，激活 CD8⁺T 淋巴细胞细胞。另外，大剂量照射导致受照射局部血管损伤，使血循环中的免疫细胞更易于释放入肿瘤组织。有研究表明大分割放疗不仅可在所照射的肿瘤局部激发免疫反应，而且还能产生"远隔效应"。"远隔效应"是指受照区域以外或远离照射区域肿瘤随受照肿瘤消失而自动缩小或消失现象。目前认为这种现象的发生是由于受照肿瘤释放了大量肿瘤抗原，促进了 DC 细胞的抗原呈递，使 CD8⁺T 细胞、CD4⁺T 细和 NK 细胞活化，刺激免疫反应所引起。近期一项发表在 *Nature* 的 Ⅰ 期临床研究发现，黑色素瘤患者采用大分割放疗联合伊匹单抗治疗，有 18% 的患者放疗野外肿瘤获得了部分缓解，患者总生存率为 35%，明显高于既往研究报道的仅接受伊匹单抗患者 20% 的生存率。大剂量分割放疗所诱发的免疫反应使我们重新认识了放疗与免疫的关系，为肿瘤治疗带来了新活力和新希望。但是毕竟大分割放疗联合免疫治疗的研究尚不够深入，还有问题需要进一步探讨，如大分割放疗剂量，以及与免疫治疗的联合方式该如何选择，如何使远隔效应可控地发生，以及哪类肿瘤能从放疗联合免疫治疗中获益，是否有相应的分子标志物等，都是值得关注和研究。

三、放疗联合免疫治疗

1. 放疗联合免疫治疗临床前证据　近年来关于免疫检查抑制剂的研究日益增多，目前研究最多的免疫检查点抑制剂有细胞毒 T 淋巴细胞抗原-4（cytotoxic T lymphocyte antigen-4，CTLA-4）抑制剂、程序性死亡蛋白-1（programmed cell death-1，PD-1）/PD-1 配体（PD-1 ligand，PD-L1）抑制剂。在一项建立脑胶质瘤模型的研究中，放疗联合 CTLA-4 抑制剂组与单纯使用 CTLA-4 抑制剂组的动物相比，联合组的动物生存时间明显延长。其机制可能是联合治疗使得肿瘤浸润淋巴细胞与肿瘤细胞之间形成稳定的相互作用，改进免疫系统的抗肿瘤活性。另一项研究发现大分割放疗联合抗 CTLA-4 抗体治疗黑色素瘤小鼠模型，可显著提高治疗效果。对放疗联合抗 CTLA-4 抗体治疗耐受者，可能是由于放疗导致肿瘤微环境中 PD-L1 表达上调，使用抗 PD-L1 抗体可调节效应 T 细胞功能，增强治疗疗效。

2. 放疗联合免疫治疗临床证据　目前已有的临床研究较少，但结果均提示放疗联合免疫的治疗模式具有非常好的发展前景。例如有研究发现，对肉瘤患者给予常规放射治疗，放疗后检测微环境内免疫相关基因的表达，发现部分免疫效应相关基因表达增加，而免疫抑制相关基因表达降低。一项关于局部放疗联合粒 - 巨噬细胞集落刺激因子（GM-CSF）治疗转移性实体瘤的临床研究发现，患者接受单病灶的放疗 35Gy/10f，1 周后开始给予 GM-CSF 治疗 2 周，之后重复以上治疗方案治疗患者的第 2 个病灶，研究结果显示，41 例入组患者中有 11 例发生放疗照射野以外的病灶缩小。目前有多个 I 期或 II 期临床试验正在开展，包括 CTLA-4 单抗联合立体定向（SBRT）放疗的研究及 PD-1 单抗联合 SBRT 治疗的研究，相关结果值得期待。

3. 面临的挑战　目前大量证据表明放疗可引起全身的抗肿瘤免疫作用，但相关机制仍需进一步深入研究。需要注意的是放疗也可诱导免疫抑制。未来相关研究需要我们寻找针对不同肿瘤治疗时所需要的最合理放射剂量与分割模式、最合适的免疫调节剂，以及两种治疗方法联合治疗的最佳时机。

第七节　组学技术在放疗中的应用

一、基因组学与放射肿瘤学

"欲解决肿瘤问题，应先搞清基因组"，早在 1986 年，著名肿瘤学家、诺贝尔奖获得者 Delbecco 就提出了这一点。随着人类基因组计划的完成，肿瘤基因组学逐渐受到研究者的重视。肿瘤基因组学是在人类基因组学基础上，寻找癌相关基因组及遗传序列，筛选及检测肿瘤特异性或相关性表达，判断基因间相互关系，并比较个体之间基因差异，

最终用于指导肿瘤发病机制的研究及临床肿瘤个体化治疗。肿瘤基因组学的研究主要包括 3 方面的研究内容：①恶性肿瘤易患性的遗传背景；②遗传物质的变化或遗传信息表达的异常同恶性肿瘤发生发展的关系；③以遗传学的方法分析环境中导致恶性肿瘤发生的因素。肿瘤基因组学的研究不仅可以为肿瘤的发生提供理论基础，也可以为恶性肿瘤的诊断和防治提供线索。

近年来利用高通量的测序技术以及功能基因手段开展肿瘤基因组学研究为科学家们寻找有效的癌症治疗靶点，制定个体化的治疗策略提供了重要的研究数据。以 DNA 为研究对象，可以进行全基因组关联研究（GWAS）、全基因组测序（检测基因突变、杂合性缺失 LOH、拷贝数变异 CNV、染色体结构等）、全基因组甲基化测序（表观遗传学分析）、全外显子测序（检测突变基因）等。GWAS 在恶性肿瘤遗传因素研究中取得了巨大的进展，在多种恶性肿瘤中发现了超过 200 个肿瘤易感位点（区域），其中包括在中国人群开展的肺癌、胃癌、肝癌等肿瘤发现的 60 个易感位点。这些易感位点不仅揭示了肿瘤发生的遗传机制，为肿瘤生物学机制的研究提供了新思路，也为新型肿瘤药物的开发提供了潜在的分子靶标；更重要的是，发现的肿瘤易感位点可以作为遗传标志物用于个体肿瘤发病风险预测、筛选肿瘤高危人群，进而实施目标明确的前期预防以及开展肿瘤早诊早治提供科学依据。

选择稳定的生物标志物预测患者的预后和毒副反应的发生，进行治疗效果和死亡危险度的评价，并据此进行个体化治疗，以提高患者的生存质量，延长生存时间，是目前国内外研究的热点。个体遗传因素在肿瘤患者的预后和治疗毒副反应差异中扮演了重要的角色。因此，寻找包括单核苷酸多态性（single nucleotide polymorphism, SNP）在内的一些遗传分子标志物可以用于提高临床预测价值。尽管国内外已有较多的基因变异与肿瘤放疗预后及毒副反应的分子流行病学研究的报道，但由于早期基因分型技术不成熟和基因组变异信息缺乏，研究者将精力集中在与疾病密切相关的功能已知基因或通路上，即采用候选基因策略。由于采用候选基因策略的关联研究涉及位点数较少、研究设计参差不齐、研究结果缺乏验证，导致研究结果存在不一致，重现性较差，真正与肿瘤预后和毒副反应建立明确关联的基因变异很少。GWAS 技术能快速筛查全基因组范围内的遗传标志以发现

与特定表型相关的遗传变异，所采用的研究样本量较大，并通常辅以多个独立的研究进行后期的验证和筛选，已成为研究复杂性疾病发生发展的强有力工具。例如，通过 GWAS 测得食管癌多个 SNP 的基因型信息，其中 DOK5 基因上的 SNP 位点 rs6023640 基因分型与食管癌患者是否应接受放射治疗及预后高度相关。

基因芯片技术是一种高通量、快速、全基因组分析技术，表达谱基因芯片可用来检测基因的表达水平，通过比较不同条件下基因表达的差异情况，可分析疾病形成的基因水平原理、研究基因功能以及与疾病相关的通路。有研究表明，通过放疗前后直肠癌基因表达谱数据的分析，筛选放疗后直肠癌中的差异表达基因，对差异表达基因有调控作用的一些 miRNA 及转录因子可能在直肠癌的放疗过程中具有重要的调控作用。MMP1 在直肠癌细胞的增殖和转移过程中发挥的重要作用，增加放射剂量可降低直肠癌细胞中 MMP1 表达水平。为直肠癌的临床放射治疗敏感性检测提供了很好的理论和实验依据。

随着高通量分析技术的进展，分子分型已经逐步走出依靠单一分子标志物的时代，迈向更能反映肿瘤复杂性的"组学"方向。分子分型体现了目前肿瘤基础和临床研究的最新成果，它将带来肿瘤诊疗理念上的革命——即将针对肿瘤患者个体进行基于人群资料的风险评估和经验化的治疗模式，改进为基于分子分型的具有预见性的个体化医疗。SNP 作为第三代遗传标记，代表着人类基因组中最丰富的遗传变异，其被作为候选的恶性肿瘤生物标志物而被研究多年。多个 SNPs 已被证实与肿瘤的遗传易感性和（或）治疗疗效及总体预后相关。例如，DNA 修复基因的 2 个 SNPs（XRCC4：rs1478486CC 和 XRCC4：rs2075685）与放射性肺炎（≥2 级）显著相关联。研究发现 TGF-β 通路 CYR61 rs2297140 遗传变异影响基因的表达，可能是食管癌放疗患者预后相关遗传因素。该通路 CYR61 rs954353、SDC2 rs17788084、SMAD2 rs1792678、SMAD3 rs8028147 遗传变异与接受单纯放疗的食管鳞癌患者放射性食管炎的发生风险相关且具有显著的等位基因 - 剂量效应。

二、转录组学与放射肿瘤学

转录组学（transcriptomics），是在整体水平上研究细胞中基因转录的情况及转录调控规律，即从 RNA 水平研究基因的表达情况，搜寻与功能状态变化紧密相关的重要基因群。转录组即一个活细胞所能转录出来的所有 RNA 的总和，是研究细胞表型和功能的重要手段。

转录组的研究可以将表面上看似相同的病症分为多个亚型，尤其是对原发性恶性肿瘤，通过转录组差异表达谱的建立，可以详细描绘出患者的生存期以及对药物的反应。用于转录组数据获得和分析的方法主要有基于杂交技术的芯片技术包括 cDNA 芯片和寡聚核苷酸芯片，基于序列分析的基因表达系列分析 SAGE（serial analysis of gene expression，SAGE）和大规模平行信号测序系统 MPSS（massively parallel signature sequencing，MPSS）。全转录组测序即应用 RNA-seq 技术，通过构建两种文库—小 RNA 文库和去核糖体的链特异性文库，一次性分析 4 种 RNA（miRNA，lncRNA，mRNA，circRNA）信息。利用转录组分析的方法对多种癌症类型中反复出现的一些基因突变进行揭示，揭示能够用于癌症临床诊断和治疗的靶向基因。

肿瘤放疗抗拒的产生是一个多基因、多因子和多机制共同作用的过程，胞内或放疗过程中细胞出现对放射线抗拒的细胞成分是肿瘤放疗抵抗产生的重要原因。研究表明 DNA 修复基因蛋白表达量增高、细胞乏氧效应、放疗后促血管生成效应以及自噬性调节是肿瘤细胞对抗放射线的主要途径。但放疗抗拒的具体分子机制目前仍不清楚。microRNA（miRNA）是一种内源性非编码 RNA，通过结合到靶基因 mRNA3′非翻译区（3′UTR）抑制其翻译等机制，调控靶基因 mRNA 的转录进而影响靶蛋白质的表达。研究证实 miRNA 参与肿瘤放疗敏感性的调控。对放疗抵抗细胞或组织表达改变的 miRNA 的筛选，将对肿瘤放疗抵抗性的逆转、放疗效果的提高提供新的启示和依据。例如，通过测序系统从鼻咽癌放疗抵抗和亲本细胞 RNA 中筛选出差异表达的 miRNA 并进行靶基因预测，证实梯度照射模式可以增加细胞的放疗抵抗性，并可通过这种模式筛选出放疗抵抗细胞株，建立鼻咽癌放疗抵抗相关 miRNA 差异表达谱，通过生物信息学分析差异表达 miRNA 及其靶基因，为放疗抵抗相关基因表达及转录后调节提供直接的研究方向。在临床方面，通过筛选鼻咽癌敏感性病例与非敏感病例中差异表达的基因，选取基因构建鼻咽癌敏感性分型判别式，避免对放疗不敏感的患者使用放疗。分析鼻咽癌敏感性的分子机制，找出可能决定鼻咽癌敏感性分型的途径。

三、蛋白组学与放射肿瘤学

基因是遗传信息的携带者,而全部生物功能的执行者却是蛋白质,因而仅从基因的角度来研究是远远不够的,必须研究由基因转录和翻译出蛋白质的过程,才能真正揭示生命的活动规律,由此产生了研究细胞内蛋白质组成及其活动规律的蛋白质组学(protemics)。蛋白质组学是不同时间和空间发挥功能的特定蛋白质群体的研究,旨在阐明生物体全部蛋白质的表达模式及功能模式,内容包括鉴定蛋白质表达、存在方式(修饰形式)、结构、功能和相互作用方式等,它不同于传统的蛋白质学科,是在生物体或其细胞的整体蛋白质水平上进行的,从一个机体或一个细胞的蛋白质整体活动来揭示生命规律。总体上研究可以分为两个方面:对蛋白质表达模式(或蛋白质组成)研究,对蛋白质功能模式(目前集中在蛋白质相互作用网络关系)研究。蛋白质组研究可以提供如下信息:从基因序列预测的基因产物是否以及何时被翻译;基因产物的相对浓度;翻译后被修饰的程度等。研究技术体系包括:样品制备;双向聚丙烯酰胺凝胶电泳(two-dimensional polyacrylamide gel electrophoresis,2-D PAGE);蛋白质的染色;凝胶图像分析;蛋白质谱分析;蛋白质组数据库的构建。例如,鼻咽癌放疗后残余的肿瘤细胞其放射抗拒性增强,因此可以通过亚致死剂量的放射线建立放射抗拒细胞系,通过蛋白质组学技术,比较放射敏感及放射抗拒细胞蛋白质表达谱的差异,筛选放疗抗拒蛋白质。Allal等应用 2-D PAGE 分离和质谱分析技术在直肠癌中发现了与放疗抵抗有关的蛋白质:热休克蛋白 42,钙离子结合蛋白;与放疗敏感有关的蛋白:角蛋白 I,Notch2 蛋白同源体等。在临床上可用于预测鼻咽癌放疗敏感性的分子指标,实现鼻咽癌的个体化治疗。

四、代谢组学与放射肿瘤学

代谢组学(metabolomics):是研究关于生物体内源性代谢物质的整体及其变化规律的科学。代谢组学的中心任务包括检测、量化和编录生物内源性代谢物质的整体及其变化规律,联系该变化规律与所发生的生物学事件或过程的本质。作为基因组,转录组,蛋白质组的"终端",能够更直接,更准确地反映生物体的病理生理状态。代谢组学的分析能够帮助人们更好的理解病理变化的过程。已发表的一系列研究显示代谢组学的研究可以应用于肿瘤早期 biomarker 的识别以及预后情况的监测。例如,运用气相色谱—质谱联用技术(GC-MS),结合有效的提取和硅烷化技术,利用模式识别方法,分析比较鼻咽癌患者和健康人血清代谢图谱,建立鼻咽癌患者和健康人的三维判别模型,通过筛选变量寻找生物标记物,跟踪研究放射治疗的鼻咽癌患者的血清代谢图谱变化情况。可以在一定程度上反映患者的放射治疗效果和血清代谢图谱变化的对应关系,为鼻咽癌放射治疗效果的代谢组学研究提供新的思路。此外,通过评估放射治疗前、中、后 2 个细胞因子(TGF-β1 和 VEGF)的血清表达水平与非小细胞肺癌肿瘤代谢活动参数 PET SUVmax 的相关性,可以发现放疗前血清 TGF-β1 和 VEGF 的表达水平与肿瘤体积正相关,放疗期间二者水平随放射剂量的累积而降低,与治疗中期 PET SUVmax 正相关,治疗前后的降低程度与 PET SUVmax 的百分比变化一致相关。该研究结果进一步在分子机制和多中心大样本研究中得到验证将成为非小细胞肺癌临床个体化治疗及疗效反应监控的预测指标。

五、微生物组学与放射肿瘤学

微生物组学是新兴学科,从人体微生物组计划(2007 年)到国家微生物组计划(2016 年),美国酝酿了十年,各国也对微生物组研究投入了大量努力。微生物组学研究发展非常快,肠道微生物组与人体的多种疾病相关联,深刻影响了疾病的治疗和临床研究,包括糖尿病、免疫系统、肠道疾病、代谢疾病、炎症、大脑神经系统等,被认为是人体的"第二基因库"。人体微生物组学将阐述并调整人与微生物组之间的关系,通过测序分析微生物组,主要包括 16S rRNA 和宏基因组两大技术。16S rRNA 数据分析主要包括序列处理、样品多样性分析及统计分析 3 个步骤。宏基因组数据分析主要包括序列处理、分类、注释及统计分析 4 个环节。开发微生物组学来源的生物标志物、药物靶点和生物活性分子可以用于癌症的治疗和诊断。

细菌导致癌症的分子机制不同且通路非常复杂。微生物可以通过损伤 DNA 的方式引发大肠癌;通过炎症 / 免疫反应引发相关通路诱发大肠癌;激活上皮细胞促存活和抗凋亡途径,促进肿瘤的发展,创造肿瘤微环境,导致血管生成、迁移与肿瘤细胞浸润,促进肿瘤进展和转移。采用宏基因组研究肠癌患者和健康人粪便菌群组成差异(Gut 2017)及 16S 测序研究肠黏膜癌前病变到癌变的菌群结构变迁均证实肠道微生态失衡与肠癌密切相关。微生物组学与放射治疗的联合将会为肿瘤的治疗带来更多可能。例如，通过 16S rRNA 基因测序，可以提前预测和预防放疗导致的口腔菌群失调，从而减少黏膜炎的发生发展。在盆腔肿瘤放疗前肠道微生物菌群失调可以用来预测腹泻的发生并可用于指导预防性治疗。

第八节 数据库的应用

一、TCGA 数据库

2005 年 12 月，美国 NIH 组织 NCI（National Cancer Institute）和 NHGRI（National Human Genome Research Institute）共同启动开展了癌症基因组研究计划。该计划预计在未来 13 年里找到肺癌、卵巢癌等困扰人类癌症的致癌基因元凶，从而诊断、治疗这一"绝症"。TCGA 的主要研究目的是发现用于解码肿瘤细胞的分子结构所需的信息和技术工具，并增强人类对癌症遗传基础的认识。通过基因组分析技术，包括大规模的基因测序技术的应用，全面致力于癌症分子遗传基础的研究，其最终目标是提高人类诊断、治疗及预防肿瘤的能力。

1. TCGA 数据简介　癌症基因组图谱（the cancer genome atlas，TCGA）通过利用包括大规模基因组测序的基因组分析技术来实现理解癌症的分子基础。总体目标是提高我们对癌症的诊断、治疗和预防的能力。为了以科学严谨的方式达到这个目标，NCI 和 NHGRI 用分阶段的策略来启动 TCGA。试点项目开发并测试了系统地探究人类 20 多种癌症中全基因组图谱的改变所需的研究框架。

TCGA 项目在从人类癌症参与者中收集的样本里生产出大量的基因组信息及临床信息。汇总的数据尽管缺少任何直接识别个体的信息，但仍存在被生物信息学方法和（或）第三方数据库重新识别出个体的风险。出于对参与者隐私保护 TCGA 生成的数据被分为两个层级：Open access——开放访问，存储的数据不能被汇总产生一个对于个体来说是独一无二的数据集。这一层级不需要用户的认证去访问数据。Controlled access——受约束的访问，网站把临床数据和潜在地能用来识别单独个体的唯一个体信息保护起来。这一层级需要用认证去访问数据。

TCGA 数据流程：①组织样本及其临床数据是由 Tissue Source Sites（TSS）组织来源点收集的，然后送交给 Biospecimen Core Resources（BCRs）生物标本核心资源；②BCRs 提交临床数据和元数据到 Data Coordinating Center（DCC）数据整理中心，并把分析物送交给 Genome Characterization Center（GCCs）基因组鉴定中心和 Sequencing Center（GSCs）测序中心，在这里生成突变信号并把信号提交到 DCC；③GSCs 同样也提交跟踪文件、序列和比对图到 Cancer Genomics Hub（CGHub）癌症基因组中心；④被提交到 DCC 和 CGHub 的数据可供研究团体和 Genome Data Analysis Centers（GDACs）基因组数据分析中使用；⑤分析渠道和 GDACs 产出的数据结果通过 DCC 对研究团体提供服务。

2. TCGA 数据概述　数据提交来源：关于临床和生物标本数据，临床和生物标本数据有两种文件类型：用 XML 类型和 Tab 分隔的文本文件类型两种不同的方式来表示相同的数据。两者均可收集与临床数据相关的条形码。每一个 XML 文件包含一个参与者的数据；每一个 biotab 文件包含多个参与者的数据。每种类型的文件可以用来提取和汇集同参与者临床数据相关联的等分条形码。从 XML 或者 biotab 文件中得到的相关样本或等分条形码和数据一旦被解析，样本就可以按照感兴趣的临床数据被汇集起来。汇集的条形码可以映射到相关数据。

GSCs：基于序列的数据是通过各种高通量测序平台产生的测序数据。TCGA 的序列数据是由数据生成中心创建的。他们使用了多种针对于全基因组，外显子组和 micro-RNA 的平台获得数据。这些数据生成中心通过对比肿瘤样本结果和正常样本结果来识别基因或者基因组中的变化。可识别的变化有：生殖细胞和体细胞突变、单核苷酸多态性、插入和删除（in-dels）、拷贝数变异、易位、倒转。除了识别这些变化之外，RNA 测序和 miRNA 测序产出定量的数据，例如基因表达和 miRNA 表达数据。

GCCs：基于微阵列的数据是由 GCCs 利用不同微阵列平台产生的描述型数据。各种平台把分子探针和靶标组织在一个微阵列的各行各列种。TCGA 基于微阵列的数据是由数据生成中心利用不同平台生成的。它针对基因，外显子，miRNA 和蛋白质表达、拷贝数变异、单核苷酸多态性、杂合缺失（LOH）、DNA 甲基化。

数据分类：TCGA 中对数据分类方式包括数据

类型和数据水平分类两部分。数据类型：在 TCGA 网络中，数据类型是用来分类多种平台数据的标签。每一种平台都可以潜在地产生许多种类的数据（数据类型）。例如，基于 SNP 微阵列的平台是最复杂的平台，它产出拷贝数结果、杂合缺失和 SNP。数据水平分类：每一种数据类型，实验平台和实验中心都有几种数据水平。一共有四个数据水平：1 水平——原始数据，2 水平——经过处理的数据，3 水平——结果分割和解释的数据，4 水平——感兴趣的区域数据。

3. TCGA 数据处理与应用　在 TCGA 中直接下载数据的方法较为繁琐，但是有多个网站提供 TCGA 数据（包括表达和临床等）完善的整理：GDAC，Cancer Browser 和 cBioportal 是其中整理最为完整和可靠的。以从 Cancer Browser 下载数据最为方便，下面将 TCGA 基因表达数据和临床数据应用方法作为记录。我们以 Colorectal Cancer 数据处理为例。结合结直肠癌症的基因表达数据和临床数据，去检索到底哪些基因会和结直肠癌的 OS 总生存期和 DFS 无病进展期相关。进入网页后，点击 Cancer Browser 选项，点击 Add Datasets，在所出现的 TCGA 研究队列中选取 COADREAD 结直肠癌，里面包含 TCGA 的各种高通量测序结果，如果想研究基因和预后的关系，我们就选择 Gene expression，点击下载标志的箭头，进行下载，解压压缩包，即可得到临床和 GeneMatrix 数据。

二、GEO 数据库

GEO（Gene Expression Omnibus）数据库是由 NCBI 创建并维护的基因表达数据库。收录了世界各国研究机构提交的高通量基因表达数据。GEO 数据库可以实现三部分内容的查询：性状（疾病 / 用药 / 组织类型 / 细胞类型），基因（组织 / 形状特异性表达量 /DNA 结构变异 / 转录调控），检测平台（拷贝数变异 /SNP；基因表达谱 /miRNA；甲基化 / 转录调控因子）。

GEO 数据库最常用的入口是 PUBMED 入口，其界面包括检索框、检索结果列表、检索结果限定选项、检索记录信息等。想要准确的找到需要的数据，需要限定条件。

限定数据记录类型：数据导入类型主要分为 4 种：datasets、series、samples 和 platforms，最常用的是 series 数据集显示格式。

限定检测类型：不同的实验检测类型不同，如

DNA、mRNA、SNP 等，在检索时要结合自己的实验设计选择相应的检测类型。

限定物种来源：如人、小鼠、家兔等

限定层次类型：查找某一层面基因表达的数据时，如组织、细胞等，则需要加入层次类型。

通过以上限定条件就可以检索到我们需要的基因表达数据。而 GEO 数据库包含了大约 16 亿个测量值，这些数据很多尚未被破解，只是以原始资料存在，可以进一步挖掘其中的生物信息。在 GEO Datasets 中搜索感兴趣的肿瘤，即可获得该病的所有芯片数据，选择需要研究的芯片点击进入，获得该基因芯片的结果，并进入分析工具页面。在 Data Analysis Tools 中进行进一步的数据分析，筛选需要了解的某基因的表达谱。在获得表达谱信息之后，在链接中找到 Profile neighbors，即表达谱相近的基因，即与目的基因相关的有可能共表达的基因。此外，通过 GEO Profiles 的搜索，可以得到所有芯片数据中该基因的表达谱情况，并根据需要查找可能的共表达基因，对所有该基因的表达谱分析后，可以获得可能的信号通路。

第九节　分子靶向与个体化放疗

分子靶向药物是恶性肿瘤治疗的重要突破，但较长时间使用后存在耐药的缺点，在临床上还需要结合传统的放化疗才能取得良好的疗效。因此探索把放疗和分子靶向治疗药物联合起来治疗是目前放疗研究的一个热点。

一、分子靶向药物和放疗联合的增敏作用

根据肿瘤细胞分子信号传导系统研究结果，放射治疗与分子靶向作用的分子调节机制之间存在广泛的交互作用。其中，生长因子信号传导通路与 P53 介导的细胞生长抑制和凋亡信号路径是一个主要的交互网络。在癌细胞中，生长因子通过与相应受体结合激活 RAS 蛋白激酶 - 磷酸激酶途径，抑制 BAD 和 BID 蛋白活性，通过 RAS 蛋白激酶下游 NF-κB 增强线粒体 Bcl-2 和 Bcl-XL 蛋白的活性，抑制 Caspase-3、Caspase-9 的活性，最终抑制凋亡。而放射线通过 DNA 断裂诱发 RAD 分子激活 p53，抑制 Bcl-2 和 Bcl-XL 蛋白的活性而诱发凋亡。这种交互作用意味着针对生长因子及其受体的分子靶向药物理论上具有增强癌细胞放射敏感性的潜力。

二、表皮生长因子受体拮抗药和放疗合用

1. EGFR 与肿瘤放射敏感性相关的证据 EGFR 与肿瘤放射敏感性之间的关系最先从肿瘤放疗临床资料的回顾性研究中发现。回顾性的分析 1112 例头颈部癌症的放疗资料，用免疫组化检测肿瘤标本中 EGFR 的表达情况，发现肿瘤 EGFR 表达高的患者局部和区域性肿瘤控制差，复发率高，总生存率低，但对远处转移并没有明显影响。另一个研究对 54 例鼻咽癌放疗资料进行回顾性分析，肿瘤细胞表达 EGFR≥25% 的患者，5 年和 10 年的局部和区域无复发生存率分别是 60% 和 48%，而 EGFR 表达 <25% 的患者，这 2 个数值分别是 93% 和 85%（$P=0.026$）。同时 5 年和 10 年无复发生存率在 EGFR 表达≥25% 患者和 EGFR 表达 <25% 的患者亦存在统计学差异（$P=0.007$）。上述临床放疗的资料提示：高表达 EGFR 的肿瘤放射抵抗性大。

2. EGFR 的酪氨酸激酶抑制药（TKI）和放疗 吉非替尼和放疗合用：Bianco 用 GEO 结肠癌细胞株小鼠体内成瘤，用肿瘤生长延退为观察终点，结果表明，放射的同时用吉非替尼明显延缓肿瘤的生长。吉非替尼放射增敏作用的机制有以下 4 个。减少了 S 期肿瘤细胞的比例，提高了 G2/M 期细胞比例；加速肿瘤细胞放射后的凋亡；抑制肿瘤细胞放射后修复放射诱导的 DNA 损伤；抑制 EGFR 信号传导系统多个环节的磷酸化。检测 EGFR 下游通路中磷酸化的 MEK，MAPK 以及磷酸化的 EGFR，在放疗后上述蛋白都被激活以刺激肿瘤细胞的增殖分裂，然而使用吉非替尼后，它们都被抑制。因此，放疗后使用吉非替尼能抑制放射后的增殖。

厄洛替尼和放疗合用：细胞实验和动物试验都证明了厄洛替尼和放疗合用增加了放射对肿瘤的杀灭效应。其放射增敏作用机制可能为，将肿瘤细胞阻滞在放射敏感的 G2/M 期，而放射抗拒的 S 期细胞比例下降，同时促使放射损伤细胞的凋亡，并抑制了 EGFR 的磷酸化和 Rad51 表达，从而抑制放射后肿瘤细胞的增殖。

3. 抑制 EGFR 的单克隆抗体和放疗 西妥昔单抗（cetuximab）：西妥昔单抗在细胞和动物肿瘤放射生物学研究中已经证实了它有放射增敏效应。当西妥昔单抗和放射合用时，在高表达 EGFR 的肿瘤细胞中，西妥昔单抗有放射增敏作用，在不表达 EGFR 的肿瘤细胞中，没有出现放射增敏作用。Bonner 研究显示，局部晚期头颈部鳞癌患者接受放疗加西妥昔单抗可以延长局部控制时间（24.4 vs 14.9 个月）、无进展生存（17.1 vs 12.4 个月）及总生存（49.0 vs 29.3 个月）。而对于老年患者，存在治疗相关毒性，其应用可能受到限制。2014 年 ESMO 年会公布了一项研究，对接受 CTX-RT（西妥昔单抗 400mg/m² 第一天，随后每周 250mg/m²，联合同步放疗）治疗的 65 岁以上局部晚期或复发的头颈部鳞癌患者进行回顾性分析。纳入 23 例患者，中位年龄 71 岁，西妥昔单抗中位疗程数 8。中位放疗剂量 50Gy。总体缓解率 87%（10 例 CR，10 例 PR）。中位 PFS 和 OS 分别为 13 个月和 29 个月。14 例合并症水平较高。最常见的 3~4 级毒性反应为放射性皮炎 43%、黏膜炎 26%、皮疹 9%。5 例因毒性中止治疗，研究表明 CTX-RT 治疗有合并症的老年头颈部鳞癌患者耐受性可以接受，且可获得理想的生存率和缓解率。

三、抗血管生成治疗和放疗联合

肿瘤血管的生长在肿瘤的局部生长和浸润、远处转移的形成和发展过程中，起着至关重要的作用。从 1983 年开始发现 VPF 至今，抗血管生存治疗从前期基础研究到目前临床应用，一直不断前进。其中 1997 年贝伐单抗 I 期临床研究在癌症中的应用是一个里程碑事件。抗血管生成药物受体主要有 VEGFR-1，2，3，这三个受体主要针对血管内皮和淋巴管内皮。贝伐单抗已在晚期非鳞癌的 NSCLC 治疗中显示了疗效，在紫杉联合卡铂的化疗中加入贝伐单抗，可以提高疗效，已被推荐用于这类患者。

用 Lewis 小鼠肺癌细胞试验，使用放射加血管生长抑制药 Angiostatin 的肿瘤抑制率是 11%，明显好于单用放疗的抑制率 38% 或单用该药的抑制率 69%（$P<0.05$）。在其他肿瘤细胞系也都验证了该药在动物实验中的放射增敏作用。然而细胞的克隆形成试验却发现 Angiostatin 并没有改变放疗的细胞生存曲线形状，提示它不改变肿瘤细胞固有的放射敏感性。进一步研究表明该药增加放射后血管内皮细胞的死亡，包括动脉和静脉内膜的上皮细胞，从而抑制了肿瘤新生血管的生长，使放射后肿瘤的再增殖明显减少，抑制了肿瘤的生长。麻省总医院的一项研究表明，抗血管生成药的应用可以在缩小前庭纤维鞘瘤与 NF2 相关肿瘤的前提下减少放疗的剂量，小鼠实验表明，用试验性抗 -VEGF 药

物比单纯应用放疗，可以更好增进神经功能，同时减少组织水肿及周围神经损伤。

抗血管生成治疗联合化疗已被批准用于晚期转移性非鳞非小细胞肺癌的一线治疗。而其与放疗联合的临床实验还不多。贝伐单抗与放化疗联合治疗 NSCLC 时，有更高的气管食管瘘发生率，因此安全新颖的抗血管生成药与放化疗联合是必要的。于金明团队研究发现，国产血管生长抑制药恩度（Endostar）周剂量给药改善乏氧联合放疗治疗 NSCLC 具有良好的近期疗效和局部控制率，总缓解率为 80% 较单放组 44% 几乎高出一倍，具有统计学差异。且无明显不良反应。另外一项恩度与同步放化疗联合治疗局部晚期 NSCLC 的临床实验也表明恩度与同步放化疗联合是可行的，有较好的局部控制率和生存获益。此外，有数据显示，贝伐单抗对放射性脑坏死（CRN）和脑水肿也有效，放疗可通过间接引起脑部肿瘤血管闭塞组织肿瘤细胞生长，但也可引起 CRN。动物模型发现，运用 VEGF 抗体能有效治疗 CRN，并可减少激素的使用剂量。

四、分子靶向和放疗的联合策略

由于分子靶向药物作用机制的特异性，其与放疗之间的联合方式在很大程度上决定了两者的联合效果，根据现有研究数据，在决定两者联合治疗方案时，应注意癌细胞分子调节网络与多靶点联合，同时时间窗口与序贯、同步方式的选择也不容忽视。针对某一分子节点的靶向药疗效往往较为有限，在一段时间后很快会因旁路调节的活性上调而发生耐药，已有临床前试验显示多靶点药物联合治疗的优势。ZD6474 是一种针对表皮生长因子受体的小分子酪氨酸激酶抑制剂，也具有对血管内皮生长因子受体的酪氨酸激酶抑制剂活性。单用某一靶点的抑制剂一段时间后常出现药物抵抗，而序贯使用 ZD6474 可以逆转这种抗性。索拉非尼（sorafenib）是多靶点的靶向药物，同时抑制血管内皮生长因子和血小板衍生生长因子（PDGF），从而延缓了肿瘤生长。当与放疗同时使用时，其有放射防护作用。这种放射防护作用在小肠隐窝细胞存活测试中也被发现。索拉非尼与放疗联合的效果取决于细胞株种类，可能是放射增敏，也可能是放射保护，且肿瘤杀灭效应与索拉非尼和放射使用的次序有关。

实验表明多靶点靶向治疗联合放疗对肿瘤的抑制作用优于单靶点靶向治疗联合放疗。联合治疗的理想模式是综合考虑癌细胞对靶向治疗药物和放射治疗的反应机制，采用多靶点药物联合应用。已有多个临床前研究显示血管靶向药物与放疗联用效果的关键在于联合治疗的时间。这是由于实体瘤血管在血管靶向药物作用下的动态变化导致其内部乏氧成分的多相改变。联合应用的增效窗口与肿瘤个体差异、药物剂量，放疗的分割方式等多种因素有关，还需要更多的临床前研究和对照试验确定疗效。

分子靶向治疗联合放疗面临着巨大挑战，其联合应用的疗效是什么？放疗增加的疗效是放疗增敏，还是协同、相加，还是放射保护作用？联合应用的机制是什么？联合治疗的次序和最佳剂量是多少？这些问题还需要更多的临床研究来证实。

（徐　波）

参 考 文 献

1. 刘树铮，医学放射生物学[M]. 第 3 版. 北京：原子能出版社，2006.

2. 谷铣之，殷蔚伯，余子豪，等. 肿瘤放射治疗学[M]. 第四版. 北京：北京医科大学·中国协和医科大学联合出版社，2008.

3. Hammond EM, Pries I, Giaccia AJ. DNA damage and repair. In: Libel S, Phillips TL, Hoppe RT, Roach M, eds. Textbook of Radition Oncology. Philadelphia, PA: Elsevier Publisher, 2010.

4. Jeggo PA, Hafezparast M, Thompson AF, et al. Localization of a DNA repair gene（XRCC5）involved in doublestrand-break rejoining to human chromosome 2.Proc Natl Acad Sci USA. 1992, 89: 6423-6427.

5. Yoon JH, Abdelmohsen K, Srikantan S, et al. LincRNA-p21 suppresses target mRNA translation. Mol Cell, 2012, 47: 648-655.

6. Medina PP, Nolde M, Slack FJ. OncomiR addiction in an in vivo model of microRNA-21-induced pre-B-cell lymphoma. Nature, 2010, 467: 86-90.

7. Castanotto D, Rossi JJ. The promises and pitfalls of RNA-interference-based therapeutics. Nature, 2009, 457: 426-433.

8. Bao S, Wu Q, McLendon RE, et al. Glioma stem cells promote radioresistance by preferential activation of the DNA damage response. Nature, 2006, 444: 756-760.

9. Diehn M, Cho RW, Lobo NA, et al. Association of reactive oxygen species levels and radioresistance in cancer stem cells. Nature, 2009, 458: 780-783.

10. Campos B, Wan F, Farhadi M, et al. Differentiation therapy exerts antitumor effects on stem-like glioma cells. Clin Cancer Res, 2010, 16: 2715-2728.

11. Borovski T, De Sousa E Melo F, Vermeulen L, et al. Cancer stem cell niche: the place to be. Cancer Res, 2011, 71(3): 634-639.

12. Twyman-Saint Victor C, Rech AJ, Maity A, et al. Radiation and dual checkpoint blockade activate non-redundant immune mechanisms in cancer. Nature, 2015, 520: 373-377.

13. Sharma A, Bode B, Studer G, et al. Radiotherapy of human sarcoma promotes an intratumoral immune effector signature. Clin Cancer Res, 2013, 19: 4843-4853.

14. Golden EB, Chhabra A, Chachoua A, et al. Local radiotherapy and granulocyte-macrophage colony-stimulating factor to generate abscopal responses in patients with metastatic solid tumours: a proof-of-principle trial. Lancet Oncol, 2015, 16: 795-803.

15. Dulbecco R. A turning point in cancer research: sequencing the human genome. Science, 1986, 231: 1055-1056.

16. Dong LM, Potter JD, White E, et al. Genetic susceptibility to cancer: the role of polymorphisms in candidate genes. JAMA, 2008, 299: 2423-2436.

17. Watanabe T, Komuro Y, Kiyomatsu T, et al. Prediction of sensitivity of rectal cancer cells in response to preoperative radiotherapy by DNA microarray analysis of gene expression profiles. Cancer Res, 2006, 66: 3370-3374.

18. Damodaran S, Berger MF, Roychowdhury S. Clinical tumor sequencing: opportunities and challenges for precision cancer medicine. Am Soc Clin Oncol Educ Book, 2015.

19. Schwabe RF, Jobin C. The microbiome and cancer. Nat Rev Cancer, 2013, 13: 800-812.

20. Roy S, Trinchieri G. Microbiota: a key orchestrator of cancer therapy. Nat Rev Cancer, 2017, 17: 271-285.

21. Boohaker R, Xu B. The Versatile functions of the ATM Kinase. Biomedical Journal, 2014, 37: 3-9.

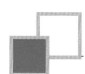

第三章 鼻咽癌

第一节 概　述

一、流行病学

鼻咽癌是发生于鼻咽上皮细胞的恶性肿瘤。世界范围内几十年的流行病学研究显示,鼻咽癌具有独特的流行特征,包括具有明显的地区聚集性、种族聚集性和家族聚集性等。

(一)地域聚集性

鼻咽癌具有明显的地理性差异。在欧美大陆及大洋洲鼻咽癌较罕见,发病率大多在1/10万以下。据世界卫生组织(WHO)国际癌症研究机构(International Agency for Research on Cancer, IARC)的最新资料,2012年全球鼻咽癌的新发病例为86 691人,死亡50 828人,其中中国新发鼻咽癌33 198人,约占38%,死亡20 404人,约占40%。高发区主要集中在南方五省(广东、广西、湖南、福建、江西),其中又以广东省的发病率最高,因此鼻咽癌又有“广东瘤”之称。在广东省内以珠江三角洲和西江流域的地区,特别是肇庆、佛山和广州等地形成一个高发核心地带。其中,四会地区的鼻咽癌发病率最高,男性可达29.40/10万人年,女性可达12.67/10万人年。

(二)种族易感性

在目前世界三种人群中,黄种人鼻咽癌发病率最高,其次为黑种人,白种人最低。鼻咽癌高发地区多属黄种人居住地,如中国华南地区和东南亚地区,北极地区的爱斯基摩人也属于黄种人。例如1988—1992年期间美国洛杉矶的鼻咽癌发病率,白人为0.7/10万,黑人为1.0/10万,中国人则高达9.8/10万。高发区的居民迁居到低发区后仍保持着鼻咽癌的高发倾向。

(三)家族聚集现象

鼻咽癌是一种具有明显家族聚集性的肿瘤,有鼻咽癌家族史的人群患病率会明显高于普通人群,无论高发区、中发区还是低发区均有鼻咽癌高发家族的报告,并且,高发区患者有癌家族史的比例高于中低发区。造成鼻咽癌家族聚集性的原因可能由于家族内成员具有相同的遗传易感性,也可能由于家族成员相似的生活环境造成。中山大学肿瘤防治中心的资料显示,21.6%的鼻咽癌患者有肿瘤家族史,其中有鼻咽癌家族史者占12.3%;Albeck等报道,在格陵兰27%的鼻咽癌患者有肿瘤家族史,且大部分为鼻咽癌和腮腺癌。

(四)人群分布

无论在高发区和低发区,男性鼻咽癌的发病率均超过女性,男女性之比为2～3∶1。如世界鼻咽癌总发病率男为1.7/10万人年,女0.7/10万人年,性别比为2.4∶1。造成男性发病率高的原因可能是环境暴露因素的不同,如吸烟和职业暴露,也有可能是内在因素,如性激素类的作用。在高发区,鼻咽癌的发病从30岁以后明显上升,40～59岁达高峰,其后下降。

二、病因

鼻咽癌的病因尚不确定,目前较为肯定的致病因素有:遗传易感性、EB病毒感染和环境因素(饮食和非饮食)之间的相互作用。

(一)遗传易感性

鼻咽癌的发病具有种族特异性和家族聚集现象。人类白细胞抗原(human leukocyte antigen, HLA)的表型和鼻咽癌的发病风险之间有相关性,中山大学肿瘤防治中心把鼻咽癌易感基因定位在4p15.1-q12的14CM的区域内,并随后通过对散发鼻咽癌的全基因组扫描相关研究,发现HLA和其他三个基因(*TNFRSF19*、*MDSI-EVI1*及*CDKN2A/2B*)是鼻咽癌的易感基因,但目前未知鼻咽癌的易感基因仍在研究中。

(二)EB病毒感染

1997年IARC认为已有足够证据证明EBV为I类致癌物质,与鼻咽癌密切相关,证据包括:①在鼻咽癌活检瘤细胞中检出EBV的DNA或RNA,以及病毒抗原;②鼻咽癌患者血清中检测到的 EB 病毒相关抗体（如 VCA-IgA、EA-IgA），抗体阳性率及抗体效价都比正常人和其他肿瘤患者明显增高，且与病变好转或恶化呈正相关高；③ EBV 呈克隆性附加体的形式，表明此病毒是克隆性增生之前进入肿瘤细胞内的；④鼻咽癌先兆区域中 EBV 阳性，正常的鼻咽上皮内呈阴性。

（三）环境因素

鼻咽癌发病的地区聚集性反映了同一地理环境和相似生活饮食习惯中某些化学因素致癌的可能性。近年的研究发现以下物质与鼻咽癌的发生有一定的关系：①高发区人群嗜食的咸鱼、腌肉、腌菜中亚硝酸盐含量非常高。腌制食品中的高浓度挥发性亚硝酸盐被认为是鼻咽癌发展中的假设性致癌物质。亚硝酸盐分解的产物主要为亚硝胺及其化合物。其中的二甲基亚硝胺和二乙基亚硝胺已被证实可诱发小鼠鼻咽黏膜上皮增生、原位癌、浸润癌等；②其他可能的环境因素包括土壤的镍含量较高、吸烟、饮酒、化学气体、灰尘、甲醛的暴露和曾经接受过放射线照射等。

第二节 解剖结构

一、鼻咽的各壁结构

鼻咽近似于一个立方体，其前界为后鼻孔，上界为蝶骨体，后界为斜坡和第 1、2 颈椎，下界为软腭。大小约 4cm（横径）×2cm（前后径）×4cm（垂直径）。鼻咽顶壁向后下倾斜与鼻咽后壁相延续，侧壁和后壁由咽筋膜组成，咽筋膜自枕骨大孔前缘咽结节处起始，向外沿颞骨岩尖下表面向两侧延伸达颈动脉管内侧，向前终止于翼内板的后缘；咽鼓管开口于侧壁，其后部为软骨，并突入鼻咽在咽鼓管圆枕后方形成嵴状突起，称为咽鼓管隆凸（图 3-2-1，图 3-2-2）。咽鼓管隆凸与鼻咽顶后壁之间，形成深约 1cm 的隐窝，称为咽隐窝，是鼻咽癌的好发部位，其上距破裂孔仅 1cm，故鼻咽癌常可沿此孔浸润扩展。

二、咽旁间隙及咽颅底筋膜

咽旁间隙是位于面颊上颈部的一个深在脂肪间隙，与口咽、鼻咽为邻，在颅底下颈椎前构成一个以颅底为底、以舌骨小角为顶的倒锥形，前窄后宽，内侧围绕咽颅底筋膜，外侧是翼肌及腮腺深叶。咽颅底筋膜为一坚韧的膜，形成一个几乎密闭

的、不可抵御侵犯的腔。上起自颅底的翼内板，向后到岩尖的颈动脉管前方，并向内与椎前肌的筋膜相延续。从颅底向下延伸形成长环，包绕双侧咽部的上缩肌。横断面上在腭帆张肌的内侧、自翼内板延伸到颈动脉管。颊咽筋膜的走行是从咽上缩肌上缘向上延伸，其内层至咽鼓管软骨部，外层越过腭帆张肌的表面至颅底舟状窝与咽颅底筋膜汇合（图 3-2-3）。有学者描述咽颅底筋膜的 MR 表现为细线状的低信号影，但在实际工作中，较难真正发现筋膜本身的信号影，多以其行走的腭帆提肌与腭帆张肌之间的脂肪的完整性代替其本身征象的诊断。以咽部筋膜、茎突及其附着肌肉为边界，咽旁间隙可划分为咽腔外侧的咽侧间隙和咽腔后方的咽后间隙，前者以茎突为界又分为茎突前间隙和茎突后间隙。茎突后间隙亦称颈动脉鞘区，自内而外有颈内动脉、Ⅸ～Ⅻ对脑神经。交感神经节、颈内静脉及颈静脉淋巴结链在此穿行。咽后淋巴结内侧组及外侧组（Rouviere 氏淋巴结）位于咽后间隙内。

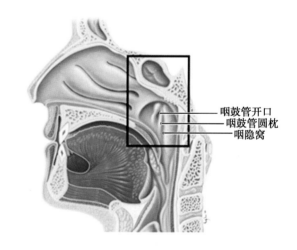

图 3-2-1 鼻咽侧壁侧面观

咽鼓管开口
咽鼓管圆枕
咽隐窝

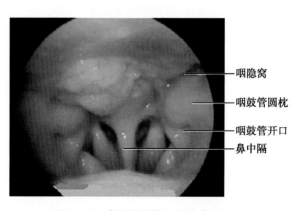

图 3-2-2 鼻咽间接镜下显示鼻咽侧壁

咽隐窝
咽鼓管圆枕
咽鼓管开口
鼻中隔

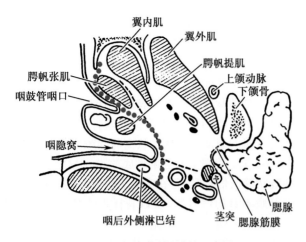

图 3-2-3　咽颅底筋膜的示意图

（图中标注：翼内肌、翼外肌、腭帆提肌、上颌动脉、下颌骨、腭帆张肌、咽鼓管咽口、咽隐窝、咽后外侧淋巴结、茎突、腮腺、腮腺筋膜）

三、鼻咽相关的颅底孔及结构

颅底有很多血管和神经穿行的孔隙（表3-2-1）。

表 3-2-1　颅底孔与相关的组织结构

颅底孔	组织结构
筛板	嗅神经，前组筛板神经
视神经孔	视神经，眼动脉
眶上裂	第Ⅲ、Ⅳ及Ⅵ神经，三叉神经的眼支；眼静脉，脑膜中动脉的眼支和泪腺动脉的回旋支，交感神经丛；颈丛的一些分支
圆孔	三叉神经上颌支（V2）
卵圆孔	三叉神经下颌支（V3），副脑膜动脉；岩浅小神经
破裂孔	上部：颈内动脉及颈交感丛 下部：第Ⅱ脑神经，咽升动脉脑膜支，导静脉
棘孔	脑膜中动、静脉，下颌神经回旋支
内耳道	第Ⅶ、Ⅷ脑神经，基底动脉内耳支
颈静脉孔	前部：下岩窦；中部：第Ⅸ、Ⅹ及Ⅺ颅神经；后部：横窦，枕动脉和咽升动脉脑膜支
舌下神经孔	第Ⅻ脑神经，咽升动脉的脑膜支
枕骨大孔	脊髓，第Ⅺ脑神经，椎静脉，前、后脊静脉

四、鼻咽癌的扩展途径

鼻咽癌的侵犯途径见表3-2-2。

表 3-2-2　鼻咽癌的扩展途径

方向	侵犯结构
前	易通过蝶腭孔浸润翼腭窝，一旦肿瘤侵犯翼腭窝，则可以：①沿着三叉神经第2支侵犯圆孔；②侵犯眶下裂、眶尖，通过眶上裂进一步侵犯颅内；③侵犯颞下窝，进而累及咀嚼肌或破坏翼突基底部，还可能沿着三叉神经第3支进入卵圆孔和侵犯颅内；④沿着翼神经侵犯翼管，进而侵犯颞骨岩尖。
外	咽旁间隙，往外进一步侵犯颞下窝和咀嚼肌间隙，累及翼肌。从咀嚼肌间隙沿三叉神经第3支浸润卵圆孔和海绵窦。
后	咽后间隙和椎前肌，颈静脉孔和舌下神经管，可引起舌下神经麻痹。晚期患者偶尔会侵犯颈椎。
下	口咽、累及扁桃体窝。
上	破裂孔、卵圆孔和破坏颅底骨质。通过破裂孔侵犯蝶窦及海绵窦或直接破坏斜坡、蝶骨基底部进一步侵犯海绵窦。

五、鼻咽的淋巴引流

鼻咽部淋巴管网丰富，左右交叉，局限于鼻咽一侧的原发癌可有双侧或对侧颈部淋巴结转移。鼻咽淋巴管主要集中于侧壁的前后方，淋巴先汇入咽后壁下纤维组织内的外侧咽后淋巴结，再汇入颈深上淋巴结。鼻咽部淋巴管也可直接汇入颈深淋巴结或副神经淋巴结链。鼻咽癌颈部淋巴结转移遵循由上至下、由近及远的规律，跳跃转移的发生率低。1991年Robins建立在根治性颈清扫基础上提出了Robins分区法（表3-2-3，图3-2-4）。

表 3-2-3　Robins 分区的定义

分区	部位	定义
Ⅰa/b	颏下/颌下	颏下/颌下三角，上界：下颌骨水平支，下界：舌骨，后界：二腹肌后腹
Ⅱ	上颈LN	上到颅底下到舌骨水平的颈静脉链LN，以颈内静脉后缘为界分Ⅱa和Ⅱb
Ⅲ	中颈LN	舌骨到环甲膜水平的颈静脉链LN
Ⅳ	下颈LN	环甲膜到锁骨水平的颈静脉链LN
Ⅴ	脊副链LN	由斜方肌前缘、胸锁乳突肌后缘、锁骨构成的三角区域，还可根据舌骨和环甲膜将其分为上中下三个亚区
Ⅵ	颈前组	从舌骨到胸骨切迹，两侧界为颈动脉鞘内缘
Ⅶ	上纵隔	胸骨切迹以下的纵隔LN

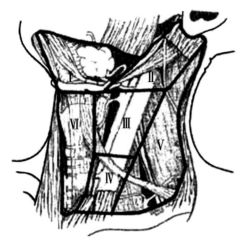

图 3-2-4　Robins 分区的示意图

第三节　病理类型

鼻咽癌起源于鼻咽黏膜上皮，光镜和电镜下有鳞状分化特征。鼻咽癌组织病理学类型包括鳞状细胞癌、非角化癌（分化型或未分化型）、基底细胞癌。

一、肉眼所见

原发瘤可形成单个结节状、乳头状或菜花状肿物。有的原发瘤可形成溃疡，边缘隆起或呈小结节样，底部凹凸不平，溃疡面为一层坏死物或渗出物所覆盖。原发瘤在黏膜下浸润生长，称为黏膜下型。鼻咽癌的首发部位大多在顶后壁，因为顶后壁有咽扁桃体，其次才是侧壁。

二、组织学分型

根据 2005 年世界卫生组织的组织学分型，将鼻咽癌分为非角化性癌、角化性鳞状细胞癌和基底细胞样鳞状细胞癌三大类型。

（一）未分化型非角化性鼻咽癌

非角化型癌可分为两型：分化型及未分化型。两型划分并无临床及预后意义。未分化型非角化性鼻咽癌是最常见的鼻咽癌类型。未分化癌主要由合体状、细胞界限不清的、体积较大的、核呈空泡状并含一个或几个明显核仁以及胞质呈双染性或嗜酸性的所谓泡状核癌细胞以及非泡状核的圆形、或卵圆形、或不规则形的癌细胞组成（图 3-3-1）。除了可见少量呈原始鳞状分化的癌细胞外，还有细胞胞界限清楚、胞质较多并呈轻度嗜酸性的有一定程度向鳞状分化的癌细胞。在高发区，几乎 100%

的非角化性癌组织内绝大多数癌细胞感染了 EB 病毒，而在鼻咽癌低发区见到的非角化性癌中却有一定数量的病例无 EB 病毒感染。另一方面，高发区大多数角化性鳞状细胞癌虽有 EB 病毒感染，却不像非角化性癌那样几乎所有癌细胞内有潜伏感染的 EB 病毒。因此，只要有一定量的活检组织，就应该区分是非角化性还是角化性鳞状细胞癌。

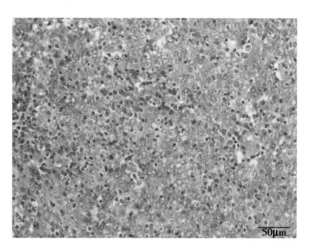

图 3-3-1　未分化型非角化性鼻咽癌

（二）分化型非角化性鼻咽癌

与未分化型非角化性癌比较，癌细胞一般要小一些，细胞界限较清楚，有时可见模糊的细胞间桥，核质比低，核内可含较丰富的染色质，核仁一般不明显。有时胞质呈棘细胞样的透明细胞。癌细胞排列成分层结构，最外层细胞每形成铺路石样，似膀胱移行细胞癌那样的丛状生长（图 3-3-2）。不一定要将非角化性癌进一步再分为未分化型和分化型，因为两者间并无临床或预后方面的意义。在鼻咽癌高发区所见的非角化性癌，无论是未分化型和分化型的非角化性癌，除个别病例外，绝大多数癌细胞质膜与正常被覆上皮一样，表达 CK（AE1/AE3）、C5/6 和 CK8/18。正常被覆上皮表达 CK7，而癌细胞却不表达 CK7。正常被覆上皮和癌细胞均不表达 CK20。有一定数量的癌细胞核 p63 阳性。多数癌细胞核 EBERs 阳性和 EBNA1 阳性。60% 左右病例中可见癌细胞呈 LMP1 阳性。极个别癌细胞质膜表达 EB 病毒溶解性感染的 Zta。

（三）角化性鳞状细胞鼻咽癌

角化性鳞状细胞癌在光镜下显示有明显鳞状分化特征，即大部分癌细胞有细胞间桥和（或）角化，其形态学改变与头、颈部其他部位发生者无异。根据鳞状分化程度可分为高、中、低三个级别，以高分化常见，肿瘤主要呈巢状，细胞界限清楚，间桥明显。癌细胞呈多角形或复层，细胞巢中央可见含有嗜酸性胞质形细胞内角化，偶尔有角化珠形成（图 3-3-3）。癌巢周围间质纤维化明显，有多少不一的炎细胞成分。

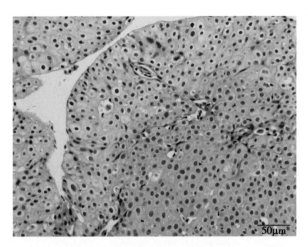

图 3-3-2　分化型非角化性鼻咽癌

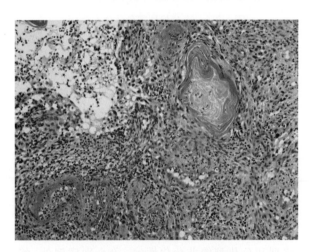

图 3-3-3　角化性鳞状细胞鼻咽癌

第四节　临床表现

一、原发癌引起的临床表现

（一）涕血与鼻出血

占初发症状的 18%～30%，确诊时 70% 的患者有此症状。常表现为回吸性血涕，由于肿瘤表面的小血管丰富，当用力回吸鼻腔或鼻咽分泌物时，软腭背面与肿瘤表面相摩擦，小血管破裂或肿瘤表面糜烂、溃破所致。轻者表现为涕血，重者可引起鼻咽大出血。

（二）耳鸣与听力下降

分别占鼻咽癌临床表现的 51%～63% 和 50%。位于鼻咽侧壁和咽隐窝的肿瘤浸润、压迫咽鼓管，造成鼓室负压，引起渗出性中耳炎所致。听力下降常表现为传导性耳聋，多伴有耳内闷塞感。

（三）鼻塞

原发于鼻咽顶壁约占 48%。鼻咽顶部的肿瘤常向前方浸润生长，从而导致同侧后鼻孔与鼻腔的机械性阻塞。临床上大多呈单侧性鼻塞且日益加重。

（四）头痛

约占初发症状的 20%。确诊时 50%～70% 的患者伴有头痛，多表现为持续性一侧为重的偏头痛。其原因可能是肿瘤压迫、浸润脑神经或颅底骨质，或合并感染颅底骨膜受刺激，抑或是血管受刺激引起的反射性头痛。

（五）颅神经损害的症状

根据不同脑神经受损会引起相应的症状，如视矇、复视、眼睑下垂、眼球固定、面麻、声嘶、言语障碍或吞咽困难等。鼻咽癌向上直接浸润和扩展，可破坏颅底骨质，使第 III、IV、V1、V2 和第 VI 对脑神经受侵犯，表现为上睑下垂、眼肌麻痹、三叉神经痛或脑膜受刺激所致颞区疼痛等（眶上裂综合征），若尚有第 II 对脑神经受侵，表现为眶尖或岩蝶综合征。鼻咽癌扩展至咽旁间隙的茎突后区，或咽旁淋巴结转移向深部压迫、浸润时，可累及第 IX、X、XI、XII 对脑神经和颈交感神经。同侧颈交感神经受到损害时表现为 Honer 综合征（病侧睑裂变窄、瞳孔缩小、眼球内陷和病侧少汗或无汗）。

二、颈部淋巴结转移

鼻咽癌淋巴结转移发生率高，初诊时以颈部肿块为主诉的患者达 40%～50% 左右。淋巴结转移的部位最常见于颈深上二腹肌下淋巴结，其次是颈深中组淋巴结和副神经链淋巴结。颈部淋巴结转移一般无明显症状，若转移肿块巨大，侵透包膜并与周围软组织粘连固定，则可能出现颈内静脉受压症状等。

三、远处转移

确诊时约有 4.2% 的患者已出现远处转移，以骨转移最常见，肺和肝转移次之。患者可由于肿瘤转移所致的骨疼、骨折、咳嗽、血丝痰、胸痛、肝区痛等症状就诊。患者亦可有全身性症状如贫血、发热、消瘦等。

第五节 诊 断

根据患者的症状和体征、头颈部体格检查、实验室检查、鼻内镜检查、影像学检查及活检组织病理检查可作出诊断。完整的诊断应包括鼻咽癌的部位、组织学病理分型和临床分期，例如：鼻咽右侧壁未分化型非角化性癌 T4N3M0 Ⅳ期。

一、间接鼻咽镜检查及内镜检查

一般情况下，大多数患者可在间接鼻咽镜下窥视到鼻咽各壁的正常结构，或观察到鼻咽腔内有无肿块及鼻咽黏膜有无糜烂溃疡、出血坏死等异常改变。内镜检查也已经逐渐成为鼻咽部疾患的常规检查方法之一，可直视鼻腔及鼻咽腔内病变，尤其是位于咽隐窝深处和咽鼓管咽口处的细微病变，并可以直接钳取活检。

二、原发灶及颈部淋巴结活检病理检查

鼻咽癌患者应尽量取鼻咽原发灶的组织送病理检查，在治疗前必须取得明确的组织学诊断。一般采用经鼻咽内镜直视下进行活检取得病理。鼻咽重复活检病理阴性或当患者仅有颈部淋巴结肿大而原发灶无法获得明确病理诊断才考虑颈部淋巴结的活检。

三、血清学检查

鼻咽癌的发生与 EB 病毒感染密切相关，几乎 100% 的非角化性鼻咽癌患者血清中有抗 EB 病毒抗体存在。血清学检查中应用最广泛的是检测血清中 EB 病毒 VCA-IgA 和 EA-IgA。根据文献报道，这些抗体在鼻咽癌的阳性率为 69%～93%。EB 病毒 DNA 分子也是一种良好的鼻咽癌标志物，可以广泛应用于鼻咽癌的早期诊断、预后判断、疗效监测、临床分期等各个方面。利用定量 PCR 检测血浆 EB 病毒游离 DNA 的水平，其敏感性可高达 96%。

四、影像学检查

（一）增强 MRI 和 CT 检查

增强 MRI/CT 检查可清楚地显示鼻咽腔内病变及其侵犯的部位、浸润的范围以及了解淋巴结、骨、肺和肝的转移情况。MRI 较 CT 的软组织分辨率高，能较早地显示肿瘤对骨质的浸润情况，且能同时显示横断面、冠状面和矢状面的图像，因而 MRI 在鼻咽癌的诊断及了解病变侵犯范围较 CT 更有价值。

（二）胸部正侧位 X 线平片 /CT

胸部正侧位 X 线平片是排除肺部及纵隔淋巴结转移的最基本检查方法。条件允许时也可采用 CT。

（三）超声影像检查

彩色多普勒超声对颈部转移淋巴结的诊断符合率约为 95% 左右，高于 MRI 和 CT 的结果。腹部超声检查有助于发现腹部有无淋巴结转移及脏器转移。

（四）放射性核素骨显像

放射性核素骨显像（emission computed tomography, ECT）对鼻咽癌骨转移有较高的诊断价值，其灵敏度较高，一般比 X 线早 3～6 个月发现骨转移。值得注意的是，ECT 缺乏特异性，存在一定的假阳性，因此，ECT 的诊断应综合病史、查体、X 线平片或 CT/MRI 等考虑。

（五）正电子发射计算机断层显像

PET 是一种功能显像，可提供生物影像的信息，并可与 CT 图像进行融合形成 PET/CT 的图像，有助于发现原发灶、颈转移淋巴结及远处转移灶。Yen 等报道用 PET 检测 M0 患者发现隐匿性远处转移发生率很高。临床中对 N2～3 患者可考虑进行 PET/CT 检查。

第六节 临 床 分 期

2017 年第 8 版 AJCC 分期如表 3-6-1 所示，与第 7 版相比，主要把翼内肌、翼外肌侵犯从 T4 降为 T2，椎前肌侵犯归为 T2，把Ⅳ～Vb 区淋巴结转移归为 N3。

表 3-6-1 鼻咽癌 AJCC 分期第 8 版分期

AJCC 分期（第 8 版）	
T	
T1	局限于鼻咽，或侵犯口咽和（或）鼻腔，没有咽旁间隙侵犯
T2	侵犯咽旁间隙，毗邻软组织侵犯（翼内肌，翼外肌，椎前肌）
T3	侵犯颅底骨质和（或）鼻旁窦
T4	侵犯颅内、颅神经、喉咽、眼眶或广泛的软组织侵犯（超出翼外肌外侧，腮腺）
N	

续表

AJCC 分期（第 8 版）	
N0	无区域淋巴结转移
N1	单侧或双侧咽后淋巴结转移，最大径≤6cm；单侧颈淋巴结转移，最大径≤6cm，且在环状软骨尾侧缘以上
N2	双侧颈淋巴结转移，最大径≤6cm，且在环状软骨尾侧缘以上
N3	最大径>6cm，或在环状软骨尾侧缘以下（不管单侧/双侧转移）
M	
M0	无远处转移
M1	有远处转移
分期	
Ⅰ	T1N0M0
Ⅱ	T1N1M0；T2N0～1M0
Ⅲ	T1～2N2M0；T3N0～2M0
Ⅳa	T1～3N3M0；T4N0～2M0
Ⅳb	任何 T、任何 N、M1

第七节 鉴 别 诊 断

一、恶性淋巴瘤

起源于鼻咽及颈部的非霍奇金淋巴瘤。临床表现以鼻咽症状或颈部肿物为主，但与鼻咽癌相比，发病较为年轻，头疼与颅神经麻痹的症状少见。患者多伴有全身多处淋巴结肿大，如颈部、腋下、腹股沟、纵隔等部位淋巴结肿大，及发热、肝脾肿大等全身症状和体征。鼻咽部肿块常表现为黏膜下球形隆起，光滑，少有溃疡坏死，颈部淋巴结质地较软，或中等硬度呈韧性感，单个或多个融合为分叶状，但活动度较好。病理免疫组化最后确诊，活检部位首选淋巴结。

二、纤维血管瘤

纤维血管瘤是鼻咽部最常见的良性肿瘤。常见的症状为鼻咽反复出血，常无淋巴结肿大，少见头痛和颅神经症状。瘤体由致密结缔组织、大量弹性纤维和血管组成，镜下可见鼻咽部圆形或分叶状肿物，表面光滑而血管丰富，呈暗紫红色，触之质韧，极易出血。CT/MRI 增强扫描或 MRA 可确诊。临床上一旦怀疑为鼻咽纤维血管瘤，钳取活检时应慎重，以免大出血，必要时可在手术室活检或整体肿物切除手术后病理检查确诊。

三、颅底脊索瘤

脊索瘤是胚胎发育时残存的脊索发生的肿瘤，位于中线骨骼部位。发生于颅底斜坡者约占全部脊索瘤的 1/3。以 30～50 岁多见，男性多于女性。脊索瘤的特点属于低度恶性，生长慢，以局部侵袭性生长为主，可有溶骨性破坏。临床表现以头疼、颅神经麻痹及中线部位的颅底骨质破坏为特征。肿瘤向颅内生长，亦可向下侵至鼻咽顶或顶后壁，呈现黏膜下肿物隆起，颈部无肿大淋巴结。因颅底脊索瘤多有明显的骨质破坏，而且瘤体内可有钙化，因此普通平片可发现异常。结合 CT/MRI 检查有助于诊断，经鼻腔肿物活检或立体定向穿刺活检可明确诊断。

四、鼻咽结核

鼻咽结核病变常位于顶壁、顶后壁，呈散在，可伴溃疡坏死，表面分泌物多。颈部肿大淋巴结质较硬，常与周围组织粘连，有时有触痛。常伴有午后低热、乏力、盗汗等全身症状，多无头疼及颅神经麻痹症状。可同时有其他结核病灶或既往结核病病史。最终要靠病理鉴别。

五、鼻咽慢性炎症增殖性病变

鼻咽慢性炎症增殖性病变多为顶壁、顶后壁单个或多个淋巴滤泡样小结节，无溃疡坏死，黏膜光滑可伴有充血。无头疼和颈部淋巴结肿大，一般经抗炎治疗后可好转。在诊断困难时则依靠病理确证。

六、腺样体增殖

腺样体在儿童和青少年常见，随着年龄的增长逐渐萎缩。典型的腺样体见于青少年，在鼻咽顶壁有几条纵形脊隆起，两隆起之间呈沟状，表面光滑呈正常黏膜色泽，常易于辨认，无需活检。可局部冲洗抗炎观察，个别患者需行活检排除鼻咽癌。

第八节 治 疗

一、无远处转移的初治鼻咽癌患者的治疗

（一）治疗原则

鼻咽由于毗邻颅底，60%～70% 的患者在就诊时已经出现颅底骨质的破坏，18% 的患者甚至伴有

颅内及或海绵窦的侵犯，手术困难。同时，85% 的患者伴有颈部和（或）咽后淋巴结的转移，不适合手术。鼻咽肿瘤以低分化 / 未分化癌为主，对放射治疗敏感。因此放射治疗是鼻咽癌的主要治疗方法。根据 NCCN2016 指南（第 2 版），参考 2010 年《头颈部肿瘤综合治疗专家共识》，以第 7 版 AJCC 分期为基础，根据不同的 T、N 组合，无远处转移的初治鼻咽癌的治疗原则如下：

1. T1～2N0M0 患者　鼻咽根治性放疗和颈部的预防性放疗。

2. T1～2N1M0 患者　选择单纯根治性放疗或同期放化疗 ± 诱导 / 辅助化疗。

3. T1～4N2～3M0 和 T3～4N0～1M0 患者　推荐同期放化疗 ± 诱导 / 辅助化疗的治疗模式：其中同期放化疗 + 辅助化疗为 ⅡA 类证据，单纯同期放化疗为 ⅡB 类证据，同期放化疗 + 诱导化疗为 Ⅲ 类证据。

4. 放射治疗技术　由于 IMRT 技术的使用可以明显地提高鼻咽癌的疗效以及更好地保护其周围的正常组织，提高生存质量，所以应尽可能采用 IMRT 作为鼻咽癌的主要放疗技术。

（二）放射治疗

1. 放疗适应证与禁忌证

（1）适应证：①根治性放射治疗：经病理组织学确诊、无远处器官转移、排除了放射治疗禁忌证者；②高姑息性放射治疗：有远处转移但经过化学治疗等得以控制，远处转移暂时不是危及生命的原因，原发灶及颈部淋巴结病灶可行高姑息性放射治疗；③姑息性放射治疗：骨、肺、肝等远处转移病灶成为了影响生活质量的主要原因者可考虑姑息性放射治疗。

（2）禁忌证：原发灶或转移病灶均无法取得病理组织学确诊者；一般情况差，放射治疗导致的急性反应会加重一般情况的恶化；放射治疗区域内已经发生明显严重的后遗症者；多发性远处转移致恶病质；同一部位多程放疗后肿瘤未控、复发或再转移。

2. 靶区的确定与勾画

（1）大体肿瘤区（gross target volume，GTV）：指临床体检或影像学检查可见的大体肿瘤区。GTV 包括原发灶（GTVp）和转移的区域淋巴结（GTVn），也可为远处转移病灶（GTVm）。一般采用下标来定义原发灶和转移淋巴结，鼻咽大体肿瘤区（GTVnx）：临床检查发现及影像学检查显示的鼻咽肿瘤及其侵犯范围。颈部大体肿瘤区（GTVnd）：

临床触及和（或）影像学检查显示的颈部肿大淋巴结。MRI 颈部转移淋巴结诊断标准：①横断面图像上淋巴结最小径≥10mm；②中央坏死，或环形强化；③同一高危区域≥3 个淋巴结，其中一个最大横断面的最小径≥8mm；④淋巴结包膜外侵犯；⑤咽后淋巴结：最大横断面的最小径≥5mm。

（2）临床靶区（clinical target volume，CTV）：是一个临床解剖学概念，包括 GTV 及其周围有一定概率存在的亚临床病灶。虽然目前还没有针对多少概率的亚临床病灶应为 CTV 达成共识，但是一般认为高于 5%～10% 就该予以治疗。CTV 应考虑 GTV 外解剖结构的特性，比如肌肉筋膜、骨皮质被认为是肿瘤侵犯的屏障，而脂肪间隙、黏膜则容易被肿瘤侵犯；GTVnx 及其周围 0.5～1.0cm 的区域和整个鼻咽黏膜下 0.5cm 的范围存在微小病灶的概率极高；此外，斜坡前部、颅底、咽旁和咽后间隙、翼腭窝、蝶窦、鼻腔和上颌窦后 1/3 和颈部淋巴结亦为鼻咽癌较易侵犯和转移的部位，这些部位也应包括在照射范围内并给予预防剂量。在划分 CTV 时，将这些存在微小病灶概率极高的范围命名为 CTV1（高危区），将 CTV1 外较易侵犯的区域与 GTVnd 及所在淋巴结引流区和转移可能性较高（需预防照射）的颈部阴性区域遵循鼻咽与上颈部作为统一连续靶区的原则统一连续勾画并命名为 CTV2。

（3）计划靶区（planning target volume，PTV）：包括摆位误差及治疗间 / 治疗中靶区的移动范围。PTV 是一个几何概念，是为了确保 CTV 内的每一点都能真正得到处方剂量的照射。在设定 PTV-CTV 边界的时候需要考虑 CTV 的位置、形状、大小等内部因素，以及患者摆位、布野、技术等外部因素。CTV 基础上外放一定范围（margin），CTV+"margin" 即为 PTV。值得注意的是，GTV 和 CTV 的勾画不应因采用的技术不同而不同，但是 PTV 边界的设定确需要考虑上述问题而允许有所不同。

（4）危及器官（organ at risk，OAR）：所有的非靶区正常组织理论上均应该是危及器官，但实际上根据 CTV 的位置及处方剂量的实现方式不同，危及器官亦有会所不同。例如，鼻咽癌在二维放射治疗时，大部分的口腔黏膜并不在照射野内，但是在 IMRT 时有些远离靶区的口腔黏膜也会受到一定量照射并表现出临床的急性黏膜反应，因而会被当做 OAR 而被勾画出来，并影响到计划的优化。对于 OAR 的定义、勾画及剂量限制标准会随着我们对放射性损伤认识的深入而逐步完善。

（5）计划危及区（planning organ at risk volume, PRV）：包括摆位误差及治疗间/治疗中危及器官的移动范围。一般认为对串联器官应扩边生成 PRV，尤其是鼻咽癌相关的脊髓、脑干、颞叶、视神经、视交叉。对于体积较小的耳蜗、晶体、垂体等，容易受到勾画误差和摆位误差等不确定因素的影响而被放大，也应该扩边生成 PRV。

3. 调强放射治疗（IMRT）

（1）IMRT 治疗鼻咽癌的效果：IMRT 在剂量学和放射生物效应方面较传统放射治疗技术更具优势，它能最大限度地将放射剂量集中在靶区内以杀灭肿瘤细胞，并使周围正常组织和器官少受或免受不必要的放射，从而提高放射治疗的增益比，已成为鼻咽癌放射治疗的首选。国内外肿瘤中心报道的鼻咽癌 IMRT 的临床结果显示，局部控制率、区域控制率大多在 90% 以上，总生存率也获得了较好的疗效，但无远处转移生存率仍不够理想，远处转移成为治疗失败的主要原因。

（2）IMRT 靶区勾画的原则：鼻咽 GTV 的勾画应以 MRI 为主要评价方法，辅以 CT（颅底骨质破坏）、电子内镜或临床检查（鼻腔、口咽黏膜侵犯），其勾画相对较易，且争议较少。而 CTV 应根据 GTV 的范围及鼻咽癌的生物学行为确定，而非简单地将 GTV 均匀地外放一定边界。目前 CTV 的界定主要参照二维常规照射的经验。中山大学肿瘤防治中心鼻咽癌 IMRT 靶区具体定义见表 3-8-1（供参考）。

目前，主要机构对 CTV 定义的差别参见表 3-8-2。

表 3-8-1　IMRT 技术下鼻咽癌靶区以及重要器官勾画原则

名称	定义	备注
GTVnx	临床检查发现及影像学检查显示的鼻咽肿瘤及其侵犯范围	
GTVnd	临床触及和（或）影像学检查显示的颈部肿大淋巴结	
CTV1	GTVnx 向前、上、下、双侧各外扩 0.5～1.0cm 及向后 0.2～0.3cm 的范围（可根据邻近的组织结构特性决定外扩距离）	该区域还须包括鼻咽的全部黏膜层及黏膜下 0.5cm
CTV2	CTV1 向前、上、下、双侧各外扩 0.5～1.0cm 及向后 0.2～0.3cm 的范围（可根据邻近的组织结构特性决定外扩距离），及 GTVnd 和所在淋巴结引流区还有需预防照射的阴性淋巴结引流区	颈部预防照射范围应超出淋巴结转移部位 1～2 个颈区
PTV	PTVnx、PTVnd、PTV1 和 PTV2 分别为 GTVnx、GTVnd、CTV1、CTV2 外扩一定距离，一般为向前、上、下、左和右方向各外扩 0.5cm 及向后扩 0.2～0.3cm	
危及器官	脑干、颞叶、晶体、眼球、视神经、视交叉、垂体、腮腺、颞颌关节、下颌骨、喉、口腔、颌下腺、内耳、中耳	可根据肿瘤情况适当增减器官项目

表 3-8-2　不同单位对鼻咽原发灶 CTV 的定义

地区	RTOG0615	新加坡	中国香港	中国指南	中山医院
鼻腔	后 1/4～1/3	后 1/3	后 1/3	后部	后 1/3
上颌窦	后 1/4～1/3	后 1/3	后 1/3	上颌窦黏膜前 5mm	后 1/3
斜坡	前 1/2～2/3（受侵则全部）	前 1/2（受侵则全部）	前部 1/2（受侵则全部）	前 1/3	前 1/2
卵圆孔	双侧	双侧	双侧	双侧	双侧
蝶窦	下部（T3～T4 则全部）	包含	包含	下壁/基底	下 1/2
筛窦	—	—	—	后组	后组
翼腭窝	包含	包含	包含	—	包含

续表

地区	RTOG0615	新加坡	中国香港	中国指南	中山医院
咽旁间隙	包含	包含	包含	包含	包含
上颈部深层淋巴结	双侧	双侧	—	—	—
海绵窦	高危患者（T3，T4，鼻咽顶壁巨大肿瘤）包含	包含	包含	—	—
咽后淋巴结	双侧（颅底到舌骨颅侧缘）	双侧（颅底到舌骨水平）	双侧（颅底到舌骨底）	双侧（颅底到第二颈椎颅侧缘）	包含
Ⅱ～Ⅴ区淋巴结	双侧	双侧	选择性照射	选择性照射	Ⅱ、Ⅲ、Ⅴa 双侧 Ⅳ、Ⅴb 同侧
Ⅰb区淋巴结	淋巴结阳性患者双侧	同侧颈部受累时照射	选择性照射	选择性照射	选择性照射
Ⅰa区淋巴结	—	下颌下淋巴结阳性或口腔受累时照射	下颌下淋巴结阳性或口腔受累时照射	—	—
GTV（Gy/F）	70/33	70/33	66/33	68/33	68-70/30-33
CTV-1（Gy/F）	59.4/33	66/33	60/33	60/33	60/30-33
CTV-2（Gy/F）	50.4/28	60/33	54/33	54/33	54/30-33
脑干	<54/33	<50/33	<54/33	<54/33	<54/30-33
脊髓	<45/33	<45/33	<45/33	<45/33	<45/30-33
视神经	<50/33	<50/33	<54/33	<54/33	<54/30-33
视交叉	<50/33	<50/33	<54/33	<54/33	<54/30-33
晶体	Max<25/33	<10/33	<6/33	<6/33	<6/33
颞叶	—	—	<67/33	<67/33	<60/30-33

另外，需要注意的是，如果放射治疗前曾行诱导化疗，在计划 CT 上勾画靶区时应非常慎重，要兼顾考虑化疗前肿瘤侵犯程度，并且不能降低剂量。这是因为化疗是一级动力学杀灭肿瘤细胞，诱导化疗后的完全缓解并不等于病理的完全缓解。另外，敏感细胞杀灭后，残留的肿瘤干细胞可能对放疗抗拒。

（3）靶区处方剂量和剂量规定：一般采用同步加量技术，剂量分割方法是每周连续照射 5 天，每天 1 次。鼻咽、上颈部及下颈部如果采用同一 IMRT 计划，根据 RTOG 0615，对于靶区的剂量建议是：PGTVnx（PTV$_{70}$）：70Gy/33 次（2.12Gy/ 次）；PGTVnd（PTV$_{63}$，PTV$_{70}$）：63～70Gy/33 次（1.9～2.12Gy/ 次）；PTV1（PTV$_{59.4}$）：59.4Gy/33 次（1.8Gy/ 次）；PTV2（PTV$_{54}$）：54Gy/33 次（1.64Gy/ 次）。下颈部、锁骨上亦可以采用常规前野照射，如无淋巴结转移，给予 50Gy/25 次，如有淋巴结转移，给予 60～70Gy 根治量。处方剂量为 95% 的 PTV 体积所接受的最低吸收剂量，鼻咽癌 IMRT 计划可接受的基本

标准见表 3-8-3（供参考）。中山大学肿瘤防治中心对于鼻咽癌 OAR 的剂量限制汇总见表 3-8-4。

（4）颈部淋巴引流区的分区：为准确地在 CT/MRI 断层扫描图上勾画颈部靶区（特别是 CTV），2003 年 Gregoire 等代表欧洲的 DAHANCA、欧洲癌症治疗研究组织（European Organization for Research on Treatment of Cancer，EORTC）、GORTEC 和北美的加拿大国立癌症研究所（the National Cancer Insititue of Canada，NCIC）、美国肿瘤放射治疗协作组织（Radiation Therapy Oncology Group，RTOG）等学术组织提出了基于 CT 的颈部淋巴结分区及对淋巴结阴性病例的 CTVs 共识指南（表 3-8-5）。2006 年，Grégoire 等在 2003 年颈部淋巴结阴性的基于 CT 影像的颈部淋巴结分区标准基础上，对淋巴结阳性时的颈部靶区勾画进行了补充：增加茎突后区［上界为颅底（颈静脉孔），下界为Ⅱ区上界］及锁骨上窝（上界为Ⅳ和Ⅴ区的下界，下界为胸锁关节），对鼻咽癌来说有一定参考意义（表 3-8-6）。

表 3-8-3　RTOG 0615 推荐的鼻咽癌 IMRT 计划可接受标准

		优先度
PTV_{70} PTV_{63}（如有设定） $PTV_{59.4}$ PTV_{54}	①≥95% 的 PTV 体积接受治疗处方剂量； ②PTV 接受≤93% 的处方剂量的体积应<1%； ③PTV_{70} 的平均剂量≤74Gy ④ PTV_{70}、PTV_{63} 或 $PTV_{59.4}$ 接受≥110%PTV_{70} 的处方剂量（77Gy）的体积应<20%； ⑤ PTV_{70}、PTV_{63} 或 $PTV_{59.4}$ 接受≥115%PTV_{70} 的处方剂量（80.5Gy）的体积应<5%； ⑥ PTV_{54} 接受≥110%$PTV_{59.4}$ 的处方剂量（65.3Gy）的体积应<20%； ⑦ PTV_{54} 接受≥115% $PTV_{59.4}$ 的处方剂量（68.3Gy）的体积应<5%。	2
脑干	最高剂量≤54Gy，或≤1%PRV 体积超过 60Gy	1
脊髓	最高剂量≤45Gy 或≤1%PRV 体积超过 50Gy	1
视神经和视交叉	最高剂量≤50Gy 或 PRV 最高剂量≤54Gy	1
臂丛神经	最高剂量≤66Gy	1
下颌骨和颞颌关节	最高剂量≤70Gy 或≤1cc 超过 75Gy	1
颞叶	最高剂量≤60Gy 或≤1cc 超过 65Gy	1
腮腺	平均剂量<26Gy（至少单侧）或双侧体积的 20cc<20Gy 或 50% 体积<30Gy（至少单侧）	3
口腔	平均剂量≤40Gy	4
每侧耳蜗	≤5% 体积超过 55Gy	4
眼球	最高剂量≤50Gy	4
晶体	最高剂量≤25Gy	4
声门喉	平均剂量≤45Gy	4
食管及环后区咽	平均剂量≤45Gy	4

表 3-8-4 鼻咽癌相关 OARs 命名及剂量限制推荐总结

优先度	标准名称		边		缘			剂量体积指标	限量
高危 OARs	BrainStem	3	3	3	3	3	3	Dmax	<5400cGy
	BrainStem_03							D1%	<6000cGy
	SpinalCord	3	3	3	3	3	3	Dmax	<4500cGy
	SpinalCord_03							D1%	<5000cGy
	OpticNerve_L	3	3	3	3	3	3	Dmax	<5400cGy
	OpticNerve_L_03							D1%	<6000cGy
	OpticNerve_R	3	3	3	3	3	3	Dmax	<5400cGy
	OpticNerve_R_03							D1%	<6000cGy
	Chiasm	3	3	3	3	3	3	Dmax	<5400cGy
	Chiasm_03							D1%	<6000cGy
	TemporalLobe_L	3	3	3	3	3	3	Dmax	<6000cGy
	TemporalLobe_L_03							D1%	<6500cGy
	TemporalLobe_R	3	3	3	3	3	3	Dmax	<6000cGy
	TemporalLobe_L_03							D1%	<6500cGy

续表

优先度	标准名称	边缘	剂量体积指标	限量	
中危 OARs	Pituitary		Dmax	<6000cGy	
	Mandible_L		V50Gy	<30%	
	Mandible_R		V50Gy	<30%	
	TMjoint_L		Dmax	<7000cGy	
	TMjoint_R		Dmax	<7000cGy	
	Lens_L		Dmax	<600cGy	
	Lens_R		Dmax	<600cGy	
	Eye_L		Dmean	<3500cGy	
	Eye_R		Dmean	<3500cGy	
	BrachialPlex_L		Dmax	<6600cGy	
	BrachialPlex_R		Dmax	<6600cGy	
低危 OARs	Parotid_L		Dmean	<2600cGy	
			V30Gy	<50%	
	Parotid_R		Dmean	<2600cGy	
			V30Gy	<50%	
	Submandibular_L		Dmean	<3500cGy	<3900cGy
	Submandibular_R		Dmean	<3500cGy	<3900cGy
	OralCavity		Dmean	<4500cGy	
			D1%	<7000cGy	
	Cochlea_L		Dmean	<4500cGy	
	Cochlea_R		Dmean	<4500cGy	
	IAC_L		Dmean	<4500cGy	
	IAC_R		Dmean	<4500cGy	
	VestibulSemi_L		Dmean	<4500cGy	
	VestibulSemi_R		Dmean	<4500cGy	
	ETbone_L		Dmean	<5200cGy	<5300cGy
	ETbone_R		Dmean	<5200cGy	<5300cGy
	TympanicCavity_L		Dmean	<3400cGy	<4600cGy
	TympanicCavity_R		Dmean	<3400cGy	<4600cGy
	Mastoid_L		Dmean	<3000cGy	
	Mastoid_R		Dmean	<3000cGy	
	Larynx_Glottic		Dmean	<4500cGy	<6000cGy
	Larynx_Supraglottic		Dmean	<4500cGy	<6000cGy
	PharynxConst_I		Dmean	<4500cGy	<6000cGy
	PharynxConst_M		Dmean	<4500cGy	<6000cGy
	PharynxConst_S		Dmean	<4500cGy	<6000cGy
	Esophagus		V35Gy	<50%	
	Trachea		Dmean	<4500cGy	
	Thyroid		Dmean	<4500cGy	

表 3-8-5　Gregoire 等于 2003 年提出 N0 患者的颈部淋巴结分区及推荐 CTVs

分区	解剖界限					
	上界	下界	前界	后界	外侧界	内侧界
Ⅰa	颏舌肌或下颌骨下缘平面	舌骨体切线平面	颏联合、颈阔肌	舌骨体	二腹肌前腹内侧缘	二腹肌前腹内侧缘的中线结构
Ⅰb	下颌舌骨肌、颌下腺上缘	舌骨体中间平面	颏联合、颈阔肌	颌下腺后缘	下颌骨下缘/内侧面、颈阔肌、皮肤	二腹肌前腹外侧缘
Ⅱa	C₁横突下缘	舌骨体下缘	颌下腺后缘，颈内动脉前缘，二腹肌后腹后缘	颈内静脉后缘	胸锁乳突肌内缘	颈内动脉内缘、椎旁肌肉（肩胛提肌）
Ⅱb	C₁横突下缘	舌骨体下缘	颈内静脉后缘	胸锁乳突肌后缘	胸锁乳突肌内缘	颈内动脉内缘、椎旁肌肉（肩胛提肌）
Ⅲ	舌骨体下缘	环状软骨下缘	胸骨舌骨肌后外缘、胸锁乳突肌前缘	胸锁乳突肌后缘	胸锁乳突肌内缘	颈内动脉内缘、椎旁肌肉（斜角肌）
Ⅳ	环状软骨下缘	胸锁关节上 2cm	胸锁乳突肌前内缘	胸锁乳突肌后缘	胸锁乳突肌内缘	颈内动脉内缘、椎旁肌肉（斜角肌）
Ⅴ	舌骨体上缘	CT 上包括颈横血管	胸锁乳突肌后缘	斜方肌前缘	颈阔肌、皮肤	椎旁肌肉（肩胛提肌、头夹肌）
Ⅵ	甲状软骨下缘	胸骨柄	颈阔肌、皮肤	气管和食管分界	甲状腺、皮肤的内侧缘及胸锁乳突肌前内缘	无
咽后 LN	颅底	舌骨体上缘	咽部黏膜下的筋膜	椎前肌	颈内动脉内缘	体中线

表 3-8-6　Gregoire 等于 2006 年提出 N+ 及术后患者的颈部淋巴结分区及推荐 CTVs

分区	解剖界限					
	上界	下界	前界	后界	外侧界	内侧界
Ⅰa	颏舌肌、下颌骨底面	止于舌骨体的平面三角	颏联合、颈阔肌	舌骨体	二腹肌前腹内侧缘	二腹肌前腹内侧缘以下的中线结构
Ⅰb	下颌舌骨肌；颌下腺的上缘	舌骨体中间平面	颏联合、颈阔肌	颌下腺后缘	下颌骨内侧面、颈阔肌、皮肤	二腹肌前腹外侧缘
Ⅱa	颅底颈静脉孔	舌骨体下缘	颌下腺的后缘，颈内动脉前缘，二腹肌后腹后缘	颈内静脉后缘	胸锁乳突肌内缘	颈内动脉内缘椎旁肌肉
Ⅱb	颅底颈静脉孔	舌骨体下缘	颈内静脉后缘	颈内静脉后缘	胸锁乳突肌内缘	颈内动脉内缘椎旁肌肉
Ⅲ	舌骨体下缘	环状软骨下缘	胸骨舌骨肌后外缘，胸锁乳突肌前缘	颈内静脉后缘	胸锁乳突肌内缘	颈内动脉内缘椎旁肌肉
Ⅳ	环状软骨下缘	胸锁关节上 2cm	胸锁乳突肌前内缘	颈内静脉后缘	胸锁乳突肌内缘	颈内动脉内缘椎旁肌肉
Ⅴ	舌骨体上缘	颈横血管层面	胸锁乳突肌后缘	斜方肌前外缘	颈阔肌；皮肤	椎旁肌肉
Ⅵ	甲状软骨下缘	胸骨柄	皮肤、颈阔肌	气管、食管	甲状腺内缘、胸乳肌前内缘	中线结构
咽后	颅底	Ⅱ区上届	咽旁间隙	椎体/颅底	腮腺间隙	咽后淋巴结外界
锁骨上	Ⅳ/Ⅴb 区下界	胸-锁关节	胸锁乳突肌、皮肤、锁骨	后斜角肌前缘	后斜角肌外侧缘	甲状腺、气管

（5）N0 期鼻咽癌的颈部预防照射：鼻咽癌的颈部淋巴结转移率高，约为 70%～80%，且基本遵循沿着颈静脉自上而下转移的规律，跳跃性现象少见。由于鼻咽癌颈部转移的高风险，对颈部淋巴结阴性的病例应行颈部预防照射。目前多数作者报道对于 N0 的患者，在环状软骨水平以上预防照射和全颈部照射的区域控制率和远处转移率并无显著性差别。因此，对于临床及影像学诊断为 N0 的患者，可仅进行上颈部的预防性照射。

4. 常规二维放射治疗

（1）照射野设计：鼻咽癌外照射的基本射野：如前所述，同一疾病的 GTV 和 CTV 定义不应因采用技术的不同而不同。前面描述的 IMRT 中的靶区同样适用于二维放射治疗。GTV 外方一定边界形成 PTV 应给予根治性剂量如 7000cGy；CTV 也可以分为高危 CTV1 给予 6000cGy；低危 CTV2 给予 5000cGy。照射野应针对相应的 PTV 设置。二维放射治疗常见的照设野有面颈联合野、耳前野、颈前切线野、鼻前野、面颈联合缩野、后颈电子线野、筛窦电子线野、颅底野、咽旁野等。

（2）处方剂量：鼻咽癌最常用的剂量分割方法是每周连续照射 5 天，1 次／天，分割剂量 1.8～2.0Gy／次。根治量原发灶区给予 70～72Gy，受累淋巴结予 60～70Gy，预防剂量给予 50～54Gy。

（三）化学治疗

1. 早期鼻咽癌患者是否需要化疗　I 期鼻咽癌患者单纯放疗的 5 年生存率高达 90% 以上，而对于 II 期鼻咽癌患者，在 2013 年《中国头颈部鳞癌综合治疗专家共识》中，对于 T1～2NOMO 的病例，建议行单纯放疗；对于 T1～2N1MO 是否需要化疗目前存在争议，单纯根治性放疗或同期放化疗 ± 诱导／辅助化疗均可采用，建议进行前瞻性临床研究明确化疗的作用。

2. 局部区域晚期（III～IVa 期）鼻咽癌的放化综合治疗策略　放化综合治疗的研究对象多选择有远处转移高危因素的局部区域晚期鼻咽癌。法国学者对 19 个随机对照试验，共 4806 例鼻咽癌患者进行了 meta 分析，发现化疗降低了 21% 死亡危险比，5 年生存获益提高 6.3%。同时，研究者发现在标准放疗的基础上进行化疗所带来的生存获益主要来自于同期化疗，而在同期放化疗的基础上添加诱导／辅助化疗孰优孰劣仍需进一步探讨。

（1）诱导化疗：指同期放化疗前使用的化疗，与辅助化疗相比，诱导化疗具有以下优点：①可提前杀灭潜在的亚临床转移灶；②顺应性好，患者更好耐受；③减轻放疗前的肿瘤负荷；④可增加放疗敏感性；⑤可评估肿瘤对化疗药物反应。如今，在鼻咽癌高发病区共有三项关于诱导化疗联合同期放化疗对比同期放化疗的随机对照试验，香港的一项入组 65 例局部晚期鼻咽癌病例的 II 期临床试验中，实验组为 TP 方案诱导化疗 + 同期放化疗，对照组为单纯同期放化疗。研究者发现相对于单纯同期放化疗，诱导化疗联合同期放化疗可提高 3 年总生存率（94% vs 68%，P=0.012），却未能提高 3 年无进展生存率（88% vs 60%，P=0.12）。新加坡国立癌症中心在 2015 年也报道了一项诱导化疗联合同期放化疗对比同期放化疗的随机对照试验，在该试验中，诱导化疗方案为吉西他滨，卡铂，以及紫杉醇（GCP 方案）。该试验纳入了 172 例 III～IVB 期的鼻咽癌患者，研究者发现额外的诱导化疗未能提高 3 年总生存率（94% vs 92%，P=0.49），也无法提高无进展生存率（75% vs 67%，P=0.36）以及无远处转移生存率（84% vs 80%，P=0.55）。最近，中山大学肿瘤防治中心也发表了一项对比诱导化疗联合同期放化疗和同期放化疗的前瞻性多中心 III 期随机对照临床试验。该试验在全国 10 个治疗中心开展，研究了多西他赛 + 顺铂 +5- 氟尿嘧啶三药联合诱导化疗方案（TPF 方案）在局部区域晚期鼻咽癌患者中的作用，研究自 2011 年 3 月至 2013 年 8 月共纳入了 480 名病理确诊为非角化型鼻咽癌的 T3～4N1M0/TxN2～3M0 患者。结果发现，TPF 诱导化疗联合同期放化疗将 3 年无瘤生存率从 72% 提高到 80%（P=0.034），3 年总生存率从 86% 提高到 92%（P=0.029），3 年无远处转移生存率从 83% 提高到 90%（P=0.031）。因此，目前同期放化疗前添加诱导化疗所能带来的获益仍有争议，目前 NCCN 2016 指南将诱导化疗 + 同期放化疗作为局部区域晚期鼻咽癌的治疗选择的 3 类证据推荐。在 2013 年《中国头颈部鳞癌综合治疗专家共识》中，将诱导化疗加同步放化疗作为 IIB 类证据供局部晚期病例选择使用，并建议进行进一步前瞻性临床研究。

（2）同期放化疗：指在放射治疗的同时使用化疗，它的主要目标是不仅要提高局部控制，而且还要降低远处转移的发生。同期放化疗在提高局部晚期鼻咽癌局部控制率、无进展生存率及总生存率等方面显示了增益作用。1998 年，美国西南肿瘤协作组最早报道了局部区域晚期鼻咽癌中同期放化疗联合辅助化疗对比单纯放疗的 III 期临床试验（The Intergroup 0099 Study）。该试验发现，对比单纯放疗组，同期放化疗联合辅助化疗组的患者 3

年总生存率提高了 31%（78% vs 47%，$P \leqslant 0.001$）。此后，其他地区的随机Ⅲ期临床试验的结果均证实了同期放化疗±辅助化疗对局部区域晚期鼻咽癌的价值。因此，同期放化疗（±诱导/辅助化疗）目前是局部晚期鼻咽癌的标准治疗模式。

（3）辅助化疗：指在同期放化疗后进行的化疗，如上所述，Intergroup 0099 Ⅲ期临床研究证实了同期放化疗+辅助化疗组的疗效，这一研究使"3疗程顺铂同期放化疗+3疗程PF（顺铂+5-氟尿嘧啶）辅助化疗"方案成为局部晚期鼻咽癌的标准治疗方案。然而，美国西南肿瘤协作组以及前面的这3个临床试验因为其对照组仅为单纯放疗，因此未能验证额外的辅助化疗的价值。在同期放化疗后额外的辅助化疗的是否能给局部区域晚期鼻咽癌患者带来生存获益尚不明确。2012年，来自中山大学的 Chen 等报道开展了一项Ⅲ期临床试验，通过对比同期放化疗联合辅助化疗与同期放化疗，来评价额外的辅助化疗是否能给局部区域晚期鼻咽癌患者带来获益。其初步结果以及长期随访结果均发现辅助化疗未能在同期放化疗的基础上提高局部区域晚期鼻咽癌的无瘤生存率以及总生存率。因此，同期放化疗后的辅助化疗可能在增加毒副反应的同时无法带来生存获益。基于以上研究，NCCN 2016 指南对于局部区域晚期鼻咽癌患者推荐采用同期放化疗+辅助化疗的模式（2A类证据），或单纯采用同期放化疗（2B类证据）。在2013年《中国头颈部鳞癌综合治疗专家共识》中，也推荐同期放化疗±辅助化疗作为局部区域晚期鼻咽癌的标准治疗方案，是否在同期放化疗的基础上加用辅助化疗可以根据患者的实际情况灵活采用。

3. **鼻咽癌常用的化疗方案** 铂类是治疗头颈部肿瘤最有效的药物，鼻咽癌以铂类药物为主的联合方案疗效最好。

（1）诱导化疗：NCCN 指南 2016 版推荐的诱导化疗方案如下：

1）PF方案（每3周重复，使用2~3疗程）

① DDP：80~100mg/m²，静脉点滴 d1（化疗前需水化）或 DDP 20mg/m²，疗程1~5天。

② 5-Fu：750~1000mg/m²，静脉点滴 d1-5，持续静脉输注（120小时持续输入）

2）TP方案（每3周重复）

① Docetaxel：75mg/m²，静脉点滴（1h）d1

② DDP：75mg/m²，静脉点滴 d1

3）TPF方案（每3周重复）

① Docetaxel：60~75mg/m²，静脉点滴（1h）d1

② DDP：60~75mg/m²，静脉点滴 d1

③ 5-Fu：600~750mg/m²，静脉点滴 d1~5 持续静脉灌注（120小时持续输入）

4）DDP+EPI+PTX方案（每3周重复）

① Paclitaxel：175mg/m²，静脉点滴（1h）d1

② Epirubicin：75mg/m²，静脉点滴 d1

③ DDP：75mg/m²，静脉点滴 d1

（2）同期放化疗：鼻咽癌同步放化疗中应用顺铂非常重要，一般认为同期顺铂累计剂量达200mg/m² 方可取得较好疗效。卡铂是否能取代顺铂仍有待进一步研究。在没有取得更明确的临床证据之前，顺铂仍为同期放化疗的首选。

（3）辅助化疗：NCCN 指南 2016 版推荐的辅助化疗方案包括：DDP+5-FU方案，或 CBP+5-FU方案（其中 CBP+5-FU 方案为 2B 类证据）。

4. **局部区域晚期鼻咽癌的靶向治疗** 靶向治疗目前已成为提高癌症患者疗效的新治疗手段，EGFR 单抗在头颈部鳞癌的疗效已得到多项研究证实。鼻咽癌细胞中 EGFR 表达率高达 80%~90%。一项 EGFR 单抗尼妥珠加放疗同步治疗 137 例晚期鼻咽癌的多中心Ⅱ期临床试验结果显示放疗+尼妥珠单抗较单独放疗可提高 3 年总生存率（84.29% vs 77.61%，$P<0.05$），并且药物不良反应轻微。另外，中国 ENCORE Ⅱ期临床研究初步结果显示在同期放化疗的基础上，联合西妥昔单抗治疗局部晚期鼻咽癌具有较好的近期疗效和耐受性，治疗后 3 个月的局部控制率达 100%，中位随访时间为 330 天，无局部区域复发，4 例远处转移，5 例患者死亡，其中 2 例死于肿瘤进展。靶向治疗在鼻咽癌的作用仍需Ⅲ期临床试验的验证。关于针对 VEGF 和 HER2 等靶点在鼻咽癌中的作用的临床试验也正在开展中，靶向治疗为鼻咽癌的治疗又提供了一个崭新的方式。但是，目前在临床应用中，还需积累经验和观察远期疗效。

二、复发、残留和（或）转移鼻咽癌的治疗

（一）复发/残留鼻咽癌的治疗

复发/残留鼻咽癌的治疗原则是：肿瘤的控制和患者的生活质量是复发鼻咽癌治疗必须同时考虑到的两个重要方面，如何合理地权衡两者的关系是治疗成功的前提。鼻咽复发肿瘤的体积大小、部位、首程放疗正常组织的受照剂量及距首程放疗的间隔时间等与再放疗所致后期并发症的发生率和严重性密切相关。其中，肿瘤的大小和部位是选择

再放疗技术和综合治疗的主要依据。因此,复发鼻咽癌的诊断一经证实,需根据复发肿瘤的再分期、大小、部位、既往放疗情况和复发时间等因素决定再治疗的策略。

1. 接受了根治量放疗后的鼻咽残留病灶 应根据残留病灶大小和部位选择常规缩野推量、后装、X 刀、三维放疗、IMRT、手术切除等。并根据病灶大小配合相应的化疗。若颈淋巴结残留灶 ≥1cm,可给予 β 线缩野推量 3 个月以上仍不消失者,则建议手术治疗。

2. 鼻咽局部复发 若距第一次根治性放疗 1 年左右,可行第 2 程放疗,较大者可配合化疗;时间尚短不宜放疗者,可先采用全身化疗,然后根据具体情况争取第二程放疗。复发鼻咽癌再程放疗时一般只照射复发部位,不作区域淋巴结的预防照射。局限性的鼻咽复发灶,可选择手术治疗或外照射 + 后装。

3. 放疗后颈部淋巴结复发 首选挽救性手术;不能手术者应争取化疗、放疗及其综合治疗;对于淋巴结固定或大片皮肤浸润者,可先予化疗。

4. 鼻咽癌原发灶手术治疗 主要是放疗后局限性残留或复发病灶(rT1 及部分 rT2 者);手术禁忌证包括肿瘤浸润颈动脉鞘区;肿瘤浸润颅底;发生远处转移;全身情况欠佳。可根据情况采用不同的手术进路或内镜下微创治疗。

5. 颈部淋巴结手术治疗 其适应证主要有:①鼻咽原发灶经放疗后已消失,残留的颈部淋巴结观察 3 个月左右仍不消者;②放疗后颈部淋巴结复发者首选手术治疗,可根据患者复发范围行区域性或根治性颈淋巴结清扫术。其禁忌证有:颈部淋巴结复发或残留与颈深部组织广泛粘连,固定者;皮肤广泛浸润者;肿瘤侵犯经总动脉或颈内、外动脉;远处转移者。

(二)转移性鼻咽癌的治疗

转移性鼻咽癌的治疗原则是:对于转移性鼻咽癌,化疗是主要的治疗方法,能够取得较高的客观缓解率,较长的疾病缓解期,部分患者还可以获得长期生存。其主要的治疗原则为:①根据患者的特征(一般状况、治疗目的)选择个体化的化疗方案;② PS 评分 0~2 的患者采用以铂类化疗为主的多学科综合治疗;③ PS 评分为 3 的患者采用最佳支持治疗;④骨转移时局部病灶可行姑息放射治疗;⑤其他器官单个病灶可配合外科治疗、放射治疗或其他姑息治疗方法。

在转移性鼻咽癌的一线治疗中,推荐采用含铂双药方案。NCCN 2016 年指南建议对于复发或转移性鼻咽癌患者的一线化疗方案包括:顺铂或卡铂 + 多西他赛或紫杉醇;顺铂 +5-FU;吉西他滨 + 顺铂等。中山大学肿瘤医院进行了一项随机、非盲、多中心Ⅲ期试验,比较吉西他滨 + 顺铂(GP)与 5-FU+ 顺铂(PF)作为复发或转移鼻咽癌患者的一线治疗方案的疗效。其研究结果显示,与 PF 方案相比,GP 方案作为一线治疗鼻咽癌可显著改善患者的 ORR、PFS,并增加患者的生存获益。另外,西妥昔单抗在晚期鼻咽癌一线化疗中的应用目前尚无大样本的前瞻性临床研究。香港进行的一项Ⅱ期临床研究采用西妥昔单抗 + 卡铂方案作为二线治疗晚期鼻咽癌取得了一定的疗效。基于上述研究结果,在 2013 年《中国头颈部鳞癌综合治疗专家共识》中,建议在有条件的复发或转移性鼻咽癌患者的一线化疗中,加用西妥昔单抗(ⅡB 类证据),但仍需要进一步前瞻性临床研究。

二线治疗的选择,根据以往治疗的方案而定。在铂类治疗过的患者中,没有标准的二线方案,是否再次使用含铂方案,主要看其对铂类的耐受性和从治疗到进展的间歇时间:间歇时间大于 12 个月,二线使用紫杉类药物或者吉西他滨联合铂类方案最佳,有效率在 22%~75%,但是 3~4 度的血液学毒性是存在的主要问题。铂类耐药的患者(间歇时间小于 6 个月)或者一线治疗耐受性较差的患者,可以考虑使用卡培他滨、吉西他滨或者多西他赛单药作为二线治疗的方案。

鼻咽癌对化疗高度敏感,一线双药方案的有效率可以达到 50%~80%,中位进展时间 5~11 个月,然而中位生存时间也仅有 12~20 个月。二线治疗中,虽然吉西他滨、卡培他滨、伊立替康和长春瑞滨均取得不错的疗效,但是中位生存期也仅仅为 7~11 个月。西妥昔单抗 + 卡铂也可能对铂类化疗无效的复发或转移鼻咽癌有效。香港 Chan 等报告转移性鼻咽癌患者在接受含铂方案化疗后 12 个月内进展者接受西妥昔单抗联合卡铂治疗,在可评价 59 例患者中,PR 为 11.7%,SD 为 48.3%,中位疾病进展时间为 81 天,且毒副反应轻。对于晚期鼻咽癌患者应该积极地探索新的治疗药物和新的治疗模式。

第九节 并 发 症

鼻咽癌放疗并发症主要是指放射性损伤,放射性损伤是射线的作用引起组织器官不可逆的永久性损伤。鼻咽癌患者在接受根治性治疗剂量后，靶区周围的正常组织将不可避免地发生急性和慢性放射性损伤，如放射性口腔干燥症、放射性中耳炎、放射性下颌关节炎、放射性下颌骨骨髓炎、放射性龋齿、放射性垂体功能低下、放射性视神经损伤、放射性脑脊髓损伤、放射性颈部皮肤萎缩与肌肉纤维化等。常见的对症处理有：

一、口干、龋齿

在鼻咽癌放疗过程中，经常会导致腮腺受损，很多患者表现为口干，部分患者放疗数年后还会出现严重龋齿、牙齿毁损。主要的预防手段包括注意口腔卫生，勤漱口，刷牙，放疗前修复或拔除口腔的坏牙。

二、张口困难

鼻咽癌放疗后张口困难较为普遍，其发生率约为5%~10%，与颞颌关节受到高剂量放射有关。放疗期间及放疗后进行必要的张口锻炼可降低其发生率，如口含软木塞、张闭口练习等。

三、听力下降、耳聋

鼻咽癌放疗后有8%的患者有明显的听力受损，同时有约3%的患者表现为双侧耳聋。除降低放疗剂量，保护中耳内耳是最为有效的预防措施。

四、颈部纤维硬化

鼻咽癌放疗后数年部分患者可出现颈部肌肉及皮肤纤维化，主要表现为颈部肌肉萎缩、颈部变细和皮肤菲薄。积极的转颈运动可能降低其严重程度。

五、中枢神经系统损伤

主要表现为记忆力减退、性格改变、头痛等，一般的处理包括大剂量激素冲击疗法，或使用维生素 B_{12}、申捷等营养神经的药物。

第十节 预 后

随着影像技术的发展，放射治疗技术（特别是IMRT）的进步，以及综合治疗的运用，近10年鼻咽癌的预后有了显著的改善。根据最新的资料，中山大学肿瘤防治中心对该院自2009年11月到2012年2月收治的接受根治量放疗的1790例鼻咽癌患者分析结果显示，5年总生存率为87%，

Ⅰ~Ⅳ期（第8版分期）5年生存率分别为100%、93%、90%和75%（中国92分期）。目前的资料表明，患者一般状况、年龄（<45岁的年轻人预后较好）、性别（男性预后较差）、临床分期、治疗前血红蛋白/LDH/血脂蛋白/CRP、治疗相关因素（如放疗技术的改良、放疗的总剂量、化疗与否等）、分子生物学（血浆 EBV DNA 水平、miRNA，mRNA，DNA 甲基化，EGFR 等）等因素与预后密切相关。

第十一节 目前治疗挑战和研究方向

目前早期鼻咽癌预后较好，而局部区域晚期及复发/转移鼻咽癌患者的预后仍然较差，虽然随着诊断及放疗技术的进步，以及放化疗联合的综合治疗模式的推广改进，鼻咽癌患者的生存率得到了很大提高，但在传统的化疗模式之上，如何能够进一步提高鼻咽癌患者的生存并减少不良反应、提高生活质量，是目前存在的主要挑战。肿瘤免疫治疗主要在一些免疫原性较强的肿瘤中进行，如黑色素瘤、肾癌、恶性脑胶质瘤等。随着免疫治疗研究的发展，其应用范围越来越广，近年在鼻咽癌的综合治疗中发挥的作用也越来越大，是目前热门的研究方向。

一、EB 病毒特异性细胞毒 T 淋巴细胞治疗

鼻咽癌与 EB 病毒的感染有密切关系，因而，针对 EBV 特异性多克隆免疫活性细胞毒 T 淋巴细胞（CTL）研究成为目前的关注点。2001年 Chua 等首次报道了应用过继性回输 T 细胞治疗鼻咽癌，他们将在体外用 EBV 转化的 B 淋巴母细胞再活化 T 细胞回输给晚期鼻咽癌的患者，发现细胞回输后，血浆 EBV 负荷降低，无不良事件发生，但肿瘤未见明显的消退。Straathof 等报告6例复发性/难治性鼻咽癌患者接受 EBV 特异性多克隆 CTL（$2×10^7$~$2×10^8/m^2$）后，完全缓解2例，部分缓解2例，病灶稳定1例，病灶进展1例；而4例治疗缓解的患者中持续无疾病进展。后来，相继出现两项临床试验来评价 CTL 治疗的效果，他们采用自体 EBV 特异性 CTL 回输来治疗晚期鼻咽癌患者，发现自体 EBV 特异性 CTL 能够诱导 LMP2 特异性的免疫反应，伴随疾病稳定，治疗过程中未见明显不良反应。

二、CTLA-4 单抗及 PD-1/PD-L1 单抗免疫治疗

目前，已经应用在临床上的免疫结合点抑制因子主要有针对 T 淋巴细胞抗原 4（CTLA-4）的抗体；针对 CD8 阳性 T 细胞的程序性死亡因子 PD1/PD-L1 的抗体。

（一）抗 CTLA-4 单抗（ipilimumab）

Ipilimumab 是一种单克隆抗体，能有效阻滞细胞毒性 T 淋巴细胞抗原 -4（CTLA-4）分子。CTLA-4 是免疫球蛋白超家族的成员，细胞毒性 T 淋巴细胞（cytotoxic T lymphocyte，CTL）表面受体之一。在正常情况下，T 细胞的激活依赖于第一信号（抗原 - 抗体复合物的形成）和第二信号（B7 介导的活化信号）双活化。而 CTLA-4 可以与 CD28 竞争性结合到 B7 上，阻断 T 细胞受体信号。CTL 表面的 CTLA-4 上调可引起 CTL 细胞周期阻滞，使肿瘤细胞免疫逃逸增强。Ipilimumab 通过阻断 CTLA-4 和 B7 之间的相互作用，可以抑制这个消极的免疫信号，从而消除免疫抑制作用以及诱导和增强抗肿瘤免疫反应。

（二）抗 PD-1 和 PD-L1 抗体（Pembrolizumab，Nivolumab）

PD-L1 是 B7/CD28 协同刺激因子超家族中的成员 PD-1 主要表达于活化的 CD4 和 CD8T 细胞，它有两个配体 PD-L1 和 PD-L2。PD-L1 蛋白不仅表达于抗原提呈细胞（APCs），还表达于 B 细胞，T 细胞，包括肿瘤细胞。PD-L1 与其受体 PD-1 结合后，可向 T 细胞传递免疫抑制信号，抑制 T 细胞免疫，对机体的免疫应答起负调控作用。新型抗 PD-1 抗体可以阻断 PD-1 对 T 细胞的抑制作用，从而激活肿瘤患者体内的免疫效应细胞杀瘤效应。台湾学者 Hsu 等报道 PD-1 单抗 Pembrolizumab 治疗既往化疗失败的 27 例 PD-L1 阳性的晚期转移性鼻咽癌患者的客观缓解率为 22.2%，中位缓解时间为 10.8 个月，疾病控制率 77.8%，中位 PFS 为 5.6 个月。其他的一些针对鼻咽癌的 PD-1 单抗药物（如 Nivolumab）的临床研究正在进行中，结果值得期待。

（马 骏）

参 考 文 献

1. 全国肿瘤防治研究办公室，全国肿瘤登记中心，卫生部疾病预防控制局. 中国肿瘤死亡报告 - 全国第三次死因回顾抽样调查. 北京：人民卫生出版社，2010.

2. 邓伟，黄天壬，陈万青，等. 中国 2003-2007 年鼻咽癌发病与死亡分析. 肿瘤：189-193，2012.

3. Xie SH，Yu IT，Tse LA，et al. Sex difference in the incidence of nasopharyngeal carcinoma in Hong Kong 1983-2008: suggestion of a potential protective role of oestrogen. Eur J Cancer，2013，49：150-155.

4. Feng BJ，Huang W，Shugart YY，et al. Genome-wide scan for familial nasopharyngeal carcinoma reveals evidence of linkage to chromosome 4. Nat Genet，2002，31：395-399.

5. Bei JX，Li Y，Zeng YX，et al. A genome-wide association study of nasopharyngeal carcinoma identifies three new susceptibility loci. Nat Genet，2010，42：599-603.

6. Parkin DM，Iscovich J. Risk of cancer in migrants and their descendants in Israel：Ⅱ. Carcinomas and germ-cell tumours. Int J Cancer，1997，70：654-660.

7. Albeck H，Bentzen J，Ockelmann HH，et al. Familial clusters of nasopharyngeal carcinoma and salivary gland carcinomas in Greenland natives. Cancer，1993，72：196-200.

8. Zong YS，Zhang RF，He SY，et al. Histopathologic types and incidence of malignant nasopharyngeal tumors in Zhongshan County. Chin Med J（Engl），1983，96：511-516.

9. Tang LL，Li WF，Chen L，et al. Prognostic value and staging categories of anatomic masticator space involvement in nasopharyngeal carcinoma：a study of 924 cases with MR imaging. Radiology，2010，257：151-157.

10. Cui C，Liu L，Ma J，et al. Trigeminal nerve palsy in nasopharyngeal carcinoma：correlation between clinical findings and magnetic resonance imaging. Head Neck，2009，31：822-828.

11. Liu L，Liang S，Li L，et al. Prognostic impact of magnetic resonance imaging-detected cranial nerve involvement in nasopharyngeal carcinoma. Cancer，2009，115：1995-2003.

12. 郭翔，卢泰祥. 临床肿瘤学. 第 3 版. 北京：科学出版社，2010.

13. 赵充，孙颖. 实用临床放射肿瘤学. 广州：中山大学出版社，2005.

14. 中华医学会. 临床诊疗指南（肿瘤分册）. 北京：人民卫生出版社，2005.

15. 高黎，徐国镇. 鼻咽癌. 北京：北京大学医学出版社，

2007.

16. 刘孟忠. 常见恶性肿瘤放射治疗手册. 北京: 北京大学医学出版社, 2010.

17. 中国抗癌协会头颈肿瘤专业委员会, 中国抗癌协会放射肿瘤专业委员会. 头颈部肿瘤综合治疗专家共识. 中华耳鼻咽喉头颈外科杂志, 2010, 45: 535-541.

18. Amin MB. American Joint Committee on Cancer. AJCC cancer staging manual (ed 8th). New York: Springer, 2016.

19. Li WF, Sun Y, Mao YP, et al. Proposed lymph node staging system using the International Consensus Guidelines for lymph node levels is predictive for nasopharyngeal carcinoma patients from endemic areas treated with intensity modulated radiation therapy. Int J Radiat Oncol Biol Phys, 2013, 86: 249-256.

20. Yue D, Xu YF, Zhang F, et al. Is replacement of the supraclavicular fossa with the lower level classification based on magnetic resonance imaging beneficial in nasopharyngeal carcinoma? Radiother Oncol, 2014, 113: 108-114.

21. Lee N, Harris J, Garden AS, et al. Intensity-modulated radiation therapy with or without chemotherapy for nasopharyngeal carcinoma: radiation therapy oncology group phase II trial 0225. J Clin Oncol, 2009, 27: 3684-3690.

22. Liang SB, Sun Y, Liu LZ, et al. Extension of local disease in nasopharyngeal carcinoma detected by magnetic resonance imaging: improvement of clinical target volume delineation.Int J Radiat Oncol Biol Phys, 2009, 75: 742-750.

23. Tham IW, Hee SW, Yeo RM, et al. Treatment of nasopharyngeal carcinoma using intensity-modulated radiotherapy-the national cancer centre singapore experience. Int J Radiat Oncol Biol Phys, 2009, 75: 1481-1486.

24. Kam MK, Teo PM, Chau RM, et al. Treatment of nasopharyngeal carcinoma with intensity-modulated radiotherapy: the Hong Kong experience. Int J Radiat Oncol Biol Phys, 2004, 60: 1440-1450.

25. 中国鼻咽癌临床分期工作委员会, 2010 鼻咽癌调强放疗靶区及剂量设计指引专家共识. 中华放射肿瘤学杂志, 2011, 20: 267-269.

26. Lai SZ, Li WF, Chen L, et al. How does intensity-modulated radiotherapy versus conventional two-dimensional radiotherapy influence the treatment results in nasopharyngeal carcinoma patients? Int J Radiat

Oncol Biol Phys, 2011, 80: 661-668.

27. Gao Y, Zhu G, Lu J, et al. Is elective irradiation to the lower neck necessary for N0 nasopharyngeal carcinoma? Int J Radiat Oncol Biol Phys, 2010, 77: 1397-1402.

28. Tang L, Mao Y, Liu L, et al. The volume to be irradiated during selective neck irradiation in nasopharyngeal carcinoma: analysis of the spread patterns in lymph nodes by magnetic resonance imaging. Cancer, 2009, 115: 680-688.

29. Chao KS, Wippold FJ, Ozyigit G, et al. Determination and delineation of nodal target volumes for head-and-neck cancer based on patterns of failure in patients receiving definitive and postoperative. IMRT. Int J Radiat Oncol Biol Phys, 2002, 53: 1174-1184.

30. Blanchard P, Lee A, Marguet S, et al. Chemotherapy and radiotherapy in nasopharyngeal carcinoma: an update of the MAC-NPC meta-analysis. Lancet Oncol, 2015, 16: 645-655.

31. Chan AT, Teo PM, Ngan RK, et al. Concurrent chemotherapy-radiotherapy compared with radiotherapy alone in locoregionally advanced nasopharyngeal carcinoma: progression-free survival analysis of a phase III randomized trial. J Clin Oncol, 2002, 20: 2038-2044.

32. Al-Sarraf M, LeBlanc M, Giri PG, et al. Chemoradiotherapy versus radiotherapy in patients with advanced nasopharyngeal cancer: phase III randomized Intergroup study 0099.J Clin Oncol, 1998, 16: 1310-1317.

33. Wee J, Tan EH, Tai BC, et al. Randomized trial of radiotherapy versus concurrent chemoradiotherapy followed by adjuvant chemotherapy in patients with American Joint Committee on Cancer/International Union against cancer stage III and IV nasopharyngeal cancer of the endemic variety. J Clin Oncol, 2005, 23: 6730-6738.

34. Hui EP, Ma BB, Chan AT, et al. Randomized phase II trial of concurrent cisplatin-radiotherapy with or without neoadjuvant docetaxel and cisplatin in advanced nasopharyngeal carcinoma. J Clin Oncol, 2009, 27: 242-249.

35. Chan AT, Hsu MM, Goh BC, et al. Multicenter, phase II study of cetuximab in combination with carboplatin in patients with recurrent or metastatic nasopharyngeal carcinoma.J Clin Oncol, 2005, 23: 3568-3576.

36. Zhang L, Zhang Y, Huang PY, et al. Phase II clinical study of gemcitabine in the treatment of patients with advanced nasopharyngeal carcinoma after the failure of platinum-based chemotherapy.Cancer Chemother Pharmacol, 2008, 61: 33-38.

37. Yi JL, Gao L, Huang XD, et al. Nasopharyngeal carcinoma treated by radical radiotherapy alone: Ten-year experience of a single institution.Int J Radiat Oncol Biol Phys, 2006, 65: 161-168.

38. Jain A, Chia WK, Toh HC, et al. Immunotherapy for nasopharyngeal cancer--a review. Chin Clin Oncol, 2016, 5: 22.

39. Su SE, Han F, Zhao C, et al. Long-term outcomes of early-stage nasopharyngeal carcinoma patients treated with intensity-modulated radiotherapy alone. Int J Radiat Oncol Biol Phys, 2012, 82: 327-333.

40. Fountzilas G, Ciuleanu E, Bobos M, et al. Induction chemotherapy followed by concomitant radiotherapy and weekly cisplatin versus the same concomitant chemoradiotherapy in patients with nasopharyngeal carcinoma: a randomized phase II study conducted by the Hellenic Cooperative Oncology Group(HeCOG) with biomarker evaluation. Ann Oncol, 2012, 23: 427-435.

41. Tan T, Lim WT, Fong KW, et al. Concurrent chemoradiation with or without induction gemcitabine, Carboplatin, and Paclitaxel: a randomized, phase 2/3 trial in locally advanced nasopharyngeal carcinomaInt J Radiat Oncol Biol Phys, 2015, 91: 952-960.

42. Sun Y, Li WF, Chen NY, et al. Induction chemotherapy plus concurrent chemoradiotherapy versus concurrent chemoradiotherapy alone in locoregionally advanced nasopharyngeal carcinoma: A phase 3, multicentre, randomised controlled trial. Lancet Oncol, 2016, 17: 1509-1520.

43. Chen L, Hu CS, Chen XZ, et al. Concurrent chemoradiotherapy plus adjuvant chemotherapy versus concurrent chemoradiotherapy alone in patients with locoregionally advanced nasopharyngeal carcinoma: a phase 3 multicentre randomised controlled trial. Lancet Oncol, 2012, 13: 163-171.

44. Chen L, Hu CS, Chen XZ, et al. Adjuvant chemotherapy in patients with locoregionally advanced nasopharyngeal carcinoma: Long-term results of a phase 3 multicentre randomised controlled trial. Eur J Cancer, 2017, 75: 150-158.

45. Peng H, Chen L, Zhang Y, et al. Prognostic value of the cumulative cisplatin dose during concurrent chemoradiotherapy in locoregionally advanced nasopharyngeal carcinoma: A secondary analysis of a prospective phase III clinical trial. Oncologist, 2016, 21: 1369-1376.

46. Zeng L, Tian YM, Huang Y, et al. Retrospective Analysis of 234 Nasopharyngeal Carcinoma Patients with Distant Metastasis at Initial Diagnosis: Therapeutic Approaches and Prognostic Factors. PLoS One, 2014, 9: e108070.

47. Chen MY1, Jiang R, Guo L, et al. Locoregional radiotherapy in patients with distant metastases of nasopharyngeal carcinoma at diagnosis. Chin J Cancer, 2013, 32: 604-613.

48. Zhang L, Zhang Y, Huang PY, et al. Phase II clinical study of gemcitabine in the treatment of patients with advanced nasopharyngeal carcinoma after the failure of platinum-based chemotherapy. Cancer Chemother Pharmacol, 2008, 61: 33-38.

49. Chen C, Wang FH, Wang ZQ, et al. Salvage gemcitabine-vinorelbine chemotherapy in patients with metastatic nasopharyngeal carcinoma pretreated with platinum-based chemotherapy.Oral Oncology, 2012, 48: 1146-1151.

50. Hsu C, Lee SH, Ejadi S, et al. Antitumor activity and safety of pembrolizumab in patients with PD-L1-positive nasopharyngeal carcinoma: Interim results from a hase 1b study. European Journal of Cancer, 2015, 51: S558.

第四章　头颈部鳞癌

第一节　口咽癌

一、概述

口咽上界为软腭上缘，下界为舌骨下缘，向前连接口腔，向上为鼻咽，向下为声门上喉和下咽，通常分为 4 个不同亚区：软腭、扁桃体区、舌根以及口咽侧壁和后壁。口咽癌是常见的头颈部癌，绝大多数为鳞状细胞癌，本文中的口咽癌都指口咽鳞状细胞癌。85% 的口咽癌主要发生于扁桃体和舌根，软腭原发占 10%。口咽癌以男性多见，男女之比为 2～3∶1，发病年龄通常以 50～70 岁为高峰。吸烟和饮酒是其常见危险因素，其他如咀嚼烟草槟榔的混合物、蔬菜和水果摄入少等。此外，人乳头状瘤病毒（human papillomavirus, HPV）也是口咽癌重要的致病因素，病毒癌基因 E6、E7 编码的相关癌蛋白能促进细胞的 P53 蛋白产物降解，抑制 Rb 蛋白功能，影响细胞周期调控，从而导致肿瘤的发生。HPV 相关的口咽癌发病年龄更轻，多在 40～59 岁，具有独特的临床特征、分子病理改变以及较好的预后。HPV 相关的口咽癌呈逐渐增长趋势，特别是在西方国家，目前近 70%～90% 的口咽癌与 HPV 相关，而国内目前报道 HPV 相关口咽癌占所有口咽癌的 20% 左右。

口咽部具有呼吸、进食、语言等重要功能。因此，治疗的目的在于使肿瘤控制最大化的同时尽量减少治疗带来的对口咽功能的影响。放疗和手术是主要的局部区域治疗手段，化疗或靶向药物联合放疗能提高肿瘤对放疗敏感性。治疗方案的选择要基于患者一般状况和合并症、肿瘤 p16 状态、原发灶部位和侵犯范围、颈部淋巴结状态、治疗团队的经验以及治疗可能给患者带来的损伤。由于放疗有较高的局部区域控制率和较低的长期毒性，传统上口咽癌的治疗以放疗为主。对于局部区域进展期病变，常规分割放疗基础上联合化疗能较单纯放疗显著提高局部区域控制率（Loco-regional control, LRC）和总生存率（Overall survival, OS）。

对于不能耐受同步化疗的患者，放疗基础上联合 EGFR 靶向治疗能显著改善预后。对于接受单纯放疗的局部区域进展期口咽癌，改变分割的放疗方案能较常规分割放疗提高 LRC 和 OS，如超分割放疗、后程加速超分割放疗、加速分割放疗等。为了更好暴露肿瘤取得充分切缘，传统上需要进行开放性的手术切除，但也会导致术后恢复时间长，对外貌、言语及吞咽功能有明显影响。近年来经口微创外科（minimally invasive surgery, MIS）在早期口咽癌中得到越来越多的应用，MIS 对于选择性的 T1～3 病变能取得较好的局部控制，并且较传统开放外科显著减少了对口咽功能的影响。

早期病变（T1～2N0～1）通常采用根治性放疗，其 5 年 LRC 可达 85%～95%，OS 约 85%，调强放疗的应用能进一步减轻放疗对周围正常器官功能的影响，特别是对唾液腺、吞咽功能的损伤。手术治疗结果和放疗类似，但手术对患者长期生活质量（quality of life, QOL）的影响通常大于放疗，对于选择性的患者经口 MIS 技术在局部控制较好的基础上能明显降低手术对器官功能的影响。局部区域进展期病变往往需要综合治疗，同步放化疗是目前主要的治疗模式，长期的 LRC 约 70%～85%，OS 约 65%～80%。对于先行手术的病例需要根据术后切缘、淋巴结情况等病理因素决定术后辅助放疗或放化疗。相对于烟酒相关的口咽癌，HPV 相关口咽癌对放化疗更敏感，预后显著提高，对这部分患者目前在探索如何在保证疗效基础上降低治疗强度，以期进一步提高患者 QOL。

（一）口咽癌的临床表现与外侵途径

早期口咽癌通常缺少明显的临床症状，局部病变明显增大时常见咽部不适或异物感，肿瘤有深部浸润时会出现局部疼痛或者牵涉性耳痛，部分患者因颈部转移淋巴结肿大而就诊。软腭癌常沿咽前柱累及舌根，向前累及磨牙后区、硬腭，也可向上累及鼻咽侧壁，少数情况下肿瘤可沿腭神经经上颌神经到颅底。软腭癌淋巴结转移多见于同侧的 Ⅱ、Ⅲ 区，若病变接近中线或累及悬雍垂等中线结构也会出现双侧淋巴结转移。扁桃体区是口咽癌最常见发生部位，根据局部肿瘤大小和浸润深度可分别表现为咽部异物感、吞咽疼痛以及牵涉性耳痛，向前病变可累及磨牙后区、硬腭和颊黏膜，向下累及舌根、舌体，向上可累及鼻咽，向深面可侵犯咽旁间隙、翼内肌导致张口困难，约 60% 扁桃体癌累及软腭，50% 有舌根累及。舌根癌原发灶在早期时不易发现，病变进展时向前可累及舌体，表现为吞咽疼痛、牵涉性耳痛或舌活动受限、固定。向侧面可累及扁桃体，向下侵犯会厌谷和会厌。口咽侧壁或后壁癌少见，病变向上可侵犯鼻咽，向下可累及下咽，向后累及椎前筋膜。

（二）区域淋巴结转移

口咽部有丰富的淋巴引流网络，多数口咽癌患者诊断时可发现颈部肿大淋巴结。颈部淋巴结转移率高低和原发灶的位置、大小密切相关，扁桃体和舌根病变更易出现淋巴结转移，T3/4 病变约 70% 以上伴淋巴结转移。HPV 相关口咽癌却常表现为小的原发病灶伴明显的颈部转移淋巴结。口咽癌的区域淋巴结转移多沿颈内静脉链自上而下循站分布，Ⅱ区是最常见累及部位，中下颈部跳跃性转移罕见，Ⅰ区和Ⅴ区转移率多低于 10%，特别是没有Ⅱ/Ⅲ区淋巴结转移时罕见Ⅰ/Ⅴ区淋巴结转移。咽后外侧淋巴结转移较少见，在 10%～20% 左右，孤立的咽后外侧淋巴结转移率很低，多数合并有颈部多发淋巴及转移。相对于其他部位，原发口咽侧壁后壁或软腭的咽后外侧淋巴结转移率更高，可达 30%～50%，但也以同侧为主。位于中线的舌根、口咽后壁、软腭病变双侧颈淋巴结转移更高，可达 20%～30% 左右，而位于一侧扁桃体窝或咽前后柱的病变则对侧颈部出现淋巴结转移较少见，约占 10%，特别是在肿瘤未累及软腭、舌根等中线结构时对侧颈部转移率更低。

（三）病理

约 95% 的口咽癌都是鳞状细胞癌，其他少见原发口咽的恶性黑色素瘤、淋巴瘤以及小涎腺肿瘤等有其特殊的临床特征、治疗以及预后，不在本章节讨论范围。HPV 相关口咽癌和烟酒相关的口咽癌有明显不同的病理特征，HPV 相关口咽癌更多见低分化鳞癌和未分化癌，90% 以上免疫组化 P16 过表达，更常见染色体 16q 的缺失以及 c-myc 的扩增，少见抑癌基因 *P53* 突变以及 Rb 蛋白的上游调节因子 cyclin D1 的过表达。而烟酒相关的口咽癌一半以上有 *P53* 突变或 cyclin D1 的过表达，这反映了 HPV 与烟草、酒精在导致肿瘤发生过程中引起不同的分子病理改变。目前，活检标本 p16 免疫组化检测、高危 HPV 原位杂交、定量 PCR 检测 E6 mRNA 与 DNA 等方法都用于判断是否为 HPV 相关口咽癌，P16 免疫组化检测有很高的敏感性，并且简单、费用低，其结果与预后显著相关，可作为首选方法，HPV 原位杂交特异性高，但敏感性较低，可用于对 P16 阳性病例的验证。

（四）诊断和分期

临床分期检查包括详细的病史问诊、查体、血液学检查、内镜以及影像学检查。临床医生不仅应详细了解患者的临床表现特点还要重点了解其烟酒嗜好，有助于了解病因指导治疗，鼓励患者戒烟，可以改善对放疗耐受性有利于提高疗效。病理检查应常规进行 P16 免疫组化染色以鉴别是否为 HPV 相关的口咽癌。体格检查包括原发灶、颈部淋巴结检查和颅神经评估。应用间接咽喉镜、鼻咽镜、纤维光导镜等，以明确原发肿瘤的部位及侵犯范围。口咽癌具有沿软腭及咽侧壁黏膜向周围浸润性生长并向深层浸润的特性，往往超出肉眼所见的黏膜改变，而触诊常可检出超出肉眼所见的肿瘤浸润范围。对于有烟酒嗜好的患者要留意呼吸消化道第二原发肿瘤，包括仔细口腔查体、咽喉纤维镜检查以及食管镜检查。CT 和 MR 是最常用的影像检查，评估原发灶、颈部淋巴结以及远处转移情况（图 4-1-1）。对于局部区域晚期病变行胸 CT 检查有助于检出肺转移，PET/CT 的应用有助于提高颈部淋巴结和远处转移分期准确性。AJCC 分期是目前最常用的分期系统，有助于治疗决策和预后判断。

（五）预后因素

口咽癌的原发灶 T 分期、颈部淋巴结状态、年龄以及行为状态评分与预后密切相关。肿瘤 P16 过表达作为 HPV 相关口咽癌的标志物是重要的预后因素。在 RTOG 0129 研究中，433 例局部晚期口咽癌患者被随机分配到加速分割放疗组或常规分割放疗组，所有患者同时接受顺铂治疗，75% 的患者评估了 HPV 状态。P16 阳性患者预后显著优于阴性患者，3 年 OS 分别为 84% 和 51%，在 8 年随访结果中 OS 分别为 71% 和 30%（P<0.001）。同时这项研究也发现吸烟指数大于 10 包/年显著增加疾病进展和死亡的风险，这种增加与肿瘤 P16 状态无关。根据肿瘤 HPV 状态、分期、吸烟指数可以将接受同步放化疗的Ⅲ/Ⅳ期口咽癌患者分为低危、中危和高危组（表 4-1-1），其 3 年 OS 分别为 93%、71% 及 46%。

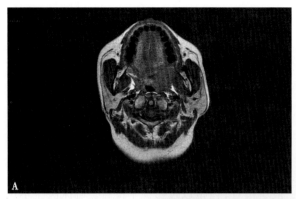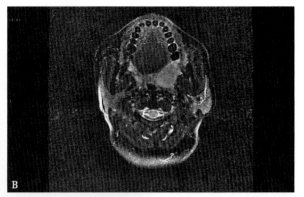
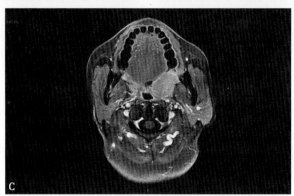

图 4-1-1 扁桃体癌 MR 图像
A. T$_1$ 轴位显示左侧扁桃体区肿瘤稍低信号；B. T$_2$ 抑脂轴位显示肿瘤高信号；
C. 增强 T$_1$WI 轴位显示肿瘤明显强化，向周围浸润

表 4-1-1 Ⅲ/Ⅳ 期口咽癌同步放化疗后预后分组

低危组	HPV 阳性、吸烟指数≤10 包/年、T1～4N0～3；HPV 阳性、吸烟指数>10 包/年、T1～4N0～2a
中危组	HPV 阳性、吸烟指数>10 包/年、T1～4N2b～3；HPV 阴性、吸烟指数≤10 包/年、T2～3N0～3
高危组	HPV 阴性、吸烟指数≤10 包/年、T4N0～3；HPV 阴性、吸烟指数>10 包/年

二、早期口咽癌的治疗原则

早期口咽癌（T1～2N0～1）可行根治性放疗或手术治疗，由于放疗能充分的包括原发灶、颈部淋巴引流区和咽后淋巴结区，并能取得 90% 左右的 LRC，且长期治疗毒性低，因此成为早期病变的主要治疗方法。调强放疗的应用能在取得高的 LRC 基础上显著降低病变周围正常组织剂量，减轻急性和远期毒性，特别是严重口干和吞咽障碍（表 4-1-2）。RTOG 0022 多中心研究纳入 69 例早期口咽癌（T1～2N0～1），均接受单纯 IMRT 治疗，肿瘤区剂量为 66Gy/30f，2 年 LRC 91%，OS 95%，2 年时 2 度及以上口干发生率只有 16%，没有患者疗后需要长期管饲。手术也是早期口咽癌的治疗选择之一，经口 MIS 包括经口口咽侧壁切除术（transoral lateral oropharyngectomy，TLO）、经口机器人手术（transoral robotic surgery，TORS）及经口激光显微手术（transoral laser microsurgery，TLM），这些技术可以获得充分的手术视野暴露口咽部肿瘤，同时又避免了下颌骨切开术和唇切开术带来的并发症。MIS 比传统开放手术明显减少对口咽功能的影响，但术前需要仔细选择合适的患者，对于那些术前判断可能出现明显功能影响或者出现切缘不充分、淋巴结包膜外侵等不良预后因素需联合术后辅助放疗的患者不建议首选手术，因为手术联合放疗相比于单纯放疗不仅不能提高疗效还明显增加治疗时间和费用，增加治疗相关毒性并降低患者长期 QOL。

（一）扁桃体癌

1. 根治性放疗 根治性放疗是早期扁桃体癌主要治疗模式。早期扁桃体癌放疗后有出色的肿瘤控制率且长期毒性低。布洁等报告 160 例扁桃体癌单纯常规放疗结果，Ⅰ/Ⅱ 期病变 5 年 OS 可

表 4-1-2　口咽癌 IMRT 治疗结果

单位	病例数	随访时间（月）	T3/4 比例	LRC	OS	管饲率
MDACC	776	54	26%	90%（5y）	84%（5y）	2.3%
MSKCC	442	37	31%	89%（3y）	84%（3y）	4%（2y）
佛罗里达大学	130	42	36%	84%（5y）	76%（5y）	4%

MDACC：安德森癌症中心；MSKCC：纪念斯隆 - 凯特林癌症中心；

达 83%。来自北美 6400 例口咽癌患者的回顾性分析显示放疗与手术 + 放疗有类似的疗效，5 年 LRC 分别为 69%、65%，OS 分别为 43%、47%，然而手术组患者严重并发症率显著增高，分别为 6% 和 23%，致命并发症率分别为 0.8% 和 3.2%。近年来发表的 IMRT 结果更加出色，安德森癌症中心（MDACC）分析了 776 例口咽癌 IMRT 结果，其中一半是扁桃体癌患者，5 年 LRC 和 OS 分别为 90% 和 84%，只有 2.3% 的患者疗后需要长期管饲。

早期扁桃体癌较少采用手术治疗，但对于单纯手术可取得充分切除范围，预计对功能影响小且不需术后辅助治疗的患者仍是可选择的治疗手段。经口 MIS 的应用有利于减少手术带来的损伤。Walvekar 等报道 49 例早期病变接受手术治疗结果，33% 患者术后需要术后辅助放疗（PORT），5 年 OS 达 83%。Laccourreye 等报道 166 例扁桃体癌 TLO 手术治疗结果，33% 患者术后需要 PORT，T1 和 T2 病变 5 年 LC 分别为 89%、82%。

2. 单侧颈部放疗　局限一侧的扁桃体癌对侧颈部淋巴结转移风险低，只做患者颈部淋巴引流区照射是可行的，能显著减少放疗急性和远期毒性。多伦多大学玛格丽特公主医院回顾性分析了 228 例扁桃体癌单侧颈部放疗的经验，对侧颈部失败率只有 3.5%，基于这些成功的经验提出对于软腭和舌根侵犯小于 1cm 的扁桃体癌可行单侧颈部治疗。Aarhus 大学医院研究发现单侧颈部照射比双侧颈部治疗降低了一半以上的中度到严重放疗不良反应，包括吞咽困难、口干、声嘶、水肿等。2 度以上口干发生率只有 7.5%。Wisconsin 大学医院对于 T1～2N0～1，且未累及舌根或只有小灶累及软腭的扁桃体癌进行单侧颈部放疗也取得出色的结果。因此，美国放射学院（American College of Radiology，ACR）提出了扁桃体癌进行单侧颈部放疗的适宜范围，推荐对于 N0～1，原发灶侵犯软腭和舌根小于 1cm 的早期扁桃体癌行单侧颈部治疗。

（二）舌根癌

早期舌根癌的主要治疗方法是放疗。Parsons 等回顾分析了北美大宗口咽癌治疗结果，比较了根治性放疗与手术 + 放疗的结果，两组患者 5 年 LC 分别为 76%、79%，OS 分别 52%、49%，然而手术组患者严重并发症率显著更高，分别为 3.8% 和 32%，致命并发症率分别为 0.4% 和 3.5%。来自 Florida 大学医院的 333 例舌根癌放疗结果显示，T1～2 病变 5 年 LC 高达 92%～98%，5 年癌症特异性生存率 91%，多因素分析显示低分化癌和 T 早期与高的局部控制有关。组织间插植近距离放疗也是早期舌根癌有效的治疗手段，多数情况下与外照射联合使用，但对治疗设备、医生操作经验有特殊要求，目前并不是一种主流的放疗技术。纽约纪念斯隆 - 凯特林癌症中心 Harrison 等报道了外照射 54Gy 后联合 ^{192}Ir 组织间插植近距离放疗 20～30Gy 治疗 68 例舌根癌经验，近 3/4 患者为 T1～2，全组 5 年 LC 89%，OS 86%。

对于选择性的早期舌根癌，手术治疗也是可选择的手段，但多数患者术后还需要 PORT。Iyer 等报道 128 例舌根癌手术治疗结果，其中 T1 18%，T2 41%，84% 患者术后接受 PORT，术后 5 年癌症特异性生存率 T1、T2 分别为 95% 和 73%。Henstrom 等报道 20 例舌根癌 TLM 术后结果，60% 接受了术后 PORT，20% 还行术后同步放化疗，2 年 LC 84%，2 年 OS 90%。

（三）软腭癌

相对于扁桃体和舌根病变，软腭癌区域淋巴结转移率更低，因此 I/II 期比例更高。早期软腭癌手术切除会导致软腭和咽部闭合不完全，引起吞咽和发音障碍。单纯根治性放疗就有出色的局部控制率和生存率。法国居里研究所报道 146 例软腭癌放疗结果，3 年 LC 在 T1 病变为 92%，T2 病变为 70%。Florida 大学医院回顾分析 145 例软腭癌放疗的结果，全组 5 年癌症特异性生存率 73%，T1 局部控制率和生存率 2 病变 5 年 LC 91%。

（四）口咽侧壁和后壁癌

口咽侧壁和后壁癌很少见，缺少大宗的病例研究，对于早期病变，根治性放疗也能取得好的局部控制和生存。Florida 大学医院回顾分析 148 例咽壁癌放疗的结果，其中 55 例为口咽侧壁癌，T1、T2

病变 5 年 LC 分别为 93%、82%，Ⅰ/Ⅱ期病变 5 年癌症特异性生存率 88%。

三、局部区域进展期口咽癌的综合治疗

局部区域进展期口咽癌（T3～4 或 N2～3）较早期病变有明显更大的肿瘤负荷，多学科综合治疗是其主要治疗模式，能较单一手段治疗显著改善 LRC 和 OS，在选择治疗方案时需要兼顾肿瘤控制和治疗对患者带来的短期及远期影响。虽然目前缺少大宗的随机研究直接比较放化疗为主和手术为主治疗模式之间疗效和毒性的差异，但考虑到肿瘤控制率和器官功能，在多数治疗中心同步放化疗是首选方案。对于一些选择性的原发肿瘤体积较小的，N0～1 的病变，手术为主的治疗也可取得好的疗效。对于可手术切除但术前提示可能有切缘不净或淋巴结包膜外侵术后高危因素的患者应该选择根治性同步放化疗，因为总体上手术联合术后同步放化疗相比同步放化疗并不能改善疗效并且会明显增加治疗时间、费用，增加严重不良反应率。基于 RTOG 0129 口咽癌同步放化疗的结果也可以为局部区域进展期口咽癌治疗选择提供参考。根据肿瘤 HPV 状态、AJCC 分期、吸烟指数可以将Ⅲ/Ⅳ期口咽癌患者分为低危、中危和高危组，其中、低危组接受根治性同步放化疗就能取得出色的结果，3 年 OS 分别为 71%、93%。

同步放化疗虽然提高了疗效但也明显增加了治疗不良反应，限制了在年龄>70 岁或有严重内科合并症患者中的应用，针对肿瘤表皮生长因子受体（epidermal growth factor receptor, EGFR）信号传导通路的靶向药物相比传统化疗药物毒性更低，且与放疗有明显的协同作用，比单纯放疗明显提高局部区域控制率和总生存率。对于小部分不适宜联合系统性治疗的患者，采用有效的改变分割的放疗能较常规分割放疗显著改善 LRC，甚至提高 OS。

（一）同步放化疗

从 20 世纪 90 年代起发表的一系列Ⅲ期研究和 MACH-NC 的 meta 分析已证实了同步放化疗在局部进展期头颈部鳞癌重要作用（表 4-1-3），中位生存期较单纯放疗提高 12 个月，5 年 OS 绝对值提高 8%。放疗前联合诱导化疗降低了远端转移率，但未改善 LRC 和 OS，辅助化疗也未见改善患者预后。目前只有一项由新加坡国立癌症中心完成的Ⅲ期试验来直接对同步放化疗和手术加术后放疗进行比较，该研究共纳入 119 例可手术切除的局部进展期头颈部鳞癌，主要为口咽癌、喉癌，

T3 占 26%，T4 占 56%。同步放化疗组采用常规分割放疗，化疗则用 DDP 联合 5-FU 方案。另一组为手术切除加术后放疗，放化疗组及手术组 3 年 DFS 分别为 43%、54%（P=0.425），3 年 OS 分别为 40%、50%（P=0.551），放化疗组器官保留率 45%。这个研究提示同步放化疗不仅取得较好疗效，也有利于器官功能保留。但这个研究的不足之处一是由于入组缓慢提前关闭，二是放疗剂量偏低，只有 66Gy，且只有 69% 患者完成了预定的放化疗剂量，也没有对疗后功能情况进行评价。宾夕法尼亚大学的Ⅱ期研究纳入 53 例可手术的局部区域进展期口咽癌，排除了 T1～2 N1 病变，2 周期诱导化疗后同步放化疗，全组患者 3 年 LRC 82%，3 年 OS 70%，3 年器官保留率 77%，对吞咽功能进行了长期随访，90% 器官保留者有可接受的吞咽功能，只有 4 例需长期胃造瘘。并对长期吞咽和发音功能采用 List PSS 问卷评分，结果平均吞咽得分 65，平均发音得分 97。同期宾夕法尼亚大学也报道了 51 例除外 T1～2 N1 病变的局部区域进展期口咽癌采用手术加术后放疗的长期结果，3 年 LRC 73%，3 年 OS 51%，List PSS 评分平均吞咽得分 48，平均发音得分 75。从这两个同期的研究表明同步放化疗与手术加术后放疗的 LRC 相似，但同步放化疗的患者有更好的吞咽和发音功能。IMRT 联合同步化疗则在较高的肿瘤控制基础上进一步降低了治疗带来的远期毒性，大宗临床结果显示长期 LRC 约 90%，OS 80% 以上（表 4-1-4）。相比于非 HPV 相关口咽癌，HPV 相关口咽癌同步放化疗后有更出色的疗效。RTOG 0129 多中心研究纳入 323 例Ⅲ/Ⅳ期口咽癌患者，均接受了根治性放疗和同步顺铂化疗，HPV 相关和非相关口咽癌 3 年局部区域复发率分别为 13% 和 35%，3 年 OS 分别为 82% 和 57%。

同步放化疗提高了局部进展期病变的局部区域控制率，但也较单纯放疗明显增加了治疗相关的不良反应。DDP 联合 5-FU 用于同步化疗药物时通常只有约 60% 患者能完成计划剂量的同期化疗，meta 分析也提示随着年龄增加接受同步放化疗的获益明显减少，年龄>70 岁患者同步化疗获益不明显，可能与完成足剂量治疗比例下降、治疗不良反应增加有关。了解同期放化疗的不良反应有助于更全面理解这种综合治疗手段的特点以帮助临床决策。目前有详细不良反应报道的大宗前瞻性随机研究结果显示同步放化疗较单纯放疗明显增加了急性治疗相关不良反应，包括严重黏膜

表 4-1-3 比较同步放化疗与单纯放疗治疗局部区域进展期头颈鳞癌Ⅲ期研究

作者	例数	主要部位	分期	放化疗方案	5-y LRC (P 值)	5-y OS (P 值)
Sanchiz	859	口腔、下咽、喉	T3～4 &N0～3	A: CF 60Gy/30f B: HF 70.4Gy/64f C: CF 60Gy/30f+5-FU	NA	17%d 40% 42% (<0.05)
Browman	175	口腔、下咽、喉	Ⅲ/Ⅳ	A: CF 66Gy/33f B: CF 66Gy/33f+5-FU	NA	33m # 25m (0.08)
Brizel	122	口咽、下咽、喉	T3～4 &N0～3	A: AF 75Gy/60f B: AF 75Gy/60f +DDP&5-FU	44% b 70% (0.01)	35% b 55% (0.07)
Wendt	270	口腔、口咽、下咽、喉	不可切除病变	A: AF 70.2Gy/39f B: AF 70.2Gy/39f +DDP&5-FU	17% b 36% (0.004)	24% b 48% (0.0003)
Calais	226	口咽	Ⅲ/Ⅳ	A: CF 70Gy/35f B: CF 70Gy/35f +CBP&5-FU	42% b 66% (0.02)	31% b 51% (0.03)
Jeremic	130	口咽、下咽、喉	Ⅲ/Ⅳ	A: HF 77Gy/70f B: HF 77Gy/70f+DDP	36% 50% (0.04)	25% 46% (0.008)
Dobrowsky	239	口腔、口咽、下咽、喉	Ⅱ～Ⅳ	A: CF 70Gy/35f B: AF 55.3Gy/33f C: AF 60Gy/33f+MMC	31% c 32% 48% (<0.05)	24% c 31% 41% (<0.05)
Staar	240	口咽、下咽	不可切除病变	A: AF 69.9Gy/45f B: AF 69.9Gy/45f +DDP&5-FU	45% a 51% (0.14)	39% a 48% (0.11)
Adelstein	199	口腔、口咽下咽	不可切除病变	A: CF 70Gy/35f B: CF 70Gy/35f+DDP	NA	23% b 37% (0.014)
Olmi	192	口咽	Ⅲ/Ⅳ	A: CF 66～70Gy/33～35f B: AF 64Gy/40f C: CF66～70Gy/33～35f +CBP&5-FU	NA	40% 37% 51% (NS)
Budach	384	口咽、下咽	不可切除病变	A: AF 77.6Gy/52f B: AF 70.6Gy/44f +MMC&5-FU	37.4% 49.9% (0.01)	23.7% 28.6% (0.02)
Bensadoun	163	口咽、下咽	不可切除病变	A: HF75.6～80Gy/63～67f B: HF75.6～80Gy/63～67f +DDP&5-FU	NA	20% a 37.8% (0.03)

注：LRC，局部区域控制率；OS，总生存率；CF，常规分割放疗；HF，超分割放疗；AF，加速分割放疗；DDP，顺铂；5-FU，5-氟尿嘧啶；CBP，卡铂；MMC，丝裂霉素；A，2 年；B，3 年；C，4 年；D，10 年；#，中位生存期；NS，为无统计学显著性差异；NA，未报道

表 4-1-4　局部区域进展期口咽癌 IMRT 联合同步化疗的结果

作者	例数	III/IV 期比例	同步化疗比例	LRC	OS	>2 级远期毒性	
Setton	442	94%	88%	95%(3y)	85%(3y)	吞咽困难	11%
						口干	29%
ECOG 2399	69	100%	100%	84%(2y)	83%(2y)	长期管饲	3%
Huang	71	100%	100%	94%(3y)	83%(3y)	NA	
Daly	107	96%	80%	92%(3y)	83%(3y)	长期管饲	3%
						>3 度远期毒性	6%
Garden AS	776	93%		90%(5y)	84%(5y)		

炎、湿性皮肤反应、吞咽困难、>10% 的体重下降，以及与化疗相关的恶心、呕吐、严重中性粒细胞下降、血小板减少，但未增加治疗期间死亡率，也未明显增加晚期黏膜溃疡、下颌骨坏死、晚期严重吞咽困难、皮下纤维化发生率，但可能增加了晚期口腔并发症。当然，这些大宗的 III 期研究多数是在 2-D/3-D 放疗技术年代完成的，目前 IMRT 的广泛应用将有助于降低同步放化疗的毒性。

（二）诱导化疗联合同步放化疗

在放化疗综合治疗局部区域进展期头颈部鳞癌时，联合诱导化疗具有一些理论上的优势：①对于远端转移高危的病变，诱导化疗可尽早治疗亚临床远处转移病变；②肿瘤对诱导化疗的反应可以提供预后信息，有助于选择后续放化疗治疗强度，有助于器官功能保留治疗的选择。对于诱导化疗后肿瘤显著消退的局部进展期病变，行根治性同步放化疗后能取得高的 LRC；③相对于辅助化疗，患者对诱导化疗有更好的耐受性，治疗完成率高。MACH-NC 的 meta 分析显示除了同步化疗，诱导和辅助化疗均未能改善局部进展期患者生存率，但二次分析也表明诱导化疗对降低远处转移率比同步化疗更有效。相比于传统的 DDP 联合 5-FU 方案（PF 方案），近年来的 III 期研究证实 PF 方案基础上加入紫杉烷类（TPF 方案）能提高诱导化疗疗效。TAX324 和 EORTC24971/TAX323 这两项 III 期研究比较了 TPF 或者 PF 作为放疗或同步放化疗前诱导化疗方案的差异，结果 TPF 方案组的 OS 比 PF 方案组显著改善。

基于这些结果，TPF 诱导化疗后行同步放化疗的联合治疗，可能使治疗效果最大化，但后续的多项临床研究并未证实同步放化疗基础上联合诱导化疗能显著提高 OS。西班牙头颈癌协作组的 III 期研究纳入 439 例 III 期或 IV 期头颈鳞状细胞癌患者，随机分为单纯同步放化疗（7 周放疗加第 1、22 和 43 日使用顺铂）或 3 周期诱导化疗（TPF 或 PF 方案）联合同步放化疗。结果显示 3 个治疗组在无进展生存率（PFS）、至治疗失败时间和 OS 上无显著差异。DeCIDE 研究纳入 280 例 N2 或 N3 头颈鳞状细胞癌患者，随机分配至 2 周期的 TPF 诱导化疗后行同步放化疗组或单纯放化疗组，中位随访 2 年后诱导化疗组有更低的远处转移率，但两组的 OS 无显著差异。PARADIGM 研究纳入 140 例局部区域进展期头颈鳞癌，比较了 TPF 诱导化疗后行同步放化疗组或单纯放化疗的差异，结果 PFS 或 OS 也无明显提高。因此，对于局部区域进展期口咽癌，目前诱导化疗仍不是一个常规选择，特别是对于如 N0~1 等转移风险低的患者。

（三）针对 EGFR 的靶向治疗与放疗联合

包括口咽癌在内的头颈部鳞癌多数存在 EGFR 过表达，并与预后差有关，放疗会进一步上调 EGFR 信号传导通路，阻断 EGFR 信号传导通路的靶向药物能抑制放疗后肿瘤细胞的 DNA 修复，起到与放疗的协同作用。西妥昔单抗（Cetuximab）是目前经 III 期临床研究证实对局部晚期头颈部鳞癌有明显放疗增敏作用的靶向 EGFR 治疗药物。尼妥珠单抗（Nimotuzumab）是人源化的针对 EGFR 胞外段 III 结构域的单抗，已在 EGFR 过表达的鼻咽癌中证实有显著的放疗协同作用，但在局部晚期头颈部鳞癌中尚缺少 III 期研究结果。

Bonner 等报道了西妥昔单抗联合放疗的 III 期研究结果，共入组 424 例局部晚期头颈部鳞癌，近 2/3 为口咽癌，放疗方案用常规分割、超分割或后程同期推量加速超分割，总量在 70~76.8Gy。Cetuximab 采用放疗前 1 周 400mg/m^2，放疗中每周 250mg/m^2。随机分为 Cetuximab 联合放疗组和单纯放疗组，两组临床特征和放疗方案均衡。联合组和单放组 3 年 LRC 分别为 47%、34%（P=0.001），3 年 OS 为 55%、45%（P=0.05），3 年 PFS 为 42%、31%（P=0.04），亚组分析显示西妥昔单抗疗效获益主要来自口咽癌患者。联合组 17% 出现 >3 级皮疹，其他的急性和晚期不良反应两组无明显差异。在后续的长期结果报道中又进一步证实，西妥昔单抗对于 HPV 相关或非 HPV 相关口咽癌都有显著的放疗协同作用，均改善了 LRC 和 OS。由于靶向 EGFR 的单抗不同于传统化疗药物，无明显骨髓抑制、恶心呕吐以及肝肾毒性，因此对于因内科合并症或年龄不适宜同步化疗的患者是个有效的替代方案。

（四）改变分割的放疗

放疗总剂量和疗程总治疗时间与头颈部鳞癌放疗后的控制率显著相关。目前头颈部鳞癌改变放疗分割的模式主要包括总治疗时间不变而总剂量明显提高的超分割（hyperfractionation，HF），还有总治疗时间缩短但不明显降低放疗总剂量的加速分割（accelerated fractionation，AF），或者是两者的结合。多项Ⅲ期研究已证明超分割、后程加速超分割、加速分割的放疗模式可以有效地提高包括口咽癌在内的局部进展期头颈部鳞癌放疗后 LRC，甚至 OS。由于放疗联合同步化疗有显著的协同作用，不仅提高 LRC 还显著提高了 OS，目前在局部区域进展期口咽癌中单纯采用改变分割的放疗已较少应用，但对于部分不适宜联合系统性治疗的患者，采用有效的改变分割的放疗能较常规分割放疗（conventional fractionation，CF）显著改善 LRC，甚至提高 OS。

EORTC 22791 研究纳入 356 例 T2～3N0～1 口咽癌患者，随机接受 HF 或者 CF，结果 HF 显著提高了 LRC，5 年 LRC 分别为 59% 与 40%（$P=0.02$），并且改善 OS，5 年 OS 分别为 38% 与 29%（$P=0.08$）。RTOG 9003 研究纳入 1073 例Ⅲ/Ⅳ期头颈部鳞癌，其中 60% 为口咽癌，随机分为 4 组，①CF 组（70Gy/35f，治疗 7 周）；②HF 组（81.6Gy/68f，治疗 7 周）；③分段 AF（1.6Gy 2/日，中间休息 2 周，共 67.2Gy/42f，治疗 6 周）；④后程 AF（后 12f 为大野 1.8Gy 后再针对肿瘤区加量 1.5Gy，共 72Gy/42f，治疗 6 周）。结果分段 AF 组疗效与 CF 组类似，而后程 AF 组和 HF 组比 CF 组都显著改善了 LRC，2 年 LRC 分别为 54.5%、54.4% 和 46%（$P=0.045$），后程 AF 组和 HF 组虽然比 CF 组明显增加急性期毒性，但未明显增加远期毒性。丹麦头颈协作组的研究则提供了另外一种简单有效的 AF 方案，AF 组的患者每次仍 2Gy，每周治疗 6 次，总放疗剂量不变，使总治疗时间缩短到 6 周。此研究纳入 1476 例头颈部鳞癌，随机分为 AF 组和 CF 组，总放疗剂量 66-68Gy/33-34f，5 年 LRC 分

别为 70% 和 60%（$P=0.005$），癌症相关生存分别为 73% 和 66%（$P=0.01$），但两组 5 年 OS 未有显著差异，AF 也未增加患者远期毒性。虽然 AF 和 HF 比 CF 能提高治疗后 LRC，但若联合同步化疗时，改变分割的放疗并不能提高疗效。RTOG0129 多中心Ⅲ期研究纳入Ⅲ/Ⅳ期局部区域进展期头颈部鳞癌随机分为 AF 组（与 RTOG 9003 类似，72Gy/42f，治疗 6 周）和 CF 组（70Gy/35f，治疗 7 周），均同步 DDP 化疗，两组 LRC 或远处转移率无显著差异，5 年 OS 类似，分别为 59% 和 56%。但 AF 组的急性毒性明显增加。

（五）手术联合术后放疗或术后同步放化疗

对于选择性的可手术切除的局部区域进展期口咽癌患者，手术为主的治疗模式也是可选的方案，总体上 LRC 和 OS 接近同步放化疗结果，接受 MIS 手术的患者长期严重吞咽障碍发生率也接近同步放化疗结果。术后病理为 T3/4、N2/3、下颈淋巴结阳性、周围神经累及、脉管瘤栓及手术近切缘等不利预后因素的患者术后还需 PORT，对于术后切缘阳性、阳性淋巴结有包膜外侵的高危患者需要术后同步放化疗。Haughey 等报道 204 例行 TLM 手术的Ⅲ/Ⅳ期口咽癌，74% 术后需要 PORT，其中 22% 还需要同步放化疗。肿瘤控制是出色的，长期 LC 达 97%，5 年 OS 78%，长期管饲率 4%，类似同步放化疗的结果。Moore 等报道 66 例口咽癌 TORS 术后结果，绝大多数为Ⅲ/Ⅳ期病变，62% 术后需同步放化疗，21% 需要 PORT，4 年 LC 高达 97%，长期管饲率 4.5%。White 等报道 77 例口咽癌 TORS 术后结果，70% 为Ⅲ/Ⅳ期病变，63% 术后需要 PORT，中位随访 26 个月，2 年无瘤生存率（DFS）86%。

两项大样本Ⅲ期研究已证实了术后有高危病理因素的局部区域进展期头颈部鳞癌患者接受术后同步放化疗比单纯术后放疗显著改善 LRC、DFS 和 OS。EORTC 22931 和 RTOG 9501 研究纳入术后有不利病理因素的患者随机分为术后放疗或术后放疗联合 DDP 100mg/m² 同步化疗三周，发现术后同步放化疗显著改善 LRC、DFS，在 EORTC 研究中还显著改善了 OS。后续结合这两项研究的 meta 分析显示术后切缘阳性或阳性淋巴结有包膜外侵的高危患者从术后同步放化疗中获益明显。

（六）N2～3 放疗后颈部处理

传统上头颈部鳞癌颈部 N2～3 病变在根治性放疗后推荐计划性颈清扫术以改善颈部控制率，但放疗后颈清扫手术会明显增加患者远期毒性，降低

生活质量。近年来随着影像技术的进步和同步放化疗的广泛应用，颈部 N2～3 病变根治性放疗或同步放化疗后 8～12 周达到增强 CT 或 MR 影像完全缓解（Complete response, CR）的患者不推荐常规计划性颈清扫术，特别是 12 周后 PET/CT 检查颈部淋巴结阴性且淋巴小于 1cm 的患者可以安全的避免颈清扫术。对于 FDG 摄取阳性且淋巴结大于 1cm 患者的仍需行颈清扫，若 FDG 摄取阴性而淋巴结大于 1cm 或 FDG 摄取阳性而淋巴结小于 1cm 的可考虑颈清扫或者对可疑淋巴结行细针穿刺细胞学检查。

Argiris 等报道 92 例 N2～3 患者同步放化疗后颈部达查体 CR，其中有 62 例患者接受了计划性颈清扫术，30 例未行颈清扫术，其颈部复发率并无明显差异，分别为 1.6% 和 6.7%，DFS、OS 也无明显差异。只有对于 27 例 N3 患者，接受颈清扫术有改善生存率的趋势。也有研究指出对 CT 影像上淋巴结的大小，坏死和钙化范围及包膜外侵情况综合评价能使疗后影像学 CR 对术后病理有无肿瘤残存的阴性预测值提高到 94%～100%，回顾性分析也表明仔细评价的影像学 CR 患者颈部复发率是很低的，Forest 等报道了 123 例同步放化疗后 6～8 周 CT 检查达影像学 CR 的患者未接受进一步计划性颈清扫术，其中 76% 为 N2，8% 为 N3，中位随访 36 个月，总的颈部复发率为 5%。按化疗前淋巴结直径分为 ≤3cm，～≤6cm 和 >6cm 三组，其复发率分别为 4%，7% 和 9%。联合 PET/CT 评估能较传统增强 CT 或 MR 提高判断准确性。PET/CT 对放疗后颈部淋巴结阴性预测值高达 90% 以上。Yao 等分析 41 例颈部淋巴结阳性的头颈部鳞癌根治性放疗或同步放化疗后 PET/CT 的价值，发现 SUV≤3.0 的病理阴性预测值 100%。近期一项前瞻性 III 期研究证实了 N2～3 病变放化疗后 PET/CT 评估阴性患者可以安全的避免颈清扫术。全组纳入 564 例患者，84% 为口咽癌患者，随机分为放化疗后 4～8 周内计划性颈清扫组或者 PET/CT 监测组。PET/CT 监测组患者在放化疗结束后 12 周 PET/CT 检查，对于 FDG 摄取阴性且阳性淋巴结缩小到 1cm 内的患者进行观察，其他患者接受颈清扫术。结果 PET/CT 监测组 80% 以上患者避免了颈清扫术，具有更好的 QOL 评分，两组 2 年 LRC 均为 91%，OS 也类似。

四、口咽癌疗后复发或转移的治疗

口咽癌根治性治疗后出现局部区域复发后的治疗通常疗效差且再程治疗会导致严重的治疗相关毒性。再程治疗方案的选择要基于首次治疗手段、复发位置、病灶范围、复发间隔时间以及患者一般情况。若首次治疗为根治性放疗，局部区域复发病灶如能完全手术切除则首选外科治疗，若无法手术切除则需评估再次放疗的可能性。若首次治疗为手术，局部区域复发病灶如能完全手术切除则可考虑再次手术联合辅助放疗或者挽救性放疗，若无法手术切除可考虑放疗或放化疗。

（一）局部区域复发的外科治疗

对于可手术的局部区域复发病灶行根治性外科切除是有效的治疗手段，但对于首次治疗为放疗的口咽癌患者再行手术的并发症明显增加，切除后行游离皮瓣修复能有效降低术后严重并发症发生率。多伦多玛格丽特公主医院报道了 239 例扁桃体癌放疗后局部区域复发患者，其中 73% 可行挽救性手术切除，术后的 5 年癌症特异性生存率（Cancer specific survival, CSS）为 40%，OS 为 23%。一项针对头颈部癌复发手术挽救的 meta 分析纳入 1080 例患者，手术挽救总的 5 年 OS 39%。其中咽部原发的患者 5 年 OS 26%，手术死亡率为 5.2%，严重并发症率 27%，同步放化疗后的患者挽救手术后严重并发症率明显更高。其他研究也显示挽救手术的并发症率和生存率与复发 TN 分期显著相关，复发分期 I/II 期的患者 2 年 DFS 为 70%，显著优于复发 IV 期患者。

（二）局部区域复发的再程放疗

对于不可手术的选择性局部区域复发患者再程放疗也是可选方案，对部分合适的患者可以延长生存，长期生存率约 10%～20%，但需注意严重的治疗损伤。芝加哥大学报告了 115 例再程放疗头颈部癌患者预后，其中 30 例为口咽癌，中位生存时间为 11 月，3 年 OS 22%，但治疗毒性也是明显的，16% 患者死于治疗相关毒性，11% 需要外科处理颌骨坏死。应用更精准的放疗技术降低高剂量照射的体积能减轻再程放疗严重毒性。安德森癌症中心应用 IMRT 再程放疗治疗 74 例复发头颈部癌患者，只有 1 例死于治疗相关毒性，严重并发症率为 20%，2 年 LRC 和 OS 分别为 64%、58%。再程放疗时同步化疗可能提高疗效。Janot 等开展的随机研究显示挽救性手术后再程同步化疗能提高 DFS。一组为单纯放疗 60Gy，每治疗 1 周后休息 1 周，在 11 周内完成放疗，另一组在放疗基础上联合 5-FU 和羟基脲同步化疗，结果同步化疗组明显改善 DFS（HR=1.68）。

（三）复发或转移病变的化疗或者靶向治疗

对于不可手术或放疗的复发或转移性的头颈

部鳞癌，以铂类为基础的化疗是主要治疗选择，但客观反应率通常只有 12%～30%，并且高强度化疗相关毒性对患者 QOL 也有明显负面影响。ECOG1393 Ⅲ期研究探索了紫杉醇联合顺铂方案的安全性和有效性，210 例复发或转移性的头颈部鳞癌患者随机分为高剂量紫杉醇联合顺铂组合低剂量紫杉醇联合顺铂组，结果两组均出现严重骨髓抑制毒性，30% 的患者出现粒细胞减少性发热，治疗相关死亡率 10.5%，两组疗效类似，客观反应率也只有 35%，1 年 OS 29%，提示高强度联合化疗增加毒性但未能改善预后。

针对 EGFR 的靶向治疗药物西妥昔单抗联合铂类化疗显示在复发或转移性的头颈部鳞癌中显示了更高有效率。EXTREME 研究纳入 442 例复发或转移性的头颈部鳞癌患者随机分为 DDP 联合 5-FU 或者 DDP 联合 5-FU 再加西妥昔单抗，结果加入西妥昔单抗组显著提高了客观反应率［36% vs 20%（$P \leq 0.01$）］，提高了 OS，中位生存时间从 7.4 个月提高到 10.1 个月（HR=0.8，$P=0.04$），且联合西妥昔单抗未明显增加化疗引起的骨髓抑制毒性。另一项 SPECTRUM 研究也发现人源化的 EGFR 的靶向治疗药物帕尼珠单抗联合铂类化疗也明显提高了患者

PFS，但未改善 OS。对于铂类化疗后进展的复发或转移性的头颈部鳞癌患者，靶向表皮生长因子家族的酪氨酸激酶抑制剂阿法替尼单药治疗显示了优于传统化疗药物 MTX 的活性，能显著改善患者 PFS。

五、口咽癌放射治疗技术

放射治疗是口咽癌主要治疗手段，包括放疗前准备和模拟定位、靶区勾画、计划设计和评估以及治疗实施多个步骤，通过每个步骤的认真实施才能保障患者接受放疗时的安全性和有效性。IMRT 技术在保证肿瘤区剂量覆盖的同时，较传统的 2D 或 3D 放疗技术显著降低周围正常器官剂量，从而显著降低口干、吞咽困难等显著影响患者 QOL 的治疗相关毒性，因此已成为目前口咽癌放疗的主流技术（图 4-1-2）。

（一）放疗前准备和模拟定位

患者定位前需完成口腔患齿的处理，并了解有无使用 CT 造影剂的禁忌证，通常不需使用压舌板。患者仰卧位，根据患者颈部曲度选择合适的头枕，采用头颈肩热塑膜固定体位以保证重复性，也可以联合个体化颈肩泡沫垫枕以改善颈部的体位重复性。采用 CT 定位，层厚一般 3mm，扫描范围从颅顶到胸锁关节下方，需使用 CT 造影剂以更好

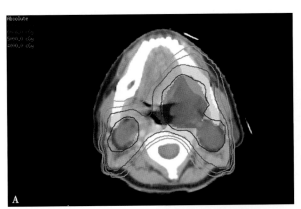
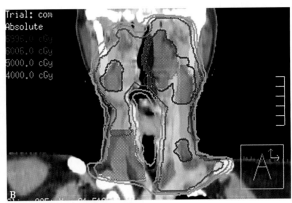
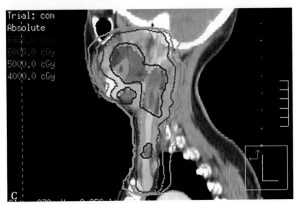

图 4-1-2　扁桃体癌 T3N2cM0 根治性 IMRT 剂量分布

扁桃体癌 T3N2cM0 根治性 IMRT 剂量分布，A. 轴位；B. 冠状位；C. 矢状位

显示原发肿瘤和区域淋巴结。对于有条件的中心推荐在治疗体位下融合 MR、PET 等图像，能提高勾画肿瘤的准确性。

（二）靶区勾画和处方剂量

口咽癌的靶区勾画需要仔细的查体和内镜检查，以了解肿瘤在黏膜面和深部的浸润范围，需要高质量的影像检查，包括 CT、MR，有条件的可结合 PET/CT。MR 有出色的软组织分辨能力，非常有助于观察口咽肿瘤对软组织的侵犯范围，有利于准确勾画靶区。同时也需要掌握口咽肿瘤局部和区域侵犯的特点，以更好地勾画预防照射范围。GTV 包括查体、内镜和影像学和临床检查所示原发肿瘤和颈部阳性淋巴结，处方剂量通常为 66～70Gy。CTV1 为高危预防区域，包括 GTV 周围至少 1cm 正常黏膜和软组织以及相同和相邻层面的高危淋巴引流区，处方剂量通常为 56～60Gy。CTV2 为低危预防区域，一般包括同侧 Ⅰb～Ⅳ区 ± 同侧咽后外侧组淋巴结，对侧的 Ⅱ～Ⅳ区，处方剂量通常为 50～54Gy。对于早期扁桃体癌若病变累及同侧舌根、软腭未超过 1cm 的患者 CTV 也可只包括同侧颈部，对侧颈部可不做照射。

（三）重要危及器官（OAR）限量

口咽癌 IMRT 计划设计时 OAR 限量参考见表 4-1-5。实际计划评估时也需要进行调整，对于早期病变 OAR 受量不仅要满足参考值，而且应该更严格，以尽可能降低正常组织不必要照射剂量，例如扁桃体癌单颈照射时对侧腮腺受量限制就应该更加严格。而对于肿瘤巨大的局部区域进展期病变为了保证 GTV 的受量，有时 OAR 受量需要做出妥协。

六、目前研究方向

HPV 相关口咽癌的致病机制、临床特点以及预后是近年来口咽癌研究领域最重要的进展，通过 p16 免疫组化或者 HPV 的原位杂交方法确定这部分预后显著更好的患者有助于指导将来临床研究设计和个体化的治疗策略制订。

已经有充分的临床研究证据表明 HPV 相关口咽癌是具有明显更好预后的口咽癌亚组。ECOG 2399 是第一个证实 HPV 相关口咽癌有更好预后的前瞻性研究，105 例 Ⅲ/Ⅳ 期口咽癌接受 2 周期诱导化疗后根治性同步放化疗，96 例患者肿瘤标本行 HPV 检测，HPV 相关口咽癌患者对化疗、放疗更敏感，预后显著更优。HPV 相关口咽癌与非 HPV 相关口咽癌诱导化疗后客观反应率分别为 82% 和 55%（P=0.01），放疗后客观反应率分别为 87% 和 57%（P=0.007），2 年 OS 分别为 95% 和 62%（P=0.005）。其他一系列前瞻性研究也进一步证实了 HPV 相关口咽癌经放化疗后有非常出色的疗效（表 4-1-6）。

表 4-1-5　IMRT 计划重要 OAR 限量参考

OAR	参考限量	备注
脑干	Dmax≤54Gy	
脊髓	Dmax≤40Gy	QUANTEC 推荐 Dmax≤50Gy
视神经和视交叉	Dmax≤54Gy	单次受量尽量≤2Gy
腮腺	Dmean≤26Gy	或 V30≤45%
耳蜗	Dmean≤45Gy	
咽缩肌	Dmean≤60Gy	尽量降低 50～60Gy 照射体积

临床正常组织效应的定量分析（quantitative analysis of normal tissue effects in the clinic，QUANTEC）

表 4-1-6　HPV 相关口咽癌放化疗前瞻性研究结果

研究	例数	研究设计	PFS	OS
TROG 0202	172	CCRT+tirapazamine	P16 阳性：87%（2y） P16 阴性：72% （P=0.003）	91%（2y） 74% （P=0.004）
TAX324 研究	111	IC+CCRT	NA	P16 阳性：82%（5y） P16 阴性：35% （P=0.001）
RTOG0129	433	CCRT	NA	P16 阳性：84%（3y） P16 阴性：51% （P≤0.001）

IC，诱导化疗；CCRT，同步放化疗；NA，未报告

基于 HPV 相关口咽癌放化疗后出色的疗效，目前研究集中于如何在保持高的肿瘤控制基础上降低放疗或化疗强度，以减少治疗对患者 QOL 的不利影响。多伦多玛格丽特公主医院回顾性分析 505 例接受根治性放疗或同步放化疗的口咽癌患者，通过分析不同亚组远处转移风险来探索哪些患者可以省去化疗。结果发现 T1～3N0～2a，以及吸烟指数少于 10 包/年的 N2b HPV 相关口咽癌远处转移发生率很低，其单纯放疗和放化疗有类似的 LRC 和远处转移率，提示这部分患者可能不必要行同步化疗。目前临床研究提示根据 TN 分期、吸烟指数可以将 HPV 相关口咽癌分为不同预后组，T1～3N0～2c，吸烟指数少于 10 包/年的患者通常是低危的，这部分患者治疗中减去化疗能减少治疗毒性，已有多项前瞻性随机研究正在开展中（表 4-1-7），尚未得到肯定结论。

（高 黎 易俊林 张 烨）

第二节 口 腔 癌

一、概述

口腔癌是常见头颈部肿瘤，多见于 50～70 岁的男性，绝大多数为鳞状细胞癌，本文中的口腔癌均指口腔鳞状细胞癌。口腔的解剖亚区分为唇、口底、舌活动部（轮廓乳头以前的舌体）、颊黏膜、齿龈、硬腭以及磨牙后区。舌和口底是常见好发部位。烟草和酒精是口腔癌主要的致病因素，75% 的口腔癌是烟酒相关的，吸烟指数的增多会显著增加口腔癌的风险，同时有吸烟和饮酒的嗜好对于口腔癌发生具有协同作用。嚼槟榔也是口腔癌重要致病因素，槟榔导致的口腔黏膜下纤维化中有 2%～7% 患者会出现口腔癌。其他如咀嚼烟草槟榔的混合物、吸大麻、差的口腔卫生状况以及人乳头状瘤病毒感染也与口腔癌发生有关，长时间阳光暴晒也明显增加唇癌的发生风险。骨髓或其他器官移植后的患者由于长期免疫抑制或移植物抗宿主病，其口腔癌的发生风险也明显增加，且发病年龄轻。

对于早期口腔癌，单纯手术或单纯放疗都能取得高的控制率（85%～90%），对于局部区域进展期病变，往往需要联合手术与放疗，以尽可能改善局部区域控制率。对于不可治愈的晚期病变，通过姑息放疗和化疗能有效改善肿瘤相关症状，延长生存时间。

（一）口腔癌的临床表现与分期检查

口腔癌可表现为溃疡性或菜花样外生肿物，相对于正常黏膜，病变表面颜色可以变浅或明显变红，触诊常可及明显黏膜下浸润。病变常伴疼痛，甚至可以伴同侧耳牵涉痛。由于肿瘤表面的破溃，常有少量出血。病变累及周围正常结构可导致相应症状，当病变累及齿龈时可有牙齿松动脱落，明显累及舌外肌时出现伸舌受限，累及翼肌时出现张口受限。当淋巴结出现转移时可在颌下区或颈部触及明显肿大淋巴结。

头颈部查体是口腔癌疗前评估重要环节，通过视诊和触诊可以明确肿瘤位置、大小、浸润深度、与周围结构关系以及肿瘤质地，口腔癌常累及周围黏膜，查体可以明确异常黏膜范围，而影像检查却很难显示黏膜异常。颌下区和颏下区域的双合诊有助于明确口底肿瘤范围以及颌下、颏下是否有肿大淋巴结。长期烟酒嗜好的患者有上呼吸消化道第二原发癌的风险，详细的纤维内镜检查也有助发现头颈黏膜表面同时出现的第二原发癌。CT 和 MR 能用于判断原发灶外侵范围以及区域淋巴结转移（图 4-2-1）。MR 比 CT 更有利于明确肿瘤对于周围软组织的浸润范围，CT 对于判断骨受侵

表 4-1-7　HPV 相关口咽癌降低化疗强度的临床研究

研究	类型	主要入组标准	研究设计分组
RTOG 1016	Ⅲ期	T1～2N2a～3, T3～4N0～3	①大剂量顺铂同步放化疗 ②放疗联合西妥昔单抗
TROG 12.01	Ⅲ期	Ⅲ期（除外 T1～2N1）or Ⅳ期（除 T4, N3, M1 外） 吸烟指数≤10 包/年	顺铂同步放化疗 放疗联合西妥昔单抗
De-ESCALATE	Ⅲ期	T3N0～T4N0, T1N1～T4N3 吸烟指数≤10 包/年	①大剂量顺铂同步放化疗 ②放疗联合西妥昔单抗
NRG-HN002	Ⅱ期	T1～2N1～2b, T3N0～2b 吸烟指数≤10 包/年	单纯放疗 60Gy/5w 放疗 60Gy/5w 联合每周顺铂化疗

有优势,但其敏感性仍不够满意,近 1/3 的早期颌骨受侵未能通过 CT 发现。对于选择性的患者,CT 也有助于发现肺内转移灶或第二原发癌。PET/CT 虽然不是口腔癌分期检查的标准影像手段,但对于局部区域晚期的患者有利于提高远处转移病灶检出率。

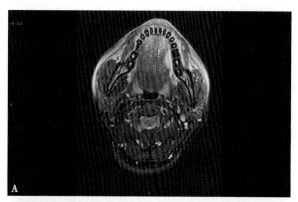

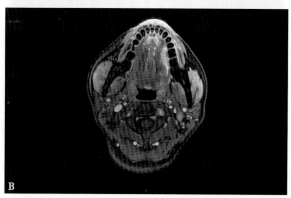

图 4-2-1 舌癌 MR 检查图像
A. T_2 抑脂轴位显示舌左腹侧肿瘤高信号;B. 增强 T_1WI 轴位显示肿瘤明显强化,边界不清,向周围浸润

(二)口腔癌局部外侵和区域淋巴结转移特点

舌癌绝大多数发生于舌腹侧和舌侧缘,舌前 1/3 的肿瘤容易被早期诊断,舌中 1/3 的肿瘤常累及舌肌和口底,舌后 1/3 肿瘤除了易累及舌肌和口底外还会侵犯咽前柱、舌根、舌扁桃体沟以及下颌骨。舌癌易出现颈部淋巴结转移,初诊时一半的患者伴有颈部阳性淋巴结,临床阴性的 T1～2N0 患者 20% 有病理阳性淋巴结,T3～4N0 患者近 1/3 都伴有病理阳性淋巴结,同侧颈部 I B、Ⅱ、Ⅲ区是舌癌淋巴结最常见转移区域,部分患者会跳跃性出现 Ⅳ区淋巴结转移。多数口底癌位于口底前中部,易早期累及齿龈和下颌骨膜,颈部 I B、Ⅱ区是口底癌淋巴结最常见转移区域。临床阴性的 T1～2N0 患者 19% 有病理阳性淋巴结,T3～4N0 患者 26% 伴有病理阳性淋巴结。颊黏膜癌早期病变常沿黏膜

面外生,晚期病变常有溃疡和深部肌肉侵犯,当病变累及齿龈时也易侵犯颌骨,淋巴结转移主要在同侧的 I B 和Ⅱ区,对侧颈部少见转移。齿龈癌可累及周围的颌骨、磨牙后区、颊黏膜以及口底等结构,区域淋巴结转移主要为同侧 I B 和Ⅱ区,对侧颈部只有约 3% 出现转移。磨牙后区癌可累及邻近的颊黏膜、咽前柱、齿龈和颌骨,可早期侵犯骨膜,向后可累及翼颌间隙和翼内肌,区域淋巴结转移主要为同侧 I B 和Ⅱ区。原发硬腭鳞癌是罕见,多为原发上齿龈癌累及到硬腭。

二、早期口腔癌的治疗

早期口腔癌(T1～2)的治疗选择需要综合考虑原发灶部位、原发肿瘤大小、颈部淋巴结状态、患者年龄、合并症情况以及营养状态,并需要分析不同治疗手段对治疗后发音、进食以及外形的可能影响。需要多学科治疗团队与患者充分沟通后选择合适的治疗。早期口腔癌多数能通过手术取得充分切缘,并且也能较好保留发音、进食功能,并且颌骨对高剂量放疗耐受性较差,因此手术切除是目前早期口腔癌主要治疗模式。术后病理提示 T3/4、有近切缘、脉管瘤栓、神经侵犯或者颈部多个淋巴结转移的患者需要术后辅助放疗,对于术后切缘阳性或者转移淋巴结有包膜外侵的患者还需要术后同步放化疗。对于不能耐受手术或者手术可能导致严重功能障碍的早期口腔癌患者选择根治性放疗也可以取得出色的控制率。

(一)早期舌癌

对于小体积表浅肿瘤经口腔行部分舌切除可获得充分的切缘,且能很好保留舌功能。对于体积较大的早期病变常需要正中或旁正中下颌骨切开以便于充分切除肿瘤,当舌体缺损较大时需要皮瓣修复以保持舌功能。手术切除取得充分边缘对于局部控制有显著影响,通常 0.5cm 以上的手术病理切缘能显著降低复发风险。纽约纪念医院分析 398 例接受根治性手术的口腔癌患者术后切缘状态与预后关系,切缘阳性患者和充分切缘患者局部复发率分别为 36% 和 18%。安常明等回顾性分析 103 例早期舌癌患者治疗结果,手术为主治疗后 5 年 OS 为 90%,而单纯放疗后 5 年 OS 68%,当然,单纯放疗患者往往有高龄、行为状态评分差、严重合并症等预后不良因素。对于拒绝手术或不能耐受手术的患者,根治性放疗也是有效治疗手段,外照射联合口腔筒照射或组织间插植近距离放疗较

单纯外照射有更好的局部控制率。

安德森癌症中心报告了采用近距离放疗或联合外照射治疗早期舌癌的经验，当外照射联合中高剂量的近距离放疗时 2 年 LC 高达 92%，而外照射联合低剂量近距离放疗时 LC 降低到 65%，这个结果提示近距离放疗是早期舌癌的根治性放疗的重要组成部分。英国皇家马斯登医院报告 149 例舌癌和口底癌采用组织间插植近距离放疗或联合外照射的结果，其 T1～2 病变的 LC 也高达 90%。

（二）早期口底癌

手术是早期口底癌主要治疗手段，对于小的病变经口切除就能取得充分手术切缘，而较大体积病变则需要正中或旁正中下颌骨切开以便于充分切除肿瘤。对于拒绝手术或不能耐受手术的患者，根治性放疗是有效治疗手段，外照射联合口腔筒照射或组织间插植近距离放疗能取得高的局部控制率（>80%），由于口底病变邻近下颌骨，需要仔细选择适宜患者以及设计放疗计划以避免严重下颌骨坏死。法国的一项大宗回顾性分析纳入 105 例口底癌患者，均接受外照射联合组织间插植近距离放疗，T1、T2、T3 病变的 5 年 LC 分别为 97%、72% 和 51%，2、3 级远期软组织和骨坏死发生率为 12% 和 6%。

（三）早期颊黏膜癌

早期颊黏膜癌首选治疗手段是手术充分切除，对于拒绝手术或不能耐受手术的患者可选择放疗，特别是对于病变较小且没有深部肌肉浸润的病变采用外照射联合组织间插植近距离放疗可取得较好的控制率。法国的一项回顾性分析纳入 42 例颊黏膜癌患者，以 T1～2 病变为主，均接受组织间插植近距离放疗或者联合外照射，5 年癌症特异性生存率可达 73%，原发灶大小和放疗技术明显影响肿瘤控制率。

（四）早期齿龈癌

手术是早期病变主要治疗方法，由于齿龈癌容易累及邻近骨质，常需要做区段的颌骨切除甚至部分上颌窦切除。放疗不是齿龈癌首选治疗手段，但对于不适宜手术的患者，放疗也可以使部分患者得到长期控制。斯坦福大学癌症中心报告了齿龈癌单纯放疗结果，其 T1 病变长期 LC 达 78%，但 T2 病变单纯放疗效果很差，长期控制率只有 27%。

（五）早期磨牙后区癌

早期病变接受手术治疗或者放疗有类似的局部控制率，对于浅表生长为主没有骨质累及但扩展到软腭、扁桃体区的早期病变适宜根治性放疗，以避免手术后导致的严重发音、吞咽障碍，而病灶体积较大时单纯放疗控制率差。安德森癌症中心报道了放疗为主治疗磨牙后区癌的结果，123 例 T1～3 病变，其中 25 例为 T3 病变，根治性放疗后 LC70%～76%，局部失败患者经手术挽救后 LC 达 90%。佛罗里达州大学医学中心报道 99 例磨牙后区癌的治疗结果，其中 42 例为 T4 病变，手术联合辅助放疗优于单纯放疗，T1～3 病变手术联合辅助放疗 LC 为 78%，而单纯放疗为 49%。

（六）早期硬腭癌

硬腭癌是很少见的口腔癌类型，其中硬腭鳞癌更是少见。可手术切除的硬腭癌主要治疗模式是手术完整切除，放疗主要用于有术后复发高危因素的患者，如 T3/4、切缘不充分、脉管瘤栓、神经侵犯或者颈部多个淋巴结转移的患者。弗吉尼亚大学医学中心回顾分析 26 例硬腭鳞癌手术联合放疗的结果，5 年控制率为 59%，局部复发是主要失败原因。

（七）临床阴性颈部（cN0）处理

口腔癌有较高的颈部淋巴结隐匿转移风险，临床检查阴性的颈部经颈清扫手术后有约 20% 患者可发现病理阳性淋巴结。原发灶部位、浸润深度对颈部淋巴结隐匿转移风险有明显影响。舌癌、口底癌有高的颈部淋巴结隐匿转移风险（30%），而硬腭癌的淋巴结隐匿转移较低，通常低于 10%。舌癌原发灶浸润深度大于 4mm 时淋巴结隐匿转移风险明显升高，口底癌浸润深度大于 1.5mm 时淋巴结隐匿转移率可高达 33%。

早期口腔癌 cN0 颈部处理需要根据病变部位、浸润深度等因素决定，通常推荐行患侧颈部择区清扫术（I～III区），特别是对于早期舌癌或口底癌患者。印度塔塔纪念医院开展的 III 期研究纳入 500 例早期 cN0 的口腔癌患者，83% 为早期舌癌，随机分为颈部择区清扫术组（elective neck dissection, END）或者观察组（出现临床阳性淋巴结时再行治疗性颈清扫术 therapeutic neck dissection, TND），结果 END 组比 TND 组显著改善 3 年 OS，分别为 80% 和 67.5%，但亚组分析也显示对于肿瘤浸润深度小于 3mm 的患者未行 END 并未显著影响预后。此外，前哨淋巴结活检（sentinel lymph node biopsy, SLNB）也是早期口腔癌，特别是早期舌癌 cN0 颈部处理的有效方案，SLNB 阴性的患者可以避免行 END。多中心前瞻性研究显示 SLNB 对于早期舌癌的 cN0 颈淋巴结隐匿转移的阴性预测值高达 96%～98%，且 SLNB 组的颈部复发风险与 END 类似，只有 6% 左右，但 SLNB 对口底癌的阴性预测值较低。

三、局部区域进展期口腔癌的治疗

对于可手术切除的局部区域进展期口腔癌（T3～4/N+）需要综合治疗，主要治疗模式是根治性手术切除，对于有术后病理危险因素（T3/4、近切缘、脉管瘤栓、神经侵犯、Ⅳ/Ⅴ区淋巴结转移或者颈部多个淋巴结转移）的患者联合辅助放疗，术后病理切缘阳性或转移淋巴结有包膜外侵的患者需要辅助同步放化疗以改善局部区域控制率。对于不可手术的晚期病变，依据患者一般身体状况、营养状态以及合并症情况可选择同步放化疗、单纯放疗或姑息化疗等方案。

一项针对Ⅲ/Ⅳ期颊黏膜癌的前瞻性随机研究将患者分为单纯手术组合手术联合辅助放疗组，结果显示辅助放疗能显著改善患者的预后，两组 3 年 DFS 分别为 68% 和 38%。来自英国的一项Ⅲ期研究则比较了手术联合辅助放疗与单纯放疗之间的差异，研究拟纳入 350 例 T2～4N0～2 口腔癌患者，由于随访 23 个月后综合治疗组的预后显著优于单纯放疗组，这项研究提前关闭。安德森癌症中心开展的前瞻性研究显示对于术后有病理危险因素（T3/4、近切缘、脉管瘤栓、神经侵犯、颈部多个淋巴结转移）患者辅助放疗能取得较好 LRC，对于高危的患者缩短放疗总的治疗时间可能进一步提高疗效。这些早期的临床研究说明对于局部区域进展期口腔癌多学科综合治疗明显优于单一手段的治疗。而后续的Ⅲ期临床研究进一步表明对于有高危术后病理因素的患者，辅助同步放化疗较辅助放疗进一步提高局部区域控制率（LRC）和总生存率（OS）。EORTC 22931 和 RTOG-9501 研究证实对于术后病理切缘阳性或转移淋巴结有包膜外侵的患者术后放疗基础上联合同步顺铂化疗能显著改善 LRC 和 OS。在 EORTC 22931 研究中，辅助同步放化疗组 5 年 LRC 为 82%，而辅助放疗组为 69%（$P=0.007$），OS 分别为 53% 和 40%（$P=0.02$）。RTOG 9501 研究中，辅助同步放化疗组 5 年 LRC 为 82%，而辅助放疗组为 72%（$P=0.011$），OS 分别为 50% 和 41%（$P=0.19$）。

术前新辅助化疗虽然可能提高局部区域进展期口腔癌的手术切除率，但并未能显著改善患者预后。意大利一项多中心Ⅲ期研究纳入 195 例可切除的 T2～4N0～2 口腔癌患者，随机分为 PF 方案术前新辅助化疗组和直接手术组，结果新辅助化疗未改善疗效，两组 5 年 OS 均为 55%。另一项德国的随机研究纳入 144 例 T2～3N0～2 口腔和口咽癌患者，试验组术前接受 3 个周期 PF 方案化疗，结果新辅助化疗也并未提高患者 OS。而术前新辅助放化疗则显示了改善患者预后的潜力。来自上海的一项Ⅲ期研究纳入 256 例可切除的口腔癌患者，随机接受 TPF 方案新辅助化疗或者直接手术，结果新辅助化疗未改善患者生存。而新辅助同步放化疗显示了改善预后的潜力，德国的一项Ⅲ期研究纳入 268 例 T2～4N0～3 口腔和口咽癌患者，试验组术前接受 36Gy 新辅助放疗同步顺铂每周化疗，结果试验组比传统手术组显著降低局部区域失败风险（15.6% vs 31%），并且降低了死亡风险（18.6% vs 28%）。另一项来自维也纳大学的回顾性研究纳入 222 例Ⅱ～Ⅳ期口腔和口咽癌患者，其中 2/3 为Ⅳ期患者，均接受术前新辅助同步放化疗，取得了出色的长期结果，其 5 年 LC 为 81%，OS 为 62%。

放疗技术的进步显著降低了口腔癌患者术后放疗的长期毒性。目前研究显示，调强放疗较传统 2D 技术术后辅助放疗使患者中度以上慢性口干发生率从 82% 降低到 36%，吞咽困难发生率从 59% 降低到 21%，同时调强放疗并未降低患者的局部区域控制率。

四、口腔癌的调强放射治疗

放射治疗是口腔癌治疗重要组成部分，包括放疗前准备和模拟定位、靶区勾画、计划设计和评估以及治疗实施多个步骤，通过每个步骤的认真实施才能保障患者接受放疗时的安全性和有效性。IMRT 技术在保证肿瘤区剂量覆盖的同时能较传统的 2D 或 3D 放疗技术显著降低周围正常器官剂量，从而显著降低口干、吞咽困难等显著影响患者 QOL 的治疗相关毒性，已成为目前口腔癌放疗的主流技术。

（一）放疗前准备和模拟定位

患者定位前需完成口腔患齿的处理，了解有无使用 CT 造影剂的禁忌证，通常需要使用压舌板以降低不需照射的口腔剂量。患者仰卧位，根据患者颈部曲度选择合适的头枕，采用头颈肩热塑膜固定体位以保证重复性，也可以使用个体化颈肩泡沫垫枕以改善颈部的体位重复性。采用

CT 定位，层厚一般 3mm，扫描范围从颅顶到胸锁关节下方，需使用 CT 造影剂以更好显示原发肿瘤和区域淋巴结。对于有条件的中心推荐在治疗体位下融合 MR、PET 等图像，能提高的勾画肿瘤的准确性。

（二）靶区勾画和处方剂量

口腔癌的靶区勾画需要仔细的查体，以了解肿瘤在黏膜面和深部的浸润范围，需要高质量的影像检查，包括 CT、MR。CT 能较好观察骨质受侵情况，MR 有出色的软组织分辨能力，非常有助于观察口腔肿瘤对周围软组织的侵犯范围，特别是舌体深部、口底、咽旁等部位，有利于准确勾画靶区。对于根治性放疗 GTV 包括查体、内镜和影像学和临床检查所示原发肿瘤和颈部阳性淋巴结，处方剂量通常为 66~70Gy。CTV1 为高危预防区域，包括 GTV 周围至少 1cm 正常黏膜和软组织以及相同和相邻层面的高危淋巴引流区，处方剂量通常为 56~60Gy。CTV2 为低危预防区，主要包括转移风险较低的淋巴结区域，如同侧下颈或对侧颈部，处方剂量通常为 50~54Gy。对于术后 IMRT，瘤床、高危 CTV 和低危 CTV 可分别给予 60~66Gy、56~60Gy 以及 50~54Gy，不同原发灶位置的 CTV 范围不同（表 4-2-1）。

表 4-2-1　口腔癌术后放疗靶区范围

原发灶	CTV 范围
舌、口底	包括瘤床和周围术区，通常包括双侧Ⅰ~Ⅳ区，对于淋巴结阳性者需要包括Ⅴ区。根据具体情况设计高、低危 CTV
颊黏膜	包括瘤床和周围术区以及患侧整个颊黏膜区域，通常包括同侧Ⅰ~Ⅳ区，对于淋巴结阳性者需要包括Ⅴ区。根据具体情况设计高、低危 CTV
齿龈、硬腭、磨牙后区	包括瘤床和周围术区，通常包括同侧Ⅰ~Ⅳ区，对于淋巴结阳性者需要包括Ⅴ区。根据具体情况设计高、低危 CTV

（三）重要危及器官限量

口腔癌 IMRT 计划设计时重要危及器官（OAR）限量参考见表 4-2-2。实际计划评估时也需要进行调整，对于早期病变 OAR 受量不仅要满足参考值，而且应该更严格，以尽可能降低正常组织不必要照射剂量，而对于肿瘤巨大的局部区域进展期病变为了保证 GTV 的受量，有时 OAR 受量需要做出妥协（图 4-2-2）。

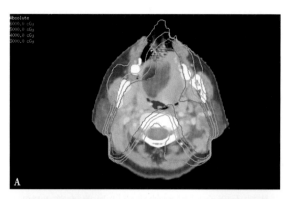
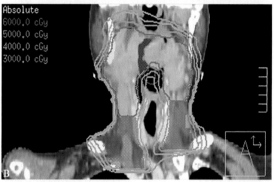
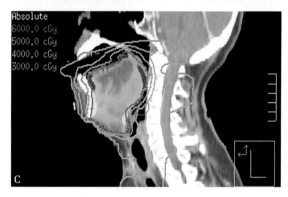

图 4-2-2　舌癌 T2N2M0 术后辅助放疗 IMRT 剂量分布

舌癌 T2N2M0 术后辅助放疗 IMRT 剂量分布，天蓝色为 PTV1（60Gy），紫色为 PTV2（50Gy）。A. 轴位；B. 冠状位；C. 矢状位

表 4-2-2　IMRT 计划重要 OAR 限量参考

OAR	参考限量	备注
脑干	Dmax≤54Gy	
脊髓	Dmax≤40Gy	QUANTEC 推荐 Dmax≤50Gy
视神经和视交叉	Dmax≤54Gy	单次受量尽量≤2Gy
腮腺	Dmean≤26Gy	或 V30≤45%
耳蜗	Dmean≤45Gy	
咽缩肌	Dmean≤60Gy	尽量降低 50~60Gy 照射体积

QUANTEC，Quantitative Analysis of Normal Tissue Effects in the Clinic

五、目前治疗挑战和研究方向

口腔癌总体的疗效仍较差，5 年 OS 只有 60%，局部区域复发仍是主要的问题。特别是舌癌，由于局部缺少阻碍肿瘤生长的解剖学屏障且有丰富的淋巴引流网导致多数患者为进展期病变，比其他部位口腔癌有相对更差局部区域控制率。EORTC 22931 和 RTOG-9501 研究已经证实对于术后病理切缘阳性或转移淋巴结有包膜外侵的患者术后放疗基础上联合同步顺铂化疗能显著改善 LRC 和 OS，但对于具有其他术后病理危险因素的患者能否从同步放化疗获益仍不明确。这两项Ⅲ期研究的汇总分析提示对于术后病理Ⅲ/Ⅳ期、脉管瘤栓、神经侵犯以及Ⅳ/Ⅴ区阳性淋巴结的口腔癌患者，术后同步放化疗比单纯辅助放疗有改善预后的趋势，特别是目前 IMRT 的广泛应用可能进一步提高放化疗同步的治疗增益比。

对于口腔癌术后有高危病理因素的患者同步化疗方案仍有改进空间。RTOG 0234 随机Ⅱ期研究比较了术后同步顺铂联合西妥昔单抗与同步多西他赛联合西妥昔单抗，与既往研究对照，同步多西他赛联合西妥昔单抗改善患者无病生存率更显著，且显著降低远处转移率。

术前新辅助放化疗有理论上的优势，如肿瘤血供氧合好对治疗更敏感、患者耐受性更好、放疗范围比术后要小等，在其他多个部位肿瘤中也获得成功经验，如下咽癌、食管癌、直肠癌等，早期的前瞻性研究和回顾性分析也提示新辅助同步放化疗能显著改善患者的 LRC，但一直缺少明确的结论，需要进一步临床研究去分析新辅助同步放化疗的价值。

（高　黎　易俊林　张　烨）

第三节　下　咽　癌

一、概述

（一）发病率与病因

下咽癌约占上呼吸消化道恶性肿瘤 7%～8%。以男性为多见，男女之比为 2～5∶1，发生于梨状窝区最为常见，约占 70%；其次为咽后壁区，占 20% 左右；而发生于环后区最少见，仅占 5% 左右。下咽癌的致病因素与烟酒的消耗量呈显著正相关。下咽癌患者发生上消化道 / 呼吸道第二原发癌的概率在 25%～30%，主要原因是烟酒中所含的致癌物可导致上消化道和呼吸道上皮多中心癌变。下咽癌分子生物学特点：常见 11q13 扩增（78%），p53 的杂合性缺失。最近有研究发现 TP53 突变与预后差有关，头颈部肿瘤中下咽癌的 TP53 突变发生率明显高于其他部位。

（二）应用解剖与肿瘤侵犯转移规律

下咽是口咽的延续部分，位于喉的后方及两侧，始于杓会厌皱襞，终于环状软骨下缘，并与颈段食管入口相连，相当于第 3～6 颈椎水平。下咽在临床上分为 3 个亚区：梨状窝、环后区和咽后壁（图 4-3-1）。

梨状窝癌具有早期黏膜下弥漫性浸润的特点，一组手术标本连续性病理切片研究证实，梨状窝癌黏膜下弥漫性浸润的距离平均超出原发灶 1cm 左右。梨状窝位于喉旁间隙的后方，由于解剖学的邻近关系，下咽的病变容易向前侵犯，造成半喉固定。梨状窝的内侧壁是喉的外侧壁，临床上往往难以区分梨状窝癌还是声门上喉癌。梨状窝外侧壁

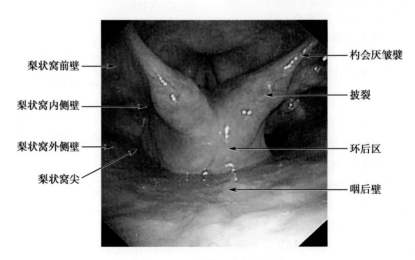

图 4-3-1　下咽的正常解剖结构

的肿瘤容易向内侵犯到咽后壁或者向前内方向侵犯前壁和内侧壁。同时，梨状窝的肿瘤很容易向下侵犯尖部，甚至沿黏膜侵犯至颈段食管，生物学行为接近食管癌，另外梨状窝肿瘤容易向前侵犯甲状软骨、环状软骨直至侵犯甲状腺或颈前软组织。咽后壁肿瘤往往沿黏膜侵犯口咽的后壁和侧壁，病变到晚期时容易向后侵犯椎前筋膜甚至颈椎。

环后区，即环状软骨后缘的区域，也即喉后方区域。从杓状软骨向下到环状软骨的下缘，外侧为梨状窝。环后区癌通常沿环状软骨生长，向前内侵犯环状软骨或侵犯喉内结构，环杓关节或者喉返神经等导致声带固定，也可侵犯杓会厌皱襞。向下常侵犯食管入口或颈段食管，气管等结构。

下咽后壁是口咽后壁的延续。从解剖学上来说，口咽和下咽的分界是舌骨。咽后壁由咽缩肌组成，与后方的椎前筋膜接近，向下延续至食管括约肌。咽后壁癌沿黏膜面向上侵犯口咽后壁，向下侵犯食管，椎前筋膜，咽后间隙甚至椎体。

尽管下咽分3个亚区，但晚期肿瘤由于侵犯范围广，通常不容易区分是哪个亚区起源的，往往需要结合内镜检查或通过治疗中肿瘤退缩的情况帮助确定肿瘤的起源。下咽有着丰富的淋巴网，其淋巴引流主要通过甲状舌骨膜至双侧颈内静脉淋巴链，少数可到Ⅴ区，甚至锁骨上区。同侧Ⅱ区、Ⅲ区、Ⅴa区和咽后淋巴结（Ⅶ区），对侧Ⅱa区是最常见的对侧转移区域。然而梨状窝外侧壁的早期肿瘤往往引流至同侧颈部，如果肿瘤侵犯尖部或者食管入口，Ⅳ区也是高危的区域。由于下咽癌的颈部淋巴结转移概率高，临床上可发现70%的患者有颈部淋巴结转移。临床阴性的淋巴结患者，仍有17%～56%的病理阳性率。梨状窝和咽后壁癌淋巴结转移风险高于环后区癌。梨状窝癌在确诊时，70%的患者已有颈部淋巴结转移，其中10%～20%为双侧转移。咽后壁区淋巴引流的一个显著特点是其与咽后间隙的Rouviere's淋巴结及咽侧间隙的淋巴结相互贯通，应特别注意有无Ⅶ区转移。总体来说T1～2患者淋巴结阳性率63%～68%，T3～4淋巴结阳性率73%～79%。下咽癌的远处转移风险高，高达60%。局部晚期下咽癌局部区域控制的患者，远处转移率仍23%左右。肺是最常见的转移部位，骨、肝和纵隔淋巴结次之。

（三）病理

下咽癌约95%以上为鳞癌，且其分化程度较低。少见的病理类型有小涎腺来源的腺癌，以及恶性黑色素瘤、淋巴瘤和软组织肉瘤等，偶可见到转移性肿瘤。

（四）临床表现

下咽癌的症状特异性差，最常见的咽痛、咽部异物感或吞咽困难，一般咽痛是一侧，相对局限，常伴有耳痛。呛咳以及颈部无痛性肿物也是常见的症状。吞咽困难是环后区和颈段食管癌的常见症状。咽喉痛、异物感、吞咽痛和吞咽困难是咽后壁癌的常见症状。梨状窝癌早期症状隐匿，晚期时因病变范围广泛，可出现声嘶、喉鸣、痰血的症状。早期肿瘤不易发现，初次就诊时，大约30%的患者的疾病局限于原发灶部位，60%多为原发灶伴区域淋巴结转移，还有10%的患者合并有远处转移。

下咽癌由于起病隐匿，肿瘤发展到严重程度时才出现症状，常常合并感染并且有溃疡形成，就诊时患者呼出气体伴有异味，严重时有恶臭味，此时表明肿瘤有坏死合并有感染，应警惕肿瘤大出血可能，需提前预防控制感染。

（五）诊断

下咽癌全面的临床评价包括：详细的病史采集、体格检查、血液化验、影像学检查、病理检查、第二原发肿瘤排除、营养状态评价、口腔状况的评价、心理评价等。

详细的病史采集，包括既往吸烟饮酒史以及其他合并症病史，特别是重要的心肺功能改变和肿瘤病史。纤维鼻咽喉镜评估肿瘤占据气道的程度，肿瘤是否合并坏死和感染，以及声带活动情况。另外，需要行食管镜和胃镜排除第二原发肿瘤。由于较多的下咽癌患者有饮酒史，因此需要注意潜在的肝功能损伤。下咽癌治疗常合并同步顺铂化疗，尤其对于血清肌酐高的患者，建议推荐检测24小时肌酐清除率。血清白蛋白和前白蛋白是营养指标，需要密切关注。考虑到放疗靶区包括甲状腺组织，因此基础的甲状腺功能需要进行评价。影像学检查能够补充纤维鼻咽喉镜的黏膜病变评价以及深部侵犯判断。增强CT扫描常用于下咽癌的评价，MR对于肿瘤的深部浸润判断优于CT，尤其判断是否软骨侵犯，是否适合保喉手术的患者，建议使用MR。CT和MR对于颈部淋巴结的判断均比较好。近期有研究提示DW-MR能够更好的评价头颈部病变。胸部X片发现肺转移的特异性很高（94%），然而敏感性比较低（50%）。目前推荐螺旋CT用于评价是否有肺转移。PET/CT较传统CT能更多发现转移病灶。对于PET/CT，最近的一个meta分析纳入1236例患者，结果显示PET/CT稍微优于CT或MR。PET/CT目前的研究主要集中在放疗计划设计以及预后判断方面。

头颈部肿瘤的第二原发癌非常常见，尤其是下咽癌，发生第二原发肿瘤的概率超过30%，对于下咽癌患者，常规要求行食管镜和胃镜除外第二原发肿瘤。下咽癌患者治疗前需要进行全面的口腔评价。头颈部恶性肿瘤患者接受放射治疗后，常出现口干，进而容易出现龋齿以及颌骨坏死。对于发病前6月内体重下降超过10%的患者，营养支持非常重要，建议在治疗前行鼻饲管置入补充营养。对于需要长期营养补充的患者，胃造瘘是更好的选择。另外，由于较多头颈部肿瘤患者存在一定程度的焦虑、抑郁等心理改变，建议心理评价，更好的改善患者的生活质量和未来治疗的耐受性。

（六）分期

目前国际上采用2010年第七版AJCC分期，第8版分期2018年即将开始使用，与第7版分期的区别在于颈部淋巴结分期中新增加了包膜外侵，出现包膜外侵原来的N分期增加1级，如同侧小于3cm淋巴结，但有包膜外侵，原来N分期为N1，现在分期为N2。对于包膜外侵的定义，一般以手术后的病理为准，淋巴结内转移癌细胞突破纤维膜进入周围组织。然而大部分头颈部肿瘤治疗以非手术治疗为主，临床分期判定淋巴包膜外侵认为是查体发现淋巴结侵犯皮肤、周围肌肉/器官，或出现颅神经、臂丛、交感干或者膈神经的损伤，并且需要影像上确认。尽管有回顾性分析提示包膜外侵是预后不良的因素，这还需要进一步的研究证实。

二、下咽癌的综合治疗原则

下咽癌治疗手段的选择应遵循：最大可能地提高肿瘤的局部区域控制率，尽量降低治疗手段对器官功能损害的程度的原则。下咽癌的治疗主要考虑肿瘤因素、患者因素和治疗因素这三个方面，包括肿瘤的位置以及侵犯范围，患者的年龄、功能状态和治疗意愿、预期的治疗疗效和急性晚期毒性。

高龄并不是治疗的禁忌证。有一项回顾性研究显示75岁以上的患者治疗后生存率与年轻患者接近。然而，大部分老年患者受合并症的影响，未接受抗肿瘤治疗，5年疾病特异性生存率低于10%。由于老年患者的预后差，治疗一般推荐姑息性处理。对于接受手术的患者，术前麻醉风险的评估非常重要。肺功能差的患者不建议行保喉的手术，因为这些患者保喉术后容易出现误吸和肺炎。另外，一般功能状态良好、血液指标正常以及无严重心脑血管疾病的患者才可以耐受同步放化疗。

预计行放疗的患者，需要考虑放疗的靶区和剂量。治疗后的功能缺陷也是治疗决策的一个影响因素。对于早期病变，手术和放疗均能达到很好的局部控制，然而早起病变手术切除的损伤更小，推荐行手术治疗。相反的是，对于局部晚期病变，特别涉及无法保喉的患者，这时手术创伤大，可考虑行放射治疗。无论怎样，患者对不同治疗的倾向、接受程度是最终治疗决策的方向。社会因素也是治疗选择需要考量的。

根据NCCN2017年最新指南，下咽癌的治疗原则为：

（一）早期病变

包括大多数T1N0和部分T2N0（不需要全喉切除的患者），治疗可选择：

1. 单纯根治性放疗 达到完全缓解者，定期复查；有肿瘤残存者，挽救性手术，如有必要加行颈清扫。

2. 部分喉咽切除（开放手术或内镜下手术）+同侧或双侧颈清扫

（1）无不良预后因素者观察。

（2）有不良预后因素（不良预后因素包括：淋巴结包膜外受侵，切缘阳性，pT3/T4，N2/N3，外周神经受侵，脉管瘤栓）者根据情况选择下列治疗：

1）淋巴结包膜外受侵和（或）切缘阳性者，推荐术后同期放化疗（I类证据）。

2）切缘阳性者，如再次手术能够获得阴性切缘则再次手术或者行术后单纯放疗，若T2病变可考虑同期放化疗。

3）其他预后不良因素：术后单纯放疗或者同期化放疗。

（二）需要全喉切除的中晚期病变

包括需要行全喉切除部分T2N0，以及T1N+；T2～3任何N，治疗可选择：

1. 诱导化疗（诱导化疗以多西他赛+顺铂+5-氟尿嘧啶的方案为首选） 诱导化疗3周期后疗效评价，根据对诱导化疗的反应决定后续治疗。

（1）原发灶完全缓解者：根治性放射治疗（I类证据）或同期化放疗（IIB类证据），放疗后影像学颈部评价有残存行颈清扫；颈部评价无残留者，治疗结束后4～8周疗效评价，阴性者继续观察，评价阳性者行选择性颈清扫。

（2）原发灶部分缓解者：选择同期放化疗（IIB类证据）或者手术切除，同期放化疗后达到完全缓解者，继续观察；同期放化疗未达完全缓解者行挽救手术。

（3）原发肿瘤未达到部分缓解者：也可选择手术治疗，术后根据病理特点选择进一步治疗方案：无不良预后因素者，继续观察；有淋巴结包膜外受侵和（或）切缘阳性者，术后同期放化疗（Ⅰ类证据）；有其他不良预后因素者，术后放疗或者同期放化疗。

2. 全喉切除＋包括Ⅵ区的颈清扫　术后根据病理特点选择进一步治疗方案：无不良预后因素者，继续观察；有淋巴结包膜外受侵和（或）切缘阳性者，术后同期放化疗（Ⅰ类证据）；有其他不良预后因素者，术后单纯放疗或者同期放化疗。

3. 同期化放疗　通常选择单药高剂量顺铂作为同期化疗方案。根据同期放化疗的疗效进行后续治疗。

（1）原发灶完全缓解，颈部临床评价完全缓解者：治疗后影像学评价，无残留病灶者观察；有残留病灶者，选择性颈清扫。

（2）原发灶完全缓解，颈部有残留者：行颈清扫。

（3）原发灶残存者，挽救手术＋必要时颈清扫

4. 进入临床研究

（三）局部晚期（可手术切除者）

包括可手术切除 T4a 任何 N，治疗原则可有以下选择：

1. 首选手术切除＋颈清扫　术后根据病理特点选择进一步治疗方案，参看本节需要全喉切除的中晚期病变选择手术切除者的后续治疗选择。

2. 先诱导化疗，根据对诱导化疗的疗效选择后续治疗　参看本节需要全喉切除的中晚期病变选择诱导化疗者的后续治疗选择。

3. 同期放化疗　参看本节需要全喉切除的中晚期病变选择同期放化疗者的后续治疗选择。

4. 进入临床研究

（四）局部晚期（不可手术切除者）

包括 T4b 任何 NM0 以及有不可切除的颈部淋巴结的患者，可以选择下列治疗方案：

1. 进入临床研究

2. 根据一般功能状态评分，给予不同的治疗方案。

（1）行为状态评分 0～1 分者，选择同期放化疗，或者诱导化疗序贯单纯放疗或者同期放化疗（Ⅲ类证据）；

（2）行为状态评分 2 分者，选择根治性放射治疗或者同期化放疗；

（3）行为状态评分 3 分者，选择单纯姑息放疗

或者单要化疗或者最好的支持治疗。

根据患者接受的治疗，进行疗效评价，如果原发灶控制，颈部有残留病灶，如果可能可考虑行颈清扫。如果原发灶/颈部有残存，转变成可手术治疗的患者，可以接受手术挽救。

（五）M1 病变

包括初始诊断有转移的患者，可以选择下列治疗方案：

1. 进入临床研究

2. 根据一般功能状态评分，给予不同的治疗方案。

（1）行为状态评分 0～1 分者，选择 5-FU＋顺铂＋西妥昔单抗（1 类证据），或者联合化疗，或者单药化疗，或者对于局限转移患者行手术、放疗或同期放化疗，或者行最佳支持治疗；

（2）行为状态评分 2 分者，选择单药化疗或者最佳支持治疗；

（3）行为状态评分 3 分者，选择最佳支持治疗。

三、早期下咽癌的治疗

早期（T1～2N0）的患者接受手术或者放疗均能达到较好疗效，一般建议首选手术治疗。对于这些患者不仅需要考虑是否能行保喉手术，还需要考虑是否能达到足够切缘以及可接受的并发症。需要注意的是，根据内镜的结果判断病变范围从而决定行保喉手术是不准确的。对于肿瘤未侵犯到梨状窝尖、咽后壁和环后区的患者，不建议行保喉手术。对于局限于梨状窝外侧壁的病变，可推荐行部分咽切除术。对于侵犯到梨状窝内侧壁但是没有声带固定的患者，可行部分喉咽切除术。对于非常表浅的咽后壁黏膜病变，也可考虑行广泛切除，但是需要警惕若病变侵犯黏膜下或有椎前侵犯时，手术难以切除。

最近，经口内镜下激光切除逐渐在临床上使用，对于非常早期的浅表病变，理论上经口内镜下激光切除可以达到足够的切缘，并避免气管切开。有回顾性研究报道激光手术能达到 87% 的局部控制率。但是激光手术技术要求高、难以达到广泛的黏膜和黏膜下切除，术后常需要行放射治疗，而且颈部病变需要单独切口。目前，不建议实际广泛使用。

对于局限于梨状窝外侧壁或者后外壁的病变，可考虑行部分咽外侧切除术。一般需要切除后 1/3 的甲状软骨、舌骨，如果切除范围过大，难以直接缝合，可考虑游离皮瓣。近期有研究报道，3 年局

部控制率达到 88.5%，但这批患者大部分接受了术后放疗。对于早期的梨状窝内侧壁病变，可考虑行部分咽喉切除术，一般切除一侧部分声门上喉以及梨状窝内侧壁。对于侵犯了杓会厌皱襞、梨状窝前内外壁的病变，建议行环状软骨上部分喉咽切除，切除范围包括一侧下咽、一侧甲状软骨、一侧喉、会厌前间隙和一侧杓状软骨。

由于下咽癌的颈部淋巴结转移概率高，即使临床阴性的淋巴结患者，仍有 17%～56% 的病理阳性率，梨状窝和咽后壁癌淋巴结转移风险高于环后区癌。因此，对于临床淋巴结阴性的患者，也需要行双侧颈部 Ⅱ～Ⅳ 区清扫，治疗后总的颈部失败率 5% 左右。

四、局部晚期可手术下咽癌的综合治疗

（一）诱导化疗或术前放疗

对于局部晚期可手术下咽癌（任何 TN 阳性、T3～4a 任何 N）的治疗，能否做到喉功能保留非常重要，因此诱导化疗是比较重要的位置。RTOG 9111 研究已证实同步放化疗较诱导化疗序贯放疗以及单纯放疗在局部控制和喉功能保留上优势明显，尽管该研究未纳入下咽癌，但可供参考。对于下咽癌的诱导化疗联合放疗，EORTC 24891 随机 202 例局部晚期下咽癌，分为立即手术＋术后放疗组和诱导化疗有效患者联合放疗组，诱导化疗组中有 42% 的患者喉功能得到保留，手术组中位生存 25 个月，3 年总生存率 43%，诱导化疗联合放疗组的中位生存 44 个月，3 年总生存率 57%，而且诱导化疗组的远处转移率下降。该研究为诱导化疗在下咽癌中的价值提供依据。随着 TPF 诱导化疗方案的应用，最近 GORTEC 对比 TPF 和 PF 方案诱导化疗后保喉功能情况，3 年喉功能保留率分别为 70.3% 和 57.5%，TPF 方案在保喉方面也好于 PF 方案。考虑到诱导化疗有效的患者，再行同步放化疗毒性反应大，放疗联合分子靶向药物的耐受性好。TREMPLIN 研究纳入需要全喉切除的局部晚期喉癌和下咽癌患者，先行 TPF 方案 3 周期，反应大于 50% 的患者随机分为放疗联合顺铂组合放疗联合 C225 组，研究结果显示放疗联合 C225 组的耐受性好，但两组的喉功能保留相同。

需要注意的是，尽管已有 3 个研究提示 TPF 方案的诱导化疗较 PF 方案的优势，TPF 方案化疗后的反应率 68%～80%，而 PF 方案化疗后的反应率在 54%～64%，76%～83% 的患者出现 3～4 级的中性粒细胞下降。常用的同步化疗方案是单药

高剂量的顺铂化疗（100mg/m², 每 3 周 1 次）。同步化疗增加黏膜炎的发生，约 60% 以上的患者出现 3～4 级的黏膜炎。胃肠道反应、肾毒性以及血液毒性是主要的毒性损伤。为了能够耐受治疗的毒性，治疗过程中需要加强支持治疗和疼痛管理。由于毒性的原因，仅 2/3 的患者能完成全部 3 周期的同步化疗。然而，每周的顺铂化疗也可作为一个替代方案。

术前诱导化疗可以增加保喉的比例。国内有单位进行了一系列的研究，采用术前放射治疗有助于选择保守手术保留喉功能，且不增加并发症。同期开展的局部晚期头颈部鳞癌术前同期放化疗对比术前放疗的临床研究结果，其中下咽癌／喉癌 83 例，术前同期放化疗 42 例，5 年生存率达到 60%，保喉率 74.4%，综合治疗在下咽癌治疗中有一定优势，然而由于样本量较小，未能检验出统计学差异，有待进一步扩大样本量验证。目前，正在开展下咽癌诱导化疗和术前同期放疗的研究，进一步比较两者保喉功能的差异。

（二）手术切除以及术后辅助治疗

对于 T4a 的病变以及 T2～3 的梨状窝尖或环后区病变，需要行全喉全下咽切除。若病变侵犯到食管入口或颈段食管，还需要扩大行食管切除。对于选择行手术的患者，术后的辅助治疗已有大量的研究。术后同期化放疗随机分组研究最有力的证据来自美国放射治疗协作组（RTOG）和欧洲癌症研究与治疗组织（EORTC）完成的头颈部肿瘤术后同期放化疗的随机分组 RTOG 9501 和 EORTC 22931 研究，结果显示对于术后有切缘安全距离不够或者淋巴结包膜外受侵的患者，术后同期化疗降低了局部复发率和提高了总的生存率。

（三）同期放化疗

同期放化疗也是可手术局部晚期下咽癌的治疗选择手段。常规分割照射联合高剂量单药顺铂化疗是局部晚期患者的标准治疗手段。然而，老年患者由于毒性反应大，以及非肿瘤死亡多，获益不大，临床上应用时需要注意。20 世纪 70～80 年代针对头颈部肿瘤开展了大量的改变分割模式的临床研究，已经有多次 meta 分析证实了改变分割模式能够提高头颈部肿瘤放射治疗疗效。Bourhis 等对不同分割方式在头颈肿瘤治疗中的作用进行了 meta 分析，收集了 1970—1998 年的 15 个随机分组试验，共有 6515 例患者。总生存率提高了 3.4%，5 年总生存率由 36.3% 提高到 39.7%。其中超分割的 5 年总生存率绝对获益为 8.2%，局部控制率

5 年绝对获益为 9.2%。RTOG9003 研究 10 年随访结果显示只有超分割显示了局部控制和生存上的获益。超分割照射比加速分割照射获益更明显，主要获益人群是年轻患者。所有这些改变分割的照射方案明显增加急性黏膜炎的发生，晚期毒性没有明显的升高。考虑到改变分割照射以及同期放化疗均能获益，那二者联合治疗疗效如何。有一个Ⅲ期研究对比改变分割的放疗方案联合同步化疗（70Gy/6 周同步 2 周期 5-FU+ 卡铂）较常规分割照射联合同步化疗（70Gy/7 周同步 3 周期 5-FU+ 顺铂）以及单纯改变分割照射（64.8Gy/3.5 周）均没有改善生存。因此目前不建议改变分割照射时同步化疗。然而，这些研究均是调强放射治疗年代之前开展，调强放射治疗下结果如何，有待进一步的验证。

（四）分子靶向治疗

随着肿瘤分子生物学的进展，对肿瘤生长的调控途径和信号传递途径认识进一步加深，肿瘤生长调控的方法和药物不断出现，在头颈部肿瘤中，表皮生长因子受体表达与预后的关系以及治疗策略日趋成熟。表皮生长因子受体（EGFR）是一种膜受体酪氨酸激酶，在 SCCHN 中，EGFR 经常是过表达的，EGFR 通道被非正常激活。不仅如此，许多研究表明：EGFR 的表达是 SCCHN 重要的预后因素，它的过表达预示着相对差的总生存和无病生存率，而且局部复发率更高头颈部肿瘤表皮生长因子受体高表达，文献报道的阳性率在 80%～90% 左右。

越来越多的 EGFR 抑制剂应用在头颈部肿瘤中，如单克隆抗体（mAbs）、酪氨酸激酶抑制剂（TKIs）、抗毒素等，但大部分研究集中在西妥昔单抗（cetuximab）、尼妥珠单抗（nimotuzumab, h-R3）和帕尼单抗（panitumumab）上。酪氨酸激酶抑制剂如吉非替尼（gefitinib）、厄洛替尼（erlotinib）、拉帕替尼（lapatinib）等的应用仍处于临床研究阶段。2006 年 Bonner 研究将 424 例局部晚期头颈肿瘤患者随机分到 cetuximab 与放疗同期使用组和单纯放疗组。研究结果显示 cetuximab 联合治疗组较单纯放疗组能改善局部区域控制（24.4 个月 vs 14.9 个月）以及中位生存（49 个月 vs 29.3 个月），两组 5 年总生存率分别是 45.6% 和 36.4%。毒副反应方面，除了痤疮样皮疹和输液反应外，3 度及以上毒副反应的发生率两组无明显差异。

由于同期放化疗在头颈部肿瘤治疗中的作用得到肯定以及表皮生长因子在头颈部肿瘤中高表达以及高表达与预后的负相关性，RTOG0522 研究试图证实同期放化疗 + 西妥昔单抗是否优于同期放化疗，然而结果未能显示同期放化疗 + 西妥昔单抗优于顺铂同期放化疗，2014 年长期随访结果未能证实同期放化疗基础上增加分子靶向治疗药物进一步提高了远期疗效。术后放疗的 RTOG0234 研究结果也不能说明同期放化疗 + 表皮生长因子受体抑制剂能够提高疗效，进一步结果需要从 RTOG1216 研究中获得。其他靶向治疗药物如 Erlotinib 的Ⅱ期临床研究结果也未能证实 Erlotinib 联合同期放化疗进一步提高了疗效。由于目前没有头对头的研究评价同期放化疗对比放疗联合靶向治疗，因此对于分子靶向治疗在局部晚期下咽癌中的推荐，考虑化疗无法耐受的患者（肾功能差、一般功能状态差以及老年）行放疗联合。如何将分子靶向药物更好的与手术、放疗和化疗的结合，在不增加毒性反应的基础上，更好的改善疗效和保留功能，是未来研究的方向。

五、局部晚期不可手术下咽癌的综合治疗

局部晚期不可手术（T4b 任何 N）下咽癌的治疗首选同期放化疗。考虑同期放化疗更适合于一般情况较好的患者，因此对于身体情况不好的患者，推荐改变分割的照射（RTOG 9003）。同期化疗的药物方案很多，最适合的联合方案尚不得知。一项前瞻性的Ⅱ期研究提示放疗联合紫杉醇 + 顺铂、5-FU+ 顺铂和羟基脲 +5-FU 三种方案的疗效类似（RTOG 9703）。

对于 N2～3 的颈部淋巴结放疗后的处理，一直有争论，是立即行计划性颈清扫还是仅仅对影像学上有残留的患者进行颈清扫。N2～3 患者放疗后有 35%～50% 出现残留，行即刻的计划性颈清扫能改善区域控制以及总生存，颈部复发后的挽救手术成功率很低。然而，仅对影像学上有残留病变进行颈清扫，建立在影像学完全缓解的患者颈部复发概率低，对这部分患者行计划性颈清扫会造成过度的治疗。目前的研究在放疗后颈部疗效评价上，采用 PET/CT 评价颈部淋巴结的残留情况。另外，对于放疗后颈部淋巴结残留的患者，是采用根治性或改良根治性颈清扫，还是选择性颈清扫，现在还存在着争议。由于淋巴结残留的患者大部分在高危区域，有研究探讨选择性颈清扫的价值。Robbin 等分析了 35 例放疗后选择性颈清扫的复发情况，仅 1 例出现了复发。另外，Stenson 等分析了 69 例

放疗后颈部残留行颈清扫的数据，其中56例行选择性颈清扫，也仅1例出现颈部复发。目前对于大部分同期放化疗后颈淋巴结残留的患者，推荐选择性清扫Ⅱ～Ⅳ区是可选择的治疗手段，而且颈部纤维化、肩部活动障碍以及颈部畸形等术后并发症低相对较低，但还需前瞻性的随机研究证实。

六、复发的挽救治疗和远处转移的治疗

对于部分首程接受放疗，复发病变比较局限的患者，如没有半喉固定以及软骨侵犯，可建议保喉手术。然而，对于大部分复发患者，需要行全喉全下咽切除术，挽救手术的并发症高，而且预后很差。来自多伦多玛格丽特公主医院的回顾性研究，分析75例放疗后复发行挽救全喉切除的患者，5年总生存率、疾病特异性生存率、局部控制和区域控制率分别为31%、40%、71%和70%。多因素分析发现包膜侵犯是预后的影响因素，在有经验的医院可考虑行挽救手术。然而，有很多其他研究报道了放疗后挽救手术的并发症很高，3年的生存率仅10%。因此，对于复发的患者，建议在有经验医院进一步治疗可能获益更多。对于挽救术后辅助放疗或者放化疗的价值，有随机研究纳入术后高危患者，结果显示挽救术后同步放化疗较术后单纯放疗改善疾病特异性生存，然而受毒性的限制，总生存率没有显著提高。对于无法耐受挽救手术或者不可切除的患者，针对复发局部的再程放疗可以考虑，然而疗效很差，毒性反应大。最近有研究采用立体定向放射治疗联合靶向药物，初步结果提示治疗耐受性好，疗效有所改善。

对于远处转移或局部区域复发患者无法行手术或者放疗的患者，可考虑全身化疗。化疗的中位生存时间在4.5～10个月。一般情况良好、仅局部区域复发以及既往没有接受化疗的患者预后相对较好。以顺铂为基础的化疗反应率在10%～32%，一项前瞻性Ⅲ期研究对比紫杉醇联合顺铂和5-FU联合顺铂的疗效，两组反应率22% vs 29%，中位生存9个月 vs 8个月。分子靶向治疗也是可选择的手段，对于顺铂耐药的患者接受单药靶向药物的中位无疾病进展时间1.3～4.2个月，中位生存时间4.2～8.1个月。C225联合5-FU和铂类药物较单纯5-FU联合铂类药物明显改善生存。目前推荐复发后一线方案为C225联合铂类。

随着PD-1/PD-L1抑制剂的出现，也已有在晚期头颈部鳞癌中的应用报道，尽管出现缓解后的维持时间长，但总体的有效率在10%～20%左右，期待进一步的新药研发以及分子机制的研究，提高治疗的有效率以及改善生存。

由于肺转移占所有转移的2/3，临床上需要区分是下咽癌肺转移还是肺第二原发，一般需要病理确认，特别对于单发的肺部结节，建议行手术切除。

七、下咽癌的放射治疗

（一）放射治疗目的

下咽癌根据病期早晚和患者的意愿，参考治疗指南，决定治疗原则，选择合适的治疗方案，放射治疗在下咽癌治疗中的目的主要有术前放疗、术后放疗、以及根治性放射治疗等几种情况。放射治疗技术有常规放射治疗、三维适形、调强放疗等。

（二）放疗前准备

放射治疗前需要进行口腔处理，一般性的口腔处理完成后，间隔2～3天即可开始放疗，拔牙后最好休息1～2周，创面愈合后开始放疗。有些患者由于颈部淋巴结巨大，侵犯颈动脉鞘以及其他组织和结构，伴有剧烈头疼，应给予止痛治疗；有些患者的肿瘤合并有坏死，感染，应给予抗感染治疗。有些患者原发肿瘤巨大，破坏和占据喉腔，挤压气道，导致呼吸困难，放疗时症状可进一步加重，必要时需先行气管切开。

（三）放射治疗技术和靶区勾画、计划评价和治疗执行

常规放射治疗主要采用两侧面颈野对穿照射＋下颈锁骨上野垂直照射技术。照射野需要上至颅底，下至胸廓入口，包括整个咽侧间隙、口咽、下咽部、喉部、颈段食管入口及颈部和咽后淋巴引流区。照射野的设计通常有两种方案，第一种，两侧面颈野对穿照射＋下颈锁骨上野垂直照射，此种方案适合患者颈部较长，病变相对较小，颈部淋巴结不在分野部位，病变无食管受侵。第二种方案，两侧对穿照射大野。这种方案适用于患者颈部短粗，原发肿瘤较大，侵犯食管入口或颈段食管，或者颈部有较大转移淋巴结，此类患者如果采用面颈联合野＋下颈切线野的方案，会造成面颈联合野下界与原发肿瘤安全局不够或者在原发肿瘤上分野，原发肿瘤剂量不够或者不确定。面颈联合野下界设置在环状软骨下缘时，距肿瘤下界能够满足在2cm安全距离的要求。肿瘤剂量在DT36Gy后，避开脊髓，后颈电子线补量，脊髓以前范围继续用X线照射至DT60Gy时缩野至肿瘤区，推量到70Gy。由于下咽部有肿瘤，为了避免面颈联合野与下颈切

线野衔接时造成的脊髓剂量重叠,在面颈联合野脊髓部位设置脊髓挡块。

对术后具有高危复发因素,需要放射治疗的患者,照射范围应该包括所有手术区域。由于下咽癌需要术后放射治疗患者通常是晚期患者,颈部淋巴结转移 N2 以上,多数已行改良颈清扫,因此希望能够将整个颈部及原发肿瘤区域放在同一个照射范围之内,通常采用两侧对穿大野照射。左侧野:机架 90°,床角 10°;右侧野:机架 270°,床角 350°,两野水平对穿照射,DT36Gy 后,避开脊髓,后颈电子线补量,脊髓以前范围继续 X 线照射至 DT50Gy 时缩野至高危区,如无明显肿瘤残存,推量至 60Gy,如有肿瘤残存,则 DT60Gy 后,再次缩野至肿瘤区,推量到 66～70Gy。

随着治疗设备的换代升级及计划系统的完善,国内越来越多的单位可以开展适形调强放射治疗技术,利用调强放射治疗物理剂量分布的优势,提高肿瘤局部控制和减少正常组织损伤。放射治疗对体位重复性要求高,要求很好的固定方式,选用合适的头枕,采用热塑膜头颈肩固定方法。定位扫描范围一般从头顶到胸廓入口下至少 3cm,通常扫描到隆凸水平,层厚 3mm,静脉注射对比增强剂。

如果患者接受了诱导化疗,目前尚无高级别证据明确诱导化疗后的靶区勾画。一般临床上靶区按照化疗前的侵犯范围,参照诱导化疗后的肿瘤缩退情况,以肿瘤和周围组织的相对关系来确定,并充分利用皮肤,骨骼,肌筋膜和气腔等天然屏障。大体肿瘤(GTVp):临床检查和 CT/MRI 等影像学检查以及内镜、间接镜检查获得原发肿瘤信息。特别指出,内镜检查和间接喉镜检查对发现黏膜病变非常重要,有时由于病变表浅,CT/MRI 可能无阳性发现。内镜检查和间接喉镜检查对确定 GTV 的位置非常有帮助,有些首先以原发不明颈转移癌诊断的患者,经过内镜和间接镜检查最终发现是下咽癌,尤其是内镜下的窄带光成像(NBI)对帮助发现隐匿病灶有帮助。阳性淋巴结(GTVnd)的定义为 CT/MRI 检出的最大短径大于 1cm 的淋巴结,或者大小虽不超过 1cm,但淋巴结有明显坏死,环形强化等影像学表现,临床可判断为阳性淋巴结,或者 B 超引导下穿刺细胞证实。对于梨状窝外侧壁和咽后壁肿瘤而言,需要特别关注是否有咽后淋巴结转移。高危区(CTV1):包括大体肿瘤邻近的亚临床区域和转移淋巴结区域以及相邻淋巴结区域。下咽癌的淋巴引流区包括 II～V 区,咽后淋巴结区,根据原发灶的期别和颈转移淋巴结的期别决定淋巴引流区的危险性。包含淋巴结的 CTV1 上界不管淋巴结状态如何,同侧应该包括咽后淋巴结引流区。对侧 N0 时,对侧 II 区上界可以到第 1 颈椎横突水平。低危区(CTV2):指可能出现淋巴结转移的区域。CTV1 和 CTV2 的范围应根据淋巴结的多少和转移淋巴结部位,大小适当调整(表 4-3-1)。

NCCN 指南建议,对于单纯放疗,高危区域(包括原发病灶、可疑侵犯区域以及高危淋巴结区)的推荐剂量分割是每次 66Gy/2.2Gy 或者每次 70Gy/2.0Gy,每周五次;或者每次 66～70Gy/2.0Gy,每周六次,加速分割;每次 69.96Gy/2.12Gy,每周五次(RTOG 0022);或者后程加速,前 18 次,常规分割,后 12 次,每天第

表 4-3-1 不同期别下咽癌推荐靶区定义及剂量

临床期别	GTV	CTV1	CTV2
T1～2N0	原发肿瘤	GTV 外放 2cm+IN II,III, 同侧 RPN	IN IV～V, CN II～V, RPN
T3～4N0	原发肿瘤	GTV 外放 2cm+IN II～V, RPN, CN II,III, RPN,	CN IV～V
T1～2N1	原发肿瘤＋阳性淋巴结	GTV 外放 2cm+IN II～V, RPN; CN II,III, RPN,	CN IV～V,
T1～2N2a～b	原发肿瘤＋阳性淋巴结	GTV 外放 2cm+IN II～V, RPN+CN II,III, RPN,	CN IV～V
T1～2N2c	原发肿瘤＋阳性淋巴结	GTV 外放 2cm+IN II～V, RPN+CN 阳性 LN 区, RPN	CN 阴性 LN 区
T3～4N1	原发肿瘤＋阳性淋巴结	GTV 外放 2cm+IN II～V, RPN+CN II,III, RPN	CN IV, V
T3～4N2a～b	原发肿瘤＋阳性淋巴结	GTV 外放 2cm+IN II～V, RPN+CN RPN, II～III	CN IV～V
T3～4N2c	原发肿瘤＋阳性淋巴结	GTV 外放 2cm+IN II～V, RPN+CN 阳性 LN 区, RPN	CN 阴性 LN 区
剂量范围	70Gy	60Gy	50～56Gy

IN: 同侧, CN: 对侧, RPN: 咽后淋巴结

一次大野 1.8Gy/ 次，第二次小野 1.5Gy/ 次；或者超分割，1.2Gy/ 次，每天 2 次，总量 81.6Gy/7 周。中危区域：每次 54～63Gy/1.6～1.8Gy。低危区域：每次 44～50Gy/2.0Gy。对于同期放化疗，高危区的推荐剂量是每次 70Gy/2.0Gy，常规分割（RTOG 0129 和 GORTEC 9902）；中危区域：每次 54～63Gy/1.6～1.8Gy；低危区域：每次 44～50Gy/2.0Gy。

由于下咽和喉是活动器官，发生吞咽动作时，喉会向前上移动，距离 2～3cm，因此，在设定 PTV 时，需要考虑到喉和下咽的活动，通常在前上方向外放 1cm，前后左右下方向外放 0.5cm。同时告知患者在治疗时尽量避免吞咽动作，治疗时尽可能使用治疗时间短技术，如 VMAT 和 Rapid ARC 等调强放射治疗技术。有关正常组织限量，一般脊髓最大剂量 PRV≤40Gy；脑干最大剂量 PRV≤54Gy；单侧腮腺 50% 体积接受剂量≤30Gy；早期病变腮腺 50% 体积接受的剂量<20Gy，对于两侧淋巴结转移不同的情况，双侧腮腺限制剂量可以不同。下颌骨最大剂量≤60Gy。臂丛神经<60Gy；气管造瘘口≤50Gy；有下列情况者：明显的声门下侵犯、急诊造瘘、Ⅵ区淋巴结结外侵犯、切除边缘接近或阳性，应加量至 60～66Gy。放疗计划设计完成后，需从两个方面判断计划是否合理，DVH 图是否满足处方剂量要求，通常要求至少 95%PTV 满足靶区的处方剂量，PTV 接受>110% 的处方剂量的体积应<20%，PTV 接受<93% 的处方剂量的体积应<3%，PTV 外的任何地方不能出现>110% 处方剂量。每一个层面均需浏览，避免高剂量区 / 热点落在重要结构如软骨、气管环、颈鞘等部位，以及肿瘤区明显欠量。放射治疗计划执行前需要进行剂量验证，符合要求后方能执行。在现代放射治疗条件下，至少要求每周一次进行等中心验证，对采用图像引导的调强放射治疗技术的，一般采用前 5 次治疗每次锥形束 CT 扫描，配准，获得系统误差和随机误差，以后每周 1 次锥形束 CT 扫描，误差大于 3mm 者需要调整。

对于局部晚期或者颈部淋巴结巨大者以及治疗过程中体重下降明显者，原发肿瘤和（或）颈部淋巴结缩小明显，肿瘤的相对位置发生改变，使得原有靶区不能很好地涵盖肿瘤，或者正常组织 / 危及器官受到超量照射，需要行第二次治疗计划，通常在肿瘤 40～50Gy 时重新进行 CT 模拟定位扫描，将图像与第一次计划的 CT 图像融合，观察和评价肿瘤 / 外轮廓变化，根据治疗前肿瘤与正常组织的关系适当调整靶区，尽可能使得肿瘤获得所需要的治疗剂量，正常组织和危及器官获得最佳保护。

（四）放疗并发症及处理

下咽癌的治疗多为手术和放射治疗的综合治疗，即便是早期单纯放疗的病变，由于放疗采用较大的照射野，因此本病的治疗过程中不可避免地出现相应的并发症。常见的放疗并发症包括急性反应和晚期损伤。

急性放疗反应主要发生于照射过程中，常见急性反应包括：急性黏膜反应、口腔干燥、味觉障碍、喉水肿以及皮肤反应等待。

照射野内的正常黏膜受到一定剂量的照射后，可表现为程度不等的充血、水肿、糜烂或假膜形成，患者表现为口腔、咽喉肿痛、吞咽困难、声音嘶哑等。由于唾液腺、味蕾在照射过程中受到一定程度的损伤而导致口腔干燥、味觉障碍的发生。以后，随着放疗的结束及一段时间的恢复，口腔干燥、味觉障碍可有一定程度的恢复，味觉在放疗后 6～18 月内可恢复基本正常，但口干一般不能恢复到正常水平。喉水肿一般在放疗后 6 个月消退。超过 6 个月仍持续存在的喉水肿，应警惕有肿瘤残存或复发的危险，应紧密随访，必要时活检证实，但应注意活检有可能导致周围喉软骨坏死的危险。现代放疗技术条件下，放射性皮肤反应通常在 2 级以下。

晚期损伤：喉软骨坏死、软组织坏死，出现的概率为 2%～4%；严重喉水肿需要紧急气管切开者，占 1%～6%；颈部皮肤纤维化出现的概率为 11%；单纯放射治疗后因吞咽困难而需要胃造瘘者约为 2%～7%；术后放射治疗患者出现的概率为 16%。

与放射治疗有关的死亡率，单纯放疗约为 1%～3%，主要与放射治疗后咽、食管狭窄导致的恶病质、吸入性肺炎、喉水肿窒息等因素有关。对单纯放射治疗出现的晚期损伤如进行手术挽救，则死亡率上升至 5%～6%，主要死因为手术切口坏死、咽瘘、颈动脉破裂出血等。

（五）放射治疗的疗效和影响因素及预后

下咽癌总体疗效差，美国 SEER 数据库中 1988—2008 年收治的下咽癌患者，人群分析总体 5 年生存率为 30% 左右。欧洲报道 1999—2008 年收治的下咽癌，人群分析总体 5 年生存率为 25% 左右。下咽癌的疗效与临床分期和综合治疗模式密切相关。Ⅰ～Ⅱ期下咽癌根治性放疗的结果，5

年总生存率为 50%～60%，5 年疾病特异性生存率 60%～70% 左右，T1 和 T2 患者 5 年疾病特异生存率分别为 80%～90% 和 60%～70% 左右。

对晚期病变，无论是单纯手术还是单纯放射治疗，总的效果均不理想，前者的 5 年生存率为 30%～40%，后者的 5 年生存率为 10%～20%。Blanchard 等比较了临床研究中所包含的 2767 例局部晚期下咽癌的单纯放疗和加入化疗后的生存获益情况，5 年生存率绝对获益为 3.9%，从 25.8% 提高到了 29.7%。这一数据体现了局部晚期下咽癌目前总体治疗效果。

综合治疗可以提高下咽癌的治愈率，Bova 等总结了 180 例下咽癌接受手术 +/- 术后放疗的结果，5 年疾病特异生存率为 52%。中国医学科学院肿瘤医院的材料显示，其中术前放射治疗组的 5 年局部控制率、总生存率和无瘤生存率分别为 77.4%、58.1% 和 51.6%；而单纯放射治疗则分别为 55.0%、29.4% 和 32.5%，组间差异显著。术前放射治疗有助于选择保守手术保留喉功能，且不影响生存，不增加并发症。术前放疗 50Gy 与 40Gy 相比较，前者能够提高下咽癌的远期生存率，且不增加放射治疗引起的术后并发症，有望增加喉功能的保全率。

八、目前治疗挑战和研究方向

下咽癌的整体治疗疗效在头颈部肿瘤中相对较差，主要存在于肿瘤初诊时分期较晚；大部分患者合并有吸烟、酗酒病史，一般身体状况较差，营养不良和肝肾功能储备低，难以耐受高强度的放化疗；常合并第二原发的恶性肿瘤；肿瘤对放化疗敏感性差，局部区域控制率低以及远处转移失败高。目前下咽癌的主要研究方向，加强高危人群的筛查，特别对于吸烟和重度酗酒人群；降低患者的治疗毒性，如利用激光、药物以及营养支持减轻患者的黏膜炎；强化局部晚期患者的治疗，包括提高局部照射剂量、化疗基础上联合靶向药物和手术的联合；提高患者的保喉率，如强化诱导治疗、保喉患者的功能影像筛选等；最后是改善复发和转移患者的疗效，探索更多的分子靶向药物，如 PI3K 抑制剂等。

（高　黎　易俊林　张　烨）

第四节　喉　癌

一、概述

喉癌是头颈部常见的恶性肿瘤之一，近年来喉癌的发病率有增多的趋势。发病年龄多集中于 50～70 岁，而小于 30 岁者发生喉癌的概率不超过 1%。男性多见，男女之比为 4∶1，其中女性声门上型喉癌多于男性，而男性声门型喉癌则多于女性。

（一）解剖

喉位于颈前中央，成人相当于第 4～6 颈椎椎体水平，喉结构主要由骨骼、黏膜和肌肉组成（图 4-4-1）。其上方与口咽相延续，下方与气管相通，两侧及后方与下咽相连。解剖学上将喉分为声门上区、声门区和声门下区三个区域（图 4-4-1）。约 30%～35% 发生于声门上区，60%～65% 发生于声门区，仅 5% 发生于声门下区。

声门上区是指声带以上的喉部，按照 UICC 标准，声门上区具体包括以下几个亚区：①舌骨上会厌，包括会厌尖、会厌舌面和会厌喉面；②杓会厌皱襞、喉侧缘；③杓状软骨部；④舌骨下会厌；⑤室带（假声带）。声门区包括声带，前、后联合及声带游离缘下 0.5cm 范围内的区域。声门下区是指声门区以下至环状软骨下缘水平，长约 2cm，包括声带游离缘下 5mm 至第一气管环上缘之间的结构。喉旁有两个间隙，会厌前间隙和声门旁间隙。这些间隙和喉癌的局部扩展有着密切的关系。会厌癌时易侵犯会厌前间隙。声门上型喉癌常通过会厌前间隙发展到声门旁间隙，再经声门旁间隙发展到声门区。跨声门癌也易向深层浸润侵及声门旁间隙。

（二）病因

目前已肯定了吸烟与喉癌的发生有着明确的相关性，即抽烟者与非抽烟者相比，喉癌的发生率及第二肿瘤的发生率均明显增加，且疗后生存时间缩短。对单纯酗酒者是否增加喉癌的发生率目前仍无定论，但酗酒的同时合并嗜烟者喉癌的发生率则升高，尤其以声门上喉癌发病率升高明显。另外，一些癌前病变主要为喉上皮增生症，包括角化症、黏膜白斑、乳头状瘤、重度不典型增生等。有发生癌变的危险性喉结构中，除会厌和声带黏膜上皮为复层鳞状上皮外，其余均为假复层纤毛柱状上皮，因此喉内发生的恶性肿瘤 90% 以上为鳞癌，且其分化程度较高，其中分化程度最好的是声门区，而声门上区癌分化较差，声门下区癌介于两者之间。少见肿瘤包括小涎腺来源的肿瘤，而其他肿瘤如软组织肉瘤、淋巴瘤、小细胞内分泌癌、浆细胞瘤也可见到，但甚为少见。

（三）临床表现

患喉癌时常有以下症状：声嘶（尤以声门区病

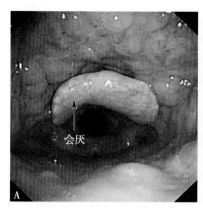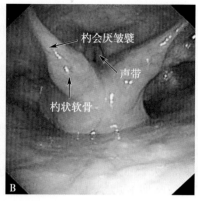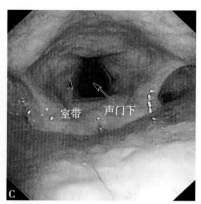

图 4-4-1　喉部正常解剖结构

变为主)、咽部不适(包括吞咽不适、咽部阻挡感、咽部异物感,多见于声门上病变),痰中带血或呼吸困难则是后期症状。

(四)实验室检查和辅助检查

实验室检查包括血常规、血生化、病毒指标、凝血功能等,影响辅助检查包括喉部原发灶部位 CT 或 MRI、颈部彩色超声、胸片或胸部 CT、腹部超声 /CT,III/IV 期患者应行骨扫描除外远处转移,另外需要除外上消化道和上呼吸道第二原发癌的检查[气管镜、胸部 CT(增强)、食管镜或下咽、食管造影等]。同时治疗前需要完善口腔牙齿处理,营养、语言和吞咽功能的评估。

(五)诊断及鉴别诊断

诊断依据临床表现提示喉部异常,临床检查和内镜以及 CT 或 MRI 检查明确喉部占位,获取组织明确病理诊断。

(六)肿瘤分期请参考最新版 AJCC 分期标准。

二、喉癌综合治疗原则

NCCN 治疗指南可以指导临床实践。由于声门型喉癌和声门上型喉癌具有不同的生物学行为,二者在治疗原则上有所不同。声门下型喉癌发病率低,本章主要讲述声门型和声门上型喉癌的治疗原则。

喉癌确诊后的治疗手段主要为手术和放射治疗。早期喉癌无论是采用手术还是放射治疗,其总生存率相似。而采用放射治疗,则不仅能起到和根治性手术一样的效果,且能有效地保留患者的发音及吞咽功能的完整性。即使是放射治疗后残存、或放射治疗后复发,再采用挽救性手术也仍有着较高的治愈率,因此放射治疗在喉癌的治疗中占有重要的地位。

在喉癌治疗方案的选择上,必须综合考虑两方面的因素:最大可能地提高喉癌的局部控制效果;在保证局部控制的基础上,尽最大可能保留患者的喉功能。因此临床上早期喉癌可首选放射治疗,中晚期病变也可给予根治性放射治疗,如疗终残存、或疗后复发可行手术挽救。

(一)手术治疗原则

1. III 期、IV 期病例经术前放射治疗后行全喉切除术或根据情况行保留喉功能的手术。

2. 放疗后复发者可行手术挽救。

3. 伴严重喉阻塞的喉癌病例可先手术切除,术后根据具体情况决定是否需要术后放射治疗。

4. 有颈部淋巴结转移者,一般应作颈部淋巴结清扫术。原发灶的处理分两种情况:如原发病变较局限(T1、T2 期),可用放射治疗控制原发灶,放射治疗后休息 2～4 周行颈清扫术;如原发病变范围广泛如 T3、T4 病变,放射治疗不能控制,应以手术为主,行术前放射治疗 + 手术(包括原发灶的手术切除和颈部淋巴结清扫术)或手术 + 术后放射治疗等综合治疗。

(二)放射治疗原则

1. 早期喉癌(I、II 期)可首选根治性放射治疗。

2. 晚期病例可作计划性术前放射治疗。

3. 低分化癌或未分化癌可首选放射治疗。

4. 晚期病例的姑息减症治疗。

5. 术后放射治疗的指征(EORTC 22931 和 RTOG 9501):手术切缘不净、残存或安全界不够;局部晚期病变如 T3、T4 病变;广泛性的淋巴结转移、或淋巴结包膜受侵、或转移的淋巴结直径超过 3cm;周围神经受侵。

术后放射治疗的病例如有以下指征,则气管造瘘口必须包括在照射野内:

1. 病变侵及声门下区。

2. 术前行紧急气管切开术者。

3. 颈部软组织受侵（包括淋巴结包膜外受侵）。

4. 气管切缘阳性或安全界不够。

5. 手术切痕通过造瘘口。

（三）放射治疗相对禁忌证

1. 肿瘤或肿瘤周围组织明显水肿者。

2. 肿瘤或肿瘤周围组织有广泛的坏死或严重感染者。

3. 肿瘤严重阻塞气道，伴有呼吸困难者。

（四）化疗

早期（Ⅰ、Ⅱ期）喉癌患者不推荐化疗，局部晚期喉癌患者推荐行同期放化疗或术后同期放化疗，化疗标准用药为单药顺铂 $100mg/m^2$，每 3 周 1 次，为 1 周期（参考 RTOG 0129 和 RTOG 9111，Ⅰ类证据）。联合化疗或者改变分割照射均进一步增加毒性。RTOG 9111 研究对比 3 种不同非手术治疗手段在Ⅲ～Ⅳ期喉癌（不包括局部很晚的 T4，广泛侵犯舌根或软骨）的作用：诱导化疗组，5-Fu 联合顺铂序贯单纯放疗；同期放化疗组，单药顺铂 $100mg/m^2$，每 3 周 1 次，为 1 周期；单纯放疗组。放疗分割方式为 70Gy/2Gy/7 周，常规分割照射。3 组的 2 年保喉率分别是 74%、88% 和 69%，生存率接近。根据 RTOG 9111 的结果，建议对于局部晚期喉癌首选同期放化疗，推荐对于除 T1～2N0 声门型喉癌外可考虑诱导化疗。对于诱导化疗的方案，尽管有 3 个随机研究提示 5-FU+ 顺铂的基础上联合紫杉类药物可以改善反应率、无疾病生存率、甚至总生存率。然而，在同期放化疗的基础上（DeCIDE 和 PARADIGM 研究），诱导化疗均未显示出生存获益。

三、声门型喉癌的治疗原则

声门癌在喉癌中最为常见，病理类型多为高分化鳞癌。临床表现主要为声嘶，而且症状出现早，因此该病诊断时相当一部分为早期病例。肿瘤多发生于声带的前 1/3～1/2 处，可通过前、后联合的受侵而侵及对侧声带，向上可侵及喉室、假声带，向后可侵及声带突和杓状软骨，而甲状软骨甚少受侵。但病变晚期可侵犯甲状软骨或通过环甲间隙而侵及颈部、或甲状腺。

（一）原位癌

内镜下切除（优选）或者放射治疗。英国伦敦大学医学院已完成一项Ⅲ期研究，对比内镜下手术切除和单纯放射治疗 0～Ⅱ期声门型喉癌的可行性

和患者的接受程度，目前入组已结束。在随访中，这为将来选择内镜手术还是放疗提供依据。

（二）可以行部分喉切除的患者治疗选择（T1～2，部分选择性 T3）

1. 可选择放射治疗。

2. 内镜下或者开放式部分喉切除 + 必要时颈清扫术，术后无不良预后因素者，密切观察；有不良预后因素者，如包膜外受侵者，同期放化疗；阳性切缘者，再次手术或者放疗；其他危险因素者，单纯放射治疗。

（三）T3N0～1 需要做全喉切除的患者治疗选择

1. 同期放化疗/放射治疗（不能耐受全身化疗者）　根据原发灶和淋巴结对治疗的反应，决定进一步治疗方案：

（1）初诊为 N0，原发灶完全缓解者，随诊。

（2）初诊为 N+ 者，如原发灶完全缓解患者，淋巴结临床评价完全缓解者，随诊；原发灶完全缓解，颈部淋巴结残存，4～8 周后进行治疗后疗效评价（详细见下）；原发灶残存，挽救手术 +/- 颈清扫。

同期放化疗或根治性放疗后颈部疗效评价方法以及后续处理原则：治疗后 4～8 周后进行疗效评价。

（1）如果淋巴结稳定或进展，增强 CT/MRI 或者 FDG-PET/CT 检查评估疾病程度和有无远地转移，确认残存或进展，行颈清扫。

（2）如果淋巴结缓解，可在 12 周后 FDG-PET/CT 检查评估疾病程度和远地转移情况，如果淋巴结阴性或小于 1cm，FDG-PET/CT 阴性，观察。如淋巴结<1cm，FDG-PET/CT 阳性或者如果淋巴结>1cm，FDG-PET/CT 阴性，可选择观察/或颈清扫/或 B 超引导下细针穿刺，由外科医生和患者做决定是否颈清扫。如淋巴结>1cm，FDG-PET/CT 阳性，行颈清扫。

（3）如果淋巴结缓解，也可 8～12 周后行增强 CT/MRI，淋巴结阴性，随访；淋巴结阳性，颈清扫手术或者第 12 周后行 FDG-PET/CT 检查，根据上述淋巴结大小和 FDG-PET/CT 表现决定后续处理。

2. 手术治疗　N0 患者，全喉 + 同侧甲状腺切除；N1 患者，全喉 + 同侧甲状腺（有适应证）+ 同侧或双侧颈清扫。

3. 先诱导化疗（ⅡB 类证据），根据诱导化疗疗效决定下一步治疗：

（1）原发灶临床完全缓解，根治性放射治疗（Ⅰ类证据），放疗后淋巴结有残存者，行颈清扫；放疗后淋巴结临床完全缓解，参考同上进行治疗后疗

效评价,淋巴结阴性,随诊;淋巴结阳性,颈清扫。

（2）原发灶部分缓解,推荐单纯放射治疗（Ⅰ类证据）或者同期放化疗（ⅡB类证据）,放疗/放化疗后完全缓解,随诊即可,若肿瘤残存,则需手术治疗。由于诱导化疗会增加后续放疗的毒性,因此对于原发灶完全缓解或者部分缓解患者,首选推荐行单纯放射治疗,同期每周卡铂或者爱必妥也可选择。

（3）原发灶疗效小于部分缓解,手术治疗,术后切缘阳性/淋巴结包膜外受侵者,同期放化疗;其他预后不良因素者,放疗或者同期放化疗。

4. 加入临床研究。

（四）T3N2～3需要全喉切除的患者治疗选择

1. 同期放化疗/放射治疗（不能耐受全身化疗者）:后续参考同上。

2. 全喉切除+甲状腺切除（有适应证）+同侧中央或双侧淋巴结清扫,术后无不良预后因素,观察。术后有切缘阳性/淋巴结包膜外受侵者,同期放化疗;其他预后不良因素者,放疗或者同期放化疗。

3. 先诱导化疗,根据诱导化疗疗效决定下一步治疗:

（1）原发灶完全缓解,放射治疗（Ⅰ类证据）,放疗后,淋巴结有残存者,行颈清扫;淋巴结临床完全缓解,治疗后4～8周参考同上进行治疗后疗效评估,淋巴结阴性,随诊;淋巴结阳性,颈清扫。

（2）原发灶部分缓解,放射治疗（Ⅰ类证据）或者同期放化疗（2B类证据）,放疗/放化疗后完全缓解,随诊;肿瘤残存,手术治疗。

（3）原发灶疗效小于部分缓解,手术治疗,术后切缘阳性/淋巴结包膜外受侵者,同期放化疗;其他预后不良因素者,放疗或者同期放化疗。

4. 加入临床研究。

（五）T4aN0～3患者的治疗选择

根据淋巴结状态,选择不同手术方案。N0患者,全喉+全甲状腺切除（有适应证）+单侧或双侧淋巴结清扫;N1患者,全喉+全甲状腺切除（有适应证）+同侧+/-对侧淋巴结清扫;N2～3,全喉+全甲状腺切除（有适应证）+单侧或双侧淋巴结清扫。术后给予放疗或同期放化疗,对部分高选择患者也可以观察,高选择患者是指预后较好的T4a患者,包括:惰性病理特征如乳头状变异型鳞状细胞癌、疣状癌;非常足够的阴性切缘;病理N0,特别是Ⅵ区,且原发肿瘤没有外周神经、脉管受侵;肿瘤符合小,喉软骨显微外侵且安全切缘距离足够;pN0,Borders分级Ⅰ～Ⅱ级,声门上受侵小于1cm。

（六）T4a拒绝手术患者的治疗选择

可选择同期放化疗或者保全功能的临床研究或诱导化疗。选择同期放化疗者根据同期放化疗疗效决定进一步治疗,原发灶完全缓解者,颈部淋巴结残存,接受颈清扫;淋巴结临床评价完全缓解,治疗后4～8周参考同上进行治疗后疗效评估,淋巴结阴性,随诊;淋巴结阳性,颈清扫;原发灶残存,手术+/-颈清扫。

（七）新诊断的T4bN0～3和淋巴结不能切除者以及不适宜手术患者的治疗选择

参考第四节下咽癌,初始诊断的M1患者,复发或残存肿瘤患者的治疗指南参看肿瘤内科学。

一般来说,早期声门癌（T1～2N0）目前的根治性治疗手段有激光治疗、声带切除术与放射治疗等方法。临床医师在选择治疗方案时,应在强调肿瘤治愈的同时,权衡喉正常发声功能的保留、避免出现严重并发症和较少的复发倾向。就目前临床实践,多数治疗中心推荐放射治疗为早期声门癌的首选治疗手段,手术留待放疗失败或放疗后复发挽救用。其根本原因为放射治疗与手术治疗（包括声带切除术和半喉切除术）的疗效相似,而放射治疗后患者的发音功能要明显好于手术治疗。激光治疗早期声门癌的报道目前渐趋增多,但采用激光治疗的适应证要求更为严格,一般位于声带中1/3的小病变适合激光治疗,而且应采用激光切除术而非激光气化。激光治疗后发音功能取决于声带切除组织的多少,其发音功能不如放射治疗。

对声带固定的T3病变,采用单独放射治疗的疗效甚差,一般不主张。但对肿瘤体积较小,病变仅局限于一侧喉结构、而且无明显气道梗阻者采用放射治疗的局部控制率相对较高。因此可行单纯放射治疗。其余T3病变主张手术+放疗的综合治疗。国外多主张术后放疗,而国内更多采用术前放疗。部分晚期病例表现为放疗敏感性较高,在放疗至DT50Gy时如肿物缩小明显,且声带恢复活动,此时也可改为根治性放疗,手术留作放疗失败或复发挽救时用。

T4病变不多见,因如此广泛的病变可能来自声门上癌或梨状窝癌对声带的浸润。其治疗可选用术前放疗+手术或全喉切除术+颈清扫+术后放疗。晚期T3、T4病变放疗时目前临床主张同步化疗。

四、声门上型喉癌的治疗原则

（一）可以行喉功能保全手术的患者治疗选择（大部分临床T1～2N0,部分T3）

1. 内镜下或者开放性部分声门上喉切除加

或不加颈清扫。术后更具病理分期决定后续处理。T1～2N0，无不良预后因素者，密切观察；N1，没有不良预后因素者，可以考虑放射治疗；淋巴结阳性伴有切缘阳性，可考虑再手术切除或放射治疗或同期放化疗；淋巴结阳性伴有其他预后不良因素，术后放疗或同期放化疗。淋巴结包膜外受侵，术后同期放化疗（Ⅰ类证据）或术后放疗（ⅡB类证据）；术后病理分期T3～4aN0，参考T3～T4a患者治疗原则。

2. 放射治疗，放射治疗后肿瘤完全缓解，随访；肿瘤残存，手术切除

（二）需要做全喉切除的临床 T3N0 患者的治疗选择

1. 同期放化疗／放射治疗（不能耐受全身化疗者）根据原发灶对治疗的反应，决定进一步治疗方案。原发灶完全缓解者，随诊；原发灶残存，手术 +/- 颈清扫。

2. 如患者不能耐受同期放化疗，可考虑单纯放射治疗。

3. 全喉 + 甲状腺切除 + 同侧和中央区或双颈淋巴结清扫。N0 或只有 1 个阳性淋巴结且没有其他预后不良因素者，可考虑术后放疗。有术后不良预后因素如切缘阳性和（或）淋巴结包膜外受侵，同期放化疗（Ⅰ类证据）；淋巴结阳性伴有其他预后不良因素，术后放疗或同期放化疗。

4. 先诱导化疗，根据诱导化疗疗效决定下一步治疗。

（1）原发灶完全缓解，根治性放射治疗（Ⅰ类证据）。放疗后，淋巴结有残存者，行颈清扫；淋巴结临床完全缓解，治疗 4～8 周参考同上进行治疗后疗效评估。淋巴结阴性，随诊；淋巴结阳性，颈清扫。

（2）原发灶部分缓解，放射治疗（Ⅰ类证据）或者同期放化疗（ⅡB类证据），放疗／放化疗后完全缓解，随诊，肿瘤残存，手术治疗。

（3）原发灶疗效小于部分缓解，手术治疗，术后切缘阳性／淋巴结包膜外受侵者，同期放化疗；其他预后不良因素者，放疗或者同期放化疗。

5. 加入临床研究。

（三）适宜行喉功能保全手术的（T1～2N+和选择性 T3N1）患者治疗选择

1. 同期放化疗，根据治疗疗效决定下一步治疗。原发灶完全缓解，颈部淋巴结残存，行颈清扫；原发灶完全缓解，颈部淋巴结也完全缓解，4～8 周后进行临床疗效评价，淋巴结阳性，颈清扫，淋巴结完全缓解，观察。原发灶残存者，手术 + 颈清扫。

2. 根治性放射治疗，后续治疗同上。

3. 部分声门上喉切除 + 颈清扫，术后无不良预后因素，观察或者术后放疗，有术后不良预后因素如切缘阳性和（或）淋巴结包膜外受侵，同期放化疗（Ⅰ类证据）；淋巴结阳性伴有其他预后不良因素，术后放疗或同期放化疗。

4. 诱导化疗，根据诱导化疗疗效决定下一步治疗。

（1）原发灶完全缓解，根治性放射治疗（Ⅰ类证据）。放疗后，淋巴结有残存者，行颈清扫；淋巴结临床完全缓解，治疗 4～8 周参考同上进行治疗后疗效评估，淋巴结阴性，随诊；淋巴结阳性，颈清扫。

（2）原发灶部分缓解，放射治疗（Ⅰ类证据）或者同期放化疗（ⅡB类证据），放疗／放化疗后完全缓解，随诊，肿瘤残存，手术治疗。

（3）原发灶疗效小于部分缓解，手术治疗，术后切缘阳性／淋巴结包膜外受侵者，同期放化疗；其他预后不良因素者，放疗或者同期放化疗。

5. 加入临床研究

（四）需要做全喉切除的（大部分 T3N2～3）患者治疗选择

1. 同期放化疗，根据治疗疗效决定下一步治疗。原发灶完全缓解，颈部淋巴结残存，行颈清扫；原发灶完全缓解，颈部淋巴结临床完全缓解，4～8 周后进行临床疗效评价，淋巴结阳性，颈清扫，淋巴结完全缓解，观察。原发灶残存者，手术 + 颈清扫。

2. 全喉切除 + 同侧甲状腺切除 + 颈清扫，术后无不良预后因素，术后放疗，有术后不良预后因素如切缘阳性和（或）淋巴结包膜外受侵，同期放化疗（Ⅰ类证据）；淋巴结阳性伴有其他预后不良因素，术后放疗或同期放化疗。

3. 诱导化疗，根据诱导化疗疗效决定下一步治疗。

（1）原发灶完全缓解，根治性放射治疗（Ⅰ类证据）。放疗后，淋巴结有残存者，行颈清扫；淋巴结临床完全缓解，治疗后 4～8 周疗效评估，淋巴结阴性，随诊；淋巴结阳性，颈清扫。

（2）原发灶部分缓解，放射治疗（Ⅰ类证据）或者同期放化疗（ⅡB类证据），放疗／放化疗后完全缓解，随诊，肿瘤残存，手术治疗。

（3）原发灶疗效小于部分缓解，手术治疗，术后切缘阳性／淋巴结包膜外受侵者，同期放化疗；其他预后不良因素者，放疗或者同期放化疗。

4. 加入临床研究。

（五）T4aN0～3 患者治疗

全喉切除 + 甲状腺切除（有适应证时）+ 同侧或双侧淋巴结清扫，术后有切缘阳性 / 淋巴结包膜外受侵者，同期放化疗（Ⅰ类证据）；其他预后不良因素者，放疗或者同期放化疗。

（六）T4aN0～3 患者拒绝手术治疗患者选择

1. 同期放化疗，选择同期放化疗者根据同期放化疗疗效决定进一步治疗，原发灶完全缓解者，颈部淋巴结残存，接受颈清扫；淋巴结临床评价完全缓解，治疗后 4～8 周疗效评估淋巴结阴性，随诊；淋巴结阳性，颈清扫。原发灶残存，手术 +/- 颈清扫。

2. 加入临床研究。

3. 诱导化疗　根据诱导化疗疗效决定下一步治疗。

（1）原发灶完全缓解，根治性放射治疗（Ⅰ类证据）。放疗后，淋巴结有残存者，行颈清扫；淋巴结临床完全缓解，治疗后 4～8 周疗效评估，淋巴结阴性，随诊；淋巴结阳性，颈清扫。

（2）原发灶部分缓解，放射治疗（Ⅰ类证据）或者同期放化疗（ⅡB 类证据），放疗 / 放化疗后完全缓解，随诊，肿瘤残存，手术治疗。

（3）原发灶疗效小于部分缓解，手术治疗，术后切缘阳性 / 淋巴结包膜外受侵者，同期放化疗；其他预后不良因素者，放疗或者同期放化疗。

五、喉癌的放射治疗原则

（一）常规放疗技术

照射体位为仰卧水平照射，头垫合适角度的头枕，采用热塑面罩固定技术，如此可以保证治疗的重复性与精确性，从而可避免因相关治疗因素而导致的肿瘤局部控制率下降。根据临床检查，包括喉镜及影像学检查结果确定肿瘤范围。

1. 普通模拟机定位法　即患者躺在模拟机上，摆正体位、经面罩固定后，在透视下确定照射中心及照射范围。规则野在拍定位片、标记等中心、剂量计算后即可行治疗验证。不规则野需在定位片上画出照射范围，送交模室制作模板，并在模拟机校位，确认无误后再次送模室制作整体挡铅。此种定位技术为目前临床应用的主流技术。

2. CT 模拟机定位法　在治疗体位下 CT 模拟机上进行薄层扫描（一般层厚 3mm），重建 DRR，在 DRR 像上直接勾画照射范围，不规则野可采用整体挡铅或 MLC 技术。

T1、T2 声门型喉癌的照射野的设计：以声带为中心，照射野应包括全部声带，前、后联合区，颈前缘。一般上界位于舌骨或其下缘水平，下界为环状软骨下缘，后界为颈椎椎体的前缘或颈椎椎体的前、中 1/3 交界处，前界开放至颈前缘前 1cm 左右，双侧水平野对穿照射。照射野面积多选用 5cm×5cm、5cm×6cm 或 5cm×7cm。

T3、T4 声门型喉癌的照射野设计：术前放射治疗宜用大野，设野方法基本同声门上区癌的原则。DT40～50Gy 时如肿瘤消退满意，估计放射治疗可取得较好局部控制效果的，则可改为根治性放射治疗或做较为保守的手术；如 DT50Gy 时肿瘤消退不满意，则行全喉切除术，术后根据病理检查是否有残留而决定是否需要术后加量放疗。

声门上型喉癌具有颈部淋巴结转移率高及转移发生早的特点，故照射野的设计以充分包括原发病灶及颈部区域性引流淋巴结为原则，N0 的病例也必须行上、中颈淋巴引流区的预防性照射，而下颈通常可以不作预防性照射。若上、中颈淋巴结阳性，则双侧下颈、锁骨上区均要作预防性照射。

下颈锁上野的上界与双侧水平野的下界共线，但在共线与体中线相交处的下方应挡铅 2cm×2cm～3cm×3cm（最好在侧野挡铅），以避免颈髓处两野剂量重叠而造成过量，或挡楔形挡块；下界沿锁骨下缘走行，外界位于肩关节内侧。

（二）适形调强放疗技术

目前随着放疗技术的发展，适形放疗（包括 IMRT）越来越多地应用于肿瘤的放疗。遵从 ICRU50、62 号文件的有关规定，勾画靶区范围应参考常规放疗照射范围及肿瘤的临床生物学规律。

一般分为原发肿瘤的 CTV 和颈部淋巴引流区的 CTV。原发肿瘤的 CTV 是在影像学所见显示瘤体勾画的 GTV 基础上外放 1cm 而来，将 CTV 再外放 3～5mm 即为 PTV。近期有研究报道对于下咽喉癌患者，采用 CT、MRI 和 PET/CT 综合多模态影像手段勾画 GTV 和 CTV，并与手术标本大切片进行对比，传统认为的 GTV 外放 1m 为 CTV，经多模态影像可以将 GTV 外放范围减少 50% 左右，PET/CT 的 CTV 范围最小，但这有待进一步的研究证实。淋巴引流区的 CTV：T3～4 声门型喉癌包括同侧Ⅱ～Ⅳ区淋巴结，对侧Ⅲ区，并根据淋巴结部位和多少预防 1～2 站。颈部Ⅱ区淋巴结阳性，Ⅱ区上界需要到颅底，Ⅳ区淋巴结或Ⅴb 区淋巴结阳性时，CTV 需要包括锁骨上下区域。原发肿瘤和颈部淋巴引流区分别以不同 PTV 参考 NCCN 指南给以不同的分次剂量。

声门上型喉癌淋巴引流区的 CTV 应包括双侧颈部Ⅱ～Ⅳ区淋巴引流区，颈部Ⅱ区淋巴结阳性，Ⅱ

区上界需要到颅底，Ⅳ区淋巴结或Vb区淋巴结阳性时，CTV需要包括锁骨上下区域。

NCCN指南推荐的放射治疗剂量要求和分割方式的推荐为：对于声门型喉癌，TisN0 60.75Gy，2.25Gy/次或66Gy，2Gy/次；T1N0 63Gy，2.25Gy/次或66Gy，2Gy/次；T2N0 65.25Gy，2.25Gy/次或70Gy，2Gy/次；对于T2N1以上声门型喉癌以及各期声门上型喉癌，66Gy，2.2Gy/次或70Gy，2Gy/次，周一到周五每天1次；或者66～70Gy，2Gy/次，每周6次；或者后程加速，前18次，常规分割，后12次，每天第1次大野1.8Gy/次，第2次小野1.5Gy/次；或者超分割，1.2Gy/次，每天2次，总量79.2～81.6Gy/7周。对于早期的声门型喉癌，单次剂量低于2Gy或者每周总剂量低于10Gy，局部失败率会明显增加。EORTC 22791和22851比较超分割（80.5Gy，1.15Gy Bid/7周）和加速分割（72Gy，1.6Gy Tid/5周）对于常规分割（70Gy，1.8～2.0Gy/7周）的疗效，改变分割能提高局部区域控制，然而毒性也明显增加。最经典的改变分割方案研究是RTOG 9003，比较超分割、2种加速分割和常规分割方案，长期结果显示超分割较常规分割改善局部区域控制和总生存率。进一步的Meta分析也提示改变分割照射5年总生存较常规分割照射提高3.4%，超分割的获益最大，总生存率提高8%。然而GORTEC 9902的研究结果提示改变分割并无获益。因此，NCCN指南对改变分割的推荐没有达成共识。尤其在同期放化疗为主流的治疗手段下，RTOG 0129研究显示在同期化疗上，改变分割与常规分割相比，没有获益。

随着IMRT的广泛使用，靶区分为高危、中危和低危区，对于喉癌，高危区包括大体肿瘤和阳性淋巴结，指南推荐66Gy，2.2Gy/6周或者70Gy，2Gy/6～7周；对于中危区，推荐54～63Gy，1.6～1.8Gy/次；对于低危区，推荐44～50Gy，2.0Gy。然而，对于IMRT年代下照射剂量，特别同期化疗时，目前没有高级别的证据明确最佳照射剂量，有待进一步的研究。

六、目前治疗挑战和研究方向

声门原位癌的放射治疗效果5年实际局部控制率95%以上左右，复发者经手术成功挽救，且无严重急性及慢性并发症发生。声门型喉癌单纯放射治疗的5年生存率在T1N0为80%～95%，T2N0为65%～85%，若放射治疗失败经手术挽救的最终5年生存率T1可高达90%～100%，T2可达80%～

90%。国内资料如中国医学科学院肿瘤医院1958-1994年单纯放射治疗的238例T1N0声门癌患者的5年生存率为84.0%。声门上区癌的放射治疗效果较声门癌差。近年来文献报道放射治疗的疗效较前有了明显提高，如2002年Florida大学报道，274例声门上区喉癌采用放射治疗的5年实际局部控制率T1、T2均为100%，T3、T4均为62%。5年无瘤生存Ⅰ期100%，Ⅱ期93%，Ⅲ期81%，ⅣA期50%，ⅣB期13%。2016年*cancer*上发表了两篇针对局部晚期喉癌和T4喉癌手术和放化疗的疗效对比数据，数据来自美国SEER和NCDB，结果显示对于局部晚期喉癌，手术和同期放化疗效果接近，然而对于T4喉癌患者，手术疗效优于同期放化疗，但与诱导化疗联合放疗的疗效接近。

近些年来，随着多模态影像技术的应用广泛，灌注CT、功能MRI以及PET/CT越来越多的应用到诱导化疗后疗效提前预测、放疗的靶区勾画、同期放化疗后疗效预测、局部失败和远处转移预测等方面。

喉癌患者放疗后急性并发症主要表现为声嘶、咽下疼痛、咽下不利，以及照射野内皮肤色素沉着等。声带癌由于照射野较小，急性放疗反应不严重；声门上区癌由于照射野较大，颌下腺及部分腮腺也在照射野内，因此放疗中除有声嘶、咽痛的症状外，还会出现口干、味觉改变、吞咽困难、体重减轻等反应，而且这种反应随着照射野面积的增加而加重。对疗前既有声嘶的患者，在开始放疗的2～3周内，由于肿瘤的退缩声嘶会有一定程度的改善，但以后由于放疗急性反应的出现可再度导致声嘶或声嘶加重，放疗后1个月左右，由于急性放射治疗反应的消退，声嘶开始恢复，通常需2～3月时达到相对稳定的发音状态。疗中用声过度、或继续抽烟者，急性放射治疗反应将明显加重。治疗中如注意这些情况，并考虑定期雾化吸入，则可相应地减轻急性反应的程度。

喉癌放射治疗晚期最常见的并发症是喉水肿、喉软骨炎和喉软骨坏死，约占全部患者的5%～10%。其发生与肿瘤范围、照射野的大小、剂量的高低有关，肿瘤范围大、照射野大、分次剂量大、总剂量偏高者易发生。另外喉软骨坏死的发生与疗前喉软骨受侵关系密切。喉软骨受侵者采用放射治疗，不仅软骨坏死的发生率高，而且放射治疗的局部控制作用也很差。因此，这类患者一般首选手术，根据情况决定是否术后放射治疗。另外晚期并发症的发生也与抽咽有直接相关性，如荷兰国立肿瘤医院采用分次剂量大于2Gy的放疗技术治疗 383 例 T1 声门癌病例,结果发现放疗后继续抽烟者发生晚期并发症包括水肿、坏死等的概率为 28%,而在放疗前或放疗中戒烟的患者其并发症的发生仅为 13%,组间有显著差别,因此强调戒烟在喉癌患者中的重要性。

喉水肿出现后可给予超声雾化,必要时可加用抗炎、退肿和激素药物。一般而言,喉水肿多于放疗后三个月内消退,对超过半年仍不消退或逐渐加重者应注意有局部残存、复发或早期喉软骨坏死的危险,因此对放射治疗后长期存在的喉水肿,应紧密观察,仔细查体,如果在随访过程中发现喉水肿进行性加重、以前活动的声带出现活动受限或固定,而且患者声嘶加重、疼痛加剧,多提示肿瘤局部复发;但如果水肿无进展且局限于披裂,而患者无疼痛症状,可定期复查。因喉水肿情况下肿瘤复发多在黏膜下生长,而表面黏膜完整,因此临床上检测复发比较困难,但借助 CT、MRI 等影像学检查对诊断复发有帮助,如在水肿区有坏死,则表明复发。PET 检查也很有帮助。对怀疑复发者应行深层活检,但应注意活检可加重放疗并发症的发生。

Bahadury 等人将放射治疗后喉水肿分为以下四种情况,并提出相应的处理意见:①放疗后 3 个月水肿仍持续存在或加重,喉部肿胀或伴有声带固定,提示存在肿瘤,需行喉切除术;②放疗后 6 周水肿减轻,喉部检查及声带活动均正常,无须特殊检查或治疗,只需每月检查一次喉部即可;③放疗 3 个月后再次出现的喉水肿,如用抗生素治疗后消失,提示水肿可能为非肿瘤因素所致,可暂排除肿瘤残存或复发;④放疗 3 个月后再次出现的喉水肿,经用抗生素治疗后不消失,提示有肿瘤存在,需要手术,术前最好经病理证实。

喉软骨坏死一旦出现,只有手术切除,目前尚无其他有效的保守治疗方法。其他并发症如出血和吸入性肺炎均少见,多为老龄患者及术后放射治疗者,可根据当时的病情而作相应的处理。

同期放化疗越来越多地应用于局部晚期喉癌的治疗。一般而言,合适剂量的术前放疗并不明显增加并发症,但剂量过高则引起手术并发症发生率增加、手术治疗住院时间延长。而采用术后放疗则并发症相应减少。手术 + 放疗综合治疗常见的晚期并发症为颈部软组织纤维化程度加重、吻合口狭窄和咽狭窄。化疗合并放疗可引起放疗的急性反应明显加重,而且容易出现血液学毒性,但同期化疗是否增加放疗的晚期并发症目前临床上尚无明确结论。特别是随着诱导化疗的广泛使用,诱导化疗后放疗

同期方案,值得进一步研究探讨,近期有大量研究分析放疗同期靶向药物,毒性没有显著的增加。

随着分子生物学的快速进展,2015 年美国癌症基因图谱协作组发表了 279 例头颈肿瘤的全基因测序结果,首次报告了头颈肿瘤的基因组特征。喉癌的患者具有特征性的遗传学特征改变,包括染色体修饰基因 *NSD1*、WNT 通路基因 *AJUBA* 和 *FAT1* 的功能丢失以及氧化应急因子 NFE2L2 的激活。据有肿瘤特征性的分子生物标志物,以 EGFR 靶标的抗肿瘤治疗已经广泛应用于头颈肿瘤的治疗中(Bonner 研究),并且被证明有效,更多的新的有针对性的生物靶标和药物正在研究中。转录组学研究表明,在早期喉癌中,miR-296-5p 的高表达与放射抗拒相关。

(高 黎 易俊林 张 烨)

第五节 鼻腔和副鼻窦癌

一、概述

鼻腔和副鼻窦癌发病率大约为 0.556/10 万,约占耳鼻喉科恶性肿瘤的 25%～50%,以男性为多见,男女之比为 2∶1,患者几乎包括任何年龄,文献报道最大者 83 岁,最小者为新生儿,但以中老年者比例较大。上皮癌多发于 >40 岁者,且以 40～60 岁为高发年龄,肉瘤发生者年龄较轻。

鼻腔癌常见于吸烟者,发病与制鞋业、木头粉尘和磨面粉相关的职业有一定关系。上颌窦癌约占 50%～65%,是鼻腔癌的两倍;筛窦癌少见,约占 10%～25%;蝶窦和额窦癌十分罕见。

鼻腔和副鼻窦恶性肿瘤中鳞状细胞癌居首位,腺癌及腺样囊性癌次之,各种肉瘤亦占相当比例。良性新生物转为恶性的包括鼻息肉恶变、乳头状瘤癌变以及纤维瘤恶变为纤维肉瘤等。患者的症状视肿瘤的部位、范围及组织破坏程度而异。一侧鼻腔长期少量多次出血是最常见症状。

鼻腔鳞癌好发于中、下鼻甲,易破坏鼻腔侧壁而侵入上颌窦,亦可穿破硬腭而侵入口腔。5%～10% 的鳞状细胞癌出现颈部淋巴结转移,多数先转移到颌下淋巴结,然后至颈内静脉淋巴结,远处转移少见。腺癌好发于鼻腔上部,肿瘤主要向眼眶及筛窦方向扩展,易发生远处转移。腺样囊性癌具有亲神经特性,常沿神经鞘侵犯,晚期可破坏骨壁而侵入鼻咽及颅底。恶性黑色素瘤多见于鼻中隔或中、下鼻甲,常向上颌窦扩展或突出鼻腔外。约 20% 的恶性黑色素瘤可发生颈部淋巴结转移,远处

转移比鳞癌多见。副鼻窦癌由于鼻窦腔黏膜淋巴系统不太丰富,故副鼻窦癌的淋巴转移发生较晚。诊断主要是根据症状、查体、CT、MRI 扫描等检查,再结合活组织病理检查确定。治疗方法视肿瘤的病理性质、范围、患者体质而定,大多采取放疗与手术相结合的综合治疗方法。上颌窦癌 5 年生存率为 32.5%~43.6%,局部复发率 45.2%~60%,鼻腔、筛窦癌 5 年生存率 35%~60%。

(一)应用解剖

鼻腔由鼻前庭、鼻甲、鼻道组成。副鼻窦是鼻腔周围颅骨内的含气空腔,腔内覆盖黏膜,并有窦口与鼻腔相通,左右成对,共 4 对,包含有上颌窦、筛窦、额窦和蝶窦(图 4-5-1)。

上颌窦位于上颌骨内,分为 6 个壁。上颌窦腔与第二前磨牙、第一、二磨牙仅间隔很薄的一层骨质,肿瘤容易经此向外扩展,临床常出现牙齿松动或伴有疼痛。后壁与外壁分别与翼腭窝颞下窝相邻,两壁间没有明确分界线。上颌窦淋巴引流至颈部Ⅱ区淋巴结。

筛窦位于鼻腔上部与两眶间的筛骨迷路内,以中鼻甲附着缘为界,将筛窦分为前后两组。后组筛窦与视神经孔和其中的视神经关系密切。前组筛窦淋巴引流到颌下淋巴结,后组筛窦淋巴引流到咽后淋巴结。

蝶窦位于蝶骨体内,鼻咽的后上方,筛窦的后方,视交叉和垂体下方,外侧与颈内动脉和海绵窦相邻,淋巴引流至咽后淋巴结。

额窦位于额骨的下部,额窦前壁的骨质较厚,后壁和底壁较薄。

(二)临床表现和体征

鼻腔恶性肿瘤的发生率居鼻部恶性肿瘤的首位,多发于鼻腔侧壁、鼻底及鼻中隔面。上颌窦、筛窦、眼眶和鼻咽等部位的恶性肿瘤可直接扩展入鼻腔;远处器官的恶性肿瘤如肾上腺癌、肾癌亦可转移至鼻腔,但甚少见。临床上一侧鼻腔出血为最常见的症状,出血量往往不多但频繁发生,或经常涕中带血。肿瘤侵犯相邻的眼眶时可出现眼球移位、突眼、复视、流泪,肿瘤向后侵犯鼻咽部,可出现耳鸣、耳胀、听力减退。检查可见后鼻孔或鼻咽

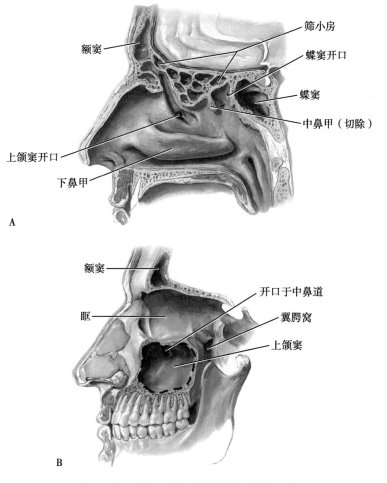

图 4-5-1 A、B. 鼻腔、副鼻窦矢状位解剖图

部有新生物,视力减退。面颊部晚期肿瘤如侵犯上颌窦,可出现面颊部麻木、胀满感及疼痛。

早期上颌窦癌仅局限于上颌窦腔内,可无明显症状。随着病情进展,会出现不同的临床表现。侵及内侧壁或鼻腔,出现血涕、鼻出血、鼻塞等。侵及底壁,出现牙痛,牙齿松动甚至脱落。侵及前壁,出现面部疼痛,软组织受侵出现面部肿胀,严重者可出现皮肤破溃;眶下神经受侵,眼裂与唇裂间的皮肤感觉减退或面麻。侵及顶壁,出现眼球胀痛、向上移位、外突、复视等;累及眶周肌肉或视神经时,眼球活动障碍及视力减退。肿瘤穿破后壁侵犯翼腭窝及翼内外肌,出现颞部疼痛,张口困难,严重者出现牙关紧闭。向外还可侵及颞下窝、鼻咽、颅底等,可同时伴有头痛、耳鸣、听力下降等。常见的淋巴结转移区域为Ⅱ区淋巴结转移(图4-5-2)。

筛窦肿瘤易侵及眶内。前组筛窦淋巴引流至颌下淋巴结,后组筛淋巴窦引流至咽后淋巴结。

蝶窦位于蝶骨体内,淋巴引流至咽后淋巴结。原发于额窦的肿瘤罕见,淋巴引流至颌下淋巴结。

(三)诊断与分期

诊断主要是根据症状、体征,CT、MRI扫描等,结合组织病理检查确定。上颌窦癌的确诊主要依靠活检或手术,通常在表面麻醉及穿刺下取肿瘤组织送病理诊断。分期采用目前国际上通用2017年第八版 UICC/AJCC 分期(表4-5-1)。

(四)治疗原则

综合治疗是鼻腔、鼻窦癌的主要治疗模式,因受多种因素影响,在治疗过程中最初制订的治疗方案可能发生转变。临床医师需根据患者具体情况确定或调整治疗方案。鼻腔、鼻窦癌的主要治疗原则如下:

1. 单纯手术治疗 分化好的早期鼻腔肿瘤或拒绝放射治疗的患者,可行单纯手术治疗。

2. 放射治疗

(1)术前放疗:除分化差的肿瘤以外,凡有手

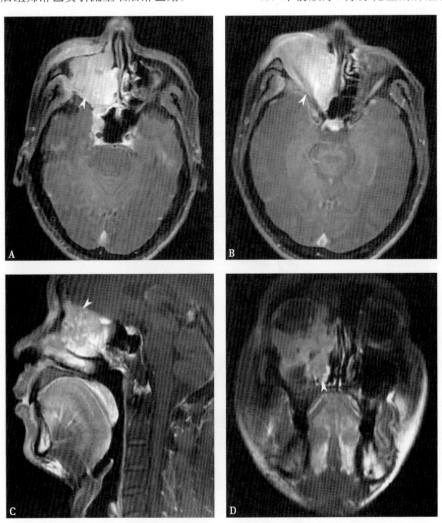

图4-5-2 右上颌窦癌 T4bN0M0 MRI 所见(箭头示肿块位置)

A、B. 横断位;C. 矢状位;D. 冠状位

表 4-5-1　鼻腔、副鼻窦肿瘤 UICC/AJCC（2017 年第八版）TNM 分期

原发肿瘤（T）		
Tx		原发肿瘤不能评估
T0		无原发肿瘤证据
Tis		原位癌
上颌窦	T1	肿瘤局限在上颌窦的黏膜，无骨质的破坏或侵蚀
	T2	肿瘤导致骨质的破坏或侵蚀包括侵犯至硬腭和（或）中鼻道，除外侵犯至上颌窦的后壁和翼板
	T3	肿瘤侵犯任何以下一处：上颌窦的后壁骨质、皮下组织、眼眶的底壁或内侧壁、翼腭窝、筛窦
	T4a	**中等晚期局部疾病 *** 肿瘤侵犯眼眶内容前部、颊部皮肤、翼板、颞下窝、筛板、蝶窦或额窦
	T4b	**非常晚期局部疾病** 肿瘤侵犯下列任何一个部位：眶尖、硬脑膜、脑组织、中颅窝、颅神经（除外三叉神经上颌支）、鼻咽或斜坡
鼻腔、筛窦	T1	肿瘤局限在任何一个亚区，有或无骨质破坏
	T2	肿瘤侵犯一个区域内的两个亚区或侵犯至鼻筛复合体内的一个相邻区域，伴或不伴有骨质破坏
	T3	肿瘤侵犯眼眶的底壁或内侧壁、上颌窦、腭部或筛板
	T4a	**中等晚期局部疾病** 肿瘤侵犯任何以下一处：眼眶内容物前部、鼻部或颊部皮肤、微小侵犯至前颅窝、翼板、蝶窦或额窦
	T4b	**非常晚期局部疾病** 肿瘤侵犯任何以下一处：眶尖、硬脑膜、脑组织、中颅窝、颅神经（除外三叉神经上颌支）、鼻咽或斜坡
区域淋巴结（N）		
Nx		区域淋巴结不能评估
N0		无区域淋巴结转移
N1		同侧单个淋巴结转移，最大径≤3cm
N2		同侧单个淋巴结转移，3cm<最大径≤6cm；或同侧多个淋巴结转移，最大径≤6cm； 或双侧或对侧淋巴结转移，最大径≤6cm
N2a		同侧单个淋巴结转移，3cm<最大径≤6cm，无包膜外侵犯
N2b		同侧多个淋巴结转移，最大径≤6cm，无包膜外侵犯
N2c		双侧或对侧淋巴结转移，最大径≤6cm，无包膜外侵犯
N3		转移淋巴结最大径>6cm
N3a		转移淋巴结直径最大径>6cm，无包膜外侵犯
N3b		转移淋巴结有包膜外侵犯
远处转移（M）		
M0		无远处转移
M1		有远处转移
临床分期		
0 期		Tis N0 M0
Ⅰ 期		T1 N0 M0
Ⅱ 期		T2 N0 M0
Ⅲ 期		T3 N0 M0；T1 N1 M0；T2 N1 M0；T3 N1 M0
ⅣA 期		T4a N0 M0；T4a N1 M0；T1 N2 M0；T2 N2 M0；T3 N2 M0；T4a N2 M0
ⅣB 期		T4b 任何 N M0；任何 T N3 M0
ⅣC 期		任何 T 任何 N M1
组织学分级（G）		
Gx 级别无法评估；G1 高分化；G2 中分化；G3 低分化；G4 未分化		

注：未包括非上皮性肿瘤，如淋巴组织、软组织、骨和软骨的肿瘤

术指征的鼻腔、鼻窦癌都适合采用有计划的术前放疗，部分分化高的肿瘤放疗 50Gy 时消退不满意，应及时将根治性放疗改为术前放疗。

（2）术后放疗：肿瘤因大出血或肿瘤巨大引发呼吸困难的患者应先手术治疗。腺样囊性癌因浸润性强，手术不容易切净，且控制肿瘤需要较高剂量，适宜术后放疗。另外如术后切缘不净或安全界不够、由于其他原因先手术治疗的分化差的肿瘤、T3、T4 及有淋巴结转移的晚期病变、多次术后复发的内翻性乳头状瘤等，均需要行术后放疗。

（3）单纯放疗：单纯放疗可分为根治性和姑息性两种。姑息或根治都是相对而言，在治疗中可能因治疗效果或病情变化而互相转化。

1）根治性放疗：组织学分化差的肿瘤原则上采用根治性放疗的方法，但是，放疗 50Gy 时肿瘤消退不满意者除外。有手术指征，但因其他疾患无法接受手术或拒绝手术者可行根治性放疗。

2）姑息性放疗：一般状况较好的患者，肿瘤晚期无手术指征、放疗无希望根治，疼痛明显、肿瘤生长快、伴出血、肿瘤堵塞进食通道等，以姑息减症为目的进行放疗，肿瘤堵塞或压迫呼吸道时，先气管切开，再行放疗，有时姑息性放疗也可收到意想不到的效果。

（4）淋巴结的处理原则

1）病变早期、组织学分化好的鼻腔、鼻窦癌，因淋巴结转移率低，无需行常规颈部淋巴结预防照射。

2）T3、T4 的晚期肿瘤患者，应行颈部淋巴结预防照射。

3）组织学分化差的鼻腔、鼻窦癌应行颈部淋巴结预防性照射。

4）已发生淋巴结转移者，无论采用哪种治疗模式，原发灶与转移灶应同时进行治疗并行相应淋巴引流区的预防照射。

5）根治性放疗的患者，如果原发病灶控制满意，颈部淋巴结残存，可手术挽救。

3. 化疗　晚期肿瘤、组织学分化差、脉管内有瘤栓的患者，可考虑化疗与手术、与放射不同形式的综合治疗。

二、鼻腔和副鼻窦癌的外科治疗

鼻腔及副鼻窦癌发病率较低，以上颌窦多发，其次为筛窦及额窦，蝶窦罕见。手术是鼻腔及副鼻窦癌的重要治疗手段。

1. 切缘的评判　头颈部肿瘤手术的切缘阴性与否被认为是影响肿瘤预后的重要因素。鼻腔、鼻窦癌外科手术的首要目标是达到组织学证实的完整切除。手术切缘的检测可通过术中冰冻切片或石蜡包埋切片进行，达到镜下肿瘤边缘无肿瘤细胞。根据 NCCN 指南标准，病理学检测下认为手术切缘阴性为正常组织距手术切缘 5mm 以上；近阴性为该距离在 5mm 以内；而切缘阳性表示手术切缘有肿瘤细胞。对大部分头颈部肿瘤，在肉眼可见肿瘤边缘外的正常黏膜外 1.5～2cm 可认为是切缘阴性范围。

2. 颈部淋巴结的处理　常用淋巴结清扫术有根治性颈清扫术、改良颈清扫术、颈部择区清扫术、颈部扩大清扫术。根治性颈清扫术：手术切除范围包括副神经、颈内静脉和胸锁乳突肌在内的颈部 I～V区的所有颈淋巴结。改良颈清扫术：在彻底清除颈部淋巴结的前提下，保存副神经、颈内静脉和胸锁乳突肌，以尽量减少对患者的功能损害。颈部择区清扫术：只清扫淋巴结转移率较高的那一区域或邻近几个区的转移淋巴结。颈部扩大清扫术：切除范围超出根治性颈清扫术的范围，还包括咽旁肌上纵隔气管旁淋巴结及颈部结构组织的切除。颈部淋巴的手术处理需根据肿瘤分期操作。一般来讲，N0 肿瘤行选择性颈清，N1～N2a～c 根据具体情况选择性颈清或根治性颈清，N3 需行根治性颈部清扫术。

3. 颅神经的处理　对于鼻腔和副鼻窦癌的手术治疗有重要的意义，其中主要涉及第Ⅶ、Ⅹ、Ⅺ、Ⅻ这几对神经。对颅神经的手术处理主要要考虑术前的神经功能：如果术前无明显颅神经损害症状，则需要尽最大可能保留重要颅神经及其分支的结构和功能；如果有肿瘤直接侵犯神经或术前评估怀疑有肿瘤神经浸润，这需在保证肿瘤切缘阴性的前提下必要时对神经的部分切除或转接。

4. 眼眶的处理　在 60%～80% 的上颌窦癌和 30%～50% 的筛窦癌可有眼眶的肿瘤侵袭。眼眶的手术处理需要分辨两个不同的概念：眶内容物切除术（orbital exenteration）和眼球剜除术（orbital clearance）。前者是指眼眶内容物包括眼睑的切除，而后者是指保留眼睑及其结膜切除包括眼球、眼肌、脂肪、眶骨膜。对于大部分 T4 期的鼻腔、副鼻窦癌，其肿瘤组织已侵袭到眼眶，因此对于晚期的鼻腔和副鼻窦癌，需要行眶内容物摘除术和（或）眼眶剜除术。一般认为，手术为初次治疗手段的患者选择眼眶剜除术，而术前有接受放疗的患者需采用眶内容物摘除术。

5. 鼻内镜手术的选择　目前对侵犯副鼻窦的恶性肿瘤的标准术式仍然是颅面切除，以达到整块切除，传统的开放型术式创伤大，其手术并发症主要包括感染、脑脊液漏、视神经损伤和脑血管痉挛等等。内镜下切除是近年来头颈部肿瘤手术治疗的一大进展。在鼻腔、副鼻窦肿瘤手术中，内镜手术从最初用于切除远离颅底和眼眶的良性肿瘤发展到内镜协同颅面切除，乃至到现在开展的内镜下肿瘤整块切除。

对早期较局限的病变，有资料统计单纯内镜手术可以达到与颅面切除相同的治疗效果。如对未侵犯硬脑膜的额窦肿瘤可以通过单纯内镜切除，手术范围包括双侧蝶筛切除，上颌窦、额窦开放，切除筛板。此外内镜手术可与神经外科联合操作，采用内镜辅助下颅面切除术，适用于在有颅内侵犯的肿瘤，首先由神经外科切除颅内病变，然后通过内镜切除鼻腔鼻窦内肿瘤，内镜手术视野放大、清晰，有利于减少手术过程中病变的残留。而对老年或不能耐受长时间颅底手术治疗的患者，采用内镜下入路切除肿瘤是一个很好的选择，但需注意，此种情况下目的为姑息性治疗而非根治性治疗。

三、鼻腔、副鼻窦癌放射治疗及技术

放射治疗与手术的综合模式是鼻腔及鼻窦癌目前常用和最有效的治疗方法。近年来放疗技术不断进步，随着三维适形放疗和适形调强放疗技术的应用，以及多学科综合治疗肿瘤的模式进一步广为应用等，给提高治疗效果带来希望。

（一）根据 NCCN 头颈部肿瘤，2017 版指南鼻腔、副鼻窦癌的适应证如下：

1. 早期病变（T1N0 和 T2N0）　可选择上颌骨切除（T1：部分切除，T2：全部切除）或根治性放疗。术后无不良预后因素者予以观察。有切缘阳性，外周神经受侵，脉管瘤栓等不良预后因素者，根据情况接受以下选择：

（1）切缘阳性者：如再次手术能够获得阴性切缘则再次手术，再次手术后切缘阴性，行术后放射治疗；再次手术后切缘阳性，行术后同期放化疗。

（2）其他预后不良因素：术后放疗或者同期化疗放疗。

2. T3～4N0　上颌骨全切除加眶内容清除或筛窦切除术。术后根据情况接受以下选择：

（1）无高危不良预后因素者：术后针对原发灶和颈部淋巴结引流区放疗。

（2）其他预后不良因素：术后同期化疗＋针对原发灶和颈部放疗。

3. T4b　任何 N 临床试验或根治性放疗或同期放化疗，如无肿瘤残留，随访。

4. T1～4a　N+根据 T 分期选择局部术式＋颈清扫。术后根据具体情况接受以下选择：

（1）无不良预后因素者：术后针对原发灶和颈部放疗。

（2）其他预后不良因素：术后同期化疗＋针对原发灶和颈部放疗。

（二）放疗前准备工作

由于放疗后颌骨的部分血管狭窄甚至闭塞，致使颌骨供血不良，创伤或感染后易发生骨坏死。因此放疗前需要由口腔科进行口腔处理。其中包括：洁齿、拔除残根、修补龋齿，治疗牙周炎等。口腔处理最好在放疗前一周完成，以便使口腔处理引起的组织损伤得以修复。牙齿拔除较多或周围组织损伤较重的情况下，应给予抗炎治疗。

（三）放疗流程

常用的放疗技术有二维常规放疗技术和三维的适形放疗和调强放疗技术（IMRT）。IMRT 技术相比于常规放疗技术，物理剂量分布的优势，提高肿瘤局部控制和减少正常组织损伤，是当前主流、首选的推荐放疗技术，未开展 IMRT 技术的放疗中心，建议采用三维适形放疗技术。

1. 模拟机定位　患者采用仰卧位，酌情使用咬合器将舌与硬、软腭分开，目的是使舌在放疗中少受照射。报据患者的具体情况选用合适的头枕。将患者头颈部摆正后，进行热塑面罩固定。然后在模拟机拍摄定位片，或在 CT 模拟机连续扫描获得定位图像。并将定位中心及相邻野共用界线标记在面罩上。定位时应注意以下问题：

（1）常规外照射：避免患者头过仰，尽可能使其面部与床面平行以利于 X 线与电子线放射野的设计、衔接和治疗的实施；

（2）调强放疗：在 CT 模拟机定位时，应将患者头颈部尽可能摆正，并行增强扫描。

2. 靶区勾画和处方剂量的定义　常规放疗技术照射野的设计方案有：一前一侧野、两前斜野、或两侧野加一前野、筛窦及眼眶区补电子线小野等布野方式，同时加楔形板等中心照射。

调强放疗靶区须根据近期的影像学检查、CT 定位图像和临床检查等来确定，分别勾画出 GTV 或 GTVtb（瘤床）、CTV、GTVnd、PTV 和重要器官，确定不同靶区的靶体积要求达到相应的处方剂量和重要器官剂量限制要求，然后在治疗计划系统进行治疗计划设计。靶区的定义和描述见表 4-5-2 和表 4-5-3。

3. 治疗计划设计　治疗计划力求个体化，无论采用常规外照射或调强放疗都应在取得定位图像后，到治疗计划系统进行治疗计划设计。通过调整放射野数目、射野角度、楔形板角度、各野之间剂量配比、X线与电子线能量的搭配等，来保证充分剂量覆盖靶区，且剂量分布均匀，周围重要组织或器官得以保护。

能量选择多选用6MV高能X线进行治疗，电子线用于筛窦、眼眶和颈部淋巴结补量照射，根据患者的实际情况分别选择不同照射区域的电子线能量。一般选择6~12MeV的能量（图4-5-3~图4-5-5）。

表4-5-2 靶区的定义和描述

靶区	定义和描述
GTV70	临床体检和影像学检查（CT和MRI）显示的可见肿瘤。PET有助于确定肿瘤的侵犯范围
CTV70	通常与GTV70一致，如果在勾画大体肿瘤时存在不确定因素需要外扩边界，建议外扩3~5mm，即CTV70=GTV70+(3~5)mm
PTV70	PTV=CTV+(3~5)mm，在邻近重要正常组织的区域外扩边界可以小到1mm

表4-5-3 靶区的定义和描述

靶区	定义与描述	
	上颌窦	筛窦
CTV66	肿瘤手术区域或镜下侵及的边缘区域	
CTV60	包括由大体肿瘤侵犯的镜下高风险肿瘤区域。推荐的共识如下：	
	上界：若筛板未行手术切除，在筛窦肿瘤中需要包括在内。若已切除，需覆盖硬脑膜或脑膜移植物，离筛板的上缘至少10mm或者包括治疗前可见肿瘤范围。	
	下界：上颌骨和硬腭的下界，但需保证离初始可见肿瘤有10mm的边界。	下界：下鼻甲；如果靶区下界的外扩边界能够放至初始肿瘤下界的10mm。则可不包括硬腭
	侧界：肿瘤未累及到中线组织时，靶区侧界仅需至鼻中隔。	侧界：鼻腔、筛窦和同侧上颌窦。如有侵犯可能，眼直肌需包括在靶区内。
	后界：包括翼腭窝和颞下窝，特别要注意覆盖咀嚼肌间隙和眶下裂。	包括蝶窦，如果肿瘤累及鼻咽附近或筛窦癌出现颈部淋巴结转移，咽后淋巴结应包括在靶区内
PTV66	CTV66+(3~5)mm，在靶区邻近重要正常组织的区域，外扩边界可以小至1mm	
PTV60	CTV60+(3~5)mm，在靶区邻近重要正常组织的区域，外扩边界可以小至1mm	

高危亚临床剂量：术后放疗2Gy/次，总剂量为60Gy或66Gy（手术后任何区域的分次剂量至少为2Gy/次）；未行手术的颈部或预防性颅神经照射区域，可以给1.8Gy/次，总剂量为54Gy（PTV54）

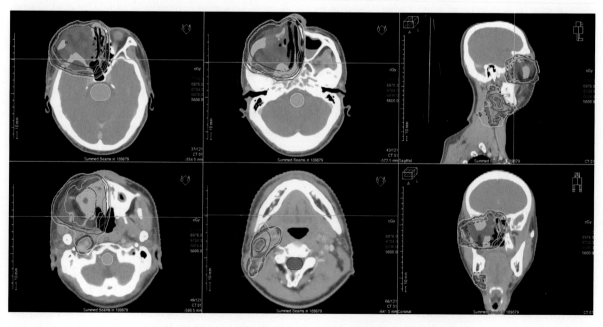

图4-5-3 右上颌窦癌T4bN1MO IMRT计划等剂量线图

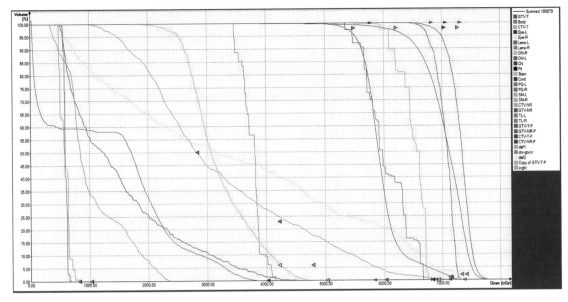

图 4-5-4　右上颌窦癌 T4bN1M0 IMRT 计划 DVH 图

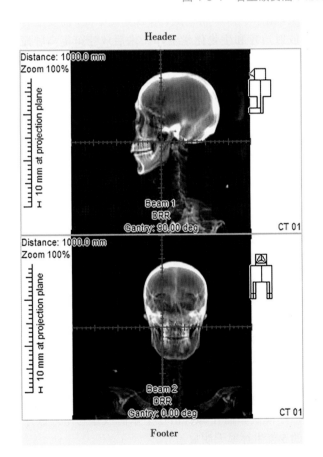

图 4-5-5　右上颌窦癌 T4bN1M0 IMRT 计划 DRR 图

4. 靶区剂量　常规外照射每周 5 次，2Gy/ 次，一般情况下术前剂量为 50～60Gy/5～6w。当上颌窦后壁受侵或腺样囊性癌行术前放疗时，剂量应达到 60Gy/6w。术后放疗或单纯放疗剂量 60～70Gy/6～7w。切缘阳性或安全边界不够，应按根

治性放疗处理，但要注意及时缩野。

调强放疗每周 5 次，每日 1 次。术前放疗剂量 GTVp，GTVnd，2.1～2.3Gy/ 次，总剂量 59～64Gy/28 次，PTV$_1$，1.8～2.0Gy/ 次，总剂量 50～56Gy/28 次。

术后放疗剂量 GTVp 或 GTVnd，2.1～2.3Gy/ 次，总剂量 64～69Gy/30 次，PTV，1.8～2.0Gy/ 次，总剂量 55～60Gy/30 次。术后肿瘤残存或切缘阳性时，按根治放疗处理 GTVp 总剂量相应提高。单纯放疗 GTVp、GTVnd，2.1～2.3Gy/ 次，总剂量 61～76Gy/33 次，PTV$_1$，1.8～2.0Gy/ 次，60～66Gy/33 次。PTV$_2$，1.8Gy/ 次，总剂量 51Gy/28 次。

5. 计划实施　调强治疗计划设计完成后，需要进行治疗计划验证，包括靶区剂量学、治疗体位重复性和实施照射的等中心位置验证，确认无误或误差在允许范围内方可开始实施治疗。

6. 放疗并发症　鼻腔、副鼻窦癌放射治疗后，由于大小涎腺受到损伤，患者常发生不同程度的口腔、鼻腔黏膜干燥、充血、糜烂，放射性皮炎等急性反应。根据肿瘤靶区、照射部位和剂量的不同，患者还可能出现下列相应的程度不同的远期并发症，如鼻道萎缩、鼻甲粘连、鼻泪管阻塞、溢泪、张口困难、视力损伤、听力下降甚至丧失、脑坏死、骨坏死、垂体内分泌功能不足等。

四、鼻腔、副鼻窦癌的药物治疗

化疗在鼻腔和副鼻窦癌患者中常作为辅助治疗或者姑息性治疗用于晚期患者，作为综合治疗的

一部分，是手术及放疗的有效补充。

2008 年美国纪念斯隆 - 凯特琳癌症中心的 BRADFORD S. 等报道了 39 例不可手术的鼻腔、副鼻窦恶性肿瘤，均为ⅣB 期，所有患者接受了放疗，其中 35 例还接受了化疗（绝大部分患者接受了铂类为主的化疗，包括新辅助、同步和辅助化疗），4 例因患者拒绝或合并症无法耐受化疗而仅接受放疗。全组中位随访时间 20 个月，5 年局部无复发、区域无复发、无远处转移生存率分别为 20%、61% 和 51%。全组 5 年无病生存率、总生存率分别为 14% 和 15%。作者认为在高危的患者中使用高强度的化疗可能有助于改善预后，但最佳的化疗模式还有待于前瞻性研究进一步探索，包括化疗药物、化疗时机。

2011 年，美国 MD Anderson 癌症中心的 Hanna E.Y. 等提出局部晚期鼻腔、副鼻窦鳞癌患者对诱导化疗的近期疗效评价可以预测治疗效果及预后，对诱导化疗敏感的患者具有较长的生存时间及较高的器官保留概率。他们共纳入 46 例 T3/T4 期患者，诱导化疗方案包括紫杉醇 + 铂类（14 例）、紫杉醇 + 铂类 + 异环磷酰胺（14 例）、紫杉醇 + 铂类 +5- 氟尿嘧啶（9 例）及紫杉醇 +5- 氟尿嘧啶（9 例）。诱导化疗后有 67% 患者至少达到部分缓解，24% 患者病情进展，9% 患者疾病稳定。诱导化疗后有 24 例（52%）患者接受手术，其余患者接受放疗加或不加化疗等。诱导化疗后达部分缓解及稳定的患者 2 年生存率为 77%，而疾病进展者 2 年生存率仅 36%。作者认为在局部晚期鼻腔、副鼻窦鳞癌患者中，诱导化疗可以达到预期的效果，使得患者眼球功能保留的概率增大，是合理的治疗选择。

化疗在鼻腔、副鼻窦肿瘤中的作用及最佳化疗方案、剂量和周期目前仍还不清楚。不同病理类型对化疗的敏感性亦存在很大的差异，另外，如何筛选对化疗敏感的高危患者也需要更多的前瞻性临床研究来探讨。

五、鼻腔、副鼻窦癌的预后和治疗瓶颈

尽管鼻腔和副鼻窦癌目前的综合治疗已取得了不少进展，但 5 年生存率仍较低。鼻腔、筛窦癌 5 年生存率 35%～60%；上颌窦癌总的 5 年生存率为 32.5%～43.6%，局部复发 45.2%～60%，其中上颌窦鳞癌具有更强的局部侵袭性，局部复发率 55%～80%，淋巴结转移率 23%～48%，远处转移率 17%～25%，5 年生存率 24.1%～30.2%。寻找如何降低局部复发率，减少远处转移，提高生存率是

未来鼻腔、副鼻窦癌治疗的发展方向。

（一）鼻腔、筛窦癌的预后及影响预后的因素

国内单中心研究了 231 例鼻腔、筛窦癌不同治疗方法的 5 年生存率为：单纯放疗 34.1%，综合治疗放疗 + 手术 61.9%，手术 + 放疗 75.0%。早期病变单纯放疗或综合治疗均可获得较好的 5 年生存率；晚期病变以综合治疗效果最佳。早期病例单纯放疗和综合治疗的 5 年生存率无显著差异，但晚期病例综合治疗的 5 年生存率明显高于单纯放疗。国内资料显示，腺样囊性癌单纯放疗与综合治疗的 5 年生存率基本相同（80.3%vs80%）。未分化癌单纯放疗也可获得较好的 5 年生存率（45.8%）；鳞癌、腺癌和低分化癌综合治疗 5 年生存率分别为 62.5%、50%、57.1%，效果明显好于单纯放疗的 25.9%、28.6%、26.9%。鼻腔、鼻窦恶性黑色素瘤并不多见，在有手术指征的情况下以外科手术治疗为主，由于手术不易彻底，术后复发率高，需要配合放射治疗和生物化学治疗。术后放疗可提高肿瘤局部控制率，降低区域淋巴结转移率。

鼻腔、筛窦癌初治时的淋巴结转移率为 9.4%～20.8%，组织学分化差的癌淋巴转移率高于其他病理类型。国内单中心研究的 231 例鼻腔筛窦癌中，低分化和未分化癌占 111 例淋巴结转移率为 28.8%（32/111 例）；在初诊时即有淋巴结转移的 48 例患者中，低分化癌占 60.4%（29/48 例）。33 例行颈部淋巴结预防照射的患者中，2/3 为低分化和未分化癌，随诊中预防照射者 9.1% 发生淋巴结转移，未行颈部预防性照射的淋巴结转移率为 12.7%。从随诊过程中发生淋巴结转移的数据来看，两组之间似乎无明显差别，但是，此结果间接说明了对分化差的癌行颈部预防照射可降低淋巴结转移率。鼻腔、筛窦癌治疗失败原因约 1/2 为局部复发，远处转移占第二位。鳞癌以局部失败为主，低分化和未分化癌以远处转移为主。

（二）上颌窦癌的预后

放射治疗与手术综合已成为上颌窦癌的首选治疗模式。而在综合治疗中术前放疗与术后放疗的 5 年生存率无明显差异。

上颌窦癌预后因素分析显示临床分期是影响预后的重要因素之一，不同临床分期的 5 年生存率差别较大。Ⅰ、Ⅱ期为 80%～85.7%，Ⅲ、Ⅳ期 32.7%～45.8%。上颌窦癌初诊时的淋巴结转移率为 8%～27%，累及淋巴结转移率为 23%～30%（初诊 + 随诊）；T3～T4 患者容易发生淋巴结转移，鳞癌和未分化癌约 50% 发生淋巴结转移；有淋巴结

转移的患者 5 年生存率明显低于无淋巴结转移者。与其他病理类型相比，由于该肿瘤局部浸润性强、易侵犯神经和周围组织器官、手术很难切净、放射治疗需要较高的放疗剂量方可得到肿瘤控制等原因，上颌窦鳞癌适宜术后放疗。腺癌 5 年生存率 2%～57.5%，未分化癌 5 年癌症相关生存率和无进展生存率分别为 40% 和 33%。横纹肌肉瘤和恶性黑色素瘤的淋巴结转移和血行转移率高，预后最差。发生于鼻窦的恶性黑色素瘤预后较发生于鼻腔黏膜的差。上颌窦恶性纤维组织细胞瘤恶性度高，局部浸润性强，术后复发率高，适宜综合治疗。国内单位报道上颌窦后壁受侵患者的 3 年生存率 28.3%，明显低于无后壁受侵者的 66.7%。由于后壁及邻近结构解剖结构复杂，手术治疗困难较大。对于上颌窦后壁受侵的患者，术前放疗提高后壁剂量，外科采用上颌骨切除和翼板完整切除可提高患者生存率。

（三）蝶窦癌的预后

中科院肿瘤医院 27 例原发性蝶窦癌的报道，治疗方法包括单纯手术、手术加放疗、手术加化疗、手术加放疗加化疗多种模式。对其中 25 例平均随诊 41 个月的患者进行评价，结果发现 12 例存活，13 例死亡，其中 11 例死于肿瘤局部复发及远处转移，2 例非肿瘤原因死亡；鳞癌的 2 年生存率为 44%。从预后看，近 50% 患者在短期内死于局部复发和远地转移，说明蝶窦癌的预后很差。由于蝶窦位置深在，术野小，操作困难，并且明确诊断时多为晚期，建议病变局限者可考虑手术与放射治疗的综合模式，病变广泛者以放射治疗为主。

鼻腔、副鼻窦癌因发病率相对较低，相关的大宗临床研究较少，但作为头颈部鳞癌的一部分，bonner 等比较了放疗联合 EGFR 受体抑制剂西妥昔单抗的靶向治疗与单纯放疗的结果发现，放疗联合靶向治疗提高 10% 的总生存，肿瘤无进展生存时间延长 20 个月，因此靶向治疗作为局部晚期头颈部鳞癌的辅助治疗手段已被写进头颈部鳞癌 NCCN 指南指导临床治疗；同时在复发转移的头颈部鳞癌中，西妥昔单抗单药治疗铂类化疗失败的复发转移性头颈部鳞癌仍然有效。另外 2016 新英格兰杂志发表的 Ferris 等关于 PD-1/PD-L1 抑制剂的免疫治疗在复发转移的头颈部鳞癌中取得令人欣喜的结果，发现 PD-1/PD-L1 抑制剂（nivolumab）在头颈部鳞癌适用于复发 / 转移性疾病的二线治疗，明显优于传统标准的一线以铂类为基础的化疗联合西妥昔单抗治疗，带来明显的生存获益，ORR（总有效率）达 13%，因此在 2016 年 10 月 NCCN 指南进行了更新，将 nivolumab 作为含铂类化疗联合西妥昔单抗治疗失败后的Ⅰ类推荐方案。未来手术、放疗、化疗联合靶向治疗，免疫治疗等综合治疗将是提高局部晚期或复发转移的鼻腔鼻窦癌局部控制率，总生存率，器官保留等研究发展的方向。

（潘建基）

第六节　涎腺恶性肿瘤

一、流行病学与病因

涎腺肿瘤又称作唾液腺肿瘤，临床并不常见，它的发病率不到头颈部恶性肿瘤的 5%。世界范围内报道的年发病率变化在 0.3～4 个新发病例 /10 万人口，其中男女发病率基本相等，平均发病年龄为 53～55 岁。在所有涎腺肿瘤中，超过 50% 的为良性。腮腺肿瘤是涎腺肿瘤中发病率最高的，约占 80%，源于腮腺区的肿瘤约 1/4～1/3 为恶性肿瘤，大多起源于腮腺浅叶。颌下腺肿瘤约占 5%～10%，其中 35%～50% 为恶性肿瘤。舌下腺肿瘤仅占 1% 左右，但 90% 为恶性肿瘤。小涎腺肿瘤约占涎腺肿瘤的 10%～15%，良恶性各占一半，也有报道称 65%～88% 为恶性肿瘤。

涎腺肿瘤的确切发病原因并不明确。电离辐射暴露被认为是涎腺肿瘤的致病因素之一，其他可能的发病因素还包括维生素 A/C 的摄入缺失、紫外线照射，某些职业因素如橡胶产品制造、石棉采矿、铅工业及某些类型的木材加工业等也可能使涎腺肿瘤发生的危险性增加，有资料显示 EB 病毒感染与腮腺未分化癌，淋巴上皮癌的发生有关。

二、应用解剖及转移途径

涎腺包括三对大涎腺即腮腺、颌下腺和舌下腺以及为数众多主要分布于口腔和口咽黏膜下层组织的小涎腺，鼻腔，副鼻窦以及鼻咽，喉和气管黏膜内的小涎腺。

腮腺是涎腺中最大的一对腺体，位于外耳道前下方，以面神经为界，腮腺分为浅叶和深叶。腮腺浅叶位于咬肌的表面，大部分肿瘤位于腮腺浅叶。浅叶与耳屏之间的筋膜很薄，是肿瘤迅速扩散的薄弱点。腮腺深叶从下颌骨升支后缘向内延伸到达咽旁间隙，其正对第 1 颈椎水平的咽旁间隙以及颈动脉鞘区。肿瘤容易由此穿透筋膜侵及咽旁间隙和咽部。面神经在颅底穿出茎乳孔后自腮腺的后方进入腮腺。腮腺的淋巴引流分为腺体内和腺体周围的淋巴结，后者存在于腮腺包膜外包括腺体深面和腮腺尾部的淋巴结。耳前，耳后表浅淋巴结主要接受耳前、颞部及上面部皮肤病变的淋巴引流，而腮腺癌转移到此处不常见。腮腺肿瘤的淋巴引流主要汇流到腺体内的淋巴结，再注入颈深上淋巴结、二腹肌下及颌下淋巴结。当这些淋巴结被肿瘤阻塞后，可向后引流到副神经链和下颈下淋巴结。晚期病例还可见到颈中Ⅲ区，颈下Ⅳ区的转移淋巴结。

颌下腺是涎腺第2对大腺体，位于颈部的颌下三角内，由颈深、浅筋膜包绕。颌下腺导管从腺体前上端发出开口于舌系带旁，其后界在下颌角处与腮腺的下部分组织相邻。一般认为颌下腺内不存在淋巴结，颌下腺淋巴引流到腺体附近的颌下淋巴结，并注入到二腹肌下及上，中颈深淋巴结。

舌下腺是涎腺大腺体中最小的一对，位于口底的黏膜下，舌系带两侧，其位于口底肌肉筋膜的表面，呈卵圆形，沿着下颌骨的内侧缘分布。舌下腺的上下分别有舌神经和舌下神经通过。其淋巴引流到颈深上或颌下淋巴结，但极少引流到颏下淋巴结。

小涎腺为数众多，约有450～750个，主要分布于口腔和口咽黏膜下层组织。鼻腔，副鼻窦以及鼻咽，喉和气管黏膜内也有少量小涎腺发布，其中腭部是肿瘤的好发部位，其次是鼻腔、鼻旁窦和舌。口腔中小涎腺依部位可分为唇腺、舌腺、磨牙后腺和颊腺。腭部腺体最多，分布在软腭和两侧前磨牙或第一磨牙后的硬腭。

局部浸润和沿神经侵犯是恶性涎腺肿瘤常见的扩散方式，肿瘤可以侵犯腺体及突破腺体包膜，侵及周边结构，如肌肉、皮肤和骨骼深叶的腮腺癌还可侵及咽旁间隙、颅底以及颅神经。腺样囊性癌典型的沿神经鞘侵犯的转移方式可以出现跳跃式的颅内病灶。口底的小涎腺肿瘤和舌下腺肿瘤也常累及口底黏膜、肌肉、软骨、小神经及小血管。血道远处转移相对区域性淋巴转移发生率为高，两者均易出现在疾病的晚期进程中，远处转移最常见的部位是肺、骨骼和肝脏。小涎腺肿瘤的远处转移率高于大涎腺肿瘤，约25%的小涎腺肿瘤病程中会发生远处转移。最易发生远处转移的病理学类型是腺样囊性癌，发生比率高达50%。区域性淋巴结转移与肿瘤的原发部位、分期、病理类型和组织学分级密切相关。如发生在鼻咽，口咽处的小涎腺肿瘤出现淋巴结转移的概率约60%，远远高于硬腭和副鼻窦区的小涎腺肿瘤5%～10%的淋巴结转移

发生率以及舌和口底区的小涎腺肿瘤40%的区域淋巴结转移率。另外涎腺恶性肿瘤的病理分化越差，肿瘤分期越高，其颈部淋巴结转移率也越高。高度恶性的肿瘤如未分化癌、恶性多形性腺瘤、腺癌、高度恶性的黏液表皮样癌及鳞状细胞癌等，颈部淋巴结转移率在50%以上。而对于多形性腺瘤恶变、腺样囊性癌、腺泡细胞癌及高、中分化黏液表皮样癌，其颈部淋巴结转移率则在25%以下。

三、涎腺恶性肿瘤的诊断

（一）临床表现与分期检查

完整的病史采集和仔细的体格检查，了解病程的长短，肿块增长速度及伴随的症状对诊断腮腺肿瘤有重要参考价值。如高分化黏液表皮样癌、腺泡细胞癌及腺样囊性癌等恶性程度低的肿瘤生长缓慢，病程较长；混合瘤恶变者先有肿块多年，就诊前几个月肿块突然迅速增大；鳞癌和未分化癌病程短，生长快。涎腺肿瘤最常见的临床表现为腮腺、下颌下腺及舌下腺无痛性肿块。如果出现神经学体征，神经受累引起的麻木或无力，则常提示肿瘤为恶性。涉及腮腺及下颌下腺的面瘫表现是一种不良体征，持续性面神经疼痛高度怀疑为恶性。腮腺肿瘤可能会出现一些副瘤综合征如面神经紊乱，表现为发热、潮红和发汗的弗雷综合征，及耳颞综合征。

1. **体检** 应注意肿块的质地、活动度、皮肤、外耳道及面神经是否受侵。典型的腮腺癌肿块质地较硬，活动差或固定，边界不甚清楚，若伴有面神经麻痹，则腮腺癌的诊断基本确立。腮腺肿瘤的查体一定要检查软腭及咽侧壁是否隆起，若出现隆起说明肿瘤来自腮腺深叶或深叶已受侵。颧弓下的颊部肿物应考虑副腮腺肿物。颌下腺的恶性肿瘤表现为质地坚硬的肿物，伴舌痛、舌麻木、舌运动受限及舌肌萎缩，侵犯骨膜时肿物固定于颌骨并伴有颈淋巴结肿大。舌下腺恶性肿瘤则表现为口底黏膜下硬性肿物，可伴有舌痛或舌麻、舌活动受限和舌肌萎缩。对伴有声音嘶哑，饮水呛咳的患者，应检查软腭有无麻痹（舌咽神经受侵表现）及声带有无麻痹（迷走神经受侵表现）。

2. **CT检查** 能较准确地显示肿瘤大小、形态和与周围组织的关系，以及区分肿瘤为腺内或腺外具有独特的优点。CT检查对良性、恶性肿瘤的鉴别有一定的限度。一般说来，良性肿瘤边缘锐利，包膜完整，若肿瘤呈分叶状或外形不规则，可能是具有侵袭性的良性肿瘤或低度恶性肿瘤。典型的

恶性肿瘤表现为不规则外形、边缘模糊、轮廓不清的密度增加区，相邻的脂肪或筋膜界面消失。另外CT尤其能显示乳突、岩锥、颈内静脉孔及颈内动脉管等骨性结构是否有肿瘤侵犯，这些是制订治疗方案、手术方式的重要依据。

3. MRI 除了有CT的大多优点外，对显示腺体轮廓、内部血管分布、神经侵犯，特别是腮腺深叶结构等方面优于CT。对颌下腺、小唾液的显示由于组织对比高，成像质量也好于CTMRI由于其更高的空间分辨率和更好的软组织对比，在头颈部肿瘤的发现和定位方面比CT有明显的优势。因此，MRI是可疑涎腺肿瘤的首选检查方法。

4. 超声检查 对区分囊性或实性、炎症或肿瘤、良性或恶性等有参考价值。B超对于位置浅表的腮腺区、颌下腺区肿瘤的诊断率较高，可以判断有无占位性病变以及肿瘤的大小，并估计其性质。

5. 涎腺导管的碘油造影 目前已很少利用，它可以显示腺体内肿瘤以及导管情况。

6. 全身PET-CT 可以很敏感地发现头颈部以外的转移病灶，对于病理恶性程度高，易发生区域或远处转移的病例，可以建议行全身PET-CT检查。而且最新的研究提示肿瘤高代谢体积可预测预后。

7. 实验室检查 包括血常规、肝肾功能等。

8. 病理学检查 包括活检、细针穿吸细胞学检查、术中冰冻、石蜡切片、免疫组化等方面，涎腺肿瘤一般应避免作切取活检术，否则容易引起肿瘤扩散和转移。术中快速冰冻切片诊断能够让临床医生在术中即了解肿瘤性质来源和类型等，可及时调整手术方案。细针吸取活检具有简便、可靠、准确、快速决定肿瘤性质及组织类型的作用。对于提高肿瘤的诊断、指导治疗方法、估计预后有临床意义，但有时确诊也困难。其良恶性肿瘤诊断符合率为81%～98%，特异性诊断符合率为60%～75%。

（二）病理类型与生物学行为

组织学上，涎腺肿瘤是全身各组织肿瘤中异源性最为丰富的一组肿瘤。这些肿瘤包括上皮源性、间质源性及淋巴组织源性的良性和恶性的肿瘤。由于涎腺肿瘤分类复杂，并且许多类型罕见，在不同个体的病灶中可表现出很大的形态学差异性，给鉴别肿瘤良恶性带来了困难。在一些病例中，还可以见到多种类型的混合性肿瘤。涎腺肿瘤的细胞学分类主要借鉴了世界卫生组织定义的24个亚型分类法，具体类型及组织学分级如下：

1. 高度恶性 低分化黏液表皮样癌、腺样囊性癌（实质型）、癌肉瘤、癌在多形性腺瘤中、鳞状细胞癌、小细胞癌、淋巴上皮癌、嗜酸细胞癌、涎腺导管癌、肌上皮癌

2. 中度恶性 中分化黏液表皮样癌、腺样囊性癌（筛状型）、上皮-肌上皮癌、中分化非特异性腺癌，非特异性透明细胞癌、囊腺癌、皮质腺癌、皮脂淋巴腺癌、黏液腺癌

3. 低度恶性 高分化黏液表皮样癌、腺泡细胞癌、多形性低度恶性腺癌、基底细胞腺癌、非特异性腺癌、转移性混合瘤

（三）分期

涎腺肿瘤的分期依据于肿瘤的大小、是否存在实质包膜外侵犯、是否有淋巴转移（在腮腺肿瘤中，面神经是否受侵），及是否存在远处转移等。该分期仅适用于腮腺、颌下腺和舌下腺三对大涎腺。小涎腺肿瘤分期根据其起源的解剖学部位而遵从相应原发部位的肿瘤分期而定（如腭部小涎腺肿瘤按口腔癌的分期标准执行）。TMN的具体定义详见美国肿瘤联合委员会（AJCC）2018年修订的第八版TNM分期。

（四）预后

当肿瘤位于大涎腺时预后较好：腮腺最好，其次为颌下腺，再次为舌下腺及小涎腺。大体积肿瘤或病理为高度恶性的肿瘤预后较差。生存预后与以下因素有关：

1. 肿瘤起始的腺体

2. 组织学类型

3. 分级（如恶性程度）

4. 肿瘤范围（如分期）

5. 肿瘤是否侵及面神经、是否侵及皮肤或深层结构、或具有淋巴结或远处转移

6. 肿瘤能否手术完整切除

总的来说，临床分期，尤其是肿瘤大小，可能是决定涎腺肿瘤预后的关键因素，并且可能比组织学分级更重要。例如，Ⅰ期中度或高度恶性黏液表皮样癌可被成功治疗，而Ⅲ期低度恶性的黏液表皮样癌可能因局部广泛浸润而难以被手术根治。Spiro等报道Ⅰ～Ⅳ期肿瘤的10年生存率分别为83%、53%、35%和24%。Vander Poorten等资料也显示Ⅰ～Ⅳ期的5年生存率分别为84%、73%、60%和29%。

四、涎腺恶性肿瘤的多学科综合治疗

（一）治疗原则

涎腺肿瘤的治疗以手术为主，低度恶性的、体

积较小、外侵不明显的早期患者（T1N0，T2N0），可选择单纯手术治疗，肿瘤手术完全切除便可达到治愈的目的；局部晚期患者（T2N1～2，T3 和 T4），病理分类恶性程度中至高度者，首选手术治疗再联合术后辅助放疗是目前的标准治疗方案。尤其是当肿瘤高度恶性、切缘离肿瘤较近或手术不能达到完全切除，及有组织学证据显示有淋巴结转移时术后放疗能够增加局部控制率并增加患者生存时间。加速超分割放疗及粒子束放疗，能够有效改善手术不能切除或肿瘤复发患者的无病生存率和总生存率。化疗在恶性涎腺肿瘤中的应用正在评估中。

（二）外科治疗

应根据肿瘤的病理类型、部位、大小及外侵部位和范围、综合考虑来决定手术切除范围，另外必须注意的一点是手术切除是否彻底往往是决定治疗成败的关键。如腮腺肿瘤位于腮腺浅叶的、较小的（T1 或小的 T2），而且无外侵的高分化黏液表皮样癌及腺泡细胞癌，可行保留面神经的腮腺浅叶切除。位于腮腺浅叶的低分化黏液表皮样癌、分化差的腺癌、恶性混合瘤、鳞癌、未分化癌及腺样囊性癌，即使肿瘤无腺体外侵犯，也应行保留面神经的全腮腺切除（浅叶和深叶）。如果肿瘤外侵累及贴近的肌肉（如咬肌、胸锁乳突肌、二腹肌等）及下颌骨骨膜等组织也应尽可能切除。对于颌下腺或舌下腺的恶性肿瘤在肿瘤范围较小，局限于实质内且为组织学中低分级情况下可进行单纯肿瘤切除，若周边组织结构，神经或其分支受累，也应被切除。小涎腺肿瘤的手术处理原则取决于病灶的部位，至少获得 5mm 以上的干净手术切缘是基本的目标。由于病灶常位于腭部和舌根部，手术切除后的组织缺损容易照成鄂咽闭合不全，存在吞咽，发音言语方面的障碍。术中冰冻检查对于决定手术方案有重要意义。

面神经的处理原则没有统一的标准，由于面瘫除了对患者的表情，言语表达，交流等社会功能带来损害，还会造成眼睑闭合障碍，角膜暴露干燥，引起溃疡、失明带来风险。目前多数学者趋向保守及合理化原则，如果面神经没有被肿瘤包裹或者虽然与肿瘤粘连，但肉眼见神经鞘膜未受侵，面神经应予以保留，术后可给予放疗，若面神经仅某分支受侵，应保留未受侵的分支。因面神经受侵而切除的病例，行神经移植，使面神经切除的患者功能和外形得以改善。同样的神经处理原则还适用于颌下腺肿瘤累及舌神经、舌下神经时。

颈部淋巴结的处理对已有颈淋巴结转移的病例，应常规行治疗性颈淋巴结清扫术。对临床 N0 病例，应根据病理类型及肿瘤大小来决定是否行选择性颈淋巴结清扫术，由于颌下腺鳞癌、腺癌、未分化癌恶性混合瘤及分化差的粘表癌颈淋巴结转移率较高，可考虑行选择性颈淋巴结清扫术。另外对原发灶 T3 或 T4，手术时应探查 II 区淋巴结、若冰冻报告阳性，也应行颈淋巴结清扫。

（三）放射治疗

放射治疗作为涎腺肿瘤的首选治疗手段并不常用，但初期放射治疗可应用于不能手术、手术可能引起明显的美容或功能障碍者、手术不能切除、或肿瘤复发的患者（包括反复复发的低度恶性病变）。更多的放射治疗是作为手术的辅助治疗，特别是手术切缘阳性的患者。表 4-6-1 详细列举了恶性涎腺肿瘤术后放疗的适应证。

表 4-6-1　恶性涎腺肿瘤术后辅助放疗适应证

1. 手术安全边界不足（腮腺深叶，面神经保留的手术，误认为是良性肿瘤仅行局部切除的）
2. 手术切缘阳性，手术中肿瘤破裂，肉眼或镜下残留者，未能切除 / 不可手术者
3. 组织学恶性程度高或侵袭性强的肿瘤（如未分化癌、鳞状细胞癌、腺样囊性癌、低分化黏液表皮样癌等）
4. 肿瘤腺体包膜外侵犯累及皮肤、肌肉、骨，大血管以及神经者
5. 颈部淋巴结转移，特别是颈淋巴结被膜外侵犯或有多个颈淋巴结转移的病例
6. 多次复发的良性 / 或低度恶性肿瘤

（四）药物治疗

1. 常规化疗　化疗对涎腺恶性肿瘤的作用有限。单药 5 氟尿嘧啶（5-Fu），甲氨蝶呤（MTX），顺铂（DDP），博莱霉素（BLM），阿霉素（ADM）以及环磷酰胺（CTX）的有效率均非常低。多药联合方案也未能显示较单药方案有更好的疗效，如北加州肿瘤协作组的研究发现对晚期或复发病例 5-Fu+ADM+DDP 三药联合方案的缓解率为 35%。一些新药的扩展适应证的临床实验也未能获得预期效果。由东部肿瘤协作组完成的紫杉醇应用于涎腺恶性肿瘤的 II 期临床试验 E1394，评价紫杉醇用于涎腺原发恶性肿瘤局部复发或转移的适宜患者。患者接受紫杉 $200mg/m^2$，每 3 周为一个治疗周期，最少治疗 4 个周期，45 例患者接受了治疗。在 31 例表皮样瘤和腺癌的患者中有 8 例患者获得部分缓解，治疗反应率为 26%，腺样囊性癌组无治疗反应。

上述研究仅表明了全身化疗对晚期或复发转移病例有限的姑息治疗作用，目前还未有化疗参与根治性治疗的报道。今后可能的研究方向包括高危病例的术后同期放化疗，对不能手术、复发或不能手术切除的晚期病例化疗参与的综合序列治疗能否带来疗效的提高等。北美放射治疗协作组（RTOG）针对这一热点问题设计了相关的多中心随机Ⅱ期临床试验——RTOG 1008，以期明确术后放疗联合同期化疗对比目前标准治疗手术＋术后放疗能否进一步提高具有高危临床病理因素的涎腺肿瘤患者的疗效，采用单药 DDP40mg/m² 每周方案作为放疗增敏。

2. 靶向治疗　近年来，分子靶向和抗肿瘤血管生成已成为肿瘤治疗领域的研究热点。与涎腺恶性肿瘤相关的靶向治疗的靶分子包括：c-KIT、EGFR、HER2、雌二醇和孕酮受体、PCNA、Ki-67、P53、bcl-2、SOX-4 等。Laurie 等 meta 分析了 34 项（总例数 441 例）关于化疗及靶向治疗应用于转移或局部复发的涎腺恶性肿瘤的研究，其中关于靶向药物治疗的研究有 10 项，涉及靶向治疗药物有西妥昔单抗、吉非替尼、拉帕替尼、硼替佐米、伊马替尼和索拉非尼；结论是单药化疗客观反应率较高的有米托蒽醌、表柔比星、长春瑞滨；以铂类为基础联合化疗并不优于单药化疗；在所有涉及靶向治疗研究中仅一项关于伊马替尼的研究观察到客观反应，因此目前还没有可常规应用于临床可治疗涎腺恶性肿瘤的靶向药物。

（五）综合治疗

除了对一些早期、小体积、低度恶性的涎腺肿瘤，外科手术可以根治外，大多数涎腺恶性肿瘤难以彻底切净，所以必须配合放射治疗。近年来手术和放疗综合治疗腮腺癌越来越受到重视，由于涎腺肿瘤发病率低，没有Ⅲ期的随机临床试验去比较单纯手术和手术加术后放疗的疗效，大多数报道来自于回顾性资料，其中一部分采用了较有说服力的统计方法。MSKCC（美国 Memorial Sloan-Kettering Cancer Center）的研究采用配对分析的方法，评价了术后放疗的价值。结果显示：对于所有淋巴结阳性和Ⅲ、Ⅳ期病变的患者，术后放疗的局部控制率与生存率均有显著提高。对于高度恶性病变的患者，手术加放疗组比单独手术组 5 年生存率明显提高，分别为 57% 和 28%，而 5 年局部控制率分别为 63% 和 40%。对于低度恶性和期别较早的病变，手术加放疗没有显示出局部控制和生存的

显著获益。同样 MDACC 的资料也证明了对于组织学高度恶性的涎腺肿瘤加用术后放疗的综合治疗组获得了更好的 5 年局部控制率 86%，相对单纯手术组仅为 58%。术后放疗对病理恶性程度高的患者及有神经受侵的患者可能带来生存获益，但没获得统计学上的明显差异。PMH（加拿大 Princess Margaret Hospital）的研究者报道了加用术后放疗的综合治疗组无复发生存率为 68%，疾病相关生存率为 75%，相比单纯手术组分别为 29% 和 60%，有明显的治疗获益（P 值均<0.05）。来自荷兰头颈肿瘤协作组 565 例恶性涎腺肿瘤的回顾性分析，综合了最大宗病例数数据，也显示了术后放疗相对单纯手术提高了局部控制率。其中局部复发和区域复发的相对风险度后者是前者的 9.7 倍和 2.3 倍。综上所述，单一手术治疗可获得约 50% 的局部控制率。辅以术后放疗区域局部控制率可提高到 88% 左右。表 4-6-2 列举了恶性大涎腺肿瘤手术联合辅助放疗的疗效。

小涎腺肿瘤常见于口腔、鼻腔、副鼻窦、口咽及鼻咽等部位。由于上述部位功能多样，既是上消化道入口处、咀嚼门户，又是呼吸道的发音组成部分。手术根治须考虑器官功能的保留，患者生存质量的影响。所以，小涎腺肿瘤必须采取综合治疗方案，根据不同病期，不同部位采用手术＋放疗的综合治疗手段。像大涎腺肿瘤治疗一样，对小涎腺腺样囊性癌治疗的资料显示：手术加放疗比单纯手术局部控制得好，能完全切除的小病变及年轻患者可以例外。Tran 等报道了鼻腔和鼻旁窦小涎腺肿瘤的治疗经验。在 1962-1985 年期间，35 例患者，68% 是腺样囊性癌；筛窦和鼻腔原发约各占一半。手术加放疗组局部控制率是 62%，单纯手术组为 18%，单纯放疗组仅为 9%。手术切缘阳性的患者中，单纯手术局部失败率为 67%，而加用术后放疗的患者则为 30%。尽管放疗组的患者期别较晚且手术边缘为阴性的患者较少，但以上结果表明了联合治疗的重要性。

五、涎腺恶性肿瘤的治疗策略选择

（一）初治病例

尽可能完整手术切除是最主要的治疗；低度恶性的Ⅰ、Ⅱ及Ⅲ期涎腺肿瘤可仅通过手术达到治愈。对于高度恶性的局限于受累腺体内的Ⅰ、Ⅱ及Ⅲ期涎腺肿瘤患者，也可单纯手术根治，根据临床，手术及病理情况判断有术后放疗指征的给予外照射，选择合适的放疗技术（如 IMRT），减少治疗的毒副

表 4-6-2　单纯手术与手术＋术后放疗治疗恶性涎腺肿瘤的比较

治疗中心	病例数	中位随访时间(年)	预后分层	5年局部控制率(%)		P值	5年生存率(%)		P值
				手术	手术+放疗		手术	手术+放疗	
MSKCC	92	10.5	Ⅰ/Ⅱ期	79	91	0.14	96	82	0.015
			Ⅲ/Ⅳ期	17	51		9.5	51	
			淋巴结(+)	40	69	0.05	19	49	0.015
			高度恶性	44	63		28	57	
Johns Hopkins	87		所有病例	58	92	0.001	59	75	0.01
MDACC	155	7.5	所有病例	58	86		50～56	66～72	
PMH	271	10	所有病例	-	-		60	75(CSS)	0.039
							29	68(RFS)	0.005
MGH	62	5.5	所有病例		95		-	77(DFS)	
PMH	91		颌下腺	30	69	<0.05	60	65(CSS)	>0.1
MDACC	86	2	颌下腺						
			软组织外侵	48	85	<0.034			
			神经受累	62	92	<0.01			

　　MGH:（美国 Massachusetts General Hospital）；

　　CSS（Cancer Specific Survival），癌症特异性生存率；DFS（Disease Free Survival），无瘤生存率；RFS（Recurrence Free Survival），无复发生存率

反应。局部晚期病例（无法手术切除或肉眼残留病例）根治量放疗同时考虑包括选择辅以热疗、术中放疗、近距离放疗或非常规分割放疗等放疗手段，Ⅳ期涎腺肿瘤患者应当考虑作为临床试验的候选对象。肿瘤可能对高强度放化联合治疗有效。单独或联合应用阿霉素、顺铂、环磷酰胺及氟尿嘧啶可获得适当的临床缓解率。可尝试新辅助化疗＋手术或新辅助化疗＋同期放化疗＋/- 维持化疗等治疗模式。

（二）复发病例

不管细胞类型或肿瘤分期如何，已经治疗过的进展期或复发肿瘤患者的预后都比较差。进一步治疗方法的选择应考虑众多因素，包括肿瘤具体情况、先前治疗方案、复发部位和患者个体状况。再程手术切除、再程姑息量放疗、姑息性全身化疗等临床试验性治疗是合适的，应当予以考虑。有条件的单位甚至可尝试质子或重离子放疗。

（三）随访策略及方案

涎腺肿瘤患者治疗完成后应接受长期定期随访。特别是组织学恶性程度高的患者，出现治疗后复发和远处转移者高达50%。一般建议辅助放疗后3个月开始第一次随访，2年内每3个月接受随访，治疗后3～5年内每6个月接受随访，5年后每年接受一次随访。大多数复发发生在治疗后3年

内。每次随访应包括完整的病史询问，体格检查及病灶区的 CT 或 MRI 检查，腹部，颈部及病灶区的 B 超检查和必要的胸部 CT 检查。

六、放射治疗方案与技术

（一）二维常规放疗

腮腺恶性肿瘤放疗选用 ^{60}Co 或加速器 X 线和电子束照射，照射野的设计根据肿瘤范围大小而定，一般照射野以耳垂下约 1cm 为中心，上界位于颅底颧弓水平，下界到下颌角下方 3～4cm，前界到咬肌前缘，后界包括乳突，照射范围包括整个腮腺区、颌下及颈上淋巴引流区，射野面积为 10cm×8cm。根据病灶具体情况酌情放大或缩小射野。对颈淋巴结清扫术后者，再依据手术探查情况，选择性做同侧颈部照射，对分化差的肿瘤及复发再治病例，同侧颈淋巴区进行常规照射。剂量每周照射 5 次，每次分割量 2Gy，剂量达 40Gy 后缩野加量至总量 50～60Gy，对手术切除不彻底或肿瘤侵犯神经者，照射总量为 60～70Gy。腮腺肿瘤患侧单野外照射是常用的二维设野技术，由于吸收剂量随组织深度的增加而递减，腮腺癌的单野照射剂量分布是不均匀的。而高能电子束通过增加填充物增加表面剂量，在历经高剂量坪区之后才出现剂量陡降，可能弥补单一光子线表浅剂量不足，而

深部及对侧正常组织受量过多的缺陷。用电子线加量时，要用填充物保护中耳及内耳，根据病变深度，采用 12～15MeV 电子线；另一常见的二维放疗技术是采用加楔形板的两野照射或者同侧光子和电子线混合照射。这种照射方法可以兼顾深部肿瘤给予足够的剂量覆盖，缺点是对某些形状不规则的肿瘤剂量分布适形度不够好。治疗原发灶和颈部时，上颈和原发灶通常给予同一射野；下颈需要照射时，上下野连接部位大约在甲状切迹水平第5颈椎下缘。

颌下腺恶性肿瘤照射野的范围在手术区域外2cm 左右，先用两下颌对穿野照射肿瘤量 40Gy/4 周后，再缩野补量 15Gy/1.5 周。颈部有淋巴结转移已切除者，给予肿瘤量 45～55Gy/4.5～5.5 周。对于颌下腺肿瘤：若颌下腺病变局限，低度恶性，可用一前斜野加侧野；病变广泛且向中线浸润时，可采用两平行相对野照射，包括颌下区及上颈区。上界为耳根与口角连线；下界为甲状软骨切迹水平；前界开放；后界在下颌骨升支后缘；同侧中下颈及锁骨上区用单前切线野；颌下腺肿瘤的放射剂量同腮腺肿瘤。

舌下腺肿瘤：主要采用两侧平行相对野，设野方法和剂量基本同颌下腺肿瘤。也可用等中心两前斜野加楔形板照射。

小涎腺癌的放疗技术与相应原发部位的鳞状细胞癌一致。小体积或低度恶性的病灶术后放疗，范围为原发肿瘤床或手术床。高度恶性和淋巴结阳性的病例照射范围应包括相应部位的颈淋巴引流区。放射剂量基本等同于大涎腺肿瘤。腺样囊性癌的照射范围还需考虑该部位神经干的走向，如腭大神经发自翼腭窝内的半月神经节，对于腭部小涎腺的腺样囊性癌翼腭窝是高危的亚临床病灶区。

（二）三维适形（3DCRT）和调强（IMRT）的放疗技术

尽管常规布野对大多数涎腺肿瘤病例已能取得合理的剂量分布，但由于受头颈部复杂解剖结构的限制，靶区分布由浅至深，常规二维放疗时照射靶区剂量常常无法充分覆盖，而计算机优化的调强放疗计划在获得相同的靶区剂量覆盖的同时，能更好地减少重要正常器官组织的受量。特别是对神经受累，需要照射神经出颅端的病例，IMRT 可以更好地做到减少脑干、脊髓及眼球的照射量，并将其受量有效地控制在安全范围内。另外在保护健侧唾液腺，减少口干并发症方面，IMRT 更显出其特有的优势。因此在外照射时建议采用三维适形

放疗或调强放疗技术。上述技术均使用 CT 定位，并使用头颈肩部的体位固定装置（如热塑面罩）固定体位。图 4-6-1 比较了几种不同放疗计划的剂量分布情况，其中采用多重子野的正向调强技术。照设野数量减少，治疗时间缩短，靶区剂量覆盖，及周边正常组织保护与逆向调强计划差别不大，值得推荐为有条件的单位采用。

（三）颈部放疗指征

已有颈部淋巴结转移：对于涎腺恶性肿瘤来讲，颈部淋巴结区域的放疗是非常重要的，特别是对于病理诊断明确颈部出现淋巴结转移灶，颈部的放疗可以增加局部控制的机会。大涎腺肿瘤往往发生单侧淋巴结的转移，转移至对侧淋巴结很少见，因此通常只需行单侧颈部放疗，应包括同侧颈部 Ⅰ～Ⅳ区淋巴引流区。但是对于病理类型为高度恶性的、原发灶接近或过中线的舌下腺及颌下腺肿瘤，即使未行对侧颈部淋巴结清扫，对侧淋巴结Ⅰ～Ⅲ区也应该予以预防性放疗。

转移淋巴结的确定应依据病理学报告。在没有病理学报告的情况下，则根据影像学检查中显示的增大淋巴结情况判断，如影像学图像中显示淋巴引流区淋巴结>1cm、有中心性液化的淋巴结、环形增强的淋巴结、数个淋巴结虽<1cm 但有融合或有包膜外侵犯，均按淋巴结转移放疗；此外，见到咽后淋巴结也按淋巴结转移放疗。

N0 患者：对于临床未及明显肿大淋巴结，影像学也没有显示有>1cm 淋巴结的 N0 患者，一般手术行肩胛舌骨上淋巴结清扫。颈部淋巴结清扫对于患者来说创伤较大，术后的颈肩功能和生活质量较差，预防性颈部放疗能有效控制涎腺恶性肿瘤颈部隐匿性或亚临床转移，基本上可以取代选择性颈淋巴结清扫手术。由于大多数涎腺肿瘤患者颈部复发发生在同侧的Ⅰ和Ⅱ区，Ⅲ区少见，而且同侧下颈部和对侧颈部的复发几乎没有，因此对于颈部淋巴结阴性的患者仅行同侧颈部Ⅰ～Ⅱ区预防照射。预防性颈部放疗能有效降低 N0 颈部的隐匿性或亚临床转移，可使 10 年颈部复发率明显降低，可由 26% 降至 0%。

（四）放疗靶区剂量及勾画原则

术后调强放疗的靶区定义：① CTV1（低危预防性放疗靶区）：原发部位按术前 GTV 边缘加2.0～2.5cm（基本上包括手术床），同侧颈部按再下一站低危淋巴结区域预防；② CTV2（高危亚临床靶区，无肿瘤残留者）：包括原发肿瘤周围易被浸润的正常组织（参照术前原发灶 GTV 边缘加1.0～

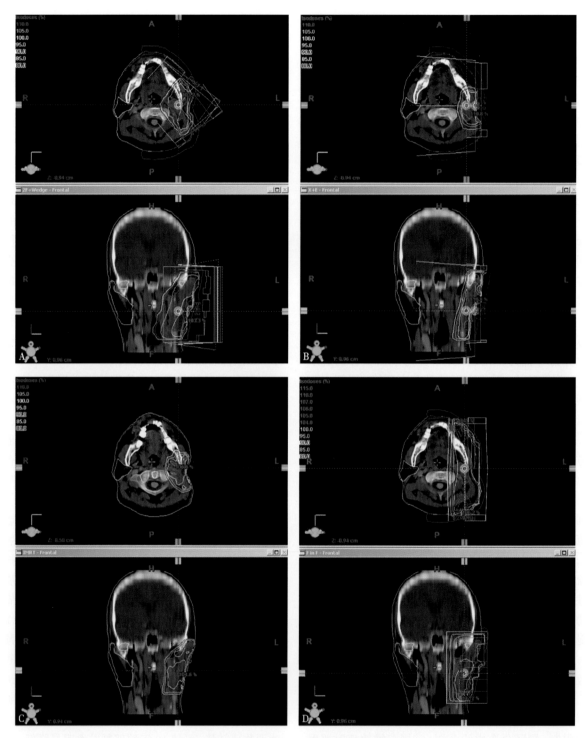

图 4-6-1 几种不同放疗计划的剂量分布情况

A. 成角斜野＋楔形板；B. 光子＋电子线混合照射；C. 逆向强调技术；D. 正向强调技术

1.5cm）和高危的淋巴结区域（已有转移淋巴区加下一站引流淋巴区，如有Ⅰb区淋巴结转移照射范围扩至颈Ⅱ区；有颈Ⅱ区淋巴转移照射范围扩至颈Ⅲ区等）。当神经受侵时，靶区需要包括神经周围直达颅底。颈部多个／多区淋巴结转移／转移淋巴结＞3cm／软组织、神经、血管及周围侵犯或骨侵犯也

定义为高危靶区；③ CTV3（有肿瘤残留者靶区）：定义为大体肿瘤（gross tumor volume，GTV）残留，包括手术未切除的肿瘤瘤床和受侵的淋巴结（根据 CT/MRI/PET-CT 影像资料、病理报告、临床检查等确定）及微小肿瘤残留，即残留病灶≤1mm 或镜下残留或切缘阳性／近切缘或颈淋巴结包膜受侵

者 ECE。

1. 术后放疗剂量　目前推荐的术后放射剂量为 60～66Gy/30～33f/6～7 周，而手术切缘阳性或 T4 期大病灶病例可能需要更大的剂量。Harrison 等研究了放疗剂量与治疗效果的关系。一组接受了至少 5750cGy，而另一组的放射剂量稍低。结果高剂量组的 10 年局部控制率为 72%，而低剂量组则为 53%。尽管高剂量组的效果比较好，但是两组没有显著性差异。McNaney 等分析了局部复发与总剂量的关系，一组接受至少 60Gy，另一组接受较高剂量，但研究最终没能得出明确的剂量反应关系。目前对于已知残留病变或不能手术的病变，一般给予 66～70Gy/30～35Fx 的剂量，对于亚临床病变，剂量为 60Gy，选择性的颈淋巴结预防照射 54Gy。

（1）CTV1：54Gy/1.8Gy/30Fx；（低危预防性放疗靶区 + 低危淋巴引流区）

（2）CTV2：60Gy/2Gy/30Fx；（包括原发肿瘤周围易被浸润的正常组织，即手术床 / 肿瘤床 + 高危淋巴引流区）

（3）CTV3：60Gy+6Gy、2Gy/Fx；（肿瘤残留 ≤1mm 或镜下残留或切缘阳性 / 近切缘或颈淋巴结包膜受侵者）

（4）GTV：60Gy+10Gy/2Gy/Fx；（大体肿瘤残留者）

2. 腮腺肿瘤靶区勾画原则

（1）PTV=CTV+3～5mm 外扩。

（2）浅叶病灶：浅叶切除术后，CTV1 应该包括腮腺深叶至茎突水平。

（3）深叶病灶：全腮腺切除术后，CTV1 应该包括咽旁间隙，向上至颅底层面包含茎乳孔。

（4）如果面神经受侵，CTV1 还须包括颞骨岩部的面神经管。

（5）颈淋巴结阴性病例，同侧颈淋巴结 Ⅱ～Ⅲ（声带上），对腺样囊性癌非实体型可以不预防照射淋巴结区。

（6）颈淋巴结阳性病例，同侧阳性颈淋巴结所在区 + 邻近区（通常为 Ⅰb，Ⅱ，Ⅲ）；如果有 Ⅱ区阳性淋巴结，还需包括茎突后间隙和 Ⅰb 区；如果 Ⅱb，Ⅳ区淋巴结阳性，Ⅴ区须考虑包括在靶区内。

（7）手术瘢痕须考虑在靶区内。

3. 颌下腺 / 舌下腺肿瘤靶区勾画原则

（1）PTV=CTV+3～5mm 外扩。

（2）如果下颌骨骨质受累，受累区域 +1.5～2cm 外扩边界。

（3）颈淋巴结阴性病例，同侧颈淋巴结 Ⅰb，Ⅱ，Ⅲ。

（4）颈淋巴结阳性病例，同侧颈淋巴结 Ⅰb，Ⅱ，Ⅲ 和 Ⅳ；如果 Ⅰ区阳性淋巴结，对侧 Ⅰ区、Ⅱ区须考虑包括在靶区内；如果有 Ⅱ区阳性淋巴结，上部还需包括茎突后间隙；如果 Ⅱb、Ⅳ区淋巴结阳性，Ⅴ区须考虑包括在靶区内。

（5）手术瘢痕须考虑在靶区内。

对腺样囊性癌还有以下注意点：

（1）如果舌神经（V3 分支）受累，CTV1 还须向上包括卵圆孔。

（2）如果下牙槽神经（V3 分支）受累，CTV1 还须向上包括卵圆孔，下端还须包括下牙槽神经孔和颏孔。

（3）如果舌下神经受累，CTV1 向上须包括舌下神经管。

（4）V3 近端受累，CTV1 向上须包括海绵窦和 Merkel's 麦氏腔。

4. 小涎腺肿瘤靶区勾画原则

（1）PTV=CTV+3～5mm 外扩。

（2）颈淋巴结阴性病例，同侧颈淋巴结 Ⅰb，Ⅱ，Ⅲ；ACC 非实体型可以不预防照射淋巴结区。

（3）颈淋巴结阳性病例，同侧颈淋巴结 Ⅰb，Ⅱ，Ⅲ 和 Ⅳ；如原发灶跨中线或近中线≤1cm，双侧 Ⅰb，Ⅱ，Ⅲ 区可考虑包括入靶区；如果 Ⅰ区阳性淋巴结，对侧 Ⅰ区、Ⅱ区须考虑包括在靶区内；如果有 Ⅱ区阳性淋巴结，上部还需包括茎突后间隙；如果 Ⅱb，Ⅳ 区淋巴结阳性，Ⅴ区须考虑包括在靶区内。

（4）如果有命名的神经受累，通常沿神经行径追踪包括至颅底。

5. 需保护的正常组织剂量 - 体积限量

（1）脊髓 Vol>45Gy 小于 0.03cc，Vol>48Gy 小于 0.01cc

（2）脑干 Vol>48Gy 小于 0.03cc，Vol>52Gy 小于 0.01cc

（3）脑 Vol>60Gy 小于 0.03cc

（4）眼，视神经，视交叉 Dmax≤30Gy；晶体 Dmax≤6Gy

（5）耳蜗 Dmax≤50Gy（岩骨照射时除外）

（6）唇 Dmean≤ 20Gy，≤ 30Gy（腮腺），≤ 45Gy（舌下 / 颌下腺）

（7）口腔 Dmean≤ 30Gy（腮腺），≤ 50Gy（舌下 / 颌下腺）

（8）声带和声门上区 Dmean≤ 35Gy

（9）对侧腮腺 Dmean≤ 26Gy；或至少一侧腮

腺 50% 体积≤30Gy；或至少双侧腮腺体积 20cc≤20Gy

（10）咽 $D_{Vol1/3}$≤30Gy，Dmean≤40Gy，$V_{>60Gy}$≤10cc

（11）颈段食管 Dmean≤45Gy，D30≤45Gy，D10≤54Gy

（12）臂丛，下颌骨受量越少越好

（五）并发症的预防及处理

放疗期间的急性反应包括皮肤、口腔口咽黏膜的放射性炎症，放疗本身不会引起或加重面瘫的发生，但放疗引起全身免疫力下降，可以诱发面神经炎病毒感染的发生。采用了合理的照射技术，即使给予高剂量放疗也很少出现牙关紧闭、放射性骨坏死、颞叶坏死等严重后遗症，严重的中耳和外耳道炎伴听力下降和疼痛也极少见。但是，口干较常见，并且是永久性的。易伴发口腔感染。晚期副反应常见的有颈部纤维化、症状有皮肤麻木、照射野内肌肉痉挛等，其主要原因是由于放疗的高剂量使得颈部肌肉纤维因为受损后由胶原纤维替代而造成，局部组织的弹性降低，目前也无有效治疗方法，特别是在手术创口的部位。听力下降者约 4%，耳道干燥者 20%，鼓膜穿孔者约 2%。放射致癌及放射性骨坏死很少发生。

七、目前治疗挑战和研究方向

头颈外科，放疗，化疗，靶向及免疫治疗的发展虽然有了长足的进步，但为了更好地提高涎腺肿瘤患者的生存疗效及生活质量，还有许多工作需要开展。

（1）在功能修复方面，有重建患者的外形还要恢复其感觉功能、咀嚼功能和发音功能的需求。比如用咬肌神经改善面神经损伤引起的面瘫。

（2）在综合治疗方面，针对高危风险患者（病理为中度或高度恶性；临床分期为Ⅲ或Ⅳ期；手术残留或切缘阳性 / 近切缘）同步放化疗的临床试验已完成，等待随访结果以期能进一步减少远处转移，提高生存率。

（3）分子靶向治疗及免疫检查点阻断剂为代表的免疫治疗可能参与现有的综合治疗中来，目前正在进行的研究有抗 VEGF 的阿帕替尼，免疫检查点阻断抗体 PD-1/PD-L1 治疗复发 / 转移涎腺肿瘤的临床试验等。

（4）粒子射线在涎腺肿瘤治疗中的应用，与光子相比，质子碳离子凭借其相对高的生物学效应（RBE）和更优异的局部剂量分布特性，在治疗涎

腺肿瘤中能够获得更好的局部控制率，而且毒副作用更小。日本碳离子放射肿瘤科研协作组开展了一项多中心回顾性研究，对 2003 年 12 月—2014 年 12 月对日本 4 家重离子中心接受重离子治疗的 908 位头颈部肿瘤患者的疗效进行了回顾性分析。纳入该研究的患者中包括腺样囊性癌 289 例，大唾液腺癌 69 例。其中 ACC5 年总生存率、疾病无进展生存率、局部控制率分别为 74%、44% 和 68%。此结果表明头颈部腺样囊性癌碳离子治疗能够获得很好的局部控制率和总生存率。大唾液腺肿瘤组共纳入 69 名患者，其中 52 位为原发性肿瘤患者，17 位为肿瘤复发患者；39 位患者既往接受了手术治疗，30 名患者无法手术。中位随访时间为 32.7 个月，3 年 /5 年局部控制率和总生存率分别为 81%/74% 和 94%/82%，3 年和 5 年无病生存率均为 51%。其中 7 位患者治疗后局部复发，5 位患者出现淋巴结转移，25 位患者出现远处转移。患者急性毒性反应情况如下：7 位患者出现 3 级急性黏膜炎，7 位患者出现 3 级急性放射性皮炎；晚期毒性反应如下：1 位患者出现 3 级吞咽困难，1 位患者出现 3 级脑脓肿，无 4 级或 4 级以上严重晚期副反应。上述研究结果表明，大唾液腺肿瘤碳离子治疗疗效和毒性反应均非常理想。未来涎腺肿瘤治疗中粒子线放射治疗的地位将越来越重要。

（5）治疗的规范化还有待提高，如虽然肉眼切净，但未能获得适当的安全界的分化差的腺癌、恶性混合瘤、低分化粘表癌、腺样囊性瘤、鳞癌和未分化癌均应进行术后放疗。复发性低度恶性肿瘤也应建议补充术后放疗等。

众所周知，目前肿瘤的治疗已经从单一治疗向多学科治疗模式转变，涎腺肿瘤也遵循同样的规律。作为局部治疗的手术及放疗技术在不断进步；作为系统性治疗手段，随着新兴药物的不断涌现和治疗靶点的深入揭示，化疗以及靶向治疗将在涎腺肿瘤的治疗中扮演越来越重要的角色。

（朱国培）

参 考 文 献

1. 殷蔚伯，余子豪，徐国镇，等. 肿瘤放射治疗学. 第 4 版. 北京：中国协和医科大学出版社，2008.

2. D'Souza G, Kreimer AR, Viscidi R, et al. Case-control study of human papillomavirus and oropharyngeal cancer. N Engl J Med, 2007, 356: 1944-1956.

3. GillisonML, D'Souza G, Westra W, et al. Distinct risk factor profiles for human papillomavirus type

16-positive and human papillomavirus type 16-negative head and neck cancers. J Natl Cancer Inst, 2008, 100: 407-420.

4. Parsons JT, Mendenhall WM, Stringer SP, et al. Squamous cell carcinoma of the oropharynx: Surgery, radiation therapy, or both. Cancer, 2002, 94: 2967-2980.

5. Haughey BH, Hinni ML, Salassa JR, et al. Transoral laser microsurgery as primary treatment for advanced-stage oropharyngeal cancer: A United States multicenter study. Head Neck, 2011, 33: 1683-1694.

6. Ang KK, Harris J, Wheeler R, et al. Human papillomavirus and survival of patients with oropharyngeal cancer. N Engl J Med, 2010, 36: 24-35.

7. Eisbruch A, Harris J, Garden AS, et al. Multi-institutional trial of accelerated hypofractionated intensity-modulated radiation therapy for early-stage oropharyngeal cancer(RTOG 00-22). Int J Radiat Oncol Biol Phys, 2010, 76: 1333-1338.

8. Pignon JP, Bourhis J, Domenge C, et al. Chemotherapy added to locoregionaltreatment for head and neck squamous-cell carcinoma: three meta-analyses of updated individual data. MACH-NC Collaborative Group. Meta-Analysis of Chemotherapy on Head and Neck Cancer. Lancet, 2000, 355: 949-955.

9. Bonner JA, Harari PM, Giralt J, et al. Radiotherapy plus cetuximab for squamous-cell carcinoma of the head and neck. N Engl J Med, 2006, 354: 567-578.

10. Overgaard J, Hansen HS, Specht L, et al. Five compared with six fractions per week of conventional radiotherapy of squamous-cell carcinoma of head and neck: DAHANCA 6 and 7 randomised controlled trial. Lancet, 2003, 362: 933-940.

11. Mehanna H, Wong WL, McConkey CC, et al. PET-CT Surveillance versus Neck Dissection in Advanced Head and Neck Cancer. N Engl J Med, 2016, 374: 1444-1454.

12. Vermorken JB, Vermorken JB, Mesia R, et al. Platinum-based chemotherapy plus cetuximab in head and neck cancer. N Engl J Med, 2008, 359: 1116-1127.

13. Machiels JP, Haddad RI, Fayette J, et al. Afatinib versus methotrexate as second-line treatment in patients with recurrent or metastatic squamous-cell carcinoma of the head and neck progressing on or after platinum-based therapy(LUX-Head & Neck 1): an open-label, randomised phase 3 trial. Lancet Oncol, 2015, 16: 583-594.

14. Znaor A, Brennan P, Gajalakshmi V, et al. Independent and combined effects of tobacco smoking, chewing and alcohol drinking on the risk of oral, pharyngeal and esophageal cancers in Indian men. Int J Cancer, 2003, 105: 681-686.

15. Loree TR, Strong EW. Significance of positive margins in oral cavity squamous carcinoma. Am J Surg, 1990, 160: 410-414.

16. D'Cruz AK, Vaish R, Kapre N, et al. Elective versus therapeutic neck dissection in node-negative oral cancer. N Engl J Med, 2015, 373: 521-529.

17. Alkureishi L, Ross GL, Shoaib T, et al. Sentinel Node Biopsy in Head and Neck Squamous Cell Cancer: 5-Year Follow-Up of a European Multicenter Trial. Ann SurgOncol, 2010, 17: 2459-2464.

18. Civantos FJ, Zitsch RP, Schuller DE, et al. Sentinel lymph node biopsy accurately stages the regional lymph nodes for T1-T2 oral squamous cell carcinomas: results of a prospective multi-institutional trial. J Clin Oncol, 2010, 28: 1395-1400.

19. Ang KK, Trotti A, Brown BW, et al. Randomized trial addressing risk features and time factors of surgery plus radiotherapy in advanced head-and-neck cancer. Int J Radiat Oncol Biol Phys, 2001, 51: 571-578.

20. Licitra L, Grandi C, Guzzo M, et al. Primary chemotherapy in resectable oral cavity squamous cell cancer: a randomized controlled trial. J Clin Oncol, 2003, 21: 327-333.

21. Bernier J, Cooper JS, Pajak TF, et al. Defining risk levels in locally advanced head and neck cancers: a comparative analysis of concurrent postoperative radiation plus chemotherapy trials of the EORTC (#22931) and RTOG(#9501). Head Neck, 2005, 27: 843-850.

22. Lydiatt WM, Patel SG, O'Sullivan B, et al. Head and neck cancers-major changes in the American Joint Committee on Cancer Eighth Edition Cancer Staging Manual. CA Cancer J Clin, 2017, 67: 122-137.

23. Lefebvre JL, Chevalier D, Luboinski B, et al. Larynx preservation in pyriform sinus cancer: preliminary results of a European Organization for Research and Treatment of Cancer phase Ⅲ trial. EORTC Head and Neck Cancer Cooperative Group. J Natl Cancer Inst,

1996, 88: 890-899.

24. Pointreau Y, Garaud P, Chapet S, et al. Randomized trial of induction chemotherapy with cisplatin and 5-fluorouracil with or without docetaxel for larynx preservation. J Natl Cancer Inst, 2009, 101: 498-506.

25. Machtay M, Moughan J, Farach A, et al. Hypopharyngeal dose is associated with severe late toxicity in locally advanced head-and neck cancer: an RTOG analysis. Int J Radiat Oncol Biol Phys, 2012, 84: 983-989.

26. Bauml J, Seiwert TY, Pfister DG, et al. Pembrolizumab for platinum-and cetuximab-refractory head and neck cancer: results from a single-arm, phase Ⅱ study. J Clin Oncol, 2017, 35: 1542-1549.

27. Rodel RM, Steiner W, Muller RM, et al. Endoscopic laser surgery of early glottis cancer: involvement of the anterior commissure. Head Neck, 2009, 31: 583-592.

28. Bourhis J, Overgaard J, Audry H, et al. Hyperfractionated or accelerated radiotherapy in head and neck cancer: a meta-analysis. Lancet, 2006, 368: 843-854.

29. Forastiere AA, Goepfert H, Maor M, et al. Concurrent chemotherapy and radiotherapy for organ preservation in advanced laryngeal cancer. N Eng J Med, 2003, 349: 2091-2098.

30. Forastiere AA, Zhang Q, Weber RS, et al. Long-term results of RTOG 91-11: a comparison of three nonsurgical treatment strategies to preserve the larynx in patients with locally advanced larynx cancer. J Clin Oncol, 2013, 31: 845-852.

31. Bernier J, Domenge C, Ozsahin M, et al. Postoperative irradiation with or without concomitant chemotherapy for locally advanced head and neck cancer. N Eng J Med, 2004, 350: 1945-1952.

32. Cooper JS, Pajak TF, Forastiere AA, et al. Postoperative concurrent radiotherapy and chemotherapy for high-risk squamous-cell carcinoma of the head and neck. N Eng J Med, 2004, 350: 1937-1944.

33. Ligtenberg H, Jager EA, Caldas-Magalhaes J, et al. Modality-specific target definition for laryngeal and hypopharyngeal cancer on FDG-PET, CT and MRI. RadiotherOncol, 2017, 123: 63-70.

34. Chen W, Zheng R, Baade PD, et al. Cancer statistics in China, 2015. CA Cancer J Clin, 2016, 66: 115-32.

35. Turner J, Reh DD. Incidence and survival in patients with sinonasal cancer: a historical analysis of population-based data. Head Neck, 2012, 34: 877-85.

36. Sakata K, Maeda A, Rikimaru H, et al. Advantage of Extended Craniofacial Resection for Advanced Malignant Tumors of the Nasal Cavity and Paranasal Sinuses: Long-Term Outcome and Surgical Management. World Neurosurg, 2016, 89: 240-254.

37. Lund VJ, Wei WI. Endoscopic surgery for malignant sinonasaltumours: an eighteen year experience. Rhinology, 2015, 53: 204-211.

38. Roberts JM, Brook C, Parnes S. Palliative endoscopic surgery for sinonasal metastases: a case report and literature review. Ear Nose Throat J, 2015, 94: E24-26.

39. Lenoir H, Erbland A, Lumens D, et al. Trapeziectomy and ligament reconstruction tendon interposition after failed trapeziometacarpal joint replacement. Hand SurgRehabil, 2016, 35: 21-26.

40. Hanna EY, Cardenas AD, DeMonte F, et al. Induction chemotherapy for advanced squamous cell carcinoma of the paranasal sinuses. Arch Otolaryngol Head Neck Surg, 2011, 137: 78-81.

41. Homma A, Sakashita T, Yoshida D, et al. Superselective intra-arterial cisplatin infusion and concomitant radiotherapy for maxillary sinus cancer. Br J Cancer, 2013, 109: 2980-2986.

42. Nishino H, Takanosawa M, Kawada K, et al. Multidisciplinary therapy consisting of minimally invasive resection, irradiation, and intra-arterial infusion of 5-fluorouracil for maxillary sinus carcinomas. Head Neck, 2013, 35: 772-778.

43. Bonner JA, Harari PM, Giralt J, et al. Radiotherapy plus cetuximab for locoregionally advanced head and neck cancer: 5-year survival data from a phase 3 randomised trial, and relation between cetuximab-induced rash and survival. Lancet Oncol, 2010, 11: 21-28.

44. Ferris RL, Blumenschein G Jr, Fayette J, et al. Nivolumab for Recurrent Squamous-Cell Carcinoma of the Head and Neck. N Engl J Med, 2016, 375: 1856-1867.

45. Barnes L, Eveson JW, Reichart P et al. World health organisation classification of tumours: pathology and genetics of head and neck tumours. Lyon: IARC press, 2005.

46. Speight PM, Barrett AW. Salivary gland tumours. Oral Dis, 2002, 8: 229-240.

47. Hamper K, Lazar F, Dietel M, et al. Prognostic factors

for adenoid cystic carcinoma of the head and neck: a retrospective evaluation of 96 cases. J Oral Pathol Med, 1990, 19: 101-107.

48. Terhaard CH, Lubsen H, Van der Tweel I, et al. Salivary gland carcinoma: independent prognostic factors for locoregional control, distant metastases, and overall survival: results of the Dutch head and neck oncology cooperative group. Head Neck, 2004, 26: 681-692.

49. Wahlberg P, Anderson H, Biörklund A, et al. Carcinoma of the parotid and submandibular glands—a study of survival in 2465 patients. Oral Oncol, 2002, 38: 706-713.

50. Spiro RH. Factors affecting survival in salivary gland cancers. In: McGurk M, Renehan AG, eds.: Controversies in the Management of Salivary Gland Disease. Oxford: Oxford University Press, 2001.

51. Poorten V, Hunt J, Bradley PJ, et al. Recent trends in the management of minor salivary gland carcinoma. Head Neck, 2014, 36: 444-455.

52. Chen AM, Granchi PJ, Garcia J, et al. Local-regional recurrence after surgery without postoperative irradiation for carcinomas of the major salivary glands: implications for adjuvant therapy. Int J Radiat Oncol Biol Phys, 2007, 67: 982-987.

53. Amini A, Waxweiler TV, Brower JV, et al. Association of Adjuvant Chemoradiotherapy vs Radiotherapy Alone with Survival in Patients with Resected Major Salivary Gland Carcinoma: Data from the National Cancer Data Base. JAMA Otolaryngol Head Neck Surg, 2016, 142: 1100-1110.

54. Maruo T, Fujimoto Y, Yoshida K, et al. Effect of clinical symptoms on the indication for selective neck dissection for N0 carcinomas of the parotid gland. Oncol Lett, 2014, 36: 1435-1439.

55. Kaplan M, Johns M, Cantell R, et al. Chemotherapy for salivary gland cancer. Otolaryngol Head Neck Surg, 1986, 95: 167-170.

56. Venook AP, Tseng A Jr, Meyers FJ, et al. Cisplatin, doxorubicin, and 5-fluorouracil chemotherapy for salivary gland malignancies: a pilot study of the Northern California Oncology Group. J Clin Oncol, 1987, 5: 951-955.

57. Gilbert J, Li Y, Pinto HA, et al. Phase II trial of Taxolinsalivary gland malignancies (E1394): a trial of the Eastern Cooperative Oncology Group. Head Neck, 2006, 28: 197-204.

58. Mifsud MJ, Tanvetyanon T, Mccaffrey JC, et al. Adjuvant radiotherapy versus concurrent chemoradiotherapy for the management of high-risk salivary gland carcinomas. Head Neck, 2016, 38: 1628-1633.

59. Laurie SA, Ho AL, Fury MG, et al. Systemic therapy in themanagement of metastatic or locally recurrent adenoid cysticcarcinoma of the salivary glands: a systematic review. Lancet Oncol, 2011, 12: 815-824.

60. Terhaard CH, Lubsen H, Van der Tweel I, et al. Salivary gland carcinoma: independent prognostic factors for locoregional control, distant metastases and overall suyrvival: results of the Dutch Head and Neck Oncology Cooperative Group. Head Neck, 2002, 26: 681-692.

61. Armstrong JG, Harrison LB, Spiro RH, et al. Malignant tumor of major salivary gland origin. Arch Otolaryngol Head Neck Surg, 1990, 116: 290-293.

62. North CA, Lee DJ, Piantadosi S, et al. Carcinoma of major salivary glands treated by surgery or surgery plus postoperative radiotherapy. Int J Radiat Oncol Biol Phys, 1990, 18: 1319-1326.

63. Frankenthaler RA, Byers RM, Luna MA, et al. Predicting occult lymph node metastasis in parotid cancer. Arch Otolaryngol Head Neck Surg, 1993, 119: 517-520.

64. Theriault C, Fitzpatrick PJ. Malignant parotid tumors. Am J Clin Oncol, 1986, 9: 510-516.

65. Spiro IJ, Wang CC, Montgomery WW. Carcinoma of the Parotid Gland. Cancer, 1993, 71: 2699-2705.

66. Bissett RJ, Fitzpatrick PJ. Malignant submandibular gland tumors: a review of 91 patients. Am J Clin Oncol, 1998, 11: 41-51.

67. Weber RS, Byers RM, Pitit B, et al. Submandibular gland tumors: adverse histologic factors and therapeutic implications. Arch Otolaryngol Head Neck Surg, 1990, 116: 1055-1060.

68. Tran L, Sidrys J, Sadeghi A, et al. Salivary tumors of the. paranasal sinuses and nasal cavity. Int J Radiat Oncol. Biol Phys, 1990, 18: 413-417.

69. Wangs CC, Goodman M. Photon irradiation of unresectable carcinomas of salivary glands. Int J Radiat Oncol Biol Phys, 1991, 21: 569-576.

70. Harrison LB, Armstrong JG, Spiro RH, et al. Postoperative radiation therapy for major salivary gland malignancies. J SurgOncol, 1990, 45: 52-55.

71. McNaney D, McNeese MD, Guillamondegui OM, et al. Postoperative irradiation in malignant epithelial tumors of the parotid. Int J Radiat Oncol Biol Phys, 1983, 9: 1289-1295.

72. Parsons JT, Mendenhall WM, Stringer SP, et al. Management of minor salivary gland carcinomal. Int J Radiat Oncol Biol Phys, 1996, 35: 443-448.

73. Koto M, Demizu Y, Saitoh JI, et al. Multicenter Study of Carbon-Ion Radiation Therapy for Mucosal Melanoma of the Head and Neck: Subanalysis of the Japan Carbon-Ion Radiation Oncology Study Group (J-CROS) Study (1402HN). Int J Radiat Oncol Biol Phys, 2017, 97: 1054-1060.

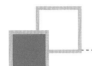

第五章　中枢神经系统肿瘤

第一节　胶质瘤概述

一、发病率

胶质瘤占所有原发性中枢神经系统肿瘤的32%，占中枢神经系统恶性肿瘤的81%。恶性胶质瘤的发病率为（5～8）/100万，5年病死率在全身肿瘤中仅次于胰腺癌和肺癌，位列第3位。2012年中国肿瘤登记报告指出中国脑及中枢神经系统恶性肿瘤死亡率为3.87/10万，位列十大高病死率肿瘤第9位。

二、组织病理学

胶质瘤是指来源于神经胶质细胞的肿瘤。根据肿瘤生长方式，胶质瘤可以分为两类：局限性胶质瘤（毛细胞型星形细胞瘤）与弥漫性胶质瘤。根据WHO中枢神经系统肿瘤分类（2007年，第四版），弥漫性胶质瘤可以分为Ⅱ、Ⅲ和Ⅳ级。病理特征：弥漫性星形细胞瘤（WHOⅡ级）具有大量增生的胶质纤维，伴有轻中度核异型和明显活跃的核分裂象。少枝胶质细胞瘤（WHOⅡ级）表现为细胞边界清楚、胞质透明、有位于细胞中央的圆形细胞核，呈蜂巢样排列。间变性少枝胶质细胞瘤（WHOⅢ级）表现为明显的细胞核异型性和血管增生。多形性胶质母细胞瘤（glioblastoma multiforme，GBM，WHOⅣ级），具有侵袭性生长特点，表现为瘤组织内细胞丰富，瘤细胞大，明显核异型，核分裂多见，血管内皮细胞增生，可见大量的不成熟血管，可合并大片出血和坏死。

三、分子病理学

随着神经肿瘤分子病理的进展，一系列有助于脑胶质瘤临床诊断和预后判断的分子标志物被发现和认识。2016年，WHO对第四版中枢神经系统肿瘤分类进行了更新。更新的主要变化有：提出了分子时代中枢神经系统肿瘤诊断组成概念，标准病理诊断构成为组织学诊断＋分子诊断，在组织学诊断和分子诊断有差别时，以分子诊断为准。2106版将胶质瘤分为弥漫性和少枝胶质肿瘤，其他星形细胞肿瘤，室管膜瘤，其他胶质瘤等4大类。每一类又有不同亚类。其中弥漫性和少枝胶质瘤包括：弥漫星形细胞瘤，IDH突变型；肥胖细胞星形细胞瘤，IDH突变型；弥漫星形细胞瘤，IDH野生型；弥漫星形细胞瘤，非特指；间变星形细胞瘤，IDH突变型；间变星形细胞瘤，IDH野生型；间变星形细胞瘤，非特指；胶质母细胞瘤，IDH野生型（含巨细胞胶质母细胞瘤，胶质肉瘤，上皮样胶质母细胞瘤）；胶质母细胞瘤，IDH突变型；胶质母细胞瘤，非特指；弥漫性中线胶质瘤，H3KM27突变型；少枝胶质细胞瘤，IDH突变型，1p/19q共缺失型；少枝胶质细胞瘤，非特指；间变少枝胶质细胞瘤，IDH突变型，1p/19q共缺失型；间变少枝胶质细胞瘤，非特指；少枝星形细胞瘤，非特指；间变少枝胶质星形细胞瘤，非特指等类型。

四、常见的中枢神经系统肿瘤分子指标

2016年更新的中枢神经系统肿瘤分类标志着神经肿瘤分类进入了分子分型时代，常用的脑胶质瘤的分子指标和遗传学改变包括：

（一）异柠檬酸脱氢酶基因突变

异柠檬酸脱氢酶（Isocitrate Dehydrogenase，IDH）基因家族有三种异构酶（IDH1，IDH2和IDH3）。*IDH1*和*IDH2*的突变在原发性GBM中发生率低（5.0%），在继发性GBM（84.6%）和WHOⅡ级、Ⅲ级胶质瘤中发生率高（星形细胞瘤83.3%、少枝胶质细胞瘤80.4%、少突星形细胞瘤100%、间变性星形细胞瘤69.2%、间变性少枝胶质细胞瘤86.1%）。*IDH1/IDH2*基因的突变通常发生在年轻成年人和青少年弥漫性胶质瘤患者，超过90%的*IDH*基因突变为*IDH1*突变（以R132类型最为常见）。含有*IDH*基因突变的胶质瘤预后较好，对高级别胶质瘤的预后有很强的预测价值，对于低级别弥漫性胶质瘤预后作用还不明确。*IDH1/IDH2*突变的间变性星形细胞瘤和GBM的生存期分别为

65 个月与 20 个月，而 *IDH1/IDH2* 野生型的间变性星形细胞瘤和 GBM 的生存期仅为 31 个月与 15 个月。目前建议采用焦磷酸测序检测基因突变。

（二）MGMT 启动子甲基化

O⁶- 甲基鸟嘌呤 -DNA- 甲基转移酶（O⁶-methylguanine-DNA-methytrans-ferase，MGMT）位于 10q26，编码一种修复 O⁶- 甲基鸟嘌呤的酶。MGMT 可以剪切烷化剂作用下形成的 O⁶ 位甲基化鸟嘌呤基团，恢复 DNA 复制能力，同时自身不可逆失活为烷基化 MGMT。MGMT 基因启动子甲基化可以导致基因沉默和抑制 MGMT 蛋白表达，不能修复替莫唑胺导致的 DNA 损伤。因此，MGMT 基因启动子甲基化患者替莫唑胺疗效好。目前推荐行焦磷酸测序或甲基化特异性 PCR 是评估 MGMT 启动子甲基化状态。

（三）染色体 1p/19q 缺失

染色体 1p/19q 联合缺失（Co-deletion）是指 1 号染色体短臂和 19 号染色体长臂同时缺失。1p/19q 联合缺失在少枝胶质细胞瘤中的发生率为 80%～90%，在间变性少枝胶质细胞瘤中发生率为 50%～70%，在弥漫性星形细胞瘤中发生率为 15%，而在胶质母细胞瘤中发生率仅为 5.0%。存在 1p/19q 联合缺失的少枝胶质细胞瘤生长速度较慢，并对化疗敏感。目前检测 1p/19q 状态的方法包括荧光原位杂交、基于杂合性缺失分析的聚合酶链式反应（PCR）和阵列比较基因组杂交（CGH），推荐采用荧光原位杂交技术。

（四）EGFR 扩增和 EGFRvⅢ重排

表皮生长因子受体（epidermal growth factor receptor，EGFR）基因定位于染色体 7p12，编码一种跨膜酪氨酸激酶受体（EGFR/Erb/Her）。EGFR 与 EGF、TGF-α 或双调蛋白结合后使酪氨酸激酶磷酸化，进一步激活胞内下游信号通路（促分裂原活化蛋白激酶（MAPK））和磷脂酰肌醇 3 激酶（PI3K），从而促进细胞增殖、迁移。存在 EGFR 扩增的肿瘤可以伴发其他 EGFR 基因位点改变，最常见的是外显子 2～7 框内缺失形成的 EGFRvⅢ重排，EGFRvⅢ重排在 GBM 患者的发生率为 20%～30%。EGFR 的靶向药物对治疗 GBM 还没有明显的疗效，多个Ⅱ期临床试验已经发现针对于 EGFRvⅢ重排的疫苗能够改善患者的预后，Ⅲ期临床试验（NCT01480479）正在进行。目前推荐使用荧光原位杂交检测 EGFR 扩增，有关 EGFRvⅢ重排，可以使用实时定量 PCR，免疫组织化学，多重探针依赖式扩增技术。

（五）PTEN 基因突变

磷酸酯酶与张力蛋白同源物（phosphatase and tensin homolog，PTEN），位于染色体 10q23.3，是蛋白质酪氨酸磷酸酶（protein tyrosine phosphatases，PTP）基因家族成员。PTEN 是重要的抑癌基因，参与信号通路的转导，调控细胞分裂周期，使细胞停止分裂并诱导凋亡；辅助抑制细胞转移、细胞与周围基质的黏附和血管发生；维持细胞遗传信息的稳定性等。PTEN 参与了 RTK/PI3K 通路，86% 的 GBM 患者会有包括 PTEN 基因缺失和突变的 RTK/PI3K 通路基因的改变。目前实验室中对外显子区域进行 PCR，Sanger 测序检测 PTEN 突变。

（六）TP53 基因突变

TP53 为抑癌基因，位于染色体 17p13.1，编码蛋白称为 p53 蛋白。p53 蛋白能调节细胞周期和避免细胞癌变发生。*TP53* 基因突变在低级别星形细胞瘤中发生率为 50%～60%，在少枝胶质细胞瘤中 *TP53* 基因突变发生率很低，混合性少突星形细胞瘤发生率为 40%，继发性 GBM 发生率为 70%，原发性 GBM 发生率为 25%～37%。*TP53* 突变能够预测低级别胶质瘤有较差的预后，对 GBM 并没有预测价值。目前对 *TP53* 突变检测推荐对外显子区域进行 PCR，Sanger 测序。

（七）BRAF 融合和点突变

BRAF 基因位于 7q34，长约 190kb。*BRAF* 基因编码一种丝苏氨酸特异性激酶，是 RAF 家族的成员之一，是 RAS/RAF/MEK/ERK/MAPK 通路重要的转导因子，参与调控细胞内多种生物学事件，如细胞生长、分化和凋亡等。针对于 Val600Glu 突变的药物，如威罗菲尼（vemurafenib），为有 BRAF 突变的胶质瘤提供了新的治疗方式。目前实验室主要采用荧光原位杂交和实时定量 PCR 检测 KIAAl549-BRAF 基因融合，采用免疫组织化学和焦磷酸测序检测 BRAF Val600Glu 突变。

（八）Ki-67

Ki-67 是一种增殖细胞相关的核抗原，其功能与有丝分裂密切相关，其染色阳性说明癌细胞增殖活跃。

五、临床表现

中枢神经系统肿瘤的临床表现具有共同特征，表现为颅高压症状和颅内占位效应。颅高压症状有头痛、恶心、呕吐、视物模糊等。占位效应根据肿瘤不同部位表现为感觉、运动、语言、情感、平衡、癫痫等症状或体征。

六、诊断

中枢神经系统肿瘤根据临床症状和体征，提示颅内占位病变，通常采用脑部 MRI/CT 联合检查，明确颅内病变部位、初步判断性质。

七、治疗

中枢神经系统肿瘤的治疗通常先采用手术治疗，明确病理诊断和解决颅高压。对于不能手术者可以考虑立体定向情况下穿刺获得病理诊断。本章以胶质瘤为代表介绍治疗情况。

第二节 胶质母细胞瘤

一、发病率

胶质母细胞瘤占所有高分级胶质瘤的 75% 左右，预后很差，接受最大程度手术切除联合同步 TMZ 放化疗和辅助 TMZ 化疗的标准治疗患者，中位生存 14 个月左右。

二、治疗原则

（一）手术

手术治疗是胶质母细胞瘤的首选治疗手段，手术的目的是解除颅内占位效应和机械性梗阻所致颅高压；明确病理诊断和分子病理诊断。手术的原则是在保证安全的前提下，最大限度地切除肿瘤。

（二）放射治疗

术后放射治疗是胶质母细胞瘤的标准治疗手段，多个随机研究已证实术后放疗有生存获益。合并使用替莫唑胺为 I A 类循证医学证据。

1. **术后放疗时机** 既往研究建议在术后两周内开始放疗，2015 年多篇文章报道，术后 4~6 周放射治疗并不影响治疗疗效。

2. **放射治疗靶区** 大体肿瘤 / 瘤床术腔（GTV/GTVtb）：对于多形胶母细胞瘤，术后放疗确定要求采用 T$_1$WI 增强影像来确定残存肿瘤以及术腔 GTV/GTVtb，通常要求在术后两周行 MRI 检查。GTV/CTVtb 确定时需要参照术前术后的 MRI 图像，来辨别是否有肿瘤残存以及占位效应是否解除、正常组织结构相对位置的改变。T$_1$WI 增强 Flair 影像有助于在 T$_1$WI 强化不太明显的肿瘤显示更加清楚。如图 5-2-1 所示，上排为 T$_1$WI 增强图像，靠近丘脑增强不明显的病灶，在 T$_1$WI 增强 Flair 上显示非常清楚。有少数证据表明 MRS 以及功能 MRI 以及 MET-PET/CT 有助于准确判断 GTV 的范围，但目前临床实践中不常规推荐。

临床靶区（CTV）：Dandy 分析了大脑半球切除

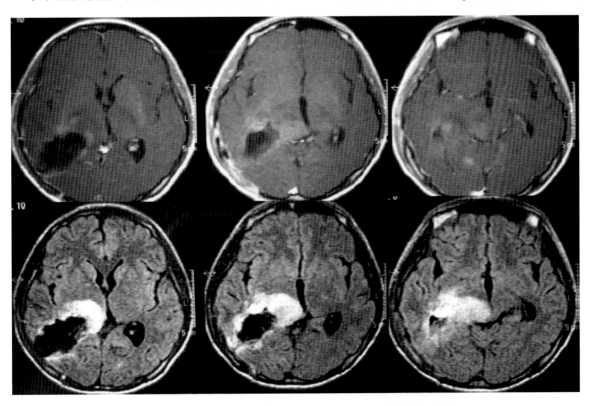

图 5-2-1 T$_1$WI 增强和增强 Flair 横断位显示残存肿瘤的区别

术后的复发模式时发现，恶性胶质瘤可通过白质通路侵犯到对侧大脑半球。尽管胶质母细胞瘤有广泛浸润特点，目前放射治疗的原则为局部扩大野照射。以往尸检材料和治疗失败的随访材料可以帮助确定从 GTV 到 CTV 的安全边界。Hochberg 等和 Wallner 等研究发现，所有患者尸检前 2 个月内行 CT 检查，78% 的复发病灶在瘤床 2cm 范围内，56% 的复发病灶在瘤床 1cm 范围内。Halperin 等分析胶质母细胞瘤患者的 CT 和病理标本时发现，若照射野包括增强区域以及瘤周水肿外 1cm 时，可以覆盖 11 例患者中的 6 例，若照射包括增强区域以及水肿外 3cm 时，所有患者的肿瘤全部在照射野内。Kelly 等分析了 40 例脑胶质瘤患者，行 CT 或 MRI 引导下的立体定向活检，共 195 个活检标本，提示增强区域往往对应肿瘤组织，低密度区域对应间质内存在孤立肿瘤细胞、低级别胶质瘤或水肿。孤立肿瘤细胞侵犯至少与 MRI 上 T_2 加权像区域一致。T_2 加权像显示的肿瘤范围远大于 CT 扫描。表 5-2-1 是近年根据 MRI 图像确定 GTV 和 CTV 以及联合替莫唑胺治疗的临床样本以及失败模式。

目前，国际上两大放射治疗研究机构（RTOG 和 EORTC）在脑胶质母细胞瘤的术后放疗靶区设计方面存在一些差异。以美国为代表的 ASTRO 结合 RTOG 的经验，推荐两阶段放疗计划，初始阶段 CTV（大野）在 GTV/GTVtb 和水肿区的基础上外放 2cm，剂量为 46～50Gy，第二阶段 CTV（小野推量区）为 GTV/GTVtb 外放 1cm。EORTC 为代表的欧洲放疗组织推荐的 CTV 外放范围为 GTV/GTVtb 外 2cm，不强调包括水肿区，需要结合肿瘤浸润的解剖学边界予以修正，颅骨（骨窗）0mm，脑

室 5mm，大脑镰 5mm，小脑幕 5mm，视通路/视交叉脑干 0mm，当肿瘤通过白质通路侵犯到了这些区域（如中脑）时仍需要保证足够的边界。

3. 照射剂量/分割模式 目前推荐的照射剂量 60Gy/30～33 次，是基于既往有关胶质母细胞瘤放疗照射模式-照射技术-剂量-效应关系，分割模式-剂量-效应关系，联合化疗-放疗剂量-效应关系的系列研究得出的结果。

20 世纪 70 年代胶质母细胞瘤术后放疗采用是常规放射技术，全脑照射模式。Walker 等分析 420 例患者的剂量-效应关系，发现剂量从 50Gy 增加到 60Gy 时，中位生存从 28 周增加到 42 周。MRC 的研究发现照射剂量从 45Gy 增加到 60Gy 时，中位生存时间从 9 月增加到 12 月（$P=0.007$）。对于一般情况欠佳或者无法耐受治疗的患者，可考虑性短程放疗。

全脑放疗时代，大部分的肿瘤复发在瘤床区，且治疗疗效差，进一步提高剂量是否可以改善局部控制进而提高生存？RTOG 和 ECOG 入组 253 例患者，随机分为全脑照射 60Gy 或者 60Gy 照射后局部加量 10Gy。中位生存时间 60Gy 组 9.3 个月，局部加量组中位生存 8.2 个月，未能提高疗效。全脑照射条件下，提高剂量未能改变疗效的原因之一是因为全脑照射毒副作用大。

三维适形照射、立体定向放射治疗、调强放疗等先进放疗技术能够在不增加正常脑组织毒副作用的前提下，提高肿瘤剂量。这一优势能否提高胶质母细胞瘤的肿瘤控制和总生存？RTOG9508 研究，是比较在局部扩大野外照射技术联合大剂量 BCNU 治疗前，残存肿瘤采用立体定向技术进行加量，能否提高疗效的研究。加量方案为：残存肿

表 5-2-1 MRI 为基础设计放疗靶区联合替莫唑胺化疗治疗失败情况

作者/年代	病例数	CTV 边界	射野中央/野内失败率（60Gy）
Brandes，2009	79	20～30mm	72%
Milano，2010，	39	20～25mm	80%
McDonald，2011	43	大野：水肿区 +7mm 推量区：GTV+5mm	92%
Petrecca，2013	20	25mm	90%
Sheriff，2013	71	15～20mm	77%
Gebhardt，2014	95	大野：水肿区 +10mm 推量区：GTV+10mm	81%
Paulsson，2014	29	5mm	79%
	78	10mm	77%
	38	>10～20mm	86%

瘤≤2cm,单次24Gy;残存肿瘤2~3cm,单次剂量18Gy;残存肿瘤3~4cm,单次剂量15Gy。结果显示,中位随访61个月,两组中位生存无差异(13.5个月 vs 13.6个月),复发模式、生活治疗以及认知功能下降均无差异。Chan等采用IMRT治疗34例高分级胶质瘤,剂量90Gy,中位随访11.7个月,中位生存11.7个月,1年、2年生存率分别为47.1%和12.9%。一项联合手术、外照射以及立体定向外科补量照射的回顾性分析发现,115例恶性胶质瘤实际2年生存率45%,中位生存96周,对比1974-1989年3个RTOG的有关1578例患者外照射的研究可以看出,立体定向外科补量照射显著改善2年生存率和中位生存($P=0.01$),生存获益主要集中在RPA 3~6级预后不良的患者。RTOG 0023研究了分次立体定向放疗补量的价值,76例胶质母细胞瘤术后残留肿瘤以及瘤腔小于6cm,接受50Gy常规外照射的同时,在治疗的第3~6周,每周增加1次立体定向放疗,每次剂量5Gy或7Gy,共6周内接受70Gy或78Gy的照射。中位生存12.5个月,与既往RTOG研究比较生存无改善,3例患者出现急性4级毒性,1例患者出现晚期3级坏死。目前认为三维适形照射、立体定向放射治疗、调强放疗等新技术提高肿瘤剂量未能提高胶质母细胞瘤疗效。

超分割在其他肿瘤中尤其是头颈部鳞癌中被证实可以通过提高正常晚反应组织耐受性,增加肿瘤治疗总剂量的模式,达到提高疗效,不增加正常组织损伤的目的。在多形胶质母细胞瘤治疗中能否达到同样目的呢?到目前仅1个研究显示改变分割能改善生存。Shin等将81例患者随机分为61.4Gy/69f/4.5周,每天三次,每次0.89Gy,或者常规照射58Gy/30f/6周。中位生存分别为39周和27周,1年生存率分别为41%和20%($P<0.001$)。前瞻性随机I/II期研究RTOG8302,入组为恶性胶质瘤,研究中超分割组分为64.8Gy、72.0Gy、76.8Gy和81.6Gy,每天2次,每次1.2Gy,加速分割组48Gy和54.4Gy,每天2次,每次1.6Gy。所有患者同时予以BCNU,最终的报道中,共747例患者,所有分组生存无差异,而且高剂量组毒性增加。另一个III期研究比较常规照射60Gy/30次和超分割72Gy/60次(每天2次,每次1.2Gy)也发现,两组间无生存差异。还有其他一些加速超分割方案,剂量在70Gy以上,同样无显著的生存获益。超分割方案未能提高胶质母细胞瘤疗效。

近距离治疗能够直接在肿瘤上推量,避免正常组织损伤,能否提高疗效?Laperriere等采用常规放疗后近距离治疗补量治疗恶性胶质瘤患者,其中69例随机到50Gy/25次常规外照射组,71例随机到常规照射50Gy后行碘125插植补量,最低剂量增加到60Gy,中位生存两组分别为13.8个月和13.2个月($P=0.49$)。NIH脑肿瘤协作组8701研究得到同样阴性的结果,299例恶性胶质瘤患者随机分为术后外照射联合BCNU加或不加碘125插植补量照射,研究结果显示补量照射并不延长生存。

2010年以后,大分割(hypofractionation)在临床应用,特别是在小体积转移瘤、寡转移瘤、早期非小细胞肺癌、早期前列腺癌中体现出了优势,在脑胶质瘤中能否有效,有少数临床研究结果表明,大分割模式也未能提高疗效。

4. 放疗新技术和新射线 质子治疗是近年进入临床应用的高LET射线,与高能X线比较,具有良好的剂量学优势,能够保护正常组织。在脑多形胶质母细胞瘤有少数临床II期前瞻性研究。Fitzek等开展了一个II期研究,23例胶质母细胞瘤患者,2年生存率34%,中位生存20个月。大部分复发区域在60~70GyE的照射范围,仅1例复发在90GyE的范围内。最近,Mizumoto等报道一项I/II期研究,20例胶质母细胞瘤患者,接受共96.6Gy/56次,每天2次的混合质子和光子照射,同步行尼莫司汀化疗,其中每天早晨予以MRI上T_2增强区域50.4Gy的照射,下午照射,前14次予以T1增强区域外放1cm范围23.1GyE照射,后14次仅予以T1增强区域23.1GyE照射,全组中位生存22个月,2年生存45%,1例患者出现坏死,1例患者出现脑白质病。考虑到质子治疗费用昂贵,仍有待前瞻性随机研究证实质子治疗的疗效。

碳离子也是高LET射线,与质子相比,除了剂量分布上的优势外,还有生物学效应的优势。碳离子在脑胶质瘤治疗中应用较少,Mizoe等报道碳离子联合光子、ACNU治疗恶性胶质瘤的临床I/II试验,48例患者入组,16例为间变脑胶质瘤,32例为多形胶质母细胞瘤。患者首先接受10MV-X线外照射50Gy/2Gy/F/5周,在放疗第1、4、5周接受ACNU100mg/m²的化疗,在随后的2周内接受每周4次共8次的碳离子推量照射,剂量从16.8GyE开始,以1.6GyE为间隔逐渐推量到24.8GyE。根据碳离子的剂量分为低剂量组16.8GyE,中等剂量组18.4~22.4GyE和高剂量组24.8GyE。结果显示,在16例间变胶质瘤患者中,碳离子低剂量组、中剂量组、高剂量组的中位生存时间分别为15个月、35 个月、56 个月（$P=0.0020$）。在多形胶质母细胞瘤中，碳离子低剂量组、中剂量组和高剂量组的中位生存时间分别为 7 个月、19 个月和 26 个月（$P=0.0031$）。碳离子治疗结果仍然有待扩大样本量和等待长期随访结果。

结合放射治疗技术、放射治疗模式、不同分割方案、不同剂量的众多临床研究结果，目前对多形胶质母细胞瘤术后放疗照射技术、照射剂量、分割模式的推荐为：三维适形 / 调强放疗技术，照射剂量 60Gy/6 周，常规分割。

参考 ASTRO 的推荐，中国中枢神经系统胶质瘤诊断与治疗指南（2015）对胶质瘤靶区做了推荐：GTV 为术后可见病灶和 T_2/FLAIR 异常信号区，GTV 向外扩展 1～2cm 得到 CTV，CTV 的勾画应是放射治疗医师根据解剖结构进行修正后产生 CTVs，在此基础上外扩 0.3～0.5cm 生成 PTVs，推荐 GTV 的剂量 60Gy，CTVs 的剂量 40～50Gy。靶区勾画中放疗医生对靶区范围的修正非常重要，除了避开正常重要结构外，还应参考术前 MRI，区分术后改变和肿瘤残留。

（三）综合治疗

1. 联合化疗　胶质母细胞瘤化疗药物的研究，经历近 30 年的多种药物，单药或联合用药临床研究。20 世纪 60 年代，开展的一项有关卡莫司汀的对照研究，患者术后分为 4 组：观察组、单纯卡莫司汀、单纯放疗以及放疗联合卡莫司汀组。23% 的接受放疗联合卡莫司汀组的患者 18 个月后仍存活，而接受单纯卡莫司汀或放疗组仅 5% 患者存活。到 70 年代，美国 FDA 批准了卡莫司汀和洛莫司汀治疗脑瘤。然而，随后的前瞻性研究无法证实卡莫司汀和其他细胞毒药物治疗胶质母细胞瘤的疗效，尽管 2 项 meta 分析显示化疗可以一定程度上改善生存。

北美脑肿瘤协作组的 II 期研究中，CPT-11 联合 TMZ 取得了 25% 的客观反应率以及 6 月无疾病进展 38%。RTOG 的前瞻性研究并未显示生存获益。Buckner 等开展了一项比较放疗前以及同步卡莫司汀加或不加顺铂的 III 期研究，结果显示联合顺铂并未改善生存，反而增加毒性。

替莫唑胺（temozolomide，TMZ）是被前瞻性随机研究证实有效的化疗药物，口服后可代谢为达卡巴嗪类似物，能够甲基化鸟嘌呤上第 6 位氧，产生单链 DNA 断裂。FDA 基于 Yung 的研究，于 1999 年批准 TMZ 治疗复发间质星型细胞瘤。TMZ 批准治疗胶质母细胞瘤术后辅助治疗，基于 EORTC/

NCIC 开展的 III 期临床研究。该研究入组 573 例胶质母细胞瘤患者，年龄在 18～70 岁，KPS 大于 70 分，随机分为单纯放疗的对照组（60Gy/30 次）以及放疗联合 TMZ 的研究组，TMZ 使用包括放疗期间同步 75mg/m²，放疗后 TMZ150～200mg/m²，第 1～5 天，每周期 28 天，共 6 周期。研究组中位生存 14.6 个月，对照组中位生存 12.1 个月。2 年生存率分别为 26% 和 6%，对照组无 3 级或以上的血液学毒性，研究组中 7% 的患者出现 3、4 级血液学毒性，整体耐受良好。随访 5 年的结果也显示，研究组生存率 9.8%，对照组生存率 1.9%，研究组中所有患者均获益，包括 60～70 岁以及 RPA III 到 V 级患者。TMZ 的疗效受 MGMT DNA 修复基因启动子甲基化的状态有关。EORTC/NCIC 研究的回顾性分析发现，MGMT 启动子甲基化患者接受 TMZ 治疗后中位生存 21.7 个月，而 MGMT 启动子非甲基化患者的中位生存仅 12.7 个月。RTOG0522 研究进一步比较标准剂量与高剂量 TMZ 治疗胶质母细胞的疗效，共 833 例患者，标准治疗组中的 TMZ 治疗方案同上研究，但辅助化疗 6 周期或 12 周期，提高剂量组中 TMZ 的辅助治疗使用方案为 150mg/m²，第 1～21 天，28 天为 1 个周期，6 或 12 个周期。标准治疗组和提高剂量组两组中位生存 14.9 个月 vs 16.6 个月（$P=0.63$），中位无疾病进展时间 6.7 个月 vs 5.5 个月（$P=0.06$），剂量提高并未有生存获益。该研究前瞻性依据 MGMT 甲基化状态分组，也未观察到提高剂量带来益处，随着剂量提高，毒性也增加。目前一般建议 TMZ 仍以标准剂量治疗。

2. 化疗联合抗血管生存药物靶向治疗　血管生成是胶质母细胞瘤的重要特征，其中血管内皮生长因子起重要作用。临床前研究发现抗血管生成治疗可以改善血管结构，继而改善血流以及氧气供应，提高放化疗的疗效。同时复发胶质母细胞瘤的研究中已证实，贝伐单抗可以减少肿瘤大小、延长无进展生存时间以及减少激素的使用。RTOG 0825 和 AVAglio 开展了两个 III 期随机研究，评价在放疗联合 TMZ 的基础加入贝伐单抗的价值。其中 AVAglio 研究入组 458 例患者，研究组较安慰剂组显著延长无进展生存时间（10.6 个月 vs 6.2 个月，$P<0.001$），两组总生存时间无差异，1 年和 2 年总生存率分别为 72.4% 和 33.9%、66.3% 和 30.1%，研究组的生活质量和功能状态维持好以及激素使用量少，然而研究组中 3 度或以上的毒性反应高于安慰剂组。RTOG 0825 研究共入组 637 例，该研究允许

贝伐单抗交叉使用，研究结果显示研究组和安慰剂组总生存时间无差异（15.7 个月 vs 16.1 个月，风险比 1.13），研究组的中位无疾病进展时间好于安慰剂组（10.7 个月 vs 7.3 个月，风险比 0.79），而且研究组中高血压、血栓、肠道穿孔以及中性粒细胞下降高于安慰剂组，在对患者进行主观功能评价和认知功能评价时发现，研究组的症状负荷重、生活质量差以及认知功能下降明显。加拿大政府从卫生经济学角度对贝伐单抗在多形胶母细胞瘤治疗的作用和疗效进行了评估，认为贝伐单抗不适宜在新诊断的多形胶质母细胞瘤中作为一线治疗方案。

　　3. 放射免疫治疗　利用碘 125 标记的抗 EGFR 单抗的放射免疫治疗开始应用来治疗高分级胶质瘤。Brady 等开展的 II 期研究中，入组 25 例恶性胶质瘤（10 例间变星型细胞瘤，15 例胶质母细胞瘤），接受外科手术或活检，辅助外照射放疗以及单次或多次放射免疫治疗，每次皮下或动脉输注 35～90mCi，累计剂量在 40～224mCi，1 年后 60% 患者存活，中位生存 15.6 个月。近期 180 例胶质母细胞瘤患者的 5 年随访结果显示中位生存 13.4 个月。Tenascin，恶性胶质瘤中过度表达的细胞外蛋白，正常组织中无表达，放射免疫标记的 tenascin 单克隆抗体在 I 或 II 期有关初治和复发的恶性胶质瘤研究中取得了一定的疗效。Reardon 等将碘 131 标记的鼠抗 tenascin 的单克隆抗体直接注射入 33 例恶性胶质瘤术后瘤腔中，患者序贯接受外照射以及 1 年的烷化剂的化疗，中位生存 86.7 周，与历史对照相比，生存明显延长，治疗毒性轻，仅 1 例患者需要手术切除的放射性脑坏死。

三、影响预后的因素

　　患者年龄、肿瘤组织学特点和 KPS 评分是影响胶质母细胞瘤的预后因素，其他影响因素包括手术切除程度、神经症状持续时间以及疗后影像学反应。手术切除程度对以后有明显影响，肿瘤全切除与次全切除相比，能够降低 1 年和 2 年死亡风险，相对危险度 0.62 和 0.84，95% CI 0.56～0.69 和 0.79～0.89，$P<0.001$。次全切除与活检术相比，能够降低 1 年死亡风险，相对危险度 0.85，95%CI 0.80-0.91，$P<0.001$。Curran 等采用 RPA 分析 3 个 RTOG 研究共 1578 例恶性胶质瘤患者，年龄是最重要的预后因素，小于 50 岁生存最佳，其次是一般情况评分（KPS）。KPS 大于等于 70 预后好。表 5-2-2 显示根据预后因素，所有患者分成六组，2 年生存率 4%～76%，中位生存时间 2.7 个月～58.6 个

月。尽管该研究的治疗均以放疗为主，但在 TMZ 加入放疗后，RPA 仍能很好提示预后。最近研究开始将 6 氧 - 甲基鸟嘌呤 -DNA 甲酰化转移酶（MGMT）启动子甲酰化状态以及其他新的分子标记物加入进预后模型中。

表 5-2-2　不同预后分组病例特征和预后

分组	病例特征	中位生存
I，II	间变星形细胞瘤（年龄小于等于 50 岁、正常精神状态，年龄大于 50 岁、KPS 大于 70 岁、症状持续时间大于 3 月）	40～60 月
III，IV	间变星型细胞瘤（年龄小于等于 50 岁、异常精神状态，年龄大于 50 岁、症状持续时间小于 3 个月）、胶质母细胞瘤（年龄小于 50 岁，年龄大于 50 岁、KPS 大于等于 70）	11～18 月
V，VI	胶质母细胞瘤（年龄大于 50 岁、KPS 小于 70、异常精神状态）	5～9 月

四、老年胶质母细胞瘤的治疗

　　约 1/3 胶质母细胞瘤患者超过 65 岁。Paszat 等分析 Ontario 地区 3298 例胶质母细胞瘤患者显示，随着年龄的增加，生存随之下降，70 岁以上患者中位生存 4～5 月。但 Stupp 等开展 EORTC/NCIC III 期研究的更新结果中，观察放疗联合 TMZ 受益于所有年龄段的患者，包括 60 岁以上人群。然而，担心老年患者特别是功能状态欠佳对放化疗的耐受性，有研究探索新的辅助治疗手段。法国的 ANOCEF 开展了一项 III 期研究，入组超过 70 岁以及 KPS 大于等于 70 的患者，随机分为术后辅助放疗 50Gy 以及最佳支持治疗，两组中位生存 6.7 个月 vs 3.9 个月，术后辅助放疗可以改善生存以及无进展生存，两组毒性无明显差异。Roa 等进一步研究对比术后放疗 60Gy/30 次以及短程放疗 40Gy/15 次，入组患者为 50 岁以上的胶质母细胞瘤，两组之间生存无差异。另一个欧洲的 Nordic 研究入组 60 岁以上的患者，分为术后辅助放疗 60Gy/30 次、短程放疗 34Gy/10 次或者单药 TMZ 组，初步结果显示对于 70 岁以上患者，60Gy 放疗的中位生存差于单药 TMZ 组，未见毒性报道。德国 NOA-08 初步结果显示，对于 65 岁以上的间变星型细胞瘤和胶质母细胞瘤，间隔每周使用 TMZ 的治疗疗效要差于 54～60Gy 的放疗，同时 TMZ 的毒性高。目前

EORTC 和 NCIC 正在开展研究放疗联合 TMZ 的疗效。

五、目前治疗挑战和研究方向

胶质母细胞瘤在手术和术后同步 TMZ 放化疗加辅助 TMZ 化疗的标准治疗条件下，5 年生存率只有 9.8%，预后非常差，进一步提高疗效是将来胶质母细胞瘤治疗的目标。过去 30 年来，胶质母细胞瘤一直被认为是癌症相关免疫抑制的代表性肿瘤。针对分子标志物的靶向治疗或免疫治疗是将来的研究方向。

（一）针对肿瘤微环境的免疫治疗

胶质母细胞瘤有很多细胞成分，肿瘤干细胞样细胞、血管细胞如小胶质细胞、外周免疫细胞和神经前体细胞在形成肿瘤逃避免疫的微环境是当下研究的一个热点。详细了解支持胶质母细胞瘤生存的微环境，是制订相应有效免疫治疗策略的关键。胶质母细胞瘤能够重塑在肿瘤微环境中占很大比例的肿瘤 - 浸润宿主细胞的表型，来支持胶质母细胞瘤的生长和维持免疫抑制环境。在胶质母细胞瘤中有 >30% 的细胞是能够激活和动员外周性巨噬细胞的小胶质细胞。胶质母细胞瘤的肿瘤细胞能够分泌可溶性免疫调节因子如白介素 -10，4，6 和前列腺素 E2。这些因子抑制小胶质细胞激活，同时小胶质细胞上主要组织相容性复合物 II 表达降低使得胶质母细胞瘤获得免疫逃逸，小胶质细胞通过金属蛋白酶 I 相互作用和分泌基质降解酶增加胶质母细胞的迁徙和侵袭。小胶质细胞的激活分为由干扰素促进的 M1 型激活和由 IL-4，13 促进的 M2 型激活，促进小胶质细胞的 M1 型激活，代表着增强抗胶质瘤效应的一个研究方向。

除了可溶性免疫因子，表达在胶质母细胞瘤表面的免疫相关分子也吸引了研究者的兴趣，表达免疫相关分子的肿瘤细胞是宿主细胞（主要是巨噬细胞系）攻击的主要细胞群体，这些免疫相关的分子包括 CD95 配体，再生与耐受因子（RTF），凝集素样转录因子 -1，HLA-E 和 HLA-G。

（二）免疫检查点抑制剂

最近的研究主要集中在胶质母细胞瘤的免疫检查点调控机制。表达在淋巴细胞上的 PD-1 和 CTLA-4，这两种分子介导 T 淋巴细胞的失活，使肿瘤逃避免疫监视。利用抗体靶向中和 PD-1 和 CTLA-4，以及 PD-1 的配体 PD-L1，解除对免疫检查点的抑制，是肿瘤免疫治疗过去 10 年中的最大进展。PD-1 和 PD-L1 以及 CTLA-4 的靶向治疗药物 nivolumab、pembrolizumab 和 ipilimumab 以及 atezolizumab 在胶质母细胞瘤中正在开展的大量临床研究，以期获得在其他肿瘤中获得的类似结果。

尽管以 PD-1，PD-L1 以及 CTLA-4 抗体为靶向的免疫治疗取得了进展，同时也注意到，这些靶向的免疫治疗有效率只有 20%～30%，如何筛选出有效人群，是进一步研究的方向，目前的策略主要集中在免疫检查点抑制蛋白表达（PD-L1 表达）、免疫细胞特征（如 CD8$^+$T 细胞的激活状态）和突变负荷等三个方面。

（三）细胞过继免疫治疗

细胞过继免疫治疗是能有效识别肿瘤相关抗原的抗肿瘤淋巴细胞和外周血单核细胞在体外扩增并回输体内的个体化免疫治疗，特异性的肿瘤相关抗原在健康组织不能检测到或者很低水平表达，所以成为很有吸引力的靶向免疫的研究方向。

（四）多肽疫苗

胶质母细胞瘤 40%～50% 的患者有 *EGFR* 基因的扩增。早期临床研究中，EGFR 酪氨酸激酶抑制剂如吉非替尼和厄洛替尼以及 EGFR 单克隆抗体均显示一定的活性。然而，Chakravarti 等研究发现 EGFR 表达水平并不是胶质母细胞瘤的预后因素。*EGFR* vIII 缺失突变，导致下游细胞重要存活通路激活，同时信号通路的下游抑制 PTEN，而且 *EGFR* vIII 缺失突变也发现与胶质母细胞瘤 EGFR 小分子抑制剂的疗效有关。2015 年 Schuster 等报道的 EGFR vIII 靶向多肽疫苗治疗 EGFR vIII 表达的胶质母细胞瘤的 II 期临床研究疗效，该研究的首要终点，5.5 个月的无疾病进展生存率 66%，中位随访 29.5 个月，中位无进展生存时间为 9.2 个月，中位生存时间 21.8 个月。另一个 PEPv（EGFR vIII 疫苗的一种）的 II 期研究中，中位无疾病进展生存和中位生存分别为 14.2 个月和 26 个月。尽管这两个研究入组患者选择性比较强，患者的功能状态好以及肿瘤大体切除，但研究的结果较既往研究要好。在 PEPvIII 研究中，复发患者中有 82% 的 EGFR vIII 表达转阴，提示疫苗可以杀灭 EGFR vIII 表达的肿瘤细胞。目前，EGFR vIII 疫苗的 III 期临床研究正在进行当中，有待进一步数据明确 EGFR 突变的意义和相关调控通路的机制。

（五）基因工程病毒免疫治疗

利用基因工程病毒向肿瘤细胞中运送细胞毒性 / 免疫增强基因，也叫肿瘤载体疫苗。病毒载体含有编码肿瘤抗原的 DNA，感染肿瘤细胞后，在肿瘤细胞表面表达肿瘤抗原，激发细胞毒性 T 淋巴细胞攻击肿瘤细胞达到抗肿瘤效果。另外，肿瘤病毒也可以用来溶解肿瘤（溶瘤病毒）。尽管有些临床研究失败了，仍有新的复制缺陷病毒携带免疫增强基因的临床研究正在进行中。这些基因工程病毒免疫治疗在Ⅲ期临床研究中证实有效后和安全后，才能应用于临床。

第三节　间变胶质细胞瘤

一、发病情况

间变胶质细胞瘤（WHO Ⅲ级），包括间变星型细胞瘤、间变少突星型细胞瘤以及间变少突胶质细胞瘤，占成人高分级胶质瘤的25%，好发于年轻和中年人。

二、治疗原则

（一）手术

间变胶质细胞瘤的治疗是保证安全前提下的最大程度的肿瘤手术切除。

（二）放疗

目前没有研究仅仅入组间变胶质细胞瘤分析放疗的价值。放疗原则、照射野设计和剂量与胶质母细胞瘤相同。尽管部分间变胶质瘤单独化疗疗效可，德国神经肿瘤研究组NOA-04研究比较单纯放疗、TMZ和PCV的治疗疗效，其结果有望为将来制订治疗方案可提供依据。

（三）综合治疗

多个前瞻性研究以及meta分析显示辅助烷化剂化疗联合放疗可以给间变胶质细胞瘤患者一定程度的生存获益。然而，由于化疗的毒性以及获益较小，化疗并未被广泛接受。目前正在进行Ⅲ期研究评价间变星型细胞瘤或非缺失间变胶质瘤患者中化疗的疗效。

基于RTOG9402和EORTC26952的研究，间变少突星型细胞瘤/少突胶质细胞瘤对PCV方案敏感。PCV的毒性大，临床中常采用TMZ，耐受性好。国际多中心的回顾性研究中，1000多例间变少突胶质细胞瘤患者，接受联合放化疗的无疾病进展时间和总生存要优于单纯放疗或化疗。Lassman等的回顾性研究发现，对于1p/19q缺失的患者PCV的无疾病进展时间要优于TMZ。因此，TMZ代替PCV的证据目前仍不足。临床实践中，除了放疗联合PCV、部分中心采用放疗联合TMZ。正在进行的CODEL研究（NCT00887146）比较放疗序贯PCV、放疗同步TMZ再辅助TMZ以及单纯TMZ治疗。

三、影响预后的因素

间变胶质细胞瘤患者诊断后中位生存3年，尽管存在临床和生物学上的异质性。预后因素包括发病年龄、精神状态和功能状态。间变少突胶质细胞瘤的预后相对其他类型要好。间变少突星型细胞瘤的预后，主要受肿瘤内主要组织学细胞类型的影响。

1p/19q缺失是间变少突胶质细胞瘤恶性转化和进展过程中的早期基因改变。1p/19q缺失是预后因素以及预测放化疗的敏感性。Yeung等回顾性分析了RTOG 9402中289例间变少突胶质细胞瘤/少突星型细胞瘤中206例（71%）患者的1p和19q状态，研究的入组患者随机分为单纯放疗或PCV化疗序贯放疗。联合治疗组43%患者合并1p/19q的缺失，单纯放疗组50%患者合并1p/19q的缺失。PCV并未改善生存，而1p/19q缺失的患者中位生存时间远远长于无缺失的患者（大于7年 vs 2.8年，$P<0.001$），肿瘤的病例类型对预后无影响。近期的中位随访时间超过11年的更新数据显示，联合治疗组合单纯放疗组的中位生存无差异，126例1p/19q缺失患者的中位生存由于135例无缺失的患者（8.7年 vs 2.7年），1p/19q缺失患者可以从PCV化疗中获益，59例1p/19q缺失患者的接受联合治疗后中位生存达到14.7年，67例1p/19q缺失患者单纯放疗后的中位生存仅7.3年，因此1p/19q缺失不仅仅是预后因素也是预测因素。EORTC 26952将368例间变少突胶质细胞瘤/间变星型细胞瘤随机分为单纯放疗或放疗序贯PCV，与RTOG研究结果相似，PCV仍未改善生存，1p或19q缺失是最重要的预后因素（HR=0.27）。其他分子因素如MGMT启动子甲基化以及IDH1突变也有一定预后价值。MGMT启动子甲基化是间变少突胶质细胞瘤的预后因素。然而，与WHO Ⅳ级星型细胞瘤不同的是，MGMT启动子甲基化不能预测PCV对于间变少突胶质细胞瘤的疗效。前瞻性的研究发现IDH1突变是间变胶质细胞瘤的预后因素。EORTC 26951研究中46%的患者IDH1突变，IDH1突变独立于1p/19q缺失，是无疾病进展生存和总生存的预后因素。另一项德国的多中心Ⅲ研究比较放化疗顺序时发现，IDH1是间变胶质细胞瘤预后因素。需要注意的是，MGMT启动子甲基化和IDH1突变与1p/19q缺失相关。

四、目前治疗挑战和研究方向

目前没有单独针对间变胶质瘤的分析放疗靶区范围、剂量以及分割模式的临床研究，治疗原则均参照角质母细胞瘤，但间变胶质瘤的分子特征、预后与胶质母细胞瘤有明显差别，需要开展相应的临床研究，制订合理的治疗方案。

第四节 低分级胶质瘤

一、发病率

低分级胶质瘤为 WHO I 级和 II 级肿瘤，亚型非常多，低分级胶质瘤分别占胶质瘤的 20%，原发成人颅内肿瘤的 10%。

二、组织病理学分类

（一）纤维性星型细胞瘤

又指儿童纤维性星型细胞瘤（WHO I 级），好发于儿童。影像学上常表现环形增强病灶，伴囊性部分。治疗以全切为标准治疗，完整切除可根治 90% 以上肿瘤，无需辅助治疗。不完整切除后10 年生存率 70%～80%，术后放疗的价值不明确，一般建议术后密切随访，但也有研究提示放疗可以改善无疾病进展生存。推荐术后放疗考虑肿瘤的部位、残留病灶大小、再次手术切除的可能性以及能否密切随访。若放疗，建议 50～55Gy，1.8～2Gy/ 次。

（二）非纤维性 / 弥漫浸润胶质瘤

非纤维性 / 弥漫浸润胶质瘤分为 WHO II 级肿瘤，起源于星型细胞、少突胶质细胞或混合细胞，好发于 30、40 岁患者，CT 上显示边界不清、无强化的低密度区，常出现在额叶或颞叶。少枝胶质细胞瘤可见钙化。MRI 更容易发现病变，T_1 加权像上低信号而且无强化，T_2 加权像上高信号，由于肿瘤高度浸润，肿瘤范围一般超过影像学显示所见病灶。组织学上，可见轻中度核异型性，没有有丝分裂、血管增生改变以及坏死。良好预后因素包括年轻、神经症状良好、少突胶质细胞型以及低增殖指数。星形细胞瘤中位生存 5 年，少枝胶质细胞瘤中位生存 10 年。星形细胞瘤、少枝胶质细胞瘤以及混合型少枝胶质细胞瘤 5 年生存率分别为 37%、70% 和 56%。

弥漫性胶质细胞瘤在光镜下由多种细胞成分构成，是一个混杂的组织学类型，组织学诊断为弥漫性星形 - 少枝胶质细胞瘤的患者，在相同治疗条件下，有着不同的临床预后。随着分子遗传学的进展，可以根据不同分子遗传特征将其弥漫星形胶质瘤细分成三个更为同质性的不同亚型。

三、治疗原则

对于弥漫性浸润性低分级胶质瘤患者的治疗时间存在争议，自然病程变化较大，部分患者不治疗的情况下可以存活多年，部分患者尽管接受积极治疗仍进展很快。一般建议对于合并症状、影像学进展以及高度可疑恶性转化为高分级的患者行早期积极治疗。足够的组织学诊断对明确诊断非常重要。年轻患者（小于 40 岁）完全切除术后，可以定期观察。对于次全切或者高危因素的患者，建议术后放疗，50Gy，1.8Gy/ 次。化疗对于 1p/19q 联合缺失的患者有一定疗效。

（一）手术

手术是治疗的重要部分，但手术的目的以及时间仍有争论。目前临床中，手术主要是取得肿瘤组织，明确诊断、组织学分类、分级和分子特征。由于弥散性浸润以及与功能区侵犯的特点，手术难以达到完全切除。随着新的影像技术进展，手术的并发症较前明显下降。RTOG 9802 中 111 例低危患者（年龄小于 40 岁以及肿瘤大体切除）的 5 年无进展生存率 48%，残留病变小于 1cm、1～2cm 和大于2cm 的复发率 26%、68% 和 89%。

（二）放疗

1. **放射治疗的作用和时机** 为了研究低分级脑胶质瘤术后是否需要放疗、放疗最佳时机以及合适的放疗剂量，国际上开展了几个临床研究，EORTC 22845 入组 314 例低级别胶质瘤，随机分为术后辅助放疗或挽救放疗，放疗剂量54Gy/1.8Gy，结果显示术后辅助放疗的中位无疾病进展生存要优于挽救放疗（5.3 年 vs 3.4 年，P<0.0001），但两组总生存之间无差异（7.4 年 vs 7.2年，P=0.872）。辅助放疗组的癫痫控制好，挽救放疗组中有 65% 的患者接受了化疗；65%～72% 的患者出现了恶性转化，两组间无差异。研究结论提示术后辅助放疗适合有症状患者，但挽救放疗并不影响生存。对于术后放疗剂量，EORTC 22844和 NCCTG/RTOG/ECOG 开展了 2 个 III 期研究。EORTC 22844 研究入组 379 例术后患者，随机分为 45Gy/5 周和 59.4Gy/6.6 周，中位随访 74 个月，两组总生存率（58% vs 59%）和无进展生存率（47%vs 50%）均无差异。NCCTG/RTOG/ECOG 研究入

组 203 例术后患者，随机分为低剂量组 50.4Gy/28 次（101 例）和高剂量组 64.8Gy/36 次（102 例），两组总生存和无进展生存无差异，2 年和 5 年低剂量组分别是 94% 和 72%，高剂量组分别是 85% 和 64%，高剂量组 3～5 级神经毒性发生率 5%，低剂量组为 2.5%。

2. 放射治疗靶区大体靶区（GTV）　低级别脑胶质瘤在 MRI T_1WI 上表现为等信号或低信号，无强化或轻度强化。因此，GTV 为 MRIFLAIR/T_2 加权像上的高信号区域（图 5-4-1）。GTV 剂量在 50～54Gy 水平。

临床靶区（CTV）：目前推荐 GTV 和（或）术腔边缘外扩 1～2cm，剂量 45～50Gy。

计划靶区（PTV）：推荐各家单位实际测量每个治疗机器的 PTV，三维适形或调强放射治疗技术时，推荐 3～5mm 的边界。

3. 放疗技术　常规分割，三维适形或调强放射治疗技术。

（三）联合化疗

目前成人低级别胶质瘤化疗价值不明确。

SWO 研究未全切除的低分级胶质瘤分别接受单纯放疗（55Gy/6.5～7 周）或者放疗联合 CCNU。研究由于入组缓慢，提前终止，共 60 例患者入组，单纯放疗组中位生存 4.5 年，联合治疗组 7.4 年（P=0.7），尽管统计学上无差异，但两组之间生存绝对相差很大。RTOG 9802 研究中联合治疗并不优于单纯放疗，该Ⅲ期研究中 251 例预后不良患者（年龄大于等于 40 岁，次全切或者活检），随机分为单纯放疗组（54Gy/30 次）和放疗序贯 6 周期 PCV，中位随访 12 年后，联合化疗组中位生存时间明显高于单纯放疗组（13.3 年 vs7.8 年）。但两组 5 年无进展生存之间有差异的趋势（46% vs 63%，P=0.06）。PCV 的获益主要体现在 2 年之后。联合治疗组 67% 患者出现 3、4 级急性毒性，而单纯放疗组仅 9% 患者。RTOG0402 研究是在高危低级别胶质瘤中，比较 TMZ 同期放化疗联合辅助化疗的疗效，初步结果显示联合化疗组 3 年总生存率为 73.1%，与预先设定的对照组（Pignatti 研究）单纯放疗的结果相比，生存率明显提高（P=0.001）。

Ⅱ期研究显示 TMZ 在初治和复发低分级胶质

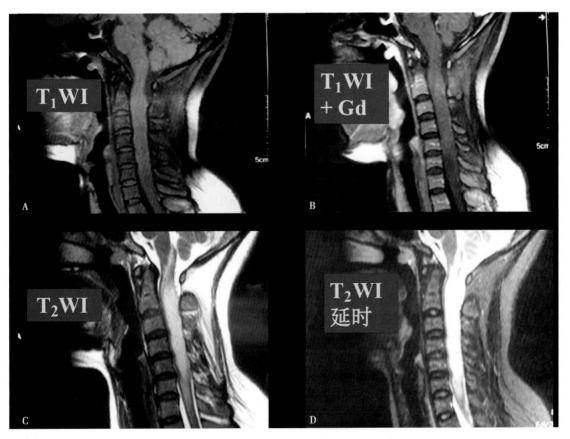

图 5-4-1　不同 MRI 序列显示的低级别胶质瘤的范围矢状位图像，比较清楚显示脊髓长轴上的病变情况
A. T_1WI 未能显示颈髓肿瘤明确信号；B. T_1WI 增强肿瘤无强化；C. T_2WI 显示低级别胶质瘤最清楚；D. T_2WI 延时肿瘤于脑脊液无法分开

瘤患者显示一定的疗效。已完成入组的 III 期研究（EORTC 22041），根据 1p/19q 状态随机分为放疗 50.4Gy 和单药 TMZ 组。另一个北美协作组的研究比较单纯放疗与放疗联合 TMZ 正在进行。

少枝胶质细胞瘤对化疗敏感，对于年龄小的患者，可以先选择化疗。

四、预后因素

低分级胶质瘤目前分子预测因素包括 Ki-67、1p/19q、IDH1 和 PTEN 启动子的甲基化。Ki-67 大于 3% 的患者预后差，若伴有恶性转化的预后也欠佳，PTEN 启动子的甲基化提示预后不良以及恶性转化的可能大。一般认为 1p/19q 的低分级胶质瘤患者的生存时间长，对化疗比较敏感。IDH1 突变也是低分级胶质瘤的预后因素，但无法预测化疗敏感性。除了组织学和分子因素，Pignatti 等通过整合 EORTC 22844/22845 的数据分析低分级胶质瘤的预后因素，其中 EORTC 22844 的 322 例患者为实验组，EORTC 22845 的 288 例为验证组，多因素分析显示年龄大于等于 40 岁、星型细胞瘤成分、最大直径大于等于 6cm、肿瘤过中线以及伴有神经系统症状为预后不良因素，患者有 1~2 个因素是低危组（中位生存 7.7 年），大于等于 3 个因素是高危组（中位生存 3.2 年）。

五、目前治疗挑战和研究方向

组织病理学分级尽管能够提示预后，但低级别胶质瘤的构成和遗传学特征非常复杂，导致组织病理学分级相同点肿瘤预后差别非常大。近几年，基于生物学异质性和分子标志物特征，低级别胶质瘤被重新评估和分类，使得每一类更具有均质性，更能反映预后和指导治疗。绝大多数弥漫性胶质瘤被归为三类，包括：①胶质母细胞瘤，是一组高度侵袭性的肿瘤，具有端粒酶逆转录酶（TERT）启动子突变、同时伴有 10 染色体缺失，7 号染色体获得，EGFR 扩增，无 IDH1/2 突变（IDH 野生型）等分子遗传学特征。②星形细胞瘤，具有 IDH1/2 突变，TP53 突变以及 α- 地中海贫血 / 精神发育迟滞伴 X 遗传综合征（ATRX）突变，无 TERT 启动子突变和 1p/19q 共缺失。③少枝胶质瘤，IDH 突变，TERT 突变和 1p/19 共缺失，无 TP53 和 ATRX 突变。

低级别胶质瘤有 PI3K/Akt/mTOR 信号传导通路的异常，现在已经有针对这一通路进行靶向治疗的临床研究。也有研究在评估 IDH 抑制剂的作用。

在 IDH 突变肿瘤中，肿瘤代谢产物 2- 羟戊二酸水平的影像学检测是目前的研究热点，期望找到能够有效反映治疗效果和临床预后的无创性生物标志物。这些研究基于分子和细胞遗传学特征筛选患者，有针对性地进行相应治疗，是未来基因时代治疗的亮点。

第五节 髓母细胞瘤

一、发病率

髓母细胞瘤（medulloblastoma, MB）是儿童常见的颅内肿瘤之一，约占小儿颅内肿瘤的 20% 左右，占整个后颅窝肿瘤的 40% 以上。

二、组织学、病理诊断和分子分型

髓母细胞的组织学来源一直有争论，有来源于胚胎期未分化细胞或胚胎性间叶组织等学说。Rubinstein 等认为髓母细胞瘤有两种来源，一是起源于小脑发育过程中的皮层外颗粒层细胞残余；另一起源是小脑后髓帆生殖带内的异常细胞。近年主张髓母细胞瘤属于原始神经外胚叶肿瘤（PNET）的一个类型，具有母细胞和干细胞分化特点。2007 年 WHO 第四版将髓母细胞瘤包括 5 种亚型：结缔组织增生型 / 结节性髓母细胞瘤、伴广泛结节型髓母细胞瘤、经典型随母细胞瘤、间变型髓母细胞瘤和大细胞型髓母细胞瘤。

2016 年更新的 WHO 第四版中枢神经系统肿瘤病理分类中，将髓母细胞瘤分为三大类：①遗传学定义的髓母细胞瘤：包括 WNT 激活型髓母细胞瘤；SHH 激活 /TP53 突变型髓母细胞瘤、SHH 激活 /TP53 野生型髓母细胞瘤；无 WNT 激活 / 无 SHH 激活型髓母细胞瘤（第 3 组，第 4 组）；②组织学定义的髓母细胞瘤：包括经典型髓母细胞瘤、结缔组织增生型 / 结节型髓母细胞瘤、广泛结节型髓母细胞瘤、大细胞 / 间变型髓母细胞瘤；③非特指髓母细胞瘤。

三、临床表现

髓母细胞瘤中位发病年龄为 6 岁，男性略多于女性。典型的临床表现主要与肿瘤占据后颅窝，堵塞第四脑室或中脑导水管引起的颅内压增高相关的症状如头疼、恶心、呕吐、、视物模糊，以及肿瘤压迫小脑所致的平衡功能障碍，如走路不稳，共济失调等。体格检查常提示 Cushing 征，颅高压严重时出现视盘水肿和外展神经麻痹。

四、诊断

髓母细胞瘤的诊断根据患者有颅高压和（或）平衡功能障碍的临床表现，提示颅内占位病变可能，行脑部 MRI/CT 检查，发现后颅窝 / 第四脑室占位病变，MRI 表现为边界清楚，通常为均一等信号，也可为不均匀信号，增强明显的占位。CT 影像为高密度病变，提示肿瘤血供丰富，根据以上信息可考虑临床诊断髓母细胞瘤。髓母细胞瘤30%～35% 的患者诊断时有脑脊液播散，髓母细胞瘤患者应行全中枢的增强 MR 以及脑脊液细胞学检查。脑脊液检查由于术前多数患者合并颅高压，可考虑术后 2 周行腰穿，以免术后短期内脑脊液血细胞成分较多，影响脑脊液病理细胞学检查的准确性。

五、临床分期和危险分组

髓母细胞瘤目前尚无广泛接受的 UICC TNM 分期，通常采用的是 Chang 等的 TM 分期。

T 分期

T1　肿瘤小于 3cm，局限于小脑蚓部或第四脑室顶部，很少累及小脑半球

T2　肿瘤大于 3cm，累及一个相邻的结构，或部分进入第四脑室

T3a　肿瘤累及两个相邻的结构，或完全占据第四脑室并扩展至中脑导水管，第四脑室正中孔，Luschka 孔，有脑水肿

T3b　肿瘤起源于第四脑室底部并完全占据第四脑室

T4　肿瘤经中脑导水管侵入第三脑室、中脑或向下侵及上颈髓

M 分期

M1　脑脊液中发现肿瘤细胞，但无影像学播散和转移证据

M2　影像学发现肿瘤播散至小脑、大脑区域蛛网膜下腔、第三脑室或侧脑室

M3　影像学发现肿瘤播散至脊髓段蛛网膜下腔

M4　中枢神经系统外转移

危险分组

髓母细胞瘤的预后与分期、年龄、手术切除程度等因素有关，结合这三个因素，将髓母细胞瘤分为低危组和高危组，临床分期与危险分组的关系见表 5-5-1。

表 5-5-1　髓母细胞瘤临床分期与危险分组的关系

危险分组		Chang's M 分期	
期别	定义	期别	定义
低危组	年龄 > 3 岁；术后局部残存肿瘤最大截面积<1.5cm²；病变局限于后颅窝无远处转移	M0	无蛛网膜下腔播散和血源性转移
高危组	年龄 ≤ 3 岁；术后局部残存肿瘤最大截面积≥1.5cm³；Chang 分期为 M1～4	M1	脑脊液中发现肿瘤细胞，但无影像学播散和转移证据。
		M2	影像学发现肿瘤播散至小脑、大脑区域蛛网膜下腔、第三脑室或侧脑室
		M3	影像学发现肿瘤播散至脊髓段蛛网膜下腔
		M4	中枢神经系统外转移

六、治疗原则

髓母细胞瘤常见于儿童，由于儿童处于生长发育阶段，治疗原则应该根据患儿的病理分类、分子分型、临床分期和风险分组，选择手术、放疗、化疗、分子靶向治疗等手段的合理结合，以实现提高肿瘤治愈率和降低正常组织的损伤，减少对生长发育、智力的影响为目标。成人髓母细胞瘤少见，参照 2016NCCN 成人髓母细胞瘤和幕上原始神经外胚瘤的治疗指南。

（一）手术治疗原则

手术治疗的目的在于尽可能切除肿瘤获得病理诊断，减轻颅内占位效应以及降低颅高压带来的相关症状。单纯手术治疗不能根治髓母细胞瘤。在与放化疗结合的综合治疗中，手术切除的程度对预后有明显的影响，肿瘤全切（外科医师肉眼判断 + 术后影像学检查证实没有肿瘤残存）、肿瘤近全切（大于 90% 的肿瘤切除和术后影像检查肿瘤残存最大面积<1.5cm²）比肿瘤次全切除（切除 51%～90%）、部分切除（切除 11%～50%）、活检术（切除<10%）的疗效明显好。由于大多数髓母细胞瘤对放疗和化疗敏感，髓母细胞瘤主要部位为小脑蚓部，容易累及第四脑室底部和脑干背部的神经核团，对手术的要

求是尽可能切除肿瘤但要避免为了追求切除肿瘤而损伤脑干背面的神经核团，导致出现颅神经损伤。

（二）术后放射治疗

由于单纯手术不能治愈髓母细胞瘤，术后放疗是髓母细胞瘤治疗的标准模式。放射治疗靶区包括脑全脊髓预防照射＋后颅窝推量照射。术后放疗目前主要用于在低危组患者中，剂量和照射野范围是影响生存率和局部控制率的主要因素之一。

（三）术后放疗联合化疗

髓母细胞瘤术后放疗总生存率50%左右，放射治疗带来不可避免的后遗症，而且对预后不良组病例来讲，生存率更低，为提高生存率，术后放疗联合化疗进行了大量的临床研究。术后放疗联合化疗主要目的：对于低危组患者，降低全中枢照射剂量，以减轻放射治疗对生长发育和智力的影响；高危组患者，术后放疗联合同期化疗和辅助化疗，以期达到提高疗效的目的，对于年龄<3岁患者，术后化疗用来延迟放射治疗时间。

七、放射治疗

（一）放射治疗技术

随着放射治疗设备的更形，调强放射治疗技术在国内已广泛开展。调强放射治疗技术尤其是螺旋断层调强放疗技术（tomotherapy）能够较好地满足靶区剂量分布要求，同时对正常组织有较好的保护。质子治疗由于优越的剂量学优势，靶区外低剂量区明显较少，开始应用于全中枢照射，但因设备昂贵而使用受限。与常规放疗技术相比，适形和调强放疗技术提高了治疗疗效，见表5-5-2。

（二）靶区设计

髓母细胞瘤的放射治疗靶区范围是全脑全脊髓照射（craniospinal irradiation，CSI）＋后颅窝补量照射（posterior fossa，PF）。

1. 第一阶段 全脑全脊髓照射。

临床靶区（CTV）：全硬脑膜和硬脊膜所包括的脑组织和脑脊液系统。特别注意在前颅窝底不要遗漏靶区，全脊髓下界需要包括整个硬膜囊，下界通常在第2骶孔以下水平。在椎间孔附近靶区宜沿神经根方向适当外扩，包括部分椎间孔。由于全中枢轴照射范围长，头部和颈胸部、腰骶部的摆位误差不一样，全中枢轴的靶区可以分为几段，如CSI-Brain，CSI-upper spinal cord，CSI-lower spinal cord，分段外扩不同的PTV，如。CSI-Brain外扩3mm，CSI-upper spinal cord外扩5mm，CSI-lower spinal cord外扩8mm分别形成相对应的PTV_CSI-Brain，PTV_CSI upper spinal cord，PTV_CSI lower spinal cord。全中枢靶区勾画时，需要开骨窗，确保整个硬膜囊都在靶区范围内，特别注意前颅窝底/筛板位置、颞极、视神经孔、内耳门、颈静脉孔以及脊神经椎间孔处的CTV的画法（图5-5-1）。

2. 第二阶段 后颅窝推量（PF）阶段。

GTVp/GTVtb：残存肿瘤或瘤床，GTVp结合T_1WI，T_1WI+C，T_2WI，DWI等序列确定，有条件的单位采用CT定位图像和MRI模拟定位图像融合确定残存GTVp。

CTV：GTV外放2cm。

PTV：根据不同的单位所使用的机器和摆位误差确定，通常3～5mm。

全脑全脊髓照射采用调强放射治疗技术时，可以对瘤床进行同步加量照射（SIB-IMRT技术）

大体肿瘤/瘤床（GTVp/GTVtb）：大体肿瘤是指残存肿瘤。如手术完整切除，瘤床或术腔需要推量照射（定义为GTVtb）。GTVp/GTVtb通过增强MRI结合多序列图像确定。

表5-5-2 三维适形放疗/调强技术在髓母细胞瘤治疗中的作用

单位	收治年代	病例数	放疗	化疗	DFS	OS
MSKCC	1994-2002	低风险27，高风险5	CSI 23.4～36Gy 瘤床 55.8～59.4Gy CTV=GTV+（1～2）cm PTV=CTV+0.5cm	DDP+VCR+ CCNU or Cyclo	84% 5yr	85% 5yr
SJCRH	1996-2002	73 低风险	CSI23.4Gy， PF 36Gy， 瘤床 55.8Gy CTV=GTV+（1～2）cm PTV=CTV+0.5cm	DDP Cyclo VCR	92% 4yr	
M-SFOP	1998-2001	55 低风险	CSI 36Gy，100cGy/f bid 瘤床 68Gy，100cGy/f bid	No	83% 2.5yr	94% 2.5yr

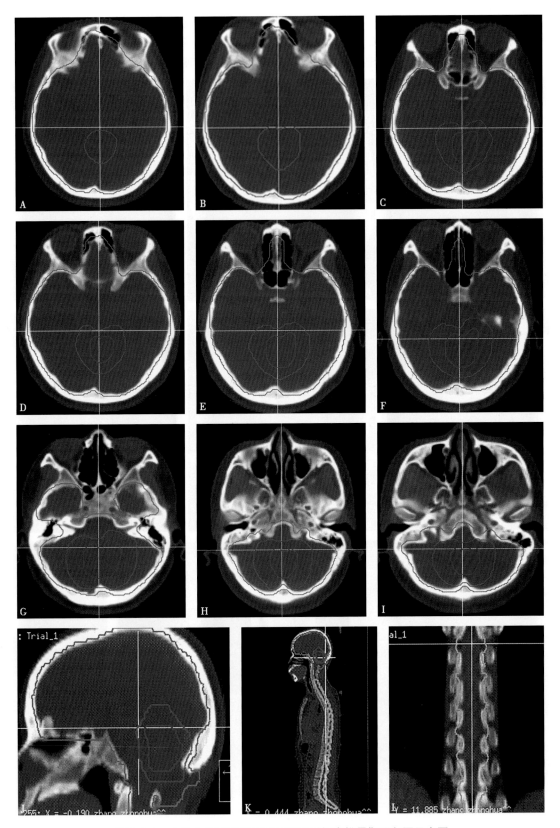

图 5-5-1 全脑全脊髓照射靶区勾画和后颅窝推量靶区勾画示意图

蓝色线条所示范围为残存肿瘤 GTVp，红色线条所示为原发肿瘤的 CTV，在 GTVp 瘤床外放 2cm 形成。紫
红色线条为 CSI-Brain，橙色线条为 CSI-upper spinal cord，绿色线条为 CSI-lower spinal cord。A～I. 全脑
靶区 / 后颅窝靶区横断位代表性层面示意图；J. 全脑靶区矢状位中线示意图（注意前颅窝位置靶区下界）；
K. 全脑全脊髓靶区矢状位示意图（注意全脑全脊髓下界）；L. 腰髓靶区冠状位示意图（注意椎间孔位置画法）

（三）放射治疗剂量（图5-5-2）

低危组：全中枢常规剂量30Gy，后颅窝推量到54～55.8Gy；联合化疗，全中枢照射剂量23.4Gy，后颅窝推量到54～55.8Gy。

高危组：全中枢36Gy，后颅窝推量到54～55.8Gy，联合辅助化疗。小于3岁的患儿，先化疗，

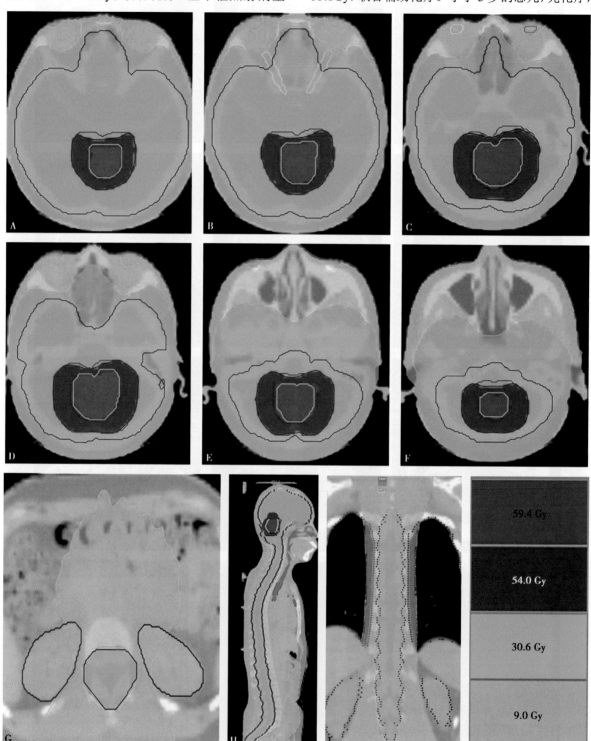

图5-5-2 全脑全脊髓和后颅窝推量两程计划合成后的剂量分布图（TOMO计划）

绿色区域为30.6Gy，比全脑靶区范围大，原因是后颅窝推量时对全脑有贡献所导致，使得30.6Gy的区域比靶区大。本例患者是成年人，后颅窝肿瘤有残存，GTVp处方剂量为59.4Gy，CTV处方剂量为54Gy，95%PTV满足处方剂量。A～F. 全脑和后颅窝靶区剂量分布示意图；G. 肾脏附近腰髓靶区剂量分布图（TOMO计划能够很好的保护肾脏，绝大部分肾脏剂量低于9Gy）；H、I. 矢状位和冠状位剂量分布示意图，TOMO对正常组织保护较好

将放疗延迟,在化疗失败或肿瘤进展时再使用放疗。

(四)常规照射失败模式和原因

在常规放射治疗技术年代,最常见的失败部位除后颅窝原发灶外,前颅窝底(筛板区)是最常见的部位(图 5-5-3),主要原因是前颅窝底位置低,又与眼睛邻近,通常是由于为了保护眼睛,全脑照射野下界不够或遮挡太多(表 5-5-3)。因此在常规照射技术设计全脑对穿照射野和调强放疗技术靶区勾画时,要特别注意不要将前颅凹底遗漏在靶区外。

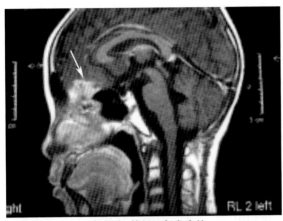

A 矢状位 筛板区复发病灶

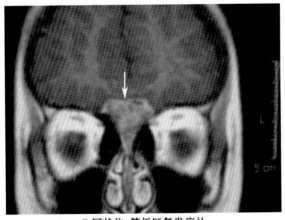

B 冠状位 筛板区复发病灶

图 5-5-3　髓母细胞瘤全脑全脊髓放疗后前颅窝筛板区复发(白色箭头所示)
注意复发病灶与眼睛的关系,失败模式提示靶区勾画时要特别注意前颅窝底,整个硬膜囊均需要包括在 CSI 靶区内。

八、提高放疗疗效和降低毒副作用的相关研究

手术加术后放疗是髓母细胞的主要治疗模式,由于髓母细胞瘤多发生在儿童,术后放疗需要照射全中枢,放射治疗不可避免地会影响到患者的生长发育,智力和学习能力,影响到患者融入社会的能力。因此,髓母细胞瘤的术后治疗一直在追求高效低毒的方式。在低危组患者中,开展了基于新的生物学分层因素的降低全中枢照射剂量和后颅窝推量照射体积的研究;在新诊断的高危组患者中,开展强化化疗和放疗提高疗效的研究。

表 5-5-3　前颅窝复发情况与原因

作者	前颅窝筛板区失败	理由
Jereb 1982	8/52(15%)	筛板区剂量低
Donnal 1992	5/29(17%)	80% 因为眼睛挡块太大
Miralbell 1997	占总失败的 47%	筛板区位于靶区边缘
Carrie 1999	25%	29/169(17%)筛板区遗漏
Chojnacka 2004	4/158(2.5%)	筛板区被挡

(一)低危组放疗与化疗的联合应用

低危组患者在全中枢 30Gy 和后颅窝 55~58Gy 的剂量条件下,肿瘤局部控制率和中枢播散率得到较好的控制,5 年可以生存率 80% 左右,这个剂量条件下的问题是对患儿生长发育和智力的影响。因此,在低危组患者中,降低全中枢剂量,减少放疗对生长发育和智力的影响就成为了优先考虑的方向。CCG 开展的研究中全中枢照射 23.4Gy,后颅窝加量到 55.8Gy,同步长春新碱,后续长春新碱 + 环己亚硝脲 + 顺铂化疗的方案,5 年无疾病进展生存 79%。此后 CCG/POG 开展联合研究 A9961,用环磷酰胺替代环己亚硝脲,4 年无事件生存率 85%。目前该方案成为美国治疗低危组的标准。

低危组患者术后放疗联合化疗,为了进一步降低治疗相关毒副作用,能否进一步降低全中枢照射剂量?大脑能否不照射?后颅窝剂量能否降低?

Jakacki 报道了 7 例低危组患儿接受全中枢照射 1800cGy 剂量照射,结果显示有 4 例患者出现了广泛的原发灶以外的复发,作者认为全中枢 1800cGy 照射不能有效预防原发灶以外的复发最近 COG 正开展对于 3~8 岁低危组髓母细胞瘤患者在化疗基础上降低全中枢照射至 18Gy,同时推量区域缩至瘤床,该研究入组接近结束,等待结果分析。基于基因分型的危险分组,欧洲准备开展研究,针对无高危因素的 WNT group 降低治疗强度,化疗维持时间缩短、减少顺铂使用,全中枢照射放疗 18Gy 联合局部推量;而对无高危因素的非

WNT group 则强化治疗，放疗期间同步卡铂，期待结果能够回答是否可以进一步降低全中枢照射剂量。目前认为，低危组即使联合化疗时全中枢放疗剂量不能低于 23.4Gy。

Carton 等比较了全中枢照射和全脊髓 + 后颅窝照射（大脑免除照射）的结果，前者失败率为 50%，后者失败率为 88.8%。Bouffet 等报道了 16 例患者，只照射全脊髓和后颅窝，6 年无瘤生存率为 18%，中枢失败率 81.3%，69.2% 的失败在大脑（未照射区）。因此，目前认为，即使是低危组联合术后放疗，大脑不能免除照射。

Back 等报道了 182 例，肿瘤完全切除率 54%，42% 患者接受化疗，中位后颅窝剂量 55Gy，放疗与手术间隔 45 天，单因素分析显示：后颅窝剂量，年龄大于 5 岁和手术切除程度是影响预后的因素，多因素分析后颅窝剂量、手术切除程度和放疗与手术间隔是独立预后因素 Tarbell 等报道后颅窝剂量 >53GGy 和 <53Gy，局部控制率分别为 $50\pm13\%$；$18\pm7\%$（$P<0.05$）。因此，后颅窝剂量不能降低，推荐剂量为 54~55.8Gy。

低危组放疗与化疗联合条件下，超分割是否能进一步提高疗效？由于超分割放疗能够提高晚反应组织的耐受性，可以提高肿瘤总照射剂量，是否可以提高疗效呢？

Lannering 等报道的 SIOP（PNET-4）比较超分割和常规分割方案，340 例 4~21 岁患者随机分为常规分割组（CSI 23.4Gy，PF 54Gy，1.8Gy/ 次，5 次 / 周，共 42 天完成）和超分割组（CSI 36Gy，PF 68Gy，1.0Gy/ 次，一天两次，间隔 8 小时，共 48 天完成），放疗同步每周行 VCR，放疗后 6 周开始辅助 8 周期 DDP（第 1 天）+ 洛莫司汀（第 1 天）+VCR（第 1，8，15 天），每周期间隔 6 周。中位随访 4.8 年，两组 5 年无事件生存率（77% vs 78%）和 5 年总生存率（87% vs 85%）无统计学差异，两组毒性无明显差异，提示超分割未能提高疗效。

（二）高危组同期化疗联合辅助化疗

Evans 等报告了 233 例髓母细胞瘤前瞻性随机分组的治疗情况，233 例患者随机分成 S+R 组和 S+R+C 组，结果表明，S+R 组的 5 年无瘤生存率和总生存率为 59% 和 65%，S+R+C 组为 50% 和 65%，两组间无显著性差异。但对高危患者，S+R+C 组明显比手术加放射治疗组好，5 年生存率前者 48%，后者 0（$P=0.006$），提示对病期晚、预后不良组病例，S+R+C 对治疗有帮助。Tait 等 1990 年报告了欧洲儿童肿瘤国际合作组的化学治

疗对髓母细胞瘤的作用的多中心前瞻性随机分组结果，15 个国家 46 个治疗中心的 286 例患者进入研究，治疗方案为 S+R 和 S+R+C，放射治疗为全中枢放射治疗，化学治疗方案为放射治疗过程中用长春新碱，巩固治疗用环己亚硝脲和长春新碱。在 1979 年研究结束时，S+R 组和 S+R+C 组无瘤生存率有显著性差异，但此后 S+R+C 组出现了晚期复发，两组间的显著性差异也不复存在。但对肿瘤部分切除和次全切除、脑干受侵、和 T3、T4 期患者化学治疗对无瘤生存率的显著影响持续存在。Crischer 等的报道也表明化学治疗（能提高 5 年总生存率，而且能提高年龄大于 5 岁者的无瘤生存率。Gentet 等报道"8 in 1 day"方案，即在化学治疗的第 1 天，给予环己亚硝脲、顺铂、长春新碱、羟基尿、甲基苄肼、阿糖胞苷、甲基强的松龙、环磷酰胺这 8 种药物，对疗效有提高。Zeltzer 等比较了长春新碱、环磷酰胺、甲基苄肼方案（VCP）和"8 in 1 day"方案的治疗效果，203 例高危患者（年龄 1.5~20 岁；TM 分期为 M1~4 或 T3b~T4；术后 CT 或 MRI 示残存肿瘤 $>1.5cm^2$）进入研究，治疗方案为 A 组（101 例）手术后给予放射治疗，同时给予 8 周长春新碱化学治疗，随后给予 8 疗程 VCP 化学治疗；B 组（102 例）手术后给予两疗程"8 in 1 day"方案（14 天为一疗程），然后给予放射治疗，放射治疗后再给予 8 疗程"8 in 1 day"化学治疗（6 周为一疗程）。放射治疗方案为：年龄大于 3 岁者，CSI 36Gy，PF 加量到 54Gy；年龄 1.5~2.9 岁者，CSI 23.4Gy，PF 加量到 45Gy，单次量 1.8Gy。结果中 5 年无瘤生存率 A 组 63%，B 组 45%，前者明显好于后者，组间有显著性差异。

经过几十年不同的强化治疗策略的研究，高危组患者长期生存率从 20%~40% 提高到 60%~70%。然而，目前高危组的预后仍不令人满意，研究主要集中在不同的放化疗方案变化上。高危患者接受 36~39.6Gy 的 CSI 治疗，序贯 4 周期大剂量环磷酰胺 + 顺铂 + 长春新碱化疗，以及外周造血干细胞解救，5 年无事件生存率和总生存率达 70%。COG 开展了转移性髓母细胞瘤的研究，所有患者接受甲氨蝶呤 + 依托泊苷 + 环磷酰胺 + 卡铂，序贯加速超分割放疗（CSI 39Gy，1.3Gy Bid，PF 60Gy，1.5Gy Bid），放疗前疗效评价未达 CR 患者继续行 2 周期化疗再行放疗，疗效评价达 CR 患者放疗后予以维持化疗，5 年无事件生存率 72%、5 年总生存率 70%。GPOH MET-HIT 2000-AB4 研究，入组 123 例 4~21 岁转移性髓母细胞瘤患者，

接受新辅助化疗,序贯加速超分割放疗以及维持化疗,5 年无事件生存率超过 60%,5 年总生存率超过 70%。COG 开展一项 I/II 期研究,36Gy CSI 照射时同步 CBP,序贯维持化疗,5 年无疾病进展生存率和总生存率达 66% 和 80%。高危组髓母细胞瘤放射治疗全中枢剂量在 36～39.6Gy,PF 或者转移病灶继续推量,化疗能提高生存,但无达成共识的化疗方案。建议对于有残留的 M0 患者,后颅窝加量至 55.8Gy 以上。对于 M2/3 患者,根据 COG 开展的研究中放疗同步每天卡铂,目前成为美国治疗的标准,在欧洲一般建议加速超分割联合序贯化疗。M1 的治疗目前仍有争议,建议按 M2/3 治疗。高危组放疗靶区同低危组。

高危组患者术后化疗序贯放疗或是先放疗再辅助化疗在生存上是否有差别?POG9031 研究比较了术后放疗前先三周期顺铂+VP-16 化疗(顺铂 90mg/m^2 和 VP-16 150mg/m^2,每 4 周为一个周期,顺铂第 1 天,VP-16 第 3 天和第 4 天静脉输注),与术后先放疗再 3 周期相同方案化疗的结果。两组均接受 7 周期环磷酰胺 + 长春新碱的巩固化疗(环磷酰胺 1000mg/m^2,长春新碱 20mg/m^2,每 4 周为一周期。长春新碱第 1 天给予,环磷酰胺第 1 天和第 2 天给予。)中位随访时间 6.4 年,5 年无事件生存率两组分别为 66.0% 和 70.0%($P=0.54$),5 年总生存率别为 73.1% 和 76.1%。结果显示术后先化疗和先放疗疗效无差别。

(三)低龄高危患者的治疗

高危组中年龄小于 3 岁的预后差于大于 3 岁的患者,原因主要受手术难以全部切除、诊断时约 50% 出现脑膜播散以及无法耐受积极治疗。由于放射治疗对生长、内分泌和智力的影响,众多研究者建议术后化疗为主,术后只化疗或先化疗,待年龄稍大再作放射治疗。Duffner 等对 132 例年龄小于 24 个月、手术或活检证实的脑瘤病例术后进行 2 周期环磷酰胺加长春新碱和 1 周期顺铂加 VP-16 为一个疗程的化疗方案,重复用 2 年或到肿瘤进展时加做放射治疗,对 66 例年龄在 24～36 个月的病例进行为期一年的化学治疗,并对其中 102 例能评价化学治疗疗效的病进行评价,髓母细胞瘤对化学治疗敏感。认为对年龄小于 3 岁的儿童,可在手术后先给予一年或更长时间的化学治疗,然后给予放射治疗,以便延长脑组织的发育时间,减轻放射治疗对未成熟脑组织的损伤。Ater 等的研究结果表明,对<3 岁的儿童,氮芥 + 长春新碱 + 甲基苄肼 + 强的松(MOPP)方案可以替代放射治疗,减少

对智力、生长的影响,同时提高生存率。Mason 和 Chi 等报道联合常规化疗序贯大剂量化疗和自体造血干细胞移植,治疗失败后行放疗挽救,这两个研究中,前者无 MTX,后者合并 MTX,3 年无事件生存率 40%～50%,3 年总生存 60% 左右,然而研究出现治疗相关死亡。而 Hartsell 等的研究结果表明,放射治疗前化学治疗会增加中枢神经系统的复发率。同时 COP P9934 研究中,8 个月到 3 岁的患者接受化疗序贯原发肿瘤或后颅窝适形放疗,4 年无事件生存率和总生存率 50% 和 69%,大部分复发位于后颅窝外,其结果优于术后只接受放疗的研究(POG9923),纤维结缔组织型和结节型患者效果更好。近期有研究显示对于较小的儿童,病理组织学是结缔组织增生和结节型,术后无残留的患者,分析复发模式时发现,病变复发相对较早(12 个月内)且局限,建议对该部分患者行放疗。

目前的研究将髓母细胞瘤按不同组织学类型分组,对于结缔组织增生型/结节性髓母细胞瘤,欧洲拟开展研究评价脑室内注射甲氨蝶呤的价值,并关注心理和生活质量的变化。SIOPE 脑肿瘤研究组针对无转移的非结缔组织增生型/结节性髓母细胞瘤,拟行高剂量化疗和放疗联合。

对于年龄小的复发患者,大剂量化学治疗加自体骨髓移植(HDC+AMBT)或自体外周血干细胞移植可能成为一种有效的治疗方案,Dupuis-Girod 等报道 20 例没有接受放射治疗的复发病例,HDC+AMBT 有效率达到 75%,这方案能否替代复发病例的放射治疗,还需要进一步研究。

九、预后及影响因素

自 1930 年首次报道以来,病理诊断尤其是分子分型的应用,外科手术、放射治疗技术、放化疗综合治疗的进步,在髓母细胞瘤诊治中体现了准确诊断、分层治疗的原则,达到了提高疗效和降低治疗相关毒性的目的。5 年生存率在 80% 左右,对生长发育和智力的影响明显降低。

欧洲 2000-2007 年治疗的儿童髓母细胞瘤的 1、3、5 年总生存率为 81%,63% 和 56%。婴儿的预后差,5 年生存率 33%,1～4 岁的 5 年生存率为 47%,5～14 岁的 5 年生存率为 67%。接受包括手术切除肿瘤,全中枢照射和联合化疗等手段的标准治疗的,年龄在 3～5 岁以上的患儿总治愈率达到 70%～75%。影响髓母细胞瘤预后的主要因素有:年龄,手术切除程度,肿瘤的分期,是否有远地转移,高风险患者是否接受化疗等。低危组病

例 5 年生存率 80% 左右,5 年无瘤生存率 60% 左右,高危组 5 年生存率在 60% 左右,无瘤生存率只有 30%~40% 左右。国内有单位统计了 1996 年到 2001 年收治 64 例髓母细胞瘤接受术后放射治疗,3 年、5 年总生存率和无瘤生存率分别为 68.8%、57.8% 和 55.7%、51.4%。手术和放射治疗的间隔显著影响无瘤生存率。

十、目前治疗挑战和研究方向

如何进一步区分不同预后的患者人群,进一步提高治疗疗效和降低治疗相关毒副作用是目前髓母细胞瘤治疗中存在的问题,也是进一步研究的方向。

根据分子分型,在合适的人群中引入新的靶向治疗药物,是提高髓母细胞瘤治疗疗效的研究方向之一。

基于细胞形态学和分子遗传学特征,2016 年 WHO 第 4 版更新时将髓母细胞瘤分为:WNT 激活型髓母细胞瘤;SHH 激活/TP53 突变型髓母细胞瘤、SHH 激活/TP53 野生型髓母细胞瘤:无 WNT 激活(第 3 组);无 SHH 激活型髓母细胞瘤(第 4 组)。四个分子分型与组织学分类的关系以及临床病理特征见表 5-5-4。

尽管分子分型有利于研发针对遗传学特征和不同肿瘤调控途径的靶向治疗药物,提高治疗疗效。但髓母细胞瘤的分子靶向治疗仍然处于研究阶段,没有明确的靶标可以临床应用。Morrissy 等通过动物模型对接受类似患者治疗方式后的复发肿瘤进行全基因分析,与治疗前的肿瘤全基因分析比较,发现只有 5% 的基因是重合的。33 个配对的诊断和治疗后复发髓母细胞瘤组织的全基因分析结果表明,原发肿瘤和复发肿瘤存在明显的遗传学多态性,复发肿瘤只保留了不到 12% 治疗前基因特征,这个发现较好的说明了既往靶向治疗失败的原因。

（易俊林）

表 5-5-4　髓母细胞瘤分子分型与临床病理特征

特征	分子分型			
	WNT 激活型	SHH 激活型	无 WNT 激活型（第 3 组）	无 SHH 激活型（第 4 组）
发病年龄	发生于任何年龄,10~12 岁多见。	双峰分布,年龄<3 岁和>16 岁	多见于婴儿和儿童	可见于任何年龄,多见于儿童
男女比例	女性多见	1:1	男性多见	男性多见　3:1
发生率	11%	30%	25%~28%	最多见　35%
好发部位	中线结构,占住第四脑室,侵犯脑干	小脑半球常见,少数小脑蚓部	-	-
组织病理学	多为经典细胞型,少数大细胞/间变	结节型/纤维结缔组织型,广泛结节型	大细胞/间变型	大部分经典型,少数大细胞/间变
转移播散	较少播散、转移	偶有播散、转移	多有播散转移	播散转移常见
预后	非常好,5 年总生存 95%~100%	婴儿好发,5 年 OS 75%,其他年龄差	预后差,5 年 OS<50%	中等预后 50%~75%
失败模式	-	局部复发	远处转移	远处转移
遗传学	6 号染色体单体 CTNNBS1 突变	3 号 q 获得,9p,10p,14p 丢失,SMO/SUFU 突变	1q,7,17q,i17q,18q 获得,8,10q,11,16p,17p 丢失	7,17q,18q 获得,8,11p,X 丢失
单核苷酸变异	CTNNB1（91%）DDX3X（50%）SMARCA4（26%）MLL2（13%）TPS3（13%）	TERT（60%）PTCH1（46%）SUFU（24%）MLL2（16%）SMQ（14%）TP53（13%）	SMARCA4（11%）MLL2（4%）	KDM6A（13%）MLL（5%）
基因表达	WNT 信号通路 MYC+ DKK1,Filamin-A,YAP-1,beta-catenin	SHH 扩增 MYCN+ GAB1,SFRP,GLI1	视黄醛标志物 MYC+++ NPR3	神经元标志物 MYC/MYCN-

参 考 文 献

1. Siegel RL, Miller KD, Jemal A.. Cancer Statistics, 2015. CA Cancer J Clin, 2015, 65: 5-29.

2. Chen W, Zheng R, Baade PD, et al. Cancer Statistics in China, 2015. CA Cancer J Clin, 2016, 66: 115-132.

3. Louis DN, Perry A, Reifenberger G, et al. The 2016 World Health Organization classification of tumors of the central nervous system: a summary. Acta Neuropathol, 2016, 131: 803-820.

4. Yan H, Parsons DW, Jin G, et al. IDH1 and IDH2 mutations in gliomas. N Engl J Med, 2009, 360: 765-773.

5. Harmann C, Meyer J, Balss J, et al. Type and frequency of IDH andIDH2 mutations are related to astrocytic and oligodendroglial differentiation and age: a study of 1010 diffuse gliomas. Acta Neuropathol, 2009, 118: 469-474.

6. Hartmann C, Hentschel B, Tatagiba M, et al. Molecular markers in low-grade gliomas: predictive or prognostic? Clin Cancer Res, 2011, 17: 4588-4599.

7. Weller M, Stupp R, Reifenberger G, et al. MGMT promoter methylation in malignant gliomas: ready for personalized medicine? Nat Rev Neurol, 2010, 6: 39-51.

8. Smith JS, Tachibana I, Passe SM, et al. PTEN mutation, EGFR amplication, and outcome in patients with anaplastic astrocytoma and glioblastoma mutliforme. J Natl Cancer Inst, 2001, 93: 1246-1256.

9. Schindler G, Capper D, Meyer J, et al. Analysis of BRAF V600E mutation in 1320 nervous system tumors reveals high mutation frequencies in pleomorphic xanthoastrocytoma, ganglioglioma and extra-cerebellar pilocytic astrocytoma. Acta Neuropathol, 2011, 121: 397-405.

10. Mirimanoff RO, Gorlia T, Mason W, et al. Radiotherapy and temozolomide for newly diagnosed glioblastoma: recursive partitioning analysis of the EORTC 26981/22981-NCIC CE3 phase III randomized trial. J Clin Oncol, 2006, 24: 2563-2569.

11. Brown TJ, Brennan MC, Li M, et al. Association of the extent o resection with survival in glioblastoma: a systematic review and meta-analysis. JAMA Oncol, 2016, 2: 1460-1469.

12. Niyazi M, Brada M, Chalmers AJ, et al. ESTRO-ACROP guideline "target delineation of glioblastoma". Radiother Oncol, 2016, 118: 35-42.

13. Cabrera AR, Krikpatrick JP, Fiveash JB, et al. Radiation therapy for globalstoma: Executive summary of an American Society for Radiation Oncology evidence-based clinical practice guideline. Pract Radiat Oncol, 2016, 6: 217-215.

14.《中国中枢神经系统胶质瘤诊断和治疗指南》编写组. 中国中枢神经系统胶质瘤诊断与治疗指南（2015）. 中华医学杂志, 2016, 96: 485-509.

15. Stupp R, Mason WP, van den Bent MJ, et al. Radiotherapy plus concomitant and adjuvant temozolomide for glioblastoma. N Engl J Med, 2005, 352: 987-996.

16. Stupp R, Hegi ME, Mason WP, et al. Effects of radiotherapy with concomitant and adjuvant temozolomide versus radiotherapy alone on survival in glioblastoma in a randomised phase III study: 5-year analysis of the EORTCNCIC trial. Lancet Oncol, 2009, 10: 459-466.

17. Chinot OL, Wick W, Mason W, et al. Bevacizumab plus radiotherapy-temozolomide for new diagnosed glioblastoma. N Eng J Med, 2014, 370: 709-722.

18. Gilbert MR, Dignam JJ, Armstrong TS, et al. A randomized trial of bevacizumab for newly diagnosed glioblastoma. N Eng J Med, 2014, 370: 699-708.

19. Schuster J, Lai RK, Recht LD, et al. Phase II, multicenter trial of rindopepimut (CDX-110) in newly diagnosed glioblastoma: the ACT III study. Neuro-Oncology, 2015, 17: 854-861.

20. Tivnan A, Heilinger J, Lavelle EC, et al. Advances in immunotherapy for the treatment of glioblastoma. J Neurooncol, 2017, 131: 1-9.

21. Radiation Therapy Oncology Group. RTOG 9402 finds chromosomal abnormality be a strong indicator for determining treatment and outcome for patients with oligodendroglioma brain tumors. RTOG News, 2012, 15: 41.

22. Perkins GH, Schomer DF, Fuller GN, et al. Gliomatosis cerebri: improved outcome with radiotherapy. Int J Radiat Oncol Biol Phys, 2003, 56: 1137-1146.

23. Chang S, Cahill DP, Aldape K, et al. Treatment of Adult Lower-Grade Glioma in the Era of Genomic Medicine. Am Soc Clin Oncol Educ Book, 2016, 35: 75-81.

24. Buckner JC, Shaw EG, Pugh SL, et al. Radiation plus Procarbazine, CCNU and Vincristine in Low-Grade

Glioma. N Engl J Med, 2016, 374: 1344-1355.

25. Louis DN, Ohgaki H, Wiestler OD, et al. The 2007 WHO classification of tumours of the central nervous system. ActaNeuropathol, 2007, 114: 97-109.

26. Northcott PA, Korshunov A, Witt H, et al. Medulloblastoma comprises four distinct molecular variants. J ClinOncol, 2011, 29: 1408-1414.

27. Shih DJ, Northcott PA, Remke M, et al. Cytogenetic prognostication within medulloblastoma subgroups. J Clin Oncol, 2014, 32: 886-896.

28. Ellison DW, Dalton J, Kocak M, et al. Medulloblastoma: clinicopathological correlates of SHH, WNT, and non-SHH/WNT molecular subgroups. Acta Neuropathol, 2011, 121: 381-396.

29. Chang CH, Housepian EM, Herbert C JR. An operative staging system and a megavoltage radiotherapeutic technic for cerebellar medulloblastoma. Radiology, 1969, 93: 1351-1359.

30. Albright AL, Wisoff JH, Zelter PM, et al. Effect of medulloblastoma resections on outcome in Children: a report from the Children's Cancer Group. J neurosurg, 1996, 38: 265-271.

31. Packer RJ, Gajjar A, Vezina G, et al. Phase Ⅲ study of craniospinal radiation therapy followed by adjuvant chemotherapy for newly diagnosed average-risk medulloblastoma. J Clin Oncol, 2006, 24: 4202-4208.

32. Deutsch M, Thomas PR, Krischer J, et al. Results of a prospective randomized trial comparing standard dose neuraxis irradiation (3, 600 cGy/20) with reduced neuraxis irradiation (2, 340 cGy/ 13f) in patients with low-stage medulloblastoma. A Combined Children's Cancer Group-Pediatric Oncology Group Study. Pediatr Neurosur, 1996, 24: 167-176.

33. Kennedy C, Bull K, Chevignard M, et al. Quality of survival and growth in children and young adults in the PNET4 European controlled trial of hyperfractionated versus conventional radiation therapy for standard-risk medulloblastoma. Int J Radiat Oncol BIol Phys, 2014, 88, 292-300.

34. Lannering B, Rutkowski S, Doz F, et al. Hyperfractionated versus conventional radiotherapy followed by chemotherapy in standard-risk medulloblastoma: results from the randomized multicenter HIT-SIOP PNET 4

trial. J Clin Oncol, 2012, 30: 3187-3193.

35. Gajjar A, Chintagumpala M, Ashley D, et al. Risk-adapted craniospinal radiotherapy followed by high-dose chemotherapy and stem-cell rescue in children with newly diagnosed medulloblastoma (St Jude Medulloblastoma-96): long-term results from a prospective, multicenter trial. Lancet Oncol, 2006, 7: 813-820.

36. Duffner PK, Horowitz ME, Krischer JP, et al. Postoperative chemotherapy and delayed radiation in children less than three years of age with malignant brain tumors. N Engl J Med, 1993, 328: 1725-1731.

37. Tarbell N, Friedman H, Polkinghorn W R, et al. High-Risk Medulloblastoma: A Pediatric Oncology Group Randomized Trial of Chemotherapy Before or After Radiation Therapy (POG 9031). J Clin Oncol, 2013, 31: 2936-2941.

38. Ramaswamy V, Remke M, Adamski J, et al. Medulloblastoma subgroup-specific outcomes in irradiated children: who are the true high-risk patients? Neuro-Oncology, 2016, 18: 291-297.

39. Carrie C, Hoffstetter S, Gomez F, et al. Impact of targeting deviations on outcome in medulloblastoma: Study of theFrench Society of Pediatric Oncology (SFOP). Int J Radiat Oncol Biol Phys, 1999, 45: 435-439.

40. Merchant TE, Kun LE, Krasin MJ, et al. Multiinstitute prospective trial of reduced-dose craniospinal irradiation (23.4Gy) followed by conformal posterior fossa (36Gy) and primary site irradiation (55.8Gy) and dose-intensive chemotherapy for average-risk medulloblastoma. Proceedings of the 45th Annual ASTRO meeting 2003, 57: S194-195.

41. 刘跃平, 高黎, 李晔雄, 等. 64例髓母细胞瘤放疗的回顾性分析. 中华放射肿瘤学杂志, 2005, 14: 280-283.

42. Massiminoa Ma, Biassonia V, Gandolaa L, et al. Childhood medulloblastoma. Critical Reviews in Oncology/Hematology, 2016, 105: 35-51.

43. Gatta G, Botta L, Rossi S, et al. Childhood cancer survival in Europe 1999-2007: results of EUROCARE-5: a population-based study. Lancet Oncol, 2014, 15: 35-47.

44. Morrissy AS, Garzia L, Shih DJ, et al. Divergent clonal selection dominates medulloblastoma at recurrence. Nature, 2016, 529: 351-357.

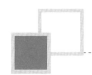

第六章 食 管 癌

第一节 概 述

我国是食管癌高发国家，发病和死亡病例均约占全球的 50%，占发展中国家的 60%，尤其是在卫生资源欠缺的中西部农村高发区，食管癌仍是当地居民的主要疾病负担。我国大约 95% 的食管癌是鳞状细胞癌。好发年龄为 50～69 岁。男性发病多于女性。病因尚未完全探明，可能是多因素联合作用的结果，如长期嗜酒、大量吸烟、食用发霉的食物、营养不良等。食管癌的预后很差（发达国家 5 年生存率约 18%，大多数病例发生的发展中国家却低于 5%），主要是因为临床症状出现晚，患者就诊时已无法治愈。

一、应用解剖

食管位于下咽部和胃之间，全长约 25cm。上起自环状软骨水平续咽，相当于第 6 颈椎下缘，向下走行于气管后缘、椎体前缘，于第 11 胸椎水平止于贲门。食管正常有三个生理狭窄，第一个位于食管入口处，第二个位于主动脉弓处，第三个位于膈肌入口处。2016 年 UICC/AJCC 第八版食管癌 TNM 分期指南将食管分段如下：①颈段：自食管入口至胸骨柄上缘，内镜检查距门齿约 15～20cm；②胸上段：胸廓入口至奇静脉弓下缘水平，距门齿 20～25cm；③胸中段：奇静脉弓下缘至下肺静脉水平，距门齿 25～30cm；④胸下段：下肺静脉水平至食管胃连接部（esophagogastric junction，EGJ），距门齿 30～40cm（图 6-1-1）。内镜下 EGJ 通常被定义为第 1 个胃皱襞出现处，这是一个理论上的标志。在组织学上，EGJ 能被准确地定义，即食管的柱状上皮和鳞状上皮的交界处。在最新的 UICCAJCC 分期系统，如果癌症的中心位于胃近端 2cm 以内，不论是否侵犯食管下段或 EGJ，均按食管癌进行分期。胃近端 2cm 以外者，皆按胃癌进行分期。

食管壁由黏膜、肌层及外膜组成，食管壁平均厚度不超过 3～4mm，具有弹性，扩张度很好。因此只有肿瘤侵犯超过 1/2 周径才出现进食阻挡感。食管没有浆膜层，食管癌容易侵蚀食管壁，侵犯邻近器官，如侵犯气管或支气管导致食管-气管瘘或食管-支气管瘘，侵犯邻近大血管导致大出血。

食管有丰富的淋巴引流系统。位于黏膜、黏膜下层的密集的淋巴网与位于肌层的淋巴管和穿过食管通往胸腔淋巴结的淋巴管具有广泛的交通关系。食管的淋巴主要沿纵行方向引流，胸上段食管的淋巴管大部分进入颈段淋巴管所达淋巴结，胸中段引流到气管隆凸下淋巴结、支气管旁及心包纵隔淋巴结，同时向下引流。胸下段大部分向下引流进入贲门旁及胃左动脉旁淋巴结。各段食管的淋巴引流相互连通，并形成侧副通道，故跳跃式转移亦很常见。血行转移可发生在任何器官，最常见的转移部位是肝脏和肺。

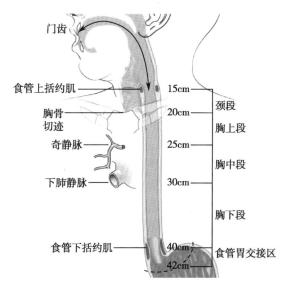

图 6-1-1　食管癌病变部位分段国际标准

以病灶中心分段。EGJ 癌中心距贲门≤2cm 者按食管癌分期；>2cm 者，即使食管受累，仍按胃癌分期

二、病理

（一）病理形态

早期食管癌一般根据食管镜或手术切除标本

所见，分为四型：①隐伏型：是食管癌的最早期发现，仅见食管黏膜光泽较差，稍呈潮红，或伴细颗粒状，本型多经脱落细胞学普查发现，易在食管镜检查中被遗漏；②糜烂型：黏膜有局部糜烂，边缘清楚，呈不规则地图样，糜烂面红色；③斑块型：黏膜有色泽灰白的局部扁平隆起，有时伴随糜烂；④乳头型：病变呈结节、乳头或息肉状。以上各型以②、③型较多。

中晚期食管癌病理形态也分为四型：①髓质型：癌瘤呈坡状隆起，侵及食管壁各层及其周围组织，切面色灰白如脑髓，可伴有溃疡，本型多见，恶性程度最高；②蕈伞型：癌瘤呈圆形或椭圆形，向食管腔内生长，边缘外翻如伞状，表面常有溃疡，属高分化癌，预后较好；③溃疡型：主要为较深的溃疡，边缘稍隆起，多不引起食管梗阻；④缩窄型：癌瘤呈环形生长，质硬，涉及食管全周径，易引起食管梗阻，本型较少见。

（二）组织学分类

我国绝大多数为鳞状细胞癌，约占 95%，少数为腺癌，小细胞未分化癌更少见，但恶性程度更高，预后更差。

三、临床表现和体征

（一）早期症状

早期食管癌的症状常不典型，可有吞咽食物时的异物感或摩擦感，胸骨后疼痛或烧灼感，下段食管癌还可出现剑突下或上腹部不适、呃逆、嗳气等。上述症状时轻时重，间歇期间无症状，可持续 1~2 年或更久，患者常常延误就诊，临床上也可误诊为咽炎或食管炎。

（二）中晚期症状

1. 吞咽困难 进行性吞咽困难是中晚期食管癌的典型症状，特点是从进食较硬食物出现吞咽困难，逐渐加重到只能进软食，进一步发展到进半流质、流质饮食，最后出现梗阻。由于食管癌的浸润和炎症刺激食管黏膜的腺体以及唾液腺分泌增加，在这期间还可伴有吐较多的黏液。

2. 胸背疼痛 食管癌所致的黏膜溃疡、外侵周围组织引起食管周围炎、纵隔炎以及侵至周围神经根均可引起胸背疼痛，较重时患者常不能入睡。如果出现疼痛突然加重、持续发热、呛咳、咳脓痰以及肺炎，应高度怀疑食管纵隔瘘或食管气管瘘。

3. 声音嘶哑 肿瘤侵犯或淋巴结压迫喉返神经可引起声音嘶哑、呛咳。

4. 颈部和（或）锁骨上肿物 这是食管癌较常见的淋巴结转移部位。

5. 出血 食管癌侵及周围大血管可引起。

6. 体重减轻 因进食困难，食量减少，肿瘤消耗，致使患者的营养状况日趋降低，出现严重脱水、营养不良、消瘦。

7. 远处转移 肝转移可出现腹胀、黄疸、腹水。骨转移可出现相应部位持续性疼痛。脑转移可出现头疼、恶心、呕吐及视力模糊。

四、诊断与分期

（一）X 线钡餐检查

如果患者诉及咽下异物感或吞咽困难应考虑到食管癌，首先应行食管钡餐 X 线检查。早期食管癌的 X 线表现有：局限性黏膜皱襞增粗和断裂、局限性管壁僵硬、局限或小的充盈缺损、小龛影。晚期则一般表现为充盈缺损、管腔狭窄和梗阻。食管癌按照 X 线钡餐所见，大体可分为：①髓质型：食管壁明显增厚，表面溃疡；②蕈伞型：蘑菇状突向腔内；③溃疡型：食管壁龛影；④缩窄型：明显的狭窄与梗阻、缩短，全周，上段扩张；⑤腔内型：腔内隆起。

（二）CT 检查

CT 在食管癌的检查中发挥着越来越重要的作用，特别是具有较高空间分辨率和时间分辨率的多层螺旋 CT，可以较准确地判断食管病变的范围、与邻近组织器官的关系以及区域淋巴结转移情况和远处转移情况，对肿瘤的临床分期提供准确的信息，指导治疗方案的制订。建议常规行增强 CT 扫描。CT 扫描时，重点应观察食管壁厚度、肿瘤外侵的程度、范围及淋巴结有无转移。食管壁厚度超过 5mm，则提示有食管病变存在，如果食管与邻近器官间的脂肪层消失，器官间分界不清，则提示肿瘤外侵。CT 对正常大小的转移淋巴结较难作出判断，但大部分学者认为淋巴结直径 >10mm 可认为是异常淋巴结。食管黏膜不能在 CT 扫描中显示，故 CT 扫描难以发现早期食管癌。

（三）食管脱落细胞学检查

食管脱落细胞学检查是我国独创的食管拉网方法做脱落细胞学检查，操作简单、方便、安全、痛苦小，准确率达 90% 以上，是食管癌大规模普查的重要方法。食管脱落细胞学检查结合 X 线钡餐检查可作为食管癌的诊断依据，使大多数患者免受食管镜检查的痛苦。但当食管狭窄、梗阻较重时，脱落细胞采集器往往不能通过，还应行食管镜检查。

（四）食管镜检查

食管镜检查是明确食管癌病变部位及取得细胞学或病理组织学的重要手段。适应证如下：

1. 食管钡餐 X 线检查阳性，在没有脱落细胞学检查的单位应行食管镜检查并取活检。

2. 食管钡餐 X 线检查阳性，反复脱落细胞学检查阴性，应作食管镜检查。

3. X 线钡餐检查见食管明显狭窄，估计脱落细胞学检查有困难者，应首先作食管镜检查。

4. 细胞学检查阳性，而 X 线检查阴性或 X 线片上有可疑病变者或疑有双段病变时，应行食管镜检查。

5. 食管癌普查时，脱落细胞学检查阳性，而患者无症状，X 线钡餐检查阴性者为慎重起见，应做食管镜检查，以明确诊断。

（五）分期

此前的分期版本均存在一定缺陷，而且主要基于西方食管癌（多数为腺癌）的患者资料，缺少我国的患者资料。我国食管癌患者约占全球 1/2，且鳞癌占绝大多数（95%），因此，食管癌国际协作项目（World Esophageal Cancer Collaboration，WECC）在制定 UICC/AJCC 第八版食管癌分期标准时，纳入了我国食管癌患者资料。该分期初稿于 2016 年 10 月 30 日在线发表于 *Journal of Thoracic Oncology*（图 6-1-2，表 6-1-1～表 6-1-5）。

UICC/AJCC 食管癌国际 TNM 分期标准（2016，第八版）：

1. 原发肿瘤（T 分期）

Tx：原发肿瘤不能确定

T0：无原发肿瘤证据

Tis：重度不典型增生（癌细胞未突破基底膜）

T1：肿瘤侵犯黏膜固有层、黏膜肌层或黏膜下层

    T1a：肿瘤侵犯黏膜固有层或黏膜肌层

    T1b：肿瘤侵犯黏膜下层

T2：肿瘤侵犯食管肌层

T3：肿瘤侵犯食管纤维膜

T4：肿瘤侵犯食管周围结构

    T4a：肿瘤侵犯胸膜、心包、奇静脉、膈肌或腹膜

    T4b：肿瘤侵犯其他邻近结构，如主动脉、椎体或气管

2. 区域淋巴结（N 分期）

Nx：区域淋巴结转移不能确定

N0：无区域淋巴结转移

N1：1～2 枚区域淋巴结转移

N2：3～6 枚区域淋巴结转移

N3：≥7 枚区域淋巴结转移

3. 原处转移（M 分期）

M_0 无远处转移

M_1 有远处转移

4. 腺癌分化程度分期（G 分期）

Gx：分化程度不能确定

G1：高分化癌：>95% 为分化较好的腺体组织

G2：中分化癌：50%～95% 为分化较好的腺体组织

G3*：低分化癌：癌细胞成巢状或片状，<50% 有腺体形成

* 如果进一步检测"未分化"癌组织，发现腺体

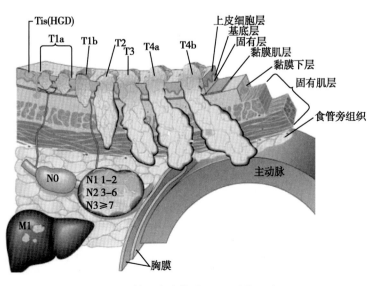

图 6-1-2　第八版食管癌 TNM 分期示意图

表 6-1-1　ypTNM 分期（鳞癌、腺癌）

	N0	N1	N2	N3	M1
T0	I	ⅢA	ⅢB	ⅣA	ⅣB
Tis	I	ⅢA	ⅢB	ⅣA	ⅣB
T1	I	ⅢA	ⅢB	ⅣA	ⅣB
T2	I	ⅢA	ⅢB	ⅣA	ⅣB
T3	II	ⅢB	ⅢB	ⅣA	ⅣB
T4a	ⅢB	ⅣA	ⅣA	ⅣA	ⅣB
T4b	ⅣA	ⅣA	ⅣA	ⅣA	ⅣB

表 6-1-2　食管鳞癌 pTNM 分期

		N0		N1	N2	N3	M1
		下段	上/中段				
Tis		0					
T1a	G1		ⅠA	ⅡB	ⅢA	ⅣA	ⅣB
	G2-3		ⅠB				
T1b			ⅠB	ⅡB	ⅢA	ⅣA	ⅣB
T2	G1		ⅠB	ⅢA	ⅢB	ⅣA	ⅣB
	G2-3		ⅡA				
T3	G1		ⅡA	ⅢB		ⅣA	ⅣB
	G2-3	ⅡA	ⅡB				
T4a		ⅢB		ⅢB	ⅣA	ⅣA	ⅣB
T4b		ⅣA		ⅣA	ⅣA	ⅣA	ⅣB

表 6-1-3　食管腺癌 pTNM 分期

		N0	N1	N2	N3	M1
Tis		0				
T1a	G1	ⅠA	ⅡB	ⅢA	ⅣA	ⅣB
	G2	ⅠB				
	G3	ⅠC				
T1b	G1	ⅠB	ⅡB	ⅢA	ⅣA	ⅣB
	G2					
	G3	ⅠC				
T2	G1	ⅠC	ⅢA	ⅢB	ⅣA	ⅣB
	G2					
	G3	ⅡA				
T3		ⅡB	ⅢB	ⅢB	ⅣA	ⅣB
T4a		ⅢB	ⅢB	ⅣA	ⅣA	ⅣB
T4b		ⅣA	ⅣA	ⅣA	ⅣA	ⅣB

表 6-1-4　食管鳞癌 cTNM 分期

		N0	N1	N2	N3	M1
Tis	0					
T1		Ⅰ	Ⅰ	Ⅲ	ⅣA	ⅣB
T2		Ⅱ	Ⅱ	Ⅲ	ⅣA	ⅣB
T3		Ⅱ	Ⅲ	Ⅲ	ⅣA	ⅣB
T4a		ⅣA	ⅣA	ⅣA	ⅣA	ⅣB
T4b		ⅣA	ⅣA	ⅣA	ⅣA	ⅣB

表 6-1-5　食管腺癌 cTNM 分期

		N0	N1	N2	N3	M1
Tis	0					
T1		Ⅰ	ⅡA	ⅣA	ⅣA	ⅣB
T2		ⅡB	Ⅲ	ⅣA	ⅣA	ⅣB
T3		Ⅲ	Ⅲ	ⅣA	ⅣA	ⅣB
T4a		Ⅲ	Ⅲ	ⅣA	ⅣA	ⅣB
T4b		ⅣA	ⅣA	ⅣA	ⅣA	ⅣB

组织,则分类为 G3 腺癌。

5. 鳞癌分化程度分期(G 分期)

Gx:分化程度不能确定

G1:高分化癌:角质化为主,伴颗粒层形成和少量非角质化基底样细胞成分,肿瘤细胞排列成片状、有丝分裂少

G2:中分化癌:组织学特征多变,从角化不全到低度角化,通常无颗粒形成

G3*:低分化癌:通常伴中心坏死,形成大小不一、巢样分布的基底样细胞。巢主要由肿瘤细胞片状或路面样分布组成,偶可见角化不全或角质化细胞

* 如果进一步检测"未分化"癌组织,发现鳞状细胞组分,或仍为未分化癌,则分类为 G3 鳞癌。

6. 鳞癌位置分类(L 分期,以病灶中心分段)

Lx:位置无法确定

上段:颈段食管至奇静脉弓下缘水平

中段:奇静脉弓下缘至下肺静脉水平

下段:下肺静脉至胃,包括 EGJ

一般来说,Ⅰ、Ⅱ、Ⅲ期颈段、胸上段食管癌以放疗为主,胸下段食管癌以手术为主,胸中段食管癌放疗与手术的疗效相当。Ⅳ期应以全身治疗为主的局部姑息治疗。对分期晚于 T1bN0 的患者,临床上应采取综合治疗的原则,即根据患者的机体状况,肿瘤的病理类型、侵犯范围(病期)、部位和发展趋向,有计划地、合理地应用现有的治疗手段,以期最大幅度地根治、控制肿瘤和提高治愈率,改善患者的生活质量。

根据 NCCN 2016 指南,对于内镜证实的 pTis、pT1a 者,首选内镜下治疗,包括内镜黏膜剥脱术、消融(不适合单独用于 pT1a)、黏膜剥脱术 + 消融(虽然 pTis、pT1a 的鳞癌内镜下切除后消融的证据水平较低,但对于多发性高级别上皮内瘤变、原位癌、未完全清除 / 残存的上皮内瘤变,可能还需要加做消融,病灶已完全切除者则不需要),或食管癌根治术(其适应证为广泛的原位癌或 pT1a,特别是消融或黏膜剥脱术 + 消融后仍无法完全控制的结节性病灶;经膈或经胸或微创,首选胃重建)。对于内镜证实的 pT1bN0,推荐行食管癌根治术。对于 cT1bN+、cT2～4aN± 者,非颈段者推荐术前放化疗(41.4～50.4Gy,同步化疗),颈段或拒绝手术者推荐行根治性放化疗(50～50.4Gy,同步化疗),或食管癌根治术(非颈段,或 T1b～2 低危病变:<2cm,分化好)。对于 cT4b 者,推荐行根治性放化疗(50～50.4Gy,同步化疗)。鳞癌和腺癌略有区别。

第二节　可切除食管癌的综合治疗

可切除食管癌是指:① T1a 肿瘤,即肿瘤累及黏膜层但未侵及黏膜下;②黏膜下肿瘤;③ T1～3 肿瘤甚至存在区域淋巴结转移(N+)都是可以切除

的,虽然大肿块、多站淋巴结受累是手术的相对禁忌证,但应结合患者的年龄、一般状况而综合考虑;④ T4a 肿瘤侵及心包、胸膜或横膈可以切除者。

一、可切除食管癌的外科治疗

外科手术仍是食管癌最重要的治疗手段。目前我国食管癌外科手术切除率为 90%～97%,死亡率低于 3.5%,5 年生存率 30.0%～55.5%,术后肺部并发症率为 20% ～30%,吻合口瘘发生率为 6.3%～20.5%。

(一)手术治疗原则

在任一非急诊手术治疗前,应根据诊断要求完成必要的影像学等辅助检查,并进行 cTNM 分期,综合评估手术风险,以便于制订全面、合理和个体化的治疗方案。

根据患者的病情及合并症决定手术方式(表 6-2-1)。

经胸食管癌切除是目前常规的手术方法。

胃是最常替代食管的器官,其他可以选择的器官有结肠和空肠(对术者有准入要求)。

食管癌完全性切除手术应常规行区域淋巴结切除,未行术前放化疗者,至少应清扫 15 个淋巴结并标明位置,送病理学检查,以便获得准确的 N 分期。已行术前放化疗者,术中应清扫的淋巴结数目尚未取得一致意见,但仍推荐不少于 15 个。

根治性放化疗后的患者,若重新评估后局部可切除,且无远处转移灶,可以考虑挽救性食管癌切除术。

潜在可切除的食管癌应进行多学科评估,包括肿瘤外科、内科、放疗科、影像科、病理科、营养科、护理、姑息治疗科等。

(二)手术适应证

1. T1bN0 者行根治性切除术,T1bN+、T2～T4a 者行新辅助放化疗 + 根治性手术,或根治性手术。

2. 食管癌放疗后未控或复发,无局部明显外侵或远处转移,一般情况能耐受手术者。

(三)手术禁忌证

1. 分期为 Ⅳ 期及部分 Ⅲ 期(T4b)的患者。

2. 一般状况或营养状况很差,呈恶病质样。

3. 心肺功能差或合并其他重要器官系统严重疾病,不能耐受手术者。

(四)临床常用的术式

1. 食管内镜下黏膜切除术 适用于早期食

表 6-2-1 食管癌规范化手术途径选择流程

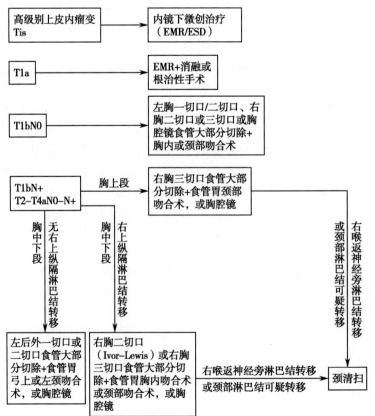

管癌临床 TNM 分期为 0 期（TisN0M0）或 Ⅰ 期（T1N0M0）者。优点：手术相对简单，对患者医源性损伤小，恢复块，疗效较好，费用相对较少。缺点：早期发现困难，就诊率低，对手术医师技术要求较高，远期疗效缺乏多中心临床随访研究的评价，且尚未广泛进入临床应用。

2. **食管钝性剥离或内翻拔脱术 + 食管胃颈部吻合术** 适用于早期食管癌，临床 TNM 分期为（TisN0M0）、Ⅰ 期（T1N0M0）或 Ⅱ 期（T2N0M0）者，且适用于全身情况差、心肺功能不全、不能耐受开胸手术者。优点：对循环、呼吸功能影响较小，医源性损伤相对较小，疗效较好，身体恢复相对较快，费用相对较少。

3. **根治性食管癌切除及食管重建术** 包括 Ivor Lewis 食管胃切除术（经腹和右胸联合手术）、McKeown 食管胃切除术（经腹和右胸食管切除 + 颈部吻合术）、经膈肌裂孔食管胃切除术（经腹 + 颈部吻合术）、经左胸或胸腹入路（胸或颈部吻合）等多种术式，但总的目的是将全部原发肿瘤及周围高危淋巴结清除，手术途径可经左侧或右侧开胸，常用胃重建食管，在颈部或后胸部行食管胃吻合术，中上端食管癌在颈部吻合，下段癌在主动脉弓上吻合，目前多数学者认为应全部在颈部吻合。优点：适用全身情况较好，心肺功能较好的早、中期患者，切除较彻底。缺点：对心肺功能影响较大，特别对呼吸功能的影响，易造成术后呼吸功能不全，医源性损伤较大，身体恢复较慢，费用相对较高。

4. **胸腔镜根治性食管癌切除及食管重建术** 近些年开展并迅速成熟，内镜技术与传统食管手术相结合，目前有替代常规开胸食管癌切除术的趋势。适应证主要局限于某些较早期的食管癌和心肺功能障碍不能耐受开胸手术者。具体术式包括微创 Ivor Lewis 食管胃切除术、微创 McKeown 食管胃切除术、机器人微创食管胃切除术等。优点：适用于全身情况尚可，心肺功能尚可的各期患者，手术清晰、精确、切除彻底，对心肺功能影响较小，术后呼吸功能不全发生率较低，医源性损伤较小，恢复较快。缺点：对手术医师腔镜操作技术要求高，费用稍高，也有研究认为胸腔镜手术时间较长，且术后有可能发生需再次手术方能解决的并发症，如颈部脓肿相关瘘、膈肌裂孔疝等。

总之，对于食管局部病变，没有特别推荐的手术方式能使并发症和生存结果都比较理想，目前也没有标准的食管癌手术方式，选择标准主要取决于肿瘤的部位和术者的偏好。

（五）食管癌可手术切除定义及范围

由于食管癌具有丰富的淋巴管网且淋巴引流呈多向性，所以即使在疾病早期阶段亦可发生淋巴转移，并且食管癌淋巴转移具有普遍性和随机性的特点，患者因进食梗阻就诊时，往往存在颈、胸、腹大范围的淋巴转移。为了有效控制淋巴转移，扩大淋巴结清扫术建议常规廓清胸部包括双侧喉返神经旁淋巴结在内的全纵隔淋巴结以及腹部包括贲门旁、胃小弯和胃左动脉旁的淋巴结。食管癌根治性切除术意味着切除癌灶所在器官的大部或全部，并行相应淋巴引流区域的淋巴结清扫术。R0 切除是食管癌外科医师追求的目标，只有获得 R0 切除，才有可能作准确的术后病理分期及预后判断，但无论是手术方式还是淋巴结清扫范围都存在争议，目前被大多数外科医师接受的是纵隔、上腹二野淋巴清扫，下颈、纵隔、上腹三野淋巴清扫主要在日本、西方少数医疗机构常规进行，国内亦有少数机构开展。近年来，为提高食管癌手术切除的根治程度，提出了食管癌全食管系膜切除术（total mesoesophageal excision，TME）的概念，即利用食管与邻近结构之间的解剖间隙，将食管及其系膜作为一个解剖单位整块切除，这反映了肿瘤外科根治术的观念（锐性分离、无触摸、整块切除），而同样反映此观念的另一种术式称为食管整块切除术（en bloc esophagectomy，EBE），该术式所切除的范围更广，EBE 所利用的解剖间隙位于 TME 解剖间隙的外围，即食管邻近结构外的解剖间隙，即便如此，亦无高级别证据证实其更高的生存获益。

颈段食管癌处理起来比较困难，需要切除部分下咽、整个喉部、甲状腺和近端食管，还要进行根治性颈部淋巴结清扫。由于并发症发生率很高且术后器官功能丧失，因此，通常推荐放化综合治疗。

（六）可切除食管癌术后切缘情况不容忽视

无论采用何种手术方式，切缘阴性都是根治性手术的应有之义，也是重要的预后影响因素。一组 500 例开胸手术切除食管癌的研究结果显示，切缘阴性者 5 年生存率为 29%，而切缘阳性者无一例存活达到 5 年。R0 切除指的是食管的上下切缘和环周切缘病理组织学检查均为阴性，确保上下切缘阴性已在临床工作中得到应有的重视，术后病理组织学诊断亦常规报告上下切缘情况，更需重视的是 TME 环周切缘，尤其是 T3 期患者，环周切缘存在阳性可能（R1 切除时），有 meta 分析证实，环周切缘阳性者预后差，特别是 T3 期及接受新辅助治疗者。

（七）淋巴结切除范围

食管癌 R0 切除的概念还需包括淋巴结清扫。鉴于清扫范围（二野或三野）的争议，以清扫淋巴结的数目评价手术质量被更多学者所接受，一般要求理想的淋巴结清扫数目为 >30 枚，若以 T 分层，则建议 T1 期至少 10 枚，T2 期至少 20 枚，T3/T4 期 >30 枚。

二、可手术切除食管癌的放射治疗

（一）术前放疗/放化疗

术前放疗/放化疗同术后放疗相比有以下优势：

1. 降低局部肿瘤分期，提高切除率。

2. 防止手术操作造成的腹腔内种植转移，及早控制潜在的微转移灶。

3. 不必推迟放疗。据报道，25% 的食管癌患者因术后需要恢复 8～10 周，甚至因术后恢复差，不得不放弃术后放疗。

4. 在术前放疗期间出现远处转移的患者，说明生物学行为恶劣，更不适于手术切除，避免了不必要的剖腹探查。

5. 术前肿瘤区域血供好，局部氧浓度高，放疗敏感性高。

术前放疗理论上能有效减小肿块的体积，减轻肿瘤对周围组织的浸润，降低局部复发率，提高手术治疗效果。术前放化疗能够通过放疗和化疗互补的抗肿瘤作用，协同杀灭肿瘤细胞，从而降低手术难度和死亡风险，提高 R0 切除率。

早期多个较大的随机研究比较了术前放疗和单纯手术治疗的优劣，结果显示，与单纯手术相比，术前放疗并没有显示出明显的生存优势。国际食管癌协作组对 5 个随机试验进行了 meta 分析，比较了超过 1100 例患者的术前放疗与单纯手术的结果，大部分患者为鳞癌，中位随诊时间 9 年，风险系数为 0.89，提示总死亡危险性降低了 11%，术前放疗组 5 年生存率为 41%，但未达到有统计学意义的水平（$P=0.06$）。作者认为，对于可切除食管癌患者，目前尚无明确的证据显示术前放疗能改善生存。总的来说，尽管所采用的照射技术、剂量分割方式及总照射剂量不同，但几乎所有独立性研究报道均提示，术前放疗虽可改善局部控制率，但局部切除率、局部失败率或 OS 率都没有明显优势，因此，在可切除食管癌的综合治疗方案中，一般不推荐术前单纯放疗。

但术前放化疗研究取得了令人鼓舞的结果。

一项 meta 分析包括了 24 项随机试验，对比评估了新辅助放化疗和新辅助化疗在可切除食管癌的作用，包括了超过 4000 例患者，根据全因死亡率估计，新辅助放化疗组 2 年的绝对生存获益为 8.7%，鳞癌和腺癌相似；新辅助化疗组 2 年的绝对生存获益为 5.1%，但仅限于腺癌患者。作者认为，新辅助放化疗的生存获益高于单纯手术，新辅助化疗对生存的改善没有明显优势，还需要进行更多的随机试验来对比这两种治疗方案。2012 年发表于新英格兰医学杂志的著名的 CROSS 试验（Chemoradiotherapy for Oesophageal Cancer Followed by Surgery Study）则奠定了术前放化疗的基础，这项里程碑式的临床研究纳入了 366 例可供分析的可切除食管癌患者（按 UICC/AJCC 第六版 TNM 分期为 T1N1M0、T2～3N0～1M0），其中腺癌 275 例（75%），鳞癌 84 例（23%），大细胞未分化癌 7 例（2%）。178 例被随机分入放化疗（每周卡铂 + 紫杉醇，5 周；41.4Gy/23 次 /5 周）+ 手术组，188 例单纯手术。结果新辅助放化疗后病理完全缓解率达 29%，两组 R0 切除率分别为 92%、69%（$P<0.001$），中位 OS 分别为 49.4 个月、24.0 个月（HR=0.657，95%CI 0.495～0.871，$P=0.003$），1、2、3、5 年生存率分别为 82%、67%、58%、47% 和 70%、50%、44%、34%，亚组分析表明，鳞癌患者获益更多（中位 OS 为 81.6 个月，腺癌 43.2 个月）。新辅助放化疗组的毒副反应轻微，围手术期死亡率两组相似。2015 年，研究组在 *The Lancet Oncology* 上公布了 CROSS 的长期结果，中位随访 84.1 个月，新辅助放化疗组 5 年 OS、无进展生存期（PFS）均显著提高，效应大小与 2012 年公布的初期结果相同，局部进展、远处转移均显著减少，显示出卡铂 + 紫杉醇 + 放的新辅助放化疗方案对于可切除食管癌和 EGJ 癌的患者确实有明显优势。*The Lancet Oncology* 为此发布了编辑述评，肯定了 CROSS 试验的结果，但对于食管癌或 EGJ 癌患者是否应接受新辅助放化疗作为唯一的标准治疗方案提出了几点质疑，认为现在将其列为标准治疗为时尚早：①已经证明，新辅助化疗对于食管 - 胃腺癌也有生存获益，应继续等待与英国 MAGIC 的新辅助化疗方案（NCT 01726452）、法国新辅助放化疗方案（FU+ 铂类 +45Gy 放疗，NCT 02359968）的直接对比结果。②尽管研究招募的患者 75% 为腺癌，但新辅助放化疗对鳞癌患者组的效果更好。③对早期食管癌的疗效也不确定，因为该研究中 T1、T2 期患者仅 17%（63/366）。一项近期随机研

究显示，接受新辅助放化疗的Ⅰ～Ⅱ期食管癌患者不仅无生存获益，术后死亡风险反而增加了。④该研究招募的患者 ECOG 评分较好，0 分者 84%、1 分者 16%；预后更好的腺癌占 75%，意味着患者可从低剂量放疗中获益；82% 的肿瘤位于食管下 1/3 段或 EGJ，放疗射野中肺组织的体积更少，由此所引发的肺炎及其他并发症更低。对于 ECOG 评分较差、鳞癌患者或肿瘤位于上中段食管的患者，其研究结果能否重复尚不清楚。

另一项最新的 meta 分析包括了 13 项随机试验，评价了新辅助放化疗在可切除食管癌的作用，包括了 1930 例患者。相对于单纯手术，新辅助放化疗显著降低了术后死亡率、局部复发率、远处转移率，RR（95%CI）分别为 0.64（0.49～0.84）、0.53（0.39～0.73）、0.82（0.68～0.98），$P=0.001$、<0.000 01、0.03，但术后并发症的差别并无明显统计学意义（RR=1.09，95%CI0.96～1.24，$P=0.18$）。

新辅助放化疗时国内外常用的放疗剂量为 40～54Gy，但最佳剂量究竟是多少仍无定论。Buckstein 团队在 2016 年 ARSTO 报告了一项研究研究结果，对美国国家癌症数据库（NCDB）中 2004-2012 年接受新辅助放化疗和根治性手术的 7325 例（鳞癌 1276 例，腺癌 6049 例）食管癌患者的放疗剂量及预后进行了分析。按术前放疗剂量分为 4 组：4000～4140cGy（252 例）、4500cGy（2075 例）、5040cGy（4451 例）和 5400cGy（547 例）。结果显示，校正后 4 个不同剂量组患者的 OS、pCR 率没有统计学差异。该研究是迄今为止关于术前放疗剂量的最大样本量研究，研究者认为食管癌术前放疗的最佳剂量为 4000cGy，提高剂量并不能改善疗效。但由于研究数据主要来源于西方人群，其中 80% 以上为腺癌患者，未对鳞癌患者进行单独分析，因此能否适用于中国和亚洲的食管鳞癌患者还存在争议，也期待我国的数据和研究结果能尽早面世。

目前，总的来说，术前放化疗较单纯手术能够改善食管癌患者的局部控制及 OS 已经获得广泛认可，但近期来自法国的 FFCD9901 研究却得出了不一样的结论。该研究入组了 195 例食管癌患者，其中鳞癌 137 例，腺癌 57 例。98 例术前接受 5-FU+ 顺铂的同步放化疗，另 97 例仅行手术治疗。结果显示，R0 切除率两组分别为 93.8%、92.1%（$P=0.749$），3 年生存率分别为 47.5%、53.0%（$P=0.940$），差异均无统计学意义，而术后死亡率分别为 11.1%、3.4%（$P=0.490$），术前放化疗组反而更

高。该研究入组的鳞癌患者占多数，对于以鳞癌为主的我国食管癌临床治疗可能更具指导意义，术前放化疗对于食管鳞癌究竟能否真正取得生存获益还有待于我国的数据进一步证实。

正在进行中的日本 JCOG1109 Ⅲ期临床试验拟纳入 501 例患者，将于 2018 年结束。试验采用三种治疗方案进行交互对比：CF 组（顺铂 +5-FU）、DCF 组（多西紫杉醇 + 顺铂 +5-FU）、CF-RT 组（顺铂 +5-FU+ 放疗），由于患者的病理类型大多为亚洲国家最常见的鳞癌，其试验结果尤其值得期待。

综上所述，可切除食管癌新辅助放化疗能改善局部控制率，降低远处转移率，因而可以改善 OS，2016 NCCN 指南推荐术前放疗剂量为 41.4～50.4Gy（每日 1 次，每次 1.8～2Gy）。但必须注意，并非所有患者均能从新辅助放化疗中获益，这意味着，至少目前看来，还没有任何一种治疗方案可以作为新辅助治疗的唯一标准方案。临床常用的五野、六野照射设野及剂量分布图见图 6-2-1～图 6-2-3。

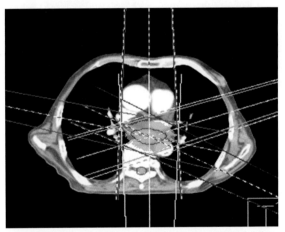
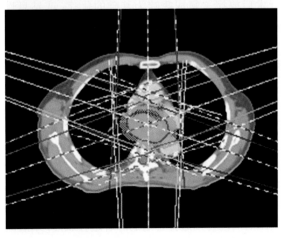

图 6-2-1　食管癌五野照射和六野照射（以前后野为主）

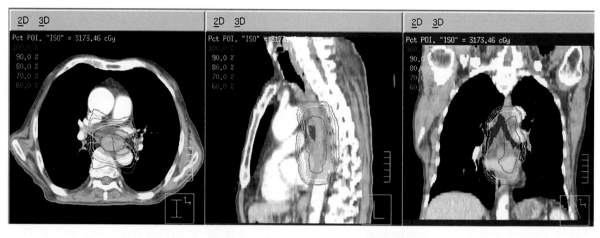

图 6-2-2　食管癌五野照射剂量分布

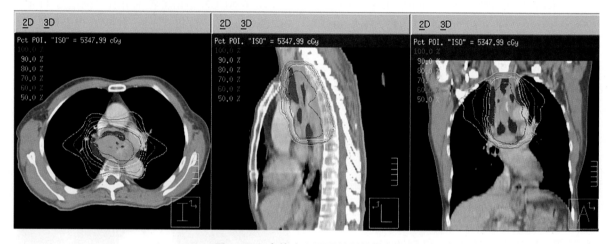

图 6-2-3　食管癌六野照射剂量分布

(二) 术后放疗 / 放化疗

适应证：①对于 R0 切除者，推荐对 T3N0、T4aN0 及所有 N+ 者行术后放疗 + 氟尿嘧啶为基础的化疗；②对于 R1 切除者，均应行术后放疗 + 氟尿嘧啶为基础的化疗；③对于 R2 切除者，推荐行术后放疗 + 氟尿嘧啶为基础的化疗，或姑息性治疗。

食管癌术后放疗一直以来都是研究的热点，但研究结果却存在较大的差别和争议。术后放疗能杀灭残存的肿瘤细胞，理论上讲，能降低局部复发风险，延长无病生存期（DFS）和 OS，使患者获益。2005 年以前的研究基本认为，术后放疗并未能延长患者的生存期，反而增加了毒副反应，2005 年以后，随着放疗技术的进步和化疗药物的发展，术后放疗 / 放化疗开始体现出局部控制和生存的优势。术后放疗与术前新辅助治疗相比，其优点是能够根据术后病理分期选择合适的患者进行放疗，术后放疗允许放疗医生为保护周围正常组织而对复发高

危区进行照射，因此能降低毒副作用。另外，如果患者术后病理为 T1N0M0 或已有远处转移，术后预防照射则无必要。

有回顾性分析术后病理分期为 T3~4N0M0、T1~4N1M0 的共 1046 例食管腺癌 / 鳞癌患者，其中 363 例患者行术后放疗，另外 683 例仅行手术治疗。生存分析显示，术后放疗提高了病理分期为Ⅲ期（T3N1M0、T4N0~1M0）患者的中位生存、3 年生存（P<0.001），但未能提高ⅡA、ⅡB 期患者的生存无明显影响，多因素分析表明，术后放疗是最重要的预后影响因子（HR=0.70，95%CI 0.59~0.83，P<0.001）。研究了 945 例接受食管癌切除与三野淋巴结清扫术的鳞癌患者，其中 590 例接受 50Gy/25 次的术后放疗。结果显示 5 年生存率全组为 32.8%，术后放疗组和单纯手术组分别为 38% 和 29.6%（P=0.001），进一步分析发现，对于淋巴结转移数≥3 枚、转移范围限于锁骨上区和上纵隔的患者获益更为明显。对 549 例食管癌患者进行随机

研究，分为根治性手术组和根治性手术加术后放疗组，所有患者均为食管癌鳞状细胞癌，放疗剂量为60Gy/6W。患者被分为3组：1组为无淋巴结转移者，2组为1～2个淋巴结阳性者，3组为≥3个淋巴结阳性者。结果显示T分期、TNM分期和阳性淋巴结转移数目均明显影响生存情况。1、2、3组的5年OS率分别为58.1%、30.6%和14.4%。接受术后放疗者的局部控制率和生存率都有改善。淋巴结转移阳性者，单纯手术和术后放疗组的5年生存率分别为17.6%和34.1%（P=0.04）。

最近的研究显示，术后同步放化疗与单纯手术相比，确实能提高T3/T4期食管鳞癌伴有淋巴结包膜外侵者的5年OS率（28.1% vs 19.3%，P=0.017）、DFS率（27.9% vs 8.3%，P=0.002），多因素分析显示，术后同步放化疗是一项独立的预后因子（HR=0.494，95%CI 0.290～0.844，P=0.010），而且，同步放化疗组的局部复发率（P=0.048）、总复发率（P=0.024）均低于单纯手术组，但远处转移率两组无明显差异（P=0.755）。

ASTRO 2016报告的一项meta分析评估了食管癌根治术后同步放化疗（CCRT）对患者OS和肿瘤控制的影响。这项分析共纳入11项研究，包括3项随机对照试验和8项非随机对照试验，纳入1445例患者，其中638例术后接受CCRT，807例未接受。主要研究终点为OS的合并比值比（OR）。结果显示，CCRT组、非CCRT组1年OS的OR值为1.49（P=0.03），3年OS的OR值为1.54（P=0.0002），5年OS的OR值为1.60（P=0.0003）。CCRT可以显著降低局部区域复发率（P□0.0001），但不能降低远处复发率（P=0.42）。该meta分析证实了术后同步放化疗在局部控制和OS方面的优势，进一步奠定了术后同步放化疗的地位。

总之，尽管辅助治疗对OS率影响不太明确，但术后放疗/放化疗可降低局部复发率，尤其对于切缘阳性者效果更明显。2016 NCCN指南推荐术后放疗剂量为45～50.4Gy（每日1次，每次1.8～2Gy）。

（三）可手术切除食管癌的药物治疗

虽然目前尚无公认的标准化疗方案，但含铂的PF/CF方案（DDP+5-FU）、DCF方案（紫杉醇/多西紫杉醇+DDP+5-FU）均被认可作为一线治疗食管癌的基本方案。鉴于三药联合放化疗的副作用较大，患者耐受性差，尤其对于老年人、体质较弱者，反而会影响总体的治疗安排，患者获益并不一定理想，因此，国内采用两药联合方案的较多。

1. 新辅助化疗/同步放化疗 自从RTOG 85-01试验奠定了同步放化疗的基础以后，包括此后的91-02、94-05试验，都是采用的PF联合化疗方案。之后的RTOG 0113试验曾经设想，在原来PF方案的基础上加用紫杉醇（TPF），或者减掉5-FU（TP），能否达到≥77.5%的1年生存率，以此超过94-05试验66%。该多中心试验共入组82例局部晚期（T1N1M0、T2～4N0～1M0）食管癌患者，随机分为A组（41例）TPF诱导2周期+TF同步放化疗5周期，50.4Gy/28F；B组（37例）TP诱导2周期+TP同期放化6周期，50.4Gy/28F。结果，A组中位生存期28.7个月，B组14.9个月（RTOG 94-05为18.8个月）；1年生存率A组75.7%，与预期值接近，但仍未达到要求。2年生存率A组56%，B组37%。两组3、4级毒性均较明显，治疗相关死亡率A组3%，B组6%。与PF方案相比，两组含Taxol的方案均无显著生存优势，PF方案仍是食管癌同期放化疗的标准方案。

近期也有研究者尝试对比多西紫杉醇+顺铂+放疗与伊立替康+顺铂+放疗的优势，FOLFOX等同步化疗方案应用也日渐广泛，但均未得到有意义的研究结果。国际上首次尝试采用培美曲塞+低剂量顺铂+后程加速超分割的Ⅱ期临床试验，虽然达到了44%的5年生存率，但也未超越CROSS试验的47%，1、2年生存率、中位OS率、中位DFS率均弱于CROSS试验。

但也有阳性结果的研究，如Watanabe等对55例可切除、淋巴结阳性食管癌患者的研究发现，DCF方案的2年OS率达到了78%，超过了著名的CROSS试验的2年OS率67%，Sudarshan等对279例局部晚期的食管腺癌同样给予DCF方案诱导化疗，5年OS率达54%，略高于CROSS试验的47%，但这两项研究属于单中心报道，病例数不多，而且在其他同样有重要意义的临床指标方面并未取得明显优势，PF方案的地位仍未被撼动。

2. 术后辅助化疗 术后辅助化疗也延续了术前的PF方案，并取得了其他方案无法替代的疗效。较为著名的日本开展的JCOG9204研究，入组了242例经胸食管癌根治术后的鳞癌患者，122例单纯手术，120例术后2个月接受2周期的顺铂（80mg/m²，1天）、5-FU（800mg/m²，1～5天）的辅助化疗，结果显示，5年DFS率单纯手术组为45%，术后辅助化疗组为55%（P=0.037），5年OS率分别为52%、61%（P=0.13），在淋巴结转移阳性者获益更明显。

也有其他方案的尝试，但均未超越经典的 PF 方案。如 Qin 等开展的紫杉醇/多西紫杉醇方案，纳入了 434 例根治术后的食管癌患者，其中 113 例接受紫杉醇/多西紫杉醇为基础的辅助化疗，结果发现，辅助化疗明显延长了患者的中位 DFS（23.63 个月 vs16.70 个月，$P=0.006$），亚组分析显示，获益者仅限于淋巴结转移阳性者、原发灶长度<4.5cm 者，但中位 OS 未观察到明显的获益情况（38.57 个月 vs25.27 个月，$P=0.05$）。多因素分析显示，术后化疗、原发灶长度、T 分期、N 状态均为预测复发的独立影响因子（$P<0.05$）。

3. 靶向治疗 随着分子靶向药物在其他实体肿瘤的成功运用，食管癌的分子靶向治疗目前也成为研究热点。尽管目前尚未发现食管癌的特异性作用靶点，也未开发出针对食管癌的特异性靶向药物，但借鉴在其他恶性肿瘤治疗中的成功经验，目前针对食管癌的靶向治疗研究较多地集中于以表皮生长因子受体（EGFR）为靶点的药物（如西妥昔单抗、尼妥珠单抗和帕尼单抗）及小分子 EGFR 酪氨酸激酶抑制剂（如厄洛替尼、吉非替尼）等。分子靶向药物具有选择性高、疗效强、毒性小等优势，理论上讲，与放疗、化疗或手术结合具有优势互补作用。随着近些年分子靶向治疗的迅速进展，以及在头颈部鳞癌、肺腺癌、乳腺癌、恶性淋巴瘤、结直肠腺癌等联合放疗呈现出的可喜疗效，靶向药物在食管癌的治疗也日益受到关注。

（1）以 EGFR 为靶点的治疗：研究显示，有 60%～70% 的食管鳞癌、40%～50% 的食管腺癌标本中可检测到 EGFR 表达，并且与淋巴结转移、T 分期晚、预后差及放化疗敏感性差呈正相关。针对此靶点的药物有两大类：单克隆抗体和酪氨酸激酶抑制剂（TKIs）。

单克隆抗体抑制配体诱导的酪氨酸激酶受体活化，并刺激 EGFR 内化而减少配体、受体的相互作用，阻断胞内信号传递。目前临床用于食管癌临床的主要有西妥昔单抗（Cetuximab）、尼妥珠单抗（Nimotuzumab）。Ruhstallei 等进行的前瞻性、多中心 I B/II 期临床研究纳入局部晚期、可切除食管癌患者共 28 例，其中腺癌 15 例，鳞癌 13 例，术前给予西妥昔单抗＋顺铂＋多西他赛方案（西妥昔单抗首次负荷量 400mg/m²，每周期的第 1、8、15 天 250mg/m²；顺铂 75mg/m²，第 1 天；多西他赛 75mg/m²，第 1 天），每 3 周为一个周期，共进行 2 个周期。之后接受同步放疗 45Gy，每周同步顺

铂 25mg/m²、西妥昔单抗 250mg/m²。其中有 25 例达 R0 切除，30 天及 12 个月内无治疗相关性死亡，19 例（68%）完全或接近 pCR。为了进一步研究加用西妥昔单抗的可行性、疗效及毒副反应，目前正在进行 III 期临床研究。De Vita 等进行的一项多中心 II 期临床研究也取得了较满意的结果。共纳入局部晚期食管癌患者共 41 例（13 例腺癌，28 例鳞癌），术前给予 FOLFOX-4 方案（奥沙利铂＋5-FU＋亚叶酸钙）＋西妥昔单抗诱导治疗，再放疗 50.4Gy/28 次，每周同步西妥昔单抗。其中有 30 例患者接受手术治疗，R0 切除率达 80%（24/30），pCR 率为 27%（8/30），中位生存时间为 17.3 个月，1、2、3 年生存率分别为 67%、42%、42%，达病理 CR、PR、SD、PD 者 3 年生存率分别为 85%、52%、38%、33%，达 pCR 者病理类型均为鳞癌，且鳞癌与腺癌患者 3 年生存率分别为 57%、41%，但统计分析结果并未显示二者生存时间之间的差异有统计学意义。Meng 等进行的一项前瞻性、多中心的 II 期临床试验，评估了西妥昔单抗联合同步放化疗的近期及远期疗效，结果同样令人欣慰。该研究共入组 55 例不可切除的局部晚期食管鳞癌，给予西妥昔单抗＋顺铂＋多西他赛方案（西妥昔单抗首次负荷量 400mg/m²，每周第 1 天 250mg/m²、顺铂 20mg/m²、多西他赛 45mg/m²），同步放疗 59.4Gy/33 次。45 例完成了治疗，其中 29 例达 CR，15 例 PR。1、2 年 PFS 分别为 84.23%、74.87%，1、2 年 OS 分别为 93.33%、80.00%，毒副反应可耐受。作者认为，局部晚期食管鳞癌同步放化疗加入西妥昔单抗安全有效，能提高临床缓解率。但 Crosby 等得出了相反的结论，这项多中心、随机、开放的 II/III 期临床研究共纳入了 258 例 I～III 期的食管癌患者（鳞癌、腺癌、未分化癌），试验组先给予西妥昔单抗＋顺铂＋多西他赛方案（西妥昔单抗首次负荷量 400mg/m²，每周第 1 天 250mg/m²；顺铂 60mg/m²，第 1 天，卡培他滨 625mg/m² bid，第 1～21 天），第 3、4 周期同步放疗 50Gy/25 次。对照组除了未加用西妥昔单抗，治疗安排与试验组完全相同。中位随访 16.8 个月，结果发现，试验组治疗依从性差（治疗完成率分别为 66.4%、76.9%），中位生存期短（22.1 个月 vs 25.4 个月，HR 1.53，95%CI 1.03～2.27，$P=0.035$），3/4 级毒副反应高（79% vs 63%，$P=0.004$）。作者不建议在食管癌根治性放化疗中加用西妥昔单抗。该研究的初步结果显示，加入西妥昔单抗并没有如期提高食管癌根治性放化疗的疗效，反而缩短了中位生存期，加重了毒性反应，

因而也未进一步设计Ⅲ期试验。作者分析原因认为，一方面可能与试验组副反应重，患者未按设计要求完成标准的放疗疗程。此外，不排除西妥昔单抗的加入可能干扰了同步放化疗的疗效，因为曾有研究显示西妥昔单抗会降低直肠癌同步放化疗的疗效，这可能与西妥昔单抗的促炎作用、抗肿瘤增殖效应有关，其他不明原因尚需基础研究及临床研究的进一步探索。尼妥珠单抗是人源化的IgG1单克隆抗体，几项临床试验研究发现尼妥珠单抗联合放疗、化疗或放化疗治疗局部晚期或不可切除食管鳞癌安全、有效。

EGFR-TKIs通过竞争酪氨酸激酶结构域上的ATP结合位点，抑制EGFR及其下游信号转导通路的磷酸化和活化，加速细胞凋亡，减少肿瘤浸润和转移，代表药主要有吉非替尼（Gefitinib，易瑞沙）、厄洛替尼（Erlotinib，特罗凯）。已有多项研究评估吉非替尼二线治疗食管癌的疗效，结果提示，对于食管鳞癌、女性、过表达EGFR的患者，较传统化疗有明显的优势，单药二线治疗食管癌总控率约30%～50%，这与在非小细胞肺癌的特性相似。此外，吉非替尼还能增强EGFR阳性肿瘤细胞的放射敏感性，与放疗联合能提高食管癌疗效。针对厄洛替尼的研究表明，除能影响细胞周期与凋亡外，还可通过抑制细胞运动与迁移，从而降低Akt、ERK1/2、STAT3/5、FAK和SFKs等的活性，发挥放疗增敏作用，联合放化疗具有较好的有效性和安全性，但需要进一步的大样本、多中心、随机临床实验证实。美国西南肿瘤学会（SWOG）报道厄洛替尼单药治疗食管腺癌患者，患者耐受性好，有较好的疗效。目前，厄洛替尼的研究主要集中在与化疗药物联合应用方面，尚未有令人信服的报道。

随着研究的深入，近年有学者提出了不同的观点，英国学者认为，吉非替尼并不能提高OS，仅在某些特定的亚组患者才能显示出轻微的姑息治疗作用，而且效价比很差。

（2）以HER2受体为靶点的治疗：HER2也是EGFR家族一员，参与信号转导，与细胞增殖、分化有关。平均23%的食管癌患者中存在HER2过表达，与肿瘤转移、较差的预后相关。曲妥株单抗（Trastuzumab，赫赛汀）是人源化抗HER2受体IgG1单抗，在体内可诱导T细胞反应、介导ADCC效应，并能抗肿瘤血管形成和抗肿瘤转移。HER2表达越高，其治疗反应率、预后越好。著名的ToGA试验是第一个评价曲妥株单抗+PF方案有效性和安全性的随机、前瞻性、多中心Ⅲ期研究，

分析了584例HER2阳性胃、EGJ腺癌患者，含曲妥株单抗组总反应率、中位OS、中位PFS均获得有统计学意义的提高，且不增加毒性作用。后续还有诸多研究表明曲妥珠单抗治疗HER2阳性的胃、食管腺癌取得临床获益，目前NCCN指南已把曲妥珠单抗联合化疗列为治疗食管腺癌的一线方案。

（3）以血管内皮生长因子（VEGF）为靶点的治疗

1）抗VEGF单克隆抗体：目前研究较多的是贝伐单抗（Bevacizumab，Avastin），为人源化IgG1单抗，是第一个被批准用于抑制血管生长的单抗药物（2004年），它不仅能特异性阻断VEGF的生物效应，抑制肿瘤内血管新生，延缓肿瘤生长和转移，在与化疗联合时，能增加血管通透性，促进药物向肿瘤内渗透，达到增敏的效果。对于食管癌的治疗，贝伐单抗目前还处于研究初期，大部分研究仅限于腺癌患者，诸多临床研究结果显示，贝伐单抗联合化疗治疗胃食管癌可提高PFS和OS，且不良副反应可耐受。雷莫芦单抗（Ramucirumab）可谓后起之秀，在一项纳入355例不能切除或转移的胃癌、EGJ腺癌患者的研究中，Ramucirumab治疗组中位OS为5.2个月，而安慰剂组为3.8个月（HR=0.78，P=0.047），PFS也优于安慰剂组，分别为2.1个月、1.3个月，具有统计学意义（HR=0.48）。另一项比较Ramucirumab+紫杉醇与紫杉醇单药的研究中，联合用药组OS也具优势。基于以上两项研究的优势结果，美国FDA于2014年批准用于治疗进展期胃癌或胃食管连接部腺癌，NCCN指南已将其联合化疗列为一线用药。

2）抗VEGF小分子TKIs：目前研究较多的多靶点TKIs主要有舒尼替尼（Sunitinib，索坦）和索拉菲尼（Sorafenib，多吉美）。临床前研究显示舒尼替尼可通过抑制多受体酪氨酸激酶途径起抗肿瘤增生和化疗增敏作用，但也有报道舒尼替尼联合紫杉醇治疗晚期食管癌或EGJ患者并未提高PFS，且增加3/4级不良反应，耐受性差。目前关于舒尼替尼和索拉菲尼的临床试验尚无确切的临床价值，有待于进一步积累数据。

（4）环加氧酶-2（COX-2）抑制剂：COX-2在食管炎、Barrett's食管、食管癌的发展过程中表达逐渐增高，有研究表明，COX-2阳性率64.4%，其中中、强表达65.5%，有淋巴结转移的COX-2染色分数明显高于无转移者，Ⅲ～Ⅳ期明显高于Ⅰ～Ⅱ期者，T3～T4组明显高于T1～T2组，提示其表达水平对评价食管癌的恶性程度和判断预后有一定的

参考价值。多因素 Cox 回归分析表明，COX-2 表达水平对于 PFS、OS 均为危险因素。表明 COX-2 异常表达可促进食管癌的发生、发展，其可能机制为：COX-2 催化形成的前列腺素抑制机体对肿瘤细胞的局部免疫；通过上调凋亡抑制相关蛋白 bcl-2，促进肿瘤细胞增殖并抑制细胞凋亡。流行病学研究表明，规律服用非甾体抗炎药能降低食管癌的发病率，体内和体外试验研究 COX-2 抑制剂能抑制食管癌细胞增殖，促进凋亡，为食管癌的防治提供了依据。COX-2 抑制剂代表性药物是阿司匹林、塞来昔布。综合分析九个流行病研究结果，表明非选择性抗炎药（其中 50% 为阿司匹林）降低了 43% 的食管癌发生率，并有明显的剂量响应趋势。Dawson 研究组将塞来昔布与顺铂、氟脲嘧啶联合治疗 31 位中晚期食管癌患者，两年生存率达 44%，中位生存期 25 个月，显示出令人鼓舞的治疗效果，但还需要进一步扩大样本量并开展随机 III 期临床研究。

总之，食管癌靶向治疗的临床研究尚处于萌芽阶段，大多为 II 期的小样本研究。初步结果提示，TKIs 有一定疗效，西妥昔单抗有放化疗增敏作用，贝伐单抗、曲妥珠单抗联合化疗可能提高食管腺癌的疾病控制率，值得 III 期临床试验进一步评估和证实。但如何多靶点联合应用靶向药物，特别是单抗类药物联合新型细胞毒化疗药物及放疗，以达到最佳疗效、最小副作用，更好地实现个体化治疗，从而延长食管癌患者的生存期，提高生存质量，将是未来研究的重点。

4. PD-1/PD-L1 单抗　放疗不仅对肿瘤细胞有直接杀伤作用，还能引发免疫介导的抗肿瘤反应，特别是在联合免疫治疗时效果更加明显。程序性死亡因子 -1（programmed death-1，PD-1）及其配体（programmed death-ligand 1，PD-L1）为抑制性共刺激分子，可抑制 CD4 和 CD8 T 细胞的增殖和活化，负性调控机体免疫应答过程，从而介导肿瘤免疫逃逸，促进肿瘤生长。晚期 T4、淋巴结转移阳性及有远处转移的食管癌患者 PD-L1 表达水平较高。多因素分析显示 PD-L1 是食管癌患者的独立预后因子，在肿瘤生长及浸润过程中起促进作用，因此 PD-L1 表达水平越高，预后越差。PD1 抑制剂可通过阻断 PD-1/PD-L1 信号通路使癌细胞死亡，该信号通路有可能是药物治疗的潜在目标。有研究显示 PD-1 抑制剂（Nivolumab、Pembrolizumab）单药治疗或联合化疗有临床获益，表现出良好的耐受性及安全性，且与 PD-L1 低表达者相比，PD-L1 高表达者接受抗 PD-1/PD-L1 治疗疗效更好。ASTRO 2016 报告了国内的一项研究，检测 344 例食管癌根治术或术后放疗的肿瘤标本中 PD-L1 的表达情况，结果显示，肿瘤细胞 PD-L1 表达率为 17.0%，表达阳性和阴性者的 OS 无统计学差异。肿瘤浸润免疫细胞 PD-L1 表达率为 24.7%，表达阳性较阴性者有更高的 5 年 OS 率（37.6% vs 20.5%）、更长的中位生存期（31.6 个月 vs 17.0 个月，$P=0.003$）。研究者同时对表皮生长因子受体（EGFR）、PD-L1 表达和放疗的关系进行了分析，结果发现，放疗可诱导 EGFR 磷酸化，进而上调 PD-L1 的表达，EGFR 酪氨酸激酶抑制剂（EGFR-TKI）AG 1478 则可抑制 PD-L1 的表达。该研究所做的有益探索为放疗与 EGFR-TKI 联合免疫检查点抑制剂的治疗模式提供了理论依据。最近，PD-1/PD-L1 单抗与放疗联合应用已在多项临床试验中显示出良好的疗效和安全性，美国 FDA 已批准多种 PD-1/PD-L1 单抗用于治疗黑色素瘤、非小细胞肺癌、晚期肾细胞癌等，还有多项 PD-1/PD-L1 单抗的临床试验正在进行中，期待在食管癌中的应用能得到令人欣喜的突破性成果。

第三节　不可切除食管癌的综合治疗

不可切除食管癌是指 T4b 肿瘤侵及心脏、大血管、气管或包括肝脏、胰腺、肺、脾在内的邻近器官；伴有多站、大块融合淋巴结转移的多数患者应认为是不可切除者；伴有 EGJ、锁骨上淋巴结受累者应认为是不可切除者；伴有远处（包括非区域淋巴结）转移者（IV 期）。不可切除食管癌患者分两大类，一类是体质好，可以耐受放化疗者，这类患者以及因为非肿瘤原因不能手术 / 拒绝手术的可切除患者，均可以考虑根治性放疗 / 放化疗，依据其一般状况，可同步 / 序贯进行。另一类是不能耐受放化疗者，这类患者要么年老体弱，一般状况差，要么存在其他严重的合并症，可以采取最佳支持治疗、单药化疗、靶向治疗、姑息减症放疗等。

一、根治性放化疗（同步 / 序贯）

鉴于放疗设备、放疗技术的迅速进展和药物（化疗药物、靶向药物、免疫治疗药物、放疗增敏药物、放疗保护药物等）研发的不断进步，曾有设想认为，同步放化疗 + 辅助化疗在提高局部控制率、降低远处转移率，从而提高 OS 方面，比单纯放疗有优势。有多个随机研究比较了同步放化疗与单纯根治性放疗的治疗结果,但其中有些研究存在这样那样的缺陷,包括病例数太少、临床分期和ECOG评分差别较大、腺癌/鳞癌患者比例差别较大、给予的化疗方案不标准、采用的放疗技术欠规范、不统一等等,这些影响因素造成治疗的结果不一致,也很难加以解释与比较。RTOG85-01临床试验作为一个标志性的研究,首次明确了同步放化疗比单纯放疗有优越性。这篇发表于 *The Journal of the American Medical Association* 的著名文章,奠定了同步放化疗在局部晚期食管癌治疗中的地位,对于因种种原因不适合/拒绝根治性手术的患者,成功地找到了一种疗效相当、毒副反应可耐受的非外科疗法。这项多中心随机对照临床试验发起于1985年1月,结束于1990年4月,中期结果即令人鼓舞,之后又自1990年5月至1991年4月进行了前瞻性队列研究,进一步证实了此前的中期及远期研究结果。共纳入198例T1～3N0～1M0的食管鳞癌/腺癌患者,按2:1随机分入同步放化疗组(134例,50Gy,25次/5周,顺铂75mg/m^{2}静滴于放疗的第1、5、8、11周的第1天,5-FU 1g/m^2·d持续泵入于放疗的第1、5、8、11周的第1～4天),单纯放疗组(62例,64Gy/32次/6.4周)。研究的主要终点指标为OS、失败模式、毒副反应。随访超过5年,结果显示,早期的随机对照试验中,同步放化疗组5年OS率为26%(95%CI,15%～37%),单纯放疗组为0%,后来的前瞻性研究中,同步放化疗组5年OS率为14%(95%CI,6%～23%)。疾病未控是两组主要的失败模式,但同步放化疗组发生率为26%(34/130),单纯放疗组为37%(23/62)。急性期4度毒副反应在同步放化疗组较高(10% vs 2%),但晚期副反应的差异无明显统计学意义。作者认为,对于T1～3N0～1M0的食管鳞癌/腺癌患者,同步放化疗比单纯放疗能提高OS。之后,鉴于RTOG 85-01试验的局部未控率较高,该团队又设计了RTOG 91-02 II期临床试验,在85-01试验的基础上增加了放化疗的治疗强度:①在同步放化疗前,5-FU+顺铂新辅助化疗3周期,顺铂增加到了100mg/m^2;②5-FU 1g/(m^2·d)持续泵入,增加到了5天;③同步放疗剂量从50Gy增加到64.8Gy。符合入组条件的共38例T1～4N0～1M0的食管鳞癌患者,中位随访59个月,结果发现,CR 47%,PR 8%,SD 3%,局部未控/复发39%,远处转移24%,3年、5年生存率分别为30%、20%,失败模式及OS均与RTOG 85-01试验结果相似,而且,由于治疗相关性死亡率高达9%,远高于预期的2%,这种包

含新辅助化疗的高强度放化疗方案再未有人轻易尝试。再之后进行的RTOG 94-05 III期临床试验,在不增加化疗强度的基础上(顺铂、5-FU的剂量与85-01试验相同),随机对比分析了同步放疗高剂量(64.8Gy)、标准剂量(50.4Gy)的疗效和毒副反应,该试验在中期评估时,因未达预期目的即被提前终止。最终分析结果显示,218例T1～4N0～1M0的食管鳞癌/腺癌患者的中位生存期在高剂量组、标准剂量组分别为13.0个月、18.1个月,2年生存率分别为31%、40%,局部未控率分别为56%、52%,治疗相关性死亡分别为11例、2例。作者遗憾地承认,尽管化疗剂量恢复到了常规剂量,高剂量放疗也不能像预期的那样能增加食管癌患者的局部控制率,推荐同步放化疗时放疗的标准剂量为50.4Gy。2016 NCCN指南推荐根治性放疗剂量为50～50.4Gy(每日1次,每次1.8～2Gy),对于颈段病变,60～66Gy也许更合适,目前尚无充分的随机研究数据证实更高的剂量能获益更多。

食管癌治疗失败的主要原因是局部肿瘤未控或复发,其次是淋巴结或远处转移。除了早期诊断和早期治疗外,提高局部病灶控制率是提高食管癌治疗效果的关键。长期以来,常规分割放疗的疗效并不理想,主要原因是局部复发和未控。现代放射生物学研究证明,肿瘤细胞在放射治疗后3～4周加速再增殖。后程加速超分割放射治疗提高了每天的照射剂量,缩短了总疗程时间,有利于克服肿瘤干细胞加速再增殖,也可阻止亚致死损伤肿瘤细胞的再修复,从而抑制肿瘤细胞的再群体化,进而提高肿瘤控制率和提高疗效。近年来,国内外学者进行了很多临床研究,取得了大量有意义的成果。马杰等在放疗前程采用常规分割适形放疗40Gy,共20次,5次/周,后程缩野改用后程加速超分割适形放疗,2次/d,1.4Gy/次,2间隔>6h,5d/周,共9个治疗日照射25.2Gy,全疗程总剂量为65.2Gy。对照组2Gy/次,5次/周,总剂量60～66Gy。两组患者采用相同的化疗方案:顺铂20mg,静脉滴入,1～5天,替加氟1.0g,静脉滴入,1～5天,亚叶酸钙0.2g,静脉滴入,1～5天,21天为1个周期。后程加速超分割组和对照组1年局部控制率分别为85.7%(30/35)、64.7%(22/34)(P=0.043),1年OS率分别为77.2%、71.5%(P=0.035),疾病PFS率分别为52.9%、47.1%(P=0.039),2年预期生存率分别为68.9%、60.0%(P=0.039),PFS率分别为44.2%、35.3%(P=0.040),以上指标两组均达到了有统计学意义的差异,而且后程加速超分割毒副反

应较轻,患者完全可以耐受,不失为进一步提高食管癌患者局部控制和 OS 率的较为理想的方法。Li 曾探讨了食管鳞癌患者采用低剂量顺铂、口服卡培他滨代替 5-FU 持续泵入、后程加速超分割采用 3D-CRT 的可行性,并初步探明了卡培他滨的最大耐受剂量和推荐剂量。

二、单纯放疗

一般来说,食管癌单纯放疗效果较差,5 年生存率多在 0%～10%,即使采用后程加速超分割至总剂量 68.4Gy,5 年生存率也仅 33%。RTOG 85-01 研究中,所有单纯放疗组(64Gy/32 次)患者生存期均为超过 3 年。因此,只要患者的身体和经济状况允许,应尽量采用多学科综合治疗,但对于老年、心肺功能不全、一般状况差的患者,或仅仅因为经济困难、恐惧手术和全身治疗等原因而拒绝手术的食管癌患者,单纯放疗也不失为一种积极的治疗方式。颈段和胸上段食管癌手术难度大,以往临床上亦大多采用单纯放疗,近年来由于外科技术的进步,颈段和胸上段病变也采取了积极的手术治疗,但国内外文献报道颈段和胸上段病变单纯手术 5 年生存率为 10%～26.3%,并不优于放疗,尤其是食管 X 线钡餐检查显示无明显梗阻或轻度梗阻、病变表浅、无明显外侵、小腔内型或覃伞型的患者,放疗可作为首选的治疗方法。对于胸中段食管癌原则上应首选手术,但病变表浅、梗阻不明显或有内科疾病、患者年龄大,也可首选放疗。

三、姑息放疗

对于晚期失去手术、根治性放疗、联合化疗机会的患者,可采取姑息性放疗以延长生存时间,改善生活质量,姑息性放疗的时间 - 剂量分割应依据治疗的目的而定,临床常用的剂量为 30Gy/2W～50Gy/5W。姑息性放疗既可针对原发灶,也可用于远处转移灶。80% 的患者放疗后症状可缓解,尤其是疼痛和吞咽困难。吞咽困难是最常见的症状,严重影响患者的生活质量,一般在放疗开始后的 2 周即有症状改善,治疗完成 4 周后 80% 以上患者的梗阻症状得到明显改善。腔内近距离放疗也可作为姑息性放疗手段用于缓解吞咽困难,来自荷兰的随机分组研究比较了腔内放疗与食管支架的效果和安全性,食管支架能较快缓解吞咽困难症状,但腔内放疗长期的姑息缓解作用更明显,而且并发症尤其是出血的概率低。

第四节 食管癌放射治疗技术

一、治疗前的准备和 CT 模拟定位

治疗前应帮助患者对疾病及放疗有正确的认识,树立战胜疾病的信心,同时要告诉患者及家属可能出现的副反应及注意事项,以便能更好地配合治疗。改善患者营养状况,如脱水或贫血应及时给予纠正,鼓励患者注意营养,进食高维生素、高蛋白、高能量细软的食物。注意口腔卫生。治疗各种伴随疾病,如糖尿病、结核、炎症等。

定位时,放疗医生必须熟知患者的影像学资料(食管钡餐造影、CT、PET)和内镜资料。可靠的固定装置可减少日常摆位误差。患者一般取仰卧位,平直固定于模拟定位床上,双手通常置于头顶。胃食管连接部肿瘤(特别是胃受累明显者)最好定位时空腹。扫描整个感兴趣区域内的组织器官,一般选用 3～5mm 的层厚。如果患者在治疗过程中体重下降 >10%,应该考虑重新定位。通常口服造影显示食管,以确定黏膜不规则程度及范围,静脉强化造影可区分纵隔、腹部血管周围区及腹腔动脉干旁的淋巴结。呼吸门控或屏气技术有助于减少呼吸运动导致的靶区运动,四维 CT 扫描可评估肿瘤运动,从而可缩小 PTV,减少正常器官受量,特别适用于较低位的病灶。计划设计和优化过程中需注意尽量保护周围正常组织。准备实施治疗前,需进行位置和剂量验证。

二、靶区勾画和处方剂量的定义

(一)根治性放疗或术前放疗

(1)可手术切除,但因内科疾病如心脏病、高血压等不能手术或不愿手术者。

(2)T4b 或 N3 者。

包括累及野照射和选择性淋巴结照射。

GTV:诊断检查如 CT 扫描、食管钡餐片、B 超、PET-CT 扫描等确定的原发肿瘤及区域转移淋巴结。

CTV:累及野照射时,在原发灶 GTV 前后左右方向均外放 5mm,解剖屏障包括在内时需做调整,上下方向各外放 30mm,淋巴结各方向均外放 5mm。选择性淋巴结照射时,尚需包括淋巴结转移率较高的相应淋巴引流区域。

颈段、胸上段:101、104、105、106 组

跨段病变:101、104、105、106、107、部分 108 组

胸中段：106、107、108、部分110、腹部1、2、3、7组

跨段病变：106recR、107、108、110、腹部1、2、3、7组

胸下段：107、108、110、腹部1、2、3、7、9组

PTV：在CTV各方向外放5mm。

国内根治性同步放化疗剂量为60～64Gy/6～7周，单纯根治性放疗剂量为60～70Gy/6～7周，新辅助同步放化疗40～50.4Gy/4～5.5周，1.8～2.0Gy/天，5次/周。

（二）术后放疗

局部复发和远处转移是食管癌术后失败的主要原因，其中Ⅰ/Ⅱ期和Ⅲ/Ⅳ期术后复发转移率分别为20%和65%～80%，有、无淋巴结转移的术后复发转移率分别为61.3%～91.4%、8.6%～29%。相对于术前新辅助放化疗，术后辅助放疗目前尚缺乏高级别的循证医学证据，术后放疗的价值国内外学者看法不一，可能是由于各家报道的资料中淋巴结清扫程度、淋巴结转移数目和区域及术后放疗照射范围不同。国内大样本研究表明，胸上段食管癌主要向颈部及上、中纵隔淋巴结转移，向下纵隔及腹腔淋巴结转移程度较低。胸中段食管癌淋巴结转移呈上下双向，主要向颈部、上、中纵隔及腹腔淋巴结转移。胸下段食管癌的淋巴结转移主要向中、下纵隔及腹腔淋巴结转移。因此建议术后放疗适应证：①对于R0切除者，推荐对T3N0、T4aN0及所有N+者行术后放疗＋氟尿嘧啶为基础的化疗；②对于R1切除者，均应行术后放疗＋氟尿嘧啶为基础的化疗；③对于R2切除者，推荐行术后放疗＋氟尿嘧啶为基础的化疗，或姑息性治疗。术后放疗靶区建议：对于胸上段癌，胸腔纵隔区必须照射，无论术后淋巴结是否阳性，双侧锁骨上区均应包括在内；胸中段癌术后N+时，胸腔纵隔区必须照射，预防照射野还应包括胃左及腹腔干、双侧锁骨上淋巴引流区；胸下段癌术后N+，预防照射野应包括纵隔、贲门、胃左、腹腔干淋巴引流区，甚至双侧锁上淋巴引流区。

国内术后放疗推荐剂量45～50.4Gy/5～5.5周，1.8～2.0Gy/天，5次/周

三、食管癌放疗技术

（一）常规放疗

采用常规的固定和定位的方法，用常规或接近常规剂量在2D水平上进行的传统的经验式放疗。在计算机和立体定位技术问世以前，常规放疗是放疗的一种必然，是一种初级的尝试过程。

（二）三维适形放疗

三维适形放疗（three dimensional conformal radiotherapy，3DCRT）利用立体定位技术和3D治疗计划系统，用适形铅挡或多叶准直器，共面或非共面多野立体照射，使等剂量曲线的分布与靶区的形状一致或基本一致。适形放疗技术的应用和发展是利用现代技术实现放疗四原则的必然趋势，它包含两层含义：①在射野方向观方向上设计不规则照射野与病变靶区投影形状一致（留有一定边界），目的在于减少放疗并发症的前提下尽量提高肿瘤剂量；②力图用非共面立体照射达到剂量分布与靶体适形。3DCRT克服了常规二维放疗靶区定位准确度差、靶区不能足量照射、周围正常组织受量过高的缺点。多年来的临床实践业已证实，3DCRT在局部控制率、无疾病生存期、甚至远期生存均较二维放疗有所提高，放射性食管炎、放射性肺炎等不良反应发生率降低。

（三）调强放疗

调强放疗（intensity modulated radiation therapy，IMRT）是在3DCRT的基础上，通过补长器、动态楔形板、静态多叶光栅、动态多叶光栅或循迹扫描方式，结合3D治疗计划或逆向治疗计划，调整各照射单元的照射强度，使靶区剂量分布达到真正的适形和分布的均匀性，充分保护嵌入肿瘤内或被肿瘤包绕的要害器官，是更为精确的放疗。与3DCRT相比，IMRT能有效降低周围正常组织受量，从而降低放射性副反应的发生，但能否转化为肿瘤疗效的获益还需要大量临床资料的验证。

（四）图像引导放疗

3DCRT和IMRT都是以静态CT作为基础图像，在放疗过程中不作更改，因此，分次照射所产生的摆位误差以及靶区周围器官组织运动所产生的变化容易造成照射剂量上的改变。图像引导放疗（image guided radiation therapy，IGRT）则是将放射治疗设备与影像装置相结合，在分次治疗摆位时和治疗中采集图像和其他信号，并据此指导此次治疗和后续分次治疗，从而对分次放疗过程中肿瘤本身的容积变化和摆位误差以及因周围器官运动等因素造成的放疗照射剂量分布的改变起到了很好的纠正作用，提升了放疗的精确度，减少治疗过程中的不良反应，从而获得更好的治疗效果。

（五）容积弧形调强放疗

容积弧形调强放疗（volumetric modulated

arctherapy，VMAT）是在 IGRT 基础上，集新型高精尖加速器与逆向优化治疗计划设计软件、精密三维和两维的剂量验证设备于一体的肿瘤放疗最新技术，不但具备 IGRT 中随时对肿瘤放射剂量的精度进行调整从而降低各类误差的优势，还可以通过持续改变机架旋转速度以及多叶准直器的位置来调整各个角度的剂量强度，并且能在机架旋转的同时不间断照射，从而缩短了治疗时间，进一步提高了治疗精度。

第五节 晚期食管癌的药物治疗

一、晚期食管癌的一线治疗

晚期食管癌缺乏特效的化疗方案。考虑到化疗毒性，晚期患者推荐使用两药方案，体质较好者可考虑使用三药方案。铂类和氟尿嘧啶类是最常用药物，依据病情需要或毒性，顺铂与卡铂 / 奥沙利铂可互换，氟尿嘧啶与卡培他滨 /S1 可互换。

对于 HER2 过表达的腺癌，可一线给予含曲妥珠单抗的联合化疗，首选 PF 方案（Ⅰ类证据），也可联用其他药物（ⅡB 类证据），但不推荐与蒽环类药物联合应用。① 5-FU/ 卡培他滨 + 顺铂（Ⅰ类证据）；②5-FU/ 卡培他滨 + 奥沙利铂。

改良 DCF：①多西紫杉醇 + 顺铂 +5-FU；②多西紫杉醇 + 奥沙利铂 +5-FU；③多西紫杉醇 + 卡铂 +5-FU（ⅡB 类证据）。

其他方案：①紫杉醇 + 顺铂 / 卡铂；②多西紫杉醇 + 顺铂；③单药 5-FU/ 卡培他滨；④单药多西紫杉醇；⑤单药紫杉醇；⑥ 5-FU+ 伊立替康（ⅡA 类证据）；⑦ ECF（表阿霉素 + 顺铂 +5-FU）（ⅡB 类证据）。

改良 ECF（ⅡB 类证据）：①表阿霉素 + 奥沙利铂 +5-FU；②表阿霉素 + 顺铂 + 卡培他滨；③表阿霉素 + 奥沙利铂 + 卡培他滨。

二、晚期食管癌的二线治疗

晚期食管癌的二线治疗方案应根据此前的治疗用药及 PS 评分制订。

1. 首选方案 ①雷莫芦单抗 + 紫杉醇（EGJ 腺癌为Ⅰ类证据，食管腺癌为ⅡA 类证据）；②多西紫杉醇（Ⅰ类证据）；③紫杉醇（Ⅰ类证据）；④伊立替康（Ⅰ类证据）；⑤雷莫芦单抗（EGJ 腺癌为Ⅰ类证据，食管腺癌为ⅡA 类证据）；⑥ 5-FU+ 伊立替康（若一线未用过，ⅡA 类证据）。

2. 其他方案 ①顺铂 + 伊立替康；②多西紫杉醇 + 伊立替康（ⅡB 类证据）。

三、其他治疗方法

腺癌患者 HER2 阳性者，推荐行曲妥珠单抗（赫赛汀）治疗。

第六节 目前治疗挑战和研究方向

虽然，近年来食管癌诊治取得了一定的进展，但总体来说，生存率仍未得到显著提高。目前食管癌的诊治进入了一个瓶颈期，如何突破，是今后改善食管癌患者生存的关键。

食管癌的预防和早期诊断目前仍处于研究阶段，还没有可广泛应用于临床的转化成果。我国食管癌早期诊断率更低，80% 以上为局部进展期和晚期患者。如何做到最佳预防、早诊早治是流行病学家和临床工作者今后着重解决的问题。

长期以来，手术是食管癌的主要治疗手段，尽管手术器材和技术已日臻完美，但术后的 OS 率仍不佳，手术治疗在局部晚期食管鳞癌治疗中的地位尚存争议，并且，胸外科专家在手术入路的选择、切除范围大小、最佳区域淋巴结清扫和理想的吻合口位置等尚未达成一致意见。位于上段的病变、T3～T4 期较大肿瘤或淋巴结转移较多者 R0 切除率仍较低，具有这些预后不良因素的食管癌患者，是否可采用根治性化放疗仍有待于进一步研究证实。对于局部晚期患者，首选何种治疗方式目前尚缺乏明确的标准。

对于局部晚期患者，尽管 NCCN 指南明确规定需要做新辅助放化疗，但并不是所有的患者均能获益。目前尚无法在治疗前、哪怕是在治疗的初期或中期，鉴别出哪些患者可从中获益，不能获益的患者应尽早开始其他治疗，而不至于延误病情。PET-CT 可能有一定帮助，但也不是金标准。进一步开发能预测新辅助放化疗疗效的新方法是未来临床研究的重要任务之一。

提高放疗剂量可在一定程度上提高局部控制的效果，但也存在剂量的平台期，最优放射剂量的选择需要权衡肿瘤控制率与正常组织并发症发生率之间的利弊。分割方式的改良一定程度上能提高放疗的疗效，但也存在如何权衡早期反应、晚期反应及获益率的关系。

放射生物学方面，应进一步研究食管癌的放射生物学规律，开发放疗增敏剂、放射保护剂。

食管癌缺乏特效的化疗方案，应进一步研发

新的、更有效、更低毒的化疗药物、靶向药物、免疫制剂。

综上所述，当代采用的多种治疗方法对于改善食管癌的疗效和生存都很局限，如何进一步提高患者生活质量、延长生存期是未来临床研究的重点。我们认为，依照现有的基础研究和临床成果，根据患者的临床分期、病理状况、KPS 评分、经济状况、心理诉求，合理地安排现有疗法，采取多学科治疗、个体化治疗，不失为真正对患者负责的、规范的、明智的选择。

（李宝生）

参 考 文 献

1. Rice TW，Ishwaran H，Ferguson MK，et al. Cancer of the Esophagus and Esophagogastric Junction: An Eighth Edition Staging Primer. J Thorac On-col，2017，12: 36-42.

2. Suntharalingam M，Moughan J，Coia LR，et al. Outcome results of the 1996-1999 patterns of care survey of the national practice for patients receiving radiation therapy for carcinoma of the esophagus. J Clin Oncol，2005，23: 2325-2331.

3. van Hagen P，Hulshof MC，van Lanschot JJ，et al. Pre-operative chemoradiotherapy for esophageal or junctional cancer. N Eng J Med，2012，366: 2074-2084.

4. Shapiro J，van Lanschot JJ，Hulshof MC，et al. Neoadjuvant chemoradiotherapy plus surgery versus surgery alone for oesophageal or junctional cancer（CROSS）: long-term results of a randomised controlled trial. Lancet Oncol，2015，16: 1090-1908.

5. Mariette C，Dahan L，Mornex F，et al. Surgery alone versus chemoradiotherapy followed by surgery for stage I and II esophageal cancer: final analysis of randomized controlled phase III trial FFCD 9901. J Clin Oncol，2014，32: 2416-2422.

6. Nakamura K，Kato K，Igaki H，et al. Three-arm phase III trial comparing cisplatin plus 5-FU（CF）versus docetaxel，cisplatin plus 5-FU（DCF）versus radiotherapy with CF（CF-RT）as preoperative therapy for locally advanced esophageal cancer（JCOG1109，NExT study）. Jpn J Clin Oncol，2013，43: 752-755.

7. Wang ZW，Luan ZP，Zhang W，et al. Postoperative chemoradiotherapy improves survival inesophageal-squamous cell cancer with extracapsular lymph node extension. Neoplasma，2014，61: 732-738.

8. Ajani JA，Winter K，Komaki R，et al. Phase II randomized trial of two nonoperative regimens of induction chemotherapy followed by chemoradiation in patients with localized carcinoma of the esophagus: RTOG 0113. J Clin Oncol，2008，26: 4551-4556.

9. Ando N，Iizuka T，Ide H，et al. Surgery plus chemotherapy compared with surgery alone for localized squamous cell carcinoma of the thoracic esophagus: a Japan Clinical Oncology Group Study--JCOG9204. J Clin Oncol，2003，21: 4592-4596.

10. Meng X，Wang J，Sun XD，et al. Cetuxmab in combination with chemoradiotherapy in Chinese patients with non-resectable，locally advanced esophageal squamous cell carcinoma: a prospective，multicenter phaseIItrail. Radiother Oncol，2013，109: 275-280.

11. Bang YJ，Van Cutsem E，Feyereislova A，et al. Trastuzumab in combinationwith chemotherapy versus chemotherapy alone for treatmentof HER2-positive advanced gastric or gastro-oesophageal junctioncancer（ToGA）: a phase 3，open-label，randomised controlled trial. Lancet，2010，376: 687-697.

12. Cooper JS，Guo MD，Herskovic A，et al. Chemoradiotherapy of locally advanced esophageal cancer: long-term follow-up of a prospective randomized trial（RTOG85-01）. Radiation Therapy Oncology Group. JAMA，1999，281: 1623-1627.

13. Minsky BD，Neuberg D，Kelsen DP，et al. Final report of Intergroup Trial 0122（ECOG PE-289，RTOG 90-12）: Phase II trial of neoadjuvant chemotherapy plus concurrent chemotherapy and high-dose radiation for squamous cell carcinoma of the esophagus. Int J Radiat Oncol Biol Phys，1999，43: 517-523.

14. Minsky BD，Pajak TF，Ginsberg RJ，et al. INT 0123（Radiation Therapy Oncology Group 94-05）phase III trial of combined-modality therapy for esophageal cancer: high-dose versus standard-dose radiation therapy. J Clin Oncol，2002，20: 1167-1174.

15. Huang W，Li B，Gong H，et al. Pattern of Lymph Node Metastases and Its Implication in Radiotherapeutic Clinical Target Volume in Patients with Thoracic Esophageal Squamous Cell Carcinoma: A Report of 1077 Cases. Radiother Oncol，2010，95: 229-233.

第七章　非小细胞肺癌

第一节　概　述

肺癌是世界范围内最为常见的恶性肿瘤之一，男女发病比例约为 2～3∶1。美国最新统计数据显示，2016 年美国肺癌预测新发病例为 224 390 例，死亡病例为 158 080 例；在我国，2015 年预测新发病例为 733 300 例，死亡病例为 610 200 例，为发病率和致死率最高的恶性肿瘤。吸烟为肺癌最重要的发病危险因素，85%～90% 的肺癌由吸烟导致。其他高危因素如既往肺病史、肿瘤史、肺癌家族史及致癌物接触史等均与肺癌发生相关。

非小细胞肺癌（non-small cell lung cancer，NSCLC）占全部肺癌病例的 85%，临床Ⅰ、Ⅱ期病例手术治疗的 5 年生存率约为 40%。遗憾的是可手术病例仅占全部肺癌病例的 20%～30%，约 30%～40% 的患者在确诊时即为局部晚期，约 40% 的患者确诊时已发现有远地转移。肺癌的治疗需要采用综合治疗手段，放射治疗为肺癌治疗中重要的局部治疗手段，与同样为局部治疗手段的外科手术相比，其适用范围更为广泛，在各期 NSCLC 的治疗中均有重要价值，主要体现在以下几方面：①有手术禁忌或拒绝手术的早期 NSCLC 患者的根治性放疗；②与化疗联合用于局部晚期 NSCLC 的根治性治疗；③术前或术后的辅助治疗；④晚期患者的姑息治疗；⑤复发或转移患者的局部放疗等。肺癌患者整体预后较差，5 年生存率仅为 17.7%。

一、解剖

（一）肺的分叶及分段

肺位于胸腔内，借肺根和肺韧带固定于纵隔两侧。左肺由斜裂分为上下两叶，右肺由斜裂和水平裂分为上、中、下三叶。

气管长 11～13cm，由 16～20 节半环形软骨和韧带构成，横径 2～2.7cm，前后径 1.5～2cm，位于第 6 颈椎至胸骨角水平，向下分为左右主支气管。左主支气管长 5cm，直径 1～1.5cm，与体中线呈 50°～60°，右主支气管长 2.5cm，直径 1.5～2.3cm，

与体中线呈 30°。隆凸相当于 4～5 胸椎和胸骨角水平。左右主支气管先在肺门处分出肺叶支气管，各肺叶支气管进入肺后再分出肺段支气管，每支肺段支气管与所属的肺组织称为支气管肺段。右主支气管分出上叶、中叶和下叶支气管，分别进入右肺的上、中、下 3 叶。右上叶支气管，向外上方分出尖段、后段和前段支气管 3 支；右肺中叶支气管分为外侧段和内侧段支气管；右肺下叶支气管是右主支气管的直接延续，先发出背段支气管，尔后又发出内侧底段、前底段、外侧底段和后底段支气管。左主支气管分出上叶和下叶支气管，分别至左肺的上、下 2 叶。左上叶支气管又分成上支和下支，上支甚短立即又分为尖后段支气管和前段支气管，下支走向前下方，分出上舌段支气管和下舌段支气管；左肺下叶支气管分支与右下叶支气管基本一致。

按上述肺段支气管的分支，通常将右肺分为10 个肺段，即上叶分 3 段，中叶分 2 段，下叶分 5 段。左肺分为 9 个肺段，上叶的尖段和后段合为尖后段；上、下舌段与右肺中叶的外侧段和内侧段相当，其余与右肺相同。有时左肺下叶的内侧底段和前底段也合为 1 个支气管肺段，称为内前底段。如此，左肺也可分为 8 段。

（二）肺的血管、淋巴和神经

肺的血管根据功能和来源可分为组成肺循环的肺动脉、静脉以及属于体循环的支气管动脉、静脉。前者为肺的功能血管，后者为肺的营养血管。肺动脉干起于右心室，在主动脉弓下方分为左右肺动脉，左右肺动脉进入肺门后，其分支与支气管伴行。两侧肺静脉逐级汇集成左、右肺上、下静脉，左肺上静脉收集左肺上叶的静脉血，右肺上静脉收集右肺上叶和中叶的静脉血，左、右肺下静脉分别收集两肺下叶的静脉血，最后均汇入右心房。支气管动脉一般每侧 2 条，大多数发自胸主动脉，随气管的分支而分支，在肺内分布于支气管壁、肺动脉和肺静脉壁、小叶间结缔组织及脏层胸膜等。

肺的淋巴可分为浅、深两组。浅组分布于肺脏

层胸膜及其深面的淋巴管丛，由此丛汇合成淋巴管注入支气管肺门淋巴结。深组位于各级支气管和血管周围，并形成淋巴管丛，然后汇合成淋巴管，沿肺血管和各级支气管回流至支气管肺门淋巴结。两组淋巴管丛在胸膜下和肺门处有吻合。

肺的神经来自肺丛，该丛由迷走神经的肺支和来自胸2～5交感神经节发出的神经纤维组成。肺丛的分支随血管和支气管进入肺组织。迷走神经的传入纤维分布于支气管的黏膜、肺胸膜和肺的结缔组织，形成反射弧的传入部分；迷走神经的传出纤维支配支气管的平滑肌收缩和腺体分泌。交感神经的传出纤维则使支气管平滑肌舒张，腺体分泌减少。

二、病理及扩散途径

（一）病理

肉眼下，根据肺癌的发生部位可将其分为中央型、周围型和弥漫型三种类型。中央型肺癌发生于主支气管或叶支气管，占肺癌总数的 60%～70%；周围型肺癌起源于肺段或其远端支气管，占全部肺癌的 30%～40%；弥漫型肺癌较少见，仅占肺癌总数 2%～5%，癌组织起源于末梢肺组织，弥漫浸润部分或全肺叶，肉眼呈多数粟粒大小的灰白结节。

在光镜下，肺癌的组织学分型可分为非小细胞肺癌和小细胞肺癌 2 类。非小细胞肺癌又可分为鳞状细胞癌和非鳞状细胞癌，后者又分为腺癌、大细胞癌以及其他细胞类型癌。鳞状细胞癌约占肺癌的 20%～30%，肉眼多为中央型，镜下多有角化珠、角化的癌细胞或细胞间桥的存在。腺癌近年发病趋势不断上升，约占 30%～40%，肉眼多为周围型，镜下癌细胞多具有分泌黏液的能力，可见分化成熟的异常腺体（腺泡）形成，或形成柱状细胞内衬的乳头状结构。大细胞肺癌属于未分化癌（约占10%）镜下可见癌细胞常较大，胞质丰富，核异型性明显，可出现畸形核、多核或瘤巨细胞；间质较少；癌细胞坏死常见。

（二）扩散途径

1. **直接蔓延** 中央型肺癌常可直接侵犯纵隔、心包及周围血管，或沿支气管向同侧甚至对侧肺组织蔓延，如侵犯气管或食管引起呼吸困难或吞咽困难；侵犯喉返神经或膈神经造成声带麻痹或横膈麻痹；侵犯心包产生心包积液等。周围型肺癌可直接侵犯胸膜而造成胸腔积液，侵入胸壁可破坏肋骨并产生局部软组织肿块等。

2. **转移** 肺癌淋巴道转移常发生较早，且扩散速度较快。肺癌通常沿淋巴道逐站转移至同侧肺门、隆凸下、纵隔及锁骨上淋巴结，然后进入血循环；也可见跳跃性转移。下叶往往引流至后纵隔和隆凸下淋巴结，右肺上叶引流至右上纵隔，而左肺上叶同时引流至主动脉弓旁、前纵隔、锁骨下区淋巴结，也可沿主支气管至左上纵隔。如肿瘤侵犯胸壁，可见腋窝淋巴结转移，临床分期为 M（远处转移）。肺癌血行转移可发生于多个器官，常见于脑、肾上腺、骨等，也可转移至肝、肾、甲状腺和皮肤等处。

三、临床表现

临床表现可分为原发灶直接产生的肺部症状，原发灶或转移淋巴结外侵、压迫邻近器官和组织所致症状，以及远处转移和副瘤综合征产生的胸外器官或全身症状。

（一）肺部症状
如咳嗽、血痰、胸痛、胸闷、气促、发热等症状。

（二）邻近组织受侵症状
如食管受压或受侵导致吞咽困难、上腔静脉或无名静脉阻塞导致上腔静脉综合征（superior vena cava syndrome，SVCS）、肺尖癌导致 Pancoast 综合征以及神经受累所致的声嘶、膈肌麻痹和 Horner 综合征等。

（三）胸外症状

1. **肺外转移** 如脑转移出现颅压增高、神经或精神症状；骨转移引起相应部位持续性疼痛；肝转移导致肝肿大；皮肤转移出现皮下质硬结节等。

2. **副瘤综合征** 最常见的为厌食、体重下降、恶病质、发热等全身症状；另外亦可见血液病症状（贫血）、皮肤症状（杵状指）、内分泌或代谢症状（低钠血症、高血糖）、神经症状（肌无力综合征）及肾脏症状等。

四、诊断与分期

（一）诊断
肺癌的诊断是治疗的前提，正确的治疗方案和良好的治疗效果依赖于肺癌的早期发现、早期诊断和早期治疗。肺癌的诊断过程包括普查、病史询问、体格检查、分期检查及组织细胞学检查等。

（二）肺癌筛查
既往肺癌的主要筛检方法为 X 线检查，近年来随着影像诊断技术的发展，低剂量 CT 在肺癌的早期诊断中的作用愈加重要。美国国家肺癌筛查试验（National Lung Screening Trial，NLST）结果显示,与胸部 X 线检查相比,应用低剂量 CT 对肺癌高危人群进行筛查可降低肺癌死亡率达 20%。因此,NCCN、ESMO 等指南推荐,对 55~74 岁的现吸烟者或既往吸烟超过 30 包 / 年的人群行低剂量 CT 肺癌筛查

(三)分期影像学检查

1. CT 检查 胸部 CT 是目前应用最广泛的肺癌分期诊断方法,可估计肺癌胸内侵犯程度及范围,发现纵隔病变及转移淋巴结。Dales 根据 42 项研究报告进行多因素分析显示,增强 CT 扫描对纵隔短径>1cm 的肿大淋巴结诊断敏感性 79%,特异性 78%。但 CT 的不足是对于累及纵隔的病灶,不能准确区分 T3 或 T4 病变;对于累及胸壁的病灶,不能准确区分 T2 或 T3 病变;对于合并肺不张的病灶,不能准确区分肿瘤和不张肺组织的界限。

其他部位包括脑、肝、肾上腺的 CT 检查,可用于排除肺癌相关部位的远处转移。

2. MRI 检查 MRI 更容易区分肿瘤与血管、软组织、脂肪和骨等正常组织,因此胸部 MRI 检查对肿瘤是否侵犯纵隔、胸壁、横膈或椎体有更好的鉴别作用,可弥补前述胸部 CT 检查的不足。另外,脑增强 MRI 对脑转移的检出也极为重要。

3. PET/CT 检查 PET/CT 作为功能性影像诊断手段,其对纵隔转移诊断的敏感性和特异性分别为为 80% 和 88%,远优于 CT(分别为 55% 和 81%)。另外 PET/CT 可较好地区分肿瘤与肺不张、阻塞性炎症,更有利于精确地进行放疗靶区勾画。

4. 其他检查 如 ECT 检查和超声检查。前者用于排除骨转移;后者检查上腹部及锁骨上区对于有无肝、肾、肾上腺转移及腹膜后、锁骨上淋巴结转移有重要意义。

(四)组织细胞学检查

1. 痰脱落细胞学检查 痰脱落细胞学检查为确诊肺癌的一种简便、无创且有效的检查方法,尤其是对中心型肺癌,其阳性率达 75%~86%,假阳性率 1%~3%。周围型肺癌阳性率约为 20%。常规送检次数应不低于 3 次。

2. 纤维支气管镜检查 除很小的肺癌和大多数外周型肺癌外,均应行该检查,其活检阳性率可达 60%~70%,假阳性率 0.8%。主要并发症是气胸和出血,但发生率及死亡率极低。

3. 针吸活检术 ①经皮或 CT 引导下肺穿刺针吸活检术:多用于周围型肺癌的诊断。经皮肺穿刺针吸活检阳性率一般为 70%~80%,假阳性率 2.4%,主要并发症为咯血及暂时性气胸,多无

需处理。CT 引导下针吸活检阳性率约 90%,并发症极少,安全可行;②经纤维支气管镜针吸活检术(TBNA):广泛应用于气道腔外但紧贴气管、支气管周围病灶(如隆凸下、气管旁肿大淋巴结)的定性诊断,利于肺癌准确分期。其诊断敏感性 78%;③支气管内超声引导的细针穿刺(EBUS-NA):与 TBNA 类似,可用于纵隔 2R/L、4R/L、7 区及肺门淋巴结性质的确定,但其敏感性更高,可达 89%;④食管镜下超声引导的细针穿刺(EUS-NA):可用于 4L、5、7、8、9 区肿大淋巴结性质确定,其诊断敏感性 89%。另外,该检查还可用于明确如左肾上腺、腹腔淋巴结和肝脏等膈下区域的远处转移。

4. 纵隔镜检查 纵隔镜经颈部入镜可用于明确 2R/L、4R/L 及肺门淋巴结性质的确定,经胸骨旁入镜可协助诊断纵隔 5、6 和 7 区淋巴结有无转移,整体诊断敏感性 81%。并发症的发生率及致死率极低,分别为 2% 和 0.08%。

5. 其他检查 ①可疑皮下结节及外周肿大淋巴结穿刺活检;②骨髓穿刺或骨髓活检:只有在局限期 SCLC 或明显可切除的 NSCLC 患者满足下列条件之一时进行:血清 LDH、ALP 升高;明显贫血或血涂片发现不成熟红白细胞;可疑骨扫描结果。

(五)分期

肺癌采用 TNM 分期。AJCC 第 8 版肿瘤分期于 2016 年正式颁布,并于 2017 年 1 月 1 日正式启用,第 8 版 AJCC 肺癌分期见表 7-1-1。AJCC 肺癌分期中,III 期定义为局部晚期病变,而 IV 期为晚期病变。

第二节 早期 NSCLC 的放疗

一、I 期 NSCLC 概述和现状

I 期 NSCLC 约占 NSCLC 总数的 15%,由于肺癌确诊时,早期患者所占比例低,这也是严重限制了肺癌治疗疗效提高的根本原因之一。

近年来随着低剂量螺旋 CT 筛查的临床价值得以证实,高危人群中低剂量螺旋 CT 筛查已经是临床发现早期患者重要手段。但,所面临的问题是:筛查出的小结节如何定性;如何界定高危人群,特别是中国肺癌高危人群界定?对于毛玻璃结节(GGO)的临床处理何为最佳策略等。

手术仍是 I 期可以手术患者的标准治疗,但在临床处理 I 期患者中仍面临多种多样的问题,如伴高龄、伴严重夹杂病患者如何处理?同时或异时的

表 7-1-1 肺癌的 TNM 分期

T 分期

Tx	原发肿瘤不能评价;或痰、支气管冲洗液找到癌细胞但影像学或支气管镜没有可视肿瘤
T0	没有原发肿瘤的证据
Tis	原位癌
T1	肿瘤最大径≤3cm,周围为肺或脏层胸膜所包绕,镜下肿瘤没有累及主支气管
	T1a 肿瘤最大径≤1cm
	T1b 肿瘤最大径>1cm 但≤2cm
	T1c 肿瘤最大径>2cm 但≤3cm
T2	肿瘤最大径>3cm 但≤5cm,或具有以下任意一项:累及主支气管(不常见的表浅扩散型肿瘤,不论体积大小,侵犯限于支气管壁时,虽可能侵犯主支气管,仍为 T1),但未及隆凸;累及脏层胸膜;部分或全肺有阻塞性肺炎或肺不张
	T2a 肿瘤最大径>3cm 但≤4cm
	T2b 肿瘤最大径>4cm 但≤5cm
T3	肿瘤最大径>5cm 但≤7cm,或具有以下任意一项:累及胸壁(包含肺上沟瘤)、膈神经、心包;原发肿瘤同一肺叶出现肿瘤转移灶
T4	肿瘤最大径>7cm,或具有以下任意一项:肿瘤侵及纵隔、心脏、大血管、隆凸、喉返神经、气管、食管、椎体、膈肌;原发肿瘤同侧肺不同肺叶出现肿瘤转移灶

N 分期

Nx	无法判断区域淋巴结转移情况
N0	无区域淋巴结转移
N1	同侧气管旁和(或)同侧肺门淋巴结转移和原发肿瘤直接侵及肺内淋巴结
N2	同侧纵隔和(或)隆凸下淋巴结转移
N3	对侧纵隔、对侧肺门淋巴结转移,同侧或对侧斜角肌、锁骨上淋巴结转移

M 分期

Mx	无法判断是否有远处转移
M0	无远处转移
M1a	局限于胸腔内,包括胸膜播散(恶性胸腔积液、心包积液或胸膜结节)以及原发肿瘤对侧肺叶出现肿瘤转移灶
M1b	远处器官单发转移灶
M1c	多个或单个器官多处转移

具体分期

隐匿期	TxN0M0
0 期	TisN0M0
ⅠA1 期	T1aN0M0
ⅠA2 期	T1bN0M0
ⅠA3 期	T1cN0M0
ⅠB 期	T2aN0M0
ⅡA 期	T2bN0M0
ⅡB 期	T1~2N1M0,T3N0M0
ⅢA 期	T1~2N2M0,T3~4N1M0,T4N0M0
ⅢB 期	T1~2N3M0,T3~4N2M0
ⅢC 期	T3~4N3M0
ⅣA 期	TanyNanyM1a,b
ⅣB 期	TanyNanyM1c

双原发或多原发癌的临床处理？临床 I 期临床生物学行为、预后转归的差异性大，如何进行个体化治疗等问题。

因此针对 I 期患者的治疗，目前还有诸多尚待解决的临床问题。

二、I 期 NSCLC 治疗现状

（一）手术仍是可以手术 I 期非小细胞肺癌的标准治疗

手术仍是 I 期 NSCLC 的标准治疗手段。根据 NCCN 治疗指引：内科条件能耐受常规手术的患者应该接受肺叶切除而不是楔形或肺段切除，清扫范围需包括肺门三站及纵隔淋巴结三站（隆凸下 N2 组淋巴结必须清扫）；对于可保留肺组织很少或因为其他重要夹杂病而不能耐受肺叶切除患者，若病灶位于肺叶周围，直径<2cm，且要满足以下条件之一：①原位癌；② CT 上所见结节的≥50% 以上为毛玻璃样改变；③肿瘤倍增时间长（≥ 400 天），这些患者才考虑采用非解剖性肺叶切除（段切或楔形切除）。I 期的患者目前不推荐辅助化疗，部分 I b 期的高危患者可以考虑，但是无充足的循证学依据。I 期 NSCLC 术后的 5 年生存率在 60%～80%。

近年来，微创手术迅速发展、机器人临床应用，取得不亚于甚至优于传统开胸手术的疗效，因此微创手术代替开胸手术是 I 期 NSCLC 治疗趋势。但微创手术不应仅局限于解剖学意义上的微创，更应向着基于肿瘤生物学特性而选择手术时机和范围的方向发展。

但不是所有的早期患者都能接受手术治疗，常见原因为：①严重的内科疾病，如心肺功能差导致手术相关的不良反应和死亡率明显增加；②叶切或段切除术不能完全切除肿瘤；手术后生活质量明显下降；③手术后长期生存率偏低；④为第二原发癌，即使手术完全切除也难以获得根治机会；⑤高龄不能耐受手术，手术的并发症可能危及生命；⑥患者本身拒绝行手术治疗。对于这些不能耐受手术的早期患者治疗，放疗发挥了重要作用。

（二）常规放疗治疗 I 期 NSCLC 已经成为历史

对于不可手术或拒绝手术早期患者，放疗一直是其主要治疗措施。但限于当时放疗设备和技术限制，放疗还是采用常规分割的放疗方法，即每天照射一次，每次 2Gy，照射总剂量：60～70Gy/30～35f/6～7 周。令人遗憾的是，常规放疗早期 NSCLC 的 5 年生存率在 10%～40%，这无法与手术切除患者的生存率进行比较。当然，常规放疗治疗早期患者疗效差与患者选择有关，另外也与常规放疗技术落后息息相关。

尽管常规分割放疗并没有给 I 期患者带来显著生存疗效延长的机会，但我们从常规分割放疗技术治疗早期 NSCLC 得到以下经验：①常规分割放疗，即使总剂量达到 65～70Gy，肿瘤局部进展仍然是治疗失败的主要原因；②放疗剂量与肿瘤的局部控制有明显的剂量效应关系；③尽管常规分割总剂量 60～66Gy 所引起的放射性损伤患者可以耐受，但是，由于剂量递增会造成的放射性损伤增加，成为患者不能耐受这一治疗手段的主要原因。

（三）立体定向体部放疗（SBRT）在 I 期 NSCLC 地位迅速上升

1. 什么是 SBRT? 所谓立体定向放疗（stereotactic body radiotherapy，SBRT）也有学者称为 SABR（Stereotactic ablative radiotherapy）是指采用外照射技术，分一到数次，将放射治疗的高剂量精确投照到颅外体部肿瘤病灶上，从而使肿瘤受到高剂量和肿瘤周围正常组织受到低剂量照射的一种特殊放疗技术。它所需要在精确肿瘤定位和图像引导、优良的投照技术、个体化流程管理，形成肿瘤物理剂量梯度陡峭，正常组织器官得到很好保护，分割次数显著减少而肿瘤生物效应剂量显著提高的一种新型放疗方式。

该项技术诞生于 20 世纪 90 年代前后，近年来伴随着计算机和影像技术发展以及设备条件优化提高，该技术已经有了迅速发展。

SBRT 在 I 期 NSCLC 中治疗地位

（1）SBRT 是不能耐受或拒绝手术患者的标准治疗：SBRT 最初用于治疗那些不能耐受或拒绝手术的 I 期 NSCLC 患者，因此在这部分患者中积累了丰富 SBRT 临床应用经验。

一项早期来自于世界范围内应用 SBRT 治疗 I 期 NSCLC 的 meta 分析显示：肿瘤局部控制率在 90% 左右，5 年生存率在 45% 左右，这对于以不能耐受手术高龄患者能取得如此的生存疗效因此非常好的临床效果。

总结以下几点基本结论：第一，采用 SBRT 技术治疗早期 NSCLC 是安全有效的；第二，肿瘤体积和肿瘤在肺内的位置是影响 SBRT 放射性损伤发生的关键因素，应根据肿瘤所在的不同部位选择不同的剂量分割进行 SBRT 治疗，对于中央型肿瘤和距离胸壁较近的肿瘤，降低单次剂量，增加治疗次数会降低正常组织放射性损伤的发生，增加治疗的耐受性；第三，剂量分割经 LQ 模型换算得到

的 BED_{10} 在 90～100Gy 或以上，对提高肿瘤局部控制率是必要的；另外，有研究显示：在现有剂量分割（如 60Gy/3 次或 48～50Gy/4 次）的基础上增加放疗剂量，并未显示出能进一步增加肿瘤局部控制率。

（2）对于心肺功能状态较差患者，SBRT 是楔形手术切除外的另一选择一项来自于美国的回顾性临床研究那些因为心肺功能差等内科疾病造成不能行肺叶切除的患者，比较了其采用楔形切除与 SBRT 的疗效，结果显示两者之间疗效无显著差异性，SBRT 可以是楔形切除手术外的另一选择。

（3）对于可以手术的患者，逐渐增加的临床证据显示其是手术之外的另一选择。

尽管先前已经有一些回顾性研究提示，SBRT 用于早期 NSCLC 的疗效并不差于手术的疗效，而且安全性显著优于手术，不会造成治疗相关性死亡，但真正引起肿瘤界对此问题重视产生较大争论的是来自于张玉蛟教授 2015 年在柳叶刀肿瘤发表的在 I 期 NSCLC 中 SBRT 与手术切除的随机临床研究结果报道。这是将二项提前终止 I 期 NSCLC 中选择 SBRT 还是手术来比较的临床前瞻性研究。结果显示：从近期疗效看 SBRT 并不差于甚至优于手术。

该结果发表后引来很大质疑，质疑主要点包括：①提前终止的临床研究汇总分析；②入组样本量小；③部分患者无原发灶病理，未行胸腔镜检查，淋巴结病理分期不详，病理分期和手术指征不明确；④手术组非癌性死亡率高、VATS 手术使用率低；⑤随访期短；⑥手术组疗效与历史对照比较偏低。但这项临床研究的积极性表现在：① SBRT 副作用小，是可以接受的治疗选择之一；②有更多人关注此类临床研究，会有更多临床试验开展；③具备了开展此类研究的工作和伦理基础；④让更多患者和家属愿意参与此类研究，研究的依从性显著提高；⑤ SBRT 与手术疗效可能是近似，尚难断定谁比谁好（样本量小，选择偏倚），有进一步临床研究的价值；⑥ SBRT 需要在高水平的平台上实施，不同放疗技术实施的 SBRT 治疗疗效无差异；⑦进一步明确患者的选择和远处转移管理问题。

在没有大样本前瞻性研究结果出来之前，有关于 SBRT 在 I 期可手术患者中治疗地位的争论将持续下去，因此，我们需要多学科合作来推进此临床研究开展。

（4）掌握好合适的时间剂量分割，SBRT 用于

中央型 I 期 NSCLC 也是安全有效的。

SBRT 在周围型早期 NSCLC 中的价值比较肯定，但在中央型的肺癌中近几年才逐渐排除争议。早期的回顾性研究分析认为在中央型肺癌中，SBRT 虽然提高了肿瘤的控制率，但不良反应明显增加，治疗相关性的死亡率也明显升高，并不适合中央型肺癌的治疗。随后日本学者 Strahlenther 等提出了与之相反的结论，认为 SBRT 用于肺门区肿瘤是安全，但先前接受放疗或放疗体积大者需要谨慎。这些研究的局限性都是未对中央型的肺癌放疗时危及器官采取剂量限制。随后开展的临床研究认为只有通过严格入组条件，采用不同的分割剂量，控制周围重要危及器官的放疗剂量，在分割剂量为 5～12Gy，BED 大于 100Gy 的 SBRT 治疗中央型早期 NSCLC 是安全的，但仍需要临床大样本研究来观察中央型肺癌的最佳放疗时间、剂量分割和正常组织器官安全耐受剂量。

（5）SBRT 副作用小，临床适应证广。

由于 SBRT 是在图像引导下针对小病灶而实施的精准放疗，因此放疗后正常组织器官损伤 II 级在 10% 左右，基本未见 III 级及以上的放射损伤，因此来说是一项非常安全的治疗方法。

已经有大量文献报道显示 SBRT 用于 I 期 NSCLC 并不受到以下临床条件的限制：① 年龄因素，高龄人同样是安全的；② 一般情况好坏；③心肺功能差并非该治疗禁忌证；④即使伴有严重内科夹杂病患者 SBRT 同样是安全的。

2. 其他局部治疗措施 对于 I 期 NSCLC，除手术和放疗之外，还有一些其他局部治疗手段临床应用的考虑。射频消融可对早期 NSCLC 有较好的局部控制，总体疗效较好，3 年生存率也能控制在 30%～40%。但因为射频消融治疗早期 NSCLC 的经验较少，长期局部控制的研究报道较少，而且多数报道的都是针对肺转移灶的治疗，受到肿瘤位置的影响，如：在中央型的肺癌、肺尖癌、靠近各级气管和支气管、胸膜以及邻近肩胛骨等部位的肿瘤等中实施，存在技术困难和患者难以耐受的不良反应，目前尚未能成为早期 NSCLC 的主要治疗方式。

三、SBRT 治疗 I 期 NSCLC 的原则和技术

（一）患者的选择

临床和影像学诊断为 I 期 NSCLC；肿瘤病灶

直径通常≤5cm，最好≤3cm；有明确病理诊断依据，若没有明确病理诊断需要经过多学科进行讨论，临床确诊为肺癌；治疗前需要经过多学科讨论，以确保患者的治疗策略的合理和安全性。

（二）放疗技术参数

1. 体位固定与模拟定位技术　患者取仰卧位，双手交叉上举置于额前，真空袋固定，固定范围为从颈部延伸至骨盆。在常规模拟机下，确定患者肿块随呼吸运动轨迹的中心位置，并做标记，该标记即为设计计划时靶区的中心。根据该标记行 4DCT 定位，依据 4D CT 图像来确定 GTV 和 IGTV 无 4DCT 可用慢速 CT 代替，扫描的范围从环状软骨水平至双肺最低位置以下水平，扫描参数为：130kV，200mA，1s/ 层，重建层厚 5mm，螺距 1.3mm，床速 6.5mm/ 圈。之后，患者保持相同体位，将 CT 扫描速度更改为 4s/ 层，电流为 100mA，其他参数不变，仅对包括肿瘤上、下 2cm 范围进行 CT 扫描，对患者进行慢速模拟 CT 定位。CT 模拟定位不使用静脉造影剂。

2. 靶区范围　肿瘤靶区将患者的 4DCT 或者常规模拟定位 CT+ 慢速 CT 传输至放疗计划设计系统（Pinnacle 系统）进行图像融合，图像融合采用自动配准法，之后根据患者肺尖和椎体重合的程度进行微调。不进行选择性淋巴结照射（ENI），采用针对原发病灶的累及野原则照射，建议患者最好行 PET-CT 检查，明确分期。勾画两幅 CT 影像上的可见肿瘤病灶，选择的窗位、窗宽为：W：型 1400，L：-900，得到的靶区为内在大体肿瘤靶体积（internal gross target volume，IGTV），IGTV 外扩 6mm，遇到解剖结构需要修回则形成 ICTV。IGTV 外扩 5mm 形成 PTV-G，ICTV 外扩 5mm 形成 PTV-C。

正常组织器官的勾画：需要勾画的关键器官包括：双肺、气管、支气管、臂丛、心脏及大血管、食管和脊髓。双肺勾画时需去除气管和支气管；气管勾画起始于隆凸上 5cm，终止于勾画的支气管的上界；支气管起于隆凸上 2cm，包括隆凸，左、右主支气管；臂丛的勾画主要包括臂丛的主干，起始于从头臂干分出颈内动脉和锁骨下动脉开始，沿着锁骨下动脉和腋动脉走行，终止于该结构横跨第 2 肋时；心脏和大血管的勾画：包括所有纵隔大血管和整个心脏；食管勾画起于食管入口，终止于食管胃结合部位；以椎管内缘为边界逐层勾画脊髓。

3. 肿瘤处方剂量　基于现有的临床研究报道，确定 SBRT 剂量分割主要需遵循以下原则：所有剂量分割的生物有效剂量（biologic effective dose，BED）需要大于 100Gy，分割剂量<20Gy）；对于中央型肿瘤和距离胸壁较近的肿瘤，降低单次剂量，增加治疗次数会降低正常组织放射性损伤的发生。因此对于肿块位于距气管、支气管和大血管 2cm 以内，或者肿块外缘距胸壁距离小于 5mm 者，参考的剂量分割可选择：48Gy/6 次；其余采用 50Gy/4 次。95% PTV 体积接受处方剂量，99% PTV 体积接受 95% 处方剂量。大于 105% 处方剂量点不能落入 PTV 以外正常组织区域。采用 48Gy/6 次剂量分割者 95%PTV-C 体积接受 32.4Gy；采用 50Gy/4 次剂量分割者 95%PTV-C 体积接受 28.4Gy。

4. 正常组织器官安全限量设置　SBRT 治疗早期 NSCLC 正常组织剂量限制，主要来源于近距离放疗，术中放疗，采用 LQ 模型对正常组织的剂量进行换算评估以及根据现有临床研究随访的经验总结分析获得。值得注意的是，SBRT 技术中正常组织的剂量限制，与所采用的剂量分割有密切关系。

2011 年 Dr. Robert Timmerman 版的大分割放疗（hypofractionated radiation therapy）在不同分割次数下危及器官推荐剂量限值见表 7-2-1。

也可以根据 RTPG0618（表 7-2-2）和 RTOG0813（表 7-2-3）分别对周围型和中央型肺癌行 SBRT 时周围组织器官的安全限量。

（三）SBRT 后随访

I 期 NSCLC 的 SBRT 治疗后，定期随访中影像学变化具有多样性，有些影像学表现与肿瘤进展很难鉴别，这需要引起临床医生高度重视，需要非常慎重判定影像学表现到底是 SBRT 治疗后的损伤还是放疗后肿瘤未控的进展。

有学者总结了肺癌 SBRT 治疗后局部复发的 CT 影像学特征，这些特征包括：①原发灶的阴影增大；②继发出现阴影；③ SBRT 治疗一年后出现新发阴影；④边缘膨胀；⑤线性边缘消失；⑥支气管充气征消失；⑦阴影头脚方向增大。具备多项以上提示复发的 CT 征象，往往提示为 SBRT 治疗后肿瘤复发。从 PET 上看肺癌 SBRT 治疗后复发主要依据随访中所见病灶的 PET 影像上 SUV 值高低。通常是以是否高于 SBRT 治疗前水平或 SUV 是否大于 5 作为判断是否复发的标准。

表 7-2-1 不同分割次数下危及器官推荐剂量限值

单次分割

串联器官	体积	体积最大剂量（Gy）	最大点剂量（Gy）	不良事件（≥3级）
视觉通路	<0.2cc	8Gy	10Gy	神经炎
耳蜗			9Gy	听力减退
脑干（非脊髓）	<0.5cc	10Gy	15Gy	颅神经病变
椎体	<0.35cc	10Gy	14y	脊髓炎
脊髓	<1.2cc	7Gy		
脊髓分段（上下各5～6mm）	<010% 分段体积	10Gy	14Gy	脊髓炎
马尾	<5cc	14Gy	16Gy	神经炎
骶丛神经	<5cc	14.4Gy	16Gy	神经病变
食管	<5cc	11.9Gy	15.4Gy	狭窄/瘘
臂丛神经	<3cc	14Gy	17.5Gy	神经病变
心脏/心包	<15cc	16Gy	22Gy	心包炎
大血管	<10cc	31Gy	37Gy	动脉瘤
气管和主支气管	<54cc	10.5Gy	20.2Gy	狭窄/瘘
支气管分支	<0.4cc	12.4Gy	13.3Gy	狭窄伴不张
肋骨	<1cc	22Gy	30Gy	疼痛或骨折
皮肤	<10cc	23Gy	26Gy	溃疡
胃	<10cc	11.2Gy	12.4Gy	溃疡/瘘
胆管			25Gy	狭窄
十二指肠	<5cc	11.2Gy	12.4Gy	溃疡
	<10cc	9Gy		
空肠/回肠	<5cc	11.9Gy	15.4Gy	炎症/梗阻
结肠	<20cc	14.3Gy	18.4Gy	结肠炎/瘘
直肠	<20cc	14.3Gy	18.4Gy	直肠炎/瘘
输尿管			35Gy	狭窄
膀胱壁	<15cc	11.4Gy	18.4Gy	膀胱炎/瘘
阴茎球	<3cc	14Gy	34Gy	阳痿
股骨头（左/右）	<10cc	14Gy		坏死
肾门/血管主干	<2/3体积	10.6Gy		恶性高血压
并联器官	**临界体积**	**临界体积最大剂量（Gy）**		**不良事件（≥3级）**
肺（左/右）	1500cc	7Gy		基础肺功能
肺（左/右）	1000cc	7.4Gy		肺炎
肝脏	700cc	9.1Gy		基础肝功能
肾皮质（左/右）	200cc	8.Gy		基础肾功能

三次分割

串联器官	体积	体积最大剂量（Gy）	最大点剂量（Gy）	不良事件（≥3级）
视觉通路	<0.2cc	15.3Gy	17.4Gy（5.8Gy/Fx）	神经炎
耳蜗			17.1Gy（5.7Gy/Fx）	听力减退
脑干（非脊髓）	<0.5cc	18Gy（6Gy/Fx）	23.1Gy（7.7Gy/Fx）	颅神经病变
椎体	<0.35cc	18Gy（6Gy/Fx）	21.9Gy（7.3Gy/Fx）	脊髓炎
脊髓	<1.2cc	12.3Gy（4.1Gy/Fx）		
脊髓分段（上下各5~6mm）	<10%分段体积	18Gy（6Gy/Fx）	21.9Gy（7.3Gy/Fx）	脊髓炎
马尾	<5cc	21.9Gy（7.3Gy/Fx）	24Gy（8Gy/Fx）	神经炎
骶丛神经	<5cc	22.5Gy（7.5Gy/Fx）	24Gy（8Gy/Fx）	神经病变
食管	<5cc	17.7Gy（5.9Gy/Fx）	25.2Gy（8.4Gy/Fx）	狭窄/瘘
臂丛神经	<3cc	20.4Gy（7.5Gy/Fx）	24Gy（8Gy/Fx）	神经病变
心脏/心包	<15cc	24Gy（8Gy/Fx）	30Gy（10Gy/Fx）	心包炎
大血管	<10cc	39Gy（13Gy/Fx）	45Gy（15Gy/Fx）	动脉瘤
气管和主支气管	<54cc	15Gy（5Gy/Fx）	30Gy（10Gy/Fx）	狭窄/瘘
支气管分支	<0.4cc	18.9Gy（6.3Gy/Fx）	23.1Gy（7.7Gy/Fx）	狭窄伴肺不张
肋骨	<1cc	28.8Gy（9.6Gy/Fx）	36.9Gy（12.3Gy/Fx）	疼痛或骨折
皮肤	<10cc	30Gy（10Gy/Fx）	33Gy（11Gy/Fx）	溃疡
胃	<10cc	16.5Gy（5.5Gy/Fx）	22.2Gy（7.4Gy/Fx）	溃疡/瘘
胆管			35.7Gy（11.9Gy/Fx）	狭窄
十二指肠	<5cc	16.5Gy（5.5Gy/Fx）	22.2Gy（7.4Gy/Fx）	溃疡
	<10cc	11.4Gy（3.8Gy/Fx）		
空肠/回肠	<5cc	17.7Gy（5.9Gy/Fx）	25.2Gy（8.4Gy/Fx）	炎症/梗阻
结肠	<20cc	24Gy（8Gy/Fx）	28.2Gy（9.4Gy/Fx）	结肠炎/瘘
直肠	<20cc	24Gy（8Gy/Fx）	28.2Gy（9.4Gy/Fx）	直肠炎/瘘
输尿管			48.9Gy（16.3Gy/Fx）	狭窄
膀胱壁	<15cc	16.8Gy（5.6Gy/Fx）	28.2Gy（9.4Gy/Fx）	膀胱炎/瘘
阴茎球	<3cc	21.9Gy（7.3Gy/Fx）	42Gy（14Gy/Fx）	阳痿
股骨头（左/右）	<10cc	21.9Gy（7.3Gy/Fx）		坏死
肾门/血管主干	<2/3体积	18.6Gy（6.2Gy/Fx）		恶性高血压
并联器官	临界体积	临界体积最大剂量（Gy）		不良事件（≥3级）
肺（左/右）	1500cc	10.5Gy（3.5Gy/Fx）		基础肺功能
肺（左/右）	1000cc	11.4Gy（3.8Gy/Fx）		肺炎
肝脏	700cc	17.1Gy（5.7Gy/Fx）		基础肝功能
肾皮质（左/右）	200cc	14.4Gy（4.8y/Fx）	15.3Gy（5.1Gy/Fx）	基础肾功能

四次分割

串联器官	体积	体积最大剂量（Gy）	最大点剂量（Gy）	不良事件（≥3级）
视觉通路	<0.2cc	19.2Gy（4.8Gy/Fx）	21.2Gy（5.3Gy/Fx）	神经炎
耳蜗			21.2Gy（5.3Gy/Fx）	听力减退
脑干（非脊髓）	<0.5cc	20.8Gy（5.2Gy/Fx）	27.2Gy（6.8Gy/Fx）	颅神经病变
椎体	<0.35cc	20.8Gy（5.2Gy/Fx）	26Gy（6.5Gy/Fx）	脊髓炎
脊髓	<1.2cc	13.6Gy（3.4Gy/Fx）		
脊髓分段（上下各5～6mm）	<010%分段体积	20.8Gy（5.2Gy/Fx）	26Gy（6.5Gy/Fx）	脊髓炎
马尾	<5cc	26Gy（6.5Gy/Fx）	28Gy（7Gy/Fx）	神经炎
骶丛神经	<5cc	26Gy（6.5Gy/Fx）	28Gy（7Gy/Fx）	神经病变
食管	<5cc	18.8Gy（4.7Gy/Fx）	30Gy（7.5Gy/Fx）	狭窄/瘘
臂丛神经	<3cc	23.6Gy（5.9Gy/Fx）	27.2Gy（6.8Gy/Fx）	神经病变
心脏/心包	<15cc	28Gy（7Gy/Fx）	34Gy（8.5Gy/Fx）	心包炎
大血管	<10cc	43Gy（10.75Gy/Fx）	49Gy（12.5Gy/Fx）	动脉瘤
气管和主支气管	<54cc	15.6Gy（3.9Gy/Fx）	34.8Gy（8.7Gy/Fx）	狭窄/瘘
支气管分支	<0.4cc	20Gy（5Gy/Fx）	28Gy（7Gy/Fx）	狭窄伴肺不张
肋骨	<1cc	32Gy（8Gy/Fx）	40Gy（10Gy/Fx）	疼痛或骨折
皮肤	<10cc	33.2Gy（8.3Gy/Fx）	36Gy（9Gy/Fx）	溃疡
胃	<10cc	17.6Gy（4.4Gy/Fx）	27.2Gy（6.8Gy/Fx）	溃疡/瘘
胆管			38.4Gy（9.6Gy/Fx）	狭窄
十二指肠	<5cc	17.6Gy（4.4Gy/Fx）	27.2Gy（6.8Gy/Fx）	溃疡
	<10cc	12Gy（3Gy/Fx）		
空肠/回肠	<5cc	18.8Gy（4.7Gy/Fx）	30Gy（7.5Gy/Fx）	炎症/梗阻
结肠	<20cc	24Gy（6Gy/Fx）	33.2Gy（8.3Gy/Fx）	结肠炎/瘘
直肠	<20cc	24Gy（6Gy/Fx）	33.2Gy（8.3Gy/Fx）	直肠炎/瘘
输尿管			53.6Gy（13.4Gy/Fx）	狭窄
膀胱壁	<15cc	17.6Gy4.4Gy/Fx）	33.2Gy（8.3Gy/Fx）	膀胱炎/瘘
阴茎球	<3cc	26Gy（6.5Gy/Fx）	46Gy（11.5Gy/Fx）	阳痿
股骨头（左/右）	<10cc	26Gy（6.5Gy/Fx）		坏死
肾门/血管主干	<2/3体积	21Gy（5.2Gy/Fx）		恶性高血压
并联器官	临界体积	临界体积最大剂量（Gy）		不良事件（≥3级）
肺（左/右）	1500cc	11.6Gy（6.5Gy/Fx）		基础肺功能
肺（左/右）	1000cc	12.4Gy（3.1Gy/Fx）		肺炎
肝脏	700cc	19.2Gy（4.8Gy/Fx）		基础肝功能
肾皮质（左/右）	200cc	16Gy（4Gy/Fx）		基础肾功能

五次分割

串联器官	体积	体积最大剂量（Gy）	最大点剂量（Gy）	不良事件（≥3级）
视觉通路	<0.2cc	23Gy（4.6Gy/Fx）	25Gy（5Gy/Fx）	神经炎
耳蜗			25Gy（5Gy/Fx）	听力减退
脑干（非脊髓）	<0.5cc	23Gy（4.6Gy/Fx）	31Gy（6.2Gy/Fx）	颅神经病变
椎体	<0.35cc	23Gy（4.6Gy/Fx）	30Gy（6Gy/Fx）	脊髓炎
脊髓	<1.2cc	14.5G（2.9Gy/Fx）		
脊髓分段（上下各5～6mm）	<010% 分段体积	23Gy（4.6Gy/Fx）	30Gy（6Gy/Fx）	脊髓炎
马尾	<5cc	30Gy（6Gy/Fx）	32Gy（6.4Gy/Fx）	神经炎
骶丛神经	<5cc	30Gy（6Gy/Fx））	32Gy（6.4Gy/Fx）	神经病变
食管	<5cc	19.5Gy（6Gy/Fx）	35Gy（7Gy/Fx）	狭窄/瘘
臂丛神经	<3cc	27Gy（5.4Gy/Fx）	30.5Gy（6.1Gy/Fx）	神经病变
心脏/心包	<15cc	32Gy（6.4Gy/Fx）	38Gy（7.6Gy/Fx）	心包炎
大血管	<10cc	47Gy（9.4Gy/Fx）	53Gy（10.6Gy/Fx）	动脉瘤
气管和主支气管	<54cc	16.5Gy（3.3Gy/Fx）	40Gy（8Gy/Fx）	狭窄/瘘
支气管分支	<0.4cc	21Gy（4.2Gy/Fx）	33Gy（6.6Gy/Fx）	狭窄伴肺不张
肋骨	<1cc	35Gy（7Gy/Fx）	43Gy（8.6Gy/Fx）	疼痛或骨折
皮肤	<10cc	36.5Gy（7.3Gy/Fx）	39.5Gy（7.9Gy/Fx）	溃疡
胃	<10cc	18Gy（3.6Gy/Fx）	32Gy（6.4Gy/Fx）	溃疡/瘘
胆管			40.5Gy（8.1Gy/Fx）	狭窄
十二指肠	<5cc	18Gy（3.6Gy/Fx）	32Gy（6.4Gy/Fx）	溃疡
	<10cc	12.5Gy（2.5Gy/Fx）		
空肠/回肠	<5cc	19.5Gy（3.9Gy/Fx）	35Gy（7Gy/Fx）	炎症/梗阻
结肠	<20cc	25Gy（5Gy/Fx）	38Gy（7.6Gy/Fx）	结肠炎/瘘
直肠	<20cc	25Gy（5Gy/Fx）	38Gy（7.6Gy/Fx）	直肠炎/瘘
输尿管			57Gy（11.4Gy/Fx）	狭窄
膀胱壁	<15cc	18.3Gy（3.65Gy/Fx）	38Gy（7.6Gy/Fx）	膀胱炎/瘘
阴茎球	<3cc	30Gy（6Gy/Fx）	50Gy（10Gy/Fx）	阳痿
股骨头（左/右）	<10cc	30Gy（6Gy/Fx）		坏死
肾门/血管主干	<2/3 体积	23Gy（4.6Gy/Fx）		恶性高血压
并联器官	临界体积	临界体积最大剂量（Gy）		不良事件（≥3级）
肺（左/右）	1500cc	12.5Gy（2.5Gy/Fx）		基础肺功能
肺（左/右）	1000cc	13.5Gy（2.7Gy/Fx）		肺炎
肝脏	700cc	21Gy（4.2Gy/Fx）		基础肝功能
肾皮质（左/右）	200cc	17.5Gy（3.5Gy/Fx）		基础肾功能

八次分割

串联器官	体积	体积最大剂量（Gy）	最大点剂量（Gy）	不良事件（≥3级）
视觉通路	<0.2cc	27.2Gy（3.4Gy/Fx）	29.6Gy（3.7Gy/Fx）	神经炎
耳蜗		27.2Gy（3.4Gy/Fx）	29.6Gy（3.7Gy/Fx）	听力减退
脑干（非脊髓）	<0.5cc	27.2Gy（3.4Gy/Fx）	37.6Gy（4.7Gy/Fx）	颅神经病变
椎体	<0.35cc	27.2Gy（3.4Gy/Fx）	36Gy（4.5Gy/Fx）	脊髓炎
脊髓	<1.2cc	16.8Gy（2.1Gy/Fx）		
脊髓分段（上下各5～6mm）	<10%分段体积	27.2Gy（3.4Gy/Fx）	35.2Gy（4.4Gy/Fx）	脊髓炎
马尾	<5cc			神经炎
骶丛神经	<5cc			神经病变
食管	<5cc	21.6Gy（2.7Gy/Fx）	40Gy5Gy/Fx）	狭窄/瘘
臂丛神经	<3cc	32.8Gy（4.1Gy/Fx）	36.8Gy（4.6Gy/Fx）	神经病变
心脏/心包	<15cc			心包炎
大血管	<10cc			动脉瘤
气管和主支气管	<54cc			狭窄/瘘
支气管分支	<0.4cc			狭窄伴肺不张
肋骨	<1cc			疼痛或骨折
皮肤	<10cc	40.8Gy（5.1Gy/Fx）	44.8Gy（5.6Gy/Fx）	溃疡
胃	<10cc	20Gy（2.5Gy/Fx）	36.8Gy（4.6Gy/Fx）	溃疡/瘘
胆管			44.8Gy（5.6Gy/Fx）	狭窄
十二指肠	<5cc	20Gy（2.5Gy/Fx）	36.8Gy（4.6Gy/Fx）	溃疡
	<10cc	13.6Gy（1.7Gy/Fx）		
空肠/回肠	<5cc	21.6Gy（2.7Gy/Fx）	40Gy（5Gy/Fx）	炎症/梗阻
结肠	<20cc	28Gy（3.5Gy/Fx）	40Gy（5Gy/Fx）	结肠炎/瘘
直肠	<20cc	27.2Gy（3.4Gy/Fx）	41.6Gy（5.2Gy/Fx）	直肠炎/瘘
输尿管			64Gy（8Gy/Fx）	狭窄
膀胱壁	<15cc			膀胱炎/瘘
阴茎球	<3cc			阳痿
股骨头（左/右）	<10cc			坏死
肾门/血管主干	<2/3体积			恶性高血压
并联器官	临界体积	临界体积最大剂量（Gy）		不良事件（≥3级）
肺（左/右）	1500cc	13.6Gy1.7Gy/Fx）		基础肺功能
肺（左/右）	1000cc	14.4Gy（1.8Gy/Fx）		肺炎
肝脏	700cc	23.2Gy（2.9Gy/Fx）		基础肝功能
肾皮质（左/右）	200cc	129.Gy（2.4Gy/Fx）		基础肾功能

表 7-2-2　RTOG0813 临床研究正常组织器官剂量限制标准（60Gy/3F，1.5～2 周）

器官	体积	剂量
脊髓	任何点	18Gy（6Gy/Fx）
食管	任何点	27Gy（9Gy/Fx）
背丛神经	任何点	24Gy（8Gy/Fx）
心脏 / 心包	任何点	30Gy（10Gy/Fx）
气管 / 支气管	任何点	30Gy（10Gy/Fx）
全肺	两肺之和 -GTV	V20<10%（10～15）
皮肤	任何点	24Gy（8Gy/Fx）

表 7-2-3　RTOG 0618 临床研究正常组织器官剂量限制标准（50～60Gy/5F，1.5～2 周）

器官	体积	体积剂量	最大点击量
脊髓	<0.25cc <0.5cc	22Gy（4.5Gy/Fx） 13.5Gy（2.7Gy/Fx）	30Gy（6Gy/Fx）
食管（非邻近壁）	<5cc	27.5Gy（5.5Gy/Fx）	<105% 处方剂量
背丛神经	<3cc	30Gy（6Gy/Fx）	32Gy（6.4Gy/Fx）
心脏 / 心包	<15cc	32Gy（6.4Gy/Fx）	<105% 处方剂量
气管 / 支气管非邻近壁）	<4cc	18Gy（3.6Gy/Fx）	<105% 处方剂量
全肺	1500cc 1000cc	12.5Gy（2.5Gy/Fx）	<105% 处方剂量
皮肤	<10cc	30Gy（6Gy/Fx）	<105% 处方剂量

随访中基于影像来判断 SBRT 治疗后肿瘤状态的流程见图 7-2-1。

（四）SBRT 技术实施的质量保证与控制

肺癌 SBRT 治疗技术的两项核心内容是：图像引导放疗（image guided radiotherapy，IGRT）技术和肿瘤随呼吸运动干预技术。所以，SBRT 技术的质量保证与控制主要是围绕在线 IGRT 技术和呼吸运动干预技术以及这两项技术的衔接展开。在线 IGRT 的质量保证与控制，主要与所选择的影像引导设备有关。目前的呼吸运动干预技术主要包括以下几种形式：在一定时间段内控制呼吸；选择特定呼吸周期给予肿瘤投照；在影像获取手段上进行改进，用以确定个体化 IGTV，对呼吸运动本身并不干预；跟踪技术。

所有 IGRT 技术的质量保证与控制均需要围绕以下几个方面内容展开：加载影像引导设备后与原有治疗计划系统和治疗系统的连接；机械精准程度；所成影像的图像质量；图像配准方法；患者体位校准的精准程度。不同的放疗中心，需要根据自己所拥有的 IGRT 设备和其发挥的主要作用，形成适合自己中心的质量保证体系呼吸运动干预方式的选择主要与患者的肺功能，肿瘤随呼吸运动的幅

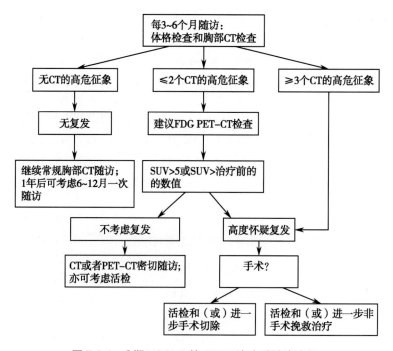

图 7-2-1　Ⅰ期 NSCLC 的 SBRT 治疗后随访流程

度来进行选择。呼吸运动干预的关键是为适合的患者选择适合的干预措施，兼顾患者的治疗时间和耐受程度。呼吸干预技术的质量保证体系，主要包括：根据每种呼吸干预技术本身进行的质量保证与控制，干预技术的可重复性，与 IGRT 技术和治疗系统的衔接。

第三节　非小细胞肺癌的术后放疗

临床诊断的非小细胞肺癌（NSCLC）中，仅 20% 的病例能够行根治性手术切除。但即使接受根治性手术的 NSCLC 患者，其 5 年生存率仅 15%～45%，术后失败的主要原因是局部复发和（或）远地转移，这就需要综合放化疗以期进一步改善疗效。现如今，辅助化疗已成为ⅠB 期以上 NSCLC 患者术后的标准治疗推荐，但患者的局部区域复发率仍较高，为提高局部控制率和生存率，放射治疗成为可能的治疗手段。且随着放疗技术的不断进步，NSCLC 术后放射治疗的作用更加引起关注。

一、NSCLC 术后放疗的作用

术后放疗的目的是降低局部区域复发率和改善总生存率。关于 NSCLC 术后放疗的随机分组研究较多并且一直都在进行，但是其对总生存的影响却一直倍受争议。1998 年柳叶刀杂志发表的 meta 分析显示，如果对术后患者不加以选择，术后放疗反而显著降低了患者的总生存率，其后非小细胞肺癌的术后放疗应用比例明显下降。此外，陈旧的放疗技术使得术后放疗导致的非肿瘤性死亡率明显上升，而自 20 世纪 90 年代后期开始图像引导下的三维适形放疗以及近年来的调强放射治疗技术，可以在有效提高肿瘤放疗剂量的同时，对心脏、肺等正常器官更好的保护，降低治疗导致的死亡。综上所述，对于 NSCLC 术后放疗的选择应该基于不同的分期状态进行，且在新的技术条件下肺癌术后放疗的作用需要重新评价。

（一）N0～1 或Ⅰ～Ⅱ期 NSCLC 术后放疗的价值

1998 年柳叶刀杂志发表了术后放疗 meta 分析研究组的结果，该 meta 分析包括了 1965-1995 年全球 9 组非小细胞肺癌术后放射治疗的随机分组研究，共 2128 例患者，其中手术 + 放射治疗 1056 例，单纯手术 1072 例，中位随诊时间 3.9 年。结果显示术后放射治疗生存率不但没能提高反而显著降低，死亡风险升高了 21%（HR=1.21，95% CI 1.08～1.34，P=0.001），术后放疗组 2 年生存率绝对值下降 7%（两组分别为 48% 和 55%），2 年无复发生存率分别为 46% 和 50%（P=0.018），进一步的分层分析显示，术后放射治疗对生存率降低主要影响的是Ⅰ期、Ⅱ期（P=0.0005）和 N0、N1（P=0.016）患者。2006 年一项基于美国 SEER 数据库的回顾性分析结果同样显示术后放疗显著降低了全组患者的总生存率（3 年：41% vs 47%；P<0.0001），亚组分析也显示术后放疗组与对照组相比显著降低了 N0（5 年 OS：31% vs 41%；HR=1.176；P<0.0001）及 N1 患者（5 年 OS：30% vs 34%；HR=1.097；P=0.0006）的总生存。

另外，新近发表了迄今最大一组回顾性病例对照研究，包括美国国家癌症数据库（NCDB）1998-2006 年间 30 552 例Ⅱ-ⅢA 期行 R0 切除的 NSCLC 患者，其中 3430 例（11.2%）接受了 PORT，结果同样显示：术后放疗组于对照组相比显著降低了病理 N0 患者（37.7% vs 48%，P<0.001）和 N1 患者（34.8% vs 39.4%，P<0.001）的 5 年总生存。Urban 等对 SEER 数据库 1998-2009 年手术切除的 6551 例 pN1 患者的分析也显示，PORT 不能改善 pN1 患者的总生存（HR=1.06，P=0.2）。综上所述，Ⅰ～Ⅱ期和 N0～1 非小细胞肺癌术后放射治疗对总生存率有负向影响，在根治性切除后特别是化疗后不建议进行术后放疗，在早期病例中寻找局部和区域复发的高危患者可能是将来研究的重要方向之一。

（二）pⅢA～N2 期 NSCLC 术后放疗的价值

可切除ⅢA～N2 非小细胞肺癌是异质性较大的一组疾病，5 年生存率约 7%～34%。目前已证实辅助化疗可以提高该类患者的生存率，但是化疗后局部区域复发率仍然高达 40%。术后放疗能够显著降低患者的局部区域复发率，但是对生存的影响目前仍不确定。

1998 年柳叶刀杂志发表的 meta 分析虽然显示术后放疗显著降低了可切除非小细胞肺癌患者的总生存率，但是亚组分析时发现对Ⅲ期和 pN2 患者生存并没有显著影响，在之后更新的 meta 分析的结论同样如此。此外，该 meta 分析本身也存在很多不足之处，其中包括陈旧的放疗设备，落后的放疗技术，不合理的剂量分割。近年来随着放疗设备的巨大进步，直线加速器早已取代 ^{60}Co 治疗机，以三维适形放疗和调强放疗为代表的新的放疗技术逐渐普及，放疗副作用显著降低。综上，对于 pⅢA～N2 期 NSCLC 术后放疗的价值需进一步探讨。

基于美国 SEER 数据库 1988—2002 年 7465 例患者的回顾性研究显示，术后放疗可以显著改善 N2 患者的总生存率和无病生存率，N2 患者的 5 年总生存率绝对值提高 7%（27% vs 20%，$P=0.0036$）。2011 年我国的一项单中心研究显示术后放疗显著改善患者的总生存（$P=0.046$）和无病生存（$P=0.009$），同时还能显著提高患者的局部区域无复发生存率（$P=0.025$）和无远处转移生存率（$P=0.001$）；单因素和多因素分析都证实术后放疗是改善患者预后的显著相关因素。

以三维适形和调强放疗为代表的精确放疗技术广泛应用于肺癌的治疗，进一步降低了心脏损伤等放射损伤等导致的非肿瘤死亡率，重新评价 3DCRT/IMRT 技术条件下Ⅲ～N2 非小细胞肺癌 PORT 的价值势在必行。2014 年一项基于采用直线加速器对 pⅢA～N2 非小细胞肺癌患者进行术后放疗的 meta 分析，包括 3 组前瞻性研究和 8 组回顾性研究，结果显示术后放疗显著改善了 N2 患者的 OS（$HR=0.77$，$P=0.020$）和无局部区域复发生存（$HR=0.77$，$P=0.020$），同样肯定了采用直线加速器对 pN2 患者进行术后放疗的价值。

在辅助化疗已经成为 NSCLC 根治性切除术后 N+ 患者的标准推荐的前提下，也需要对术后放疗的价值进行深入探讨。Mikell 等针对 NCDB 2004-2006 年间接受化疗的 2115 例 pN2 患者进行 PORT 的作用分析，结果 PORT 显著改善了患者的总生存，两组中位生存期分别为 42 个月和 38 个月，5 年 OS 分别为 39.8% 和 34.7%（$P=0.048$），多因素分析也显示 PORT 是显著改善生存的独立预后因素（$HR=0.87$，$P=0.026$）。在此研究基础上，Robinson 等等对 NCDB 2006-2010 年间接受化疗的 pN2 期 NSCLC 进行分析，结果同样显示 PORT 显著提高了中位生存（45.2 个月 vs 40.7 个月）和 5 年 OS（39.3% vs 34.8%，$P=0.014$），多因素分析显示 PORT 是独立的预后因素（$HR=0.888$，$P=0.029$）。

虽然目前多项回顾性研究和 meta 分析结果显示，pⅢA～N2 期 NSCLC 进行术后放疗可降低局部区域复发，提高总生存，但相对证据级别仍较低，仍需大规模前瞻性随机分组研究，尤其多中心研究进一步验证术后放疗价值分析。

目前国内外针对根治术后化疗后ⅢA～N2 患者采用 3DCRT/IMRT 的随机分组研究主要有三组。最先美国 1998-2000 年开展了 CALGB 9734 随机分组研究，预期入组 480 例患者，但是实际上仅完成 37 例，放疗组和对照组患者 1 年的生存率

（74% vs 72%）和无复发生存率均无显著性差异，研究因入组缓慢而失败。欧洲自 2007 年启动了大规模的随机对照Ⅲ期临床研究（Lung ART），研究采用三维适形放疗技术，预计样本量为 700 例，目前该研究已推迟关闭时间。来自国内的"术后 N2（ⅢA 期）非小细胞肺癌术后化疗后三维精确放射治疗多中心随机对照Ⅲ期临床研究"于 2009 年启动，近期在第 58 届 ASTRO 会议上公布了其中期结果，入组 215 例患者，随机分为术后放疗组（n=110）和对照组（n=105），两组一般资料平衡，中位随访 26 个月，两组的 3 年 OS、DFS、LRFS 和 DMFS 分别为 75.3%、45.9%、65.1%、54.0% 和 71.9%、33.3%、62.9%、40.7%，虽然术后放疗组与对照组相比，OS、DFS、LRFS 和 DMFS 分别可以提高 3.4%、12.6%、2.2% 和 13.3%，但差异均未达统计学意义（$P=0.638$、0.120、0.403 和 0.236），而 DFS 是有提高的趋势。

此外，完全切除的 pⅢA～N2 非小细胞肺癌也是一组异质性较大的疾病，提示这类疾病可能需要进行危险分组。既往文献中提到的进行危险分组的因素主要包括吸烟指数≤400、cN2、pT3、鳞癌、转移淋巴结≥4 个等，但危险因素模型的建立仍任重而道远。

二、NSCLC 术后放疗靶区勾画

作为术后局部区域的预防性治疗，NSCLC 的术后放疗靶区主要包括术后局部区域复发的高危区域，但是其影响因素较多，例如手术技巧、切除和清扫范围、化疗的影响等，目前对于放疗靶区的具体部位还尚未达到统一。

既往有研究对接受根治性手术切除，并且首次复发为局部区域的 61 例 NSCLC 进行研究显示，最常见的复发部位为手术残端（44%），右肺癌术后复发主要局限于同侧肺门、同侧纵隔，左肺癌则更多出现对侧纵隔复发。另外有研究对未接受术后放疗的 250 例 pT1-3N2 期 NSCLC 进行 CTV 假定勾画：左肺癌 CTV 包括支气管残端和 2R、2L、4R、4L、5、6、7、10L 和 11L 区；右肺癌 CTV 包括支气管残端和 2R、4R、7、10R 和 11R；之后把复发位置与常规采用的 CTV 进行比对，结果发现首次复发部位在局部区域者共 54 例，89% 位于假定 CTV 内，11% 同时有假定 CTV 之内和之外的复发，左肺癌最常见的局部区域复发部位依次为：4R、7、4L、6、10L 和 5 区，右肺癌依次为 2R、10R、4R 和 7 区，显示了该 CTV 设置的合理性。

但亦有学者研究发现，术后放疗的毒副作用导致的死亡率与射野大小的三次方成正比，提示适当缩小射野有利于提高术后放疗的治疗比。针对 pN2 患者行术后放疗的回顾性分析，CTV 限制于支气管残端和转移淋巴结区以及淋巴结转移风险超过 10% 的区域，后者一般包括同侧肺门、7 区、同侧 4 区、3A 区（主动脉弓上缘）以及 5 区（左肺癌时），5 年局部区域复发率为 19.4%，CTV 边缘及外部复发率仅为 2%。

目前在 3DCRT/IMRT 技术条件下，各大肿瘤中心进行 NSCLC 的术后放疗的 CTV 的范围不尽相同。美国 CALGB 9734 随机分组研究 CTV 包括同侧肺门、全纵隔和锁骨上区。欧洲 LungART 研究采用的 CTV 包括：支气管残端、同侧肺门、肿瘤可能侵及的纵隔胸膜、转移的淋巴结区以及不相邻的转移淋巴结区之间的淋巴引流区域；CTV 常规包括 7 区和同侧 4 区，左肺癌还包括 5 区和 6 区，一般还包括转移淋巴结头脚方向相邻的淋巴结区。

三、NSCLC 术后放疗剂量

术后放疗剂量是影响放疗疗效的重要因素。过高的放疗剂量或较大的分割剂量与毒性大、疗效差相关。回顾性分析显示剂量 <54Gy 者死亡率仅为 2%，而 ≥54Gy 者发症死亡率高达 17%，剂量 <54Gy 和 ≥54Gy 组 5 年 OS 分别为 64% 和 20%，提示术后放疗不应给予过高的剂量。另外有研究结果显示 45～54Gy 的术后放疗是总生存的独立预后因素（HR=0.85，95% CI 0.76～0.94，$P<0.001$），对于 pN2 患者，术后放疗 45～54Gy 组、>54Gy 组和未放疗组 5 年总生存率分别为 38.0% 和 27.6% 和 27.8%，45～54Gy 组生存率显著高于其他组（$P<0.001$），而 >54Gy 组和未放疗组没有显著差异（$P=0.784$）。

目前在 3DCRT/IMRT 技术条件下开展的 NSCLC 的术后放疗的随机分组研究采用的剂量基本保持在 50～54Gy，1.8～2.0Gy/ 次。其中美国 CALGB 9734 研究和我国的随机分组研究均采用 50Gy/25 次剂量分割方案，欧洲 LungART 研究采用 54Gy/27 次剂量分割方案。

总之，目前 NSCLC 术后放疗，尤其完全切除术后放疗受到广泛关注。应根据患者不同分期状态进行选择，对于 I～II 期或 pN0～1 的 NSCLC 在根治术后不推荐术后放疗；对于 IIIA～N2 期病例单纯手术后或辅助化疗后的患者，采用当代技术的 PORT 可能改善 pIIIA～N2 患者的生存，但是仍需

要 III 期随机分组研究证实。对于术后放疗的靶区及剂量仍存在一定争议，在现代放疗技术下，CTV 应包括支气管残端及纵隔淋巴结复发的高危区域，剂量推荐常规分割 50～54Gy。

第四节　局部晚期 NSCLC 放疗

一、局部晚期 NSCLC 的概述

非小细胞肺癌（NSCLC）约占全部肺癌病例的 80%，由于至今尚无有效的早期诊断的措施，待确诊时 NSCLC 绝大多数是局部晚期或是晚期，其中局部进展期 NSCLC 约占 NSCLC 总数的 30%。局部晚期通常是指 III 期 NSCLC，有学者建议将 III 期 NSCLC 分为以下 6 种：①IIIa-0：T3N1 或 T4N0～1；②IIIa-1：术前和术中的分期检查未发现，而在术后标本的病理检查证实存在微小的同一侧纵隔淋巴结或隆凸下淋巴结（N2）转移；③IIIa-2：术中病理确诊单个 N2 转移；④IIIa-3：术前分期检查（纵隔镜、穿刺或 PET）诊断为单个或多个 N2 淋巴结转移，但转移灶数目较少，淋巴结较小；⑤IIIa-4：术前分期检查大块或固定 N2 淋巴结转移[CT 显示纵隔淋巴结短径 >2cm，伴有淋巴结胞膜外侵犯，有多组淋巴结转移和（或）组内多个小淋巴结转移灶]⑥IIIb：T 任何 N3 患者。目前针对 III 期 NSCLC 患者的总治疗原则是：IIIa-0：手术或新辅助化疗（和（或）放疗）+ 手术；IIIa-1：手术 + 术后化疗 ± 放疗；IIIa-2：手术 + 术后化疗 ± 放疗；IIIa-3：新辅助化疗（和（或）放疗）+ 手术（新辅助治疗有效而且不以全肺切除为代价）或者同步化放疗；IIIa-4 及 IIIb：同步化放疗。

对于局部晚期的 NSCLC，综合治疗模式分为以手术为基础综合治疗和以放化疗为基础的多学科综合治疗两大类。本章节所涉及的局部晚期 NSCLC 是指无法接受手术的以放疗为基础的综合治疗的患者。

二、局部晚期 NSCLC 治疗现状

（一）局部晚期 NSCLC 临床治疗需要遵循以下原则

根据来自于美国的 ASCO 和 ASTRO 两大组织共同所发布指南，局部晚期 NSCLC 临床治疗需要遵循以下原则：①同步化放疗优于序贯（即期，局部控制率和生存）（高证据，强烈推荐）；②若无法耐受同步化放疗，序贯化放疗优于单纯放疗（生

存)(高证据，强烈推荐)；③若无法耐受化放疗综合性治疗[一般情况差，伴内科合并症，体重明显下降和(或)患者意愿]，单纯放疗是其标准治疗(高证据，强烈推荐)；④尽管临床上对大负荷肿瘤，通过诱导化疗来降低肿瘤体积获得化放疗同步治疗机会，但无证据显示诱导化疗能提高生存疗效(中等证据，强烈推荐)；⑤同步化放疗后巩固化疗能进一步提高临床疗效，但对于潜在转移风险大或同步期间化疗未达到足量患者可以考虑应用巩固化疗(低级别证据，强烈推荐)；⑥与放疗同步应用的化疗药物何为最佳尚不明确，目前临床最常用的方案：EP和紫杉醇注射液(泰素)+卡铂(无证据，强烈推荐)；⑦常规分割条件下，总剂量达到60Gy对于提高肿瘤局部控制是有价值的(高级别证据，强烈推荐)；⑧标准的放疗剂量60Gy/30Fx(中等级别证据，强烈推荐)；⑨常规分割条件下提高总剂量，并无明显临床获益(中等级别证据，强烈推荐)。

(二)局部晚期NSCLC临床治疗策略

局部晚期NSCLC，治疗策略是常规放疗同步以顺铂为基础的化疗。若患者无法耐受同步，则选择序贯，若无法耐受化放疗联合治疗，则选择放疗单一治疗。局部晚期NSCLC同步化放疗中放疗采取常规分割，剂量60～66Gy/30～33Fx，放疗范围是临床可见肿瘤病灶的累及野照射。同步化放疗中化疗，目前明确临床证据能证明不同的以铂类为基础化疗方案的选择对疗效有差异；即使新一代的细胞毒药物如培美曲塞，虽然在选择性的晚期非鳞癌患者中发现能提高疗效，但在Ⅲ期非鳞癌患者中，大规模的临床试验并未发现培美曲塞联合同步放疗中优于其他方案。有关于局部晚期NSCLC同步化放疗中化疗地位总结如下：①目前无统一的临床证据能证明不同的以铂类为基础化疗方案疗效有差异，仅发现正常组织器官的不良反应的差异；②新的细胞毒药物出现，并未发现在同步放化疗中能明显提高疗效。

随着放疗技术的进步，3DCRT和IMRT的普遍应用，使得提高局部剂量增加局部控制率的同时更好的保护周围正常组织成为可能。NCCTG0028和RTOG0117两项研究分别将放疗剂量提高到78Gy和80.5Gy，有改善疗效的趋势，但放疗毒性的发生率和严重程度也随之增加，未能明显提高患者的生存，遂将剂量都降低到74Gy。因此基于既往的这些研究，RTOG0617在Ⅲ期NSCLC患者中比较了高剂量组74Gy与标准组60Gy放疗同步紫杉醇和卡铂化疗的Ⅲ随机临床研究，可惜的是高

剂量组无论是局部控制还是生存较常规剂量组均无获益，分析原因可能是因为治疗时间增加以及毒副反应掩盖了可能带来的生存获益，因此平衡治疗效果与毒性是局部晚期NSCLC放疗的重要问题。考虑到74Gy组与60Gy组之间仍有较大的剂量梯度，美国国家癌症数据库的对Ⅲ期NSCLC不同放疗剂量组生存差异的回顾性分析似乎带来了与RTOG0617不同的研究结果：发现随着放疗剂量的递增，接受Ⅲ期同步放化疗的患者生存也随着胸部放疗剂量的增加而提高；为了进一步明确不同剂量对生存的影响，将放疗剂量分为7个组，分析发现66Gy、70Gy以及≥71Gy剂量组较60Gy以下剂量组的患者明显生存获益，但是当剂量≥71Gy这种生存获益不在随着剂量的增加而增加。该研究结果提示我们在74Gy组与60Gy组剂量之间可能存在能带来生存获益的中间剂量。

这些研究提示基于现代放疗技术条件下正常组织器官得到有效保护下，改变分割方式、缩短治疗时间、保持总放疗剂量不变而提高生物等效剂量(BED)可能更值得研究，从而能够生存获益。国外有研究报道加速超分割与常规放疗比较可能带来生存获益。ECOG报道患者接受加速超分割(1.5Gy/Fx，3Fx/d，2.5周)与常规的同步放化疗(2Gy/Fx 每天，DT64Gy)比较，明显改善了患者的中位生存时间和3年总生存率。尽管有临床研究报道这种提高剂量强度的胸部放化疗能带来生存的获益，但是一天内行多次的加速超分割在患者真正实施时存在较多困难，不能方便患者的治疗，不利于临床的实施。有Ⅱ期临床试验表明提高单次分割剂量(2.4～2.7Gy/Fx)联合同步化疗中位生存时间为20个月左右，建议在患者可耐受的范围内尽可能地提高患者的分割剂量，从而提高临床疗效。

国内有单位发现三维适形大分割放疗联合序贯化疗治疗局部晚期NSCLC的Ⅱ期临床试验结果也同样认为大分割放疗是可行的，毒性可以耐受；但局部晚期NSCLC大分割放疗的研究中，最佳分割剂量、不良反应以及耐受性目前仍不清楚。近两年来世界肺癌大会(WCLC)和美国放疗年会(ASTRO)上有多个关于局部晚期NSCLC基于PET功能影像肿瘤局部放疗加量以及探寻最佳同步化疗的大分割放疗剂量的报道，但仍未能给出较明确的前瞻性研究结果。

我国的一项针对不能手术的Ⅲ期NSCLC的剂量递增研究显示，在标准常规放疗：PTVG

60Gy/30Fx/2Gy、PTV 54/30Fx/1.8Gy 的基础上，行剂量递增 I 期临床研究，寻找最佳的时间分割剂量，评估其安全性。该研究结果在 2016 ASTRO 会议上获得 BEST OF ASTRO，认为每次分割剂量到 PTVG 60.5Gy/22Fx（2.75Gy/Fx），PTV 49.5Gy/22Fx（2.25Gy/Fx）是安全可行，该剂量组能明显提高 BED，缩短疗程。

提高分割剂量联合同步化疗主要目的是为提高局部控制率从而提高疗效。从最近的 meta 分析可以看出同步放化疗相较于序贯化疗虽然提高了局部控制率和生存率，但远处转移率相似，而且该期别的患者 5 年生存期率差异性较大，这提示该期患者存在不同预后的亚群，因此在提高分割剂量联合同步化疗来提高局部疗效的基础上，寻求有价值的临床、病理和分子生物学信息，来区分不同预后亚群的，预测患者对治疗的反应，寻找患者的治疗失败表型，筛选出高危人群为指导个体化治疗提供依据迫在眉睫。

三、放疗原则和技术

放射治疗的要求

1. 技术要求 所有放疗均采用三维适形放疗（3DCRT）和调强放疗技术（IMRT）计划，根据前述的总剂量和分次剂量，一周五次。

2. 技术参数 采用 6MV 到 10MV 的光子线，医用直线加速器。适当的光子能量选择应基于优化靶区的辐射剂量分户和最大限度地减少非靶区正常器官的剂量。使用体位固定装置，CT 模拟定位，CT 扫描范围包括整个胸部从环状软骨到肋膈角（可以根据肿瘤情况相应增加范围），层厚 5~8mm，使用静脉造影剂。所有放疗均采用 3DCRT 或 IMRT 技术。

3. 放疗靶区的范围

GTV：临床及影像学检查发现的可见肿瘤，包括肺部原发灶和胸部转移的淋巴结（胸部 CT 显示肺门或纵隔淋巴结短径大于 1cm 或者 PET-CT 显示阳性）；

CTV：原发病灶的 CTV 是原发病灶的 GTV 外放 6mm，要求按照解剖屏障结构进行回修和调整，转移的淋巴结不设 CTV。淋巴引流区域不做预防性放疗。

IGTV：是 GTV 随着呼吸的移动而确定的几何体积。通常是按照 4DCT、慢速 CT、常规模拟机下透视或 PET 等其中之一手段来个体化确定呼吸移动范围。

ICTV：是 CTV 随着呼吸的移动而确定的几何体积。通常是按照 4DCT、慢速 CT、常规模拟机下透视或 PET 等其中之一手段来个体化确定呼吸移动范围。

PTVG：IGTV 上下前后左右各外放 8mm。

PTVC：ICTV 上下前后左右各外放 8mm，并包括 PTVG 所有范围。

术前成像应该被用于相关分析和提高鉴别性。具体靶区定义和勾画见表 7-4-1。

4. 肿瘤处方剂量 PTVG 60Gy/30Fx（2Gy/Fx），PTVC 50~54Gy/30Fx（1.8Gy/Fx 左右），5 天 / 周。

5. 肿瘤处方给予和正常组织剂量限制要求
要求 ≥95%PTV 接受 ≥100% 处方剂量照射；99%PTV 接受 ≥95% 处方剂量要求。制订治疗计划时，要考虑到正常组织照射剂量的限制，脊髓：最大剂量 ≤45Gy；正常肺（双肺体积 -GTV）：V2≤25%~30%，V5≤50%，平均剂量 ≤15Gy；心脏：平均剂量 ≤30Gy；使用剂量体积直方图（DVHs）来评价计划。

表 7-4-1 局部晚期 NSCLC 放疗靶区勾画依据

靶区	描述	靶区勾画	勾画所依据图像
GTV	增强 CT 所示原发性肿瘤和转移淋巴结和（或）PET-CT	放疗医师勾画	定位增强 CT，若有 PET-CT 可图像融合后勾画
CTV	临床靶区	原发灶的 GTV 外扩 6mm	定位增强 CT
IGTV	正常生理运功导致（如呼吸）的 GTV 三维空间上的变异	放疗医师勾画	4DCT、常规模拟机下透视或 PET
ICTV	正常生理运功导致（如呼吸）的 CTV 三维空间上的变异	放疗医师勾画	4DCT、常规模拟机下透视或 PET
PTVG	计划靶区	GTV 外扩 8mm	定位增强 CT
PTVC	计划靶区	CTV 外扩 8mm	定位增强 CT

注：PTV 的外扩范围是摆位误差及体位可重复性的需要，因此一般情况下，减少 PTV 的外扩来限制危机器官（QAR）的剂量是不允许的，每个 OAR 的计划体积必须勾画出

第五节 晚期（Ⅳ期）非小细胞 肺癌的放射治疗

约 40%～50% 的 NSCLC 患者确诊时已为晚期（Ⅳ期）病变，NCCN 指南推荐对该期别患者应行全身系统性治疗。以铂类为基础的联合化疗有效率为 25%～35%，患者的无进展生存时间（progression free survival, PFS）为 4～6 个月，中位生存时间（median survival time, MST）8～11 个月，2 年生存率 10%～15%。近年来靶向药物的应用进一步改善了部分晚期患者的预后。全身治疗的进步提升了局部治疗的空间，且多项研究表明，晚期肺癌全身治疗后的失败模式以局部进展为主，这进一步提升了局部治疗的地位。放射治疗作为重要的局部治疗手段，在晚期 NSCLC 的治疗中发挥着愈加重要的作用。

一、晚期非小细胞肺癌的根治性放疗

（一）根治性胸部放疗

通常认为Ⅳ期 NSCLC 是无法治愈的，因而该期别患者接受的常为姑息性治疗。然而，早在 1995 年的时候，Hellman 等就提出了"寡转移"的概念，指出恶性肿瘤可能存在介于局部病变和远处转移之间的一种中间状态，亦即有限数目的转移灶和转移部位，通常界定转移灶总数目不超过 5 个。设想对于寡转移患者，在全身治疗后对原发灶及所有转移灶进行根治性局部治疗有可能使患者获得长期生存甚至完全治愈。早年研究表明，对软组织肉瘤、骨肉瘤及肾细胞癌患者的肺转移灶行完全性局部切除后或可治愈；结直肠癌肝转移患者行肝转移灶切除后其 10 年总生存率（overall survival, OS）可高达 20%～26%，也进一步验证了该理论。近年来关于寡转移Ⅳ期 NSCLC 肺癌根治性局部治疗尤其是根治性胸部放疗的研究也逐渐展开。

关于寡转移 NSCLC 根治性胸部放疗有多项单臂研究（表 7-5-1），多数为回顾性研究，仅有若干小样本Ⅱ期前瞻性研究。整体研究结果表明，接受根治性治疗的寡转移 NSCLC 患者中位生存时间 10～27 个月，3 年生存率 10%～62.5%，中位无进展生存时间 6.6～16 个月，该结果明显优于标准方案化疗的疗效。一项纳入 20 项研究的个体病例数据 meta 分析对 757 例寡转移 NSCLC 患者分析结果显示，对肺部原发灶行根治性治疗后患者中位生存时间为 26 个月，中位无进展生存时间为 11 个月，5 年生存率高达 29.4%。近期一项回顾性研究

进一步分析了根治性胸部放疗在Ⅳ期 NSCLC 治疗中的价值，该研究共纳入患者 81 例，其中 52% 的患者转移灶数目超过 5 个，结果显示全组患者中位生存时间 20.8 个月，3 年和 4 年的生存率分别为 23% 和 18%，中位无进展生存时间为 8.2 个月。因此，对于部分Ⅳ期 NSCLC 即使其转移灶数目超过 5 个，根治性胸部放疗仍有获益。该研究同时表明，根治性胸部放疗后疗效达 PR 的患者预后更好（MST 28.6 个月 vs13.9 个月，HR=0.529, P=0.016）。

关于寡转移 NSCLC 根治性胸部放疗的对照研究较少，目前仅有 2 项回顾性病例配对分析研究及一项多中心随机Ⅱ期研究（表 7-5-2）。Sheu 等回顾性分析 1998 年至 2012 年 90 例转移灶数目≤3 且一线治疗后未进展的Ⅳ期 NSCLC 患者，结果显示接受综合性局部治疗（comprehensive local treatment, CLT）组较对照组患者总生存及无进展生存均显著获益（MST 27.1 个月 vs 13.1 个月；PFS 11.3 个月 vs8 个月），倾向评分匹配后差异均有显著统计学意义（P≤0.01）。另外一项研究共纳入 2002—2012 年共 186 例寡转移（转移灶 1～5 个）NSCLC 患者，其中 133 例接受原发灶根治性治疗。研究表明总生存预后相关因素为 ECOG 评分≥2 分（HR=2.43），淋巴结分期 N2～3（HR=2.16），鳞癌和多器官转移（HR=2.11）。接受原发灶根治性治疗患者总生存显著高于对照组（MST 19 个月 vs 16 个月，HR=0.62, P=0.019），倾向评分匹配后仍有显著统计学差异（HR=0.65, P=0.043）。目前唯一一项已发表的随机对照Ⅱ期研究纳入转移灶数目≤3 个且标准一线全身治疗后未进展的Ⅳ期 NSCLC 患者，49 例患者按 1∶1 比例随机分配至局部巩固治疗组（25 例）与维持治疗或观察组（24 例），结果显示巩固治疗组患者无进展生存显著延长（11.9 个月 vs 3.9 个月，HR=0.35, P=0.0054），且无 4 级以上治疗相关不良反应发生，3 级不良反应发生率不超过 20%。

以上研究均表明，转移灶有限的Ⅳ期 NSCLC 患者可从包括根治性放疗和手术在内的根治性局部治疗中获益。因此，对于一般情况较好、预期生存时间>6 个月、转移灶有限（如寡转移）、预计可耐受根治性胸部放疗以及预计原发病灶可控或全身治疗后未进展的Ⅳ期 NSCLC 患者，可考虑行根治性胸部放疗。

（二）胸外转移灶根治性放疗

1. 脑部寡转移灶根治性放疗 约 30%～50% 的 NSCLC 患者同时合并脑转移，这部分患者通常预后较差，经激素治疗后整体中位生存仅为 2 个月

表 7-5-1 寡转移非小细胞肺癌根治性放疗的单臂研究结果

作者，年份	研究设计	病例数（转移灶个数）	治疗（Gy）（中位剂量）	中位生存时间（月）	2年生存率	3年生存率	中位无复发生存时间（月）
Wang, 2016	回顾	81（不限于5）	53.1～132（71.2）[†]	20.8	42.0%	23.0%	8.2
Iyengar, 2014#	前瞻	24（52）	27～33/3F 35～40/5F 19～20/1F	20.4	NA	NA	14.7
Collen, 2014⊡	前瞻	26（48）	50/10F	23.0	67%（1年）	NA	11.2
Gray, 2014⊡	回顾	66（1～4）	手术或放疗>45	26.4	54.0%	29.0%	NA
Sheu, 2014	回顾	69（1～3）	手术或放疗 15～74（63）	27.1	NA	NA	11.3
Parikh, 2014	回顾	53（1～5）	45～70（60）	19.0	NA	NA	NA
Su, 2013	前瞻	201（312）	30～72（63）	10.0	16.4%	9.6%	NA
Griffioen, 2013	回顾	61（74）	58.2 ± 9.5	13.5	38.0%	NA	6.6
Lopez Guerra, 2012	回顾	78（103）	45～74（63）	NA	32.0%	25.0%	NA
Hasselle, 2012	回顾	25（62）	37.6～73.9（64.6）	22.7	NA	NA	7.6
De Ruysscher, 2012	前瞻	39（45）	62.3 ± 10.1/35.9 ± 8.4 F	13.5	23.3%	17.5%	12.1
Chang, 2011	回顾	23（52）	40～50/16～20F	未达到	82.5%	62.5%	16.0
Flannery, 2008	回顾	42（42）	45～68.4（61.2）	18.0	34.0%	21.0%（5年）	NA
Khan, 2006	回顾	23（26）	同步放化疗 60 术前放疗 40	20.0	NA	NA	12.0

NA：未知；[†]为有效生物剂量；#所有病灶均接受 SBRT；⊡仅有脑部寡转移

表 7-5-2 寡转移非小细胞肺癌根治性放疗的对照研究结果

作者，年份	研究设计	转移灶个数	组别	病例数	治疗（Gy）（中位剂量）	中位生存时间（月）	P 值	中位无复发生存时间（月）	P 值
Sheu, 2014	回顾	1～3	CLT组 对照组	69 21	手术或放疗 15～74（63）	27.1 13.1	<0.01*	11.3 8.0	<0.01*
Parikh, 2014	回顾	1～5	根治组 对照组	133 53	手术或放疗 45～70（60）	19.0 16.0	0.043*	NA	NA
Gomez, 2016	前瞻	1～3	巩固组 维持组	25 24	化放疗或手术 ±维持 维持（或观察）	NA	NA	11.9 3.9	0.0054

* 为倾向评分匹配结果

左右。然而对于脑部寡转移的Ⅳ期 NSCLC 患者，接受原发灶及脑转移灶根治性治疗有获得长期生存的可能。多项回顾性研究已显示对于脑部寡转移Ⅳ期 NSCLC 患者，原发部病变及脑转移灶接受根治性治疗（手术或放疗）后，中位生存时间可提高至 7～24 个月，5 年生存率可达 7%～24%。

关于 NSCLC 脑部寡转移灶根治性治疗有多项随机对照研究（表 7-5-3）。其中外科手术（surgery，S）联合全脑放疗（whole brain radiotherapy，WBRT）对比单纯 WBRT 的随机分组研究主要有 3 项。虽然这 3 项研究纳入多种恶性肿瘤，但 NSCLC 均为主要病理类型（占所有病例>50%）。Patchell 等的研究入组 48 例 KPS 评分≥70 的单发脑转移患者，结果显示 S 联合 WBRT 较单纯 WBRT 可显著延长患者总生存（MST 40 周 vs 15 周，P<0.01），且功能独立性（KPS 评分≥70）生存时间（FIS）显著延长（38 周 vs 8 周，P<0.005）。Vecht 等开展的另一项研究同样表明，S 联合 WBRT 可显著延长患者总生存且两组 FIS 也趋向于有统计学差异（7.5 个月 vs 3.5 个月，P=0.06）。而 Mink 等开展的研究却显示 S 联合 WBRT 较单纯 WBRT 并未带来生存优势（MST 5.6 个月 vs 6.3 个月，P=0.24），但需要注意的是该研究所入组患者同时合并颅外转移所占比例较高（约20%），全身肿瘤负荷过大可能会影响 S 联合 WBRT 的疗效。因此以上研究整体显示，S 联合 WBRT 较单纯 WBRT 是单发脑转移更为优选的治疗模式。

立体定向放射外科治疗（stereotactic radiosurgery，SRS）可对较小病灶单次给予大剂量放疗，具有极强的靶区适形性，且靶区周边剂量跌落迅速，可有效保护周围正常组织，在脑转移瘤的治疗中应用广泛。关于 WBRT 联合 SRS 对比单纯 WBRT 治疗脑部寡转移的随机分组研究共有 2 组。最具有代表性的即为 RTOG 9508 研究，该研究入组脑转移灶个数为 1～3 的患者共 333 例。研究结果显示，对整组患者在 WBRT 基础上联合 SRS 并未带来生存获益（MST 5.7 个月 vs 6.5 个月，P=0.1356），但 SRS 的加入可显著改善患者的体能状态，且能显著延长单发脑转移患者的总生存（MST 6.5 个月 vs 4.9 个月，P=0.0393）。另外一项由 Kondziolka 等在早期开展的随机分组研究入组 2～4 个脑转移灶患者，因中期分析时联合治疗组局部控制上有显著优势因而仅入组 27 例（原计划入组 44 例）即终止研究。结果显示 SRS 组可显著改善局部控制，总生存较单纯 WBRT 组也明显提高（MST 11 个月 vs 7.5 个月，P=0.22）。以上 2 个研究整体说明，对不可切除脑部寡转移患者，WBRT 联合 SRS 可显著改善单发脑转移患者生存，亦可作为 1～4 个脑转移灶患者的可选治疗方案。

对于脑部寡转移灶行根治性放疗时 WBRT 对神经认知功能的损害不容忽视，因而后期开展了多项随机分组研究对比单纯 SRS 与 SRS 联合 WBRT 的疗效及毒副反应，以进一步评估 WBRT 在脑部寡转移治疗中的地位和价值。Aoyama 等开展的研究入组脑转移灶数目为 1～4 个的患者共 132 例，结果显示两组患者生存相似（MST 8.0 个月 vs 7.5 个月，p=0.42），单纯 SRS 组有更多患者需要后期挽救性脑部治疗（p<0.001）。Brown 等对 34 个中心共 213 例

患者的随机分组研究结果同样显示两组患者的生存无显著差异（MST 10.4 个月 vs 7.4 个月，p=0.92），但联合应用 WBRT 组患者 3 个月时的认知功能损害显著增加（91.7% vs 63.5%，p<0.001），生活质量也显著下降（p=0.001）。以上研究提示对于脑部寡转移患者，单纯 SRS 即可获得较好疗效，WBRT 可作为 SRS 失败后的挽救治疗措施以避免或延迟 WBRT 造成的认知功能损害。因此，2017 年 NCCN 指南也重新修订了既往对脑部寡转移灶行全脑放疗的治疗推荐，推荐对这部分患者可行单纯 SRS 或选择性部分患者（如脑转移症状明显或需获取肿瘤组织明确诊断等）行 S 联合 WBRT 或 S 联合 SRS。

2. **肾上腺寡转移灶根治性放疗** 尸检发现 NSCLC 患者肾上腺转移率约为 33%。虽然肾上腺转移预示肺癌晚期状态，但部分肾上腺转移患者仅合并孤立肾上腺转移灶，这部分患者有潜在治愈获得长期生存的可能。几项回顾性研究结果显示，孤立性肾上腺转移的 NSCLC 患者接受原发病灶及肾上腺切除术后 MST 可达 11～31 个月，5 年生存率最高可达 60%（表 7-5-4）。通常认为，同时性肾上腺转移（原发肺癌确诊 6 个月内发现的肾上腺转移）较异时性肾上腺转移（原发肺癌确诊 6 个月后发现的肾上腺转移）预后更差。一项系统综述对 10 篇报道中 114 例肾上腺转移的 NSCLC 患者进行汇总分析，结果显示同时性肾上腺转移患者的中位生存时间较异时性转移组显著降低（12 月 vs 31 月，p=0.02），而两组 5 年 OS 无明显差异（26% vs 25%）。

与 SRS 类似，体部立体定向放射治疗（stereotactic body radiation therapy，SBRT）亦可单次给予较高剂量照射，多用于颅外肿瘤的治疗。目前尚无 SBRT 治疗 NSCLC 孤立性肾上腺转移的前瞻性研究报道。Holy 等报道的一项回顾性研究分析了 13 例接受孤立性肾上腺转移灶 SBRT 治疗的 NSCLC 患者，整组患者 MST 约 23 个月，其中 2 例患者出现上消化道溃疡。因此，肾上腺切除为 NSCLC 患者肾上腺寡转移灶的标准治疗，而 SBRT 的应用仍有待于进一步研究。

二、晚期非小细胞肺癌的姑息性放疗

对于广泛转移的 IV 期 NSCLC 患者，在病程中可对有明显临床症状的胸部局部病灶、多发脑转移及骨转移灶等行姑息减症放射治疗。

（一）胸部姑息性放疗

胸部姑息性放疗常用于缓解肿瘤局部区域生长所致的咯血、胸痛、气短、发热、上腔静脉压迫综

表 7-5-3 非小细胞肺癌脑部寡转移灶根治性治疗的随机对照研究结果

作者，年份	研究设计	转移灶个数	组别	病例数	治疗剂量及分次	颅内局部复发趋势	颅内远处复发趋势	颅内总复发趋势	中位生存时间（月）	P值
Patchell, 1990*	RCT	1	S+WBRT	25	36Gy/12F	↓	—	NA	40周	<0.01
			WBRT	23					15周	
Vecht, 1993#	RCT	1	S+WBRT	32	40Gy/20F	NA	NA	NA	10.0	0.04
			WBRT	31					6.0	
Mink, 1996ᵁ	RCT	1	S+WBRT	41	30Gy/10F	NA	NA	NA	5.6	0.24
			WBRT	43					6.3	
Kondziolka, 1999	RCT	1～4	WBRT+SRS	13	30Gy/12F+16Gy	↓	NA	↓	11.0	0.22
			WBRT	14	30Gy/12F				7.5	
Andrews, 2004	RCT	1～3	WBRT+SRS	167	37.5Gy+15～24Gy	↓	NA	NA	6.5[†]	0.0393[†]
			WBRT	164	37.5Gy/15F				4.9[†]	
Kondziolka，2006	RCT	1～4	WBRT+SRS	65	30Gy/10F+SRS	↓	↓	↓	7.5	0.42
			SRS	67	18～25Gy				8.0	
Brown, 2016	RCT	1～3	WBRT+SRS	102	30Gy/12F+18～22Gy	NA	NA	NA	7.4	0.92
			SRS	111	20～24Gy				10.4	

*：NSCLC 比例 77%；#：NSCLC 比例 52%；ᵁ：NSCLC 比例 54%；RCT：随机对照研究；↓：联合治疗较对照组复发降低；—：联合治疗组较对照组复发无差异；NA：未知；[†]：颅内单发转移亚组结果

表 7-5-4 非小细胞肺癌肾上腺寡转移灶根治性治疗的回顾性研究结果

研究，年份	转移类型			转移类型是否影响生存（S 比 M）	中位生存时间（月）	5 年生存率（%）
	总	S	M			
Raz, 2011	20	12	8	否	19	34
Holy, 2011	13	NA	NA	NA	23	NA
Tanvetyanon, 2008	114	48	66	是	S: 12 M: 31	S: 26 M: 25
Mercier, 2005	23	6	17	否	13	23
Pfannschmidt, 2005	11	5	6	否	13	NA
Porte, 2001	43	32	11	否	11	7
Ambrogi, 2001	5	5	0	NA	NA	60
Beitler, 1998	32	19	13	否	24	33

S：同时性肾上腺转移；M：异时性肾上腺转移；NA：未知

合征等症状或体征，国内研究报告的姑息性放疗局部症状改善情况见表 7-5-5。

有多项关于胸部姑息性放疗的随机分组研究。Teo（1988）的随机分组研究结果提示，高剂量长时间放疗对患者无任何益处。Nestle（2000）将 152 例 Ⅲ～Ⅳ期患者随机分组，一组应用常规剂量分割照射 DT60Gy，另一组行超分割姑息放疗，每次 2Gy，每日 2 次，间隔 6 小时，总量 DT32Gy/10d，结果显示姑息放疗组中位生存时间稍长，2 年生存率均为 9%。Girling（2000）将 230 例 T4 期有轻微胸部症状的患者进行随机分组姑息治疗，分为即刻放疗组和症状出现加重后再放疗或不放疗组，放疗剂量 DT8.5Gy/2 次 /1w 或 10Gy/1 次，结果显示各组存活质量和存活时间无差异。Dixon（2000）将 184 例患者随机分组行 DT20Gy/5 次 /1w 或 DT10Gy/1 次的姑息放疗，两组疗效亦无差异。RTOG 的随机分组研究结果显示 DT30Gy/10 次 /4w、分程 DT40Gy/10 次 /4w 和 DT40Gy/20 次 /4w，三种治疗方案姑息效果无差异，回顾性对比发现，照射剂量高于 DT60Gy 者预后更好，但延长的生存时间却无

表 7-5-5　姑息性放射治疗后局部症状改善情况

症状	例数	消失		改善		改善率(%)
		例数	%	例数	%	
血痰	244	188	77.0	35	14.3	19.3
胸痛	273	124	45.4	104	38.1	83.5
气短	218	93	42.7	89	40.8	83.5
发热	72	46	63.9	12	16.7	86.0
SVCS	25	18	72.0	5	20.0	92.0

统计学差异。

目前 NCCN 指南推荐,对于晚期(Ⅳ期)肺癌应行全身系统性治疗,在此基础上的胸部姑息性放疗可进一步缓解症状。对于一般情况较差、预计生存期较短的患者首选短程姑息性放疗(如 DT17Gy/2 次);而对一般情况较好的晚期患者推荐行较高剂量较长程胸部放疗(如≥DT30Gy/10 次),可有较好的生存获益并缓解症状。

（二）脑转移姑息性放疗

肺癌脑转移姑息性放疗有效率约 70%～90%。全脑放疗为多发脑转移患者常规治疗方式。全脑放疗不仅能改善脑转移患者的生存,中位生存时间由对症支持治疗的 1～2 个月提高至 4～6 个月,并且能明显改善患者的生存质量。

关于全脑放疗最佳时间剂量分割仍不明确。Nieder 等报道了 322 例行不同剂量全脑放疗的结果,剂量从 25～60Gy(α/β 值为 37.5～72Gy)不等,结果显示尽管脑转移灶的消退率随剂量的增加而增加,1 年失败率从 44% 下降到 31%,但在肿瘤完全消失率和患者中位生存时间上并无明显差异。Murray 等报道的 RTOG 研究对 445 例患者进行了加速超分割放疗 32Gy(1.6Gy/ 次,2 次 / 天)而后局部补量 22.4Gy 对比 30Gy/10 次的加速放疗,两组中位生存时间均为 4.5 个月,1 年生存率分别为 16% 和 19%,神经系统功能改善与治疗毒性反应也相似。另外,RTOG 还进行了多个关于剂量分割的研究,并未发现最佳剂量分割。Tsao 等对 8 个治疗结果进行的 meta 分析发现,不同剂量分割与 30Gy/10 次的分割模式相比并未发现治疗获益(包括观察 6 个月生存期和神经系统症状的改善情况)。

全脑放疗常可导致患者神经认知功能下降,尤其是对高龄患者。神经认知功能的减退可能与全脑放疗导致海马区神经干细胞损伤相关。前瞻性单臂Ⅱ期研究 RTOG 0933 研究在全脑放疗中应用调强放射治疗技术对海马区进行保护,放疗 DT30Gy/10 次。结果显示患者中位生存时间 6.8

月,无 4～5 级毒性反应发生,且患者记忆力及生活质量亦显著优于历史对照组。

因此,对于多发脑转移患者推荐行全脑放疗。尽管对于全脑放疗的时间剂量分割问题目前仍存争议,但一般认为全脑放疗以 DT40Gy/20 次或 30Gy/10 次为宜,单次分割剂量不宜大于 3Gy,可依据病情予病灶局部加量。应用调强放疗技术对海马区进行保护可降低全脑放疗所致的记忆功能损害,且不影响疗效。

（三）骨转移姑息性放疗

放射治疗对局部骨转移所致疼痛的镇痛作用非常有效,可达到 80%～90% 的疼痛缓解率,约 50% 为疼痛完全消失;50% 以上的疼痛在治疗开始后的 1～2 周内出现缓解,90% 的疼痛缓解将在 3 个月内取得。另外,放射治疗还可预防病理性骨折和脊髓压迫的发生。

关于骨转移放疗的剂量分割模式有多项随机对照研究(表 7-5-6)。整体研究结果显示,单次高剂量和多次分割照射疗效相似,但前者需再次放疗率较高。因此,有条件者应倾向于选择多次照射,特别是估计有长期生存可能者。

综上,对晚期 NSCLC 患者若骨转移发生于具有骨折风险的承重骨或出现明显骨痛时,推荐行手术固定及姑息性放疗。骨转移照射野应包入整块受累骨,也可单纯照射局部。一般照射 DT30Gy,10 次 /2w 或 DT8Gy/1 次,对预期生存时间较长者推荐多分次照射。广泛骨转移可行半身照射,一般照射 DT6～8Gy/1 次。

三、晚期非小细胞肺癌复发后(再)放疗

放疗或放化疗联合可选择性应用于部分晚期肺癌局部区域复发后的治疗。另外,越来越多的研究表明,对既往曾行放疗的区域亦可应用高度适形放疗技术行根治性再放疗。多项回顾性研究报道了既往曾行胸部放疗的肺癌或肺转移癌接受再程胸部放疗的结果(表 7-5-7),研究多采用 SBRT 治

表 7-5-6　骨转移单次照射与分次照射的随机对照研究结果（部分内容需补充）

作者，年份	国家	病例数	剂量（Gy）/分次	中位生存（月）	完全缓解（%）	总缓解（%）	再治疗率（%）	病理性骨折（%）	副作用
Gaze，1997	英国	265	10/1	NA	37	81	NA	NA	呕吐 21%: 26%，NSD
			22.5/5		47	76			
Nielsen，1998	丹麦	241	8/1	NA	15	73	21	NA	NSD
			20/4		15	76	12		
Coswig，1999	德国	107	8/1	NA	33	81	NA	NA	NA
			30/10		31	78			
骨痛工作组，1999	英国/新西兰	761	8/1	NA	57	78	23	2	NSD
			20/5		58	78	10	<1	
Steenland，1999	荷兰	1171	8/1	7	37	72	25	4	NSD
			24/6		33	69	7	2	
Kirkbrid，2000	加拿大	398	8/1	NA	22	51	NA	NA	NA
			20/5		29	48			
Hartsell，2005	美国/加拿大	949	8/1	9.1	15	65	18	5	2-4 级 10%: 17%，P=0.002
			30/10	9.3	18	66	9	4	
Roos，2005	澳大利亚	272	8/1	2.4*	26	53	29	4	急 5%；慢 5%
			20/5	3.7*	27	61	24	4	急 11%；慢 4%
Kaasa，2006	挪威/瑞典	376	8/1	9.6	NA	NSD	16	4	NA
			30/10	7.9			4	11	
Foro，2008	西班牙	160	8/1	4	15	75	28	NA	13%
			30/10	8	3	86	2		18%
Sander，2009	挪威	198	8/1	PR	PR	PR	27	5	PR
			30/10	PR	PR	PR	9	5	PR

表 7-5-7　非小细胞肺癌放疗后复发再放疗研究结果

作者，年份	研究对象	病例数	治疗方式	2 年局部控制（%）	2 年局部无进展生存率（%）	2 年总生存率（%）	毒副反应
Kelly，2010	肺癌 CFRT 后	36	SBRT	92.0	26.0	59.0	G3 食管炎 8% G4～5 0%
Peulen，2011	肺癌或肺转移灶 SBRT 后	29	SBRT	52.0*	NA	43.0	G3～4 28% G5 大出血 10%
Trakul，2012	肺癌或肺转移癌 CFRT/SBRT 后	15	SBRT	65.5ʰ	NA	NA	NA
Reyngold，2013	肺癌或肺转移癌 CFRT 后	39	SBRT	NA	64.0	NA	G3 肺炎 5%，G2～4 胸痛 18%，疲劳 15%，皮肤反应 5% G5 0%
Meijneke，2013	肺癌或肺转移癌 CFRT/SBRT 后	20	SBRT/CFRT	50.0	NA	33.0	G3～5 0%
Kilburn，2014	肺癌或肺转移癌 CFRT/SBRT 后	33	SBRT/CFRT	67.0	NA	45.0	G2～3 胸痛 18%，呼吸困难 10%，食管炎 3%
Hearn，2014	早期 NSCLC SBRT 后	10	SBRT	NA	NA	NA	G3～5 0%
McAvoy，2014	NSCLC CFRT/SBRT/PBT 后	102	PBT/IMRT	NA	34.2	32.6	G3 食管炎 7% G3 肺炎 10%

CFRT: 常规分割放疗；SBRT: 立体定性放射治疗；PBT: 质子治疗；IMRT: 调强放射治疗；NA: 未治；*: 5 个月结果；ʰ: 1 年结果；G: 不良反应级别

疗,2 年局部区域控制率 50%~92%,2 年总生存率 33%~59%。多数研究结果显示,再程放疗毒副反应可耐受,3 级放射性食管炎和放射性肺炎均不超过 10%。

第六节 非小细胞肺癌的放射 治疗技术

一、非小细胞肺癌放射治疗一般原则

表 7-6-1 列举了 NCCN 指南对非小细胞肺癌放射治疗的一般原则。

表 7-6-1 非小细胞肺癌放射治疗的一般原则

由专业放射治疗医师及专业放疗机构进行
放射治疗在所有分期 NSCLC 中均具有重要地位,包括根治性和姑息性治疗
放射治疗的目标是肿瘤控制最大化和治疗毒性最小化
放疗技术至少使用 CT 为基础的 3D-CRT
根据情况使用更加先进的放疗技术,包括 4D-CT 和 PET-CT 定位、IMRT/VMAT、IGRT、呼吸门控技术以及质子治疗

二、CT 模拟定位

放射治疗是以图像为基础的治疗,那么进行模拟定位即为放疗的基础。根据定位图像进行靶区勾画和正常组织器官的勾画是保证肿瘤控制最大化和治疗毒性最小化的前提。从定位到治疗需保证患者体位和治疗位置的一致性。

在进入三维适行放疗时代之后,CT 模拟定位成为传统定位模式。在非小细胞肺癌定位时,一般采用仰卧位,患者双手交叉抱肘并上举置于额前,体罩或真空垫固定体位。在体表进行摆位线的描画,以确保患者每次平躺位置固定,并于体罩上标记治疗中心。CT 扫描层厚≤5mm,建议行 CT 增强扫描。

对于呼吸影响肿瘤位置变化较大的患者,建议行 4D-CT 定位。对于存在肺不张的患者,建议同时行 MRI 模拟定位,与 CT 模拟定位图像进行融合。对于有条件的患者,可考虑行 PET-CT 定位。

三、靶区及正常组织勾画

1993 年国际放射单位和测量委员会(ICRU)发布的 ICRU 50 号报告对靶区概念进行了具体定义,1999 年 ICRU 62 号报告对其进行补充。2010 年 ICRU 83 号报告对调强放射治疗的相关内容进行规范。

GTV 为各种诊断手段诊断出的、可见的、具有一定形状和大小的恶性病变的范围,包括肿瘤原发灶、转移淋巴结和其他转移病灶;需注意在肺窗勾画肺内肿瘤范围并包括病变毛刺,在纵隔窗勾画纵隔受累区域。CTV 为在 GTV 基础上包括周围的亚临床病灶的范围,鳞癌原发灶外放 6mm,腺癌原发灶外放 8mm,并对受累淋巴引流区进行勾画,不进行淋巴引流区的选择性预防照射,不超过解剖学边界。ITV 为包括人体内部运动所致的 CTV 体积和形状变化的范围。PTV 为 CTV 由摆位误差和人体内部运动影响后的范围,一般为 5~10mm,通过呼吸门控技术、IGRT 技术等可减少 PTV 边界。

根据 RTOG 规范进行正常组织勾画,包括肺、心脏、食管、脊髓、脊髓 PRV、臂丛等。肺:在肺窗分别勾画左右肺,包括肺门之外的小血管并减去 GTV,在限量时作为一个整体进行限定。心脏:沿着心包勾画,包括右心室漏斗部和 2 个心房的顶部,尽量除去大血管,上界为过中线的肺动脉干下缘水平,下界为左心室最下缘。食管:在纵隔窗勾画,上界为环状软骨下缘水平,下界为胃食管结合部。脊髓:勾画出椎管的骨性内缘代表脊髓,上界环状软骨水平(肺尖肿瘤为颅底水平),下界为 L_2 椎体下缘水平。臂丛:仅肺尖癌需勾画同侧的臂丛神经,包括自 C_5 椎体上缘至 T_2 椎体上缘从椎间孔发出的脊神经。

四、放疗剂量及正常组织限量

对于根治性放疗或放化疗的处方剂量为 60~70Gy,常规分割,每周 5 次。完全切除术后放疗剂量推荐为 50~54Gy,常规分割,每周 5 次。术后淋巴结包膜外受侵或 R1 切除推荐剂量为 54~60Gy,常规分割,每周 5 次。术后大体肿瘤残留(R2 切除)推荐剂量为 60~70Gy,常规分割,每周 5 次。正常组织限量见表 7-6-2。

表 7-6-2 非小细胞肺癌放疗(常规分割)正常组织限量

正常组织	限量
双肺	V20≤30%(单纯放疗)
	V20≤28%(同步放化疗)
	V20≤25%(上叶切除)
	V20≤20%(中下叶切除)
	V20≤10%(全肺切除)
食管	V50≤40%~50%

续表

正常组织	限量
心脏	V30≤40%
	V40≤30%
气管	Dmax<80Gy
脊髓	Dmax<40Gy
脊髓 PRV	Dmax<45Gy
胃	V40≤50%
肝脏	V30≤40%
肾	V20≤50%

第七节 目前治疗挑战和研究方向

一、早期 NSCLC

（一）SBRT 在可以手术 I 期 NSCLC 价值仍需要大打样本前瞻性研究来证明

尽管 SBRT 在早期 NSCLC 治疗中可以作为不能手术或拒绝手术患者的标准治疗，也可以作为临界手术者楔形切除外的另一选择，能明显提高患者的局部控制率和总体生存，合适的时间剂量分割的 SBRT 在周围型和中央型早期 NSCLC 中是安全有效的，但 SBRT 在可手术患者价值尚待大样本临床 III 期试验。

（二）SBRT 后影像学随访

SBRT 急性副反应和意外较少，可以门诊治疗，且患者肺功能和生活质量保存较好，5 年局部控制率 90% 以上。但因为无法和难以取得病理明确诊断，治疗后放疗病灶到底是未控或进展还是纤维化易与混淆，因此建立和完善 SBRT 后影像学随访体系，为鉴别放疗后损伤还是放疗后局部控制失败带来客观的评价标准是非常值得临床关注。

（三）I 期 NSCLC SBRT 治疗后远处转移管理问题

SBRT 后取得 90% 左右的局部控制的概率，但远处转移还是常见的失败原因特别是原发灶肿瘤较大情况下，远处转移风险会更高。这也需要进一步开展临床研究，侧重远处转移的管理问题，特别是 SBRT 后辅助化疗和辅助靶向药物以及靶向免疫和 SBRT 联合应用是否会有效降低此风险，值得临床研究。

（四）SBRT 技术的质量控制和保证

SBRT 是建立在现代放疗技术平台下的一种新型放疗技术，因此对于硬件和软件要求非常高，特别是对软件要求则更高。因此如何建立基于整个临床特别是放疗流程的质量控制和保证，实施过程管理，并结合互联网技术来实施远程管理，则显得更加具有临床意义和价值。

二、局部晚期 NSCLC

局部晚期 NSCLC 经过目前治疗手段后，局部区域复发和远处转移均为主要的失败原因，因此需要通过局部和远处两个方面提高临床管控水平才能进一步提高临床疗效。其中主要研究包括以下方面：

（一）局部晚期 NSCLC 最佳综合治疗策略不明确

目前我们知道局部晚期 NSCLC 治疗策略是同步化放疗，然而实施后临床疗效仍较差，局部复发率超过 60%～70%，5 年生存率仅 20%～30%，因此，如何能优化综合治疗策略，来提高临床疗效仍是一个非常值得临床研究的问题，特别是在于靶向药物以及靶向免疫药物治疗的临床价值问题需要关注。

（二）缺乏足够信息

难以精准细分局部晚期 NSCLC 亚类，因此肿瘤治疗个体化水平欠缺。其中包含了对肿瘤放疗敏感性和正常组织器官放射性损伤认识均不能满足临床需求。目前基于功能性图像和外周血循环肿瘤细胞（CTC）及 DNA（ctDNA）信息来指导临床治疗个体化实施是非常值得研究的课题。

（三）先进的放疗技术

特别是新的射线（质子和重粒子）能否提高局部晚期患者放疗疗效也是临床关注的问题。

三、术后辅助放疗

存在的主要争议是 IIIa（N2）的术后辅助放疗确切临床价值，至今尚无证据水平高，大样本前瞻性研究来说明另外常规用于临床还面临一些技术问题。

（一）首先是术后辅助放疗的最佳放疗范围是一个需要解决的临床实际问题

过去的临床研究对合理、安全和有效的照射范围均为达成一致。我国学者通过分析正常肺和 NSCLC 淋巴结转移规律，以及 IIIa（N2）R0 术后局部区域复发好发部位，提出了左右侧肺癌术后放疗在纵隔淋巴引流区应采用不同靶区的建议（详见本章第三节）。

（二）对异质性非常明显的Ⅲa（N2）NSCLC完全手术切除术后如何进行个体化辅助治疗特别是个体化术后辅助放疗的问题

Ⅲa（N2）术后局部和区域性复发率为23%～33%，远处转移高达50%以上。即使应用术后辅助化疗后，ⅢA（N2）期患者仍有1/3左右的局部区域性复发风险。如何确定Ⅲa（N2）期NSCLC完全切除术后局部区域复发风险？以往的临床研究之间仍存在争议，过去研究主要存在问题包括患者的病理分期不够统一、手术治疗方法以及样本量的选择性差异等。需要建立较好适合的局部区域复发的预警模型，根据局部区域复发风险高低，采取不同术后放疗的治疗策略，即对高危人群中，术后辅助放疗早期参与是否优于晚期，对低复发人群主要有无术后辅助放疗参与的临床价值。

（三）在Ⅲa（N2）NSCLC完全手术切除术后局部区域高复发人群中，术后辅助放疗是需要的，但何时开始应用目前没有任何临床研究来说明。

既往关于术后辅助放疗何时参与研究的临床回顾性材料中，我们看到术后辅助放疗早期参与优于晚期参与的总体倾向性，可能是通过放疗早期参与，显著降低了局部区域复发的风险，而且放疗早期参与并不影响后续化疗按时按量的完成，因此药物治疗对于全身肿瘤控制并不受到放疗早期参与而影响，目前仍缺少应有的临床Ⅲ期试验的证据支持这一结论。

四、晚期 NSCLC

（一）寡转移患者放疗的参与及选择

既往研究显示寡转移患者的疗效不差于局部晚期同步放化疗患者的疗效，但放疗参与的时机和接受放疗部位及方式目前无很好的临床研究证实。已有研究发现在晚期患者中原发灶接受早期的放疗能提高患者的生存；既往研究还发现对寡转移灶行SBRT，能明显提高生存。但目前无好的Ⅲ期临床研究证实寡转移患者中，放疗参与的时机和方式，尤其是在有基因突变患者中放疗的选择。

（二）寡转移灶SBRT放疗时的正常组织器官安全耐受剂量

尽管，文献上有资料显示对于寡转移灶，若使用SBRT治疗处理时，正常组织器官所能耐受的参考剂量。然而这些剂量尚缺乏大样本，特别是基于前瞻性研究所得出的临床数据。因此，目前尽管我们认识到对于寡转移患者的放疗特别是SBRT放疗是有效的，但仍需要密切随访正常组织器官的放射性损伤问题。

（三）对于基因有突变相应的靶向药物是可及的晚期NSCLC全程管理中放疗价值

对于该类患者的靶向药物应用后，中位PFS时间在10～18个月之间，该类型患者已经远非一般概念上的晚期患者。因此在靶向药物有效情况下，我们需要高级别证据来说明局部治疗如放疗、射频消融、冷冻和手术等参与其全程管理中的价值。

（四）放疗联合免疫治疗

放疗联合免疫治疗实现特异且持续的抗肿瘤效应，已成为近期肿瘤免疫治疗研究的热点。有研究发现在晚期患者中SBRT联合GCSF能产生远隔效应，但效应不恒定，但目前尚无研究结果能鉴别SBRT与GM-CSF联合应用介导的免疫反应的受益人群，需要进一步的临床研究验证。既往研究发现放疗的分割次数和总剂量决定了是否能诱发有效的炎症反应，以及能否激活特异性的抗肿瘤免疫应答；放疗与免疫治疗的时机也与疗效密切有关。这些都是导致放疗联合免疫治疗不稳定的原因。近年来免疫联合放疗的临床研究快速增长，但如果缺乏严格的试验设计，可能会无法探索出这一联合治疗方案的真正潜力，并影响这一领域的发展。随着新型的免疫疗法快速加入到临床实践中，探索如何将放疗生物学和肿瘤免疫学进行最好的整合也非常重要。

（王绿化　傅小龙　惠周光）

参 考 文 献

1. 殷蔚伯，余子豪，徐国镇，等. 肿瘤放射治疗学. 第4版. 北京：中国协和医科大学出版社，2008.

2. Chen W, Zheng R, Baade PD, et al. Cancer statistics in China, 2015. CA Cancer J Clin, 2016, 66: 115-132.

3. Siegel RL, Miller KD, Jemal A. Cancer statistics, 2016. CA Cancer J Clin, 2016, 66: 7-30.

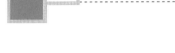

第八章　小细胞肺癌

第一节　概　　述

　　肺癌是世界范围内最常见，死亡率最高的恶性肿瘤之一。小细胞肺癌（small cell lung cancer，SCLC）发病数较少，约占所有肺癌病例的 15%。由于其生物学行为表现为生长迅速，倍增时间短，早期易发生区域淋巴结甚至远处转移，确诊时，局限期小细胞肺癌（limited-stage SCLC，LS-SCLC）约占全部 SCLC 的 30%，其余为广泛期小细胞肺癌（extensive-stage SCLC，ES-SCLC）。适合手术的 SCLC 约 5%，全身化疗联合放疗是绝大多数 SCLC 的治疗首选。

一、病因

　　SCLC 的发生与吸烟密切相关，90% 以上的 SCLC 患者曾经有吸烟史或正在吸烟，且其发生的风险与吸烟的时间及数量呈正相关关系。在北美，由于近 30 年来禁烟运动的开展，吸烟率降低，SCLC 的发生率也随之降低，但在东欧和一些亚洲国家如中国，由于吸烟率居高不下，SCLC 的发生率也仍将保持较高水平。对从不吸烟的患者而言，SCLC 的发生可能与室外空气污染、室内煤烟污染、长时间接触厨房烹调油烟等因素有关。

　　从细胞遗传学角度而言，SCLC 有其特殊的基因表达特点，如原癌基因的激活、抑癌基因的失活或丢失等。几乎所有 SCLC 均有包含肿瘤抑制基因 *FHIT* 的 3p（14-23）缺失突变，以及抑癌的视网膜母细胞瘤 *RB1* 基因的丢失。这些突变可导致 SCLC 发生过程中促凋亡活性的下降从而使肿瘤细胞增殖和存活增加。与非小细胞肺癌不同，在 SCLC 中，酪氨酸激酶信号基因，如 KRAS 和 EGFR 却很少发生突变。

二、病理

（一）病理组织学

　　SCLC 包括燕麦细胞型、中间细胞型、复合燕麦细胞型。典型的小细胞癌细胞小，圆形或卵圆形，类似于淋巴细胞，历史上 SCLC 曾一度被错误

地认为是来源于淋巴系统，直到 1926 年，当人们认识到其上皮来源性之后 SCLC 的名称才被正式确认。燕麦细胞型和中间型可能起源于神经外胚层的 Kulchitsky 细胞（嗜银细胞），又称为 APUD（amine precursor uptake decarboxylation，APUD）瘤。也有人认为其起源于支气管黏膜上皮中可向神经内分泌分化的干细胞。细胞质内含有神经内分泌颗粒，具有内分泌和化学受体功能，能分泌 5- 羟色胺、儿茶酚胺、组胺、激肽等肽类物质，可引起类癌综合征（carcinoid syndrome）。小细胞肺癌是肺癌中分化最低，恶性程度最高的一型，多发生于肺中心部，偶见于周边部，支气管镜活检常为阳性。在其发生发展早期多已转移到肺门和纵隔淋巴结，并由于其易侵犯血管，在诊断时大多已有肺外转移。

（二）转移

　　1. 直接扩散　癌肿沿支气管壁并向支气管腔内生长，造成支气管腔部分或全部阻塞；癌肿可穿越肺叶间裂侵入相邻的肺叶；肺癌可突破脏层胸膜，造成胸膜腔种植转移；癌肿可直接侵犯胸壁、纵隔内其他组织和器官。

　　2. 淋巴转移　淋巴转移是最常见的扩散途径。小细胞癌在早期即可经淋巴结转移。癌细胞经支气管和肺血管周围的淋巴管道，先侵入邻近的肺段或肺叶支气管周围淋巴结，然后到达肺门或隆凸下淋巴结，或经气管旁淋巴结，最后累及锁骨上前斜角肌淋巴结和颈部淋巴结。纵隔和锁骨上以及颈部淋巴结一般发生在原发灶同侧，但也可在对侧，即交叉转移。肺癌也可在肺内、肺门淋巴结无转移情况下发生纵隔淋巴结转移，为跳跃转移。

　　3. 血行转移　小细胞癌血行转移较常见。最常见的转移部位为脑、肝脏、骨、肾上腺、肺、骨髓。

三、临床表现

　　典型的 SCLC 病例通常见于有长期吸烟史的中老年男性患者。由于 SCLC 生物学行为倾向于快速增殖和早期发生远处转移，患者就诊时其症状发生的持续时间通常较短，多发生在 2～3 个月内。

由肿瘤局部浸润、压迫正常组织而引起的最常见的症状为咳嗽、气喘、呼吸困难、咯血等，其他还有胸痛、声嘶、饮水呛咳、头面部乃至上肢肿胀、吞咽困难等表现。胸部 X 光检查可见中央型软组织密度肿物，由于淋巴结多发广泛转移，常可致肺门、纵隔增宽，中央型肿瘤堵塞支气管还常伴阻塞性肺炎或肺不张等。SCLC 最常见的远处转移部位为脑、肝、骨、肾上腺。常可引起相应症状，如头晕、头痛、视物模糊、喷射性呕吐等颅高压症状、乏力、转移部位的持续性疼痛、体重下降等。

除肿瘤本身局部侵犯、压迫、远处转移之外，由 SCLC 细胞分泌的多种不同生物活性物质可引起一系列特殊的症状，称之为肿瘤伴发性综合征。其中最常见的是抗利尿激素异常分泌综合征，可见于约 15% 的 SCLC 患者。主要表现为虚弱无力、对外界刺激反应迟钝淡漠、嗜睡、味觉障碍等，该综合征主要由精氨酸加压素或心房钠尿肽的异常分泌所引起。库欣综合征（Cushing' syndrome），发生率约 2%～5%，临床表现为肾上腺皮质功能亢进所致症状，如乏力、体重增加、性欲下降、记忆力下降、失眠、月经失调等，其机制为异位促肾上腺皮质激素分泌所致。

SCLC 还可引起多种血清抗体反应而导致不同临床症状。其中神经系统症状较常见，且这些症状可在 SCLC 诊断前几个月就发生。其发生机制为机体产生特异性针对肿瘤及神经系统成分共同表位的自身抗体和 T 淋巴细胞。

兰伯特 - 伊顿综合征（Lambert-Eaton syndrome）在 SCLC 患者中的发生率约 3%，临床表现主要为下肢近心端肌无力、易疲劳、步态异常、神经反射减退、自主神经功能障碍以及感觉异常。其具体机制实为自身免疫反应，抗体攻击突触前神经终端上的 P/Q 型电压门控钙通道而引起这种神经肌肉结合部的病变。需要注意的是，兰伯特 - 伊顿综合征需和重症肌无力相鉴别，后者无 SCLC 病史，而前者可检测出抗 SOX 蛋白家族的抗体，具有诊断意义。

SCLC 患者还可产生抗 DNA 结合蛋白 Hu 家族的抗体，产生边缘叶脑炎及脑脊髓炎，但其发生率 <1%，主要症状为性格及精神的改变、癫痫发作、近期记忆力下降、空间及时间定向障碍、可有 / 无痴呆。此外，还可能引起副肿瘤性小脑变性或 Hu 综合征，其发生率 <1%，主要表现为躯干、肢体、步态共济失调、构音障碍、眼球震颤及眩晕等。

其他较少见的 SCLC 副瘤综合征还有皮肤病变，如获得性胼胝症、匐行性回状红斑、皮肌炎等

以及高 / 低血糖症、高钙血症、男性乳房发育等。

四、诊断

早期诊断具有重要意义。只有在病变早期得到诊断、早期治疗，才能获得较好的疗效。SCLC 的完整诊断必须包括定位、定性、定量三方面。

定位诊断即原发病灶在肺内所处的位置，可结合胸部正侧位 X 光片、胸部增强 CT/MRI 等影像学手段判断，诊断时需描述左 / 右肺及上 / 中 / 下具体肺叶。

定性诊断即组织 / 细胞学诊断。由于 SCLC 原发病灶常为中央型，可通过纤维支气管镜活检组织。虽然部分 SCLC 为周围型病变，不能由内镜直接看见，但通过细胞学刷检及细支气管肺泡灌洗，也可取得 50%～60% 的诊断率。其他方法还包括 CT 引导下肺穿刺活检、浅表淋巴结穿刺 / 切除活检、纵隔镜活检、胸腔镜、胸腔积液细胞学检查及怀疑转移的部位的活检等。显微镜下，尽管病理标本常因活检时的人为挤压以及坏死而影响诊断，但 SCLC 仍有其他特征性的表现：①细胞较小（通常不会超过 3 个静息淋巴细胞的直径），缺少胞质，细胞核呈细小的颗粒状，核仁常不明显；②细胞可呈圆形、卵圆形或者纺锤形，细胞边界不明显。癌细胞在空间上可排列成巢状、柱状、周边栅栏状或形成玫瑰花瓣状。③免疫组化染色 CK-7、CD-56、突触素以及质膜及核内的 TTF-1 可呈强阳性，仅有不到 10% 的 SCLC 对上述神经内分泌标志物均染色阴性。此外，上皮性标志物，如细胞角蛋白，可见于多数 SCLC 中，有利于与淋巴瘤或其他小圆细胞肿瘤相鉴别。

定量诊断即确定疾病的严重程度，与治疗手段的选择和患者预后直接相关。1973 年美国退伍军人医院分期系统将 SCLC 分为局限期或广泛期，局限期定义为肿瘤局限于一侧胸腔、同侧肺门、双侧纵隔、同侧锁骨上区，且除外恶性心包积液或恶性胸水等情况。简而言之，局限期即所有肿瘤体积能够被一个放疗野所包括；而广泛期则为局限期以外的任何情况。

第二节　小细胞肺癌的治疗原则

小细胞肺癌的治疗须根据其具体分期和患者身体情况的不同而制定不同的治疗方案，但总体而言，治疗以全身化疗为主，辅以放疗、手术的综合治疗。对局限期患者，其治疗目的是根治性，合理运用多种综合治疗手段，可能取得根治的效果；而对广泛期患者，姑息化疗、放疗也常可以起到缓解症状、提高生活质量及有限延长患者生命的作用。对不同

TNM 分期患者（国际肺癌研究学会第八版 TNM 分期见表 8-2-1，表 8-2-2），治疗原则分述如下：

表 8-2-1　国际肺癌研究学会第八版 TNM 分期

T 分期：

TX：未发现原发肿瘤，或者通过痰细胞学或支气管灌洗发现癌细胞，但影像学及支气管镜无法发现。

T0：无原发肿瘤的证据。

Tis：原位癌。

T1：肿瘤最大径≤3cm，周围包绕肺组织及脏层胸膜，支气管镜见肿瘤侵及叶支气管，未侵及主支气管。

T1a：肿瘤最大径≤1cm；

T1b：肿瘤最大径>1cm，≤2cm；

T1c：肿瘤最大径>2cm，≤3cm；

T2：肿瘤最大径>3cm，≤5cm；侵犯主支气管（不常见的表浅扩散型肿瘤，不论体积大小，侵犯限于支气管壁时，虽可能侵犯主支气管，仍为 T1），但未侵及隆突；侵及脏胸膜；有阻塞性肺炎或者部分肺不张。符合以上任何一个条件即归为 T2。

T2a：肿瘤最大径>3cm，≤4cm；

T2b：肿瘤最大径>4cm，≤5cm。

T3：肿瘤最大径>5cm，≤7cm。直接侵犯以下任何一个器官，包括：胸壁（包含肺上沟瘤）、膈神经、心包；全肺肺不张肺炎；同一肺叶出现孤立性癌结节。符合以上任何一个条件即归为 T3。

T4：肿瘤最大径>7cm；无论大小，侵及以下任何一个器官，包括：纵隔、心脏、大血管、隆突、喉返神经、主气管、食管、椎体、膈肌；同侧不同肺叶内孤立癌结节。

N 分期

NX：区域淋巴结无法评估。

N0：无区域淋巴结转移。

N1：同侧支气管周围及（或）同侧肺门淋巴结以及肺内淋巴结有转移，包括直接侵犯而累及的。

N2：同侧纵隔内及（或）隆突下淋巴结转移。

N3：对侧纵隔、对侧肺门、同侧或对侧前斜角肌及锁骨上淋巴结转移。

M 分期

MX：远处转移不能被判定。

M0：没有远处转移。

M1：远处转移。

M1a：局限于胸腔内，包括胸膜播散（恶性胸腔积液、心包积液或胸膜结节）以及对侧肺叶出现癌结节（许多肺癌胸腔积液是由肿瘤引起的，少数患者胸液多次细胞学检查阴性，既不是血性也不是渗液，如果各种因素和临床判断认为渗液和肿瘤无关，那么不应该把胸腔积液纳入分期因素）。

M1b：远处器官单发转移灶为 M1b；

M1c：多个或单个器官多处转移为 M1c。

表 8-2-2　国际肺癌研究学会第八版 TNM 分期

M0	亚组	N0	N1	N2	N3
T1	Tia（mis）	ⅠA₁			
	T1a≤1cm	ⅠA₁	ⅡB	ⅢA	ⅢB
	1cm<T1b≤2cm	ⅠA₂	ⅡB	ⅢA	ⅢB
	2cm<T1c≤3cm	ⅠA₃	ⅡB	ⅢA	ⅢB
T2	3cm<T2a≤4cm	ⅠB	ⅡB	ⅢA	ⅢB
	4cm<T2b≤5cm	ⅡA	ⅡB	ⅢA	ⅢB
T3	5cm<T3≤7cm	ⅡB	ⅢA	ⅢB	ⅢC
T4	7cm<T4	ⅢA	ⅢA	ⅢB	ⅢC
M1	M1a	ⅣA	ⅣA	ⅣA	ⅣA
	M1b	ⅣA	ⅣA	ⅣA	ⅣA
	M1c	ⅣB	ⅣB	ⅣB	ⅣB

一、Ⅰ/Ⅱ期患者

目前，手术在局限期小细胞肺癌治疗仍仅限于 T1～2N0 的患者，且在行手术治疗前需行纵隔镜检查以明确患者确实为 N0，推荐术式为肺叶切除联合纵隔淋巴结清扫，之后需行术后辅助化疗。而在此分期以上的患者的手术适应证仍需要严格的对比手术和放疗的前瞻性研究加以证实。部分患者术前并未明确小细胞癌的病理诊断，以肺部孤立病灶接受手术治疗，术后病理为 N0 的同样需要接受辅助化疗。术后肺门、纵隔淋巴结阳性者还需接受该部位的术后同期放化疗。辅助化疗及胸部放疗结束后评价疗效如疾病达到完全缓解或部分缓解者推荐行全脑预防性照射。

二、ⅡA 至ⅢA/B 期患者

对 T1～2N0 以上的ⅡA 至ⅢA/B 期患者中一般状态好（PS 0～2）者推荐同期放化疗，而对一般状态较差（PS 3～4）者行序贯化放疗或单纯化 / 放疗或根据具体情况给予个体化治疗及支持治疗。治疗结束后评价疗效如疾病达到完全缓解或部分缓解者推荐行全脑预防性照射。

三、Ⅳ期患者

这部分患者通常预后较差，治疗原则以化疗为主，辅以缓解局部症状的姑息性放疗。有研究表明，对于化疗后疗效好的患者选择性地予以胸部原发病灶放疗耐受性良好，且可以有效增加胸部病灶控制及提高部分患者的长期生存率。对初始治疗后疗效评价为有效，且尚未发生脑转移的患者，可以考虑给予全脑预防性放疗,研究表明可以降低脑转移发生率,是否可提高生存则尚无定论。

第三节 局限期小细胞肺癌的治疗

一、手术治疗

历史上手术曾经是治疗 SCLC 的主要手段之一。1973 年,英国医学研究委员会发表了前瞻性对比手术或放疗治疗 SCLC 临床研究 10 年的结果,放疗组中位生存时间显著优于手术组(10 个月 vs 6.5 个月,$P=0.04$)。此后发表的两项 meta 分析明确显示化疗联合同期胸部放疗显著提高了总生存,于是同期放化疗便逐渐取代了手术成为标准治疗。早期 SCLC 所占比例很小,通常不到 5%,手术治疗 SCLC 缺乏前瞻性随机对照研究,资料大多来源于回顾性分析。一些样本量较小的回顾性分析报道了手术治疗 I/II 期 SCLC 的结果,总体 5 年生存 24%～59.5%。I 期以上的手术患者 5 年生存率即显著降低。但其所报道的同期非手术治疗 5 年生存率仅 4%～10%。近几年来几项基于 SEER 数据库的大宗病例回顾性研究报道也得出类似结果。

尽管 SEER 数据库样本量较大,但其回顾的性质决定了存在不可避免的缺点。目前,手术在 LS-SCLC 治疗仍仅限于 T1～2N0 的患者,且在行手术治疗前需明确患者确实为 N0,最优式为肺叶切除联合双侧纵隔淋巴结清扫,之后再行术后辅助化疗。一部分以肺部孤立病灶接受手术,术前未有病理诊断,这部分患者完全切除后病理为 N0 者同样需辅助化疗,而术后肺门、纵隔淋巴结阳性者需接受同期放化疗,辅助化疗及胸部放疗结束后评价疗效如疾病达到完全缓解(complete response,CR)或部分缓解(part response,PR),推荐行全脑预防性照射(prophylactic cranial irradiation,PCI)。

二、化学治疗

SCLC 生物恶性度高,易于局部侵犯和早期发生淋巴道及血道转移。曾有研究报道,在 19 例接受根治性手术治疗的"局限期"SCLC 因术后并发症死亡的患者中,经尸检证实已有 70% 的患者发生远处转移。因此,对 SCLC 患者而言,全身化疗是最主要的治疗手段。

(一)单药化疗

20 世纪 40 年代,氮芥作为化疗药开始应用于 SCLC 的治疗,结果超过半数的患者肿瘤得以缓解,首次证实了 SCLC 对化疗药物的敏感性。而现在已明确很多抗肿瘤药物应用于初治的患者可达到 30% 以上的客观有效率。这些药物还包括如阿霉素、甲氨蝶呤、异环磷酰胺、依托泊苷、长春新碱、长春地辛、亚硝脲、顺铂、卡铂等。近十几年来又陆续发现多种对 SCLC 有效的化疗药物,如紫杉醇、多西紫杉醇、托泊替康、伊立替康、长春瑞滨、吉西他滨等,作为一线化疗方案可取得大约 8～12 个月的中位生存期,作为二线化疗有效率约 20%,中位生存期约 5～8 个月。

(二)联合化疗

20 世纪 70 年代,研究者们即开始了联合化疗治疗 SCLC 的临床研究,并在前瞻性随机对照研究中证实了联合化疗在客观有效率(59% vs 12%,$P<0.005$)、中位总生存时间(31 周 vs 18 周,$P=0.01$)等方面均优于单药化疗。挪威的一项 III 期随机对照研究比较了 CEV 方案(环磷酰胺、表阿霉素、长春新碱)或 EP 方案(依托泊苷、顺铂)对 SCLC 的疗效。研究共入组 436 例患者,局限期的患者第三程化疗与胸部放疗同时进行。结果显示,总体而言 EP 方案组 5 年生存率优于 CEV 方案组;对于局限期患者,EP 组中位生存时间优于 CEV 组($P=0.001$),且 5 年总生存率也是 EP 组较高(10% vs 3%,$P=0.0001$)。

(三)非交叉耐药化疗方案的交替应用

20 世纪 70 年代末,加拿大国立癌症研究院(NCIC)的一项多中心随机对照研究比较了交替或序贯应用无交叉耐药的化疗方案在局限期 SCLC 中的疗效,结果显示交替化疗组 CR 率较高,但差异无统计学意义($P=0.2$),且无病生存时间和总生存时间差异也无统计学意义($P=0.56$)。

随后进行的研究采用交替化疗、提高化疗剂量强度及维持化疗等治疗方式均未能显著改善局限期 SCLC 的预后。此外,一些 I、II 期试验尝试将新化疗药加入联合放化疗中,在标准 EP 方案基础上增加或用新药替代。目前研究最多的药物包括紫杉醇、依立替康、拓扑替康和异环磷酰胺,但中位生存时间和 2 年生存率改善仍不显著。由于蒽环类药物如阿霉素、表阿霉素等在放疗时同步使用会加重对心脏的毒性,因此,目前 NCCN 指南推荐 EP 方案为初治局限期 SCLC 化疗的标准一线方案。

三、放化疗联合治疗

尽管 LS-SCLC 对放化疗都相当敏感,但中位生存期目前仅为 16～24 个月。接受单纯化疗的 LS-SCLC 患者局部失败的概率更是高达 75%～90%。20 世纪 90 年代，两项 meta 分析显示，在化疗基础上胸部放疗的加入较单纯化疗提高了 3 年生存率 5.4%，且降低局部复发率达 25%～30%，因此奠定了胸部放疗 LS-SCLC 的重要地位。但对于局限期 SCLC 胸部放疗和化疗配合的具体实施过程，曾经有两方面的问题引起争议，一是在整个化疗过程中放疗的介入时机。二是放疗应该与化疗同期进行还是序贯进行。

目前已有多个比较放疗加入时机的随机临床试验和 meta 分析结果。加拿大国立癌症研究所 (NCIC) 随机对照研究的结果显示，早放疗组 (第三周：在化疗第二周期同时开始放疗) 患者在无进展生存率 (P=0.036) 及总生存率 (P=0.006) 方面均高于晚放疗组 (第十五周：在化疗第六周期同时开始放疗)，且早放疗组发生脑转移的危险较晚放疗组低 (P=0.006)。另一项研究，在基于铂类化疗方案的 30 天内开始给予胸部放疗，患者的 5 年生存率显著高于 30 天后开始的患者，(P<0.001)。此外，如果从放射治疗的开始到结束的时间短于 30 天，显示有更好的存活率。目前，放射肿瘤学界中多数观点支持放疗尽早开始，除注册临床研究之外，日常临床实践中诱导化疗最多不应超过 2 个疗程，NCCN 指南推荐在第 1 程或第 2 程化疗的同时即开始放疗。从任何治疗开始到放疗结束的时间越短，生存获益越大。一项Ⅲ期临床研究 JCOG9104 结果显示，同期组对序贯组的死亡风险度为 0.7 (P=0.02)。同期组无进展生存率显著优于序贯组。但三、四度血液学毒性在同期放化疗组更为常见。目前，SCLC 标准治疗仍为同步放化疗。

四、放射治疗

局限期 SCLC 胸部放射治疗计划设计的具体操作主要涉及放疗靶区勾画及剂量 - 分割方式的选择两方面。

(一) 靶区勾画

SCLC 患者就诊时肿瘤体积通常很大，直接同期放化疗往往照射范围较大，如果合并阻塞性肺不张或肺炎，肿瘤与之也较难区分，对准确勾画靶区产生不利影响。而 SCLC 一般对化疗敏感，一程诱导化疗后肿瘤即可能明显退缩。目前，诱导化疗在中国仍被广泛应用，日常临床工作中常常遇到多程化疗后的患者。诱导化疗后 LS-SCLC 放疗靶区的勾画面临两个问题：淋巴结引流区是否需要预防照

射 (elective nodal irradiation，ENI) 及原发病灶的放疗范围。

传统放疗靶区采用 ENI。在 CT 模拟和三维放疗技术尚不普及的情况下，ENI 一定程度上避免了靶区遗漏。对保证治疗质量有一定积极意义，但降低了患者对治疗的耐受性，限制治疗剂量的提高，甚至影响治疗完成。所以，部分学者采用选择性照射高危组淋巴结 (elective nodal irradiation，ENI) 的治疗方式，还有学者提出累及野照射 (involved field radiotherapy，IFRT) 方式。目前缺乏大型前瞻性临床研究或 meta 分析结果支持采用 IFRT。Hu 等的前瞻性临床研究对 LS-SCLC 患者纵隔淋巴结也采用 IFRT，结果显示，总体复发率为 30%，其中单独照射野外复发率为 2.5%，照射野外复发同时伴远处转移率为 3.8%，未观察到照射野内、外同时复发的情况。且照射野外复发均为病灶同侧锁骨上区域，纵隔、肺门淋巴结引流区未见野外复发。最近的一些研究发现，未进行 ENI，孤立性淋巴结复发率仍很低 (0～11%)，特别是结合 PET-CT 分期 / 靶区规划 (1.7%～3%)。目前一些前瞻性临床试验已将 ENI 进行删除 [包括 CALGB 30610/RTOG 0538 和 EORTC 08072 (CONVERT) 研究]。

由于 SCLC 对化疗敏感，经诱导化疗后肿瘤迅速退缩。对于原发病灶的放疗范围，一项前瞻性随机对照研究采用三维适形放疗，联合 EP 方案同期化疗，治疗经过 2 程诱导化疗的局限期 SCLC 患者，随机分组为照射化疗后残留肿瘤的研究组或化疗前肿瘤原发灶范围的对照组，结果支持只照射化疗后残留肿瘤。基于已有的临床研究证据，NCCN 指南建议可以只照射诱导化疗后残留的原发肿瘤范围，且不用预防照射未发生淋巴结转移的纵隔、锁骨上区域，但对于已有淋巴结转移的区域，即使诱导化疗后该区域淋巴结完全缓解，也应该照射该淋巴结所在的完整结区，原发病灶同侧肺门区应常规给予照射。

(二) 剂量分割

LS-SCLC 胸部放疗的最佳剂量和分割方式尚在继续探索中。Turrisi 等研究两组患者在 EP 方案化疗的基础上，联合总量均为 45Gy 的放疗，比较 2F/d 与 1F/d 放疗对 LS-SCLC 的疗效，结果显示中位生存期 2F/d 组与 1F/d 组分别为 23 个月 vs 19 个月 (P=0.04)。2 年和 5 年生存率分别为 47% vs 41% 和 26% vs 16% (P<0.001)。目前，2016 版 NCCN 指南推荐 LS-SCLC 的胸部放疗采用 45Gy/30F，2F/d，5d/w 的加速超分割放疗方案或

60～70Gy/30～35F，1F/d，5d/w 的常规分割放疗方案。2016 年 ASCO 公布的 CONVERT 结果显示，45Gy/30F，2F/d，与 66Gy/33F，1F/d，疗效相似。

（三）预防性全脑照射

SCLC 生物学行为倾向于早期发生远处转移，而脑是 SCLC 患者常见的远处转移部位，约 20% 的患者在初次诊断时即有脑转移。由于血脑屏障的存在，常规化疗药物难以有效进入脑组织，此处也就成为了潜在的脑部微小转移病灶的"庇护所"。因此，预防性脑照射（prophylactic brain irradiation，PCI）并非真正是起到"预防"脑转移发生的作用，其原理是消灭脑内可能已经存在但尚不能被发现的微小转移病灶。

脑转移是 SCLC 治疗失败的主要原因之一。Arrigada 等曾指出：经治疗后达到完全缓解（complete response，CR）的 LS-SCLC 患者，2 年内脑转移率为 67%，存活 2 年以上患者的脑转移率可达 50%～80%。研究表明，治疗后达到 CR 的 LS-SCLC 患者，行 PCI 可明显降低脑转移发生率，提高 3 年总生存率 5.4%。

一项大型随机试验（PCI99-01）显示，与应用 25Gy 相比，患者接受高于 36Gy 导致更高的死亡率和神经认知功能障碍。因此，目前 PCI 推荐剂量为全脑 25Gy/10F，1F/d。年龄的增长和 PCI 高剂量是导致慢性神经毒性重要的预测因素。在 RTOG 0202 试验中，60 岁以上的患者在 12 个月后更容易出现慢性神经毒性。

目前，给予放化疗后达到 PR 或 CR 的 LS-SCLC 患者行 PCI 治疗已达成广泛共识，但 PS 评分差或已有神经认知功能障碍者不建议行 PCI。此外，研究认为海马区为大部分神经元干细胞聚集区，该部位的放射损伤是导致 PCI 后神经认知功能减退的主要原因之一，因其转移率较低，目前有一些研究在患者行 PCI 时进行海马区保护，或可降低患者认知功能减退发生率。

五、靶向治疗

近十年，精准医疗的发展促进了对恶性肿瘤分子生物学和发病机制的理解，非小细胞肺癌尤其是肺腺癌以分子分型为主导的治疗模式已经成为临床治疗规范。SCLC 基因组学研究目前也在如火如荼地展开。研究表明，SCLC 呈现出大量的基因变异。其中，*TP53* 及 *RB1* 是 SCLC 中突变频率最高的两个基因，越来越多的研究提示，几乎所有的 SCLC 患者中均存在 *TP53* 基因突变。除 *TP53*

及 *RB1* 外，其他突变频率较高的基因包括 *FGFR1*、*MYC*、*KIT*、*RET*、*PIK3CA*、*PTEN*、*NOTCH1*、*SOX2* 等。

随着对 SCLC 基因突变谱及发病分子机制的研究深入，大量的靶向药物被尝试用于 SCLC 的治疗。这些靶向药物主要包括以下几类：①靶向作用于受体酪氨酸激酶，如 c-Kit、c-Met、FGFRs、IGF-1R、VEGFRs 及其下游信号通路如 PI3K/AKT/mTOR 的抑制剂；②靶向作用于 Hedgehog 信号通路的抑制剂；③抗血管生成抑制剂；④靶向作用于抗细胞凋亡信号通路如 Bcl-2 家族的抑制剂；⑤表观遗传学相关修饰抑制剂，如组蛋白去乙酰化酶抑制剂；⑥ DNA 修复相关蛋白抑制剂，如多聚 ADP 核糖聚合酶（PARP1）抑制剂；⑦热休克蛋白抑制剂；⑧免疫靶向治疗药物，如细胞毒 T 淋巴细胞相关蛋白 4（CTLA4）抑制剂、程序性死亡受体 -1（PD-1）抑制剂；⑨靶向作用于 Notch 信号通路的抑制剂。

总体而言，既往大部分靶向药物治疗 SCLC 的临床研究均未达到理想的疗效，SCLC 靶向治疗未取得突破性进展。尽管临床前研究提示抗血管生成是治疗 SCLC 的可行途径，但在 SCLC 中的疗效却令人失望，CALGB30306 研究评价了贝伐单抗联合顺铂 / 伊利替康治疗 SCLC 的疗效，结果显示主要研究终点 1 年生存率未达到研究预设值。SALUTE 研究将 SCLC 患者随机分为单纯化疗组及化疗联合贝伐单抗组，同样取得阴性结果，两组患者 PFS 及 OS 均无显著差异。最近公布的一项 IFCT-0802 研究中，SCLC 患者先接受 2 周期化疗，达到 PR 的患者随机分为单纯化疗组或化疗联合贝伐单抗治疗组，两组患者 PFS 及 OS 均无显著差异。类似地，多靶点抗血管生成小分子抑制剂如舒尼替尼、索拉菲尼作为维持治疗及二线治疗在 SCLC 的临床研究几乎都是阴性结果。

由于大部分研究均为阴性结果，目前抗血管药物在 SCLC 中的研究已逐渐降温，研究者把更多的兴趣转移到免疫治疗及其他靶点上。目前，免疫靶向治疗成为了 SCLC 最具前景的治疗药物之一。在一项随机对照临床研究中，CTLA-4 抑制剂 Ipilimumab 联合化疗与单纯化疗相比，可显著延长免疫相关 PFS，OS 亦有获益趋势。近期公布的 CheckMate032 研究评价了 PD-1 抑制剂 nivolumab 联合（或不联合）ipilimumab 治疗复发性 SCLC 的疗效，结果显示，两种免疫抑制剂的联合取得了更高疗效且耐受性良好。除免疫治疗之外，另一项取得重大进展的 SCLC 靶向药物——Notch 配体 DLL3

抗体偶联药物 Rova-T，在二线/三线治疗 SCLC 中显示出良好的疗效。2016 年 ASCO 年会上报告了 Rova-T 用于小细胞肺癌的最新研究结果，值得注意的是，在 DLL3 高表达且 Rova-T 作为三线治疗的患者中，ORR 和临床获益率可分别达到 50% 和 92%。在目前 SCLC 三线治疗缺乏标准药物的情况下，这无疑是令人振奋的结果。

第四节 广泛期小细胞肺癌的治疗

一、广泛期小细胞肺癌的定义

在讨论广泛期小细胞肺癌的治疗以前，首先要明确广泛期小细胞肺癌的定义，因为广泛期小细胞肺癌的定义有不同的版本，并且一直在变化中。只有明确了什么是广泛期小细胞肺癌才能进一步明确广泛期小细胞肺癌的治疗。

广泛期小细胞肺癌的概念最早是在 20 世纪 50 年代晚期由美国退伍军人管理局肺癌研究组（VALSG）提出的，VALSG 分期系统将符合以下条件的小细胞肺癌定义为局限期：①病灶局限于一侧胸腔，可以有局部侵犯；②除了可以有同侧锁骨上淋巴结转移以外，没有其他胸腔外转移；③原发肿瘤以及区域淋巴结可以被完整地包括在一个照射野内。广泛期就是超出局限期范围的小细胞肺癌。1989 年，国际肺癌研究协会（IASLC）提出了一个新改良的分期系统，在此系统中，明确了对侧纵隔及对侧锁骨上淋巴结转移以及同侧的胸腔积液（无论细胞学结果如何）都被归为局限期小细胞肺癌，广泛期仍然是指超出局限期范围的病变。有研究提示，1989 年 IASLC 分期相比 VALSG 分期能够更好地区分小细胞肺癌的预后。但对侧锁骨上及对侧肺门的淋巴结转移是否归于广泛期还有争论，临床上多根据能否将病灶完整地包括在照射范围内而决定治疗方案。

近年来，随着 TNM 分期的广泛应用及精确分期技术的推广，TNM 分期系统在小细胞肺癌中应用也得到了越来越多的重视，在 AJCC 第七版的 TNM 分期系统中，专门提出了针对小细胞肺癌的临床及病理 TNM 分期建议，这个建议是基于 8088 例小细胞肺癌的数据制定的，研究显示，TNM 分期系统能够更好地区分小细胞肺癌的预后。在随后提出的第八版 TNM 分期系统中，同样提出了专门针对小细胞肺癌的 TNM 分期建议。在 TNM 分期广泛应用的背景下，有趋势将Ⅳ期患者定义为广泛期小细胞肺癌，而将Ⅰ～Ⅲ期 SCLC 定义为局限期小细胞肺癌。

为了更好地理解放射治疗在广泛期小细胞肺癌中的应用，本文广泛期小细胞肺癌的定义参照上述三方面的建议，规定能够被根治性放射治疗射野所包括的 TNM 分期Ⅰ～Ⅲ期的小细胞肺癌为局限期小细胞肺癌，其余为广泛期小细胞肺癌。

二、广泛期小细胞肺癌的化疗

化疗一直以来都是广泛期小细胞肺癌的主要治疗手段，4～6 个周期的顺铂联合依托泊苷方案也是广泛期小细胞肺癌的标准一线治疗方案，部分骨髓抑制严重的患者可以考虑使用伊立替康联合顺铂，其他有效的化疗药物和联合用药方案已经在局限期小细胞肺癌章节中做过详细介绍，在此不再赘述。靶向治疗在广泛期小细胞肺癌中的研究也越来越多，但是目前为止，仍没有确凿证据显示加用某种靶向治疗药物可以显著提高广泛期小细胞肺癌的疗效，期望正在进行的小细胞肺癌靶向治疗临床研究结果及新的靶向治疗药物的问世能够为广泛期小细胞肺癌的治疗带来新的希望。

三、广泛期小细胞肺癌的胸部放射治疗

早在 1999 年，前南斯拉夫的前瞻性随机分组研究中已经发现胸部放疗在广泛期 SCLC 中的价值，在他们的研究中，化疗后远处转移灶完全缓解的患者加用胸部照射后中位生存期明显延长，由不加胸部照射的 11 个月提高到 17 个月，5 年生存率由 3.7% 提高到 9.1%（P=0.041）。中国医学科学院肿瘤医院的回顾性研究也得出了类似的结果，他们的研究分析了 2003—2006 年收治的 119 例广泛期小细胞肺癌，其中 60 例化疗后加用了胸部放疗，另外 59 例单纯化疗，胸部放疗剂量 40～60Gy，分割剂量 1.8～2.0Gy，结果发现加用放疗组和单纯化疗组的中位生存期分别为 17 个月和 9.3 个月，2 年生存率分别为 35% 和 17%，5 年生存率分别为 7.1% 和 5.1%（P=0.014）；多因素分析显示胸部放疗是和生存相关的独立预后因素之一。来自欧洲的多中心随机分组研究再次评估了广泛期 SCLC 化疗后胸部照射的价值。此次欧洲多中心研究与南斯拉夫研究不同的是所有化疗有效的广泛期 SCLC 都可以入组，并没有要求远处转移灶必须 CR。研究结果显示化疗后加用胸部照射 2 年生存率由不加照射的 3% 提高到 13%（P=0.004），2 年无进展生存

率由 7% 提高到 24%（*P*=0.001）。此项研究的发表确立了胸部照射在广泛期 SCLC 中的地位，化疗后有效患者的胸部放疗已经成为广泛期 SCLC 的标准治疗方案。

虽然胸部放疗在广泛期 SCLC 中的价值得到了人们的认可，但是也出现了新的问题，那就是胸部照射的时机以及胸部照射的剂量分割。究竟什么时候给予胸部照射能够最大化地提高患者的生存率，降低患者的治疗毒副作用？最佳照射剂量及分割模式是什么？所有这些问题都还有待新的研究去进一步回答和优化。

天津医科大学肿瘤医院的回顾性研究对这些问题进行了探讨，通过对化疗后接受胸部放疗的广泛期 SCLC 的研究分析发现，有无胸部放疗对患者无局部区域复发时间（LRRFS）、无进展生存期（PFS）及总生存期（OS）均有显著影响，有无胸部放疗的中位 LRRFS 分别为 19.2 个月和 5.9 个月（*P* <0.001），中位 PFS 分别为 9.8 个月和 5.6 个月（*P* <0.001），中位 OS 分别为 15.0 个月和 8.7 个月（*P* <0.001）。而早开始放疗与晚开始放疗对广泛期小细胞肺癌的预后无明显影响。采用单次剂量 3Gy 的大分割放疗（总剂量 30～45Gy）和采用 2Gy 的常规分割放疗（总剂量 40～60Gy）相比，疗效及毒副作用相似，两组患者的 2 年 OS 分别为 35.3% 与 25.7%（*P*=0.886），2 年 PFS 分别为 18.1% 与 15.5%（*P*=0.560），2 年局部控制率分别为 67.1% 和 35.6%（*P*=0.159）；大分割放疗较常规分割放疗在保证治疗疗效的前提下显著缩短了治疗时间，放疗疗程时间由常规分割的 37～42 天缩短到 10～15 天，大大方便了患者的治疗。广泛期 SCLC 的理想剂量分割模式还有待于前瞻性随机分组研究确定。

化疗有效的广泛期小细胞肺癌胸部放疗的靶区相对局限期小细胞肺癌要显著缩小，仅仅照射残存肿瘤（GTV），根据各单位的摆位误差及患者的呼吸运动情况外放一定边界形成 PTV。至于化疗后完全缓解的转移淋巴结区域是否要给予照射要根据患者的具体情况而定，如果患者广泛期病变仅仅局限于胸部，没有广泛的远处转移，可以考虑更为积极的治疗，已经受累的区域淋巴引流区建议给予一定剂量的照射，而对于病变已经广泛转移的广泛期患者，已经完全消失的受累淋巴结区域是否需要照射更多地是看患者能否耐受大野的照射。照射剂量根据现有数据，可以考虑常规分割照射每天 200cGy/F，总剂量 4000～6000cGy，或者每天 300cGy/F，总剂量 3000～4500cGy。

四、广泛期小细胞肺癌的脑预防照射

广泛期 SCLC 的脑预防照射（PCI）近年来得到了较多关注。2007 年新英格兰医学杂志发表了来自欧洲的多中心研究，研究中所有化疗有效的广泛期 SCLC 随机分为接受和不接受 PCI，两组各有 143 例患者入组，两组 1 年脑转移发生率分别为 14.6% 和 40.4%（*P* <0.001），中位无进展生存期分别为 12.0 周和 14.7 周（*P*=0.02），中位生存期分别为 5.4 个月和 6.7 个月，1 年生存率由 13.3% 提高到 27.1%（*P*=0.003）。此项研究结果的发表使脑预防照射成为化疗有效的广泛期 SCLC 的一个治疗选择，但随后发表的来自日本的另一项研究使人们对广泛期 SCLC 的脑预防照射提出了质疑。日本研究也是对化疗有效的广泛期 SCLC 随机分为接受和不接受 PCI，共有 224 例患者入组，研究结果发现，虽然 PCI 使脑转移率显著降低，1 年脑转移发生率两组分别为 32.9% 和 59.0%（*P* <0.0001），但是接受 PCI 患者的中位生存期反而缩短，两组分别为 11.6 个月和 13.7 个月（*P*=0.094），日本的研究结果使人们对脑预防性照射的价值提出了质疑。

进一步分析发现，来自日本的研究中化疗方案为标准的含铂两药方案，而欧洲多中心研究中的化疗方案并没有限制；日本研究化疗后脑预防照射前所有患者做了 MRI 检查，确认没有脑转移后再随机分组是否接受 PCI，而欧洲研究中没有限制 MRI 检查；日本研究中脑预防照射的剂量为标准的 250cGy×10F，欧洲研究中的脑预防照射剂量也没有统一，由 20Gy/5F～30Gy/12F 不一；日本研究中所有治疗后随访过程中要接受 MRI 检查，欧洲研究中对此也没有限定。所有这些不同有可能导致了不同的结果，有可能欧洲研究中随机分组时已经有部分亚临床脑转移存在，这使脑预防照射的价值得到了错误的高估；且随访过程中如果应用 MRI 定期检查可以早期发现亚临床脑转移，使患者得到及时的补救性治疗，从而进一步降低了脑预防照射的临床价值。

德国 2008 年发表的一项回顾性研究提示，局限期小细胞肺癌行 PCI 前做强化 MRI 检查发现有 32.5% 的患者已经存在亚临床脑转移，同期荷兰的一项研究也提示，小细胞肺癌脑转移检出率在 MRI 年代较 CT 年代高出 14%，而关于局限期小细胞肺癌应用 PCI 的临床研究基本都是在 MRI 广泛应用以前，这些都提示我们关于小细胞肺癌的脑预防照射有可能需要重新考虑，尤其是在广泛期小细胞肺癌，患者总体的预后欠佳，总的中位生存时间 6 个月～1 年左右，应用强化 MRI 密切随访代替 PCI 是个值得考虑的选项。

第五节 目前治疗挑战和研究方向

EP 方案 4～6 周期仍然是小细胞肺癌的标准一线化疗方案；靶向药物在小细胞肺癌中的研究越来越多，但大部分是阴性结果，包括抗血管生成药物在 SCLC 中的研究也已逐渐降温；而放化疗与免疫靶向治疗的联合显示出希望；SCLC 异质性十分明显，放化疗后靶区内的复发占约 30%，基于液体检测和二代测序等精准医学方法，对 SCLC 异质性和放化疗抵抗分子机制的研究方兴未艾。胸部放射治疗方面的争议正在逐步得到解决，包括胸部放疗的靶区勾画范围、放疗介入时机、治疗剂量及分割方式。化疗后得到部分或完全缓解的局限期 SCLC 需要 PCI，但 PCI 最佳介入时机、人群适用范围、分割方式及治疗剂量仍在进一步探索中。广泛期 SCLC 是否行 PCI 目前仍存较大争议，值得进一步研究。

（王　平　陈　明）

参 考 文 献

1. 殷蔚伯，余子豪，徐国镇，等. 肿瘤放射治疗学. 第 4 版. 北京：中国协和医科大学出版社，2008.

2. van Meerbeeck JP，FenneII DA，De Ruysscher DK. Small-cell lung cancer. Lancet，2011，378：1741-1755.

3. Goldstraw P，Chansky K，Crowley J，et al. The IASLC Lung Cancer Staging Project: Proposals for Revision of the TNM Stage Groupings in the Forthcoming（Eighth）Edition of the TNM Classification for Lung Cancer. J Thorac Oncol，2016，11：39-51.

4. Aupérin A，Arriagada R，Pignon JP，et al. Prophylactic cranial irradiation for patients with small-cell lung cancer in complete remission. Prophylactic Cranial Irradiation Overview Collaborative Group. N Engl J Med，1999，341：476-484.

5. Hu X，Bao Y，Zhang L，et al. Omitting electivenodalirradiation and irradiating postinduction versus preinduction chemotherapy tumor extent for limited-stage small cell lung cancer: interim analysis of a prospective randomizednoninferioritytrial. Cancer，2012，118：278-287.

6. Turrisi AT，Kim K，Blum R，et al. Twice-daily compared with once-daily thoracic radiotherapy in limited small cell lung cancer treated concurrently with cisplatin and etoposide. N Engl J Med，1999，340：265-271.

7. Takada M，Fukuoka M，Kawahara M，et al. Phase Ⅲ study of concurrent versus sequential thoracic radiotherapy in combination with cisplatin and etoposide for limited-stage small-cell lung cancer: results of the Japan Clinical Oncology Group Study 9104. J Clin Oncol，2002，20：3054-3060.

8. Sundstrom S，Bremnes R M，Kaasa S，et al. Cisplatin and etoposide regimen is superior to cyclophosphamide, epirubicin, and vincristine regimen in small-cell lung cancer: results from a randomized phase Ⅲ trial with 5 years follow-up. J Clin Oncol，2002，20：4665-4672.

9. Lim E，Belcher E，Yap YK，et al. The role of surgery in the treatment of limited disease small cell lung cancer: time to reevaluate. J Thorac Oncol，2008，3：1267-1271.

10. Ettinger DS，Berkey BA，Abrams RA，et al. Study of paclitaxel, etoposide, and cisplatin chemotherapy combined with twice-daily thoracic radiotherapy for patients with limited-stage small-cell lung cancer: a Radiation Therapy Oncology Group 9609 phase Ⅱ study. J Clin Oncol，2005，23：4991-4998.

11. Murray N，Coy P，Pater JL，et al. Importance of timing for thoracic irradiation in the combined modality treatment of limited-stage small-cell lung cancer. The National Cancer Institute of Canada Clinical Trials Group. J Clin Oncol，1993，11：336-344.

12. Arcaro A. Targeted therapies for small cell lung cancer: Where do we stand? Crit Rev Oncol，Hematol，2015，95：154-164.

13. 王绿化，朱广迎，郎锦义，等. 肿瘤放射治疗学. 北京：人民卫生出版社，2016.

14. Zelen M. Keynote address on biostatistics and data retrieval. Cancer Chemother Rep（Part 3），1973，4：31-42.

15. Stahel RA，Ginsberg R，Havemann K，et al. Staging and prognostic factors in small cell lung cancer: a consensus report. Lung Cancer，1989，5：119-126.

16. Micke P，Faldum A，Metz T，et al. Staging small cell lung cancer: Veterans Administration Lung Study Group versus International Association for the Study of Lung Cancer—what limits limited disease? Lung Cancer，2002，37：271-276.

17. Shepherd FA，Crowley J，Van Houtte P，et al. The IASLC Lung Cancer Staging Project: proposals regarding the clinical staging of small cell lung cancer in the forthcoming（seventh）edition of the tumor，node，metastasis classification for lung cancer. J Thorac Oncol，2007，2：1067-1077.

18. Vallieres E，Shepherd FA，Crowley J，et al. The IASLC Lung Cancer Staging Project: proposals regarding the relevance of TNM in the pathologic staging of small cell lung cancer in the forthcoming（seventh）edition of the TNM classification for lung cancer. J Thorac Oncol，2009，4：1049-1059.

19. Nicholson AG，Chansky K，Crowley J，et al. The International Association for the Study of Lung Cancer Lung Cancer Staging Project: Proposals for the Revision of the Clinical and Pathologic Staging of Small Cell Lung Cancer in the Forthcoming Eighth Edition of the TNM Classification for Lung Cancer. J Thorac Oncol，2016，11：300-311.

20. Jeremic B，Shibamoto Y，Nikolic N，et al. Role of radiation therapy in the combined-modality treatment of patients with extensive disease small-cell lung cancer: a randomized study. J Clin Oncol，1999，17：2092-2099.

21. Zhu H，Zhou Z，Wang Y，et al. Thoracic radiation therapy improves the overall survival of patients with extensive-stage small cell lung cancer with distant metastasis. Cancer，2011，117：5423-5431.

22. Slotman BJ，van Tinteren H，Praag JO，et al. Use of thoracic radiotherapy for extensive stage small-cell lung cancer: a phase 3 randomised controlled trial. Lancet，2015，385：36-42.

23. Luo J，Xu L，Zhao L，et al. Timing of thoracic radiotherapy in the treatment of extensive-stage small-cell lung cancer: important or not? Radiat Oncol，2017，12：42.

24. 徐利明，赵路军，陈秀丽，等. 广泛期 SCLC 不同放疗分割方式疗效比较. 中华放射肿瘤学杂志，2015，24：488-492.

25. Slotman B，Faivre-Finn C，Kramer G，et al. Prophylactic cranial irradiation in extensive small-cell lung cancer. N Engl J Med，2007，357：664-672.

26. Takahashi T，Yamanaka T，Seto T，et al. Prophylactic cranial irradiation versus observation in patients with extensive-disease small-cell lung cancer: a multicentre，randomised，open-label，phase 3 trial. Lancet Oncol，2017，18：663-671.

27. Manapov F，Klautke G，Fietkau R. Prevalence of brain metastases immediately before prophylactic cranial irradiation in limited disease small cell lung cancer patients with complete remission to chemoradiotherapy: a single institution experience. J Thorac Oncol，2008，3：652-655.

28. Seute T，Leffers P，ten Velde GP，et al. Detection of brain metastases from small cell lung cancer: consequences of changing imaging techniques（CT versus MRI）. Cancer，2008，112：1827-1834.

第九章 乳腺癌

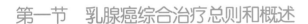

第一节 乳腺癌综合治疗总则和概述

一、乳腺癌的流行病学

乳腺癌是最常见的女性肿瘤，男性发病率极低。乳腺癌的发病率随着年龄的增长而增高，中国乳腺癌年龄发病率最高在 50～54 岁。西方白人乳腺癌发病率最高，亚洲人相对较低。中国的城市发病率比农村高，可能与西方生活方式如结婚晚、生育少、肥胖率高及高脂肪低纤维饮食习惯有关。中国乳腺癌发病率处于增长阶段，2009 年女性乳腺癌发病为 42.55/100 000，占女性恶性肿瘤的第一位，死亡在全癌死因顺位排第五位。

乳腺癌发病与基因、环境和社会经济等多种因素有关。明确的高危因素有高龄、*BRCA1/2* 基因突变、有阳性乳腺癌个人史或家族史、青春发育时乳腺辐射、月经初潮早（<12 岁）、绝经晚（>55 岁）、第一胎生育晚（>30 岁）或生育次数少、绝经后激素替代治疗、高脂肪饮食、乳腺活检病理为不典型导管增生史等。其中，*BRCA1/2* 基因突变的女性有 70%～80% 发生乳腺癌风险，并有很高的发生卵巢癌风险。5%～10% 的乳腺癌患者有 *BRCA1/2* 基因突变。

乳腺癌的预防包括改善生活方式、选择高危妇女行药物预防和双侧乳腺手术切除等。临床研究显示，他莫昔芬、雷洛昔芬、阿那曲唑和依西美坦均可以有效地降低高危女性的乳腺癌发病风险。在选择使用药物预防时，需要考虑药物的副作用以及乳腺癌预防的经效比。

二、解剖和淋巴引流

乳腺附着于胸大肌筋膜表面，多数在第 2～6 前肋之间，内界为胸骨缘，外界达腋前线或腋中线。其外上极可延伸至腋窝，形成乳腺的腋尾部。乳腺的内侧 2/3 位于胸大肌表面，外侧 1/3 位于前锯肌表面。少部分乳腺组织可以超出上述范围，上达锁骨下缘，下达腹直肌前鞘，内达体中线，外达背阔肌前缘。乳腺下缘和躯干表面交界之处称为乳房下皱襞。乳腺的外上象限腺体组织最多，是最常见的乳腺癌发生部位。

乳腺淋巴主要引流到腋窝、内乳和锁骨上淋巴结，也可以引流到胸肌间淋巴结（Rotter's 淋巴结）。腋窝是一个脂肪、结缔组织腔隙，腋腔内壁是前锯肌，前壁是胸大、小肌，后壁是肩胛下区的肌肉和筋膜。腋窝淋巴结沿腋窝神经血管排列，根据临床需要，腋窝淋巴结分为三组：Ⅰ水平、Ⅱ水平和Ⅲ水平。Ⅰ水平（低位腋窝）位于胸小肌外侧；Ⅱ水平（中位腋窝）位于胸小肌深面（包括胸肌间淋巴结）；Ⅲ水平（腋顶或锁骨下）位于胸小肌内侧，即尖群淋巴结（图 9-1-1）。乳

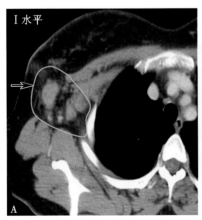
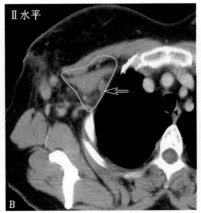
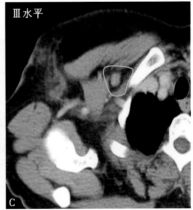

图 9-1-1　CT 图像显示右侧Ⅰ～Ⅲ水平腋窝淋巴结转移

腺癌的腋窝淋巴结转移多由Ⅰ水平到Ⅱ水平，再到Ⅲ水平，跳跃转移罕见，约3%～3.8%。

内乳淋巴结也是肿瘤转移的第一站淋巴结，位于胸骨旁肋间隙，沿胸膜外脂肪层内胸廓内动静脉排列，主要位于1～3肋间隙（图9-1-2）。通常也将内乳淋巴结和其淋巴管合称为内乳淋巴链。

锁骨上淋巴结收纳腋尖群和内乳淋巴结的大部分淋巴引流，位于锁骨上方、颈阔肌深面的结缔组织中，深面为斜角肌，内界为颈内静脉，外界为斜方肌，上界为环甲膜水平，下界为锁骨下静脉。颈内静脉和锁骨下静脉汇合处附近为淋巴结转移的好发部位（图9-1-3）。

三、乳腺癌的诊断、病理和分期

（一）临床表现

早期乳腺癌多由筛查诊断，患者无症状。除了筛查，乳腺癌最常见的临床表现是乳房肿块，肿块无痛，质硬，边界不规则。肿瘤侵犯Cooper's韧带时，乳房皮肤可出现酒窝征。肿瘤发展后期可以侵犯皮肤，出现皮肤红、水肿桔皮征、或皮肤结节溃疡；侵犯胸壁时，肿瘤固定。发生在大乳管的肿瘤可以首先出现乳头溢液，多为血性。肿瘤出现转移时，腋窝、锁骨上可以扪及肿大淋巴结。

（二）乳腺影像检查

乳腺常用的影像检查包括X线摄影、超声、MRI。根据病变性质进行乳腺影像报告和数据系统（BIRADS）评估，0：需要进一步的检查评估；1：阴性；2：良性发现；3：可能良性发现，建议短期内复查；4：可疑为恶性病变，应该考虑活检；5：高度提示恶性，应该采取适当的措施。

乳腺X线摄影主要用于乳腺癌的筛查和早期诊断，已广泛用于40岁以上女性乳腺癌的筛查，是迄今为止唯一被证实可以降低乳腺癌死亡率的筛查方法。X线摄影有10%～15%的假阴性率，其敏感性和特异性受乳腺组织密度和年龄的影响。由于有放射性损害，对孕妇、哺乳期妇女及<35岁的年轻患者，X线摄影尚未作为首选检查。超声可以很好地鉴别乳腺的囊实性病变，与钼靶互为补充。超声无放射性，适合年轻女性致密型乳腺的检查，还可以在超声引导下对病变进行穿刺活检。缺点是超声对少量微小钙化的检出率低，诊断准确性取决于检查者的技术。

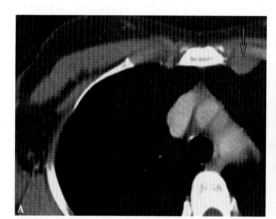
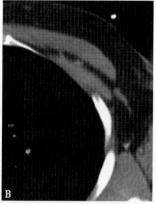

图 9-1-2　CT 图像显示左侧内乳淋巴结转移

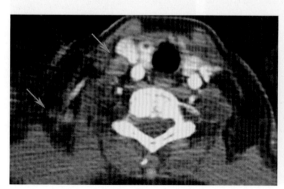
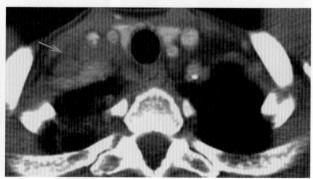

图 9-1-3　CT 图像显示右侧锁骨上淋巴结转移

MRI 软组织分辨率极高、无辐射、并可以动态增强扫描了解病变血流灌注情况，在乳腺的检查中有明显的优势。对乳腺癌的敏感性高达 94%～100%。临床适应证包括：作为钼靶的补充，用于高危女性的乳腺癌筛查；对体检、X 线和超声有疑问的病变进行鉴别诊断；评估乳腺癌新辅助化疗的反应；检查隐匿性乳腺癌的原发灶。对于以腋窝淋巴结转移为首发表现、体检和钼靶均无法发现乳腺原发肿瘤的隐匿性乳腺癌患者，MRI 能够检出一半患者的乳腺原发灶。

（三）病理组织学评价

乳腺癌病理诊断可以通过细针穿刺、空心针穿刺、手术活检或根治性手术获得。细针穿刺简单、费用低、准确性高，有经验的单位还可以对肿瘤细胞进行免疫细胞化学检测。缺点是缺乏组织结构，不能鉴别浸润性和非浸润性病变。空心针穿刺或手术活检可以获得组织学诊断，对肿瘤进行病理分型、分级和免疫组化检测，如常规检测 ER、PR、HER2 和增殖指数如 Ki-67。细针穿刺多用于乳腺原发病灶的术前诊断、复发转移的诊断。如果需要准确的病理分型和免疫组化检测（如新辅助化疗前的病理诊断、或复发转移时需要重新评估分子分型），则主张空心针穿刺或手术活检。

根治性手术可以对病变进行全面准确的病理评估。乳腺癌手术病理应报告原发肿瘤的病理类型、分级，肿瘤大小是否侵犯皮肤或胸壁，手术切缘情况，有无脉管瘤栓等。如果病理为混合型，需要报告每种病理类型占的比例；如浸润性癌含有原位癌成分，需要报告浸润癌的最大直径。对腋窝淋巴结评估时，无论腋窝处理方式为前哨淋巴结活检还是腋窝淋巴结清扫，对腋窝标本中的所有淋巴结进行病理切片检查，报告腋窝淋巴结检出总个数，转移个数，转移性质为微转移还是宏转移，转移淋巴结是否有包膜外侵犯等。对肿瘤进行免疫组化检测时，指标至少包括 ER、PR、HER2 和增殖指数如 Ki-67 等。HER2- 或 1+ 为阴性，HER2 3+ 为阳性。HER2 2+ 时，需要进一步荧光原位杂交（FISH）检测以明确是否有 *HER2* 基因扩增。

根据病理结果可以对乳腺癌进行分子分型，以指导治疗和判断预后。Luminal A 和 Luminal B 型预后较好，HER2 过表达型和三阴型预后较差。

（四）乳腺癌分期

1. 分期检查 全面的分期检查包括体格检查、实验室检测和影像学检查。

（1）体格检查：首先检查两侧乳房，包括有无肿块，肿块的部位、大小、质地、边界、活动度，乳房皮肤有无红肿、溃疡，有无乳头内陷、溢液、脱屑、糜烂。其次检查双侧腋窝及锁骨上区是否有肿大淋巴结，淋巴结的位置、大小、质地、边界、活动度，是否融合等。

（2）实验室检测：血常规、肝肾功能、血糖、血脂等。

（3）影像学检查：除了乳腺影像学检查外，B 超检查有无腋窝、锁骨上淋巴结转移，胸 CT 检查有无肺、内乳淋巴结转移，肝脏 B 超或增强 CT 扫描（或 MRI）检查有无肝转移。对于体检或 B 超有锁骨上淋巴结转移的患者，应做颈部 CT，明确锁骨上淋巴结转移位置，以便指导后续的放疗定位。对于Ⅲ～Ⅳ期、或病理特征提示转移风险高的早期患者，或有骨痛症状或血碱性磷酸酶增高的患者，建议做骨扫描检查。有脑部症状的患者，建议做增强脑 MRI 检查。PET-CT 作为一项全身性功能影像检查，对于检出隐匿性乳腺癌的乳腺原发灶、检出区域淋巴结特别是内乳淋巴结转移、以及远处转移有一定的优势。PET-CT 虽然不推荐为常规检查，临床可有用于隐匿性、局部晚期、转移性或局部区域复发乳腺癌患者。

2. 分期标准和注意事项 目前临床常用的是 AJCC 第七版 TNM 分期系统，2017 年新发布的 AJCC 第八版分期系统是在 TNM 分期系统的基础上，加入组织学分级、ER、PR 和 HER2 状态。对于 ER 阳性、淋巴结阴性的患者，多基因检测结果如 21 基因检测结果可以作为一个分期指标。建议常规检测 ER、PR 和 HER2 这些分子标记物的单位使用第八版分期。但第八版分期系统还需要有长期随访的患者数据来验证。

临床分期加前缀 c，病理分期加前缀 p，新辅助化疗后分期加前缀 y。原发肿瘤的 T 分期定义，不管是临床分期还是病理分期标准都是一样的。如果肿瘤大小来自体检，可用 T1、T2 或 T3 表示。如果肿瘤大小来自其他测量方法，如乳腺 X 线摄影、B 超或病理测量，可用到 T1 的亚分类，肿瘤大小应精确到 0.1cm。原发肿瘤的最大径≤1.0mm 定义为微小浸润癌。多个病灶时，依据最大的病灶大小来分期。病理学分期时，肿瘤大小应依据浸润癌病灶的测量值。淋巴结转移的 N 分期，临床分期和病理分期标准有所不同。病理分期中的孤立肿瘤细胞（ITC）定义为单个肿瘤细胞或小细胞簇的最大直径不超过 0.2mm，微转移定义为肿瘤范围>0.2mm，且≤2.0mm，宏转移定义为肿瘤范围>2.0mm。

四、乳腺癌的基本治疗原则

（一）乳腺原位癌的治疗原则

乳腺原位癌包括导管内癌和乳头 Paget's 病。

小叶原位癌不是真正的原位癌，它通常提示患者有较高的发生浸润性乳腺癌的风险，发生的浸润癌通常为浸润性导管癌，而非浸润性小叶癌，并且双侧乳腺有一样的风险。小叶原位癌可以单独发生，也可以与浸润性癌或导管内癌同时存在。当小叶原位癌与浸润性癌或导管内癌同时存在时，治疗遵循浸润性癌或导管内癌的治疗原则，手术切缘对小叶原位癌不做要求。当小叶原位癌单独发生时，可以根据患者发生乳腺癌的风险给予双侧乳房预防切除、三苯氧胺预防性化学治疗或密切随诊。放疗在乳腺小叶原位癌的治疗中没有作用。

乳头 Paget's 病多与浸润性癌或导管内癌同时存在。这种情况下，除了完整切除 Paget's 病外，治疗主要遵循浸润性癌或导管内癌的治疗原则。当乳头 Paget's 病单独发生时，可以行全乳腺切除术，或者局部切除术 + 全乳放疗。

乳腺导管内癌是起源于乳腺导管的原位癌，为真正的癌前病变，如果不治疗，30%～50% 发展为浸润性导管癌，故需要局部治疗以彻底清除癌灶，尽量降低发展成浸润癌的风险。对于乳腺肿瘤较大、或弥漫微小钙化、或保乳无法获得阴性切缘的患者，考虑行全乳腺切除术。全乳腺切除术后切缘阴性无需放疗。对于没有保乳禁忌的患者，保乳手术已经成为导管内癌的标准治疗，保乳手术切缘阴性定义为肿瘤外至少有 1mm 的正常组织。导管内癌患者一般无需腋窝处理，腋窝淋巴结转移率仅 0～3%，出现腋窝淋巴结转移可能是导管内癌中有未被检出的浸润癌灶。术前穿刺诊断为导管内癌的患者，10%～29% 在肿瘤切除术后病理发现有浸润癌灶，3%～13% 患者前哨淋巴结活检阳性。所以，对于原发肿瘤 >2.5cm 或病理为高级别导管内癌患者，建议行前哨淋巴结活检，以避免术后病理为有浸润性癌时，需要二次腋窝手术。乳腺导管内癌患者保乳术后，多数需要给予全乳放疗。ER 阳性的患者给予内分泌治疗。

（二）早期浸润性乳腺癌的治疗原则

1. 手术原则　Ⅰ～Ⅱ期乳腺癌患者可以选择保乳术，也可以全乳腺切除术。保乳手术可以保留乳房、且与全乳腺切除的疗效相同，得到越来越广泛的应用。乳腺肿瘤单发、且肿瘤大小在 4～5cm 之内，肿瘤局部切除不影响乳房美容效果时，应首选保乳手术。考虑保乳手术指征时，主要保证以下三点：手术切缘阴性、乳房美容效果好、可以安全的给予术后放疗。

乳腺肿瘤局部切除应注意保证乳房美容效果和手术切缘阴性。基于近 30 年的研究结果，美国外科肿瘤学会和放射肿瘤学会 2014 年保乳手术切缘共识指出，对于Ⅰ～Ⅱ期浸润性乳腺癌行保乳术 + 全乳放疗（无新辅助化疗）的患者，手术切缘阳性比阴性的复发率风险增加 2 倍以上，放疗、全身治疗或好的生物学亚型如 ER 阳性均无法降低这种风险，故保乳手术要求切缘阴性（定义为切缘上无浸润癌或导管内癌），更宽的切缘距离未显著降低复发风险。

全乳腺切除时，切除全乳腺和胸大肌筋膜，如果肿瘤无胸肌侵犯，不切除胸大小肌。在保证切缘安全的情况下，可以做保留乳头乳晕的全乳腺切除术，以利于乳房再造。

腋窝淋巴结处理有腋窝清扫和前哨淋巴结活检（SNB）两种方式。腋窝清扫是腋窝淋巴结处理的金标准，适合所有的浸润性乳腺癌患者。但腋窝清扫手术的上肢淋巴水肿发生率高。前哨淋巴结活检适用于临床检查腋窝淋巴结阴性的患者。2014 年美国临床肿瘤学会的早期乳腺癌前哨淋巴结活检的共识指出，早期无腋窝淋巴结转移的乳腺癌患者不推荐做腋窝清扫，这组患者适合做腋窝前哨淋巴结活检。前哨淋巴结阴性，无需腋窝清扫，假阴性率在 10% 以内。前哨淋巴结转移数为 1～2 个，如果接受保乳术并计划行常规分割全乳放疗时，不推荐做腋窝清扫。前哨淋巴结转移数大于 2 个，需要进一步腋窝清扫。

2. 术后辅助治疗　早期乳腺癌保乳术后几乎所有的患者都需要放疗。全乳腺切除术后有高危复发因素的患者需要放疗。无论保乳还是乳腺全切，有高危因素的患者，如淋巴结阳性、原发肿瘤较大、有脉管瘤栓、高分级等，需要术后辅助化疗，化疗方案以蒽环和紫杉类药物为主联合用药，4～8 周期。ER 或 PR 阳性的患者，建议给予内分泌治疗，至少持续 5 年。根据患者是否绝经，内分泌治疗药物包括选择性雌激素受体调节剂（SERM）和香化酶抑制剂（AIs）。前者代表药物为三苯氧胺，可以用于绝经前 / 后患者。后者代表药物有来曲唑、阿那曲唑和依西美坦，只能用于绝经后患者。高危的绝经前患者，还可以加用卵巢去势。HER2 阳性患者，多数需要给予抗 HER2 靶向治疗，持续 1 年。

在术后辅助治疗的顺序和时机上，一般来说，全乳腺切除患者先化疗，后放疗，然后内分泌治疗。保乳术后无需化疗的患者，最好在术后 8 周内放疗。需要化疗的患者，唯一的 III 期随机临床研究，把保乳术后患者（主要为淋巴结阳性）随机分为两组，一组接受 4 个周期蒽环为基础的化疗 + 放疗，另一组接受放疗 + 同样的化疗。5 年的随访结果示先化疗组局部复发率高，先放疗组远处转移率高；随访 10 年，两组患者的局部复发率、远处转移率和总生存率均无显著差别 1975—2005 年临床研究的 meta 分析显示放疗延迟增加局部复发风险，放疗每延迟 1 个月，绝对复发风险增加 1%，但对远处转移率和总生存率无影响。故乳腺癌保乳术后，放疗和化疗均不应过度延迟。临床上可以根据患者局部和远处复发的风险来选择放化疗顺序：腋窝淋巴结阳性、ER 阴性、有脉管瘤栓等，可以先做化疗；手术切缘阳性、切缘近或手术切缘不详的患者，可能需要先做放疗。放疗与内分泌治疗同步或序贯使用，无论疗效还是毒副反应均无显著差别，在有明确的临床研究证据指导如何选择两种治疗顺序之前，临床医生可以根据自己的临床经验进行决策。由于具有心脏毒性，抗 HER2 靶向治疗不建议与蒽环类化疗药物同时使用，但可以和紫杉类化疗药物、放疗和内分泌治疗同时使用。

（三）局部晚期乳腺癌的治疗原则

局部晚期乳腺癌是指乳腺和区域淋巴引流区肿瘤负荷较大，但尚无远处器官转移，多为临床 III 期，即 T3（乳腺肿瘤>5cm）伴有淋巴结转移，T4 病变，或 N2、N3 病变。临床表现为乳腺皮肤溃疡、水肿、卫星结节，肿瘤侵犯胸壁，腋窝淋巴结融合固定，内乳淋巴结转移，锁骨上、下淋巴结转移等。炎性乳腺癌是局部晚期乳腺癌的一种，主要特点是病情发展迅猛。临床表现为乳腺皮肤广泛的发红、水肿（橘皮样）、皮温增高、乳腺不对称性增大，范围超过全乳腺的 1/3。病理多表现为乳腺皮下广泛的脉管瘤栓，但这不是炎性乳癌诊断的必须条件，炎性乳癌是临床诊断。

局部晚期乳腺癌应先予新辅助化疗 ± 靶向治疗（HER2 阳性者）或内分泌治疗，然后手术和术后放疗。新辅助化疗可使 80% 的患者获得肿瘤完全缓解或部分缓解，20%～40% 的腋窝淋巴结阳性患者腋窝转阴，20% 的患者病理完全缓解（pCR）（定义为术后病理检测乳腺原发肿瘤无残存或仅有导管内癌残存，腋窝淋巴结阴性，即 ypT0/TispN0）。

新辅助化疗后最常选择的手术方式为改良根治术（全乳腺切除 + 腋窝淋巴结清扫），其次是保乳术。新辅助化疗后肿瘤缩小，可以合理选择患者实施保乳手术，强调有良好的多学科合作。保乳手术的病例选择标准为彻底切除残余肿瘤同时美容效果可以接受。由于新辅助化疗有 20% 左右的患者获得临床 CR，如果这些患者计划保乳，就应该在新辅助化疗 1～2 周期后发现肿瘤化疗疗效较好时，在超声或钼靶引导下在乳腺原发肿瘤周围放置金属标记，或在可触及的乳腺原发肿瘤周围皮肤做体表文身，以便在做保乳手术时能对乳腺原发肿瘤进行定位。目前没有证据支持新辅助化疗后临床 CR 患者可以不做手术而单纯接受放疗。

（四）复发转移性乳腺癌的治疗原则

1. 乳腺癌局部区域复发的治疗 局部区域复发患者应全面检查除外远处转移，胸部 CT、肝脏 B 超或增强 CT、全身骨扫描等，同时尽量对复发肿瘤进行活检取得病理诊断和重新检测 ER、PR 和 HER2 状态，以便指导后续的全身治疗。保乳术加放疗后乳腺复发，首选全乳腺切除术，切缘阴性无需放疗，根据病理情况决定后续的全身治疗。改良根治术后胸壁复发，肿瘤可切除者尽量手术切除，手术后放疗和全身治疗。腋窝清扫术后腋窝复发，如病灶孤立可以手术切除者，应先行手术切除，然后行放疗和全身治疗。腋窝前哨淋巴结活检术后腋窝复发，予腋窝清扫术。锁骨上下和内乳淋巴结复发，很难手术切除，可根据病理情况先行化疗、内分泌治疗或靶向治疗等全身治疗，在全身治疗反应达到最佳时给予放疗。对以往接受过术后辅助放疗的复发患者，应该根据患者第一程放疗的部位、剂量、周围正常组织的耐受剂量，复发间隔时间，以及患者对第一程放疗的副反应情况，来考虑是否适合再程放疗。

2. 转移性乳腺癌的治疗 转移性乳腺癌首选全身治疗，选择患者在适当的时机给予局部治疗。传统的姑息放疗可以减轻症状如缓解疼痛或肿瘤溃烂渗出，控制肿瘤、预防肿瘤生长压迫引起的并发症，如脊髓压迫引起的瘫痪或称重骨骨皮质破坏引起的骨折等。选择姑息性放疗时，应考虑到患者在姑息性治疗后的生存期，如治疗后生存期很短，就不一定要采用放疗，可用其他更为简便的方法，不能因治疗产生的副作用加重患者的痛苦；放疗疗程应尽可能缩短，减少因往返医院给患者带来的不便。照射剂量和剂量分割方式应根据放疗部位、照射范围、周围正常组织的耐受性和患者的病情而定。一般来讲，如果患者有相对长期生存的可能时，可通过常规的分次剂量给予较高的总剂量；对于病变进展较快、预期生存较短的患者，多采用较大的分次剂量，争取在较短时间内完成放疗，总剂量达到姑息减症目的即可，尽量避免高剂量照射引起的副反应。骨转移对放疗反应好，放疗可以缓解疼痛，有效率约 70%～80%，并预防骨转移引起的骨相关事件。肿瘤转移引起脊髓压迫时，如为脊椎骨折引起的机械性压迫，应首选手术而不是放疗。如果为肿瘤压迫脊髓，应尽早予大剂量激素处理，同时尽早开始手术或放疗，以避免出现不可逆的神经损伤。常规姑息放疗剂量为 30Gy，每次 3Gy，每日 1 次。脑转移时，肿瘤发展快，手术切除转移灶是缓解症状的最快最有效的方式。转移灶单发或少发患者，可以选用三维立体定向放疗、γ 刀或 X 刀。全脑照射对控制小的多发转移灶和亚临床病灶有效。但全脑照射要顾及放疗可能对正常脑组织引起的晚期损伤，单次照射剂量不宜过大，以 2～3Gy 为宜，总量 30～40Gy 后，可以视情况缩野或用立体定向放疗技术对个别残存病灶补量照射。

（1）寡转移乳腺癌的局部治疗：1995 年，Hellman 等提出寡转移（oligometastasis）概念，认为寡转移是肿瘤转移的早期阶段，即转移部位局限、转移病灶数目比较少（1～5 个），转移肿瘤较小（<5cm）。寡转移癌在获得广泛播散能力之前，有潜在的可治愈性，在全身治疗的基础上，加强局部治疗手段（手术、放疗或射频治疗）有可能会根除肿瘤，提高患者的无瘤生存率。放疗因其无创性、可以同时治疗多个病灶，比手术和射频治疗有很大的优势，在临床上多用于治疗脑、骨、肺、肝、淋巴结等寡转移灶。寡转移癌局部治疗的目的是延长生存、减轻症状、不增加副反应。目前的局部治疗在乳腺癌寡转移治疗中的地位尚未完全确定，临床实践遵循个体化原则。首先强调鉴别出真正的寡转移患者，即患者经局部治疗后有较高的生存率。除了最初寡转移癌定义的病灶数目少和病灶小以外，可能还有其他一些临床病理生物学特征，如 ER 阳性、单纯骨转移。其次，不应因局部治疗而明显增加副反应或降低患者的免疫状态。在这方面，SBRT 有很好的优势。第三，局部治疗最好能治疗所有的肿瘤病灶。研究显示乳腺癌寡转移患者，如果对所有的转移病变行全病变放疗时，患者有较高的总生存率。

（2）初诊转移性乳腺癌的局部治疗：初诊转移性乳腺癌占初诊患者的 5%，首选全身治疗如化疗、内分泌治疗或靶向治疗。传统上转移性乳腺癌认为不可治愈，只有当原发肿瘤破溃、出血需要减症治疗时，才给予手术或放疗等局部治疗。随着个体化医学的发展，需要根据患者的临床、生物学特征进行个体化、多学科的精准医疗，积极的局部治疗

可能会对一些患者有生存获益。纳入一些回顾性研究的 meta 分析显示原发肿瘤手术治疗降低患者的总死亡率（HR=0.63，P<0.0001）。而印度和土耳其的两个随机研究发现，在全身化疗有效的基础上，与不做局部区域治疗相比，原发肿瘤和区域淋巴结的手术＋放疗并未提高患者的总生存率。印度研究发现手术＋放疗显著降低了 2 年局部区域复发率（11% 和 52%），但 2 年远地转移率显著增加（72% 和 52%）。土耳其研究发现激素受体阳性、年龄<50 岁、单发骨转移的患者，手术＋放疗显著提高总生存率。对于三阴型乳腺癌患者，局部区域治疗组的总生存率反而更差。基于现有资料，对初诊转移性乳腺癌患者尚无法给出局部区域治疗的建议。在临床研究以外选择哪些患者给予局部区域治疗，应该通过多学科查房来定。对于化疗反应好、转移病变局限、肿瘤生物学行为偏惰性的患者，局部区域治疗可能获益更大。手术和放疗如何结合亦无定论，原则上手术应该保证切缘阴性，放疗尽量不增加患者的不良反应。

（王淑莲）

第二节 早期乳腺癌保乳术后放疗

一、导管原位癌保乳术后放疗

导管原位癌（ductal carcinoma in situ，DCIS）是局限于乳腺导管内的原位癌。同其他肿瘤细胞一样，DCIS 是一系列病理学形态、生物学行为存在异质性的肿瘤，基于这些病理和生物学的共同点和差异性，对于不同风险级别的 DCIS 的治疗也有所区别。

在病理学形态方面，多数采用以核分级为基础，兼顾坏死、核分裂象以及组织构型等的方法，将 DCIS 分为 3 级，即低级别、中级别和高级别。三种不同级别 DCIS 的病理特征是 DCIS 疾病进展和复发的一个重要影响因素。

DCIS 不经过治疗的自然病程转归最终可能会发展为浸润性导管癌。DCIS 进展为浸润性癌的危险因素与患者年龄、肿瘤体积、切缘状况及组织病理学分级有关。O'Flynn 等报道低级别 DCIS 进展为浸润性癌的风险是 13%，高级别 DCIS 的风险是 36%。

总体而言，不管采用何种方式治疗，DCIS 的死亡率很低，文献报道的 10 年累计死于由 DCIS 进展而来的浸润性癌的死亡率仅为 1.0%～2.6%。由于 DCIS 患者的死亡风险非常低，因而其治疗原

则既要考虑尽量降低其复发进展为浸润性癌的风险，又要考虑到治疗对患者长期生活质量的影响，同时由于绝大多数的复发在局部乳腺，而区域淋巴结和远处转移发生较少，因此对不同患者谨慎选择局部治疗方案至关重要。

导管原位癌初诊的治疗以局部治疗为主，包括全乳切除术及局部肿块扩大切除术联合放疗。全乳切除术对绝大多数的DCIS患者是一种治愈性处理方法，Cutuli等报道了一组法国的调查数据显示，在病灶<10mm的患者中，行全乳切除术的约占10%，而>20mm的患者中约占72%；并且在低级别和高级别DCIS中，分别有约11%和约54%的患者行全乳切除术。对于在影像学诊断包括钼靶、磁共振等以及体检、活检显示的多中心病灶、多象限病灶，全乳切除是合适的推荐治疗手段（NCCN指南ⅡA类推荐）。

随着肿块切除的保乳手术在浸润性癌中的尝试和NSABP B06研究和米兰研究的开展，自20世纪80年代起，全球共有四项大型多中心随机临床研究评估在DCIS患者中肿块切除联合放疗的疗效。这四个研究分别为NSABP B-17、EORTC 10853、Swe DCIS和UK/ANZ DCIS，相比于最晚开始入组的UK/ANZ DCIS研究，前三项研究的研究设计相对比较简单，入组患者的标准均为可接受保乳手术、腋窝淋巴结阴性的DCIS患者，随机分为单纯肿块切除和肿块切除联合全乳放疗组，放疗剂量均推荐为全乳50Gy/25Fx，不推荐瘤床区加量。UK/ANZ DCIS研究设计采用了2×2析因分析法，将患者随机分为四组：单纯肿块切除、肿块切除 + 放疗、肿块切除 + 三苯氧胺、肿块切除 + 放疗 + 三苯氧胺治疗。UK/ANZ DCIS研究中的放疗剂量同前三个研究，为50Gy/25Fx。表9-2-1总结了DCIS肿块切除对比联合放疗后的局部控制率和长期生存率，总体而言，上述四项研究的长期随访结果（大于12年）是一致的，均表明DCIS患者接受保乳手术后联合全乳放疗的治疗策略，显著降低同侧乳腺癌的复发风险，包括同侧浸润性的复发和

DCIS的复发，但并不改善患者的总生存和无远处转移生存率。

虽然DCIS保乳手术后行全乳放疗可以降低约50%的同侧复发风险，但目前对于临床评估为"低"复发风险的患者的治疗决策仍有争议，根据NCCN指南推荐可仅接受手术切除治疗（NCCN指南2B类推荐）。目前仅有回顾性研究证实，部分低复发风险DCIS患者可仅行保乳手术而不行术后放疗，然而长期随访结果显示，按危险度分组可能仅筛选出部分复发时间点延迟的患者，而非低复发风险患者。RTOG 9804研究对部分DCIS复发低危患者进行了保乳术后放疗对比观察的研究，入组患者为钼靶片显示单病灶，术后DCIS病理低 / 中级别，肿瘤小于2.5cm，术后切缘离墨染至少3mm，放疗组推荐50Gy/25Fx的全乳放疗，无瘤床加量。共636例患者随机参加此研究，经过7年的中位随访，放疗组局部复发率仅为0.9%，而观察组为6.7%。RTOG 9804的结果提示即便是部分中危或低危的患者，放疗后的局部复发率显著低于未放疗的患者。

基于以上的研究和证据，对于初发的DCIS的治疗目前推荐肿块切除的保乳手术联合全乳放疗，推荐放疗剂量50Gy/25Fx。全乳切除术可作为保乳手术联合放疗的替代治疗，但需要提供患者切除术后乳腺重建的条件和可能。DCIS保乳手术后经多学科治疗团队谨慎评估后认为局部复发风险极低危的情况下或可免除术后全乳放疗。

二、早期浸润性乳腺癌保乳术后放疗

20世纪70～80年代，浸润性乳腺癌的主要治疗策略是乳腺癌根治术或改良根治术。保乳治疗是否有效可行需和根治术的疗效相对比，在此基础上，70年代开展了6项大规模的保乳治疗对比根治术的临床前瞻性随机研究，目前都有长达10年甚至20年的随访结果，如表9-2-2所示。最早开展研究的法国Gustave-Roussy研究所（1972年）和WHO米兰研究（1973年）的患者入组标准相对比较谨慎，为直径≤2cm，1976年开展的美国

表 9-2-1 DCIS 保乳术后全乳放疗 / 观察的前瞻性随机研究

研究名称	年限	入组患者数	随访时间（年）	局部复发率（%）		总生存率（%）	
				放疗	观察	放疗	观察
NSABP B-17	1985-1990	813	17	19.8	35	79.1	80.6
EORTC 10853	1986-1996	1010	15.8	18	31	88	90
SweDCIS	1987-1999	1046	20	20	32	77.2	73
UK/ANZ DCIS	1990-1998	1694	12.7	7.1	19.4	90	90

表 9-2-2 乳腺癌保乳治疗对比根治术 / 改良根治术的前瞻性随机研究

研究名称	年限	入组患者数	随访时间（年）	局部复发率（%）		总生存率（%）	
				保乳	根治	保乳	根治
IGR	1972-1979	179	15	9	14	73	65
WHO Milan	1973-1980	701	20	8.8	2.3	58.3	58.8
NSABP B06	1976-1984	1217	20	8.1	14.8	46	47
NCI	1979-1987	237	10	5	10	77	75
EORTC 10801	1980-1986	902	20	*20	*12	39.1	44.5
DBCG-82TM	1983-1989	793	20	13	21	53.7	49.1

*10 年随访结果

NSABP B-06 研究的入组标准为肿瘤最大径≤4cm，伴或不伴临床腋下淋巴结肿大，TNM 分期Ⅰ期或Ⅱ期。相对后期开展的研究入组标准更为宽松，1979年开展的美国 NCI 研究和 1980 年开展的 EORTC 10801 研究的患者入组标准均为临床分期Ⅰ期或Ⅱ期，最大径≤5cm，N0 或 N1，M0。1983 年开始的 DBCG-82TM 研究更是将入组标准放宽至排除 TNM 分期Ⅲb 期及Ⅳ期，小于 70 岁无放疗禁忌证的均可参加。

此 6 项研究的治疗方案大同小异，全乳切除的治疗中米兰研究和 NSABP B-06 研究采用的是根治术，其余 4 项均采用的是改良根治术；保乳手术切除的治疗中，除了米兰研究采用的是"象限切除术"，其余 5 项均采用"肿块切除术"。局部放疗要求全乳加或不加区域淋巴结，放疗剂量为 45～50Gy/18～25 次，除了 NSABP B06 以外，其余 5 项研究均要求原瘤床加量至 60Gy 左右，采用外照射或铱源近距离放疗。

6 项研究的长期随访结果十分一致，乳房保留治疗和根治术 / 改良根治术相比，局部复发率，远处转移率和长期总生存基本无差异，证实了保乳治疗的安全性，从而使早期浸润性乳腺癌的治疗策略从乳腺癌根治性手术向乳房保留治疗转变，并形成主流和共识。

三、保乳术后放疗进展

早期乳腺癌保乳术后局部管理的标准模式是给予全乳常规分割放疗 45～50Gy，瘤床加量 10～16Gy，然而，这种模式也面临着一些挑战，主要表现为：①常规分割放疗总疗程长达 5～6.5 周；②对放疗引起的正常组织损伤特别是缺血性心脏损伤的担忧；③对早期乳腺癌保乳术后复发模式的认识，其中约 80% 的乳房内复发位于瘤床及其周围，全乳房照射是以牺牲瘤床周围的正常乳腺组织为

代价；④年龄是影响局部 - 区域复发的重要因素，与年轻乳腺癌患者相比，老年患者有其特殊性，表现为雌激素受体 ER 阳性的比例高，对内分泌治疗敏感。有鉴于此，探索全乳常规分割放疗替代模式的研究一直在进行，从而促进了保乳术后局部管理模式的个体化。具体体现为全乳大分割照射和部分乳腺照射。

（一）全乳大分割照射

常规保乳术后放疗最常用的放疗剂量分割方式为患侧全乳放疗，1.8～2Gy 每分次，总剂量为 45～50Gy，总疗程为 5 周左右，并给予后期瘤床加量至 60Gy 左右。然而在过去的二十余年间，随着对某些肿瘤的生物学行为了解的日渐加深，临床和基础肿瘤学家们发现多数软组织肿瘤和某些乳腺癌和前列腺癌肿瘤细胞增殖比较缓慢。在 α/β 值比较小的肿瘤中应用非常规分割的大分割放疗可能会提高肿瘤控制率，大分割（hypofractionation）放疗，简而言之，是指提高分次剂量并用较短疗程完成放疗。

乳腺癌中的大分割放疗的研究主要集中于以欧洲为主开展的全乳大分割放疗（WBI）和以美国 RTOG 为主开展的部分乳腺加速放疗（APBI）两个方面，乳腺癌大分割放疗的生物学基础为 1986 年英国 RMH 开展的 START pilot 研究，该研究的主要目的为探索乳腺正常组织后期反应对放疗剂量的敏感性。在这个以 Yarnold 教授领衔的研究中，共入组 1410 例早期乳腺癌患者，随机分为三个不同的放疗剂量组：50Gy/25 次 /5 周（2Gy/次），42.9Gy/13 次 /5 周（3.3Gy/次），39Gy/13 次 /5 周（3Gy/次），经过 8.1 年的中位随访时间，发现关于乳腺外形的后期改变的 α/β 值为 3.6Gy，乳腺组织硬化的 α/β 值为 3.1Gy，而后续的肿瘤局部控制的 α/β 值为 4Gy。因此这个研究的结果支持乳腺癌细胞的 α/β 值可能和乳腺正常组织的 α/β 值相近或类似，采用大分割放疗理论上可达到与常规 50Gy/25

次相当的治疗效果。

关于全乳大分割放疗和常规放疗的比较有三项大型前瞻性随机临床研究，第一项研究是由加拿大 Ontario Clinical Oncology Group（OCOG）发起，共入组 1234 例切缘阴性，腋下淋巴结清扫阴性的保乳术后患者，大分割放疗组的治疗方案为：42.5Gy/16 次 /22 天，常规放疗组为 50Gy/25 次 /35 天，2010 年研究组发表在新英格兰医学杂志的随访 12 年的研究结果显示，常规放疗组 10 年局部复发率为 6.7%，大分割组为 6.2%，且两组 10 年的美容效果无统计学差异。

另外两项研究都是由英国 Royal Marsden Hospital 牵头发起的多中心临床研究，分别被命名为 START A 研究和 START B 研究。START A 研究共入组了 2236 例保乳术后及改良根治术患者，其中改良根治术患者约占 10% 左右，腋下淋巴结清扫阴性或阳性，比较大分割治疗方案 41.6Gy/13 次 /5 周（3.2Gy/ 次），39Gy/13 次 /5 周（3Gy/ 次）与常规放疗 50Gy/25 次 /5 周的疗效，中位随访时间 10 年后结果显示：常规放疗组 10 年局部复发率为 7.4%，41.6Gy/13 次 /5 周组局部复发率为 6.3%，而 39Gy/13 次 /5 周疗效略差，局部复发率为 8.8%。START B 研究共入组 2215 例患者，患者构成基本同 START A 研究，90% 为保乳术后患者，20% 患者腋下淋巴结阳性，与 START A 方案所不同的是采用了加速放疗的大分割：40Gy/15 次 /3 周与常规放疗进行比较，中位随访期 10 年后的局部控制显示，常规放疗的局部复发率为 5.5%，而大分割组为 4.3%，且乳腺外形改变大分割组略好于常规放疗组。

鉴于以上三个大型多中心前瞻性临床研究的结果和其他较小样本的随机研究，美国放射治疗学会（ASTRO）于 2011 年发表了关于全乳大分割放疗的指导性意见，全文综合了 1990—2009 年间发表的 11 个随机临床研究和 34 个非随机临床研究，推荐可接受大分割放疗的患者人群为诊断乳腺癌时年龄大于 50 岁，病理分期为 pT1～2N0，接受保乳手术治疗，不接受全身化疗，放疗的剂量学要求为二维计划中心轴平面，Dmin≥处方剂量 93%，Dmax≤处方剂量 107%。对于保乳术后的后续瘤床加量，目前存在争议，推荐如有瘤床加量指征仍需加量，但和大分割全乳放疗结合方式尚不统一，可同期，可续贯，无明确推荐。目前全乳大分割放疗方案推荐随访时间最长的加拿大研究模式，即 42.5Gy/16 次 /22 天。

（二）部分乳腺照射

仅限于瘤床放疗的部分乳腺照射（partial breast irradiation，PBI）是近年来挑战传统全乳放疗模式的另一趋势，其主要理论基础在于：保乳术后复发模式以瘤床及其周围为主，而瘤床以外部位的复发较为少见。部分乳腺照射将术区和周边 1～2cm 边界的范围定义为临床靶体积（clinical target volume，CTV），给予根治性剂量，以替代传统的全乳放疗。无论采用哪种照射方法，整个疗程均在 1 周左右完成，而不是常规的 6 周左右。其潜在优势包括：疗程较标准模式大幅缩短，因而有可能使更多的保乳手术患者接受术后照射；减少急、慢性损伤，并提高生存质量；况且，部分乳腺照射后即使发生局部复发仍有可能接受保守治疗。

目前关于部分乳腺照射的主要争议是哪些患者可接受部分乳腺照射，但仍然能够保持跟全乳照射相似的局部控制。总体而言，与成熟的全乳照射相比，部分乳腺照射所对应的复发风险仍然稍高。目前，关于部分乳腺照射的指征目前可以参考北美或欧洲对低危患者群的定义。北美 ASTRO 关于部分乳腺加速照射的共识是在分析了 4 个随机研究，38 个前瞻性研究的基础上推出的，这些共识对临床试验以外开展 APBI 的患者选择给出了指导性意见。适合部分乳腺加速照射的人群具有复发风险低危的特征，目前认为，最具代表性的部分乳腺加速照射的病例特征是 luminal-A 样的乳腺癌亚群，具体表现为：T1，N0，Luminal A 样；不适合的人群具有影响复发的高危因素。介于二者之间的是需要慎重考虑的，具有影响复发的中危因素的患者，也可能是未来扩大指征的潜在人群。

部分乳腺照射从实施技术角度来讲，可分两大类：一类是部分乳腺加速照射（APBI），通过分次照射来完成；另一类是术中放疗实施的部分乳腺照射，在手术进行中单次照射完成。就部分乳腺加速照射的技术而言，包括近距离治疗技术和外照射技术，近距离治疗技术又分为组织间插植技术和球囊技术，通常采用高剂量率照射，每次 340cGy，每日 2 次，总剂量 3400cGy；外照射技术以三维适形技术为主，每次 385cGy，每日 2 次，总剂量 3850cGy；曾经被视为部分乳腺照射技术禁区的调强放疗，近年来也得到愈来愈多的关注。术中放疗技术有 X 线或电子线照射等多项技术可供选择。技术上依据运用的广泛性，大致顺序为三维适形外照射，近距离照射和术中放疗。近几年，关于这些部分乳腺照射技术均有临床Ⅲ期研究在进行，目的是验证部分乳腺照射与全乳照射在局部控制方面的等效性。

总之，临床实践中部分乳腺加速照射的指征应限于 ASTRO 共识限定的低危人群,适宜人群能否扩大有待Ⅲ期研究结果进一步确认;副反应和美容效果的优劣可能取决于采用的部分乳腺照射技术;术中放疗实施部分乳腺照射的证据在增加,但目前的Ⅲ期研究提示,术中放疗实施的部分乳腺照射患者局部复发率较高,因此需要进一步随访和筛选术中部分乳腺照射的适宜人群。

四、目前治疗挑战和研究方向

(一)保乳术后低危患者省略术后放疗的可行性

全乳放疗是早期乳腺癌保乳术后的标准治疗手段,然而并非所有患者均能从全乳放疗中得到相同的获益。研究发现乳腺癌患者的局部区域复发率随时间的推移而逐渐下降,是否存在一部分局部复发风险很低的"低危"人群可以免除放疗从而避免放疗带来的毒性以及如何定义这种"低危"人群等问题成为放疗专家们关注的焦点。

早期乳腺癌保乳治疗后不同分子亚型患者的局部区域复发风险不同,luminal A 型的局部复发率显著较低,有研究显示对于部分"低危"的 luminal A 型患者(如年龄>60 岁、Ⅰ/Ⅱ级、T1、淋巴结阴性等),在他莫昔芬治疗的基础上加放疗并不能进一步降低局部复发率。然而,目前局部复发相关的预后及预测的临床病理指标都有局限性,不同临床研究的人群异质性较大,需要更多前瞻性随机对照临床试验来进一步验证,而如何结合分子生物学及基因学特征准确筛选"低危"患者可能成为今后的研究方向。目前有四项研究"低危"乳腺癌患者保乳术后省略全乳放疗的前瞻性临床试验正在进行之中,包括 LUMINA、IDEA、PRECISION 和 PRIMETIME 研究,我们期待这些研究以及更多的研究帮助我们解答困惑,从而实现真正的个体化放疗。

(二)保乳术后区域淋巴结放疗的价值

保乳术后全乳放疗的价值已经非常明确,但区域淋巴结放疗的证据却十分有限,临床实践中保乳术后区域淋巴结放疗的决策主要是参考改良根治术后放疗的指征。MA.20 和 EORTC 22922/10925 研究探讨了保乳术后区域淋巴结放疗的价值,结果显示区域淋巴结放疗可以显著降低局部区域复发率,提高无病生存率和无远处疾病生存率。然而,并非所有淋巴结阳性的乳腺癌患者均能从区域淋巴结放疗中得到相同的获益,显然存在生物学上无法取得无病生存率或总生存率获益的低危患者,这时我们必须权衡局部区域复发率的降低是否会被

长期损伤如放射性心脏损伤的风险抵消。同时,腋窝淋巴结阴性的患者中也可能存在能够从区域淋巴结放疗中获益的高危人群。因此,如何筛选出区域淋巴结放疗利大于弊的合适人群是目前治疗的挑战,也是今后的研究方向。

MA.20 和 EORTC 22922/10925 研究中区域淋巴结放疗均包括了内乳区,事实上,内乳淋巴结放疗的价值一直是一个备受关注但又充满争议的话题。除了以上两项研究外,DBCG-IMN 研究也探讨了内乳淋巴结放疗的价值,结果显示内乳淋巴结放疗可显著提高患者的总生存率并显著降低乳腺癌特异性死亡率。但 DBCG-IMN 研究中接受内乳区放疗的均为右侧乳腺癌患者,并不能准确地反映内乳淋巴结放疗时放射性心脏损伤的风险,因此如何筛选内乳淋巴结复发高危的患者进行内乳淋巴结放疗、内乳放疗时如何进一步降低心脏的受照剂量等问题也是今后的研究方向,如结合呼吸门控技术、采用调强放疗和质子放疗等,同时我们需要密切关注赫赛汀与放疗联合是否会增加心脏损伤的长期随访结果。

(三)保乳术后前哨淋巴结 1~2 枚阳性乳腺癌患者腋窝治疗方案的争议

前哨淋巴结活检术是乳腺癌治疗史上的一项里程碑式的进展。对前哨淋巴结活检阳性的乳腺癌患者,传统的治疗手段是进一步补充腋窝清扫手术。ACOSOG Z0011 与 IBCSG 23-01 发现对前哨淋巴结 1~2 枚阳性且接受保乳治疗的早期乳腺癌患者,单纯前哨淋巴结活检与腋窝清扫的腋窝复发率、无病生存率和总生存率均无显著差异。AMAROS 研究比较了前哨淋巴结阳性乳腺癌患者腋窝放疗与腋窝清扫的差别,结果显示腋窝放疗组与腋窝清扫组的 5 年腋窝复发率、无病生存率、总生存率均无显著差异,而腋窝放疗组 5 年上肢淋巴水肿的发生率仅为腋窝清扫组的一半。因此,前哨淋巴结 1~2 枚阳性且接受保乳治疗的早期乳腺癌患者腋窝该如何治疗成为研究热点。

事实上,这三项研究均存在一些局限性,也导致其研究结果受到质疑。目前有一些模型可以预测前哨淋巴结阳性患者腋窝其他非前哨淋巴结的转移风险,如 MSKCC 的预测模型,可为临床医生制订治疗方案提供参考。但是到目前为止,前哨淋巴结 1~2 枚阳性且接受保乳治疗的早期乳腺癌患者是否需要进一步行腋窝清扫手术、是否需要腋窝放疗及最佳放疗范围是什么等问题尚不清楚,需要更多的临床研究来解答这些问题。

第三节 乳腺癌改良根治术后放疗

一、根治术后放疗共识

20世纪70年代后期,全身化疗成为绝经前高危患者术后的标准治疗方案,但在高危患者中放疗的意义尚不明确。虽然更早期的术后辅助放疗的研究显示放疗明显降低局部复发,但并没有改善总生存。

1978年加拿大 British Clumbia 乳腺癌研究组开始尝试在高危患者中进行术后化疗联合放疗的研究。临床分期为Ⅰ到Ⅱ期的绝经前患者接受改良根治术后淋巴结阳性者随机分为化疗联合局部放疗和单独化疗两组。化疗方案:CMF,放疗在第4疗程和第5疗程化疗之间进行,放疗范围:胸壁 + 锁骨上 + 腋下 + 内乳区淋巴结引流区,剂量:37.5Gy/16Fx。20年的随访结果显示辅助放疗组不仅显著降低了局部复发,且总生存也有明显获益,术后化疗联合放疗组的乳腺癌专病死亡率和总生存率分别为53%和47%,而单独化疗组的乳腺癌专病死亡率和总生存率分别为38%和37%。无独有偶,丹麦乳腺癌研究组(DBCG)于1982年起进行术后高危患者的辅助放疗研究,82b研究入组了绝经前的高危患者,包括腋下淋巴结阳性,肿瘤大于5cm及肿瘤侵犯皮肤及胸肌间隙。放疗范围为胸壁 + 锁骨上 / 下 + 腋下 + 内乳区淋巴结引流区,剂量:50Gy/25Fx。化疗方案CMF,放疗在第1疗程化疗后进行。放疗组和对照组10年无病生存率分别为48%和38%,总生存率分别为54%和45%,均有统计学显著性差异。82c研究入组了绝经后的高危患者,包括腋下淋巴结阳性,肿瘤大于5cm及肿瘤侵犯皮肤及胸肌间隙。随机分为放疗 + 三苯氧胺、三苯氧胺 +CMF 和单纯三苯氧胺治疗三组。放疗 + 三苯氧胺组对比三苯氧胺单独治疗组,总生存分别为45%和36%,同82b一样,10年后放疗组生存获益达到9%,有明显统计学差异。自1997年 British Clumbia 和 DBCG82b 研究结果在新英格兰医学杂志发表后,术后辅助放疗在淋巴结阳性及T3的复发高危患者中的意义便确立了:在应用化疗和内分泌治疗等全身辅助治疗的前提下,局部辅助放疗可明显降低局部和区域淋巴结病灶的复发,进而提高乳腺癌患者的生存率。

EBCTCG 2014年发表了乳腺癌患者根治术后辅助放疗后10年的局部复发率和20年的长期生存率meta分析,共选取了1964—1986年间的22个针对根治术后辅助放疗的临床研究。研究显示在≥4枚淋巴结阳性的患者中,10年的局部复发率在放疗组和未放疗组分别为13%和32.1%,术后放疗使局部复发率降低近2/3;20年的乳腺癌专病死亡率在放疗组和未放疗组分别为70.7%和80%(P=0.04)。

以上的meta分析及前瞻性临床研究表明,放疗作为局部治疗,对复发高危患者的局部及区域淋巴结有显著的控制疗效,能降低近2/3的局部复发可能,并且这种局部控制作用并不能被其他全身治疗如化疗和内分泌治疗所替代,良好的局部控制会给乳腺癌患者带来长期的生存获益。基于以上和其他的研究和meta分析,ASCO/ASTRO均推荐术后辅助放疗的明确指征为病理分期为Ⅲ期以上,或腋下转移淋巴结≥4枚,或术后切缘阳性患者。

二、根治术后腋下淋巴结 1~3 枚阳性患者放疗进展

术后辅助放疗在根治术 / 改良根治术后复发高危患者中的意义和地位明确,但在根治术后腋下淋巴结 1~3 枚阳性的患者中的治疗意义并不肯定。EBCTCG 2014年根治术后辅助放疗的meta分析,主要目的是为了评估根治术后腋下淋巴结 1~3 枚阳性患者术后辅助放疗对局部控制和长期生存的意义。总共22项研究8135例患者中,共有1314例患者接受根治术 / 改良根治术及腋下淋巴结清扫后被评估为 1~3 枚淋巴结转移。在这些患者中,10年的局部复发率在放疗组和未放疗组分别为3.8%和20.3%(P<0.000 01);20年的乳腺癌专病死亡率在放疗组和未放疗组分别为42.3%和50.2%(P=0.01)。研究结果显示虽然 1~3 枚淋巴结阳性的复发中危组的局部复发率约15%~20%左右,但局部放疗仍能降低近一半的复发风险,长期的生存分析显示总生存在放疗组有明显获益。

丹麦 DBCG 研究组对前瞻性研究 82b 和 82c 研究进行了回顾性亚组分析,在腋下淋巴结清扫≥8 枚且淋巴结阳性的1152例患者中,552例为 1~3 枚淋巴结转移患者,随访15年后的局部复发率在放疗组和未放疗组分别为4%和27%(P<0.000 01);15年的总生存率在放疗组和未放疗组分别为48%和57%(P=0.03)。该研究显示在≥4枚淋巴结阳性的患者中的15年总生存获益为9%,等同于 1~3 枚阳性的中危组,因此认为 1~3 枚淋巴结阳性的患者同样有辅助放疗的指征。

随机对照前瞻性研究 EORTC 22922 研究探讨了内乳淋巴结局部放疗的意义,对于肿瘤位于中

央区及内侧区的术后Ⅰ、Ⅱ、Ⅲ期乳腺癌患者随机分为区域放疗组（内乳＋锁骨上区淋巴结）及无区域放疗组，共入组4004例患者，随访10年后放疗组和对照组的无病生存率分别为72.1%和69.1%（$P=0.044$），无远处转移生存率为78%和75%（$P=0.02$），总生存率为82.3%和80.7%（$P=0.056$）。EORTC 22922研究中44.4%的患者为1～3枚淋巴结转移的中危患者，虽然研究的主要目的是内乳淋巴结放疗的价值，但研究结果提示局部区域淋巴结放疗特别是内乳淋巴结区域放疗可能对长期生存有正面作用。真正意义上探讨1～3枚阳性中危复发患者的随机临床研究SUPREMO研究仍在入组中，目前尚未有研究报道。

除此以外，有很多回顾性研究分析了1～3枚阳性患者复发高危的协同风险因素，包括脉管癌栓阳性，T≥4，年轻患者（年龄<40岁），手术切缘近，淋巴结阳性比例≥20%，淋巴结清扫不彻底（≤10枚）等。综合以上的meta分析、前瞻性研究及回顾性分析，1～3枚阳性的中危患者辅助放疗是否获益仍需要评估患者的局部复发风险，根据EBCTCG 2011年发表的关于保乳术后放疗的局部控制和长期生存的meta分析显示，放疗后10年局部控制获益<10%的患者反映到15年的乳腺癌专病死亡无获益，由此推断，对于预计复发风险≥20%的1～3枚淋巴结阳性的中危患者合并其他高危因素，即高危的Ⅱ期患者，强烈推荐术后辅助放疗，其他患者则需要谨慎评估放疗的风险和获益后决定。

三、目前治疗挑战和研究方向

（一）根治术后淋巴结1～3枚阳性患者辅助放疗的价值

尽管EBCTCG meta分析等证据肯定了1～3枚淋巴结阳性患者术后放疗的价值，但是EBCTCG meta分析纳入研究的患者入组年限均较早，随着治疗手段的进步，包括更加先进的手术方法、现代的化疗方案及赫赛汀靶向治疗的引入等，乳腺癌患者的局部区域控制率和生存结果均得到提高，新的治疗模式下，早期的研究结果是否适用于当今临床实践受到了质疑。另外，随着人们对乳腺癌分子亚型等生物学特性认识的加深，发现不同分子亚型患者的疾病复发模式并不相同，如三阴性乳腺癌患者改良根治术后局部区域复发风险显著高于其他分子亚型。研究发现Oncotype RS多基因检测能够预测淋巴结阳性且ER/PR阳性乳腺癌患者乳房切除术后的局部区域复发风险。因此，除

传统的临床病理学指标外，如何结合肿瘤的分子生物学特征和基因检测等制订个体化的治疗方案可能成为今后的研究方向。

（二）根治术后乳房重建与放疗的配合问题

对于接受改良根治术的乳腺癌患者，乳房重建可使器官重塑并提高生活质量，在临床上的应用越来越普遍。然而，当重建患者需要进行术后辅助放疗时，临床医生会面临两难境地，因为乳房重建将会影响改良根治术后放疗野的确定，而放疗会影响乳房重建后的美容效果，因此重建手术与放疗的最佳结合模式成为临床医生需要面对的一个挑战。

有研究者探索了即刻-延迟重建时放疗的介入时机，即比较了扩张器—放疗—假体和扩张器—假体—放疗两种治疗模式，结果显示放疗显著增加重建失败率，尤其是针对扩张器的放疗。但是，目前关于乳房重建与放疗结合的研究多为回顾性或小样本前瞻性研究，且研究结果并不统一，需要设计良好的前瞻性随机对照临床试验进行验证。重建与放疗结合的最佳时序、实施放疗的最佳技术、扩张器/假体重建与自体组织重建的比较、影响并发症的危险因素和降低并发症的策略等问题都有待进一步研究。

第四节　乳腺癌新辅助化疗后的放疗

乳腺癌新辅助化疗的指征包括：①不可手术的局部晚期乳腺癌；②可手术的乳腺癌：除了肿瘤大小外，其他条件均符合保乳标准，患者有强烈的保乳意愿；③根据临床分期判断有化疗指征的三阴或HER2阳性乳腺癌。新辅助化疗的目的是提高手术切除率，提高保乳率，在体评价给定化疗药物对肿瘤的疗效。对于可手术的乳腺癌，随机研究的meta分析显示新辅助化疗和术后辅助化疗患者的远地转移率、无瘤生存率和总生存率无显著差别。

一、新辅助化疗后改良根治术后放疗

（一）新辅助化疗后改良根治术后放疗指征

新辅助化疗后改良根治术后，放疗指征不能仅基于病理分期，也要参考新辅助化疗前的临床分期，原因是病理分期仅代表化疗后残存病变的程度，新辅助化疗虽然可以对肿瘤降期，但并不能把局部区域复发风险降低到与相同病理分期但未行新辅助化疗的患者的相同水平。

新辅助化疗前的临床分期和手术后的病理分期均与肿瘤的局部区域复发风险有关。MD安德森癌症中心回顾性研究显示：就诊时临床分期为Ⅲ期，

即使化疗反应非常好，5年局部区域复发风险仍高达20%以上。McGuire报道226例患者新辅助化疗后病理完全缓解，如果临床Ⅲ期未予放疗，5年局部区域复发率高达33.3%，术后放疗降至7.3%。而临床Ⅰ～Ⅱ期患者，未放疗和放疗的5年局部区域复发率均为0%。临床Ⅱ期患者如果新辅助化疗后病理腋窝淋巴结阴性，5年局部区域复发率不到10%。NSABP B18和B27是比较新辅助化疗和术后辅助化疗的随机研究（多为临床Ⅱ期患者），所有患者均未做术后放疗。这组患者新辅助化疗后的病理腋窝淋巴结状态比原发肿瘤残存大小对局部区域复发率有更大的影响。ypN+患者的8年局部区域复率为15%；而ypN0患者的复发率<10%。

尽管临床证据不多，2008年美国NCI多学科治疗专家小组建议对临床Ⅲ期、或病理淋巴结阳性的患者应给予术后放疗。但临床Ⅱ期患者经过新辅助化疗后病理淋巴结阴性的患者，目前尚无足够证据建议做或不做放疗，建议患者参加临床研究。目前对于这组患者，可选择有高危因素患者放疗，如年龄<35岁，病理原发肿瘤残存较大（>2cm）或不良分子亚型等。

（二）新辅助化疗后改良根治术后放疗照射范围和剂量

改良根治术后预防放疗范围以胸壁和锁骨上下淋巴引流区±内乳为主，剂量分割方式与早期乳腺癌根治术后放疗相同。对于初诊时有锁骨上或内乳淋巴结转移的患者，全锁骨上区或内乳区（1～3肋间）预防照射45～50Gy后，应对原锁骨上或内乳淋巴结转移部位加量照射。如果化疗后锁骨上或内乳淋巴结消失，加量10Gy/5f；如果化疗后锁骨上或内乳淋巴结仍有残存，加量16～20Gy/8～10f。为减少放疗损伤，尽量避免全淋巴结区域加量照射，这要求患者初诊时就进行相应部位的CT检查，明确最初的淋巴结转移部位，为放疗确定补量照射范围提供参考，防止化疗后淋巴结完全消失而无法准确定位补量范围。同时强调初诊时对淋巴引流区进行仔细评估，对肿大的可疑转移淋巴结进行穿刺做组织性检查，以免漏诊以至于放疗剂量不足。

二、新辅助化疗后保乳术后放疗

保乳术后均需要全乳放疗，多数需要瘤床补量。在保证手术切缘阴性的情况下，瘤床补量范围参考手术范围，不强调包全化疗前肿瘤范围。即使病理CR患者，无证据表明保乳术后无需放疗。临床N2～3、病理腋窝淋巴结阳性的患者需要区域淋巴结预防照射，锁骨上下淋巴引流区±内乳。临床N1患者新辅助化疗后ypN0，是否需要区域淋巴结预防照射尚无定论，建议参加临床研究或选择高危患者照射区域淋巴结。

三、新辅助化疗后无法手术患者的放疗

局部晚期乳腺癌新辅助化疗后无法手术者，可予以术前放疗或根治性放疗。术前放疗剂量50Gy，增加剂量手术并发症概率增大。术前剂量放疗后请外科医生评估，如仍无法手术，可行根治性放疗。根治性放疗时，全乳腺剂量50Gy，然后缩野对残留病灶作追加剂量照射，依据残留病灶的大小，追加剂量10～20Gy。淋巴引流区剂量为45～50Gy/4.5～5周，然后对有肿大淋巴结部位加照10～20Gy。局部晚期乳腺癌皮肤及皮下区被肿瘤侵犯的概率很大，放疗时应提高皮肤及皮下区的照射量，可采用每日或隔日加用填充物的办法来解决。由于皮肤照射剂量高，放疗中一般会出现湿性皮肤反应，可以暂时中断放疗，休息1～2周后再对残留病灶作追加剂量照射。

四、目前治疗挑战和研究方向

目前治疗挑战是有关新辅助化疗术后放疗的临床研究证据少，没有随机研究结果依据。现在的热点问题是，乳腺癌新辅助化疗后，是否可以完全根据新辅助化疗的治疗反应，来决定术后放疗指征和照射范围，特别是化疗效果好的患者，如pCR或ypN0改良根治术后可否免除放疗或保乳术后不做区域淋巴结预防照射。三阴或HER2阳性型乳腺癌的新辅助化疗的pCR率或pN0率非常高，而临床研究又发现三阴或HER2阳性是新辅助化疗后术后患者的局部区域复发的独立高危预后因素。目前对于新辅助化疗后术后放疗指征的临床证据中，除了考量新辅助化疗前后的肿瘤分期，很少考量分子亚型等危险因素。法国和韩国的小样本回顾性研究发现，临床Ⅱ～Ⅲ期乳腺癌新辅助化疗后ypN0的患者，术后放疗未改善局部控制或生存。国内的资料显示临床Ⅱ期乳腺癌新辅助化疗后ypN0的患者，未放疗组和放疗组患者的5年局部区域复发率无显著差别（3.8%和0%），但临床Ⅲ期乳腺癌新辅助化疗后ypN0的患者，放疗显著降低局部区域复发率（12.4%和1.0%）。NRG9353研究正在入组临床T1～3N1的患者，新辅助化疗后病理腋窝淋巴结阴性，改良根治术后随机进行术后

放疗和不放疗；保乳术后随机进行全乳放疗和全乳＋区域淋巴结放疗。研究结果值得期待。

第五节　放疗在复发转移乳腺癌中的作用

随着乳腺癌多学科紧密协作和综合治疗的进展，各期乳腺癌的总体生存率较前有很大提高。在对乳腺癌不同分子分型不断探索中，发现乳腺癌是一组异质性很强的疾病，其复发转移的模式也各不相同，某些亚型如三阴性（Triple Negative Breast Cancer，TNBC）及 HER2 过表达型（HER2 overexpressing）早期便会出现严重的复发转移，而腔面 A 型（Luminal A）的复发转移过程则可能表现得更为迁延。

针对乳腺癌不同部位的复发转移，放疗作为局部治疗，在全程治疗管理中有特殊和重要的地位。乳腺癌的复发主要定义为局部复发和区域淋巴结复发，局部复发定义为保乳术后的患侧的乳房复发及根治术后的患侧胸壁复发；区域淋巴结复发定义为保乳术后及根治术后的患侧区域淋巴结复发，包括患侧锁骨上、腋下及内乳淋巴结引流区的复发。在乳腺癌的远处转移治疗中，同其他实体瘤相似，放疗在脑转移、骨转移的症状控制和改善中有积极的治疗意义，同时由于乳腺癌的总体生存期长，在局限性肝转移中，也有研究探讨放疗的局部控制价值。

一、保乳术后局部复发对预后的影响

保乳术后的同侧乳腺癌复发（ipsilateral breast tumor recurrence，IBTR）是早期主要的保乳手术前瞻性临床研究关注的主要研究终点，在不同的研究报道中局部 10 年的 IBTR 复发率为 8%～20%。ASCO 对于保乳术后的 IBTR 长期随访监测主要推荐局部乳腺钼靶片，建议术后一年或接受全乳放疗结束后半年钼靶检查，并且此后每年钼靶随访。乳腺 MRI 随访仅在 BRCA 基因突变患者或原发灶为隐匿性表现的乳腺癌中推荐，近 2/3 的患者的 IBTR 是通过乳腺钼靶片的随访发现的。

发生 IBTR 的患者是否影响长期生存预后，不同研究的结果存在争议。有研究结果报道 IBTR 是引起保乳术后患者远处转移和长期生存预后差的独立预后因素，也有研究认为存在 IBTR 后预后良好的亚组。来自 MD Anderson 通过对 5000 多例保乳术后患者的长期随访分析，认为 IBTR 可分为原

肿瘤复发（true local recurrence，TR）和与原肿瘤不相关的新发肿瘤（new primary，NP）。TR 通常位于原瘤床区域，手术后复发较早，总体预后生存较 NP 差；NP 定义为复发位置或者距原瘤床 3cm 以上，或者免疫组化与原发不同，这组患者复发的生物学行为无病间期更长，总体预后较好。虽然这个大宗病例回顾性研究探索了局部 IBTR 不同位置对长期预后的影响，在多数保乳术后研究的随访报道中，定义为原瘤床复发占所有复发的 60%～70%，另有 5%～10% 的患者局部复发时伴有全身转移。

根据对 NSABP 保乳术后淋巴结阴性的 5 个临床研究（B-13，B-14，B-19，B-20，B-23）3799 例患者的局部复发分析显示，12 年累计复发率，IBTR 为 7.6%，局部区域淋巴结复发为 2.0%。IBTR 患者 5 年的无远处转移生存率和总生存分别为 66.9% 和 76.6%，而局部区域淋巴结复发患者的 5 年无远处转移生存率和总生存分别为 27.8% 和 34.9%。ER 阴性和 ER 阳性的患者出现 IBTR 后乳腺癌死亡的风险分别是未复发者的 4.49 和 2.32 倍，而 ER 阴性和 ER 阳性的患者出现局部区域淋巴结复发患者的死亡风险比无局部区域淋巴结复发患者更高，分别是 19.84 和 6.43 倍。而相对的，根据对 NSABP 保乳术后淋巴结阳性的 5 个临床研究（B-15，B-16，B-18，B-22，B-25）2669 例患者的局部复发分析显示，10 年累计复发率，IBTR 为 8.7%，局部区域淋巴结复发为 6.0%。IBTR 患者 5 年的无远处转移生存率和总生存分别为 51.4% 和 59.9%，而局部区域淋巴结复发患者的 5 年的无远处转移生存率和总生存分别为 18.8% 和 24.1%。发展为 IBTR 的患者的死亡风险是无局部复发者的 2.58 倍，而发展为区域淋巴结转移的患者的死亡风险是无区域转移者的 5.85 倍，且区域淋巴结早期复发（小于 2 年）的患者的总生存更差，仅 15.3%。此两项研究结果提示即使是在疾病相对早期，预后较好的患者中，局部复发及区域淋巴结的复发仍可能导致后期的生存状况较差，目前认为更多地可能与其固有的预后较差的分子分型相关。

二、根治术后局部复发概况

可手术乳腺癌乳房切除术后 10 年局部 - 区域复发率约为 5%～10%。与接受保乳治疗的患者相比，乳房切除术后复发较早，中位复发时间为术后 2～3 年，约 80%～90% 的复发发生在术后 5 年内；就复发部位而言，50%～70% 的复发局限于胸壁，30%～40% 的复发可能累及区域淋巴结，其中区域

复发以锁骨上、下区最为常见。随着前哨淋巴结活检的广泛应用，局部 - 区域复发的部位分布可能会发生变化。此外，据文献报道，约 1/3 的局部 - 区域复发患者同时伴有远处转移。

乳房切除术后影响局部 - 区域复发的主要危险因素是原发肿瘤大小和腋窝淋巴结阳性数目。其他有助于预测局部 - 区域复发危险的因素还有诊断时年龄，受体状态，是否伴有脉管侵犯或淋巴结包膜外侵犯，以及深切缘状态等。乳房切除术后放疗能够降低中、高危患者的局部 - 区域复发风险，并改善生存。

相比之下，不伴有远处转移的局部 - 区域复发，即孤立性局部 - 区域复发的预后较好，经包括局部治疗在内的多学科治疗后有可能获得长期控制。

对于复发灶的诊断，强调完整全面地检查以明确复发时有无合并远处转移。细针穿刺虽然可以提供复发的依据，但仍需要获得复发灶的组织诊断，并确定复发病变的生物学标志物（ER、PR 和 HER2）状态。胸部 CT 等影像学检查，需要覆盖完整的胸壁和区域淋巴结。如果复发患者既往曾接受术后放疗，则诊断复发时的影像学检查需要明确复发病灶在放射野内还是放射野外，以及距离放射野边缘的距离。此外还需要增加对有无放射性肺损伤的评估。如接受过术后放疗的患者出现臂丛神经症状或上肢水肿，且临床无明显淋巴结肿大，推荐行增强 MRI 或 PET/CT 扫描，有助于鉴别复发和放射性纤维化。18-FDG PET/CT 可与 CT 同时进行，有助于评估复发患者复发的完整范围，尤其是当胸部 CT 表现可疑或不能确定性质时；有助于评估有无远处转移，并有助于鉴别治疗后改变与复发。

三、根治术后局部复发放疗原则

孤立性局部 - 区域复发需要多学科评估和治疗，以最大程度优化治疗原则，目的在于一方面有效地控制局部疾病，另一方面尽可能地减少或延迟再次复发或远处转移的发生。与保乳后孤立乳房内复发患者相比，乳房切除术后胸壁和区域淋巴结复发的患者预后较差。同时首发胸壁复发患者，后续锁骨上淋巴结复发率较高。而首发区域淋巴结复发的患者，后续胸壁复发率也可高达 30%。所以在既往没有接受过术后放疗的患者，在首次复发行放疗时，需包括易再次复发的高危区域。就放疗技术而言，与二维治疗相比，基于 CT 定位的三维治疗计划可以显著提高靶区覆盖程度，并合理评估正常组织照射体积和剂量，推荐在复发患者中尽可能采用。

全胸壁和区域淋巴结照射剂量达到 50Gy，共 25 次或相应的生物等效剂量后对复发灶需要加量至 60Gy，对未切除的复发灶照射剂量需要达到 60Gy 以上，但必须注意正常组织损伤。加热配合局部放疗可以在一定程度上改善局部控制率。

孤立性胸壁复发：胸壁结节可切除者，推荐局部广泛切除。但是单纯手术切除的后续再次复发率可达 60%～75%，放射治疗可以显著降低再次复发率，是局部区域性复发患者综合治疗的主要手段之一。首次复发患者局部小野照射会带来高达 50% 以上的再次复发率，且小野照射后再次复发中有 2/3 位于原射野以外，所以在既往没有接受过术后放疗的患者中照射靶区需要覆盖患侧全胸壁，并需要对锁骨上 / 下淋巴引流区进行预防性照射。弥漫性复发患者需要先行全身治疗，根据局部病变的退缩情况并排除远处转移后，再行胸壁和区域淋巴结的放疗。对于以往曾经行术后放疗的患者，再次照射的价值尚未证实，若复发病变不能手术或切除不完全，在充分考虑术后放疗与复发的间隔时间，放疗后正常组织改变的程度、局部 - 区域复发的风险，并且平衡了再照射的风险和益处之后，可针对复发病变局部再照射。

孤立的腋窝淋巴结复发：手术切除为主要的治疗手段，若以往未行腋窝淋巴结清扫，则需要补充清扫。而腋窝淋巴结清扫后复发患者如可手术，则对复发灶行补充切除。在既往无术后放疗的患者补充腋清扫后，需对锁骨上 / 下淋巴引流区和胸壁行预防性照射。对于复发病变无法完全切除的患者，照射范围还需包括腋窝。

锁骨上淋巴结复发：如既往未行放疗，放疗靶区需包括锁骨上 / 下淋巴引流区和胸壁；如既往有乳房和胸壁照射史，可单独给予锁骨上 / 下淋巴引流区的放疗，照射野需与原照射野衔接。对既往无放疗史患者，可考虑行锁骨上淋巴结清扫术。

内乳淋巴结复发：内乳淋巴结复发的治疗原则与锁骨上淋巴结复发相同，如既往无胸壁照射史，放疗范围除包括内乳区外，还需要包括患侧胸壁。但胸壁和其他区域淋巴结复发患者，在放疗靶区的选择上，原则上不需要对内乳区进行预防性照射。

四、目前治疗挑战和研究方向

（一）转移性乳腺癌免疫治疗联合放疗

一直以来，放疗被认为是通过损伤肿瘤细胞的 DNA 导致细胞死亡来发挥效应的。然而，一些证据显示放疗除了对靶病灶的局部效应外，还可以引起放射野外的抗肿瘤效应，称为"远隔效应"（abscopal effect）。越来越多的证据发现动员机体的抗肿瘤免疫是放疗发挥局部和远隔效应的一个重要机制，为放疗与免疫治疗的联合奠定了理论基础。目前，越来越多的临床前研究和一些临床研究的证据支持大分割放疗与免疫治疗联合，包括活化抗原递呈细胞的药物、增强 T 细胞功能的药物等。

转移性乳腺癌尤其是三阴性乳腺癌预后较差，缺乏有效的治疗靶点。KEYNOTE-012 研究探索了抗 PD-1 抗体治疗转移性三阴性乳腺癌的疗效和安全性，初步结果显示抗 PD-1 抗体治疗转移性三阴性乳腺癌有效且毒性在可接受的范围。更多的临床试验如 KEYNOTE-086 研究正在进行之中，而放疗联合抗 PD-1 抗体或其他免疫疗法治疗转移性乳腺癌可能成为今后的研究方向。目前，放疗与免疫治疗的最佳联合模式并不清楚，许多未知的问题值得进一步探索与研究，如放疗的总剂量、剂量/分割模式、放疗部位、放疗联合免疫疗治疗的最佳时序（同期或序贯）、免疫治疗药物的选择等。

（二）乳腺癌寡转移立体定向放疗治疗

转移性乳腺癌的标准治疗方法是系统治疗，包括化疗、内分泌治疗、靶向治疗等，手术或放疗等局部治疗通常仅用于姑息性地缓解症状。一些研究探索了 SBRT 治疗实体瘤寡转移灶的疗效，结果显示实体瘤寡转移患者可能从 SBRT 治疗中获益，尤其是乳腺癌寡转移患者。

然而，目前关于乳腺癌寡转移 SBRT 治疗的研究比较有限且多为小样本的回顾性或前瞻性研究，较好的临床结果是否源于病例选择我们不得而知，需要设计良好的前瞻性临床研究来进一步验证 SBRT 治疗乳腺癌寡转移的疗效和安全性，如何准确定义寡转移和筛选出适合 SBRT 的寡转移患者也是当今临床治疗的一个挑战。NRG BR-002 研究是一项针对乳腺癌寡转移灶 SBRT 治疗的前瞻性ⅡB/Ⅲ期临床研究，目的是观察乳腺癌寡转移患者在标准治疗的基础上加 SBRT 治疗是否能够提高患者的无病生存率和总生存率，这项研究目前正在招募患者。

第六节 乳腺癌的放疗原则

一、保乳术后放疗原则

（一）保乳术后全乳照射+瘤床补量

保乳术后患者常规行全乳腺照射。全乳放疗可以常规分割，也可以大分割。高复发风险患者瘤床补量。EORTC 22801-11802 随机临床研究结果显示乳腺浸润癌瘤床补量能进一步降低局部复发率，瘤床补量组和未补量组患者的 10 年局部复发率为 6.2% 和 10.2%。所有年龄组的患者均能从瘤床补量中获益，使局部复发率降低一半。年轻患者由于复发风险高，瘤床补量的绝对获益最大，年龄<40 岁患者的瘤床补量组和未补量组的 10 年局部复发率为 13.5% 和 23.9%。年龄>60 岁者瘤床补量组和不补量组患者的 10 年局部复发率为 3.8% 和 7.3%。

（二）保乳术后区域淋巴结预防照射

一般来说，腋窝淋巴结病理阴性的患者（腋窝清扫或前哨淋巴结活检）无需区域淋巴结预防照射；腋窝淋巴结转移数≥4 个的患者需要预防照射区域淋巴结。腋窝淋巴结转移数 1~3 个的患者需要选择有高危因素者预防照射区域淋巴结。

对于腋窝淋巴结转移数 1~3 个的患者，许多研究结果发现患者年轻（如<50 岁）、ER 阴性、HER2 阳性、脉管瘤栓和腋窝淋巴结 2~3 个阳性等是锁骨上复发的高危因素，锁骨上淋巴结复发率可达 8%~15%，选择这些患者进行锁骨上预防照射可能有更明显的获益。

预防照射范围包括锁骨上下 ± 内乳淋巴引流区。2015 年发表的两项随机研究（MA20 和 EORTC 22922）随访 10 年结果显示保乳术后锁骨上和内乳预防放疗未提高总生存率，但放疗可以显著提高无瘤生存率、降低远处转移率。是否可以根据研究结果对这组患者全部给予锁骨上内乳淋巴结预防照射，还需要根据患者的实际病情予以综合考虑。内乳放疗不仅照射技术复杂、而且显著增加肺和心血管的受照剂量。如左侧乳腺癌内乳照射增加心脏和冠状动脉左前降支剂量，右侧乳腺癌内乳照射增加右冠状动脉剂量，从而增加放疗引起的缺血性心脏病的死亡风险，可能会抵消放疗的生存获益。为降低内乳照射引起的心脏病风险，丹麦开展了一项全国性前瞻性队列研究，对早期腋窝淋巴结阳性的 1597 例左侧乳腺癌术后患者不做内乳照射，对 1492 例右侧乳腺癌患者进行内乳照射。随访 8.9 年，内乳照射显著提高了 8 年总生存率（75.9% 和 72.2%，$P=0.005$），降低了乳腺癌死亡率（20.9% 和 23.4%，$P=0.03$）和远处转移率（27.4% 和 29.7%，$P=0.07$）。两组患者的缺血性心脏病死亡率无差别。腋窝淋巴结阳性且肿瘤位于内象限或腋窝淋巴结转移数≥4 个的患者，内乳照射的总生存率获益更大，内乳放疗使得 8 年总生存率从 64.8% 提高到 72.2%。内乳照射可能通过降低远处转移而改善生存,临床实践中需要选择高危患者如腋窝淋巴结阳性且肿瘤位于内象限或腋窝淋巴结转移数≥4个的患者,在保证放疗技术安全、不明显增加心肺剂量的前提下进行。

(三)保乳术+腋窝前哨淋巴结阳性患者的腋窝处理

腋窝前哨淋巴结活检的保乳患者,前哨淋巴结阳性数1~2个且无淋巴结包膜外侵犯,无需进一步腋窝清扫,低危患者如前哨淋巴结微小转移(转移灶≤2mm),可予全乳切线野或高位切线野照射;高危患者如年轻、ER阴性、原发肿瘤较大、有脉管瘤栓、前哨淋巴结总数少等,予以全乳+腋窝±锁骨上淋巴引流区照射。随机临床研究IBCSG 23-01和ACOSOG Z0011研究显示前哨淋巴结转移不超过2个、并符合其他一些条件的患者,在接受有效全身治疗的前提下,可以单纯行全乳放疗。上述两个随机研究入组患者偏低危,腋窝清扫组的非前哨淋巴结转移率只有13%和27%。而常规腋窝前哨淋巴结阳性患者的腋窝清扫时非前哨淋巴结阳性率约40%~50%。所以对于有高危因素的患者,建议全乳+腋窝±锁骨上淋巴引流区照射。

随机临床研究显示前哨淋巴结阳性的保乳患者,腋窝放疗可以获得与腋窝清扫同样的疗效,且上肢水肿发生概率降低。AMAROS随机研究中位随访6年,发现SLN阳性患者腋窝放疗和腋窝清扫组的腋窝淋巴结复发率无显著差别(1.03%和0.54%),无瘤生存率和总生存率也无差别,放疗组患者的淋巴水肿率显著低于清扫组(14%和28%)。

二、保乳术后放疗技术

(一)全乳腺照射

传统上,全乳腺采用二维切线野照射。模拟机透视下乳腺切线野定位时,上界在锁骨头下缘,下界在乳房皱襞下2cm,内切野的后界在体中线,外切野的后界在腋中线。照射野的前界超出乳腺皮肤轮廓外1~2cm,射野内肺组织厚度一般在2~3cm(图9-6-1)。

目前全乳腺照射已经很少做二维计划,一般采用CT定位,制定三维放疗计划。CT模拟机定位时,患者仰卧于乳腺架上,上肢外展,不用体模固定,直接在患者皮肤上画标记线。体模固定一方面会增加乳腺皮肤的剂量,另一方面容易引起

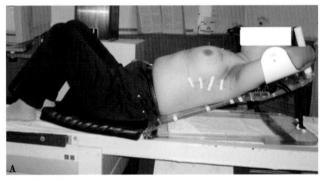

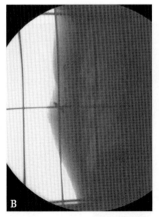
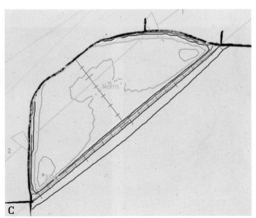

图9-6-1 二维放疗技术照射野

A. 患者乳腺切线野定位的体位(内切野和外切野后界贴铅丝);B. 切线野定位图;
C. 二维计划剂量分布图(明黄线为95%等剂量线)

乳腺的移位,反而影响治疗摆位的准确性。先用铅丝把查体所示的乳房解剖边界标记出来,同时用铅丝标记乳腺瘤床处的手术瘢痕,然后以 5mm 的层厚进行 CT 扫描(图 9-6-2)。切线野为主的三维适形计划(3D-CRT)或野中野调强计划(IMRT)最为常用。调强计划仍采用切线野,80% 的总剂量用开放的适形主野,20% 的剂量用调强野(图 9-6-3 和图 9-6-4)。

对于一些在解剖上心脏紧贴胸壁的患者,即使 IMRT 技术也无法避免一部分心脏(特别是心室和冠状动脉左前降支)受到高剂量照射。深吸气后屏气(DIBH)可以使肺膨胀,心脏移向后下方,离开胸壁,减少照射野内心脏的体积,从而降低心脏和冠脉的受照剂量。

(二)乳腺瘤床补量照射

传统二维放疗应用电子线外照射时,根据手术瘢痕、透视/CT 或 B 超所示瘤床手术改变和周围置放的金属标记来确定照射范围和照射深度,能量多选择 9～12MeV。手术瘤床放置金属标记的患者,可在模拟机透视下,包全手术瘢痕和金属标记外放 1～1.5cm;未放置金属标记的患者,直接在患者体表上勾画,手术瘢痕外放 2～3cm(图 9-6-5)。

CT 定位时,根据瘤床 PTV 设计照射野,选择合适的入射角度和电子线能量,做三维计划(图 9-6-6)。治疗前根据治疗计划把电子线照射野标记在患者皮肤上。瘤床位置深在而不适合电子线治疗者,可以使用调强计划进行瘤床同步补量。术后瘤床血清肿较大的患者,瘤床在放疗过程中会发生动态变化,通常是随着时间的延长而缩小。这种变化会增加周围正常乳腺的照射剂量,故这组患者不适合瘤床同步补量。计划评估时,除了全乳腺和瘤床达到所需的处方剂量和保护正常组织外,还需要尽量降低瘤床靶区内的剂量热点以及瘤床以外的乳腺内的高剂量区。

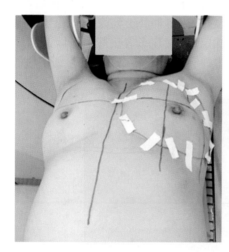
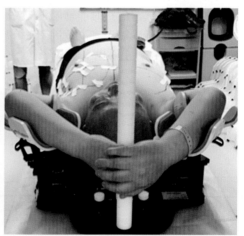

图 9-6-2 全乳腺放疗时病人的体位和体表标记线,定位 CT 扫描前用铅丝标记乳腺外轮廓和瘤床手术疤痕

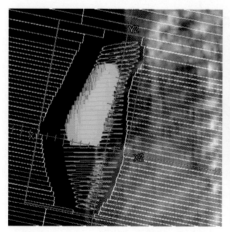
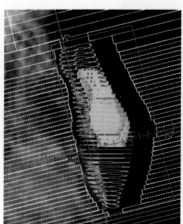
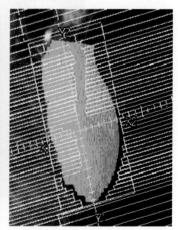

图 9-6-3 全乳腺调强放疗时内切和外切野和野中野(其中 1 个子野)的 DRR 图(绿色为全乳腺 PTV,湖蓝色为瘤床 PTV)

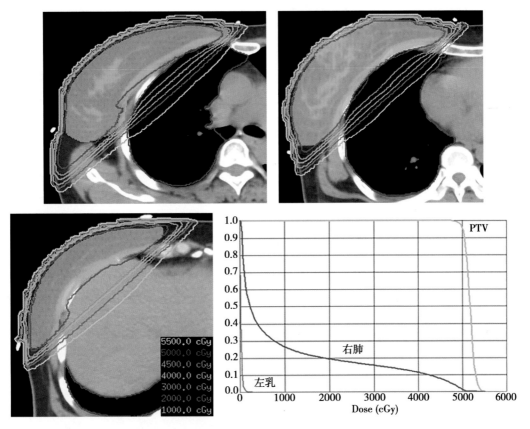

图 9-6-4　全乳腺放疗的剂量分布图和 DVH

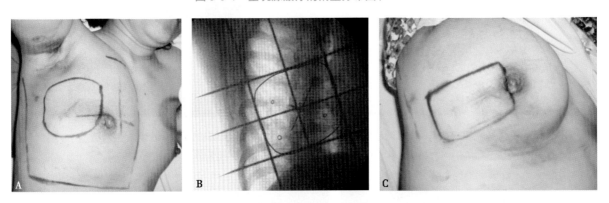

图 9-6-5　乳腺瘤床电子线补量照射野

A、B. 模拟机透视下根据瘤床金属标记和手术瘢痕外放形成的照射野；C. 根据手术瘢痕直接外放的照射野

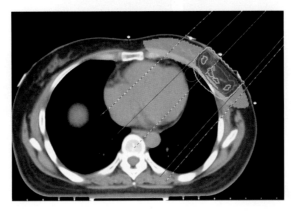

图 9-6-6　CT 定位根据瘤床 PTV 设计照射野和放疗计划

（三）全乳腺＋区域淋巴结照射

全乳腺＋区域淋巴结照射时，需要使用复杂的放疗技术。

1. 全乳＋锁骨上下淋巴引流区　照射全乳腺＋锁骨上下淋巴引流区时，注意定位时患侧上肢外展 90°～100° 即可，以便患侧锁骨上区展平，皮肤无皱褶，减轻皮肤放疗反应；同时患侧上肢远离锁骨上区，避免受到不必要的照射。使用乳腺托架时，如果患者的头颈部无面罩固定，皮肤上的体中线标记一定要延长至颈部，在每次治疗前，首先摆正患者的体中线位置，以保证锁骨上区摆位准确。如果有条件，也可以用小面罩固定患者的头部（图 9-6-7）。

如果采用二维或 3D-CRT 照射技术，全乳腺切线野和锁骨上野可以采用上下半野的照射技术，即把照射野的中心放在两部分照射野的上下交界处

（图 9-6-8）。锁骨上淋巴引流区可单用一个前野照射。IMRT 技术可以把全乳腺和淋巴结区域作为一个靶区优化治疗计划，得出比较均匀的剂量分布。评估全乳仍以切线野为主，锁骨上下靶区多野调强治疗（图 9-6-9）。放疗计划时，除了靶区的覆盖度和均匀性，需要特别注意限制心脏、冠状动脉和肺的受照剂量。

2. 全乳＋腋窝淋巴引流区　照射全乳腺＋腋窝时，用乳腺托架做体位固定，患侧上肢外展。可采用高位切线野，把乳腺切线野的上界向头的方向提高，把全乳腺和腋窝尽量包全在 2 个切线野内。可使用 IMRT 技术，全乳腺用切线野，腋窝区域增加不同方向的照射野，保证靶区剂量充分，减少靶区内高剂量范围，并减少肺的照射剂量。或者采用容积调强弧形治疗（VMAT）技术，可以比 IMRT 技术

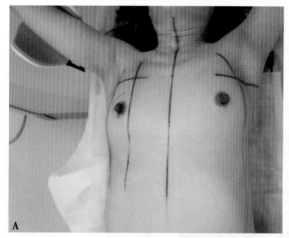
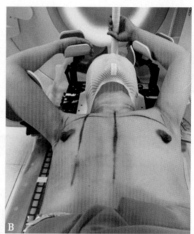

图 9-6-7　全乳腺和锁骨上淋巴引流区照射的定位图和体表标记线
A. 右乳癌，无面罩固定；B. 左乳癌，有面罩固定

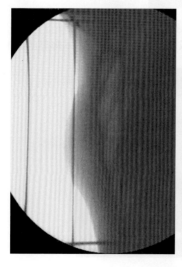
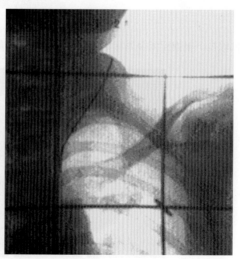

图 9-6-8　半野技术照射的乳腺切线野和锁骨上下野定位图

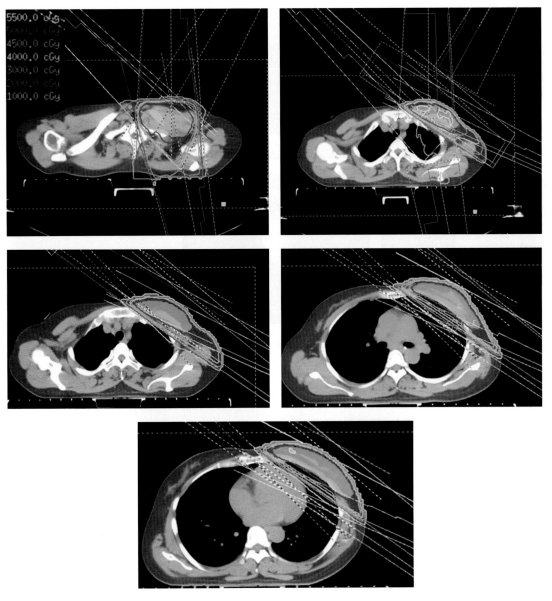

图 9-6-9　全乳＋锁骨上下调强计划布野和剂量分布

进一步降低心、肺的高剂量体积如 V40、V30，但对侧乳腺、周围软组织的低剂量体积增加（图 9-6-10）。

3. 全乳腺＋锁骨上＋内乳淋巴引流区　全乳腺和锁骨上内乳淋巴引流区同时照射时，内乳和全乳腺靶区一起，采用整体的切线野技术照射，或全乳腺切线野、内乳单前野。评估放疗计划时，除了靶区的覆盖度和均匀性，需要特别注意限制心脏、冠状动脉和肺的受照剂量。照射右侧内乳区时需要勾画右侧冠状动脉（走行在右侧房室间隔内），进行剂量限制。

三、全乳腺切除术后放疗原则

胸壁、锁骨上下淋巴引流区是全乳腺切除术后患者最常见的复发部位，放疗一般常规照射这两个部位。初诊病理 T3N0 患者单纯照射胸壁即可，可能无需照射锁骨上区。内乳区是否需要预防照射，一直存在争议。

虽然早期的乳腺癌扩大根治术资料显示，肿瘤位于内象限／中央区或腋窝淋巴结转移的患者，其内乳淋巴结转移率约 20%～50%；但未做内乳放疗或手术的患者，其内乳淋巴结复发率非常低，多数报道<1%。法国的随机研究显示内乳预防照射未提高总生存率。该研究入组 1334 例腋窝淋巴结阳性或肿瘤位于内象限／中央区的乳腺癌患者，在改良根治术后随机做和不做内乳放疗，胸壁和锁骨上区放疗与否由各入组中心自己决定。内乳放疗和

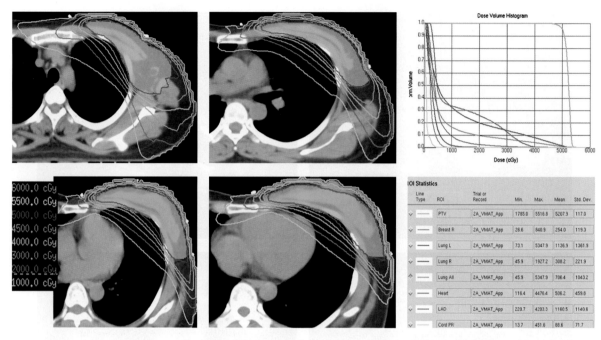

图 9-6-10　全乳腺 + 腋窝 VMAT 放疗的剂量分布

不放疗组患者的 10 年总生存率无显著差别，分别为 62.5% 和 59.3%。虽然亚组分析也显示内乳放疗未改善总生存率，但从数值上，腋窝淋巴结阳性患者内乳放疗组的总生存率高于未放疗组，而腋窝淋巴结阴性患者内乳放疗组的总生存率反而低于未放疗组，提示腋窝淋巴结阴性患者内乳放疗获益可能性较小。丹麦的一项前瞻性研究纳入 2003—2007 年收治的 3071 腋窝淋巴结阳性乳腺癌患者，在保乳或全乳腺切除术后，左侧乳腺癌不予内乳放疗，右侧乳腺癌予以内乳放疗。结果显示内乳放疗组在随访 8.9 年时，总生存绝对获益 3.7%，提示在不增加心脏放疗损伤基础上，内乳放疗有益。内乳照射会增加放疗的技术难度，增加心脏的照射剂量，可能会增加远期缺血性心脏病的发生率。临床医生可以在权衡复发风险和放疗安全性后，给予内乳预防放疗。

胸壁和区域淋巴结的预防照射剂量为 45～50Gy，1.8～2Gy/f，每日一次，5 周完成。目前尚无乳腺癌改良根治术后大分割放疗的随机临床研究结果。改良根治术后放疗多需要照射淋巴引流区，绝大多数患者需要化疗。但前述保乳术后大分割放疗的随机临床研究中，仅有 0～20.6% 的患者接受区域淋巴结照射，11%～35% 的患者接受化疗。需要专门的随机临床研究来明确乳腺癌改良根治术后大分割放疗的疗效，以及大分割放疗是否会增加晚期组织损伤。

四、全乳腺切除术后放疗技术

（一）常规二维技术放疗

乳腺癌全乳腺切除术后放疗采用常规放疗技术可以取得很好的效果。国内研究显示二维放疗技术（锁骨上区用单前野，胸壁用单一电子线野）治疗后 5 年局部区域复发率仅为 5.8%。胸壁野需要包全手术瘢痕，不要求包全引流口。胸壁可用电子线野，或 6MV X 线切线野。不论用哪种技术照射，胸壁均需要加填充物照射 20～30Gy，以提高皮肤表面剂量。如果有乳腺皮肤受侵，应提高加填充物照射剂量至 40Gy。乳腺癌患者术后胸壁的厚度一般在 1.5～2cm 之间，电子线的能量以 6MeV 为宜，填充物厚度 0.5cm。电子线照射适用于胸壁平坦而薄的患者（<3cm），对于胸壁厚的患者，应选用 X 线切线野照射，X 线能量以 6MV 为宜，填充物厚度 0.3～0.5cm。

锁骨上区照射野的上界在环甲膜水平，下界在锁骨头下缘水平，内界在体中线和胸锁乳突肌健侧 1cm 处，外界在肱骨头内缘。锁骨上淋巴引流区可用 X 线、或 X 线和电子线混合照射。一般锁骨上区不推荐单纯使用电子线野，因为锁骨对电子线的穿透性有影响，单一电子线野的锁骨后方剂量低，容易导致颈静脉锁骨下静脉汇合处的高危区域剂量不足。多采用单前野，机架角向健侧偏 10°～15°。处方剂量给在照射野中心点皮下 3cm 处。同时照射胸壁和同侧锁骨上淋巴引流区时，当胸壁用电子线照射时，照射野衔接处共线（图 9-6-11）；胸壁用切线野照射时,胸壁切线野和锁骨上野应采用半野照射技术衔接。在胸壁和锁骨上野的基础上,需要照射内乳淋巴引流区时,内乳常规用9～12 Mev电子线照射,包全第1～3肋间。内界为体中线,外界为体中线患侧5cm,上界与锁骨上野的下界共线衔接,下界为第4前肋下缘。内乳野的外界和下界与胸壁电子线野共线衔接。

(二)三维适形或调强放疗

乳腺癌患者的解剖有很大的个体差异,如患者胖瘦不一,锁骨上区处方剂量深度统一用3cm并不适合所有的患者。对于胸壁特别薄的患者,电子线在肺组织内穿透深,在电子线能量已经用到最小的情况下,可能需要调整胸壁填充物的厚度和剂量比例以更好地保护肺,尽量限制患侧肺V20<30%,MLD<15Gy(图9-6-12)。第1～3肋间的内乳血管周围是乳腺癌内乳淋巴结转移的常见部位,在定位CT影像上能很好地辨认和勾画,可以根据深度选择合适能量的电子线(图9-6-13)。三维适形放疗

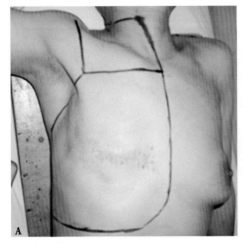
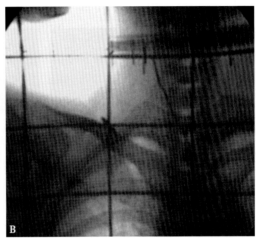

图9-6-11 常规二维放疗的锁骨上野和胸壁野的体表标记(A)和锁骨上野定位图(B)

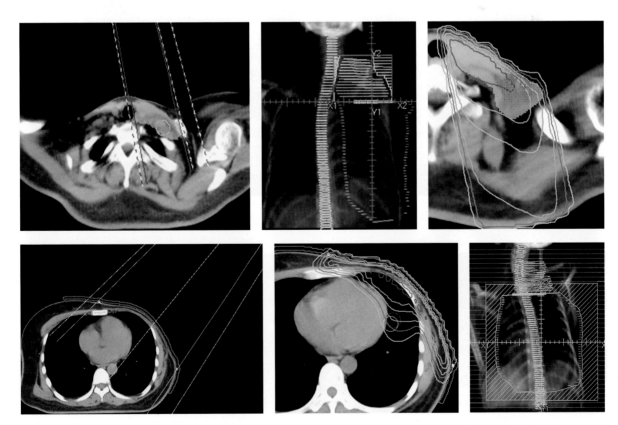

图9-6-12 胸壁+锁骨上下区三维适形放疗计划和剂量分布(胸壁电子线,锁骨上下区X线单前野)

技术可以使放疗计划个体化,可以采用常规放疗的布野方式对患者进行三维剂量评估,要求 90% 以上的靶区接受 90% 的处方剂量。如果人较胖,锁骨上单前野剂量分布较差时,可以采用前后对穿野,调整前后两野的剂量比值(一般为 4∶1),使计划满足要求。

常规布野的缺点是多野之间存在剂量衔接问题,容易出现剂量冷点或热点。对于复杂的病例,可以勾画靶区,制订整体的调强计划,可以尝试 VMAT 或 TOMO 技术。这种情况的计划的难度很大,在保证靶区的覆盖和剂量均匀性的同时,注意减少心肺的照射剂量,同时注意保证摆位的重复性。

五、乳腺癌术后放疗靶区勾画

保乳术后全乳腺靶区:CTV:患侧乳腺、胸大肌筋膜。不包括皮肤(收到皮下 0.5cm)、胸大小肌、肋骨和肋间肌(除非这些部位受侵)。PTV:CTV 外放 0.5~1.0cm,皮肤方向不外放(限皮下 0.5cm)(图 9-6-14)。

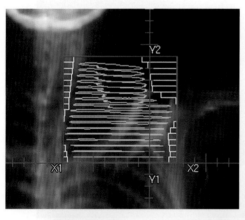
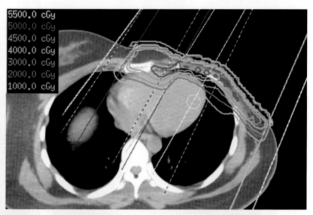
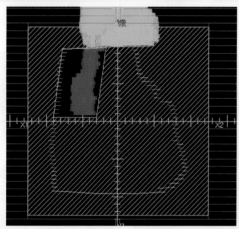
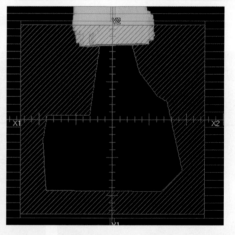

图 9-6-13　胸壁＋锁骨上下＋内乳三维适形放疗布野和剂量分布(胸壁和内乳电子线,锁骨上下区 X 线单前野)

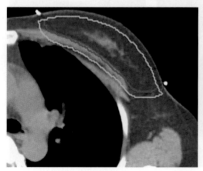
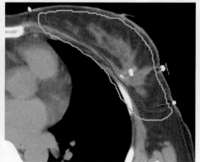
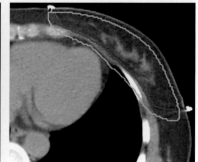

图 9-6-14　全乳腺 CTV(蓝色),PTV(绿色)

保乳术后瘤床靶区：根据瘤床血清肿、手术改变和金属标记、并参考手术瘢痕的位置勾画出瘤床，外放 1.0cm 形成 CTV。由于电子线照射野标记在患者皮肤上，摆位误差很小，PTV 外放 0.5cm 即可。由于电子线照射在射线入射的方向上不存在摆位误差，所以瘤床 PTV 在皮肤和胸壁方向上外放不超过全乳 CTV 的范围。瘤床同步补量时，瘤床 PTV 外放 0.5cm（限制在全乳腺 PTV 内）（图 9-6-15）。

锁骨上下淋巴引流区靶区：CTV 上界在环甲膜水平，下界包全锁骨下静脉周围和胸小肌内缘以内的腋窝Ⅲ组，内界包全颈内静脉，外界包全颈后三角（图 9-6-16）。

CTV 腋窝靶区：根据病情需要勾画Ⅰ、Ⅱ或Ⅲ水平腋窝，注意包全腋静脉周围区域（图 9-6-17）。

内乳靶区：同侧 1～3 前肋间的内乳淋巴结区，CTV 为内乳动静脉外放 0.5cm，在胸膜处收回（图 9-6-18）。

全乳腺切除术后胸壁靶区：手术游离皮瓣处胸壁表面的皮肤和皮下组织是肿瘤复发最常见的区域，复发肿瘤长大可以侵犯胸肌和其他胸壁结构。胸壁 CTV 包括胸壁皮肤、皮下组织和胸大肌表面。上下左右界可由体格检查确定，定位 CT 扫描前在体表用铅丝标记（图 9-6-19）。

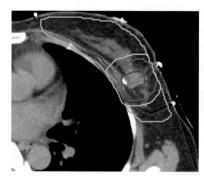
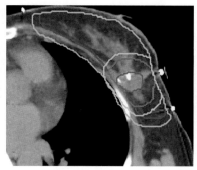
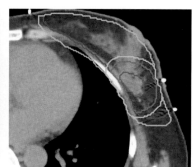

图 9-6-15　瘤床（红色）；瘤床 CTV（紫色）；瘤床 PTV（湖蓝色）

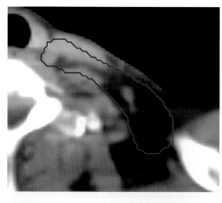
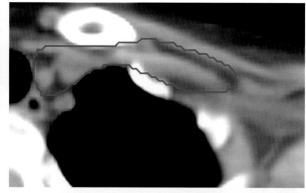
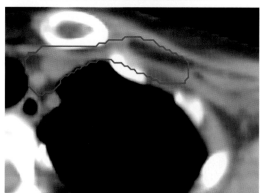
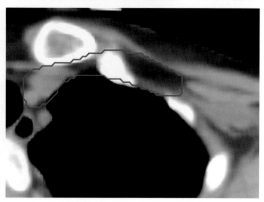

图 9-6-16　左侧锁骨上下淋巴引流区

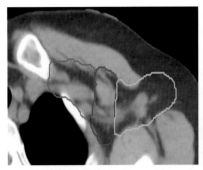
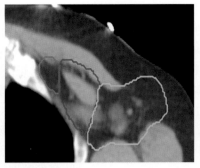
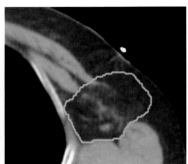

图 9-6-17　Ⅰ、Ⅱ或Ⅲ水平腋窝 CTV

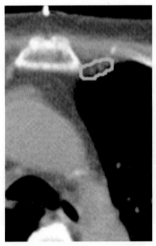
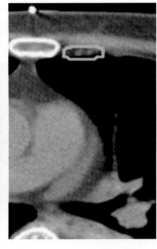
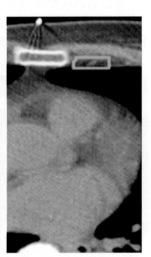

图 9-6-18　内乳 CTV

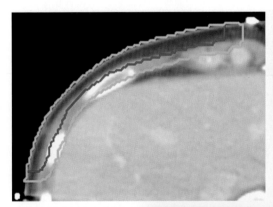
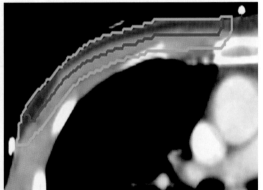

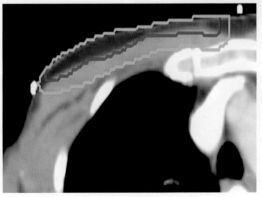

图 9-6-19　胸壁 CTV（蓝色）和 PTV（绿色）

正常器官根据照射范围选择性勾画，如双肺、健侧乳腺、心脏、冠状动脉左前降支、右侧冠状动脉、脊髓、臂丛神经、肱骨头、甲状腺、食管、气管等。冠状动脉左前降支（LAD）从冠状动脉的左主干发出，走行在室间沟内，CT平扫时，有的能显示，有的不能显示。不能显示时，根据室间沟的位置勾画（图9-6-20）。臂丛神经由第5～7颈椎和第1胸椎的椎间孔发出，在斜角肌间隙走行。臂丛神经结构在CT上无法显示，勾画时只能根据前斜角肌的解剖位置，在前斜角肌后缘勾画（图9-6-21）。

六、乳腺癌放疗的不良反应

（一）急性放疗反应

1. 放射性皮炎 放疗3～4周时，皮肤可出现色素沉着、毛囊扩张、汗毛脱落、红斑、水肿等放射性干性皮肤反应。放疗第5周或放疗结束后1～2周可出现水疱、溃破等湿性皮肤反应。皮肤皱褶处反应会较重，如胸壁近腋窝处、乳腺下皱襞处、锁骨上皮肤皱褶处，定位时尽量使皮肤皱褶展平。治疗中贴身衣服柔软透气，保持照射野皮肤干燥洁净。照射野内皮肤忌用胶布、酒精、膏药等。出现

湿性皮肤反应时，局部可予抗炎消肿药物湿敷，避免感染，一般2～3周即可愈合。

2. 乳房水肿疼痛 保乳术后全乳腺放疗患者在放疗后期和放疗结束后几个月内可能会有乳房水肿疼痛，大乳房者尤为明显。患者洗澡时用力搓洗乳房皮肤可加重水肿，故应嘱患者避免用力搓洗。轻者无需处理，重者可予止痛治疗，或短时间激素消肿治疗。

3. 放射性肺炎 多出现在放疗结束后1～6个月内，极少数出现在放疗中。胸片或胸部CT上显示与放疗野一致的肺部渗出斑片影。多数患者无症状，或表现为干咳、气短或发热。有症状的放射性肺炎发生率较低，约0～10%，多为2级，4～5级罕见。放射性肺炎的发生率与肺部受照射体积、是否合并化疗有关。meta分析显示患侧肺的V20、平均剂量和锁骨上区照射与放射性肺炎发生有关，当计划显示患侧肺的V20>30%、肺的平均剂量>15Gy时，应该选用其他放疗技术。治疗方面，症状和影像表现轻者可予止咳等对症处理，重者予大剂量激素、抗炎、吸氧等。

4. 全身反应 乳腺癌患者术后放疗对血象影

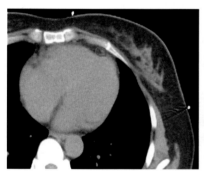
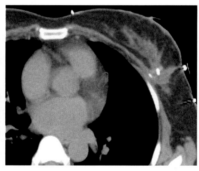
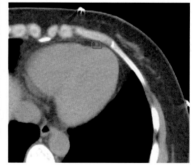

图9-6-20 冠状动脉左前降支（红色）

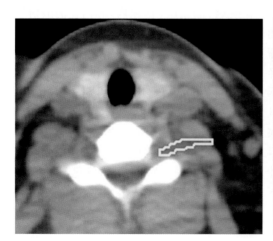
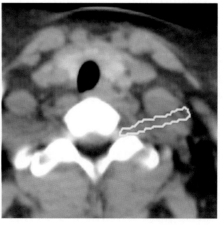

图9-6-21 臂丛神经（黄色）

响很小。化疗后的患者可能会在放疗中出现轻度白细胞下降，多予饮食调理或中药生血处理即可。放疗中疲劳多见，可予扶正支持治疗。

（二）晚期放疗损伤

1. 患侧上肢淋巴水肿 淋巴水肿与腋窝手术方式和放疗有关。单纯腋窝淋巴结清扫术后，约10%的患者会出现同侧上肢水肿。单纯全腋窝放疗，6%的患者会出现同侧上肢水肿。手术加腋窝放疗会使上肢水肿的发生率增加到31%。锁骨上区放疗也会增加淋巴水肿的发生率，如Warren等报道无放疗、单纯乳腺/胸壁放疗、锁骨上区放疗和锁骨上区＋野后野放疗患者的2年淋巴水肿发生率分别为3.0%、3.1%、21.9%和21.1%。淋巴水肿早期表现为上肢发紧、发胀、发沉，患侧上肢周径增粗；后期可出现明显的胀痛、活动受限，容易并发软组织蜂窝炎。以预防为主，无特效药物。如用腋窝前哨淋巴结活检术取代清扫术；无明确放疗指征时，尽量避免腋窝或锁骨上区放疗等。出现水肿后，早期应积极处理，如保护患侧上肢皮肤，避免外伤、过热及静脉穿刺等操作，避免上肢过度锻炼，抬高上肢，专业人工按摩，使用弹力袖带，或淋巴管吻合手术等。

2. 臂丛神经损伤 多出现在进行高剂量锁骨上或腋窝淋巴引流区照射后。臂丛神经损伤发生率与照射总剂量和分割方式有关。常规锁骨上区预防照射50Gy，2Gy/次时，臂丛神经损伤的发生率不到1%。故临床上患者在预防照射剂量后出现臂丛神经损伤表现时，应首先除外其他原因引起，如肿瘤复发等。臂丛神经的TD5/5为60Gy，即照射剂量为60Gy时，放疗后5年内会有5%的患者出现臂丛神经损伤。随着总剂量的增高和分次照射剂量的增大，臂丛神经损伤的发生率逐渐增高。合并化疗的患者比未化疗者臂丛神经损伤的发生率高。臂丛神经损伤中位发生时间为放疗后1～4年。随着随访时间的延长，臂丛神经损伤发生率仍在逐渐增加，对患者来讲，存在终生风险。临床表现为轻者患侧上肢感觉缺失、疼痛、轻度无力；重者持续感觉异常、剧烈疼痛、上肢瘫痪、肌肉萎缩。此症一旦出现便不可逆，应以预防为主。如避免相邻野在深部有剂量重叠；锁骨上区放疗时，电子线照射应尽量选取合适的能量，X线照射时选取合理的剂量计算深度，尽量减少深部臂丛的受照剂量。锁骨上下淋巴结需要追加剂量时，尽可能进行缩野补量。

3. 缺血性心脏病 早期的研究发现，左侧乳腺癌患者放疗时会使部分心脏和冠状动脉受到照射，放疗后会引起心脏损伤，在放疗10～15年以后，左侧比右侧乳腺癌患者的缺血性心脏病死亡率增高，从而抵消了放疗带来的生存获益。随着放疗技术的改进，心脏病的死亡率随治疗年代的推移而下降，表明采用现代放疗技术，放疗引起的心脏病死亡风险在逐渐下降。如左侧和右侧乳腺癌患者放疗后10年缺血性心脏病的死亡率在20世纪70年代的患者分别为13.1%和10.2%（$P=0.02$），20世纪80年代早期为9.4%和8.7%（$P=0.64$），后期为5.8%和5.2%（$P=0.98$）。合并蒽环类药物化疗、赫赛汀靶向治疗均对心脏有一定的影响。放疗时尽量减少心脏特别是冠状动脉左前降支和右侧冠脉的照射，限制心脏的平均剂量。报道心脏平均剂量每增加1Gy，主要冠脉事件（心梗、冠脉再通、缺血性心脏病死亡）的发生风险相对增加7.4%，这种剂量效应关系为线性，无明显阈值。冠脉事件在放疗后5年内即开始增加，一直持续到放疗后30年。对于心脏离胸壁较近、乳腺切线野内心脏体积较多的患者，可采用乳腺挡块、俯卧位照射或深吸气后屏气照射等方式以尽量减少心脏受照射体积。

4. 乳房美容效果 保乳手术患者放疗后要定期评估乳房美容效果，常用哈佛的4级定性评估标准：①优：无肉眼可见的治疗后遗症。两侧乳房外形相同；②良好：病侧乳房有轻度色素沉着、局限性毛细血管扩张，手术瘢痕可见；③一般：有明显治疗后遗症，乳房外形有明显变形，乳头移位，有明显的放射性皮肤改变，但还可接受；④差：乳房有严重回缩或严重的纤维化或毛细血管扩张。80%～90%患者的乳房美容效果可达到优和良好。乳房美容效果与患者、手术、放疗、化疗因素有关。患者因素包括乳房大小形状、年龄（60岁以上者差）、种族（黑人差）、是否合并其他疾病（胶原血管疾病、高血压、糖尿病）和内在的放射敏感性。手术因素包括手术程度、是否二次切除、手术瘢痕的方向和长度、腋窝与瘤床的瘢痕是分开的还是连续的、瘤床是否闭合、肿瘤上乳腺皮肤切除范围。放疗因素包括全乳腺放疗总剂量、剂量的均匀性、瘤床补量的总剂量和范围。化疗因素包括是否化疗、化疗与放疗的顺序（同步放化疗者差）。

5. 其他 照射野内皮肤皮下组织纤维化、毛细血管扩张，放射性肺纤维化，肋骨骨折，第二原发肿瘤如肺癌、对侧乳腺癌、肉瘤等。

七、目前治疗挑战和研究方向

随着手术和全身治疗的发展，现在治疗的乳腺癌患者，术后局部复发率明显降低。临床决策时，在参考 20 世纪开展的有长期随访结果的临床研究证据的同时，也要充分考虑目前的临床现状。第一个问题，腋窝淋巴结转移数 1～3 个的患者，改良根治术后是否全部需要放疗，保乳术后行区域淋巴结预防照射是否有总生存的获益；放疗的患者，哪些能从内乳预防照射中获益。有 20 年随访的 meta 分析结果表明这组中危患者改良根治术后放疗比不放疗有显著的总生存获益。但是现代治疗条件下，这组患者的局部区域复发率很低。那么，能否就根据局部区域复发风险来决定哪些患者需要放疗或决定哪些部位需要照射？越来越多的临床研究发现放疗不仅可以降低局部区域复发率，还显著降低了远处转移率。如临床上内乳淋巴结复发率很低，但内乳放疗显著降低了远处转移率。第二个问题，腋窝前哨淋巴结 1～2 个阳性的患者可以不做腋窝清扫，因为起码腋窝放疗可以取得和腋窝清扫同样的局部控制疗效。问题是，哪些患者无需腋窝放疗、全乳切线野放疗即可，哪些患者需要腋窝放疗，还有哪些患者不仅需要腋窝放疗，还要照射锁骨上区、甚至内乳。根据患者的个体复发风险来做决策是未来的研究方向。第三个问题，三维放疗技术和全面的剂量评估是乳腺癌患者放疗的基本要求，但如何选择性使用目前先进的放疗技术，还需要在疗效改善、副反应降低和放疗费用等方面做很好的权衡。

（郭小毛　王淑莲）

参 考 文 献

1. Moran MS, Schnitt SJ, Giuliano AE, et al. Society of Surgical Oncology-American Society for Radiation Oncology consensus guideline on margins for breast-conserving surgery with whole-breast irradiation in stages I and II invasive breast cancer. Journal of clinical oncology, 2014, 32: 1507-1515.

2. Lyman GH, Temin S, Edge SB, et al. Sentinel lymph node biopsy for patients with early-stage breast cancer: American Society of Clinical Oncology clinical practice guideline update. Journal of clinical oncology, 2014, 32: 1365-1383.

3. Bellon JR, Come SE, Gelman RS, et al. Sequencing of chemotherapy and radiation therapy in early-stage breast cancer: updated results of a prospective randomized trial. Journal of clinical oncology, 2005, 23: 1934-1940.

4. Badwe R, Hawaldar R, Nair N, et al. Locoregional treatment versus no treatment of the primary tumour in metastatic breast cancer: an open-label randomised controlled trial. Lancet Oncol, 2015, 16: 1380-1388.

5. Mauri D, Pavlidis N, Ioannidis JP. Neoadjuvant versus adjuvant systemic treatment in breast cancer: a meta-analysis. Journal of the National Cancer Institute, 2005, 97: 188-194.

6. McGuire SE, Gonzalez-Angulo AM, Huang EH, et al. Postmastectomy radiation improves the outcome of patients with locally advanced breast cancer who achieve a pathologic complete response to neoadjuvant chemotherapy. Int J Radiat Oncol Biol Phys, 2007, 68: 1004-1009.

7. Mamounas EP, Anderson SJ, Dignam JJ, et al. Predictors of locoregional recurrence after neoadjuvant chemotherapy: results from combined analysis of National Surgical Adjuvant Breast and Bowel Project B-18 and B-27. Journal of clinical oncology, , 30: 3960-3966.

8. Bartelink H, Horiot JC, Poortmans PM, et al. Impact of a higher radiation dose on local control and survival in breast-conserving therapy of early breast cancer: 10-year results of the randomized boost versus no boost EORTC 22881-10882 trial. Journal of clinical oncology, 2007, 25: 3259-3265.

9. Whelan TJ, Olivotto IA, Parulekar WR, et al. Regional Nodal Irradiation in Early-Stage Breast Cancer. The New England journal of medicine, 2015, 373: 307-316.

10. Poortmans PM, Collette S, Kirkove C, et al. Internal Mammary and Medial Supraclavicular Irradiation in Breast Cancer. The New England journal of medicine, 2015, 373: 317-327.

11. Thorsen LB, Offersen BV, Dano H, et al. DBCG-IMN: A Population-Based Cohort Study on the Effect of Internal Mammary Node Irradiation in Early Node-Positive Breast Cancer. Journal of clinical oncology, 2016, 34: 314-320.

12. Galimberti V, Cole BF, Zurrida S, et al. Axillary dissection versus no axillary dissection in patients with sentinel-node micrometastases (IBCSG 23-01): a phase 3 randomised controlled trial. The Lancet Oncology, 2013, 14: 297-305.

13. Giuliano AE, Hunt KK, Ballman KV, et al. Axillary dissection vs no axillary dissection in women with

invasive breast cancer and sentinel node metastasis: a randomized clinical trial. JAMA, 2011, 305: 569-575.

14. Giuliano AE, Ballman K, McCall L, et al. Locoregional Recurrence After Sentinel Lymph Node Dissection With or Without Axillary Dissection in Patients With Sentinel Lymph Node Metastases: Long-term Follow-up From the American College of Surgeons Oncology Group (Alliance) ACOSOG Z0011 Randomized Trial. Ann Surg, 2016, 264: 413-420.

15. Donker M, van Tienhoven G, Straver ME, et al. Radiotherapy or surgery of the axilla after a positive sentinel node in breast cancer (EORTC 10981-22023 AMAROS): a randomised, multicentre, open-label, phase 3 non-inferiority trial. The Lancet Oncology, 2014, 15: 1303-1310.

16. Hennequin C, Bossard N, Servagi-Vernat S, et al. Ten-year survival results of a randomized trial of irradiation of internal mammary nodes after mastectomy. Int J Radiat Oncol Biol Phys, .2013, 86: 860-866.

17. Wang SL, Li YX, Song YW, et al. Postmastectomy chest wall radiotherapy with single low-energy electron beam: an assessment of outcome and prognostic factors. Practical Radiation Oncology, 2012, 2: 106-113.

18. Gokula K, Earnest A, Wong LC. Meta-analysis of incidence of early lung toxicity in 3-dimensional conformal irradiation of breast carcinomas. Radiat Oncol, 2013, 8: 268.

19. Giordano SH, Kuo YF, Freeman JL, et al. Risk of cardiac death after adjuvant radiotherapy for breast cancer. J Natl Cancer Inst, 2005, 97: 419-424.

20. Darby SC, Ewertz M, McGale P, et al. Risk of ischemic heart disease in women after radiotherapy for breast cancer. N Engl J Med, 2013, 368: 987-998.

21. Sanders ME, Schuyler PA, Dupont WD, et al. The natural history of low-grade ductal carcinoma in situ of the breast in women treated by biopsy only revealed over 30 years of long-term follow-up. Cancer, 2005, 103: 2481-2484.

22. O'Flynn EA, Morel JC, Gonzalez J, et al. Prediction of the presence of invasive disease from the measurement of extent of malignant microcalcification on mammography and ductal carcinoma in situ grade at core biopsy. Clin Radiol, 2009, 64: 178-183.

23. Ernster VL, Barclay J, Kerlikowske K, et al. Mortality among women with ductal carcinoma in situ of the breast in the population-based Surveillance, Epidemiology, and End Results program. Arch Intern Med, 2000, 160: 953-958.

24. Noël G1, Proudhom MA, Mazeron JJ. Lumpectomy and radiation therapy for the treatment of intraductal breast cancer: Findings from National Surgical Adjuvant Breast and Bowel Project B-17. J Clin Oncol, 1998, 16: 441-452.

25. Kerlikowske K, Molinaro A, Cha I, et al. Characteristics associated with recurrence among women with ductal carcinoma in situ treated by lumpectomy. J Natl Cancer Inst, 2003, 95: 1692-1702.

26. Cutuli B1, Lemanski C, Fourquet A, et al. Breast-conserving surgery with or without radiotherapy vs mastectomy for ductal carcinoma in situ: French survey experience. Br J Cancer, 2009, 100: 1048-1054.

27. Wapnir IL, Dignam JJ, Fisher B, et al. Long term outcomes of invasive ipsilateral breast tumor recurrences after lumpectomy in NSABP B-17 and B-24 randomized clinical trials for DCIS. J Natl Cancer Inst, 2011, 103: 478-488.

28. Cuzick J, Sestak I, Pinder SE, et al. Effect of tamoxifen and radiotherapy in women with locally excised ductal carcinoma in situ: Long-term results from the UK/ANZ DCIS trial. Lancet Oncol, 2011, 12: 21-29.

29. Donker M, Litière S, Werutsky G, et al. Breast conserving treatment with or without radiotherapy in ductal carcinoma in situ: 15-year recurrence rates and outcome after a recurrence, from the EORTC 10853 randomized phase III trial. J Clin Oncol, 2013, 10: 4054-4059.

30. Wärnberg F, Garmo H, Emdin S, et al. Effect of radiotherapy after breast-conserving surgery for ductal carcinoma in situ: 20 years follow-up in the randomized SweDCIS Trial. J Clin Oncol, 2014, 32: 3613-3618.

31. Forrest AP, Stewart HJ, Everington D, et al. Randomised controlled trial of conservation therapy for breast cancer: 6-year analysis of the Scottish trial. Scottish Cancer Trials Breast Group. Lancet, 1996, 348: 708-713.

32. Spooner D1, Stocken DD, Jordan S, et al. West Midlands Oncology Breast Cancer Group. A randomised controlled trial to evaluate both the role and the optimal fractionation of radiotherapy in the conservative

management of early breast cancer. Clin Oncol（R CollRadiol），2012，24：697-706.

33. Liljegren G，Holmberg L，Bergh J，et al. 10-Year results after sector resection with or without postoperative radiotherapy for stage I breast cancer：a randomized trial.J Clin Oncol，1999，17：2326-2333.

34. Malmström P，Holmberg L，Anderson H，et al. Breast conservation surgery，with and without radiotherapy，in women with lymph node-negative breast cancer：a randomised clinical trial in a population with access to public mammography screening. Eur J Cancer，2003，39：1690-1697.

35. Veronesi U，Marubini E，Mariani L，et al. Radiotherapy after breast-conserving surgery in small breast carcinoma：long-term results of a randomized trial. Ann Oncol，2001，12：997-1003.

36. Ford HT，Coombes RC，Gazet JC，et al. Long-term follow-up of a randomised trial designed to determine the need for irradiation following conservative surgery for the treatment of invasive breast cancer. Ann Oncol，2006，17：401-408.

37. Holli K，Hietanen P，Saaristo R，et al. Radiotherapy after segmental resection of breast cancer with favorable prognostic features：12-year follow-up results of a randomized trial. J Clin Oncol，2009，27：927-932.

38. Clark RM，Whelan T，Levine M，et al. Randomized clinical trial of breast irradiation following lumpectomy and axillary dissection for node-negative breast cancer：an update. Ontario Clinical Oncology Group. J Natl Cancer Inst，1996，88：1659-1664.

39. Arriagada R，Lê MG，Rochard F，et al. Conservative treatment versus mastectomy in early breast cancer：patterns of failure with 15 years of follow-up data. Institut Gustave-Roussy Breast Cancer Group. J Clin Oncol，1996，14：1558-1564.

40. Jacobson JA，Danforth DN，Cowan KH，et al. Ten-year results of a comparison of conservation with mastectomy in the treatment of stage I and II breast cancer. N Engl J Med，1995，332：907-911.

41. Veronesi U，Cascinelli N，Mariani L，et al. Twenty-year follow-up of a randomized study comparing breast-conserving surgery with radical mastectomy for early breast cancer. N Engl J Med，2002，347：1227-1232.

42. Fisher B，Anderson S，Bryant J，et al. Twenty-year follow-up of randomized trial comparing total mastectomy，lumpectomy，and lumpectomy plusirradiation for the treatment of invasive breast cancer. N Engl J Med，2002，347：1233-1241.

43. Vrieling C，van Werkhoven E，Maingon P，et al. Long-term results of breast conserving surgery vs. mastectomy for early stage invasive breast cancer：20-years follow-up of the Danish randomized DBCG-82TM protocol. Acta Oncol，2008，47：672-681.

44. Litière S，Werutsky G，Fentiman IS，et al. Breast conserving therapy versus mastectomy for stage I-II breast cancer：20 year follow-up the EORTC 10801 phase 3 randomised trial. Lancet Oncol，2012，13：412-419.

45. Yarnold J，Ashton A，Bliss J，et al. Fractionation sensitivity and dose response of late adverse effects in the breast after radiotherapy for early breast cancer：long-term results of a randomized trial. Radiother Oncol，2005，75：9-17..

46. Whelan TJ，Pignol JP，Levine MN，et al. Long-term results of hypofractionated radiation therapy for breast cancer. N Engl J Med，2010，362：513-520.

47. Haviland JS，Owen JR，Dewar JA，et al. The UK Standardisation of Breast Radiotherapy（START）trials of radiotherapy hypofractionation for treatment of early breast cancer：10-year follow-up results of two randomisedcontrolled trials. Lancet Oncol，2013，14：1086-1094.

48. Smith BD，Bentzen SM，Correa CR，et al. Fractionation for whole breast irradiation：an American Society for Radiation Oncology（ASTRO）evidence-based guideline. Int J Radiat Oncol Biol Phys，2011，81：59-68.

49. Smith BD，Arthur DW，Buchholz TA，et al. Accelerated partial breast irradiation consensus statement from the American Society for Radiation Oncology（ASTRO）. Int J Radiat Oncol Biol Phys，2009，74：987-1001.

50. Liu FF，Shi W，Done SJ，et al. Identification of a Low-Risk Luminal A Breast Cancer Cohort That May Not Benefit From Breast Radiotherapy. J Clin Oncol，2015，33：2035-2040.

51. McGale P，Taylor C，Correa C，et al. Effect of radiotherapy after mastectomy and axillary surgery on 10-year recurrence and 20-year breast cancer mortality：meta-analysis of individual patient data for 8135 women in 22 randomised trials. Lancet，2014，383：2127-2135.

52. Herrera FG，Bourhis J，Coukos G. Radiotherapy combination opportunities leveraging immunity for the next oncology practice. CA Cancer J Clin，2017，67：65-85.

53. Sharabi AB，Lim M，DeWeese TL，et al. Radiation and checkpoint blockade immunotherapy：radiosensitisation and potential mechanisms of synergy. Lancet Oncol，2015，16：e498-509.

54. Nanda R，Chow LQ，Dees EC，et al. Pembrolizumab in Patients With Advanced Triple-Negative Breast Cancer：Phase Ib KEYNOTE-012 Study. J Clin Oncol，2016，34：2460-2467.

55. Milano MT，Katz AW，Zhang H，et al. Oligometastases treated with stereotactic body radiotherapy：long-term follow-up of prospective study. Int J Radiat Oncol Biol Phys，2012，83：878-886.

第十章 胃 癌

第一节 概 述

一、流行病学和病因

胃癌仍是全球范围内常见的恶性肿瘤，2012年的统计数据显示，世界范围内其新发病例数和死亡病例数分别位居恶性肿瘤的第五位和第三位。尽管美国癌症协会（American Cancer Society，ACS）2017年的最新数据显示胃癌在美国已不在前十位之列；但根据我国2015年的统计数据，胃癌的新发病例数和死亡病例数均位居第二位，仅次于肺癌。因此，不同国家和地区间的胃癌发病率及死亡率存在着很大差别。

胃癌可能的病因主要包括饮食、环境、微生物、遗传、肥胖和基因改变六大因素。饮食因素中，高盐、熏制、腌渍食物以及吸烟饮酒等是胃癌发生的危险因素，而新鲜的蔬菜水果、绿茶等则为保护因素。微生物因素中，幽门螺杆菌（Helicobacter pylori，Hp）、真菌毒素、EB病毒等与胃癌发生发展的关系均有研究，但这些微生物因素与胃癌是否存在病因学关系尚待进一步研究证实。遗传因素中，遗传性非息肉性结直肠癌（HNPCC）、家族性腺瘤性息肉病（FAP）以及BRCA2基因突变与胃癌的发生有关。

二、应用解剖

胃通常可分为4部分，即贲门部、胃底、胃体、胃窦幽门部。此外，日本胃癌学会制定的胃分区法在临床上亦广泛采用。该分区将胃大、小弯各三等分，连接其对应点，可将胃分为上1/3（U）区、中1/3（M）区和下1/3（L）区，E表示食管，D表示十二指肠（图10-1-1）。胃的横断面被分为4等分，分别记为小弯侧、大弯侧、前壁和后壁（图10-1-2）。

胃的血供主要来自由腹主动脉发出的腹腔动脉再分支的胃左动脉、肝总动脉和脾动脉。肝总动脉向右分出肝固有动脉和胃十二指肠动脉，前者再分出胃右动脉，后者下行分出胃网膜右动脉。脾动

脉分出胃网膜左动脉和数支胃短动脉（图10-1-3）。胃的回流静脉基本上与同名动脉伴行。胃左静脉和胃右静脉收集小弯侧血液。胃网膜右静脉收集大弯侧右半的血液，胃网膜左血管和胃短静脉分别收集大弯左半和胃底外侧部的血液，最后均回流至门静脉（图10-1-4）。

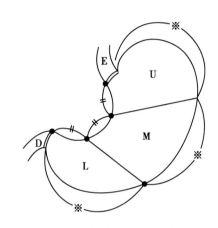

图 10-1-1 胃的 UML 分区

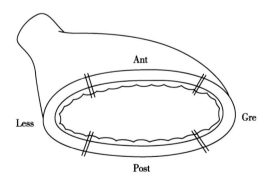

图 10-1-2 胃的横断面分区

胃是一个淋巴引流极为丰富的器官，依据其淋巴引流规律，日本胃癌学会将胃淋巴结分为第1、2、3站共20组（表10-1-1，图10-1-5），不同区域胃壁所对应的各站淋巴结不同，且存在跳跃式转移。

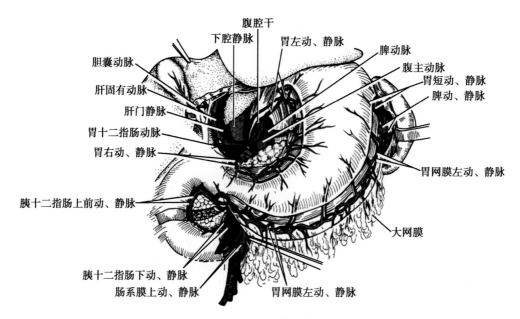

图 10-1-3 胃的血管

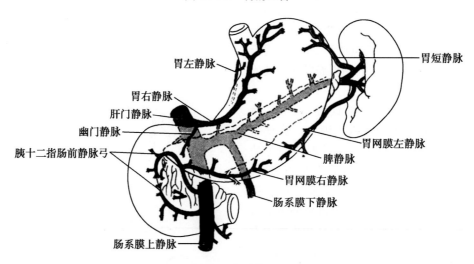

图 10-1-4 胃的静脉回流

表 10-1-1 日本胃癌学会（JGCA）分期（2010 年第 14 版）淋巴结分站解剖定义

No.	定义
1	贲门右淋巴结，包括沿胃左动脉上升支的第一支
2	贲门左淋巴结，包括沿左膈下动脉食管贲门支
3a	小弯淋巴结，沿胃左动脉分支
3b	小弯淋巴结，沿胃右动脉第二分支和远端
4sa	左侧大弯淋巴结，沿胃短动脉（胃周区域）
4sb	左侧大弯淋巴结，沿胃网膜左动脉（胃周区域）
4d	右侧大弯淋巴结，沿胃网膜右动脉第二分支和远端
5	幽门上淋巴结，沿胃右动脉第一分支和近端
6	幽门下淋巴结，沿胃网膜右动脉第一分支和近端向下至胃网膜右静脉和胰十二指肠静脉前上方汇合处
7	胃左动脉旁淋巴结，位于动脉根部至上升支起始端之间
8a	肝总动脉旁淋巴结，前上组
8p	肝总动脉旁淋巴结，后组

续表

No.	定义
9	腹腔动脉旁淋巴结
10	脾门淋巴结,包括毗邻脾动脉末端至胰尾、胃短动脉根部和沿胃网膜左动脉近端至第一胃支
11p	近端脾动脉旁淋巴结,从起始处至胰尾前1/2
11d	远端脾动脉旁淋巴结,从起始处至胰尾后1/2
12a	肝十二指肠韧带淋巴结,沿肝固有动脉尾部,左右肝管汇合处与胰腺上缘之间
12b	肝十二指肠韧带淋巴结,沿胆管尾部,左右肝管汇合处与胰腺上缘之间
12p	肝十二指肠韧带淋巴结,沿门静脉尾部,左右肝管汇合处与胰腺上缘之间
13	胰头后至十二指肠乳头旁淋巴结
14v	肠系膜上静脉旁淋巴结
15	结肠中血管周围淋巴结
16a1	腹主动脉旁淋巴结,横膈主动脉裂孔处
16a2	腹主动脉旁淋巴结,腹腔动脉起始端上缘至左肾静脉下缘
16b1	腹主动脉旁淋巴结,左肾静脉下缘至肠系膜下动脉起始端上缘
16b2	腹主动脉旁淋巴结,肠系膜下动脉起始端上缘至主动脉分叉处
17	胰头前淋巴结,在胰腺鞘下方
18	沿胰体下缘淋巴结
19	膈下淋巴结,主要沿膈下动脉
20	食管旁淋巴结,横膈食管裂孔处
110	食管旁淋巴结,下侧胸腔
111	膈上淋巴结,与食管分离
112	后纵隔淋巴结,与食管和食管裂孔分离

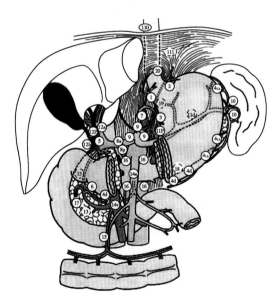

图 10-1-5 胃的各组淋巴结分布

三、分型与病理

(一)大体分型

早期胃癌是指癌组织局限于黏膜层或黏膜下层的胃癌,不论其范围大小和是否有淋巴结转移。这一定义由日本胃肠道内镜学会于 1962 年提出,随之一起提出了针对早期胃癌的大体分型标准:①Ⅰ型:隆起型;②Ⅱ型:浅表型;③Ⅲ型:凹陷型。其中Ⅱ型还可分为 3 个亚型:①Ⅱa 型:浅表隆起型;②Ⅱb 型:浅表平坦型;③Ⅱc 型:浅表凹陷型。

当癌组织突破黏膜下层浸润肌层或浆膜层,则称为进展期胃癌。目前国际上广泛采用 Borrmann 分型法:①Borrmann Ⅰ型:结节蕈伞型;②Borrmann Ⅱ型:局限溃疡型;③Borrmann Ⅲ型:浸润溃疡型;④Borrmann Ⅳ型:弥漫浸润型。临床上以 Borrmann Ⅱ型和Ⅲ型最为常见,Borrmann Ⅳ型胃癌若累及全胃,则形成所谓的"皮革胃"。

(二)组织学分型

目前临床上最为常用的组织学分型为 WHO 分型和 Lauren 分型。WHO 分型将来源于胃的上皮性肿瘤分为癌和类癌两类,前者可分为乳头状腺癌、管状腺癌、黏液腺癌、印戒细胞癌等。Lauren 分型主要分为肠型和弥漫型两种,当上述两种类型在肿瘤中所占比例相等时称为混合型,肿瘤分化太差而不能归入任何一型者，则称为未定型。Lauren分型于 1965 年提出，但因其对临床流行病学研究和预后具有重要价值，目前仍在临床中广泛使用。

四、症状和体征

早期胃癌多无明显的症状，随着病情的进展，可逐渐出现非特异性的、类似于胃炎或胃溃疡的症状。上腹痛为最常见的症状，可表现为饱胀不适、胀痛或隐痛、亦可表现为节律性痛，治疗后可暂时缓解。少数患者可有恶心、呕吐、食欲减退、呕血、黑便等其他症状。进展期胃癌除上述症状更为明显以外，尚可出现因梗阻、上消化道出血和穿孔导致的一系列严重症状。但是，临床上有相当一部分患者并无明显症状，或症状出现时间较短一经诊断即为病期较晚的情况。

多数胃癌患者并无明显体征，部分患者可有上腹部轻度压痛。胃窦部或胃体部的肿瘤，或疾病进展肿瘤浸润周围脏器时，可在上腹部扪及质硬肿块。伴幽门梗阻者则可有胃型和震水音。肿瘤穿孔可导致典型的腹膜炎三联征。当发生胆总管压迫时，则可见梗阻性黄疸。晚期胃癌可因肿瘤转移而扪及左锁骨上肿大淋巴结，或发生广泛的腹膜种植而产生腹腔积液，并可在直肠指诊时扪及膀胱（子宫）凹陷内的质硬肿块。

五、诊断和分期

胃癌的诊断主要依靠内镜下活检的组织病理学检查。同时，问诊与体格检查必不可少，尤其应强调直肠指检的重要性。影像学检查手段主要包括 X 线钡餐、CT、MRI 和 PET/CT 检查。CT 能直接显示肿瘤浸润深度和范围，明确病灶与邻近脏器的关系，显示肿大的淋巴结和发现脏器转移而成为胃癌术前分期的首选检查手段。超声内镜在判断肿瘤浸润深度方面有明显优势，而腹腔镜则用于腹膜种植的诊断，亦是术前分期的常用手段。此外，肿瘤标志物检查常用于判断预后和胃癌治疗后的随访。

目前临床常用的病理分期为国际抗癌联盟（UICC）及美国肿瘤联合会（AJCC）于 2007 年颁布的第七版 TNM 分期，目前已在临床上广泛使用。2016 年 10 月，第八版 TNM 分期也已颁布（表 10-1-2）。新版分期将单一分期系统更改为包括临床分期（cTNM）、病理分期（pTNM）及新辅助治疗后病理分期（ypTNM）的三标准综合分期系统，但该分期仍待临床的进一步广泛应用与验证。日本胃癌研究会（JRSGC）的胃癌处理规约提出了另一分期

系统。该分期中的 N 分期建立在原发肿瘤与转移淋巴结解剖学关系的基础上，强调转移淋巴结部位在分期上的重要性，还对腹膜种植、肝转移和腹腔脱落细胞给予了特别的重视。

表 10-1-2 美国癌症联合委员会（AJCC）胃癌 TNM 分期（2016 年第八版）

原发肿瘤（T）	
Tx	原发肿瘤无法评估
T0	无原发肿瘤的证据
Tis	原位癌：上皮内肿瘤，未侵及固有层
T1	肿瘤侵犯固有层、黏膜肌层或黏膜下层
T1a	肿瘤侵犯固有层或黏膜肌层
T1b	肿瘤侵犯黏膜下层
T2	肿瘤侵犯固有肌层 *
T3	肿瘤穿透浆膜下结缔组织，而尚未侵犯脏腹膜或邻近结构 **, ***
T4	肿瘤侵犯浆膜（脏腹膜）或邻近结构 **, ***
T4a	肿瘤侵犯浆膜（脏腹膜）
T4b	肿瘤侵犯邻近结构
区域淋巴结（N）	
Nx	区域淋巴结无法评估
N0	区域淋巴结无转移 §
N1	1～2 个区域淋巴结有转移
N2	3～6 个区域淋巴结有转移
N3	7 个或 7 个以上区域淋巴结有转移
N3a	7～15 个区域淋巴结有转移
N3b	16 个或 16 个以上区域淋巴结有转移
远处转移（M）	
M0	无远处转移
M1	有远处转移
组织学分级（G）	
Gx	分级无法评估
G1	高分化
G2	中分化
G3	低分化
G4	未分化

* 肿瘤可以穿透固有肌层达胃结肠韧带或肝胃韧带或大小网膜，但没有穿透这些结构的脏腹膜。在这种情况下，原发肿瘤的分期为 T3。如果穿透覆盖胃韧带或网膜的脏腹膜，则应当被分为 T4 期。

** 胃的邻近结构包括脾、横结肠、肝脏、膈肌、胰腺、腹壁、肾上腺、肾脏、小肠以及后腹膜。

*** 经胃壁内扩展至十二指肠或食管的肿瘤分期取决于包括胃在内的这些部位的最大浸润深度。

§ pN0 指所有被检查的淋巴结均为阴性，而不论被切除和检查的淋巴结数目有多少。

病理学 TNM 分期(pTNM)

	N0	N1	N2	N3a	N3b	任何 N, M1
Tis	0					Ⅳ
T1	ⅠA	ⅠB	ⅡA	ⅡB	ⅢB	Ⅳ
T2	ⅠB	ⅡA	ⅡB	ⅢA	ⅢB	Ⅳ
T3	ⅡA	ⅡB	ⅢA	ⅢB	ⅢC	Ⅳ
T4a	ⅡB	ⅢA	ⅢA	ⅢB	ⅢC	Ⅳ
T4b	ⅢA	ⅢB	ⅢB	ⅢC	ⅢC	Ⅳ
任何 T, M1	Ⅳ	Ⅳ	Ⅳ	Ⅳ	Ⅳ	Ⅳ

临床 TNM 分期(cTNM)

	N0	N1	N2	N3	任何 N, M1
Tis	0				ⅣB
T1	Ⅰ	ⅡA	ⅡA	ⅡA	ⅣB
T2	Ⅰ	ⅡA	ⅡA	ⅡA	ⅣB
T3	ⅡB	Ⅲ	Ⅲ	Ⅲ	ⅣB
T4a	ⅡB	Ⅲ	Ⅲ	Ⅲ	ⅣB
T4b	ⅣA	ⅣA	ⅣA	ⅣA	ⅣB
任何 T, M1	ⅣB	ⅣB	ⅣB	ⅣB	ⅣB

新辅助治疗后 TNM 分期(ypTNM)

	N0	N1	N2	N3	任何 N, M1
T1	Ⅰ	Ⅰ	Ⅱ	Ⅱ	Ⅳ
T2	Ⅰ	Ⅱ	Ⅱ	Ⅲ	Ⅳ
T3	Ⅱ	Ⅱ	Ⅲ	Ⅲ	Ⅳ
T4a	Ⅱ	Ⅲ	Ⅲ	Ⅲ	Ⅳ
T4b	Ⅲ	Ⅲ	Ⅲ	Ⅲ	Ⅳ
任何 T, M1	Ⅳ	Ⅳ	Ⅳ	Ⅳ	Ⅳ

第二节　早期胃癌的治疗

　　早期胃癌是指癌组织局限于黏膜层或黏膜下层的胃癌，而不论其范围大小和是否有淋巴结转移。随着胃镜检查的普及，近年来国内早期胃癌的病例逐渐增多，但仍不及日韩的早期胃癌诊断率。根据2016 年第 3 版美国国家综合癌症网络（NCCN）《胃癌治疗指南》的建议，接受根治性手术病理分期为T1N0 的胃癌患者应定期随访，无需接受辅助治疗。

　　早期胃癌的淋巴结转移率低，其治疗方式正日益趋向缩小和微创的方式。对于黏膜内癌和生物学行为良好的黏膜下癌，应首选内镜或腹腔镜治疗。条件或情况不允许者，则可选择剖腹局限性手术或传统的胃癌根治手术。

一、早期胃癌的内镜治疗

　　内镜治疗主要包括内镜下黏膜切除术（endoscopic mucosal resection，EMR）和内镜下黏膜下切除术（endoscopic submucosal dissection，ESD）。

　　EMR 是在内镜下切除包括病灶在内的胃黏膜以治疗早期胃癌的微创技术。目前普遍接受的EMR 适应证应符合以下标准：①分化中等或良好的腺癌和（或）乳头状腺癌；②病灶局限于黏膜内；③隆起型病灶直径≤20mm；④平坦或凹陷型病灶直径≤10mm，肉眼观察应无溃疡或溃疡性瘢痕存在；⑤无静脉或淋巴管侵犯。然而，EMR 无法整块切除>2cm 的病灶从而影响了病理诊断的准确率。

　　随着内镜技术的不断进步，ESD 应运而生，其优势有：①在距离病灶 5mm 标记切除范围，可以保证有足够的切缘；②沿黏膜下平面解剖，便于术后病理判断肿瘤是否累及黏膜下层；③可以将较大的病灶整块切除。ESD 的最大优点在于提高了术后病理诊断的准确率，从而保证了早期胃癌内镜治疗的安全性和疗效。

　　内镜治疗应强调严格掌握治疗指征和进行严

格的病理学检查,若病理学检查提示切除范围不足或存在淋巴结转移等高危因素,应及时扩大手术范围。

二、早期胃癌的手术治疗

(一)剖腹局限性手术

根据日本胃癌学会(JGCA)2017年第4版《日本胃癌治疗指南》,建议对<2cm的黏膜内癌(分化良好且无溃疡形成)采用内镜治疗,不符合上述情况的其他黏膜内癌或<1.5cm的黏膜下癌(分化良好)行胃切除术和D1淋巴结清扫术,其余黏膜下癌行胃切除术和D1+淋巴结清扫。早期胃癌若怀疑有淋巴结转移时,则应行标准的D2根治术。除了淋巴结清扫范围的缩小,在胃切除范围和保留迷走神经功能方面也有相应的改良术式。

(二)腹腔镜胃局部切除术

包括腹腔镜胃内黏膜切除术和腹腔镜胃部分(楔形)切除术。腹腔镜胃局部切除术的适应证包括符合内镜治疗适应证的早期胃癌,由于技术限制或所处位置特别而无法行EMR或ESD治疗者。

第三节　局部进展期胃癌的综合治疗

局部进展期胃癌(locally advanced gastric cancer,LAGC)是指肿瘤已侵犯胃壁肌层、浆膜或浆膜外,伴或不伴区域淋巴结转移但无远处脏器转移的胃癌。局部进展期胃癌包含了一大类预后差别很大的患者,根据肿瘤是否为初始可切除,可将其再分为两类。对于这部分患者的治疗是多元的,而且存在地域性的差异。对于可切除局部进展期胃癌,NCCN指南推荐可直接手术,亦可先行围术期化疗或术前放疗后再行手术。日本胃癌治疗指南则推荐先行手术再行术后辅助化疗的治疗方案。对于局部晚期不可切除胃癌,由于其通常和局部复发性胃癌的姑息性切除后胃癌进行讨论,将在下一节介绍。

一、手术治疗及失败模式

D2淋巴结清扫术在亚洲被广泛推荐为可手术切除胃癌根治术的标准术式。但在西方国家,由于两项关于淋巴结清扫范围的大型随机对照研究(英国MRC研究和荷兰研究)的结果,认为D2清扫较D1清扫并未带来更多的生存获益。直到2010年,荷兰研究15年的随访结果观察到D2手术带来明显的生存优势,且发现手术并发症的增加可能与联

合脏器切除相关,由此东西方学者首次在淋巴结清扫范围上达成共识:对于可手术切除的局部晚期胃癌患者,D2清扫推荐在有经验、有资质、规模较大的医疗中心开展;如非脾脏受累,不推荐联合脾脏切除。

了解胃癌术后肿瘤复发的形式及复发的部位,对于术后辅助治疗的实施至关重要。肿瘤播散的机制有直接浸润、淋巴道转移、血行转移、腹膜播散及术中种植5项,但术中种植较为少见。有关胃癌术后复发模式的研究始于20世纪40年代,大部分对根治术后复发模式进行了研究,但并不强调特定的淋巴结清扫范围。21世纪以来,日本与韩国报道了一系列D2/R0根治术后复发模式的研究,对于当下D2根治术已经普及的东亚国家,更具指导意义。

根据早期的研究结果,胃癌根治术后局部区域失败的部位,主要为肿瘤床、吻合口和淋巴引流区(表10-3-1,表10-3-2)。然而,对于上述研究结果的解读和引用必须持谨慎态度。首先,各研究确定复发的手段不同导致了研究间差异较大的复发发生率。其次,各研究对于复发模式的定义,特别是对于区域复发的范围,均有差别。第三,各研究对于复发模式的定义,特别是对于区域复发的范围,均有差别。

表10-3-1　胃癌"根治"切除后的复发模式

复发模式	在所有患者中的发生率(%)		尸检
	临床判断	再次手术*	
局部区域	38	67	80~93
腹膜种植	23	41	30~50
局限性		19	
弥散性		22	
远处转移	52	22	49

＊共105名患者

表10-3-2　胃癌"根治"切除后的局部区域复发模式

复发区域	发生率(%)		尸检‡
	临床判断*	再次手术†	
胃瘤床	21	54	52~68
吻合口或残端	25	26	54~60
腹壁或切口		5	
淋巴结	8	42	52

＊共130名患者

†共105名患者

‡分别有92和28名患者

胃癌的术后复发模式因手术方式和淋巴结清扫范围的不同而有所差别。鉴于当下东亚地区 D2 根治术的广泛普及，且对于 D2 根治术后的患者，目前的研究热点主要集中于是否需要在辅助化疗的基础上加用放疗，以及放化疗获益人群的选择问题，因此研究胃癌 D2 根治术后的复发模式有助于上述问题的解决，具有重要的临床意义。

与早期的研究不同，日韩的数项 D2 根治术后复发模式的研究质量均较高，手术清扫彻底，术后治疗规范，接受了术后辅助化疗或放化疗的比例高。与既往研究数据相比，局部区域复发率均有下降，提示了 D2 淋巴结清扫的作用。2012 年，韩国延世大学的 Chang 等回顾性分析了 D2/R0 切除术后且分期为Ⅲ期（N3）的胃癌局部区域复发模式。结果提示，复发最常累及的淋巴结主要为第 16b 组、第 16a 组、第 12 组、第 14 组、第 13 组和第 9 组，为 D2 清扫范围之外的淋巴结。该中心 2017 年的研究再次证实了这一结论。作者回顾性分析了该中心 2004—2007 年接受 D2 根治术的 2618 例胃癌患者，其中诊断复发的有 471 例，比例为 18%。若按照局部区域复发率对患者进行分组，则高危组（N3）、中危组（N1~2）、低危组（N0）的 5 年 LRRR 分别为 32.4%、12.3% 和 1.7%。对于出现局部区域复发的患者，90.4% 的复发部位在 D2 根治术清扫范围以外的淋巴结，其中以 16b1 组淋巴结最常受累。

此外，韩国学者分析了 ARTIST 研究两组入组患者的复发模式，即术后放化疗组（XPRT 组）和术后化疗组（XP 组）。结果显示，XPRT 组和 XP 组的局部复发率无明显差异，而区域复发的患者数分别为 23 例和 5 例（$P<0.001$）。两组的局部区域无复发生存率（locoregional recurrence-free survival，LRFS）具有显著差异（$P=0.03$），且这一差异在 LN+ 亚组中更为显著（$P=0.009$）。若按照《日本胃癌规约》对淋巴结进行分组，则两组的区域复发差异主要体现在第 3 群淋巴结（$P<0.001$）。这一研究证实了放疗在 D2 根治术后价值，可显著降低区域复发率，且这一获益在淋巴结阳性患者人群中更为突出。

二、术后辅助放（化）疗

在 INT0116 研究发表以前，放疗在胃癌的治疗中，多以姑息性治疗为目的，如止血，缓解疼痛等。有部分研究探讨了辅助放疗的作用，虽然显示有局部控制率的提高，但未显示有对生存提高的获益。

放化疗联合作为胃癌术后的辅助治疗，目的是在提高局部控制的同时，抑制或消除亚临床病灶的远处转移，从而提高生存率。胃癌术后放疗的研究，首先在不可切除或不完全切除的胃癌中进行，此后相应的随机临床研究在可切除胃癌中开展。

（一）早期的随机对照研究

1979 年，Dent 等报道的随机研究，比较术后单纯放疗与放化疗的疗效，142 例患者，按肿瘤范围分为两组：局限期（T1~3，N1~2，M0）和进展期（T4 或 M1）。局限期组的患者随机分为放化疗组和对照组，放化疗为放疗 +5-FU，放疗的剂量为 20Gy/8 次。进展期分为三组，对照组和两个放化疗组，其中一组的方案同局限期，另一组的化疗为塞替哌，研究显示各组间均未有生存差异，生存的影响与肿瘤分期有关，而与治疗方法无关。

1984 年，Mayo 医学中心 Moertel 等的随机研究报道，62 例具有预后差因素的胃癌患者，接受 R0 切除后，随机分为单纯手术或手术 + 辅助放化疗两组，放疗的剂量为 37.5Gy/24 次，4~5 周内完成，同期应用 5-FU，剂量为 15mg/kg × 3 天，在放疗的第一周应用。39 例随机分在辅助治疗组的患者中，有 10 例患者拒绝接受术后辅助治疗，他们与单纯手术组的 23 例患者一起接受随访观察。按随机分组时情况统计，5 年的生存率在接受辅助治疗组要高于单纯手术组，为 23% 比 4%（$P=0.05$）；如果按实际接受治疗的情况统计，术后辅助治疗组的生存率仍高于单纯手术组，为 20% 比 12%，但无统计学差异。

1989 年，Bleiberg 等报道了 EORTC 的随机研究，患者接受的手术为根治性或姑息性，被随机分为接受术后放疗、放化疗、放疗 + 辅助化疗、放化疗 + 辅助化疗 4 组，各治疗组间显示生存有统计学差异，但在平衡了与预后相关的因素后，各组间未能显示出差异。上述的这些早期临床研究并未能得出有关胃癌术后放化疗是否能带来获益的肯定结论。

同年，英国胃癌研究组（British Stomach Cancer Group）报道，436 例患者，随机分为单纯手术组、术后辅助放疗和辅助化疗组。放疗为 45~50Gy/25~28 次，化疗为丝裂霉素 + 阿霉素 + 氟尿嘧啶（FAM）的三药联合方案。三组的 5 年生存率分别为 20%，12% 和 19%，放疗组未显示有生存获益，但 3 年局部失控率分别为 27%，10% 和 19%，显示术后辅助放疗对局部复发控制的有效性。

以上这些研究大多显示了采用放疗对局部控

制的重要性，但在这些研究中放疗的剂量，分割方式及与手术联合的时间配合，有无联合化疗等存在较大的差异。而且，手术无标准化，有的手术术后有较大的肉眼残留肿瘤，化疗方案，放疗的剂量多数非标准或共识的剂量，使这些随机研究的结果不一，说服力不强。

（二）0/D1 术后放化疗

为了克服上述不足，在此后开展了一项Ⅲ期多中心的随机对照临床研究，以评价胃癌切除术后，辅助放化疗的作用，即 INT0116 研究。这项研究纳入了分期为ⅠB～Ⅳ M0 的胃癌术后患者，共入组603 例，其中可评价的病例为 551 例。患者在接受根治手术后，被随机分成观察组和术后治疗组。术后治疗包括辅助化疗、同期放化疗及随后的辅助化疗。辅助化疗采用的是 5-FU+CF 的联合方案。同期放化疗时，与放疗联合的药物为 5-FU。放疗的剂量为 45Gy/25 次，5 周。放疗的范围包括肿瘤床、区域淋巴引流区。肿瘤床范围的确定是根据术前 CT、胃肠道造影以及手术医师在术中所置的标记。此研究显示 3 年的总生存率治疗组较观察组明显提高，分别为 50% 和 41%（$P=0.005$）。无病生存率也显示治疗组为优，分别是 48% 和 31%（$P<0.001$）。

INT0116 研究首次显示了在胃癌切除术后，辅助放疗可提高生存率，且在长期随访 7 年后，即 2004 年的更新报道中，对不同手术清扫范围与生存时间进行了分析，接受 D0 和 D1 手术的患者在接受术后放疗后，中位生存时间明显提高，显示了辅助放疗所带来的生存获益。2012 年的随访更新结果仍肯定了胃癌切除术后辅助放化疗延长无病生存和总生存的作用，显示放化疗对生存的影响并未随时间增加而减弱。基于 INT0116 的结果，胃癌术后辅助放化疗已成为标准的治疗模式。

然而，关于 INT0116 研究的质疑也有很多，主要围绕其手术方式和质控。在 551 例患者中，接受标准 D2 手术的为 54 例，仅占 10%，接受 D1 手术为 199 例，占 36%，而研究中大多数患者，占 54%的 298 例，接受的是 D0 手术。后续的分层分析显示，获益最大的人群是仅接受 D0 手术的患者，其次是 D1 手术患者，而 D2 手术患者接受辅助放化疗并未得到明显的获益。当然，由于分层分析中样本例数较少，不能通过该分层分析来肯定或否定某些结论。

从另一个角度看，INT0116 研究的目的是有高危复发因素的胃癌患者在手术切除后辅助放化疗

的作用，淋巴结清扫并不是此研究的目的，因此其入组条件中，对手术的要求仅为根治性切除肿瘤，切缘阴性，而对手术清扫的范围无限定。由此，有很多学者认为由辅助放化疗带来的生存获益，其意义可能更多是对手术清扫不彻底的补充治疗，提示在今后开展的相关综合治疗研究中应包括标准的手术范围和病理评价。

（三）D2 术后放化疗

2005 年，有一项来自韩国的观察性研究，对D2 术后放化疗与观察组进行了比较。结果显示两组中位生存期分别为 95.3 个月和 62.6 个月（$P=0.0200$），Ⅱ、ⅢA、ⅢB 和Ⅳ期患者五年生存率亦较对照组高，中位无复发生存期分别为 75.6 个月和 52.7 个月（$P=0.0160$）。此研究第一次显示了 D2 手术后放化疗可以提高生存率并降低局部复发，且此临床获益在Ⅲ期以上的患者中意义更明显。

随着日本 ACTS-GC 研究和 CLASSIC 研究这2 项大型前瞻性Ⅲ期随机研究结果的公布，D2 术后辅助化疗被证实可使Ⅱ～Ⅲ期胃癌患者生存获益，故目前研究热点主要集中在 D2 术后单纯化疗与同步放化疗的比较。目前主要有两项关于 D2 术后同步放化疗对比单纯化疗的前瞻性研究。韩国国家癌症中心开展的前瞻性Ⅲ期研究共纳入 90 例Ⅲ～Ⅳ期 D2 术后患者（因入组缓慢提前关闭），结果显示术后同步放化疗组 5 年 LRFS 较单纯化疗组明显提高，5 年无进展生存率两组无显著差异；其亚组分析显示Ⅲ期患者 LRFS 获益更为明显（93.2%vs 66.8%，$P=0.014$）。

ARTIST 研究是一项 D2 术后对比辅助化疗（XP）与辅助化疗联合放化疗（XP/XRT/XP）的前瞻性多中心随机对照临床研究。该研究入组的458 例患者均接受了 D2 根治术。研究结果显示，放化疗组和单纯化疗组的 3 年无病生存率分别为78.2% 和 74.2%（$P=0.0862$），差异无统计学意义；但在有淋巴结转移的患者中，接受放化疗患者的 3年无病生存率为 77.5%，高于单纯化疗组的 72.3%（$P=0.0365$）。这一结果提示在有淋巴结转移的患者中值得进一步进行放化疗的相关研究。

然而，需要注意的是由于事件的发生较预期少，ARTIST 研究最终分析的时间早于最初计划的时间，这可能与 60% 的患者分期偏早（ⅠB/ⅡA）有关。这些分期偏早的患者中超过 20% 为 T1 或 T2，在西方国家这些早期患者多数并不需要辅助放化疗。因此，在目前已有的研究证据中，INT0116 研

究的入组患者接受 D2 根治术比率低,而 ARTIST 研究则早期患者比例过高,因而术后放化疗对于局部进展期胃癌的治疗作用尚未准确阐明。在 ARTIST 研究的基础上又启动了针对淋巴结阳性患者的 ARTIST-Ⅱ 研究。

(四)其他术后放化疗相关研究

即使随机临床研究和实际临床结果显示了胃癌辅助放疗对生存的获益,接受辅助放化疗患者的远处转移率却无明显降低。因此有学者探索是否可通过加强术后辅助化疗的强度以降低远处转移率,并开展了 CALGB80101 研究。该研究共纳入 546 例患者,以 INT0116 的辅助放化疗组为该研究的对照组,保持同样的放化疗方案,实验组辅助化疗则采用 ECF 方案,探索加强化疗后对远处转移的控制。初步结果显示 ECF 方案组有更多的不良反应发生,但两组间 5 年无进展生存率和总生存率均无差异。这可能与其辅助化疗的疗程数不足有关,也有可能是在术后辅助放疗的基础上提高辅助化疗的强度对胃癌的总体生存帮助有限,需要在以后的临床试验中证实。

CRITICS 研究为一项针对可切除胃癌新辅助化疗后联合辅助化疗对比辅助放化疗的多中心随机Ⅲ期临床试验。该研究 87% 的患者接受 D1+ 以上根治术,中位清扫淋巴结清个数为 20 个。22% 的手术并发症和 2% 的死亡率在可接受范围内。主要出组原因为患者拒绝、疾病进展、新辅助化疗副反应和手术并发症。术后辅助治疗的副反应主要为粒细胞减少和胃肠毒性。约 60% 患者开始术后辅助治疗,50% 患者完成治疗。中位随访时间 4.2 年,两组 5 年生存期和无疾病进展时间无显著差异。

此外,还有一些其他的证据支持放疗在胃癌治疗中的作用,包括多项 meta 分析和一项大样本数据分析,均比较稳定的显示了手术的基础上加用放疗的生存获益。Ohri 等发表的一项 meta 分析,包括 13 项临床研究、2811 例患者,提示放疗的应用(联合或不联合化疗)提高了胃癌患者的总生存(HR: 0.78; 0.70~0.86, $P<0.001$)。术后辅助化疗对比辅助放化疗,显示放化疗相比于辅助化疗提高了 DFS(HR: 0.77; 0.65~0.91, $P=0.002$)。针对 D2 根治术后放化疗对比单纯化疗的数项 meta 分析亦显示联合放化疗较单纯化疗相比,可提高局部控制率和 DFS。一项基于 SEER 数据库的分析,纳入了 11 630 例患者,提示辅助放疗的获益,特别是在淋巴结阳性的患者中(5 年生存率 30.4% vs 21.4%, P

<0.0001),且放化疗的生存获益在淋巴结分期 N1/2 和 N3 中清扫了 >15 或 >30 个淋巴结的患者中是恒定的。

综上,以上临床证据,证实了术后放化疗在局部控制方面的作用,并突出了患者选择的重要性。今后开展的针对术后放化疗的研究,应以选择能够从中获益的患者为目标。

三、术后辅助化疗

关于胃癌术后辅助化疗的研究,由于长期以来东西方在手术清扫范围上的差异,一直未有统一的观点。在 ACTS-GC 研究发表之前,先后有 4 篇 meta 分析评价了胃癌术后辅助化疗的疗效,分别发表于 1993-2002 年,虽然逐步肯定了胃癌术后辅助化疗的价值,但认为获益非常有限,且分析所纳入的原始研究质量均不高。因此,在很长一段时间内胃癌术后辅助化疗的价值未得到肯定,这也是 ACTS-GC 研究和 CLASSIC 研究得以启动的原因,尤其是这两项研究中的对照组均为单纯观察队列,因为基于当时的观点不存在伦理问题。

ACTS-GC 研究充分证明了 S-1 单药作为胃癌术后化疗的可行性和有效性。研究对象为接受 D2 及以上根治术并达到 R0 切除的Ⅱ、Ⅲ期胃癌患者,共有 1059 例患者入组。研究对象被随机分为单纯手术组($n=530$ 例)或术后化疗组(手术 + 术后 S-1 单药口服,$n=529$ 例)组。后者在术后 6 周内接受 S-1 40mg/m², 每天 2 次的治疗,服用 4 周后休息 2 周。患者对该方案表现出良好的耐受性,约 80% 完成了半年的口服 S-1 治疗,65.8% 完成了长达一年的治疗。2006 年,研究结果显示术后化疗组的 3 年总生存率为 80.1%,明显优于单纯手术组的 70.1%。鉴于该研究的样本量大,可信度高,日本胃癌学会将进展期胃癌术后单药口服 S-1 化疗作为标准治疗方案来实行。

不同于日本的术后单药化疗,CLASSIC 研究纳入了接受 D2 根治术并获得 R0 切除的Ⅱ~ⅢB 期胃癌患者共 1035 例。研究对象被随机分为单纯手术组(515 例)或术后化疗组(520 例)。后者在术后接受卡培他滨联合奥沙利铂(XELOX)的化疗方案:奥沙利铂 130mg/m² 静脉注射,第 1 天;卡培他滨 1000mg/m² 口服,每天 2 次,第 1~14 天,每 3 周为一个周期,共治疗 6 个月。研究结果显示术后化疗组的 3 年无病生存率为 74%,明显优于单纯手术组的 59%($P<0.0001$)。2014 年报道的 5 年随访结果显示,术后化疗组和单纯手术组的 5 年无病生存

率为 68% 和 53%，5 年总生存率为 78% 和 69%。

以上两项均是在亚洲地区进行的胃癌 D2 根治术后的研究，两者的样本量均超过 1000 例，统计学上均能获得 80% 的把握度，因此，样本量足以达到统计学的要求。ACTS-GC 研究尽管是在日本国内进行，但参与的研究中心多达 107 家。由于日本胃癌的规范化手术推广得比较全面，因此 D2 手术的质控均能得到保证。CLASSIC 研究涵盖了韩国和中国地区，所有的入选中心在研究开始前均对其 D2 手术的能力进行了充分的评估。由于这是两项独立的研究，我们尚无法判断 S-1 单药或者 XELOX 方案在胃癌术后辅助治疗上孰优孰劣。但根据 ACTS-GC 研究的亚组分析结果，pⅢB 期的患者并无获益，因此，对于术后分期较晚、复发转移风险较高的患者，更多应考虑联合化疗。对于Ⅱ期患者，则可以考虑 XELOX 或 S-1 辅助治疗，同时要结合患者的不良事件及对持续治疗时间的耐受性综合考虑。

基于上述研究结果，NCCN 指南推荐对于接受了 D2 根治术的患者，术后行卡培他滨 + 奥沙利铂或卡培他滨 + 顺铂的辅助化疗。日本胃癌治疗指南则推荐术后行 1 年的 S-1 单药口服化疗。

四、新辅助治疗

（一）新辅助治疗的优势

胃癌的治疗中也进行了术前新辅助治疗的研究。理论上，术前治疗有如下优势：①与术后治疗相比，未经历手术的患者能更好地耐受放化疗的不良反应；②胃癌患者在手术前解剖结构未发生改变，因此，放疗区域的定位更加准确；③术前治疗能够降低分期，提高 R0 切除率，而能否 R0 切除则是胃癌术后患者的独立预后因素之一；④微转移可在较早阶段得到控制；⑤术前治疗可降低肿瘤细胞活性，最大程度减少腹腔中游离的肿瘤细胞以及手术时肿瘤细胞的转移和种植；⑥术前化疗可作为化疗药物的体内药敏资料，为术后化疗提供用药依据。

（二）术前化疗 / 围手术期化疗

2003 年，Allum 等报道了英国医学研究协会进行的胃、食管围术期化疗（MAGIC 研究）的研究结果。该研究随机将可切除胃癌和远端食管癌患者进行随机分组，一组为术前和术后接受表阿霉素 + 顺铂 +5-FU 联合化疗（ECF 方案）的围手术期化疗组，另一组为单纯手术组。研究结果显示，围手术期化疗组和单纯手术组相比其中位生存时间

与生存率均显示有提高，两组中位生存时间分别为 24 个月与 20 个月（P=0.009）；5 年的生存率分别是 36% 和 23%。此研究虽未能明确得出新辅助化疗可提高切除率，但提示在接受手术的可评价病例中，随机分组接受 ECF 新辅助化疗的患者有较高的 R0 切除率（79% 比 70%）。另一项 FFCD9703 研究，与 MAGIC 类似，对比了手术 + 围手术期化疗与单纯手术对胃食管结合部腺癌的疗效，发现围手术期化疗组的根治性切除率、DFS 和 OS 均显著提高。

值得注意的是，MAGIC 研究中贲门癌和低位食管癌的比例约为 26%，而 FFCD9703 研究中为 75%。另一方面，在两项研究中对照组 5 年生存率相似的情况下（分别为 23% 及 24%），FFCD9703 研究两药方案的 5 年生存率提高幅度完全不逊于 MAGIC 研究的三药方案，这一结果是否与入组患者的肿瘤部位不一致相关，还是存在化疗方案与肿瘤部位的交互作用，值得进一步探讨。此外，MAGIC 研究中接受 D2 手术的患者比例在围手术期化疗组为 42.5%，在单纯手术组为 40.3%，提示两组 D2 根治率均较低。同时，完成术前 3 周期化疗的患者有 215 例，但其中完成 3 周期术后化疗的患者仅有 104 例，也提示术后患者对 ECF 化疗方案的耐受性不良。日本启动的 JCOG0501 研究针对 Borrmann Ⅳ型和巨大Ⅲ型胃癌，将患者分为两组，一组接受术前 S-1 联合顺铂加术后 S-1 治疗，另一组接受手术加术后 S-1 治疗，期待这一研究结果可以对围手术期化疗方案的选择提供更多的证据。

围手术期化疗方案的选择，目前推荐的是 MAGIC 试验中的 ECF 方案及其改良方案（EOX、ECX、EOF 方案）。这些方案是基于晚期胃癌 REAL-2 的研究结果。REAL-2 研究设计严谨，采用"2×2"设计比较了 EOX、EOF、ECX、ECF 方案的疗效，其中 EOX 方案有效率最高，为 48%。此外，基于靶向药物在晚期胃癌中的阳性结果，正在进行中的 MAGIC B 研究选择了 ECX 方案 ± 贝伐珠单抗，希望验证靶向药物在围手术期化疗中的作用。HER-FLOT 研究和 NEOHX 研究则将曲妥珠单抗应用于围手术期化疗中。

对于单纯新辅助化疗，目前报道的多为小样本Ⅱ期临床试验，且结果并不统一。2009 年 ASCO 年会上报道的 EORTC40954 研究，因入组缓慢而提前关闭，共纳入了 144 例进展期胃癌患者，其中新辅助化疗组（顺铂 +5-FU 的术前化疗 + 手术）和单

纯手术组各 72 例。结果显示,接受术前化疗患者的 T 和 N 分期均有下降,提示新辅助化疗有降期的作用。但长期随访结果显示,新辅助化疗组并无明显生存获益($p=0.466$)。因此,目前尚无证据证实术前化疗可取代术后化疗,对于接受新辅助化疗的局部进展期胃癌患者,推荐行围手术期化疗。

基于上述研究结果,NCCN 指南推荐围手术期化疗作为可切除局部进展期胃癌的治疗方案,术前术后各 3 个周期,推荐的方案有 5-FU+ 顺铂,ECF 方案(表柔比星 + 顺铂 +5-FU)或改良的 ECF 方案(表柔比星 + 顺铂 / 奥沙利铂 +5-FU/ 卡培他滨)。

(三)术前放(化)疗

其他肿瘤的放疗相关研究结果提示术前放疗 / 放化疗可能较术前单纯化疗更具临床价值,因为其可通过对局部晚期肿瘤的治疗使肿瘤退缩降期,从而提高手术切除率;且正常组织术前放疗的耐受性通常高于术后放疗。因此,在胃癌中也已进行了相关术前放疗的研究。

1. 单纯术前放疗 术前放疗的前瞻性随机临床研究主要由俄国和中国的学者报道,多集中在于二十世纪八九十年代。共有 6 项研究,与单纯手术相比,均提示有生存的得益。

4 项在俄罗斯、1 项在乌克兰和美国进行的前瞻性随机研究评估了在可切除的胃癌患者中,术前放疗联合手术与单纯手术的比较。这些研究均显示了术前放疗所带来的生存获益。但需要注意的是,这几项研究在其方法学上有不确定性,因此其在胃癌中的运用意义不明确。

我国 1998 年报道的Ⅲ期临床研究纳入了 370 例贲门癌患者,随机分为术前放疗联合手术组和单纯手术组,放疗为 40Gy/20 次,10 年的生存率在术前放疗组和单纯手术组分别为 20% 和 13%($P=0.009$),局部失控在两组分别为 39% 和 55%($P<0.005$)。此研究显示了术前放疗在局部控制和生存方面所能带来的得益。

2. 术前放化疗 在其他消化道肿瘤如直肠癌、食管癌,术前同期放化疗已被证明有效且优于术前单纯放疗或单纯化疗,主要表现在提高肿瘤降期率、术后病理缓解率和降低局部复发率等方面。如前所述,理论上,术前放化疗具有诸多优势。目前,关于局部进展期胃癌的术前放化疗,已有较多的Ⅰ期或Ⅱ期研究。NCCN 指南推荐对于局部进展期可切除胃癌,分期为 cT2+Nany 的患者可考虑接受术前放化疗,证据级别为ⅡB。

美国安德森癌症中心早在本世纪初已开始了局部进展期胃癌术前同期放化疗的相关临床研究,并对同期化疗药物的选择进行了探索(表 10-3-3)。2011 年该中心首次报道了一个Ⅱ期临床研究,结果令人鼓舞。该中心后来又进行了一系列不同诱导化疗方案合并不同同期化疗方案的研究,所用的同期化疗方案主要是单药氟尿嘧啶,或在其基础上加入顺铂或紫杉醇或三药联用,放疗剂量均为 45Gy 分 25 次 5 周完成。

相应的回顾性研究亦不在少数,其中 2011 年发表的基于美国 SEER 数据库的回顾分析质量较高。该研究纳入了美国 2002-2006 年已排除远处转移的 10 251 例胃腺癌患者,结果显示虽然是否接受过术前或术后放疗对 OS 无影响,但却显著延

表 10-3-3 局部进展期胃癌术前同期放化疗的相关临床研究

研究者	年份	入组标准	样本量	诱导化疗	同期化疗	R0 切除率	pCR 率	中位生存期(术后达 pCR+pPR/ 未达 pCR+pPR)
Lowy 等	2001	胃腺癌,T2~4NX 或 T1N1,M0	24	无	5-Fu	83%	11%	/
Ajani 等	2004	胃腺癌,T2~3Nx,T1N1	33	5-Fu+CF+DDP	5-Fu	70%	30%	63.9/12.6,$P=0.03$
Ajani 等	2004	食管鳞癌,GEJ 腺癌	43	CPT-11+DDP	5-Fu+Taxol	91%	26%	25.6/18.5,$P=0.52$
Ajani 等	2005	胃或 GEJ 腺癌,T1N1,T2~3 N0/1	41	5-Fu+Taxol+DDP	5-Fu+Taxol	78%	20%	−/27.2,$P=0.006$
Ajani 等 RTOG9904	2006	胃腺癌,T1N1,T2~3 N0/1	43	5-Fu+CF+DDP	5-Fu+Taxol	63%	26%	pCR 对比非 pCR,1 年 OS 率:82% vs 69%

注:CF:亚叶酸钙;CPT-11:伊立替康;DDP:顺铂;GEJ:胃食管结合部;pCR:病理写完全缓解;pPR:病理学部分缓解

长了有淋巴结转移患者的生存。

目前国际上已有两项公布结果的Ⅲ期研究，即荷兰的 CROSS 研究和德国的 POET 研究。CROSS 研究纳入了 366 例食管或胃食管交接部腺癌或鳞癌的患者（分期为 T1N1 或 T2～3N0～1，M0），分为术前放化疗+手术组（178 例）或单纯手术组（188 例）。全组腺癌比例为 3/4，胃食管交界癌比例为 1/4。疗效方面，放化疗组和手术组的 R0 切除率分别为 92%（148/161）和 69%（111/161）（P<0.001）。放化疗组有 29%（47/161）获得了 pCR，其中包括 23%（28/121）的腺癌患者获得 pCR。中位 OS 分别为 49.4 个月和 24.0 个月（P=0.003）。安全性方面，院内死亡率分别为 4%（6/168）和 4%（8/186）（P=0.7）。术后 30 天内死亡率分别为 2% 和 3%（P=0.85）。放化疗毒性反应发生率为 12%（12/171），主要为Ⅲ度血液学毒性。1 例Ⅳ度血液学毒性反应，为中性粒细胞减少伴发热。1 例死亡。

德国的 POET 研究针对的是胃食管结合部腺癌患者（uT3～4NXM0），设计为术前化疗+手术对比术前同期放化疗+手术。研究结果显示，化疗组和放化疗组的病理学完全缓解率分别为 2.0% 和 15.6%（P=0.03），3 年生存率分别为 27.7% 和 47.4%（P=0.07），两组术后死亡率分别为 3.8%（2/52）和 10.2%（5/49）（P=0.26）。放化疗组Ⅲ度和Ⅳ度血液学毒性发生率分别为 12% 和 5%。让人遗憾的是该研究最终因入组缓慢而提前关闭，但它仍是目前全球唯一已经发表的研究，提示对于胃食管结合部腺癌，新辅助放化疗可能较新辅助化疗有更多的生存获益。

TOPGEAR 是对于可切除胃癌采用 ECF 围手术期化疗对比新辅助放化疗联合 ECF 围手术期化疗的一项随机Ⅱ/Ⅲ期研究。研究入组了可切除胃癌或胃食管结合部腺癌患者，对照组接受 ECF（或 ECX）治疗，然后手术，再行 ECF（或 ECX）治疗；试验组接受 ECF（或 ECX）治疗后进行术前放疗，然后进行手术并接受术后治疗。目前该研究仍在入组阶段。

综上，诸多的Ⅰ期、Ⅱ期研究及回顾性研究初步证实针对局部进展期胃癌，术前同期放化疗的疗效与安全性，通过降低肿瘤分期从而提高 R0 切除率，并降低局部区域复发率。降期明显特别是 pCR 患者生存期将显著延长。两项Ⅲ期研究的结果表明，对于局部进展期胃食管结合部肿瘤，术前同期放化疗可比术前化疗取得更好的 R0 切除率、pCR

率及生存时间，但不显著增加围手术期并发症。而以近端和远端胃癌患者为研究对象的术前同期放化疗临床Ⅲ期研究当下正在进行中。

五、术中放疗

在胃癌放疗中，除术后或术前外照射放疗，还有一种治疗手段是术中放疗。日本京都大学的 Abe 在 20 世纪 70 年代开始此方面的研究工作。虽然他在世界范围内提出了胃癌术中放疗的研究，但很少有学者将术中放疗作为唯一辅助治疗手段。术中放疗的优点是可给予肿瘤或肿瘤床单次较大剂量（10～35Gy）的照射，而其周围的正常组织可得到较好的保护。Kyoto 大学进行的随机研究纳入了 211 例患者，随机接受单纯手术或手术联合术中放疗（28～35Gy），对局限在胃壁的肿瘤，两种治疗模式的 5 年生存率相似，但如果肿瘤已浸润胃壁全层或有区域性淋巴结转移，则术中放疗组较单纯手术组提高了生存率，对 T4 肿瘤而言，单纯手术无 5 年生存，而接受术中放疗的患者有 15% 的 5 年生存率。研究提示对局部晚期的胃癌术中放疗能够带来获益。

NCI 进行了另一项前瞻性随机研究，比较了手术与手术+术中放疗的疗效。在术中放疗组，肿瘤床接受术中放疗 20Gy；在手术组，如术中发现肿瘤侵犯超出胃壁的局部晚期患者，在术后给予 50Gy/25 次的外照射。60 例患者随机分组并接受探查术，19 例由于肿瘤无法切除或远处转移而出组，因而研究组共有 41 例。中位生存时间在术中放疗组为 25 个月，手术组为 21 个月（P=0.99）。局部区域失败在术中放疗组为 44%（7/16），手术组为 92%（23/25）（P<0.001）。两组的并发症发生率相似。虽然术中放疗组显示局部区域的复发更低，但未显示有总生存获益。在中位随访 7 年，手术组中接受术后外照射的局部晚期患者无生存，而在术中放疗组中有 3 例无病生存（P=0.06）。

基于以上研究结果，目前术中放疗作为提高局部控制与外照射联合的方式，在胃癌治疗中的临床应用及其优化仍在待进一步研究。

第四节 晚期胃癌的综合治疗

晚期胃癌的化疗有效率一般在 40% 左右，中位生存时间多为 10 个月。局部晚期和广泛转移的胃癌一般来说是不可治愈的。治疗目标应以改善症状、延长生存时间为主。除了Ⅳ期胃癌，本节也包括了局部晚期不可切除胃癌的内容,同时,对转化治疗作简单介绍。

一、姑息性手术

约 20% 的胃癌患者因局部广泛浸润、腹膜播散、远处转移而丧失了根治切除的机会,只能行姑息性手术。姑息性手术主要包括姑息性胃切除术、胃空肠吻合术、胃造瘘术、空肠造瘘术等。

胃癌伴有出血、穿孔或幽门梗阻等并发症时,若患者全身情况允许,预计病灶能安全切除时,应争取行胃姑息性切除手术。如此不仅能消除并发症的困扰,提高生活质量,且能够减轻机体的肿瘤负荷,有利于提高术后综合治疗的疗效,延长生存期。但由于姑息性手术常伴随着较高的术后并发症率和死亡率,因此,对晚期胃癌的剖腹探查和姑息性胃切除手术应持谨慎态度。应综合分析患者全身情况、转移的类型和范围以及并发症情况,把握手术指征。对胃癌伴广泛腹膜转移、远处淋巴结转移或多发血行转移而无上述并发症时,姑息性胃切除术的价值尚不明确,此类患者目前倾向于选择以化疗为主的综合治疗方案。

二、姑息性放疗

晚期胃癌适用于放疗的情况主要可分为以下 3 种:①局部晚期不可切除胃癌或治疗后复发的胃癌或姑息手术后的胃癌;②初诊即有或治疗过程中发现有远处转移的 Ⅳ 期胃癌;③具有严重症状的晚期胃癌患者。

(一)局部晚期不可切除或局部区域复发或姑息手术后胃癌的放疗

1. 同期放化疗对比单纯放疗　早在 1969 年,美国 Mayo 医学中心的 Moertel 等即对局部进展不可切除的消化道肿瘤进行了前瞻性研究,对比了同期放化疗(CRT)和单纯放疗(RT)的疗效。1989 年,欧洲癌症治疗与研究组织(EORTC)进行的一项前瞻性研究,纳入行根治或姑息切除术后的胃癌患者 115 例,随机分组后接受 CRT、RT、CRT+ 化疗(CT)以及 RT+CT 的治疗,亦证实了同期放化疗的优势。鉴于远处转移是晚期胃癌死亡的主要原因,且同期放化疗的有效性在其他消化道肿瘤中亦得到了证实,因此,目前临床上已较少应用单纯放疗,通常仅在评估患者无法耐受时才考虑行单纯放疗。

2. 同期放化疗对比单纯化疗　1982 年,胃肠道肿瘤研究组(GITSG)将 90 例局部晚期不可切除或已经手术但有肿瘤残留的胃癌患者随机分为 CRT 组和 CT 组。结果显示,CRT 组较 CT 组的 4 年总生存率显著提高(分别为 18% 和 6%)。且姑息术后的任何形式辅助治疗均可改善预后。然而目前仍缺乏大型的临床研究来说明同期放化疗是否优于单纯化疗。关于这一方面的研究较少,从局部进展可切除胃癌的研究结果来看,同期放化疗在提高手术切除率、肿瘤降期率和 pCR 率等方面均优于单纯化疗,但这一优势能否转化为长期的生存获益,还需更多临床证据。此外,患者的选择,放疗的介入时机、设野与剂量,以及与化疗或靶向药物的联合等问题,仍需进一步探索。

3. 前瞻性单臂研究与回顾性研究　有若干小型单臂的前瞻性研究从放疗新技术、靶向药物联合等方面对晚期胃癌的治疗进行了探索,虽然病例数有限,但结果仍提示患者对于放化疗联合的耐受性,以及这一治疗措施在缓解症状、改善生存等方面的作用,为后续的研究设计提供了思路(表 10-4-1)。

相应的回顾性研究亦不在少数(表 10-4-1),美国的麻省总医院、梅奥诊所和安德森肿瘤中心等均报道了本中心的病例回顾总结,提示对放化疗敏感、肿瘤退缩满意的患者其生存期可明显延长。我国和韩国的研究则对胃癌术后复发灶、术后腹腔淋巴结复发的放化疗进行了回顾分析,提示了放化疗控制病情、延长生存的作用。

综上,对于一般情况良好,局部晚期不可切除的胃癌,以 5-FU 或紫杉醇为主的联合放化疗为 NCCN 指南所推荐,放疗剂量多在 45~55Gy。对于我国超过 50% 的胃癌患者为局部进展期这一现状,术前同步放化疗值得投入更多的精力开展大型的临床研究。

(二)转移性胃癌

转移性胃癌推荐以全身化疗为主的综合治疗方案,放疗在转移性胃癌中的治疗作用并无明确证据。根据基于美国 SEER 数据库一项大型回顾性研究的结果,相较于未接受过手术或放疗的转移性胃癌患者,无论是单纯手术还是单纯放疗,均可带来生存获益。特别是当两者有效结合以后,可大幅提高生存率。值得注意的是,该回顾性研究中并无患者营养状况的记录,但通常选择接受局部治疗的患者营养状态均较好,这会对预后带来较大影响。因此,目前仍缺乏相关的前瞻性研究来明确放疗在转移性胃癌局部治疗中的意义。

表 10-4-1 晚期胃癌前瞻性单臂研究与回顾性研究

研究者	年份	入组标准	样本量	研究类型	具体方案	研究结果
前瞻性研究						
Moertel CG 等 Mayo Clinic	1969	局部晚期不可手术	48	随机对照，CRT 对比 RT	RT 35.0-37.5Gy 分 4～5 周 ±5-Fu	CRT 组对比 RT 组，中位生存期：13 vs 6 个月；5 年 OS 率：12% vs 0%
GTSG	1982	局部晚期不可切除或 R2 或 R1 或 R0（R0 仅 7 例）	90	随机对照，CRT 对比 CT	5-Fu+MeCCNU±RT；RT 50Gy 分 8 周（分段放疗，中间休息 2 周）	CRT 组对比 CT 组，4 年 OS 率：18% vs 6%
Bleiberg H 等 EORTC	1989	R2、R1 或 R0	115	随机对照，RT±CT 对比 CRT±CT	55.5Gy 分 6 周 ±5-Fu	中位生存期：RT 组 12 个月，RT+CT 组 10 个月，CRT 组 15 个月，CRT+CT 组 18 个月
Safran H 等 BUOG	2000	可手术或不可手术；局部复发；腹膜后、肠系膜淋巴结转移 M1a	27	前瞻性，单臂，CRT	RT 45.0-50.4Gy 分 5～6 周，同期 Taxol 50mg/m², 1 次 / 周	中位生存期 11 个月，2 年 OS 率 31%，ORR 56%，R0 切除率 37%，
Saikawa Y 等	2008	局部晚期不可切除	30	前瞻性，单臂，CRT	RT 40Gy 分 4 周，同期 S-1 每天 60mg/m² 和 DDP 6mg/m²，放疗开始 3 周	中位生存期 25 个月，ORR 65.5%，R0 切除率 33%
Fujitani K 等	2009	一线化疗失败的局部晚期	10	前瞻性，单臂，CRT	RT 45.0～50.4Gy 分 5～6 周，同期 S-1 每天 40mg/m² 和每周 DOC 20mg/m²	中位生存期 10 个月，ORR 20%
Lu N 等	2014	局部晚期或复发或残存	30	Ⅱ期，前瞻性，单臂，CRT+ 靶向药物	IMRT 45～54Gy，同期尼妥珠单抗 200mg，1 次 / 周 + 卡培他滨每天 1600mg/m² 放疗期间口服	1 年 OS 率 50.6%，局部 ORR 43%，1 年照射野内局部控制率 71%
回顾性研究						
Gunderson LL 等 MGH	1983	根治术后，局部晚期不可手术或局部复发或 R2 术后	40	回顾性，CRT 或 CT+RT+CT	45～52Gy 分 5～6 周，同期 5-Fu 为基础的联合化疗	3 年 OS 全组 20%，手术组 43%
Henning 等 Mayo Clinic	2000	局部晚期不可手术或局部复发或 R2 术后	60	回顾性，CRT 或 RT 或 RT+ IORT	RT 中位剂量 48.6Gy，IORT 中位剂量 15Gy	全组中位生存期 11.6 个月：不可手术 12 个月，复发 10 个月，R2 术后 9.6 个月
Kim MM 等	2008	73% 为 Ⅳ 期以姑息放疗为目的	37	回顾性，CRT 对比 RT	RT 平均 35Gy 分 14 次，同期 5-Fu 为基础的单药或联合化疗	CRT 组对比 CT 组：6 个月生存率：50% vs 23%（P=0.08）
Sun J 等	2010	胃癌术后腹腔淋巴结复发者	79	回顾性，RT 组对比非 RT 组	37 例接受 3DCRT	RT 组 ORR 为 84%
Suzuki A 等	2012	晚期不可手术或手术禁忌或拒绝手术	66	回顾性，全部接受 CRT	RT 45Gy 分 25 次或 50.4Gy 分 28 次，同期 5-Fu 为基础的联合化疗	全组中位生存期 14.5 个月，3 年生存率 22.6%；其中 35% 达 CR，中位生存期 30.7 个月

续表

研究者	年份	入组标准	样本量	研究类型	具体方案	研究结果
Kim BH 等	2013	胃癌术后腹腔淋巴结复发者	26	回顾性，RT组对比非RT组	3DCRT，中位剂量56Gy，同期5-Fu或紫杉醇为基础的化疗	RT组对比非RT组，中位生存期：36 vs 16个月（$P<0.001$）
Yuan ST 等	2015	胃癌术后复发	79	回顾性，CRT对比CT	3DCRT，中位剂量50Gy，同期XELOX方案化疗	CRT组对比CT组，中位生存期：13.4 vs 5.4个月（$P=0.06$）；CRT组临床症状缓解率明显高于CT组
Ratosa 等	2015	局部进展不可切除胃癌，局部进展GEJ腺癌	90	回顾性，全部接受CRT	诱导化疗：5-Fu+DDP 3DCRT 45Gy 分25次，同期5-Fu+DDP化疗2个周期	手术转化率为65.5%（36/55）；R0切除者31例，R0切除率86.1%（31/36）；1例pCR；2年的无病生存率和总生存率分别为43.5%和57.1%

（三）放疗在缓解晚期胃癌临床症状中的作用

晚期胃癌患者常因肿瘤侵犯或压迫造成严重的临床症状，如消化道梗阻造成的营养摄入困难、肿瘤出血造成的贫血，或因疼痛而影响日常生活和睡眠等。虽然外科手术的缓解症状作用显著，但对患者的体力状况要求较高，且存在较大的风险。放疗具有无创的优势，对于失去手术机会、年老、体衰、多发病、已转移者或拒绝手术者，其减轻症状的作用是不可替代的。对一般情况较好的患者仍建议行同期放化疗以获得更好的姑息治疗效果。若消化道梗阻较重，需先行小肠营养管置入、短路手术等先解决营养问题再行放疗，以保证治疗的顺利进行。

放疗的减轻症状作用主要可分为以下三个方面：①减少出血：无论是肿瘤本身或治疗导致的急性出血或慢性出血，放疗均可通过使血管闭塞而达到减少肿瘤出血的目的。②缓解压迫或梗阻：消化道梗阻在晚期胃癌中最为常见。伴有胃癌梗阻患者姑息治疗的首要目的是减轻恶心呕吐的症状，以及尽可能恢复经口饮食。放疗通过缩小原发肿瘤或转移瘤而达到解除局部压迫、梗阻的目的。③缓解疼痛：放疗可缓解肿瘤局部组织浸润、腹膜后淋巴结侵及后腹壁神经或骨转移所引起相应部位的剧烈疼痛。

三、姑息性化疗

对于晚期胃癌，目前NCCN指南、日本胃癌规约均推荐以氟尿嘧啶或紫杉醇为基础的全身化疗为其主要治疗手段，同时也可给予靶向治疗、支持治疗等。姑息性化疗的目的是控制原发或转移灶，缓解症状，提高生活质量，延长生存期。既往的随机研究比较了联合化疗和单纯支持治疗的疗效，结果显示接受化疗的患者生存时间延长，且生活质量也有所改善。针对晚期胃癌，目前仍以联合化疗为主。单药化疗常用于不能耐受联合化疗的胃癌患者，虽然不良反应较轻，但疗效较差，目前单药化疗常选用氟尿嘧啶类药物。

四、转化治疗

转化治疗首先由Bismuth等在1996年提出，最早应用于结直肠癌肝转移，通过化疗的方式使肝转移得以切除并获得较好的预后。鉴于转化治疗在结直肠癌肝转移上取得的积极效果，其在胃癌方面的应用也逐渐得到认可。与目前晚期胃癌综合治疗控制进展的目的不同，转化治疗是在综合治疗的基础上，对合适的病例施以合理的治疗方案，最大程度地使肿瘤降期，使不可切除因素部分或完全缓解，从而达到可手术切除的状态，实现由晚期到根治的逆向转变，并最终获得较长期的术后生存时间。

（一）局部晚期不可切除胃癌的转化治疗

局部晚期不可切除胃癌即包含"不可切除"（surgically unresectable）这一特征，但疾病仍属局部进展期（loco-regional disease/cM0），有学者用"unresectable M0"来定义这一情况。

NCCN指南中对于局部进展且不可切除肿瘤

的定义为：①肿瘤浸润至肠系膜根部，或者影像学怀疑或经活检确认腹主动脉旁淋巴结有转移。②肿瘤浸润或包裹主要血管（脾动脉除外）。此外，有若干研究对不可切除的情况作了更为详细的描述，但仍有较大差别，缺少统一的标准。总体而言，局部进展不可切除主要分为肿瘤直接侵犯邻近脏器或严重的区域淋巴结转移两种情况。Yoshikawa 等认为围绕腹腔动脉及其分支的融合成团淋巴结虽为区域淋巴结转移，被定义为大块 N2（bulky N2），但通常已将其视为不可切除而推荐采用姑息治疗，因而预后极差。

针对局部晚期不可切除胃癌的转化治疗，现有的研究仍多集中于全身化疗。然而，单纯化疗偏重于全身治疗，对局部病灶的效果并不十分明显，表现为较低的病理学完全缓解（pCR）率，及术后较高的局部复发率。针对局部进展可切除胃癌，Stahl 等主导的 POET 研究虽然只纳入了胃食管结合部腺癌，且因入组缓慢提前关闭，但术前同步放化疗较术前化疗相比，淋巴结阴性率和 pCR 率均有提高，且有提高生存获益的趋势。而对于不可切除胃癌而言，放疗作为手术之外强有力的局部治疗手段，与化疗联合，既可增加放疗敏感性，提高局部控制和转化效率，也可以降低远处转移的发生，因而更具探索价值。

前文述及的 Safran 等的回顾性研究有 10 例在放化疗后获得了根治性切除，已体现了转化治疗的思路。2011 年，Rivera 等报道了一项来自西班牙的 II 期临床研究。针对局部不可切除但无远处转移的胃或胃食管结合部腺癌患者，先给予 2 个疗程的伊立替康＋顺铂（IC）的诱导化疗，然后给予 45Gy 的放疗，同期仍采用 IC 方案增敏。研究总共纳入 17 例患者，获得了 29% 的 R0 切除率（5/17），同期放化疗期间有 3 例死亡，5 例接受手术的患者有 1 例于术后 30 天内死亡。中位生存时间为 10.5 个月，2 年生存率为 27%。基于此研究的结果，术前放疗对于局部不可切除胃癌患者的转化效果较差，且毒性显著。

Ratosa 等分析了于 2004 年 1 月至 2012 年 6 月在该中心接受治疗的局部进展不可切除胃癌和局部进展的胃食管结合部腺癌患者，共 90 例。该中心采用 5-FU＋顺铂的诱导化疗方案，化疗结束 4 周后给予总剂量 45Gy 分割为 25 次的同期放化疗。90 例患者中有 55 例为初始不可切除胃癌，经过放化疗后有 36 例接受手术，总体手术转化率 65.5%（36/55）；达到 R0 切除者 31 例，R0 切除率为

86.1%（31/36）。其中还有 1 例获得了 pCR，88.9% 的患者获得降期（32/36）。2 年的无病生存率和总生存率分别为 43.5% 和 57.1%。放化疗期间没有患者死亡，主要的 3/4 级毒性反应为恶心、呕吐和骨髓抑制。因此，与 Rivera 等研究结果不同，该研究中放化疗为初始不可切除胃癌患者带来了显著的生存获益，且安全性良好。

国内有医院于 2012 年开展了一项局部晚期胃癌术前放化疗的开放、非对照、单中心 II 期临床研究。43 例符合入选标准的患者首先给予 1 个周期 SOX 方案（S-1＋奥沙利铂）诱导化疗，序贯总剂量为 45Gy，每次 1.8Gy，口服 S-1 增敏的同期放化疗。放化疗结束后再给予 1 个周期的 SOX 方案巩固化疗。术前治疗结束后行疗效评估，再次评估为可切除的患者接受手术治疗。最终有 38 例患者接受手术，28 例为 R0 切除（73.7%），另外 10 例于术中发现无法切除，包括 5 例腹膜种植和 5 例十二指肠胰头侵犯。本研究的 pCR 率为 11.6%（5/43），无术后死亡病例。全组患者中位随访时间为 20 个月（5～39 个月），14 例死亡，2 年总生存率为 65%。目前，该研究的后续 III 期临床研究（PREACT 研究）已开始入组（NCT03013010）。

（二）IV 期胃癌的转化治疗

IV 期胃癌的转化治疗是当下研究的热点。虽然分期上均被归为 IV 期胃癌，但其生物学行为存在高度异质性。腹膜种植转移有着与血行转移完全不同的生物学结局。腹膜种植的最终结局是引起恶性肠梗阻、癌性腹水和恶病质。而经血行途径引起的肝、肺等远处转移者，常死于器官衰竭。目前认为，广泛的腹腔内种植转移难以行完全的手术切除，而局限在某个或某些脏器的远处转移有切除的可能。

1. 根据生物学行为划分的 IV 期胃癌分类 根据有无肉眼的腹膜种植转移及疾病严重程度，IV 期胃癌可被分为四大类：①I 类为转移灶潜在可切除（potentially resectable metastasis），包括单发肝转移合并细胞学阳性，或腹主动脉 16a2 和（或）16b1 组淋巴结转移，该类胃癌患者可行外科手术切除。②II 类为转移灶临界可切除（marginally resectable metastasis），是指肿瘤学或操作上难以实现切除，手术非治疗的首选方法。包括肝转移灶≥2 个；转移灶直径>5cm；肿瘤靠近肝静脉或门静脉；16a1、16b2 组淋巴结转移或更远的如纵隔、锁骨上或腋窝淋巴结转移。③III 类为不可切除转移灶，但有姑息治疗的必要。包括剖腹或腹腔镜探查发现已有

腹腔种植转移。有单发或多发肉眼可见的腹腔转移灶，且局限于大小网膜者也被归为此类。这些病灶虽外科可切除，但肿瘤学上是无法根治性清除的。④Ⅳ类为转移灶不可切除。大部分存在肉眼可见的腹膜播散灶和其他器官转移，被认为是不可切除的。极为罕见的病例能获得异常好的化疗后缓解，肿瘤可达到 R0 切除，但绝大多数患者只能行持续的姑息化疗。

2. 转化治疗的对象　Ⅰ类患者虽然分期上属Ⅳ期，但因其属于手术学上可切除的范畴，对其施行的术前治疗应属于新辅助治疗。Ⅱ类患者应该首选转化治疗，因转化治疗可能获得原发病灶和远处转移灶的完全缓解，从而获得原发病灶的切除，使生存延长。如治疗后仅剩孤立转移灶，则可一并切除。Ⅱ类胃癌患者人群庞大，转化治疗是其标准治疗策略。此外，转化治疗的适应人群还包括部分Ⅲ类和极少数Ⅳ类胃癌。

五、靶向治疗

随着对胃癌增殖生长与侵袭转移等恶性生物学行为机制研究的深入，靶向治疗已成为胃癌个体化精准治疗研究的重点。ToGA 研究是首个靶向 HER2 的单抗药物用于晚期胃癌的临床试验。研究结果表明，曲妥珠单抗联合化疗，疗效优于单纯化疗。这一结果将使部分 HER2 高表达的患者有了更佳的选择，成为胃癌个体化治疗的新标准。

目前胃癌分子靶向治疗领域完成的Ⅲ期药物临床试验且成功的分子靶向药物主要有曲妥珠单抗、雷莫芦单抗及阿帕替尼。未来研究方向应关注针对多靶点的药物或应用针对不同靶点的药物以及靶向治疗与放疗、免疫治疗等的联合来治疗胃癌。此外，靶向药物的应用已不局限于晚期胃癌，正在进行中的 MAGIC B 试验选择 ECX 方案 ± 贝伐珠单抗，希望验证靶向药物在围手术期化疗中的作用。HER-FLOT 研究和 NEOHX 研究则将曲妥珠单抗应用于围手术期化疗。

六、免疫治疗

胃癌的传统治疗方式包括手术、放疗与化疗，可使晚期胃癌患者的生存得到一定程度的改善。肿瘤免疫治疗是继手术、放疗、化疗及靶向治疗后抗肿瘤治疗又一新的支柱。近年来，在恶性肿瘤领域，免疫治疗特别是免疫检查点调节治疗取得巨大进步。已有数种免疫检查点调节药物被 FDA 批准用于黑色素瘤和非小细胞肺癌的治疗。

（一）免疫检查点调节

目前针对 CTLA-4 及 PD-1/PD-L1 通路的多种靶向药物已成功进入临床试验，部分药物包括 Ipilimumab、Nivolumab 和 Pembrolizumab 已被 FDA 批准上市，于黑色素瘤和非小细胞肺癌中取得相应的适应证，在胃癌领域目前也有多项临床研究正在开展或已完成。如 KEYNOTE-012 试验中 Pembmlizumab 在胃癌治疗中取得的可喜成绩，使得多项有关 Pembmlizumab 在晚期胃癌治疗的临床试验也陆续开展起来。

（二）过继性细胞治疗和肿瘤疫苗

将肿瘤特异性 T 细胞输入肿瘤患者体内被称为过继性细胞治疗。从人体分离 T 细胞，在体外扩增，再大量回输，这是过继性细胞治疗的基本模式。在胃癌中，使用黑色素瘤相关基因 3（melanoma-associated antigen 3，*MAGE3*）和 HER2/neu 多肽对树突状细胞进行免疫刺激被证实安全有效。CAR-T 细胞治疗对于胃癌的应用尚未起步。目前，两项利用抗 CEA-CAR-T 细胞治疗 CEA 阳性肿瘤的一期临床试验（NCT02349724、NCT02416466）正在招募患者。抗 CEA-CAR-T 细胞对于胃癌治疗的价值将得到初步探索。

肿瘤疫苗通过激发肿瘤特异性 T 淋巴细胞来增强机体免疫系统识别与杀伤肿瘤细胞的能力。肿瘤疫苗包括肿瘤细胞疫苗、树突状细胞疫苗、多肽疫苗、基因疫苗和免疫佐剂等。在胃癌中，既往研究也发现了多种肿瘤多肽疫苗的抗肿瘤作用。

第五节　胃癌的放射治疗原则与技术

一、基本原则

在胃癌放疗的设野中，需考虑多项因素：术前和术后的影像学检查，原发病灶的位置，侵犯的程度，淋巴结的情况，术中所置的标记，同时放疗医师要注意与外科手术医师沟通，了解术中所见，可能手术不彻底的部位等。虽然在小部分有明显肉眼残留病灶的患者中，放疗剂量可适当提高，但放疗剂量选择一般在 45～50Gy，因为在胃癌的放射野中有很多重要脏器，如肝、小肠、肾脏等都是耐受量较低的正常组织。目前采用的多野三维适形或 IMRT 技术较传统的 AP-PA 照射对正常组织的保护有明显的优势。在 Intergroup 的研究中，对放射野设计的要求是根据每例患者不同的肿瘤位置和淋巴结转移情况综合考虑，来设置放射治疗的靶区。

胃癌放疗靶区的设置较为复杂，根据术后局部区域失败的部位，主要放疗的目标是肿瘤床，吻合口/残端和淋巴引流区。在胃癌的放疗计划设计时特别要注意治疗的个体化，结合术前腹部 CT 显示的病灶，综合考虑原发肿瘤的位置和已知的区域淋巴结转移情况。对原发灶而言，要注意近端和远端的切缘，对位于后壁和胃窦部的病灶，要注意其与胰腺的关系，对胃窦部的病灶，还需注意其对十二指肠是否有侵犯。病灶位于胃不同的部位，其淋巴转移的方式各有其特点。近端胃和胃食管结合部腺癌，有较高的比例转移至食管周围淋巴结，甚至高达纵隔，而转移到胃幽门区、十二指肠和肝门区的概率低。对胃体部的病灶，其淋巴结转移可至各个方向，但病灶附近的大弯和小弯淋巴结更易出现转移。至于远端的胃或胃窦部癌，易转移至十二指肠周围，肝门部淋巴结，而较少转移到胃贲门、食管周围以及脾门附近的淋巴区域，在设野时需加以考虑（表 10-5-1）。

不同的肿瘤的 TNM 分期，其放疗包括的范围又有所区别。总的原则是，有淋巴结转移的病例，放射野需包括肿瘤床、残胃、足够的切缘及淋巴引流区。而对报告为淋巴结阴性的病例，需要求在手术切除和病理检查标本中，至少有 10~15 个受检淋巴结总数，在手术切缘足够的条件下，对淋巴引流区的照射可有选择性，对残胃是否放疗需视病灶浸润深度，及放疗可能对周围正常组织造成损伤的概率权衡而定。

胃癌放疗中，由于其周围正常组织如肝脏、肾脏等耐受性低，需注意保护。如肾脏的保护，要保护至少 2/3 的功能肾。对小肠，脊髓，心和肺组织也需注意。与 INT0116 研究采用的前后野照射相比，目前对胃癌的放疗计划设计，多采用三维适形放疗以达到更好的靶区覆盖和正常组织的保护，同时也在探索调强放疗在胃癌放疗中的作用。图 10-5-1 和图 10-5-2 为一 T3N1M0 胃体部癌患者

的三维适形和调强放疗剂量分布图。

二、胃癌放疗的靶区勾画

（一）胃癌放疗靶区勾画的复杂性

随着 CT 模拟和三维适形放疗技术的日益广泛应用，不必依赖骨性标记更加精确的靶区体积勾画成为了必然趋势，但是胃癌术后放疗靶区的勾画存在很多难点，包括术后上腹部解剖结构的变化、胃癌手术的相关知识、术后高危复发的淋巴结区域体积和复发模式的认识等。胃癌放射治疗计划的复杂性从 INT0116 试验中可见一斑，该研究在最初核查计划时发现 35% 的计划存在偏差需要修正。靶区勾画的不确定性导致了不可避免的勾画差异，在有靶区勾画指引的Ⅱ期和Ⅲ期试验中也有所体现。Leong 等报道在一项前瞻性胃癌术后辅助放化疗Ⅱ期临床研究中，尽管有详细的靶区勾画指引和计划指南指导，仍有 35% 的放疗计划存在偏差，且与其他肿瘤相似，越来越多的证据显示放射治疗的质量（偏差）与患者预后密切相关。

（二）胃癌放疗的靶区勾画指南

基于 INT0116 研究，Smalley 和 Tepper 等于 2002 年分别提出了胃癌术后靶区设计的建议，对几种手术方式后的靶区分别进行了定义，是最早的胃癌靶区勾画指南。但 INT0116 研究中不良反应多见，3 级、4 级胃肠道毒性发生率分别为 41%、32%，治疗完成率仅 64%，并且有 1/3 的患者死亡或野内复发。ARTIST 研究在此基础上对靶区进行了优化，降低了毒副反应，提高了治疗完成率。然而，上述两项研究采用的仍是二维时代的前后对穿野设计。

随着放疗进入三维时代，数篇文章探讨了基于 CT 模拟定位下三维适形/调强照射技术的胃癌靶区勾画问题。Yoon 等提出了以血管结构为参照的靶区勾画建议，且是基于 N3 和标准 D2 术后得到的结果。美国麻省总医院发表了胃癌术后淋巴结

表 10-5-1　近端和远端胃癌的脾区和幽门下区淋巴结转移情况

胃原发灶的位置	脾区		幽门下区	
	上 1/3 贲门	下 1/3 幽门	上 1/3 贲门	下 1/3 幽门
Kodera 等	19/147（13%）			
Sunderland 等	21/50（42%）	0/12（0%）	6/50（12%）	5/12（42%）
Noguchi 等	58/416（13.9%）	46/672（6.3%）	35/416（8.4%）	330/672（49%）
Maruyama 等	18/150（12%）	14/339（4%）	8/150（5%）	166/339（49%）
Cuschieri 等	12/48（25%）	0/25（0%）	2/21（10%）	3/17（18%）
总计	128/811（16%）	56/1048（5%）	51/637（8%）	504/1040（48%）

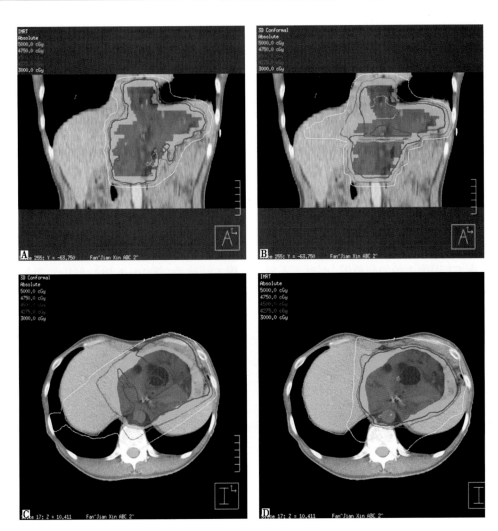

图 10-5-1 剂量分布

A、B. 冠状面的剂量分布；C、D. 横断面的剂量分布

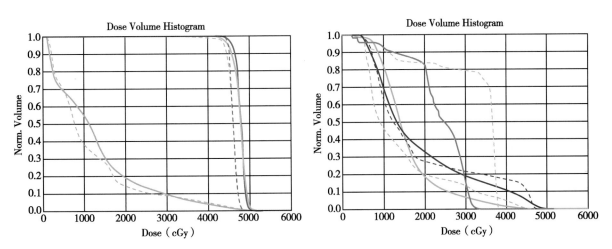

图 10-5-2 剂量直方图

虚线为三维适形计划，实线为 IMRT 计划

颜色：红色—CTV；绿色—PTV；蓝色—肝脏；玫瑰色—右肾；湖绿色—左肾；黄色—脊髓

区示意图，为第一个根据胃癌不同术式（近端胃切除、远端胃切除和全胃切除）、在不同 CT 层面勾画出第 1-16 组淋巴结的图示，但该篇文章并未给出胃癌术后应如何设计照射范围的建议。2015 年，美国数家大型医院发布了 IMRT 用于食管或胃食管结合部肿瘤的专家共识。来自武汉大学中南医院的专家团队基于解剖、影像和淋巴结引流规律，以血管结构为参照，在 CT 定位图像上对各淋巴结引流区的范围提出勾画建议，并设计了前瞻性 II 期研究，从生存、复发和治疗毒性对该靶区范围的可行性和科学性进行了验证，为胃癌术后靶区勾画提供了重要的依据。然而，上述研究主要定义了胃癌区域淋巴结在 CT 图像上的勾画范围，而对于不同肿瘤位置和病期的胃癌，没有给出针对性的勾画建议，因此并非是真正意义上的靶区勾画指南。

有关胃癌术前放化疗的研究正在逐步增多，但目前对于术前放疗的靶区勾画仍无相应的标准。NCCN 指南中有术前放疗的靶区勾画建议但已缺乏时效性。2009 年，欧洲癌症治疗与研究组织放射肿瘤学组（EORTC-ROG）发布了有关胃癌术前放疗靶体积定义的专家意见。通常，胃癌术前放疗靶区的设置应包括原发灶和区域淋巴引流区，区域淋巴引流区的勾画可参照术后放疗的靶区勾画指南，原发灶的定位则需要结合定位前的影像学和胃镜下的钛夹标记。

因此，未来还应开展更多淋巴结复发规律的研究以指导靶区范围的优化，并通过前瞻性随机对照临床试验进行验证，以进一步完善胃癌的靶区勾画指南。

（三）区域淋巴结的选择照射

通常胃癌术后局部区域复发的高危区域包括残胃、十二指肠残端、吻合口和区域淋巴引流区。而"瘤床"的界定则相对困难并且存在位置个体化差异，可能涉及了胃毗邻的所有部位。常用的淋巴结分区方法为日本胃癌研究学会制定的胃淋巴引流区的定义。

对于远端胃癌而言，贲门旁（第 1、2 组）的淋巴结可以不必包括在靶区内，而对于近端胃癌而言，幽门上下（第 5、6 组）的淋巴引流区域则可以避免照射，胃左动脉干（第 7 组）和腹腔干（第 9 组）淋巴结区域则一般推荐包括。根据肿瘤的位置，一般还包括其他 D2 范围内的淋巴引流区和部分腹主动脉旁淋巴结区域。胃癌靶区的确定还需要结合治疗后的复发模式。一项国内研究对 43 例局部区域复发的患者进行了分析，吻合口或十二指肠

残端复发占 25.6%，瘤床复发占 11.6%，残胃复发占 4.6%，区域淋巴结复发占 81.4%，而区域淋巴结复发的患者中主要出现在腹主动脉旁淋巴结和胰十二指肠淋巴结区域，这提示在勾画放疗靶区时应注意包括该区域的淋巴引流区。

ARTIST 研究前期分析了局部区域复发模式，并改进了放疗靶区。淋巴结照射区仅包括第 7~9 组及第 12~16 组淋巴结，进一步降低了肠道的照射剂量，不良反应与术后化疗相比无显著差异，治疗完成率达到 82%。Chang 等对 91 例 D2 术后分期为 N3 的患者进行了分析，显示区域淋巴结复发部位多在 D2 清扫范围之外，复发高危部位依次为腹主动脉旁（第 16a/b 组），肝十二脂肠韧带内（第 12 组），肠系膜上血管周围（第 14 组），胰后（第 13 组）和腹腔干（第 9 组），提示 D2 术后靶区范围可考虑不包括胃周淋巴结（第 1~6 组）和脾门（第 10~11 组）。

（四）手术质控的问题

相关研究表明，医院的规模与年手术量会对胃癌手术的质量带来影响。日本的 Sasako 等认为外科医生本身即是一个预后因素，特别是在需要经过培训和规范的复杂手术中，这一作用更为明显。

一项来自荷兰的研究说明了手术质控与外科医师培训的重要性。荷兰于 1989 至 1993 年在全国范围开展了关于淋巴结清扫范围（D2 vs D1）的大型随机对照，在这一研究框架下，对胃癌手术的流程进行标准化且加强了手术质控。作者比较了试验前、试验中和试验后三个不同时期实施胃癌手术人群的生存率，发现试验后的生存率最高；经过年龄、性别、肿瘤位置、pT、pN 矫正后，手术时期对于预后的影响则更为明显。

2012 年 ASCO 会议上报道的一项中国的回顾性研究表明，外科医师的专科化水平也对手术质控带来了不可忽视的影响。该研究纳入了 1594 例 2003 年 1 月至 2010 年 6 月在该院实行 R0 或 R1 切除术且资料完整的胃癌患者。其中 217 例的手术由 3 位经过胃外科亚专科培训的医师实施，1377 例由 52 位非胃外科的医师实施。结果表明，由亚专科医师实施手术的胃癌患者，在术后 5 年生存率、切缘阳性发生率、清扫淋巴结少于 15 枚发生率以及术后死亡率等指标均优于非胃外科医师实施手术的患者。且多因素分析表明外科医师是否为胃癌亚专科与总生存相关。

来自天津医科大学的研究也证实了外科医生专科化的重要性。该研究将胃癌术后人群根据实

施手术医师是否为胃外科专科分为两类：专科医师群（SG）与非专科医师群（NSG）。同时，研究者采用倾向值匹配的方法，使两组人群的基线情况保持一致。比较发现，SG组的5年生存率显著优于NSG组。通过比较两组的初始复发部位，发现NSG的局部区域复发率显著高于SG组，其余复发部位则无显著差异。

上述结果提示，区域淋巴结的复发风险还受手术质量、淋巴结清扫程度等多种因素的影响，不同中心之间的高危复发区域可能存在差别，因而选择照射的范围应结合本中心的资料做出调整。

（五）残胃是否照射的问题

关于残胃是否需要照射，目前并无相关的前瞻性研究。早期的胃癌术后放化疗研究通常将残胃包括在放疗的靶区范围内。2008年韩国的一项回顾性研究结果显示，避免对残胃进行照射可显著降低Ⅲ-Ⅳ度呕吐和腹泻的发生率，而对总体预后并无影响。且照射与不照射残胃的局部区域复发率也无统计学差异。此外，关于根治术后复发模式的研究提示，残胃的复发率较低。来自我国北京、上海两家肿瘤专科医院的数据显示，单纯残胃复发率仅占复发患者的4.6%或5.5%。因此，目前术后胃癌放疗的靶区通常不包括全部残胃，以降低放疗相关急性不良反应。

三、放疗技术及不确定性因素

（一）现代放疗技术的发展

鉴于胃癌靶区的复杂性和传统AP/PA前后野照射技术相应的毒性反应，以及三维精确放疗技术的发展，为了提高治疗比，对于新的放射治疗技术需求也越来越迫切。胃癌放疗首先应用的是3DCRT技术，早期报道显示该技术较AP/PA野照射提高了靶区的覆盖并降低了肾脏的照射剂量。此后更多的学者开始探索IMRT技术应用于胃癌的术后放疗，并且有很多计划和剂量学研究对3DCRT和IMRT技术进行了比较。这些研究显示IMRT技术有减低肾脏、脊髓和肝脏照射剂量的趋势。有少量的研究报道了临床数据，Minn等比较了应用IMRT技术和3DCRT技术胃癌术后放疗患者的临床结果和毒性反应，该研究中31例患者应用了IMRT技术，26例患者应用了3DCRT技术，大于等于2度急性胃肠道反应在两组类似（61.5% vs 61.2%）。但是，在3DCRT组中有3例患者由于毒性反应而中断治疗，IMRT组则没有患者因为毒性反应而中断治疗。IMRT降低了肾脏和肝脏的照

射剂量。中位随访1.3年，在3DCRT组3例患者发生了3度晚期反应，均为小肠梗阻。在IMRT组有1例患者发生了小肠狭窄的3度晚期反应。该研究显示IMRT技术更好地保护了肾脏功能，在其他术前治疗的研究中也有类似报道。

国内有研究整合了呼吸因素后3DCRT和IMRT在胃癌术后放疗中的剂量学因素进行了分析，提示整合呼吸移动因素后，IMRT较3DCRT计划有更好的靶区覆盖率和较低的肝脏及左肾受量。一般而言，尽管很多研究报道了IMRT技术降低了肾脏的剂量，但是由于各研究在研究设计、剂量限制、毒性终点定义和靶区勾画等方面的差异，目前还无法得出IMRT较3DCRT有绝对优势的结论。

（二）胃癌放疗中的不确定性因素

目前国内有关胃癌放疗的研究开展较少，而且，胃癌放疗中有关物理不确定因素的研究少于其他肿瘤如肺癌、前列腺癌等，治疗间体位不同、膈肌呼吸运动、不同胃体积及胃肠道蠕动等都会在胃癌的放疗中产生影响，既有对治疗靶区的影响，也有对靶区周围如肾脏、肝脏的影响。因此，以上情况影响了胃癌放疗的开展，以及新技术的应用。

1. 治疗摆位误差所引起的不确定性 治疗不确定性分析因素中，患者体位变化、摆位误差是临床放疗过程的常见原因，既构成随机误差，也是系统误差的部分原因。胃癌适形放疗，摆位误差在头脚、前后和左右三个方向上，以头脚方向的变化最大，左右方向最小，在对由摆位误差引起的边界设置时需分别对待。采用图像引导放疗技术（IGRT），可行在线或离线纠正，在保证靶区覆盖率的前提下，减小靶区SM（setup margin），更好地保护正常组织。

2. 器官移动的不确定性造成的影响 在放疗中发生的器官/靶区移动是影响靶区边界不确定性的重要因素，适形和调强放疗的适度增加，使靶区边缘的剂量梯度变陡，对疗程中发生的器官或靶区移动敏感。一项国内研究对比了自由呼吸状态下和主动呼吸控制（active breathing control，ABC）技术控制呼吸运动下靶区的移动范围，结果显示自由呼吸和采用ABC后，头脚、左右、前后轴向上的移动幅度分别为11.1、1.9、2.5mm和2.2、1.1、1.7mm，采用ABC后移动幅度明显减少，提示对于呼吸运动幅度较大的患者，呼吸控制装置的应用可以明显减少靶区的移动幅度，从而减少计划靶区的范围。

对于呼吸运动引起靶区移动的解决方法，国内有医院进行了初步的研究，并且研发了新的呼吸控

制的方法——被动呼吸控制技术。在保持一定精度（呼吸引起的膈肌运动幅度≤3mm）的基础上，较目前商用的门控技术，可以延长患者呼吸控制的时间（15～25s）从而提高需要控制呼吸患者的治疗效率。

3. 靶区确定勾画中的不确定性的影响　适形及调强放疗提高了对靶区几何形状正确性的要求，靶区范围的确定和勾画是治疗的第一步，其造成的是系统误差，从而影响整个治疗过程。勾画过程中受多种因素影响，如图像采集和获取的方法，勾画者间的误差等。一项国内研究表明，即使在同一观察者本身也存在有靶区的勾画误差，误差的发生主要在靶区的边缘，提示对无明确可见肿瘤的亚临床灶靶区勾画时，多次 CT 可能减小由于一次 CT 而发生的勾画误差。

4. 靶区 / 器官形变的不确定性　治疗计划及实施过程中，除了器官的移动外，靶区 / 器官移动和变形而造成的不确定性受到越来越多的关注。生理过程的变化可影响治疗靶区的形状及位置，且依部位的不同而有差异，如膀胱充盈、直肠排气等对前列腺位置的影响，呼吸运动对胸部和腹部病灶的形状和位置的影响等。在对器官变形研究的报道中，主要是对肺、肝、前列腺和膀胱等肿瘤的研究，且主要是针对某重要器官（ROI）的变形研究，而对胃癌术后放疗中由于靶区变形产生的影响尚无报道。

在胃癌放疗中主要是由于呼吸运动、心肌搏动及胃肠蠕动等生理活动可引起靶区的变形。国内有关胃癌术后放疗中靶区的形变研究以植入的银夹标记物构成的多边形形变来代表靶区形变，以多边形的面积和周长的标准差在疗程的各周间变化量化形变影响。结果表明，靶区的形变影响较为有限，而采取主动呼吸控制 ABC 后，变形的程度更小。

（三）胃癌放疗的剂量限制器官

在胃癌接受高剂量放疗后，肾脏和肝脏是两个容易发生晚期反应的器官，同时脊髓和小肠也会部分受到照射。虽然在适形照射的条件下不会超过限制剂量，但是需要注意的是高剂量热点，术后肠道有可能发生粘连，因此对于术后放疗，高剂量点在肠道时需要注意避免。对于肝脏的限量，QUANTEC 报告建议肝脏平均受量小于30Gy。在临床实践中，除非由于需要包括肝门淋巴结区域导致靶区体积覆盖较多的肝实质，很多治疗技术包括 AP/PA 技术都可以满足此要求。鉴于中国乙肝

感染的比例较高，在肝癌研究中获得的数据表明目前采用的平均肝受量建议低于 23Gy。而肾脏的剂量限制则还不确定，很少有精确清晰定义且临床相关终点事件确定的有关肾脏放疗效应相关剂量 - 体积资料可供参考。常用的 Emami 估算模型更多是基于临床判断而不是详细的剂量和体积资料，并且应用肾硬化作为终点来估计肾脏的耐受剂量。QUANTEC 报告中肾脏的剂量限制差异较大，并非来自与胃癌放疗的资料（如精原细胞瘤和淋巴瘤）。相应的文献报道范围较大，考虑到胃癌的综合治疗化疗方案常含铂类药物，包括顺铂，对肾功能有影响。因此胃癌放疗时，对肾脏的限制剂量为单侧肾脏 18-20Gy，如双肾受到部分照射，以控制双肾 50% 的体积在 18Gy 以内为佳。而小肠的剂量限制在较高剂量照射时需要特别注意，小肠受到较高剂量（>50Gy）的时会增加患者出现肠腔狭窄或穿孔及出血的可能。

第六节　目前治疗挑战和研究方向

一、存在的问题

（一）早期胃癌诊断率低

我国是胃癌大国，其地区分布广泛，以西北地区和东南沿海较为集中，多地散在典型高发区，地区差异明显。但我国的早期胃癌诊断率约为 10%，远远低于日本的 70% 与韩国的 50% 这一比例。大部分早期胃癌内镜下即可获得根治性治疗，患者 5 年生存率超过 90%。加强早期胃癌的筛查和诊治可以大大节约医疗资源。

（二）治疗模式的多元性

胃癌的综合治疗模式在全球范围内仍无统一的标准。基于 ACTS-GC 和 CLASSIC 两项大型的随机对照研究，亚洲国家多采用 D2 根治术后辅助化疗来治疗局部进展期胃癌。MAGIC 研究在欧洲确立了针对局部进展期胃癌以围手术期化疗为主的治疗方案。而 INT-0116 研究这一胃癌 R0 切除术后同期放化疗的临床研究显示出了较大的生存获益，在北美被作为未接受术前治疗者的标准术后治疗方案。

辅助治疗方面，目前可以明确的是胃癌术后辅助化疗的疗效优于单纯手术，术前行新辅助化疗的疗效亦优于单纯手术；但胃癌围手术期化疗联合 D2 根治术与 D2 根治术后进行辅助化疗的疗效孰优孰劣，尚不得而知。D2 根治术后放化疗与单纯

化疗的对比，还有待 ARTIST-Ⅱ研究做出解答。新辅助治疗方面，同期放化疗与单纯化疗孰优孰劣，仍未明确。放化疗在局部晚期不可切除、局部复发和姑息术后胃癌中的意义，还有待更多研究进一步阐明。

（三）治疗效果进入平台期

胃癌作为一种恶性程度极高的肿瘤，预后较差。细胞毒药物在晚期胃癌的研究已进入平台期，一线治疗以 5-FU 类联合铂类为主，二线治疗虽也有几种选择，但很难再有较大突破。然而，胃癌靶向治疗的研究大多数都已宣告失败，免疫治疗成为新的研究方向。总体来说，免疫治疗在胃癌有效率并不高。由于研究证据级别不足，过继性细胞治疗与肿瘤疫苗在胃癌治疗的价值有待进一步探索。

二、展望

目前正在开展的诸多临床研究，有望为胃癌的规范治疗提供更多的循证医学证据。免疫治疗突飞猛进的发展，有望突破传统治疗的瓶颈，进一步提高疗效。随着基因芯片、二代测序技术的发展，对于胃癌的研究已进入分子水平，从基因突变、染色体不稳定、转录组改变和表观遗传学改变等方面阐释胃癌发生发展的机制，并在此基础上对胃癌进行亚型分类。尽管目前胃癌的分子分型系统较多，但相关研究已表明其与胃癌的临床病理特征、疾病的预后和治疗的反应密切相关。利用分子分型的个体化生物信息，精确地筛选患者，是实现胃癌精准治疗的理想途径。但胃癌领域目前仍停留在做出分型这一阶段，分子分型在早期诊断、指导治疗、新型靶向药物研发和预后预测等临床中的应用程度十分有限，是今后努力的方向。

（章 真）

参 考 文 献

1. Cuschieri A，Fayers P，Fielding J，et al. Postoperative morbidity and mortality after D1 and D2 resections for gastric cancer: preliminary results of the MRC randomized controlled surgical trial. The Surgical Cooperative Group. Lancet，1996，347：995-999.

2. Bonenkamp J J，Hermans J，Sasako M，et al. Extended lymph-node dissection for gastric cancer. N Engl J Med，1999，340：908-914.

3. Macdonald J S，Smalley S R，Benedetti J，et al. Chemoradiotherapy after Surgery Compared with Surgery Alone for Adenocarcinoma of the Stomach or Gastroesophageal Junction. N Engl J Med，2001，345：725-730.

4. Lee J，Lim D H，Kim S，et al. Phase Ⅲ trial comparing capecitabine plus cisplatin versus capecitabine plus cisplatin with concurrent capecitabine radiotherapy in completely resected gastric cancer with D2 lymph node dissection: the ARTIST trial. J Clin Oncol，2012，3：268-273.

5. Sakuramoto S，Sasako M，Yamaguchi T，et al. Adjuvant chemotherapy for gastric cancer with S-1, an oral fluoropyrimidine. N Engl J Med，2007，357：1810-1820.

6. Bang YJ，Kim YW，Yang HK，et al. Adjuvant capecitabine and oxaliplatin for gastric cancer after D2 gastrectomy（CLASSIC）: a phase 3 open-label, randomized controlled trial. Lancet，2012，379：315-321.

7. Cunningham D，Allum WH，Stenning SP，et al. Perioperative chemotherapy versus surgery alone for resectable gastroesophageal cancer. N Engl J Med，2006，355：11-20.

8. Ychou M，Boige V，Pignon JP，et al. Perioperative chemotherapy compared with surgery alone for resectable gastroesophageal adenocarcinoma: an FNCLCC and FFCD multicenter phase Ⅲ trial. J Clin Oncol，2011，29：1715-1721.

9. Schuhmacher C，Gretschel S，Lordick F，et al. Neoadjuvant chemotherapy compared with surgery alone for locally advanced cancer of the stomach and cardia: European Organisation for Research and Treatment of Cancer randomized trial 40954. J Clin Oncol，2010，28：：5210-5218.

10. Bang YJ，Van Cutsem E，Feyereislova A，et al. Trastuzumab in combination with chemotherapy versus chemotherapy alone for treatment of HER2-positive advanced gastric or gastro-oesophageal junction cancer（ToGA）: a phase 3, open-label, randomised controlled trial. Lancet，2010，376：687-697.

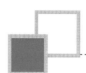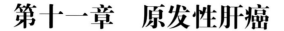

第十一章　原发性肝癌

第一节　概　述

原发性肝癌（主要为肝细胞肝癌和胆管细胞癌）发病率在全球男性中位居第7位，在女性中位居第9位。根据2013年中国恶性肿瘤发病和死亡分析，我国肝癌发病率居第3位，而死亡率居第2位。肝细胞肝癌常见于男性，男女发病率比约为9∶1，胆管细胞癌男女发病率比约为2∶1。

一、致癌因素及预防

目前，肝细胞肝癌发病因素较为公认的有：乙型肝炎病毒或丙型肝炎病毒感染、黄曲霉毒素摄入及长年饮用不洁水。此外，饮酒、吸烟、缺硒等亦被认为与肝细胞肝癌的发病有关。故我国学者将肝癌的一级预防概括为"防霉、改水、防肝炎"七字诀，并已在一些肝细胞肝癌高发区积极推行。胆管细胞癌的发病因素有：胆管囊肿、胆管结石、感染肝吸虫和一些化学物质如氧化钍等。胆管细胞癌的发病率远较肝细胞肝癌低，但在美国，胆管细胞癌发病率每年增加9%，最近30年已增加了近10倍，我国目前也存在这种倾向。

肝细胞肝癌的发生与乙型肝炎病毒、丙型肝炎病毒感染密切相关。我国肝细胞肝癌患者中约95%曾发生乙型肝炎病毒感染，约10%曾发生丙型肝炎病毒感染，其中部分为重叠感染。故预防肝炎病毒感染，可预防肝细胞肝癌的发生。我国自1990年起将乙肝疫苗的接种作为儿童计划免疫的内容之一，并迅速在城乡各地推广。目前，乙肝疫苗接种率在城市儿童中已达96.9%，在广大农村亦达50.8%。接种人群乙型肝炎病毒携带率不足2%，而未接种者可高达11%。近年我国台湾地区已有报道，曾接种乙肝疫苗儿童的肝细胞肝癌发病率下降。当然，肝炎预防措施还应包括慎用血液制品，杜绝医源性感染等。

目前，黄曲霉毒素B1的致肝细胞肝癌作用已在动物实验中得到验证。流行病学资料亦足以证明黄曲霉毒素B1与人类肝细胞肝癌关系密切。有研究报道黄曲霉毒素B1与乙型肝炎病毒的致肝细胞肝癌作用具有协同性。故日常生活中，粮食及油料作物的防霉至关重要。

此外，长年饮用不洁水亦与肝细胞肝癌的发病相关，现已证实不洁水中的微囊藻、节球藻等的毒素如microcystin、nodularin等有致癌、促癌作用，且认为此类毒素与黄曲霉毒素B1有协同致癌作用。甚至最近有报道nodularin为肝细胞肝癌的重要病因。自20世纪70年代以来，一些肝细胞肝癌高发地区水质的改善已使肝细胞肝癌的发病率有下降趋势。

预防肝细胞肝癌的措施还应包括禁酒与控烟等。

二、临床表现与体征

早期肝癌可无症状，通常直径在5cm以下的小肝癌，70%左右无症状，无症状的亚临床肝癌亦70%左右为小肝癌。

1. **临床表现**　临床上，肝癌患者的症状来自肝内的肿瘤或肝炎、肝硬化，颇难区别。肝癌患者由于肿瘤变大，会出现腹痛、食欲缺乏、腹胀、乏力、消瘦、腹块、发热、黄疸，但这些大多已属于中晚期症状，而且缺乏特异性。

有肝病基础者也可出现牙龈出血或鼻出血，合并肝硬化门脉高压者，也可出现上消化道出血。肿瘤位于肝脏包膜下，易破裂导致包膜下出血或腹腔积血。

副癌综合征为肝癌的少见症状，如红细胞增多症、低血糖症等。文献中常罗列不少其他副癌综合征，如高血钙、高纤维蛋白原血症、高胆固醇血症等，但临床实践中并不多见。

2. **体征**　肝脏肿大，伴或不伴结节、上腹肿块、黄疸、腹水、脾肿大、下肢水肿。如肝硬化明显，可出现肝掌、蜘蛛痣，部分男性患者出现乳房发育，门脉高压或下腔静脉阻塞者则会出现腹壁静脉曲张。

3. **并发症**　肝癌常见并发症包括肝癌结节破

裂、上消化道出血、肝功能障碍、胸水、感染等。肝功能障碍表现为黄疸、腹水、凝血功能障碍，最终出现肝性脑病。

三、诊断、分期及肝功能分级

1. 辅助诊断　血清肿瘤标记物可作为肝细胞肝癌重要的检测指标。最常用的标志物为血清甲胎蛋白（AFP），70% 肝细胞肝癌患者血清中 AFP 升高。而甲胎蛋白异质体、异常凝血酶原、γ- 谷氨酰转肽酶同功酶Ⅱ及 α-L- 岩藻糖苷酶等也可作为肝细胞肝癌的标志物。而 CA19-9 可作为胆管细胞癌的标记物，70% 胆管细胞癌患者出现血清 CA19-9 升高。影像学检查包括腹部 B 超、腹部 CT/MRI、PET-CT 及血管造影等。

2. 病理组织学和（或）细胞学是诊断原发性肝癌的金标准，也为临床评估肝癌复发风险和远期预后及制订个体化治疗方案提供有价值的参考依据。

3. 对肝细胞肝癌，诊断标准参照中国抗癌学会肝癌专业委员会 1999 年制定的标准，必须符合：① AFP>400μg/L，能排除活动性肝病、妊娠、生殖系胚胎源性肿瘤及转移性肝癌，影像学检查具有肝癌特征的占位性病变；② AFP≤400μg/L，两种影像学检查证实有肝癌特征性占位病变；③对 AFP 阴性者，不能出现 CEA 或 CA19-9 升高，以排除消化道恶性肿瘤肝内转移或肝内胆管细胞癌。

原发性肝细胞性肝癌特征性影像诊断很重要，其典型的影像学表现是肝内占位，动态增强 MRI、动态增强 CT、超声造影及普美显动态增强 MRI 显示有动脉期病灶明显强化、门脉或延迟期强化下降的"快进快出"的典型特征。

4. 分期　肝细胞肝癌的分期除国内分期（国家卫生和计划生育委员会原发性肝癌诊疗规范和香港分期）外，国际上分期还有 BCLC（巴塞罗那分期）、UICC/AJCC、Okuda、意大利肝癌（CLIP）分期等。各种分期均有其优缺点，可互相参考或借鉴。

目前应用最广泛的是 BCLC 分期，将肝癌患者分为 4 期：早期 stage A（能接受根治性治疗的患者）、中期 stage B、进展期 stage C（中期和进展期定义为不能采用根治性治疗的患者）及晚期 stage D（生存时间预计不超过 3 个月者），归纳出每期中对预后有明显作用的因素。BCLC 分期法最大的特点是其对治疗的指导作用以及对早期患者的鉴别作用，临床实用性很强。

5. 鉴别诊断　肝细胞肝癌需与肝血管瘤、转移性肝癌、肝腺瘤、局灶性结节样增生、炎性假瘤、肝肉瘤、肝内液性占位相鉴别。

原发性肝癌诊断后，还需对肝功能进行分级，以指导治疗方案的选择。现多采用 Child-Pugh 分级，如表 11-1-1 所示。

表 11-1-1　Child-Pugh 肝功能分级

检查 / 分值	1	2	3
总胆红素（mg/dl）	≤2	2～3	≥3
白蛋白（g/dl）	≥3.5	2.8～3.5	≤2.8
凝血酶原时间延长（秒）	1～3	4～6	>6
腹水	无	少量	中等量
肝性脑病	无	1～2	3～4

注：A 级　5～6 分；B 级　7～9 分；C 级　10～15 分

第二节　治疗原则

原发性肝癌的治疗分为局部治疗与全身治疗。局部治疗有外科手术切除、瘤内酒精注射、射频治疗和局部放射治疗；全身治疗有化疗、分子靶向和免疫治疗。外科手术是原发性肝癌重要的治疗手段，但 80% 肝癌患者在确诊为原发性肝癌时，或因肿瘤大、癌栓或远处转移、肝功能较差及其他内科疾病，而失去手术切除的机会。非手术治疗最常见的是经肝动脉栓塞化疗。射频和瘤内酒精注射主要针对小于 3cm 的肝内肿瘤。外放疗可结合其他治疗方法，对多期肝癌均适用。图 11-2-1 为 ASTRO 在 BCLC 分期和治疗建议基础上，推荐给放疗医生的肝细胞肝癌治疗建议。

第三节　肝癌的放射治疗

一、适应证与禁忌证

（一）肝细胞肝癌的放疗适应证

1. 肝细胞肝癌患者无论肿瘤位于何处，均可考虑外放疗带来的益处，但肝功能为 Child-Pugh C 级为肝内病灶放疗的相对禁忌。

2. 小肝细胞肝癌不宜手术切除者，立体定向放疗与射频消融可作为替代治疗手段。

3. 肝细胞肝癌窄切缘术后需辅助放疗。

4. 对局限于肝内的肝细胞肝癌，接受介入栓塞化疗后有肿瘤残存者，外放疗可补充介入治疗的不足，巩固疗效，延长患者生存期。

5. 肝细胞肝癌伴有门静脉 / 下腔静脉癌栓者，

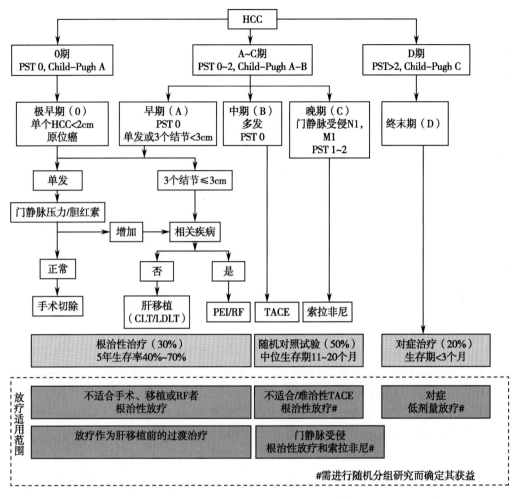

图 11-2-1 ASTRO 推荐的肝癌治疗策略

应该给予外放疗。

6. 肝细胞肝癌肝外转移（淋巴结、骨、肾上腺、肺、脑转移等）者，出现或潜在出现转移灶浸润、压迫导致的症状如疼痛、黄疸、咳嗽等，外放疗可有效缓解症状，提高生存质量或延长生存期。

（二）肝内胆管细胞癌的放疗适应证

1. 小肝内胆管细胞癌不宜外科手术切除者，应该考虑立体定向放疗。

2. 不能手术切除的肝内胆管细胞癌，可接受外放疗或放化疗结合的综合治疗。

3. 对 R0 切除的肝内胆管细胞癌，不必术后辅助放化疗；R1 或 R2 切除者，术后放化疗可延长患者生存期。

（三）原发性肝癌放疗禁忌证

美国 NCCN 原发性肝癌诊治指南明确指出，无论肿瘤位于何处都可以考虑外放疗。仅对肝功能 Child-Pugh C 级、肝内病灶巨大没有足够的正常肝脏作为储备时才是放疗的禁忌证。

二、放疗剂量的确定

首先必须明确以下 3 个问题：①肿瘤受到的照射剂量；②肿瘤周围正常组织受到的照射剂量；③非常规分割剂量如何换算为常规分割剂量。

立体定向放疗属于根治性放疗，最佳剂量分割模式目前尚无统一标准，文献报道的放疗剂量跨度较大，总剂量 24～60Gy，分割次数 3～10 次。有研究认为高剂量照射能提高治疗效果，如 Jang 等报道 82 例行立体定向放疗的肝癌患者，其中高剂量组（大于 54Gy/3Fx）的 4.5 年局部控制率和总生存率分别为 100% 和 68%，明显优于低剂量组。也有研究显示较低剂量的照射也能取得较好的效果，如日本报道 185 例小肝细胞肝癌患者，总剂量为 40Gy 或 35Gy，分 5 次照射，3 年的局部控制率和总生存率分别为 91% 和 70%。如果将不同分割剂量和放疗次数换算为 BED_{10}，目前推荐的剂量是 $BED_{10}>80Gy$，其局部控制率更高。因此，我们建议在肝脏及周围脏器可耐受的前提下，尽量给予较高的照射剂量。

对姑息性放疗的肝细胞肝癌患者，放疗剂量取决于全肝和（或）周围脏器的耐受量。

肝脏放射耐受剂量视患者肝功能情况及每次分割剂量有所不同。正常肝体积也是影响因素。肝功能为 Child-Pugh A 级者，三维适形放疗时，常规分割放疗全肝耐受量为 28～30Gy，或非常规分割放疗全肝耐受量为 23Gy（每次分割剂量 4～8Gy），或常规分割放疗肝脏耐受量 V30<60%；立体定向放疗时，正常肝体积>700ml，<15Gy/3Fx，或正常肝体积>800ml，<18Gy/3Fx，这些剂量是安全的。肝功能为 Child-Pugh B 级者，肝脏对放射线的耐受剂量明显下降。

亚洲肝细胞肝癌患者常伴有肝硬化和脾功能亢进，导致胃肠道静脉扩张和凝血功能较差，胃肠道放射耐受剂量低于 RTOG 的推荐剂量。韩国报道，123 例肝细胞肝癌患者接受 45Gy/25Fx 的三维适形放疗，23 例（18.7%）出现上消化道出血，经胃镜证实 13 例（10.6%）为放射线诱发的胃肠道出血。

非立体定向放疗的低分割外放疗，利用 L-Q 模式将其放疗剂量换算为生物等效剂量（BED），有乙型肝炎感染患者的肝细胞 α/β 比值取 8Gy，肿瘤细胞 α/β 比值取 12～15Gy，作为剂量换算参考。

三、正常组织和靶体积的勾画

原发性肝细胞肝癌不仅会浸润周围的肝组织，还会通过淋巴管途径转移。因此，将肿瘤靶区分为两部分，一部分是肉眼或影像学上的可见病灶（gross tumor volume，GTV）；另一部分是肉眼或影像学上看不见的病灶，为日后复发转移的常见区域，称为亚临床灶，如肿瘤边缘的微浸润灶和潜在转移危险的淋巴结引流区。放疗学将亚临床灶和可见病灶合在一起，统称为临床靶体积（clinical target volume，CTV）。

肝细胞肝癌出现淋巴引流区转移相当少见，因此，CTV 一般不包括淋巴引流区。对于已经出现淋巴结转移的患者，CTV 应包括其所在的淋巴引流区。其余情况（如局限于肝内、癌栓、肾上腺转移、肺转移等）的 CTV 根据不同的照射技术，在影像学可见病灶的基础上外扩 0～4mm。对立体定向放疗，仅 GTV 作为处方剂量，不外扩 CTV，因为立体定向放疗的剂量递减，已经足够消灭 GTV 周围的亚临床病灶。

肝内病灶的 GTV 勾画必须结合动脉相、静脉相互相参考；MRI 对肝内病灶显示较清楚，PET/CT 可以了解肝外病灶情况，GTV 勾画应尽量参考多种影像学资料。

肝癌放疗野设计的一个重要原则是充分利用正常肝组织所具有的强大再生能力。在设计放射野时，尤其是大肝癌，最好能保留一部分正常肝组织不受照射，让这部分正常肝组织在大部分肝脏受到照射的情况下得以再生。

对肝内不能手术切除的胆管细胞癌，GTV 为肝内的病灶，如果伴有淋巴结转移，则必须包括淋巴引流区；如果没有淋巴结转移的患者，CTV 是否扩大到淋巴引流区，尚无临床依据。肝内胆管细胞癌 GTV 到 CTV 外扩 5～8mm。

四、治疗计划设计与实施

临床上为实现治疗目标、获得最佳的治疗方案所实施的一系列整体操作，都属于治疗计划设计的工作范畴。对于肝细胞肝癌，临床医生一旦明确了肿瘤的诊断，确定了治疗的总体目标（如根治、姑息等），设定了治疗所需的剂量（包括肿瘤治疗的剂量和正常器官所能耐受的剂量等）后，治疗计划设计的工作内容将包括治疗模式的选择、各种影像的获取、定位技术的选择、总剂量和剂量分割的选择、靶区和正常器官的勾画、照射计划的优化、治疗计划的质量控制等。当然，放射治疗计划设计中，这些工作内容并不各自独立，很多时候是相互交叉和相互影响的。比如，在肝癌的计划设计中，PTV（计划靶体积）的边界扩放大小需要根据是否使用图像引导来确定，即治疗技术的选择可以影响靶体积的确定。但是，从通俗的观点来看，放射治疗计划设计依然是在计算机的辅助下，通过不断优化治疗机的出束参数，使患者体内获得期望的剂量分布的过程。

目前，在肝癌的放射治疗工作中，可供选择的治疗模式相当多：既可使用光子治疗，也可使用质子治疗；可使用外照射治疗，也可使用内照射治疗。即使是使用光子治疗，也有常规治疗模式和体部立体定向治疗模式可选，还有三维适形模式和调强放射治疗模式可选。而且，即使是使用光子调强治疗，依然还有固定机架角的静态调强、动态调强以及容积旋转调强和螺旋断层治疗可选。有的时候，这些治疗模式之间的界限并不是很明显，比如螺旋断层治疗完全可以采用体部立体定向剂量分割模式。虽然某些治疗机构或某些城市乃至某些国家不一定能同时具备实施上述治疗模式的能力，但原则上对于肝癌的放射治疗具体选用何种治疗模式，依然是由下列因素决定的：肿瘤所需获得的放射剂量、肿瘤大小和数量、肿瘤和周边正常器官的相对位置以及正常器官所能耐受的剂量、肝脏功能状态。因此，了解各种常见治疗模式的基本特点，正确地选择合适的治疗模式是准确实施放射治疗计划设计的前提。

二维放疗已成历史，三维适形放疗已经普及。实践证明，在肝脏呼吸动度<1cm 的情况下，可以用 C 型臂加速器调强放疗不能手术切除的肝癌。螺旋断层放疗（tomotherapy，TOMO）的优点是适用于多靶区治疗，且具有较好的剂量学分布优势。立体定向放疗主要适用于小肝癌，在大肝癌或癌栓上的应用也有报道。质子、重离子等粒子治疗（particle therapy）肝细胞肝癌已逐步开展，其毒副作用小，但目前尚缺少疗效比较确定的临床研究。

肝细胞肝癌的放疗究竟选择哪一种放疗技术，以国内放疗界现状而言，通常不取决于医生，而取决于每家医院所拥有的放疗设备。理论上说，图像引导下的放疗（IGRT）可提高治疗疗效，临床上已经有相关报道。对肝细胞肝癌伴有门静脉和（或）下腔静脉癌栓的患者，接受图像引导下的放疗，患者的中位生存期 15.5 个月，而三维适形放疗为 10.5 个月，P=0.005；韩国也有类似报道，图像引导下的放疗可明显提高患者生存率，并减少放疗次数。

螺旋断层放疗最适合多发病灶的肝细胞肝癌患者，韩国报道利用断层放疗技术治疗同时存在肝内和肝外病灶（肺、肾上腺、软组织转移）的患者，每个病例平均 3.5 个病灶，结果显示中位生存期为12.3 个月，放疗病灶的 1 年局部控制率为 79%，且没有Ⅳ级的毒副反应。

立体定向放疗用于小肝癌的治疗，必须满足以下条件：四维 CT 的影像引导或肿瘤追踪系统，非常精确的体位固定，放疗前的个体化图像校正，放射线聚焦到肿瘤，以及肿瘤外放疗剂量跌落快。

粒子治疗原发性肝细胞肝癌已有不少报道。美国报道局限于肝内的 76 例肝细胞肝癌患者（平均最大径 5.5cm）接受质子放疗，其 3 年无进展生存率为 60%，无明显毒副作用。44 例局限肝内的肝细胞肝癌，中位最大径 5cm（1.9～12.0cm），放疗58Gy/15Fx，2 年总体生存率为 63.2%。一篇 meta分析，包括了 70 篇粒子治疗肝细胞肝癌的临床研究报告，患者的生存率高，毒副作用小。目前尚缺乏临床研究支持粒子治疗肝细胞肝癌较光子线有生存优势。

呼吸运动是导致肝脏肿瘤在放疗过程中出现位移和形变的主要原因，器官运动引起的 CTV 内边界位置变化，称为内靶区（internal target volume，ITV）。目前，多种技术已用于减少呼吸运动带来的 ITV 变化，这些技术覆盖了肝癌放疗从靶区勾画到治疗评估的各个环节。以照射过程为例，常用技术包括：门控技术、实时追踪技术、呼吸控制技术和四维 CT 技术等。无论使用哪项技术，腹部加压都能够简单易行地减少肝脏的呼吸动度，腹部加压的部位应该在剑突与脐连线的上半部，可以最大程度减少肝脏的呼吸动度。

五、原发性肝癌放疗的工作流程

（一）放射治疗前准备

原发性肝癌放射治疗前，必须有明确的诊断，这诊断应该是病理诊断，也可以是临床诊断，并且具备放射治疗的适应证。在这前提下，需要准备：

完善的影像资料：目前的放射治疗已经达到图像引导下的放疗，放疗前必须明确肿瘤的位置和个数，才能确定目标。目前磁共振是诊断肝癌最好的影像手段，对存在肝外转移可能，有条件的情况下，建议做 PET-CT。

化验检查：放疗前必须明确肝脏的功能情况，只有肝功能好的患者，才能耐受放射治疗。血常规除了能了解患者的骨髓再生功能，还可以反映肝硬化的程度，对肝硬化程度高的患者，常伴有脾功能亢进，出现全血细胞下降。凝血酶原时间是肝功能的评价指标之一。原发性肝癌常伴有病毒性肝炎感染，所以，乙型肝炎两对半、HBV-DNA 和丙型肝炎病毒指标也需要检查，如病毒复制，需要抗病毒治疗。肿瘤标志物除了 AFP、CEA 和 CA19-9 也需要检测，作为鉴别是否转移性或胆管来源的肝癌。

CT 模拟定位前，必须了解患者是否有造影剂的过敏史，接受造影剂前，必须有知情同意书。

（二）定位与固定技术

原发性肝癌患者放疗时取仰卧位，双手交叉置额头或双臂置于翼形板臂托上。一般而言，患者最舒适的体位往往是最易重复和最容易摆位的体位。固定装置的使用不仅仅要求每次摆位能使体位得到重复，还要求在整个分次治疗过程中能保证患者体位不变。随着放射治疗技术的不断进步，对放疗患者体位固定的要求也变得越来越严格。对于拟行常规放疗技术和三维适形放疗技术的原发性肝癌患者，负压真空垫和热塑网膜两种固定方法都可采纳。这两种固定方法各有优缺点，单纯使用负压真空垫固定，在摆位方面较为便捷，且舒适性优于热塑网膜，但总体摆位精度不如热塑网膜，若将两种固定方法联合起来使用，其固定效果更佳；对于静态调强技术、容积调强技术、螺旋断层放疗技术以及其他特殊照射技术，在体位固定方法选择上则更为关键，特别是对肝内肿瘤行立体定向照射时，每次治疗前均要使用图像引导技术，对患者的分次间摆位误差进行纠正。所以在固定装置的选择上，我们要充分考虑患者分次内的摆位误差，同时也要兼顾到选择的固定装置是否带有呼吸控制器（呼吸板或呼吸带），或者是否可以与其他呼吸干预装置进行兼容。目前国内外诸多厂家生产的体部立体定向框架装置，结合负压真空垫使用，在增加了患者舒适性的同时，也可以对患者进行腹部加压，从而提高患者分次间和分次内摆位精度，也有效控制肝内肿瘤的呼吸运动幅度，减少肝内肿瘤放疗时的内靶区大小。

CT 定位扫描前，给患者的左、右、前皮肤表面预设参考点，并进行体表标记，在三个标记中心放置 CT 可成像定位铅珠。参考点应尽量选择在靠近肿瘤、皮下脂肪相对较少、受呼吸运动和胃肠充盈影响较小的体表区域。对于肝内肿瘤患者，剑突区域为比较理想的参考点区域，如果患者使用热塑网膜进行体位固定，参考点则标记于上述体表区域相对应的热塑网膜上。按治疗计划的要求，对相应的部位进行增强扫描，扫描范围应比诊断 CT 扫描的范围要大。在扫描层厚上建议肿瘤区域层厚最好为 3mm。有条件的单位可对患者进行四维 CT 扫描，依据四维 CT 图像，来确定肝内肿瘤的呼吸运动幅度，从而确定肝内肿瘤放疗时的内靶区。但四维 CT 定位扫描进行静脉增强的可行性，目前仍存在争议，尽管有学者探索出一种四维 CT 增强扫描程序，但实践证实增强效果并不理想。由于肝内肿瘤尤其是小肝癌，在 CT 图像上的病灶边界可辨识度不足，而 MRI 技术则弥补了这一缺陷，故 CT 和 MRI 图像融合，已被广泛应用于肝内肿瘤外照射中勾画 GTV，但需要强调的是两幅图像融合应尽量采用同机融合，即 CT 定位和 MRI 图像采集时患者应尽可能取同一固定体位。CT 定位之前可在肿瘤周围正常肝组织内植入多枚金属标记物用于后续治疗中的复位、肿瘤呼吸动度评估、肿瘤的实时追踪以及射线门控。CT 定位扫描结束后将所有的 CT 图像传送至治疗计划工作站，并进行靶区和正常组织的勾画。

第四节 综合治疗

一、与手术的结合

对局限于肝内的大肝癌如果不宜手术切除者，通过 TACE、放疗的综合治疗，使肿瘤缩小或降期，可让一部分患者获得手术切除机会，从不能根治转化到获得根治。对 R2 切除者的外放疗是否有生存优势未见报道；对肝门区的肝内肿瘤，手术切缘 <1cm，术后辅助放疗可降低复发率，提高总生存率和无病生存率；对等待肝移植的肝细胞肝癌患者，放疗可以延缓肿瘤进展或降期是安全有效的衔接治疗。

二、与 TACE 的结合

TACE（transarterial chemoembolization）可以栓塞肿瘤的动脉血供，减少肿瘤负荷，延缓肿瘤的进展。TACE 和外放疗结合，可提高肿瘤控制率和延长患者生存期，meta 分析显示介入治疗结合外放疗，其 3 年生存率较单纯介入提高 10%～28%。韩国多中心回顾性分析显示，78.4% 接受外放疗的肝细胞肝癌患者都接受过 TACE。对肝内肿瘤伴有动静脉瘘的患者，外放疗可使 20% 患者动静脉瘘消失，从而继续接受介入治疗。对伴有肝外转移者，可对肝内病灶进行 TACE，肝外病灶进行外放疗，以减轻患者症状。

研究显示，肝内病灶 TACE 2 周后进行外放疗，可出现轻度的肝功能异常，但 CTCAE≥3 级的肝损伤仅 2.5%。因此，建议 TACE 2 周后便可以进行外放疗。

三、与分子靶向药物的结合

亚太地区临床试验显示，索拉菲尼可以延长晚期肝细胞肝癌患者总体生存期约 3 个月，放疗亦能提高肿瘤局部控制率和延长生存期。Ⅱ期临床研究显示，索拉非尼联合外放疗，疗效未有提高，而毒副作用却增加，因此，肝内病灶放疗必须谨慎联合使用索拉非尼。

四、与动脉灌注化疗的结合

韩国 2 个肿瘤治疗中心的回顾性研究，将Ⅲ或Ⅳ期肝细胞肝癌患者进行配对分析，比较了 106 例经肝动脉灌注 5-Fu 和顺铂局部化疗结合同步外放疗，和 106 例未接受化疗的单纯放疗患者，其中位生存期分别为 11.4 个月和 6.6 个月，两组生存曲线有显著差异（*P*=0.02）。对中晚期肝细胞肝癌患者，外放疗结合 5-Fu 动脉灌注可能有生存获益。

五、放疗中抗肝炎病毒治疗

韩国报道，48 例乙型肝炎病毒感染并发肝细胞肝癌的患者接受外放疗，16 例放疗前和放疗中服用拉米夫定，32 例未服用抗病毒药物，结果显示未抗病毒组发生 21.8%（7/32）乙型肝炎病毒复制，抗病毒组则未发生病毒复制，两组乙型肝炎活动发生率有显著差异。因此，对于 HBV-DNA 阳性的肝癌患者建议应用核苷类药物（NAs）抗病毒治疗，并优先选择恩替卡韦（ETV）或替诺福韦酯（TDF）治疗，防止乙型肝炎病毒复制。

尽管肝内胆管细胞癌缺少化疗或介入治疗的高级别临床试验，对比历史资料，化疗或介入栓塞化疗，可延长患者生存期。化疗或介入治疗结合外放疗也缺少高级别循证医学证据，但就目前的报道，化疗结合外放疗，患者生存期可能最长。化疗药物可作为放射增敏，也可减少远处转移，值得我们进一步研究。

第五节 随 访

肝细胞肝癌放疗后随访应注意观察：①受照射肿瘤的局部控制情况；②正常肝组织的毒副反应并给予及时处理；③放射野外的肿瘤进展情况。放疗后每隔 3 个月随访 1 次，2 年后原发灶和转移灶都控制良好的情况下，每半年随访 1 次。

一、影像学的变化

（一）肿瘤

放疗过程中和放疗结束时，肿瘤体积多保持稳定，较少出现肿瘤缩小，对介入治疗后，碘油沉积，肿瘤存活体积更加难定。放疗结束后 6 周，方有影像学上的肿瘤缩小。有研究显示，肝细胞肝癌立体定向放疗后 3、6、9 和 12 个月随访，肿瘤坏死比例分别为 59%、69%、81% 和 92%，但肿瘤体积缩小不明显。以实体瘤的疗效评价标准（response evaluation criteria in solid tumor，RECIST）评价放疗效果，放疗后 12 个月完全缓解者占 15%，以欧洲肝病学会（European association for the study of the liver，EASL）标准评价，完全坏死者占 50%；RECIST 标准评价为部分缓解 9 例，稳定 1 例，但以 EASL 标准评价则为完全缓解，明显的坏死出现

在放疗结束后 9 个月。因此，肝细胞肝癌立体定向放疗的疗效评价 EASL 标准要优于 RECIST 标准。

为排除肝外转移，有条件者可以推荐全身 PET-CT 检查。

（二）正常组织

放疗后早期，病灶旁正常肝组织 CT 和 MRI T1 加权像表现为低密度改变（平扫、动脉相、静脉相），病理表现为肝血窦内血流变慢，红细胞淤积在肝血窦内，加之水肿、脂肪浸润，平扫呈低密度改变，即使增强扫描也呈现明显的延迟性强化。

二、实验室检查

放疗前后必须完成血常规、血生化、出凝血酶原时间等检测；如肿瘤标志物（AFP、CA19-9、CEA）升高，也必须进行随访；HBV DNA 在放疗前必须进行检查，放疗后根据情况进行监测（放疗前升高者，口服抗病毒治疗药物后需要监测，每月 1 次）。

第六节 目前治疗挑战和研究方向

原发性肝癌放射治疗存在两大问题，其一是循证医学证据不高，其二是肿瘤所在及其周围器官的放射损伤，限制放疗剂量提高。

目前，原发性肝癌放疗的循证医学证据多为回顾性，缺少大样本随机前瞻的临床研究，来与药物治疗、射频消融、介入治疗原发性肝癌进行比较，放疗循证医学证据等级较低，而欧洲肝癌学会指南根本未提及放疗。进一步提高肝癌放射治疗的循证医学证据是今后努力的方向，目前已注册的研究有小肝癌的立体定向放射治疗与射频消融或手术切除的比较，有不能手术切除的大肝癌介入栓塞后残存病灶，结合与不结合放疗的比较，也有癌栓介入结合放疗与手术的比较，这些随机前瞻多中心的临床研究结果发布，将进一步提高放射治疗在肝癌治疗中的地位。

放射性肝病和胃肠道损伤是影响肝癌疗效的重要因素。理论上肝细胞处于 G0 期，对射线不敏感，临床上常规分割条件下全肝的放射耐受剂量只有 28Gy（肝功能为 Child-Pugh A）。全肝耐受剂量如此低下，与肝脏的微环境有关。进一步研究放射性肝损伤的分子机制，找出有效的预防方法，是肝癌放疗必须面对的课题。精准放疗可以有效减轻肝、胃肠及肿瘤周围组织的损伤，临床研究发现图像引导下的精确放疗，可以提高肿瘤的放疗剂量，

减少肿瘤周围正常组织的放射损伤，从而提高患者的生存期。

（王维虎　曾昭冲）

参 考 文 献

1. 陈万青，郑荣寿，张思维，等. 2013 年中国恶性肿瘤发病和死亡分析. 中国肿瘤，2017，26：1-7.

2. Dawson LA. Overview: Where does radiation therapy fit in the spectrum of liver cancer local-regional therapies? Semin Radiat Oncol，2011，21：241-246.

3. Sanuki N，Takeda A，Oku Y，et al. Stereotactic body radiotherapy for small hepatocellular carcinoma: A retrospective outcome analysis in 185 patients. Acta Oncol，2014，53：399-404.

4. Liang SX，Zhu XD，Xu ZY，et al. Radiation-induced liver disease in three-dimensional conformal radiation therapy for primary liver carcinoma: the risk factors and hepatic radiation tolerance. Int J Radiation Oncology BiolPhys，2006，65：426-434.

5. Guha C，Kavanagh BD. Hepatic radiation toxicity: avoidance and amelioration. Semin Radiat Oncol，2011，21：256-263.

6. Chon YE，Seong J，Kim BK，et al. Gastroduodenal complications after concurrent chemoradiation therapy in patients with hepatocellular carcinoma: endoscopic findings and risk factors. Int J Radiat Oncol Biol Phys，2011，81：1343-1351.

7. Zeng ZC，Jiang GL，Wang GM，et al. DNA-PKcs subunits in radiosensization by hyperthermia on hepatocellular carcinoma Hep G2 cell line. World J Gastroenterol，2002，8：797-803.

8. Wang MH，Ji Y，Zeng ZC，et al. Impact factors for microinvasion in patients with hepatocellular carcinoma: possible application to the definition of clinical tumor volume. Int J Radiation Oncol Biol Phys，2010，76：467-476.

9. Bi AH，Zeng ZC，Ji Y，et al. Impact factors for microinvasion in intrahepatic cholangiocarcinoma: a possible system for defining clinical target volume. Int J Radiat Oncol Biol Phys，2010，78：1427-1436.

10. Kim TH，Park JW，Kim YJ，et al. Simultaneous integrated boost-intensity modulated radiation therapy for inoperable hepatocellular carcinoma. Strahlenther Onkol，2014，190：882-890.

11. Que JY，Lin LC，Lin KL，et al. The efficacy of stereotactic body radiation therapy on huge hepatocellular carcinoma unsuitable for other local modalities. Radiat Oncol.，2014，9：120.

12. Hou JZ，Zeng ZC，Wang BL，et al. High dose radiotherapy with image-guided hypo-IMRT for hepatocellular carcinoma with portal vein and/or inferior vena cava tumor thrombi is more feasible and efficacious than conventional 3D-CRT. Jpn J Clin Oncol，2016，46：357-362.

13. Yoon HI，Lee IJ，Han KH，et al. Improved oncologic outcomes with image-guided intensity-modulated radiation therapy using helical tomotherapy in locally advanced hepatocellular carcinoma. J Cancer Res Clin Oncol，2014，140：1595-1605.

14. Hong TS，Wo JY，Yeap BY，et al. Multi-Institutional Phase II Study of High-Dose Hypofractionated Proton BeamTherapy in Patients With Localized, Unresectable Hepatocellular Carcinoma and Intrahepatic Cholangiocarcinoma. J Clin Oncol. 2016，34：460-468.

15. Hu Y，Zhou YK，Zeng ZC，et al. 4D-CT scans reveal reduced magnitude of respiratory liver motion achieved by different abdominal compression plate positions in patients with intrahepatic tumors undergoing helical tomotherapy. Med Phy，2016，43：4335-4341.

16. Wang WH，Wang Z，Wu JX，et al. Survival benefit with IMRT following narrow-margin hepatectomy in patients with hepatocellular carcinoma close to major vessels. Liver Int，2015，35：2603-2610.

17. Chen SW，Lin LC，Kuo YC，et al. Phase 2 study of combined sorafenib and radiation therapy in patients with advanced hepatocellular carcinoma. Int J Radiat Oncol Biol Phys，2014，88：1041-1047.

18. Yoon HI，Song KJ，Lee IJ，et al. Clinical Benefit of Hepatic Arterial Infusion Concurrent Chemoradiotherapy in Locally Advanced Hepatocellular Carcinoma: A Propensity Score Matching Analysis. Cancer Res Treat，2016，48：190-197.

19. Kim YI，Park JW，Kim BH，et al. Outcomes of concurrent chemoradiotherapy versus chemotherapy alone for advanced-stage unresectable intrahepatic cholangiocarcinoma. Radiat Oncol，2013，21：292.

第十二章 胰 腺 癌

第一节 概 述

胰腺癌是一种较常见的消化道恶性肿瘤,在国内外均为十大常见肿瘤中的第 10 位,男女发病率相似。据美国癌症协会(American Cancer Society,ACS)最新统计数据显示,2016 年美国胰腺癌预计新发病例数 53 070 例,死亡病例数 41 780 例,居恶性肿瘤死亡排名第 4 位。在我国,2015 年预测新发病例约为 90 100 例,死亡病例 79 400 例,列肿瘤致死率第 5 位。

胰腺癌多发生在 40 岁以上,在青少年中少见,其恶性程度高,进展快,其早期症状不典型,容易被忽略或被误认为胃肠道疾患,不易早期发现,加上无明显和特异的症状和体征,以及缺乏简单、可靠的早期诊断方法,待肿瘤侵及或压迫胆道出现黄疸、或侵及周围组织出现疼痛症状而诊断明确时,肿瘤往往已为晚期,因此 80%~90% 以上胰腺癌就诊时已无法手术切除,其中 50%~60% 为局部晚期胰腺癌。即使胰腺癌行手术切除后,局部复发率高达 50%~86%,5 年生存率小于 20%;而无法手术切除的胰腺癌,中位生存率一般小于 1 年。整体而言,胰腺癌预后极差,其 5 年生存率始终低于 8%。

一、应用解剖

胰腺位于腹膜后位,一般长 15~18cm,宽 3~4cm,重 60~100g。右端膨大并向下行成钩状突起为胰头及钩突;稍向左略有变细的部分为胰颈;胰腺向左逐渐变狭窄形成胰尾;胰腺颈、尾之间的部分为胰体。胰腺上缘紧邻腹腔动脉、腹腔神经丛和脾血管。下缘为横结肠系膜的根部。胰头被十二指肠包绕,其后方为下腔静脉;胰头钩突部向下突起并向后包绕肠系膜上动静脉。胰体部后方为腹主动脉、左肾及左肾上腺。胰腺癌极易侵犯这些血管,致使肿瘤难以切除(图 12-1-1)。

供应胰腺的血液主要来自胰十二指肠上动脉、

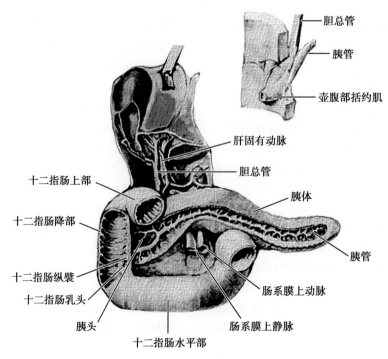

图 12-1-1 胰腺的位置及与周围脏器血管的关系

胰十二指肠下动脉和脾动脉(图 12-1-2)。胰腺淋巴回流主要为胰腺周围的腹腔动脉周围淋巴结。胰腺神经支配由腹腔神经丛及肠系膜上神经丛控制,均位于胰体后部或后上部。胰腺炎症或肿瘤均可刺激或压迫神经丛,造成顽固性的、剧烈的腰背部疼痛,故腰背部疼痛常常是晚期胰腺癌的主要症状。晚期胰腺癌患者可通过神经丛阻滞达到止痛的目的。胰腺的外分泌受迷走神经支配,在胰腺炎或其他需要抑制外分泌的情况下,可以应用迷走神经抑制药物加以控制。胰腺外分泌的功能是分泌含有消化酶的胰液,其中有水、电解质、蛋白分解酶及碳水化合物分解酶等,参与食物的消化吸收。胰腺的内分泌功能由胰腺腺泡之间的胰岛细胞群组成,主要分泌胰岛素、胰高血糖素和胃泌素等激素。

二、病理

胰腺癌大体上根据发生的解剖部位可以分为胰头癌、胰体癌、胰尾癌和全胰癌,其中胰头癌占 60%~70%,胰体癌占 20%~30%,胰尾癌占 5%~10%,全胰癌约占 5%。组织学上 80%~90% 为腺癌结构,肿瘤主要由分化程度不同的导管样结构的腺体构成,伴有丰富的纤维间质。其余 10%~20% 的胰腺癌组织学可以表现为特殊类型的导管起源的癌(如多形性癌、腺鳞癌、黏液腺癌、黏液表皮样癌、纤毛细胞腺癌、腺泡细胞癌等)。

胰腺为腹膜后位器官,富含血管、淋巴管;加

之胰腺癌发展快,在早期即有局部外侵。胰腺癌最常见浸润部位为肠系膜根部血管或腔静脉,其次为胃窦、十二指肠、胆总管、横结肠及区域淋巴结,远处转移以肝转移最常见。

三、临床表现和体征

胰腺癌初期症状与其他消化道疾病的症状难以鉴别,主要是由于胰腺肿瘤造成胰管阻塞,使肿瘤周围及胰管受阻致使远端胰腺组织呈炎症状态,局部胰腺组织水肿,胰液分泌减少和(或)胰液排泄受阻,导致上腹不适或腹部隐痛、消化功能障碍,食物吸收不良而出现消瘦、体重下降。由于上述症状不典型,因而称为非特异性症状,且无明确体征,在早期容易误诊。当胰头部肿瘤由于压迫邻近胆总管末端,可以出现黄疸并继发胆道感染,症状出现比胰体尾癌早;胰体尾癌往往发展到侵犯周围脏器或腹腔神经丛时方出现疼痛及相应症状,此时病变已为晚期,患者会出现发热、全身皮肤和巩膜黄染、恶病质、形成腹水等。远处体表淋巴结转移最常见的部位是左锁骨上淋巴结。胰腺癌若出现血行转移,如肝、胸膜、骨等,则出现相应的症状和体征。

四、诊断与分期

临床分期检查包括详细病史的询问、体格检查。CA19-9 是筛查胰腺癌的重要肿瘤标记物。影像学检查包括腹部 B 超、腹部 CT/MRI、胸部 X 线

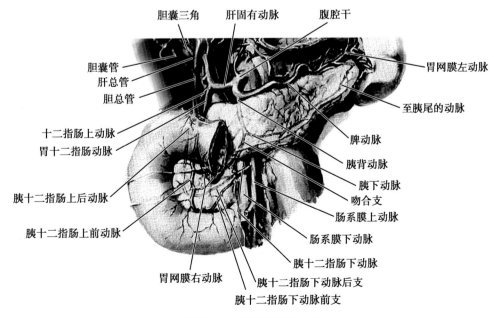

图 12-1-2 供应胰腺的血管

片以及十二指肠低张造影等。如果患者伴有黄疸，可行逆行性胆管造影（endoscopic retrograde cholangio-pancreatography，ERCP）。腔内超声内镜可以显示胰头占位情况以及胰头周围淋巴结有无肿大。

胰腺癌的 TNM 分期（2010 第 7 版 AJCC）见表 12-1-1。T1、T2 以及部分 T3 病变一般可以切除，肿瘤侵出胰腺或与腹腔大血管关系密切，被认为是局部晚期，无法手术切除。出现肝脏、肺等脏器转移或远处淋巴结转移，则为晚期病变。

对于局部晚期和晚期胰腺癌，以放化疗综合治疗为主，其中放射治疗是绝大多数胰腺癌患者的主要治疗选择，主要的适应证为：①局部晚期胰腺癌；②晚期胰腺癌的止痛放疗（腹痛或者骨转移造成的疼痛等）；③胰腺癌术后肿瘤切缘不净或肿瘤

残存者（R1 或 R2 手术）。

第二节 可切除胰腺癌的治疗

一、可切除胰腺癌的外科治疗

手术是胰腺癌目前唯一的治愈手段，研究表明 R0 患者预后明显好于 R1 患者，但 R2 患者的预后则与局部晚期不可手术切除患者的预后相似，因此在首程治疗中需要谨慎评价肿瘤可否切除，以决定治疗模式，争取 R0 切除。

（一）胰腺癌可手术切除定义及范围

NCCN 指南中定义可切除性胰腺癌为：肿瘤无远处转移；与腹腔干和肠系膜上动脉（SMA）周围有清晰的脂肪层；且肠系膜上静脉（SMV）/门

表 12-1-1 胰腺癌分期 AJCC 第八版

原发肿瘤（T）	
Tx	原发肿瘤无法评价
T0	未见原发肿瘤
Tis	原位癌
T1	肿瘤最大径≤2cm
T2	肿瘤最大径>2cm 且≤4cm
T3	肿瘤最大径>4cm，未累及腹腔干或肠系膜上动脉
T4	肿瘤无论大小，侵犯腹腔干，肠系膜上动脉，和（或）肝总动脉

区域淋巴结（N）	
Nx	区域淋巴结不能评价
N0	无区域淋巴结转移
N1	1-3 个区域淋巴结转移
N2	2-4 个及以上区域淋巴结转移

远地转移（M）	
M0	无远地转移
M1	远地转移

临床分期（TNM）			
分期	T	N	M
0	Tis	N0	M0
IA	T1	N0	M0
IB	T2	N0	M0
ⅡA	T3	N0	M0
ⅡB	T1	N1	M0
	T2	N1	M0
	T3	N1	M0
Ⅲ	任何 T	N2	M0
	T4	任何 N	M0
Ⅳ	任何 T	任何 N	M1

静脉（PV）清晰可见。将不可切除的胰腺癌分别定义为：①胰头癌：肿瘤有远处转移、围绕 SMA 大于 180°、侵犯腹腔干（任何度数）、SMV/PV 闭塞且无法重建或者肿瘤侵犯围绕腹主动脉；②胰体癌：肿瘤有远处转移、围绕 SMA 或腹腔干大于 180°、SMV/PV 闭塞且无法重建或者侵犯腹主动脉；③胰尾癌：肿瘤有远处或者转移、围绕 SMA 或腹腔干大于 180°；淋巴结转移范围超出手术所能切除范围，如腹主动脉旁、腹腔动脉干周围及肠系膜上动脉左侧淋巴结的转移可视为远处转移（M1），不建议再行切除手术。在具体评估方法上，近来有多篇 meta 分析指出多排螺旋三维重建 CT 预测肿瘤可切除性的准确率在 52%～96%，不可切除的准确率为 90%～100%，是评估胰腺癌术前可切除性的最佳方法。

对于可切除胰腺癌，1998 年 5 月 Pedrazzoli 等 29 位欧洲胰腺外科和胰腺病理科专家在意大利召开一次胰腺癌规范性手术的研讨会，统一了各种胰头癌根治术的名称和淋巴清扫范围，包括标准胰十二指肠切除术（standard pancreatoduodenectomy，SPD）、根治性胰十二指肠切除术（radical pancreaduodenectomy，RPD）与扩大根治性胰十二指肠切除术（extended radical pancreatoduodenectomy，ERPD）3 种术式。SPD 除传统的 Whipple 手术外，必须清扫肝十二指肠韧带右侧淋巴结，胰十二指肠前后淋巴结，肝总动脉前组淋巴结，肠系膜上动脉左侧淋巴结。RPD 除了上述 SPD 以外，还要包括肠系膜上动脉，肝总、肝固有动脉，腹腔干，肝十二指肠韧带周围所有淋巴结，腹腔干上缘到肠系膜下动脉上缘之间位于腹主动脉和下腔静脉前所有淋巴结及此区的 Gerota 筋膜。ERPD 除 RPD 清扫外，还包括上自膈肌主动脉裂孔周围，下至髂总动脉分叉，右起十二指肠右侧 3cm，左侧达主动脉至左肾中点，此区域内所有神经淋巴组织完全切除，必要时切除右肾上腺。而且经过多年的发展，胰腺手术切除范围与复杂性较前均有显著增加，但围手术期病死率反而下降。在较大规模的胰腺治疗中心，胰十二指肠切除术的病死率已低于 3%。

（二）可切除胰腺癌术后切缘情况不容乐观

尽管进行过仔细的术前检查评估，手术中以 R0 切除为基本要求，但实际上可切除胰腺癌的术后切缘情况仍然不容乐观。由德国海德堡大学的胰腺癌手术切除资料分析显示，以 1mm 的安全距离作为标准的病理检测 2005—2006 年 111 例胰十二指肠切除标本的切缘状态，R1 切除率为 76%，而以非标准化分析手段检测的 2002—2004 年 188 例患者的切缘资料，R1 切除率为 14%。Verbeke 等以同样的标准化方法前瞻性研究 26 例胰头癌切除标本，与既往非标准化方法检测的 36 例标本比较，前者 R1 切除率为 85%，后者为 53%。由此推断大部分胰腺癌，尤其是胰头癌的切除实际为 R1 切除。这也正是胰腺癌患者术后复发率较高的主要原因之一。

（三）淋巴结切除范围

胰腺癌根治术的淋巴清扫范围数十年来经历了从"缩小"到"扩大"，又从"扩大"到"标准"的认知过程。目前分站方法现多采用日本胰腺学会（Japan Pancreas Society，JPS）的标准，即标准的清扫范围应包括第二站淋巴结，即：肝十二指肠韧带（Group 12）、肠系膜上静脉腹侧（Group 4～6）、肝动脉周围（Group 8）、腹腔动脉干右侧（Group 9）、肠系膜上动脉右侧（Group 3）等。在上述基础上再行肠系膜上动脉左侧、腹腔动脉干周围及腹主动脉旁淋巴结清扫即为扩大清扫。

Evans 等对日本、意大利、美国霍普金斯医院和梅奥诊所四项随机对照前瞻性研究结果进行总结认为，扩大的淋巴结清扫术较标准术式平均手术延长时间为 25min～2h，术后病死率相比并没有明显差异，但扩大术式并不能显著延长患者手术的生存时间，而且术后因腹腔神经丛切除易引起严重的腹泻和胃排空延迟等并发症。近年日本与韩国学者通过扩大样本量，进一步证实了以上结论。依据上述研究结果，NCCN、ESMO、JPS、中华医学会胰腺外科学组等国内外学术团体制订的指南中均不建议常规进行扩大的淋巴结清扫。因此目前认为胰腺癌根治术至少清扫 15 枚以上的淋巴结，前瞻性研究中平均淋巴结清扫数量在 13～17 枚之间。

二、可手术切除胰腺癌的放射治疗

（一）术前放化疗

术前放化疗同术后放射治疗相比有以下优势：

1. 降低局部肿瘤分期，提高切除率；

2. 防止手术操作造成的腹腔内种植转移，及早控制潜在的微转移灶；

3. 不必推迟放射治疗，据报道 25% 胰腺癌患者因需要术后恢复 10 周，甚至因术后恢复差，放弃了术后的放射治疗；

4. 在术前放化疗期间出现远处转移的患者，说明生物学行为恶劣，更不适于手术切除，避免了不必要的剖腹探查；

5. 术前肿瘤区域血供好，局部氧浓度高，放疗敏感性高。

早期的研究结果表明术前放射治疗胰腺癌所带来的临床获益与术后辅助放化疗相似，中位生存期达到 15 个月以上，局部复发率为 9%～20%，而治疗导致的并发症和死亡率均在可接受的范围（表 12-2-1）。进入 21 世纪，吉西他滨（GEM）在胰腺癌中的作用获得更多临床证据支持，基于吉西他滨的术前放化疗研究也迅速开展。多项 II 期临床研究显示，术前放疗（30～36Gy/2～2.4Gy）同步 GEM（400～1000mg/m²）化疗，中位生存期可达 30 个月以上，估计 5 年生存率 36%，局部复发率仅为 11%，但远处转移率依然较高，即使采用更强的新辅助化疗方案（DDP 30mg/m²+GEM 750mg/m²，14 天每周期），之行同步放化疗，远处脏器和腹腔转移率仍然高达 40% 以上。另一项基于 SEER 数据库回顾性研究分析了 3885 可手术切除患者，结果显示 70 名（2%）接受术前放疗的患者中位生存期为 23 个月，1478 名（38%）接受术后放疗的患者中位生存期为 17 个月，2337 名（60%）仅接受手术治疗的患者中位生存期为 12 个月，3 者之间均有显著差异。进一步亚组分析显示新辅助放疗较辅助放疗可以进一步提高生存。

尽管术前新辅助治疗有以上优势，但目前仅有以上 II 期研究和回顾性研究，仍然缺乏 III 期临床研究。一项多中心 II 期随机对照研究（NCT00335543）值得关注，该研究将探索基于吉西他滨的术前同步放疗（50.4Gy）是否能改善手术 + 化疗的治疗模式疗效。

（二）胰腺癌根治术后放射治疗

如前所述，多数胰头癌"根治术"其实为 R1 切除，因此多数胰腺癌根治术后局部复发率和肝转移率也基本高达 50% 以上，而且绝大部分复发出现在术后 2 年内。因此，对于根治术后患者有必要施行术后辅助放化疗，以期提高肿瘤控制率，从而改善生存。

胰腺癌根治术后辅助治疗一共有 5 个前瞻性随机分组研究（表 12-2-2）。1985 年，美国胃肠肿瘤研究组（GITSG）率先发表了胰腺癌术后辅助治疗里程碑式的文章，结果表明接受术后辅助放化治疗（治疗组）的患者中位生存时间显著高于术后观察组（20 个月 vs 11 个月），后来，GITSG 又补充分析了 30 例进行术后同步放化疗的病例，得出相似的结论。

与上述结果不同的是，1999 年欧洲 EORTC40891 报告了阴性结果。但人们认为本研究的结论是一个值得探讨的阴性结论，因为在治疗组有 20% 左右的患者因术后并发症等原因未按要求进行术后辅助治疗。另一个关于胰腺癌术后辅助治疗的研究（ESPAC-1），也是迄今为止有关胰腺癌术后辅助治疗最大的临床报告（n=541），随后在 2004 年的新英格兰杂志上，作者对该研究又做了追踪报

表 12-2-1　术前放射治疗±化疗治疗可手术切除胰腺癌的初步结果

作者	病例数	照射剂量（Gy）	同步化疗	中位生存期（月）	生存率（%）	局部复发率（%）
Ishikawa et al	23	50	—	15	22（5 年）	20
Hoffman et al	11	50.4	5-FU/MMC	45	40（5 年）	9
Staley et al	39	30～50.4	5-FU	19	19（4 年）	11
Pisters et al	35	30（10f） 1～15（IORT）	5-FU	25	23（3 年）	10
Hoffman et al	24	50.4	5-FU/MMC	15.7	27（2 年）	NA
Pisters et al	25	30（10f） 1～15（IORT）	紫杉醇	19	28（3 年）	NA
Moutardier et al	23	NA	5-FU	26.6	51（2 年）	0
Talamonti et al	17	36	GEM	26	61	11.8
Evans et al	64	30	GEM	34	36（5 年）	11
Varadhachary et al	52	30	GEM	31	46（30 个月）	25
Le Scodan et al	26	50	5-FU /DDP	12	32（2 年）	4

IORT（intraoperative radiation therapy）：术中放射治疗

5-FU：5 氟尿嘧啶；MMC：丝裂霉素；GEM：吉西他滨；DDP：顺铂

NA，not available

告,结果显示胰腺癌根治术后的辅助化疗结果比非化疗组好(P=0.009),术后同步放化疗疗效比非术后同步放化疗差(P=0.05)。之后美国 RTOG 专门开展了根治术后辅助放化疗的Ⅲ期随机对照研究(RTOG 97-04),该研究显示术后辅助化疗药物使用吉西他滨(同步放化疗依然使用 5-FU+50.4Gy)较 5-FU 可以提高疗效(P=0.05)。该研究也是第一个进行放疗质控的试验,并且发现较高的放疗剂量可以进一步改善生存。

最后一项随机对照研究于 2010 年发表,也是目前报道疗效最好的研究。该研究为多中心Ⅱ期研究,共入组 90 例患者,分别行手术 + 吉西他滨化疗和手术 + 吉西他滨 + 同步放化疗(50.4Gy),结果显示两组的中位生存期分别达到 24.4 个月和 24.3个月,2 年生存率均高达 50%,两组间无差异,但是同步放化疗组的局部复发率低于单纯辅助化疗组(11% vs 24%)。但由于病例数少,因此该研究结果还需要大样本研究证实。

总之,由于胰腺癌能行手术切除的比例少,术前对能否行根治切除的预测标准不统一,导致术前放化疗的研究不能广泛开展。但是在术前放射治疗期间若由于发现远地转移,会使部分患者避免不必要的剖腹探查,且现有的临床证据显示对于完成切除的胰腺癌患者,术后放化疗可以提高一部分患者的局部控制率和长期生存率,不过还缺乏Ⅰ类临床证据。

第三节 可能切除胰腺癌的综合治疗

一、可能切除胰腺癌的定义

对于早期或局部晚期的胰腺癌,判断可切除与否较为容易,目前临床难点在于判断可能切除(borderline resectable)的肿瘤,这类肿瘤介于可切除和不可切除之间,如能手术完整切除,预后肯定好于不可切除行根治性同步同步放化疗。1994

表 12-2-2 胰腺癌术后放射治疗随机分组研究结果

研究	病例数	照射剂量 (Gy)	同步化疗	中位生存期 (月)	2 年生存率 (%)	局部复发率 (%)
GITSG						
单纯手术	22	/	/	10.9	18*	33
术后放化疗	21	40	5-FU	21	43	47
术后放化疗	30	40	5-FU	18	46	55
EORTC40891						
单纯手术	103	/	/	19	41	35.9
术后放化疗	104	40	5-FU	24.5	51	32.7
ESPAC-1						
无放化疗 +	178	/	/	16.1	20	/
术后放化疗 +	175	40	5-FU	15.5	10	/
ESPAC-1						
无放化疗 +	144	/	/	17.9	41	20
术后放化疗 +	145	40	5-FU	15.9#	29	10
RTOG 97-04						
术后放化疗 +GEM	221	50.4	5-FU	20.5	39.4	23
术后放化疗 +5-FU	230	50.4	5-FU	16.9	34.8	28
EORTC/FFCD/GERCOR						
手术 +GEM	45	/	/	24.4	50.2	24
手术 +GEM+CRT	45	50.4	GEM	24.3	50.6	11

*: P ≤ 0.05;

+: 无放化疗:包括单纯手术后和术后化疗者;术后放化疗者:包括术后放化疗者和术后放化疗 + 化疗者

5-FU: 5 氟尿嘧啶

GEM: 吉西他滨

年，Allema 等首先报道了 20 例胰腺癌患者行肿瘤和 SMV/PV R0 切除后，生存预后与局限期胰腺癌行胰十二指肠切除术后患者相当，首次提示这种手术方式的可行性和重要临床意义。不久，Fuhrman 等也报道了自己的临床数据，证实了 Allema 等提出的包括 SMV/PV 的扩大肿瘤根治术的安全性和可行性。自此，可能切除的概念开始出现，并且建议对于这类肿瘤行 CT 造影血管重建作为标准诊断方法，从而确定可否手术以及需置换血管情况。但具体如何却界定这类肿瘤，不同研究机构有各自的标准（表 12-3-1），主要涉及肿瘤和周围血管的关系。

国际胰腺外科学组对于可能切除的胰腺癌提出了几点建议：

1. 可能切除胰腺癌的标准应当以术前 4 周内的全腹部及盆腔 CT 检查结果为准，强烈建议高分辨率增强 CT 检查联合三维重建辅助检查判断。

2. 强烈建议患者均由具备熟练的外科操作经验的大型医疗中心完成。

3. 基于影像学表现判断胰腺癌的可切除性虽然有其局限性，但仍建议作为术前评估的主要手段。

然而目前并无一致公认的胰腺癌可切除标准，在实际工作中上述判断还受其他因素如影像学检查的准确率、术者的经验及手术团队的专业性等影响，尽管如此能否获得 R0 切除应是胰腺癌可切除性评估的重点。

二、联合血管切除的疗效

国内多数肿瘤中心目前均认为肿瘤侵犯周围血管（包括静脉），如肠系膜上动脉、肝总动脉或腹腔动脉，则不可切除，做血管置换的意义不大。但是国外在这方面却比较积极。这类临床经验最早来自 20 世纪 90 年代，研究发现行静脉切除的 R0 手术，与标准胰十二指肠切除术的预后相当，因此越来越多的医生开始尝试血管（包括动脉）切除置换。

随着联合血管切除手术在临床的展开，越来越多的证据表明联合切除静脉是安全有效的。2012 年 Zhou 等报道的一篇 meta 分析，共包括 1994-2010 年公开发表的 19 篇文献，共 661 例行肿瘤受累 SMV/PV 切除术的患者，以及 2247 例未行血管切除重建的患者。该研究结果认为：有无血管切除患者的生存率比较，差异无统计学意义。这一结论与近年来多数大规模医疗中心的数据相互印证。此外，在肿瘤生物学的认识观念上也逐渐有了重要转变，就是认为胰头癌静脉浸润非肿瘤生物学行为所致，各种指南均建议疑有 SMV/PV 受累的患者应至具有相应技术条件的中心评估和治疗，以免贻误手术切除可能。

但是动脉联合切除的安全性及有效性仍存争议。Mollberg 等 meta 分析了 1977—2010 年间的 26 篇文章，共 366 例接受受累动脉切除及 2243 例没有接受动脉切除的患者，其研究结果发现：动脉切除患者的围术期并发症发生率（53.6%）及病死率（11.8%）均明显高于无动脉切除的患者。生存分析比较表明动脉切除患者与单纯静脉切除比较并无优势。但是与行姑息治疗的患者比较，动脉切除患者的 1 年生存率有所提高，这与大多数医疗中心的研究结论一致。基于上述研究结果最新版的 NCCN 指南及中国胰腺癌诊治指南均不推荐常规实施动脉切除术，认为其无助于改善患者预后，反而增加围术期并发症和手术死亡率。

表 12-3-1　可能切除（Borderline resectable）胰腺癌的术前放化疗

CT 显示肿瘤和血管关系	NCCN	MDACC	AHPBA/SSO/SSAT	ACTO
肠系膜上静脉/门静脉	严重狭窄或闭塞，但可能行血管重建	闭塞，但可能行血管重建	狭窄或闭塞，但可能行血管重建	肿瘤侵犯血管的范围大于 180° 或可行血管重建
肠系膜上动脉	血管被肿瘤紧贴或包绕≤180° 或≤50%	血管被肿瘤紧贴或包绕≤180° 或≤50%	血管被肿瘤紧贴或包绕≤180° 或≤50%	血管与肿瘤接触面的范围小于 180°
腹腔动脉	没有紧贴或包绕	血管被肿瘤紧贴或包绕≤180° 或≤50%	没有紧贴或包绕	被侵犯处可以行血管重建
肝总动脉	血管被肿瘤紧贴或包绕≤180° 或≤50% 或极短的一段紧贴或包绕>180° 或>50%	血管被肿瘤紧贴或包绕≤180° 或≤50% 或极短的一段紧贴或包绕>180° 或>50%	血管被肿瘤紧贴或包绕≤180° 或≤50% 或极短的一段紧贴或包绕>180° 或>50%	血管与肿瘤接触面的范围<180°

ACTO: Alliance for Clinical Trial in Oncology Group

三、可能切除胰腺癌的新辅助治疗

NCCN 将"可能切除"的胰腺癌的治疗选择分为直接手术切除或行新辅助放化疗两种情况，建议先行后者。此建议主要基于 MD Anderson 的一项研究，其报道了 160 例"可能切除"的胰腺癌患者，完成新辅助放化疗和手术切除的 66 例患者中位生存期为 40 个月，而未行手术切除患者的中位生存期仅为 13 个月。MD Anderson 的临床经验提示，术前对"可能切除"的胰腺癌行新辅助放化疗，虽有部分患者因疾病进展仍无手术切除的可能，但毕竟可使近 40% 的患者得以完成 R0 切除，显著改善了预后。Blazer 等进一步对 43 例可能切除患者术前行改良 FOLFIRINOX 方案治疗，结果有 22 位患者（51.1%）接受了手术，R0 切除率为 86.4%，围手术期并发症发生率为 27%，中位无进展生存时间为 18 个月。

其他还有一些回顾性、小样本研究也提示新辅助治疗可以提高可能切除胰腺癌的切除率，但还缺乏高级别循证医学证据。一些多中心、大样本量的前瞻性研究正在进行之中，具体的新辅助治疗方案也未达成一致。

总的来说，目前认为所谓姑息性切除即 R2 切除，应予避免。对于经过术前影像学评估、难以做到根治切除者，或 R2 的可能性较大者，应放弃切除手术。术前较为明确的可切除性评估非常重要，"扩大"应建立在根治的基础上，而非姑息性的扩大。对于可能切除的胰腺癌，应该经验丰富的医疗单位进行多学科讨论，部分合适患者行新辅助治疗后可能使其达到 R0 切除。

第四节　不可手术切除胰腺癌的综合治疗

一、不可手术切除胰腺癌的新辅助放疗

对于不可切除的局部晚期患者，一些研究者依然尝试用术前放化疗的方法缩小这类肿瘤，取得降低分期效果，使之成为可切除病例。表 12-4-1 列举了部分不能手术切除胰腺癌术前同步放化疗的临床 II 期结果，可以看出大约 1/3 的患者经过新

表 12-4-1　不能手术切除胰腺癌的术前放化疗

作者	时间	例数	治疗	结果
Jussup et al	1993	16	5-FU+RT	2 例可切除，生存 20、22 个月
Bajetta et al	1999	32	5-FU+RT	7 例 PR 行探查，5 例切除，其中 3 例存活 18、27、65 个月
White et al	1999	25	5-FU+RT	8 例探查，6 例切除；64%SD 或缩小
Safran et al	2001	14	紫杉醇 +RT	4 例切除，1 例达病理 CR，9 例肝转移
Mehta et al	2001	15	5-FU+RT	60% 切除，均为 R0，两例病理 CR，切除患者 MOS 30 个月
White	2001	111	5-FU+RT	39 例切除，28 例 R0 切除，2 例病例 CR
Kim et al	2002	87	5-FU/GEM+RT	3 例降期，1 例切除，全组 MOS 11 个月
Massucco et al	2006	28	GEM+RT	8 例切除，全组 MOS 15.4 个月
Katz et al	2008	125	GEM/5-FU/Cap/ 紫杉醇 +RT	66 例切除，62 例 R0 切除，全组 MOS 27 个月，切除患者 MOS 40 个月，局部区域复发 20%
Small et al	2008	41	GEM+RT	17 例切除，全组 1 年生存率 73%
Turrini et al	2009	64	5-FU+RT	9 例切除，8 例探查，全组 MOS 14 个月，切除患者 MOS 24 个月
Landry et al	2010	21	5-FU/GEM+RT	5 例切除
Chun et al	2010	74	GEM/5-FU+RT	44 例 R0 切除，MOS 23 个月
Stokes et al	2011	34	Cap+RT 或 RT	16 例切除，12 例 R0 切除
Patel et al	2011	17	5-FU+RT	仅入组切除患者，8 例 R0，MOS 15.6 个月
Kang et al	2012	35	GEM+RT	切除率 91%，其中 R0 87%，MOS 26.3 个月
Barugola et al	2012	24	GEM（±5-FU/Cap）+RT	仅入组切除患者，23 例 R0 切除，3 例病理 CR
Katz et al	2012	81	GEM/5-FU+RT	84% 切除，其中 95% R0 切除，MOS 33 个月

RT：放射治疗；MOS：中位生存期

CR：完全缓解；PR：部分缓解；SD：稳定；

Cap：卡培他滨；GEM：吉西他滨；5-FU：5 氟尿嘧啶

辅助同步放化疗可以转化为可切除患者,并且其预后与可切除患者类似。但是现在的研究均为小样本,评价标准不一,治疗方案不统一,因此难以形成共识。鉴于此,SOG、ECOG、RTOG 联合发起 Alliance A021101 多中心临床研究,方案为改良 FOLFIRINOX 方案 4 周期诱导化疗,之后行卡培他滨[825mg/(m²·d)]同步放化疗(50.4Gy),结束后再分期决定能否行手术之后,最后行吉西他滨(GEM)辅助化疗。该研究采用统一的新辅助治疗方案,统一的评价手段和标准,将为潜在可切除肿瘤患者的新辅助治疗提供第一个Ⅲ期临床证据。

对于局部晚期胰腺癌,多数研究结果显示新辅助同步放化疗可以降期,但是比例很小(表 12-4-1)。目前的难点在于无法预测肿瘤敏感性。近年来,人们将新一代化疗药物(如紫杉醇、吉西他滨等)与术前放射治疗结合,但并未取得优于 5-FU 为主的新辅助治疗疗效。

综上,Katz 等对新辅助治疗做了总结:①完整切除原发肿瘤和区域淋巴结是长期生存的必要条件;②肠系膜上动/静脉、门静脉受累程度与阴性切缘率呈反比;③切除肠系膜上静脉、门静脉的手术并发症和预后是可以接受的;④局部晚期胰腺癌经过新辅助化疗或同步放化疗后,降期率较低;⑤对于部分肿瘤患者,新辅助放化疗＋根治术可以带来获益。

二、局部晚期胰腺癌的根治性放疗

绝大多数胰腺癌就诊时不能手术切除,其中局部晚期、无远处转移的患者是放疗的主要适应证,这也是放疗在胰腺癌治疗中的最大治疗领域。放射治疗可以提高患者的生存率,并改善症状和生存质量。自 20 世纪 60 年代以来,欧美国家对不能手术切除、局部晚期的胰腺癌进行了一系列前瞻性随机分组的研究,包括以下几个方面:同步放化疗与单纯放疗的比较、同步放化疗与单纯化疗的比较、同步放化疗中不同化疗药物的比较等:

(一)同步放疗与单纯放射治疗疗效比较

共有 2 个前瞻性随机分组研究着眼于这方面的研究(表 12-4-2):Mayo Clinic 研究所将 64 例局部晚期胰腺癌分为两组:放射治疗＋安慰剂与放射治疗+5-FU。放射治疗剂量为 Dt35～37.5Gy,4 周内完成。同步放化疗组中位生存期显著高于单纯放射治疗组(10.4 个月 vs 6.3 个月,P<0.05)。美国胃肠肿瘤研究组(GITSG)进一步将高剂量单纯放射治疗作为对照组(60Gy,10 周内完成,即每照

表 12-4-2　不能手术切除胰腺癌同步放化疗与单纯放疗的前瞻性临床实验结果

研究方案	病例数	中位生存期（月）	局部失败率（%）	2 年生存率（%）	P 值
Mayo Clinic					
EBRT（35-37.5Gy/4wk）	32	6.3	/	/	P<0.05
EBRT（35-37.5Gy/4wk）+5-FU	32	10.4	/	/	
GITSG					
EBRT（60Gy/10wk）	25	5.7	24	5	P<0.01*
EBRT（40Gy/6wk）+5-FU	83	9.1	26	10	P=0.19**
EBRT（60Gy/10wk）+5-FU	86	12.4	27	10	
GITSG					
EBRT（60Gy/10wk）+5-FU	73	8.4	58	12	P>0.05
EBRT（40Gy/4wk）+ADM	73	7.5	51	6	
Taiwan					
EBRT（50.4-61.2Gy）+5-FU	16	6.7	/	0	P=0.027
EBRT（50.4-61.2Gy）+Gem	18	14.5	/	15	
ECOG					
EBRT（59.4Gy/6.5wk）	49	7.1	/	/	P=0.016
EBRT（59.4Gy/6.5wk）+5-FU+MMC	55	8.4	/	/	

*:单纯高剂量放疗与放疗＋化疗之比,差别有显著统计学意义(P<0.01)

**:高剂量放疗＋化疗与中剂量放疗＋化疗相比,差别无显著性统计学意义(P=0.19)。

5-FU:5 氟尿嘧啶;ADM:阿霉素;MMC:丝裂霉素;GEM:吉西他滨。EBRT:体外照射

射 20Gy 后，休息 2 周再进行下一轮放射治疗），另两个同步放化疗组为实验组，放射治疗的剂量有所不同（DT40Gy/6 周 +5-FU，DT60Gy/10 周 +5-FU）。由于在实验开始后不久，初步结果显示综合治疗组的近期疗效显著高于单纯放射治疗组，研究者随即停止了单纯放射治疗组的研究，而继续对比高剂量同步放化疗组与中等剂量同步放化疗组。结合其他几项随机对照研究，可以得出两个重要结论：一是综合治疗组的中位生存期均显著高于单纯放射治疗组，是单纯放射治疗组结果的将近两倍（12.4 个月 vs 9.1 个月 vs 5.7 个月，$P<0.01$）。二是在同步放化疗的两组中，高放射剂量组与中放射剂量组相比，尽管前者的中位生存期比后者长，但是未达到统计学意义（12.4 个月 vs 9.1 个月，$P=0.19$）。我国台湾学者还对比了 5-FU 同步放化疗和吉西他滨同步放化疗，结果显示吉西他滨同步放化疗可以将局部晚期胰腺癌的中位生存期提高至 14.5 个月，这也是目前为止疗效最好的研究结果。因此目前局部晚期胰腺癌的标准治疗为基于 5-FU 或 GEM 的同步放化疗，并且放射剂量推荐为 50Gy。

（二）同步放化疗与单纯化疗疗效比较

早在 20 世纪 80 年代，就有两项小样本随机对照研究比较了同步放化疗和单纯化疗的疗效（表 12-4-3），但是结果却相反。进入 21 世纪，FFCD/SFRO 组织（Federation Francophone de la Cancerologie Digestive and the Societe Francophone de Radiotherapie Oncologique）开展了一项Ⅲ期研究，采用三维适形放疗技术，比较同步放化疗（60Gy/6 周 +5-FU+DDP）和单纯 GEM 化疗疗效。遗憾的是，由于同步放化疗组的化疗方案强度过重，而且放疗范围还包括了淋巴引流区，因此Ⅲ～Ⅳ级毒性作用发生率较高，一大部分患者没有完成原定治疗方案，该研究被迫提前终止

最近，ECOG E4201 研究结果正式发布，由于患者入组速度较慢，最终入组 74 例患者，放疗范围仅包括肿瘤区域，化疗药物均选择 GEM。结果显示同步放化疗（50.4Gy+GEM）组的中位生存期显著优于单纯 GEM 化疗组（11 个月 vs 9.2 个月，$P=0.017$）。几乎同时，一项来自日本的Ⅱ期临床研究也采用类似治疗方案，结果同样证实同步放化疗组的中位生存期（12.8 个月 vs 12.2 个月，$P<0.02$）和疾病进展时间（7.8 个月 vs 4.2 个月，$P<0.01$）均显著优于单纯化疗组。其他一些Ⅱ期临床研究结果显示，以 5-FU 为基础的同步放化疗可以使局部

表 12-4-3　不能手术切除胰腺癌同步放化疗与单纯化疗的前瞻性临床实验结果

研究方案	病例数	中位生存期（月）	局部失败率（%）	1 年生存率（%）	P 值
Canadian randomized					$P>0.05$
EBRT（30Gy）+5-FU+ 司莫司汀	15	7.8	/	/	
5-FU+ 司莫司汀	15	7.3	/	/	
ECOG					
EBRT（40Gy/4w）+5-FU	47	8.2	32	6（2 年）	$P>0.05$
单纯 5-FU	44	8.3	32	13（2 年）	
GITSG					
EBRT（54Gy/6w）+5-FU	31	10.5	38	41	$P<0.02$
单纯 SMF	26	8	29	19	
FFCD/SFRO randomized					
EBRT（60Gy/6w）+5-FU+DDP	59	8.6	/	32	$P=0.003$
单纯 GEM	60	13	/	53	
Phase Ⅱ, Ioka et al					
EBRT（50Gy/5w）+GEM	40	12.8	/	/	$P<0.02$
单纯 GEM	40	12.4	/	/	
ECOG E4201					
EBRT（50.4Gy/5w）+GEM	37	11	41	50	$P=0.017$
单纯 GEM	34	9.2	23	32	

5-FU: 5 氟尿嘧啶；SMF: 阿霉素；MMC: 丝裂霉素；GEM: 吉西他滨。EBRT: 体外照射

晚期胰腺癌患者的中位生存时间提高至 9～14 个月，仅从数据上是要优于单纯化疗的中位生存时间（7～8 个月）。最新发表的一项 meta 分析也表明同步放化疗确实优于单纯化疗，不过治疗毒副作用也有所增加。

根据以上的随机分组研究结果，尤其 GEM 成为胰腺癌标准化疗药物之后的多项临床研究，认为对于局部晚期胰腺癌，综合治疗（同步放、化疗）疗效显著优于单一治疗（无论单纯放射治疗还是单纯化疗）。对局部晚期胰腺癌，同步放化疗是标准的治疗方案。

（三）同步放化疗中不同化疗方案的选择

吉西他滨的崛起，早年美国胃肠肿瘤研究组（GITSG）开展的研究均以 5-FU 作为标准同步化疗药物，在 GEM 出现之后，来自中国台湾的一项随机分组研究，以三维适形放疗技术为基础，比较同步化疗药物 5-FU 与 GEM 的疗效。结果表明，GEM 放化组无论是在治疗有效率（50% vs 12.5%，$P=0.005$）、临床受益率（39% vs 6%，$P=0.043$）、中位进展时间（7.1 个月 vs. 2.7 个月，$P=0.019$）和中位生存期（14.5 个月 vs 6.7 个月，$P=0.027$）均显著高于 5-FU 放化组。不过该研究也同样发现同步GEM 化疗后治疗毒性作用增加。为了降低治疗毒性，Crane 等回顾分析了 30Gy 同步 GEM（每周250～500mg/m^2）或 5-FU（每周 200～300mg/m^2）方案的结果，发现同步 GEM 组确实疗效有所提高，但是治疗毒性重于 5-FU 组。还有研究将 GEM剂量降低为每周 2 次 40mg/m^2，放疗剂量依然为50.4Gy 虽然毒副作用得以下降，但是疗效却与基于 5-FU 的既往研究相似（中位生存期 8.5 个月）。

随着放疗技术的进步，GEM 同步放疗的临床研究结果有了新的起色。Mattiucci 等采用三维适形放疗技术治疗 40 名局部晚期胰腺癌患者，治疗方案为肿瘤区域 50.4Gy 照射（淋巴引流区为39.6Gy）同步 GEM（每周 100mg/m^2），之后行 5 周期辅助 GEM 化疗（1000mg/m^2，第 1 天，第 8 天，每 21 天重复）。结果显示Ⅲ～Ⅳ级毒性发生率为 53%，2 年局部控制率为 39.6%，2 年总生存率为 25%，中位生存时间达到 15.5 个月，优于历史对照。Murphy 等同样采用三维适形放疗技术治疗 74 名患者，但是放疗剂量降低为 36Gy/15 次，放疗方位不包括淋巴引流区，而同步 GEM 给予足量（1000mg/m^2，第 1 天，第 8 天，第 15 天，每 21 天重复），最终只有 5% 的患者出现区域淋巴结复发，中位生存期为 11.2 个月，但Ⅲ度及以上上胃肠道毒性作用降低为 22%。该项研究表明，淋巴引流区可以不纳入治疗靶区。另一项多中心Ⅱ期临床研究也证实 36Gy 照射同步足量 GEM 可以很好地被患者耐受，中位生存期为 11.8 个月，与 Murphy 等研究相似。以上研究结果表明，在新的放疗技术和靶区定义前提下，同步 GEM 化疗的毒副作用可以得到控制，临床疗效初步证实可能优于同步 5-FU 及同类药物方案。

临床中还有很多Ⅱ期研究尝试使用了多种放疗增敏剂（表 12-4-4），包括化疗药物、生物制剂和抗 HIV（人类免疫缺陷病毒）药物，都取得了不错的疗效，中位生存期为 11.2～18.7 个月，但由于样本量和研究数量较少的缘故，还需更多临床研究验证。

简而言之，对于局部晚期、不能手术切除的胰腺癌，无论现有何种治疗，治疗效果均不佳，中位生存期在 6～15 个月。根据欧美国家一系列研究结果显示，同步放、化疗治疗局部晚期胰腺癌，疗效好于单纯放射治疗或单纯化疗。既往欧美国家把以 5-FU 为主的同步放、化疗作为局部晚期胰腺癌的标准治疗手段，现在新一代化疗药物 GEM 的

表 12-4-4　新型同步放疗增敏剂临床研究结果

作者	例数	治疗	中位生存（月）
Paclitaxel/RTOG 98-12（2004）	132	50.4Gy+ 紫杉醇	11.2
Paclitaxel/RTOG PA-0020（2006）	195	50.4Gy+ 紫杉醇 +GEM	11.7
Nelfinavir, Brunner et al.（2008）	12	50.4Gy+GEM+DDP+Nelfinavir	NA
Erlotinib, Duffy et al.（2008）	17	(50.4Gy+GEM+Erl)+(GEM+Erl)	18.7
Bevacizumab/RTOG 04-11（2009）	82	(50.4Gy+Cap+Bev)+(Cap+Bev)	11.9
Cetuximab, Crane et al.（2011）	69	(Cet+GEM+OXA)+(50.4Gy+Cap+Cet)+(GEM+Cet)	18.8
S-1, Sudo et al.（2011）	34	50.4Gy+S1（bid）	16.8
Bevacizumab, Small et al.（2011）	32	(GEM+Bev)+(36Gy+GEM+Bev)+(GEM+Bev)	11.8

Bev: 贝伐单抗；Cap: 卡培他滨；Cet: 西妥昔单抗；DDP: 顺铂；Erl: 厄洛替尼；GEM: 吉西他滨；Nelfinavir: 奈非那韦；NA: 未报道

同步放化疗结果好于 5-FU 同步放化疗方案，同时其他化疗药物也不断涌现，如紫杉醇、卡培他滨、S1 和靶向药物等，均给胰腺癌的治疗带来一线希望。在放射治疗领域，三维适形放疗/调强放疗的出现，是放疗技术的一个飞跃，这项技术增加对正常组织保护同时增加剂量，给局部晚期胰腺癌的治疗带来了新的尝试，期望通过先进技术和药物的结合，使局部晚期胰腺癌的疗效取得突破。

三、胰腺癌的立体定向放射治疗

2004 年，Stanford 大学的 Koong 等首次报道了胰腺癌立体定向放射治疗（stereotactic body radiation therapy, SBRT）治疗结果，他们采用射波刀（CyberKnife）技术对 15 例患者进行大分割放疗，剂量为单次 15Gy、20Gy 或 25Gy，1 年局部控制率达到 100%，但是所有患者最终均出现远处转移，中位生存期为 11 个月。之后 Koong 等又将 SBRT 联合外照射进行了 II 期临床研究，16 名患者接受 45Gy（同步 5-FU）外照射后，原发肿瘤给予 25Gy 单次放疗，1 年局部控制率仍然高达 94%，但是中位生存期仅为 8.3 个月。同样，由于治疗强度的增加，3 度胃肠道并发症发生率达到 12.5%。近来，还有学者将 SBRT 与诱导化疗联合，以其通过早期治疗远处微转移灶来提高疗效。治疗方案采用一周期诱导 GEM（1000mg/m^2）化疗，之后 25Gy 单次放疗，1 年局部控制率同样达到 94%～100%，但是中位生存期未见明显改善，仍为 11 个月。而且在 SBRT 后 4～10 个月，两项研究中各有 1 名患者出现十二指肠穿孔，进一步分析发现十二指肠接受放疗的体积是引发远期副反应的独立相关因素。

以上研究均显示 SBRT 治疗不可切除胰腺癌可获得不错的局部控制率，生存期也可达 1 年左右。但也有少数研究显示 SBRT 的局部控制率较差。Polistina 等采用 GEM 诱导化疗联合 24～36Gy/3 次的类似治疗方式，1 年局部控制率仅为 50%，中位生存为 10.6 个月，但无 2 度及以上副反应出现。另一项小样本研究采用同步放化疗的方式，GEM（1000mg/m^2, d1 d15 d21，28 天/周期）诱导化疗 3 周，在第 4 周行 SBRT（75%～83% 等剂量线 5Gy，共 5 次），之后继续 GEM 辅助化疗 5 周期，1 年局部控制率仅为 40%，中位生存期为 12.2 个月。

除此之外，SBRT 还用于可能切除胰腺的新辅助放疗和复发后的二程放疗，取得了一些疗效，但所有数据均来自回顾性研究，需要更多的大样本研究来证实。

胰腺癌的 SBRT 中，胃和小肠（尤其是十二指肠）是最易出现副反应的器官。常见的近、远期副反应包括恶性、狭窄、梗阻、溃疡、出血和穿孔。Schellenberg 等发现十二指肠副反应与受照射体积明显相关。该研究中 73 名患者接受单次 25Gy 照射，1 年的十二指肠副反应发生率为 29%。韩国学者也发现部分十二指肠剂量参数与副反应有明确相关关系。对于行分次（3 次）SBRT 的腹部肿瘤患者，十二指肠所受最高剂量 35Gy 和 38Gy，3 度胃十二指肠毒性的发生率分别为 5% 和 10%。小肠 V25>20ml 的患者发生严重副反应的风险明显高于小肠 V25≤20ml 的患者（50% vs 4%，P=0.004），并且增加分次放疗之间的时间间隔（4～8 天/3 次），可以降低副作用发生率。

总的来看，局部不可切除胰腺癌 SBRT 治疗后 1～3 个月的肿瘤局部有效率为 70%～90%，中位生存期各单位报道不一，可能与病例的选择和病期早晚有关，多数为 10～18 个月，1、2 生存率分别为 60%～90% 和 25%～70%。尽管这些研究的 SBRT 处方剂量、患者选择不同，也没有大样本 III 期随机对照研究，但是从有限的研究可以看出，SBRT 对于不可切除胰腺癌的局部控制率并不差于常规分割体外照射，治疗失败模式以远处转移为主。

第五节　胰腺癌放射治疗技术

表 12-5-1 列举了胰腺癌常规分割放射治疗的原则，无论是常规技术，还是三维适形/适形调强放射治疗（3D-CRT/IMRT），其靶区定义、射野安排等均须遵从以下原则。

表 12-5-1　胰腺癌放射治疗原则

- 用高能 X 线（≥6MV）
- 多野照射，每日每野均予照射
- 每周拍摄校位片
- 用计划系统进行计划设计，减少靶区内热点，可适当使用楔形板
- CT 模拟定位下进行三维适形照射，勾画正常组织器官，并定义剂量-体积限制条件
- 靶区照射剂量 DT 50～54Gy，1.8～2.0Gy/d，5 次/周
- 仅进行肿瘤局部照射，不必照射全胰腺
- 可以进行区域淋巴结的预防照射，也可根据病期、患者的一般状况不必进行淋巴结预防照射

3D-CRT/IMRT 通过在每一个照射野与肿瘤的形状相一致,使高剂量曲线集中在肿瘤区,从而使肿瘤得到高剂量的照射,而同时可以避免其周围正常组织和器官的不必要照射,IMRT 比 3D-CRT 的适形度更好,对正常组织和器官保护得更好。

一、治疗前的准备和 CT 模拟定位

为了显示胃和小肠的位置,在定位前 1.5~2h 口服 800ml,定位前 40min~1h 口服 500~800ml,做 CT 模拟定位前口服剩余的 200~400ml。患者仰卧位,双手抱肘置于头上,真空垫或体膜固定。扫描范围一般在呼气位的膈顶至第四腰椎椎体下缘,确保肿瘤范围、淋巴引流区和感兴趣的正常组织器官(一般指全部肝脏、双侧肾脏、胃和部分小肠)包括在扫描的范围内,行增强 CT 扫描,层厚建议为 3~5mm。如果对 CT 造影剂过敏,可改用 MR 定位,以便勾画胰腺肿瘤和周围正常组织和器官。如采用 SBRT 技术,需使用 4D-CT 或呼吸门控技术进行定位,层厚为 1~3mm。

二、靶区勾画和处方剂量的定义

(一)根治性放疗或术前放疗

靶区勾画包括:肿瘤区(GTV)、临床靶区(CTV)、计划靶区(PTV)和危及器官(图 12-5-1,图 12-5-2)。根据 CT 图像或根据术中置放的金属标记勾画 GTV(包括原发肿瘤和转移的淋巴结)。CTV 则为 GTV 外放的区域,并且包括临床潜在侵犯区域,无需包括整个胰腺。PTV 外扩距离需要考虑摆位误差、器官运动等因素。已有研究探索过胰腺的运动幅度,可见至少需要 10mm 的外扩距离,尤其是在头脚方向,15mm 的外扩距离也可以考虑。对于转移淋巴结的外扩范围 5mm 即可。如果采用 4D-CT 或呼吸门控技术,外扩距离可以适当缩小。此外,对于淋巴引流区的预防性照射现在还有争论,各放疗中心的靶区设计也不尽相同,在此不做明确规定,可根据各自单位实际情况和患者生存预期决定。对于预防区域的选择,有研究总结了不同部位淋巴结的转移规律(表 12-5-2,表 12-5-3),以此可作为预防区域的靶区设计。

放疗处方剂量为 95% PTV 50~54Gy,1.8~2.0Gy/d,每周 5 次,总放疗时间可以超过 49 天,但最好不要大于 56 天。

正常组织限量:肾脏 D30<18Gy,D50<13Gy;脊髓 Dmax<40Gy;肝脏:Dmean≤30Gy;十二指肠、小肠、结肠:Dmax≤54Gy,V50<10%,V45<15%。

SBRT 一般用于不可切除胰腺癌或临床试验,根据 4D-CT CT 图像或根据术中置放的金属标记勾画 GTV(原发肿瘤),CTV 为 GTV 外扩 5mm,PTV 在胰头部为 CTV 外扩 5mm,在胰体尾可外

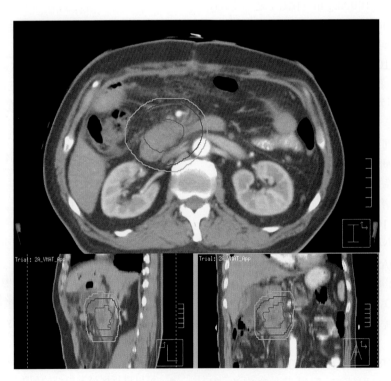

图 12-5-1 VMAT 计划中的靶区勾画
GTV(红线),CTV(蓝线)和 PTV(绿线)

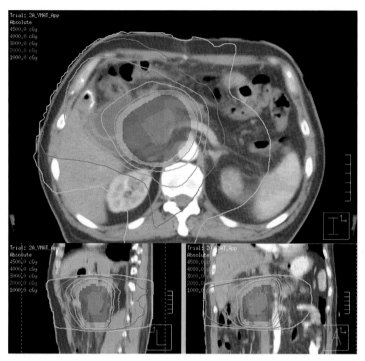

图 12-5-2　VMAT 计划中的剂量分布

（该患者手术探查无法切除，行术中放疗 15Gy，术后予外照射 95%PTV 45Gy/1.8Gy/25f）

GTV（红色阴影），CTV（蓝色阴影）和 PTV（绿色阴影）

表 12-5-2　胰头癌腹腔淋巴结转移风险

淋巴结位置	JPS 分站	风险（%）	靶区范围 *
幽门下淋巴结	第 6 站	7.2	幽门下界周围 10mm
肝总动脉淋巴结	第 8 站	9.8	肝总动脉周围 10mm。从起始处（胰腺上缘），延门静脉前缘至肝门
腹腔动脉周围淋巴结	第 9 站	3.7	腹腔动脉周围 10mm
肝十二指肠韧带淋巴结	第 12 站	7.9	门静脉周围 10mm，由肝门至十二指肠上部
胰十二指肠后淋巴结	第 13 站	32.3	胰十二指肠后下动脉周围 10mm
肠系膜上动脉淋巴结	第 14 站	15.8	肠系膜上动脉起始部周围 10mm
腹主动脉旁淋巴结	第 16 站	10.9	腹主动脉周围 10mm，上界为腹腔动脉，下界为肠系膜下动脉
胰十二指肠前淋巴结	第 17 站	19.8	胰十二指肠前上动脉周围 10mm

*：包括所有阳性淋巴结（短径大于 1cm，或 PET 显示代谢阳性淋巴结）

注：JPS，日本胰腺癌学会

表 12-5-3　胰体、尾癌腹腔淋巴结转移风险

淋巴结位置	JPS 分站	风险（%）	靶区范围 *
幽门下淋巴结	第 6 站	3.3	幽门下界周围 10mm
肝总动脉淋巴结	第 8 站	15.1	肝总动脉周围 10mm。从起始处（胰腺上缘），延门静脉前缘至肝门
腹腔动脉周围淋巴结	第 9 站	9.6	腹腔动脉周围 10mm
脾门淋巴结	第 10 站	4.1	脾血管周围 10mm
脾动脉淋巴结	第 11 站	35.6	脾动脉周围 10mm
肝十二指肠韧带淋巴结	第 12 站	8.2	门静脉周围 10mm，由肝门至十二指肠上部
肠系膜上动脉淋巴结	第 14 站	9.6	肠系膜上动脉起始部周围 10mm
腹主动脉旁淋巴结	第 16 站	16.4	腹主动脉周围 10mm，上界为腹腔动脉，下界为肠系膜下动脉
胰腺下缘淋巴结	第 18 站	24.7	胰下动脉周围 10mm

*：包括所有阳性淋巴结（短径大于 1cm，或 PET 显示代谢阳性淋巴结）

注：JPS，日本胰腺癌学会

扩 5～10mm，如果具有靶区追踪技术，可仅外扩2mm。对于处方剂量，目前没有标准，可参考本章第四节《胰腺癌的立体定向放射治疗》。

（二）术后放疗

以胰头癌为例，根据术前影像学资料、手术所见等，CTV 需要包括瘤床区域、术中置入的金标、术后残留肿瘤、潜在侵犯或残留区域等，以及胰腺空肠吻合部，并三维外扩 0.5～1cm（部分手术吻合方式为胰腺 - 胃吻合，此时不必包括胰腺 - 胃吻合部）；此外还需要包括以下区域淋巴结：

1. 腹腔干动脉 自腹主动脉发出的 1.5cm 部分，并三维外扩 1cm。

2. 肠系膜上动脉 自腹主动脉发出的 2.5～3cm 部分，并三维外扩 1cm。

3. 门静脉 （自肠系膜下静脉汇入处至肝门部分叉为左右门静脉处，包括胆肠吻合和肝管空肠吻合部以及肝门淋巴结），并三维外扩 1cm，需要指出的是腹腔静脉的走行和汇合有时会发生解剖变异。

4. 部分腹主动脉 自上述腹腔动脉、门静脉或胰腺空肠吻合部区域的最上层，至腰$_2$椎体下缘，如术前肿瘤下缘超过腰$_2$椎体下缘，则下界需要延伸至腰$_3$椎体下缘。左侧外扩 2.5～3cm，右侧外扩 1cm，并避开两侧肾脏，前方外扩 2.5～3cm，后方至椎体前缘或前缘后 0.5cm。

在外扩或包括周围肿大淋巴结时，需要在胃、肝脏等脏器处适当修回。PTV 外放同"根治性放疗或术前放疗"。

放疗处方剂量可参照 RTOG 0848 研究，为 95% PTV 50.4Gy，1.8Gy/d，每周 5 次，同步 5-Fu 类药物化疗；或者 95% PTV 36Gy，2.4Gy/d，每周 5 次，同步吉西他滨化疗。

正常组织限量（以 95% PTV 50.4Gy/1.8Gy/28f 为例）：双肾脏 Dmean<18Gy，如患者为单肾，则 D15<18Gy，D30<14Gy；脊髓 V50<0.03cm^3；肝脏：Dmean≤30Gy；胃、小肠、结肠：Dmax≤58Gy，D10<56Gy，D15<52Gy。

无需对淋巴引流区进行预防照射。

第六节 晚期胰腺癌的药物治疗

一、晚期胰腺癌的一线治疗

（一）吉西他滨是晚期胰腺癌的首选一线治疗药物

胰腺癌的化疗最初主要是以 5- 氟尿嘧啶（5-FU）为主。多项随机对照研究的结果表明，与安慰剂或最佳支持治疗相比，以 5-Fu 为基础的化疗方案可以延长中位生存时间（6～9 个月 vs 2.2～3.7 个月），生活质量改善时间>4 个月。对近 30 年的临床试验进行的 meta 分析也证实了这一结论。2006 年，一项随机对照研究比较了吉西他滨（GEM）和 5-FU 在初治晚期胰腺癌患者的疗效，GEM 为 1000mg/m^2 静脉滴注 30min，每周 1 次，连用 7 周，休 1 周，继续原剂量每周 1 次，连用 3 周，休 1 周；5-FU 为 600mg/m^2 静脉滴注 30min，每周 1 次。临床症状改善率分别为 24% 和 5%（P=0.002）；中位生存期分别为 5.7 个月和 4.2 个月（P=0.0025）；GEM 组 6 个月、9 个月和 12 个月生存率分别为 46%、24% 和 18%；5-Fu 组分别为 29%、5% 和 2%。该研究显示 GEM 无论在生存还是临床症状改善上均明显优于 5-FU。基于此项结果，GEM 成为美国 FDA 在胰腺癌治疗批准的第一个药物。此后多项研究的结果进一步证实 GEM 在晚期胰腺癌患者相对于 5-FU 的优势，因此，美国 NCCN 指南已经将 GEM 和以其为基础的联合方案推荐为晚期胰腺癌的标准化疗方案。

（二）以 GEM 为主的联合化疗

为了为进一步提高 GEM 的疗效，人们尝试将各种化疗药物与 GEM 联合。一项 meta 分析分析了 2002-2006 年间 19 个随机对照研究，共 4697 例患者，发现含 GEM 的联合化疗比 GEM 单药显示出生存优势，降低死亡危险 9%（14 个试验，4060 名患者；HR 0.91；95% CI 0.85～0.97）。在总生存的亚层分析中，GEM 联合顺铂（DDP）或卡培他滨（CAP）的疗效一致优于单药。

还有学者认为胰腺癌在组织学上具有致密的纤维间质及乏血供的特性，化疗药物很难达到有效的局部抗肿瘤浓度。为了克服这一问题，人们设计利用纳米技术将紫杉醇与人血白蛋白结合而制成的新一代靶向制剂，该药物通过血管内皮细胞表面的 gp60 介导药物跨膜转运，经肿瘤间质中的 SPARC 蛋白介导药物聚集，该蛋白具有调节细胞外基质的作用，白蛋白结合型紫杉醇（nab-P）正是借此蛋白靶向作用于肿瘤部位，临床研究也证实了其疗效。2013 年，由 Van Hoff D 等开展的多中心随机、对照 Ⅲ 期 MPACT 试验，比较了 nab-P 与 GEM 的联合方案和 GEM 单药方案治疗晚期胰腺癌，该研究通过 PET 上的代谢反应率来观察疗效。共有 257 名患者进行 PET 扫描。结果显示 nab-P 联合 GEM 治疗组的患者较 GEM 组患者的代谢

反应率更高(最好的疗效反应分别为 72%、53%,
$P=0.002$;8 周时分别为 67%、51%,$P=0.014$),前者
的 OS(中位 OS 10.5 个月 vs 8.4 个月,$P=0.009$)和
总缓解率 ORR(31% vs 11%,$P<0.001$)均显著优
于后者。鉴于该项研究结果,2013 年美国 FDA 批
准白蛋白结合型紫杉醇联合 GEM 用于晚期胰腺癌
治疗。

尽管以 GEM 为主的联合化疗方案较 GEM 单
药取得了一些进展,但联合化疗所致毒副反应大,
影响患者耐受。生存获益较小,因此在晚期胰腺癌
患者的化疗中,是否联合其他药物还值得进一步探
讨,NCCN 指南也未将 GEM 联合化疗方案纳入常
规推荐化疗方案。

(三)S-1 单药非劣效于 GEM 单药

Nakai Y 等开展了 S-1 单药用于治疗局部晚期
或转移性胰腺癌患者的多中心随机、对照 Ⅲ 期临
床研究,共有 834 例来自日本和中国台湾的晚期胰
腺癌患者入组,研究的目的是探讨 S-1 单药、GEM
联合 S-1、GEM 单药对总生存的影响。结果显示:
GEM 组和 S-1 组中位 OS 分别为 8.8 个月、9.7 个
月,GEM 联合 S-1 组中位 OS 为 10.1 个月。S-1 单
药方案相对于 GEM 单药方案显示出治疗的非劣
效性(HR 0.96;97.5% CI 0.78~1.18;$P<0.001$),
而 GEM 联合 S-1 的优势并不是明显的(HR 0.88;
97.5% CI 0.71~1.08;$P=0.15$)。由于 S-1 单药在
OS 方面较 GEM 为非劣效性,耐受性好,为功能状
态评分差的局部晚期和转移性胰腺癌患者的提供
了一个方便的口服化疗方案,也被《日本胰腺癌诊
疗指南》晚期一线治疗的推荐。

此外,在术后治疗中,S-1 也表现出显著疗
效。2016 年 Lancet 正式刊登了 2013 年美国临床
肿瘤学会(ASCO)年会报告的 JAS-PAC-01 研究结
果,该研究为多中心、开放、随机Ⅲ期研究,旨在比
较 S-1 与 GEM 用于胰腺癌术后辅助化疗的疗效和
安全性"。共有 385 例胰腺癌根治术后患者入组,
随机分为 GEM 治疗组(1000mg/m²,第 1 天,第 8
天,第 15 天,每 28 天重复,共 6 个周期)和 S-1 治
疗组(60mg/d、80mg/d、100mg/d,基于体表面积,
第 1~28 天,每 6 周重复,共 4 个周期)。结果显
示,S-1 治疗组的 5 年 OS 显著高于 GEM 组(44.1%
vs 24.4%,$P<0.0001$),死亡风险降低 43%,中位
无复发生存时间分别为 23.2 个月和 11.2 个月($P<0.0001$)。基于此研究,S-1 单药辅助化疗方案已
在亚洲范围内被逐渐被推广,我国《胰腺癌综合诊
治中国专家共识(2014 年版)》也推荐其为术后辅

助标准治疗之一,但是由于这只是日本单人种的研
究结果,S-1 并没有被纳入美国 NCCN 指南。

(四)FOLFIRINOX 优于 GEM 单药

以氟尿嘧啶类药物为基础的 FOLFIRINOX
联合化疗方案(氟尿嘧啶、亚叶酸钙、伊立替康
和奥沙利铂)是目前全球在研晚期胰腺癌试验中
的热门方案,该化疗方案确实也取得了突破性
进展。2011 年的一项Ⅲ期临床试验(PRODIGE)
公布了结果,324 例转移性胰腺癌患者随机接
受 FOLFIRINOX 和吉西他滨单药化疗,两组的
无进展生存时间分别为 6.4 个月和 3.3 个月($P<0.0001$),中位生存时间分别为 11.1 个月和 6.8 个
月($P<0.001$),有效率分别为 31.6% 和 9.4%($P\leqslant0.001$)。但是 FOLFIRINOX 方案毒副反应发生率
明显增加,以血液毒性和胃肠道毒性为主等。由
于该研究入组患者一般情况较好(体能状况评分
为 0~1 分),因此 FOLFIRINOX 方案目前为体能
状况良好的患者治疗选择之一。之后各种降低剂
量的改良 FOLFIRINOX 方案不断被尝试,不良反
应率显著降低,初步结果显示其具有与标准剂量
FOLFIRINOX 方案相似的疗效,但尚没有前瞻性
随机对照研究不同剂量方案的疗效。可见,虽然
FOLFIRINOX 方案目前不能取代 GEM 单药,但却
提示不含 GEM 的化疗方案仍存在巨大前景。

(五)靶向药物治疗胰腺癌临床获益甚微

最早的靶向药物治疗晚期胰腺癌的 Ⅲ 期随
机对照研究结果发表于 2007 年,该研究入组 569
例晚期胰腺癌患者,随机分别接受 GEM+ 厄洛
替尼和 GEM+ 安慰剂治疗,主要研究终点为 OS,
两组中位生存期分别为 6.24 个月和 5.95 个月
($P=0.038$),厄洛替尼组的 OS 获得延长(HR=0.82,
95% CI 0.69~0.99;$P=0.038$);1 年生存率也有所增
加(23% vs 17%;$P=0.023$)。两组间的客观反应率
并没有显著的差异,不良反应均可耐受,3~4 级不
良反应率分别为 21.99% 和 20.36%,但腹泻、感染、
皮疹在 GEM+ 厄洛替尼组发生较高。基于本项研
究结果,美国 FDA 批准了在 GEM 的基础上联合厄
洛替尼治疗晚期胰腺癌,但因为中位生存期的延长
仅 0.3 个月,在临床实践中运用非常少。

之后在 2013 年美国临床肿瘤学会(ASCO)会
议,Strumberg D 等公布了尼妥珠单抗联合 GEM
对比 GEM 单药用于晚期胰腺癌的Ⅱ期随机、安
慰剂对照研究(Trial PCS07)结果,共有 192 例患
者参加了试验,随机分为尼妥珠单抗 +GEM 组或
GEM+ 安慰剂组,结果显示两组的中位 OS 没有统

计学差异（8.7 月 vs 6.1 个月，$P=0.21$），但尼妥珠单抗 +GEM 的方案明显提高了患者的 1 年总生存率（34.4% vs 19.5%，$P=0.034$），而且尼妥珠单抗组没有严重不良反应发生的报告，具有良好的耐受性。亚组分析提示在 62 岁及以上的患者中生存获益更为明显。因此，尼妥珠单抗在 2008 年 4 月在欧洲获得胰腺癌孤儿药物资格。目前在国内刚刚启动了 KRAS 野生型晚期胰腺癌患者 GEM+ 尼妥珠单抗对照 GEM+ 安慰剂的 III 期随机对照研究。

除了厄洛替尼和尼妥珠单抗之外，胰腺癌的靶向治疗领域的 III 期临床试验大都是阴性结果。包括 GEM 联合贝伐珠单抗，GEM 联合贝伐珠单抗和厄洛替尼，GEM 联合 VEGF 受体抑制剂 Axitinib，GEM 联合西妥昔单抗，GEM 联合索拉非尼等临床研究结果均为阴性，提示 GEM 加用这些靶向药物后较 GEM 单药未能获得进一步的生存获益。

综上，基于以上循证医学证据，对于体能状况良好的晚期胰腺癌患者，2014 年中国专家共识推荐的一线治疗化疗方案有 GEM+ 白蛋白紫杉醇、FOLFIRINOX 方案、GEM 单药、GEM+S-1 和 S-1 单药；化疗联合靶向治疗方案为 GEM+ 厄洛替尼和 GEM+ 尼妥珠单抗。对于体能状况较差者，不能耐受及不适合联合化疗者，一线治疗方案可选择 GEM 单药、氟尿嘧啶类单药、S-1 单药。

二、晚期二线治疗

目前因缺乏 III 期临床研究证据，晚期胰腺癌的二线化疗尚无推荐方案，建议患者参加临床研究。一线 GEM 治疗失败后的晚期胰腺癌，二线治疗可选择以氟尿嘧啶类药物为基础的化疗方案。一线治疗未接受过 GEM 治疗的患者首选 GEM 作为二线治疗药物。对体能状况较差者，不能耐受及不适合化疗者，最佳支持治疗是合理的选择。

三、其他治疗方法

（一）针对肿瘤微环境的治疗

胰腺癌微环境主要由细胞成分（内皮细胞、成纤维细胞、炎症相关细胞等）和各种基质（细胞外基质蛋白、生长因子、蛋白酶和细胞因子等）组成。近年来大量证据表明，微环境与肿瘤形成之间存在密切的联系，正是这些细胞和基质成分使得胰腺癌细胞自身形成机械屏障，在生长、侵袭、远处转移、免疫逃逸等方面发挥着主要作用。实验模型已经表明，靶向抑制上述生长因子受体和酶可以抑制肿瘤细胞生长。除之前所述的通过 SPARC 蛋白设计

的白蛋白结合型紫杉醇已用于胰腺癌以外，还有利用纳米技术开发的伊立替康微脂体制剂（MM-398，也称为 PEP02），因药物受微脂体包覆，得以长时间参与血液循环，且毒性也降低很多。Ko 等的 II 期试验中，40 例晚期患者接受 MM-398 治疗，结果显示 3 个月的生存率为 75%，PFS 为 2.4 个月，中位生存期为 5.2 个月。2015 年 ASCO-GI 公布的 III 期临床研究 NAPOLI-1 临床试验结果显示，对于一线接受以 GEM 为基础化疗失败的晚期胰腺癌患者，MM-398 联合 5-FU/CF 对比单纯 5-FU/CF 可显著改善 OS（6.1 个月 vs 4.2 个月，$HR=0.67$，$P=0.012$），然而单药 MM-398 较单纯 5-Fu/CF 并未明显延长 OS（4.9 个月 vs 4.2 个月，$HR=0.99$，$P=0.942$）。美国 FDA 已批准 MM-398 用于晚期胰腺癌的二线治疗。

此外肿瘤细胞外基质还广泛存在透明质酸（HA），人们假设利用 HA 酶降解 HA，能够克服肿瘤周围间质的物理屏障，从而增加药物向肿瘤组织的输送。PEGPH20 是一种聚乙二醇化的重组人 HA 酶（rHuPH20），2015 年 ASCO 年会上报道了一项 II 期随机对照研究结果，该项研究比较了 PEGPH20 联合 nab-P+GEM 与 nab-P+GEM 一线治疗晚期 Pc 的疗效。结果显示，在 HA 高表达的患者中，PEGPH20 的加入显著提高客观缓解率（71% vs 29%，$P=0.02$）并延长 PFS（9.2 个月 vs 4.3 个月，$P=0.03$）提示 PEGPH20 是一种很有前景的针对 Pc 肿瘤间质的新型药物，HA 高表达可作为一种潜在的疗效预测指。目前，正在开展两项临床研究，以评估 PEGPH20 联合改良 FOLFIRINOX（NCT01959139）和 nab-P+GEM（NCT0183987）在晚期 PC 患者一线治疗中的作用。

针对肿瘤的乏氧微环境，也有药物正在开发中。TH-302（Evofosfamide）是一种能够在缺氧环境下活化的氮芥衍生物，进而产生 DNA 烷化剂溴代异磷酰胺氮芥。最近的一项随机临床研究结果显示，TH-302 联合 GEM 一线治疗较 GEM 单药显著延长 PFS（6.0 个月 vs 3.6 个月，$P=0.008$），OS 数据有待最终公布。目前，III 期临床研究 MAESTRO 正在开展，以进一步明确 TH-302 联合 GEM 一线治疗晚期胰腺癌的疗效。

（二）干细胞和免疫治疗

其他关于胰腺癌的治疗还有针对胰腺癌干细胞的治疗、免疫治疗（CD40 激动剂抗体、抗 CTLA-4）等，但是现有的 II 期试验均被认为无效。但是经基因工程修饰能够表达间皮素的减毒李斯特菌

疫苗（CRS-207 疫苗）联合 GVAX 疫苗的 II 期研究显示了阳性结果，中期分析表面显示两种疫苗联合使用能够延长患者的中位生存时间（6.1 个月 vs 3.9 个月，$P=0.011$），尤其是对既往接受二线及以上治疗的患者改善更为明显（5.1 个月 vs 3.7 个月，$P=0.011$）。美国 FDA 已授予胰腺癌 CRS-207 和 GVAX 免疫组合疗法突破性疗法认定。我们期待进一步的临床试验及肿瘤特异性抗体、改性淋巴细胞等免疫疗法的新突破。

第七节 目前治疗挑战和研究方向

在目前的治疗技术条件下，胰腺癌预后极差，其 5 年生存率始终低于 8%，并且进过 40 多年的努力，依然没有明显改善。其主要原因是胰腺癌具有显著的隐袭性，早期没有任何症状，产生症状时多已侵犯周围组织或转移，其早诊率仅 5% 左右，因此给治疗带来极大困难。可是目前没有能够普及的简易早期胰腺癌筛查手段。肿瘤标志物曾经被认为可以敏感地发现胰腺癌，感性和特异性分别为 CEA（45%，75%）、CA199（80%，73%），但是经过韩国和日本大样本应用后证实并不适合无症状胰腺癌患者的早期筛查，而新的标志物还需要大量的临床样本检测来证实。在影像学方面，镜下超声（EUS）确实可以有效发现早期胰腺，准确性可达 90% 以上，在无症状胰腺癌高危人群中，凭借 EUS 可以诊断出 6.8% 的胰腺癌，但这项检查需要行胃镜辅助完成，在临床中普及较困难，尤其是国人对胃镜作为筛查或体检手段还难以接受。此外，还有一些通过胰腺癌高危因素建立的风险评估表，确实适合临床筛查高危者，但是还缺乏大样本研究证实，NCCN 中也未推荐有效的筛查量表。

在手术治疗方面，如前所述，即使是可切除的胰头癌，按照安全切缘 1mm 的标准，R1 切除率竟高达 70% 以上，这可能是因为胰头癌的特殊解剖位置所决定，如何提高 R0 切除率是外科治疗的主要问题。其次对于联合血管切除的患者，尤其是动脉切除，虽然技术上已不是难题，但如何降低术后并发症和围术期手术死亡率，提高生存率，也是外科治疗的瓶颈。还有学者基于对胰腺癌尸体解剖的研究，提出了与直肠系膜类似的胰腺系膜的概念，随即就有研究显示全胰腺系膜切除提高了 R0 切除率，有望改善预后。但这种概念现在还不能被广大外科医生所接受，在解剖学上是否真的存在胰腺系膜还没有定论，这一方面还需要更多的解剖学

基础研究。

局部放疗虽然可以治疗不可手术切除的胰腺癌，但治疗后仍然存在较高局部复发，既往认为造成这种现象的原因之一就是胰腺周围正常组织（十二指肠、胃等）限制了处方剂量提高，故局部野内复发率相对较高。近年来新的放疗技术开始在胰腺癌中应用，比如 SBRT、组织间近距离照射联合外照射等，明显提高了局部照射剂量，尤其是生物学等效剂量，但是局部复发率似乎没有显著降低，生存期也未显著延长，而且与常规分隔外照射相比，远期毒性可能较严重。因此，不可手术切除胰腺癌的局部控制情况是否与照射剂量呈正相关，是否具有"天花板"效应，目前还不能确定，这个问题还需要放射生物学专家和临床专家共同解决，进而确定最佳分割模式和处方剂量。此外，无论放疗期间是否有同步化疗还是之后辅助化疗，胰腺癌的远处转移率一直居高不下，是治疗失败的首要原因，放疗与全身治疗药物（化疗药物、靶向治疗药物）的最佳组合也是目前研究的热点。

在晚期胰腺的药物治疗方面，GEM 是近十多年来的主要突破，之后陆续有 GEM 为主的联合化疗方案，但是疗效却均没有较单药 GEM 有显著提高。以氟尿嘧啶类药物为基础的 FOLFIRINOX 治疗方案较 GEM 表现出生存优势，但该方案所致的严重不良反应限制了其临床应用。各种剂量下调的改良 FOLFIRINOX 方案不良反应显著降低，初步研究显示，其具有与 FOLFIRINOX 方案相似的疗效，但尚没有前瞻性随机对照研究比较其与标准剂量 FOLFIRINOX 方案相比疗效是否相当。该研究结果极大地改写了晚期胰腺癌吉西他滨标准治疗的历史，但因其毒性难以在临床中广泛应用。靶向治疗虽然在乳腺癌、肺癌等领域取得了重大突破，但是在胰腺癌领域却收效甚微，究其原因可能是因为胰腺癌的异质性要显著大于其他肿瘤，因此针对胰腺的靶向治疗前景还不明确。近年来新兴的免疫治疗、肿瘤微环境治疗等方式也在胰腺癌中开始尝试，但截至目前还没有任何突破。总之，尽管胰腺癌的药物治疗近年来有所进步，但是患者的中位生存期仍然在 12 个月以内，晚期胰腺癌的药物治疗疗效还有很大的提升空间。

（金　晶　王健仰）

参 考 文 献

1. 殷蔚伯，余子豪，徐国镇，等. 肿瘤放射治疗学. 第 4 版. 北京：中国协和医科大学出版社，2008.

2. Chen W, Zheng R, Baade PD, et al. Cancer statistics in China, 2015. CA Cancer J Clin, 2016, 66: 115-132.

3. Esposito I. Most pancreatic cancer resections are R1 resections. Ann SurgOncol, 2008, 15: 1651-1660.

4. Pisters PW, Abbruzzese JL, Janjan NA, et al. Rapid-fractionation preoperative chemoradiation, pancreaticoduodenectomy, and intraoperative radiation therapy for resectable pancreatic adenocarcinoma. J Clin Oncol, 1998, 16: 3843-3850.

5. Varadhachary GR, Wolff RA, Crane CH, et al. Preoperative gemcitabine and cisplatin followed by gemcitabine-based chemoradiation for resectable adenocarcinoma of the pancreatic head. J Clin Oncol, 2008, 26: 3487-3495.

6. Le Scodan R, Mornex F, Girard N, et al. Preoperative chemoradiation in potentially resectable pancreatic adenocarcinoma: feasibility, treatment effect evaluation and prognostic factors, analysis of the SFRO-FFCD 9704 trial and literature review. Ann Oncol, 2009, 20: 1387-1396.

7. Brunner TB, Grabenbauer GG, Meyer T, et al. Primary resection versus neoadjuvant chemoradiation followed by resection for locally resectable or potentially resectable pancreatic carcinoma without distant metastasis. A multi-centre prospectively randomised phase II-study of the Interdisciplinary Working Group Gastrointestinal Tumours(AIO, ARO, and CAO). BMC Cancer, 2007, 7: 41.

8. Bockhorn M, Uzunoglu FG, Adham M, et al. Borderline resectable pancreatic cancer: a consensus statement by the International Study Group of Pancreatic Surgery(ISGPS). Surgery, 2014, 155: 977-988.

9. Chauffert B, Mornex F, Bonnetain F, et al. Phase III trial comparing intensive induction chemoradiotherapy (60 Gy, infusional 5-FU and intermittent cisplatin) followed by maintenance gemcitabine with gemcitabine alone for locally advanced unresectable pancreatic cancer. Definitive results of the 2000-01 FFCD/SFRO study. Ann Oncol, 2008, 19: 1592-1599.

10. Schellenberg D, Kim J, Christman-Skieller C, et al. Single-fraction stereotactic body radiation therapy and sequential gemcitabine for the treatment of locally advanced pancreatic cancer. Int J Radiat Oncol Biol Phys, 2011, 81: 181-188.

11. Bae SH, Kim MS, , Cho CK, et al. Predictor of severe gastroduodenal toxicity after stereotactic body radiotherapy for abdominopelvic malignancies. Int J Radiat Oncol Biol Phys, 2012, 84: e469-474.

12. Loehrer PJ Sr, Feng Y, Cardenes H, et al. Gemcitabine alone versus gemcitabine plus radiotherapy in patients with locally advanced pancreatic cancer: an Eastern Cooperative Oncology Group trial. J Clin Oncol, 2011, 29: 4105-4112.

13. Heinemann V, Quietzsch D, Gieseler F, et al. Randomized phase III trial of gemcitabine plus cisplatin compared with gemcitabine alone in advanced pancreatic cancer. J Clin Oncol, 2006, 24: 3946-3952.

14. Von Hoff DD, Ervin T, Arena FP, et al. Increased survival in pancreatic cancer with nab-paclitaxel plus gemcitabine. N Engl J Med, 2013, 369: 1691-1703.

15. Ueno H, Ioka T, Ikeda M, et al. Randomized phase III study of gemcitabine plus S-1, S-1 alone, or gemcitabine alone in patients with locally advanced and metastatic pancreatic cancer in Japan and Taiwan: GEST study. J Clin Oncol, 2013, 31: 1640-1648.

16. Vaccaro V, Sperduti I, Milella M, et al. FOLFIRINOX versus gemcitabine for metastatic pancreatic cancer. N Engl J Med, 2011, 364: 1817-1825.

17. Ko AH, Tempero MA, Shan YS. A multinational phase 2 study of nanoli-posomal irinotecan sucrosofate (PEP02, MM-398) for patients with gemcita-bine-refractory metastatic pancreatic cancer. Br J Cancer, 2013, 109: 920-925.

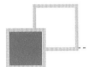

第十三章 直肠癌、肛管癌

第一节 直肠癌

一、概述

（一）流行病学

直肠癌是常见的恶性肿瘤，欧美国家结直肠癌的发病率很高，美国 2013 年结直肠癌发病率位于恶性肿瘤的第 4 位，死亡 5.08 万人占恶性肿瘤死亡率的第 2 位。由于早期诊断或治疗模式的优化，2007 年与 1990 年相比，美国结直肠癌的死亡率已经下降了 35%。中国结直肠癌发病率为男性的第 4 位、女性的第 3 位，死亡率为男性的第 5 位、女性的第 4 位。近年来，由于生活水平的提高，直肠癌在我国的发病率可能有上升趋势。

直肠癌的发病率男性略高于女性，约为 1.3:1。发病的危险性在 40 岁以后开始增长，到 50～55 岁达到发病高峰。据中国 2012 年肿瘤登记年报显示直肠癌的发病占比为 4.9%，而据美国国立癌症中心对 1973—1995 年癌症发病统计分析，大约 6% 的美国人在其一生中可能患直肠癌。

（二）直肠癌的病因

现代生物学、遗传学和流行病学的研究表明，结直肠癌的发病原因主要与遗传因素、环境因素和生活方式有密切关系，是多因素相互作用的结果。约 6%～10% 的结直肠癌的发生与遗传有关，如多发性家族性息肉病（FAP）和遗传性非家族性息肉病性结直肠癌（HNPCC）。

环境因素的研究发现，低发病地区如中国、日本、非洲等的居民移居到高发病率的西方国家后，结直肠癌发生率随之增高，在第一代即可迅速增高，至第二代即与当地发病率趋于一致，说明发病情况随环境的改变有非常明显的上升趋势。饮食因素同样重要，其中高纤维饮食对结直肠癌的发生具有保护作用存在争议，但高脂肪饮食的促癌作用明显。其他发病因素还包括：伴有溃疡性结肠炎或 Crohn 病的患者发生大肠癌的危险性显著高于同年龄人群、大肠腺瘤与结直肠癌的发生关系密切、血

吸虫病流行区也是结直肠癌的高发区、有盆腔的放射治疗史的患者也可能诱发盆腔结直肠癌的发生。

（三）直肠的解剖

直肠为大肠的终末端，下界由齿状线与肛管分界，上端在相当于第 3 骶椎水平与乙状结肠相连，长度约为 12～15cm。直肠的具体长度因人而异，与体型、身高和骨盆宽度有关。通常直肠被人为分为 3 段：齿状线上 5cm 为直肠下段，5～10cm 为中段，10～15cm 为上段，肿瘤位于不同区段可进行不同手术术式。

直肠的血供主要来自直肠上动脉和直肠下动脉。直肠上动脉是由肠系膜下动脉延伸向下，在直肠上端后方分为两支，延直肠两侧向下，主要供应齿状线以上的直肠血运。直肠下动脉起自髂内动脉或阴部内动脉，延直肠两侧韧带进入直肠，主要供应直肠下段血运。

直肠的淋巴引流通常延同名血管走行。以齿状线为界，直肠的淋巴引流分为上下两组：齿状线以上的直肠淋巴为上组、以下为下组。上组的淋巴引流分为 3 个方向：①向上沿直肠上动脉引流至肠系膜下动脉和腹主动脉旁淋巴结；②向两侧经直肠下动脉延伸至骶前淋巴结；③向下可至肛提肌上淋巴结或穿过肛提肌至坐骨直肠窝淋巴结，然后沿肛内血管至髂内淋巴结。齿状线以下的下组淋巴经会阴引流至双腹股沟淋巴结（图 13-1-1）。由于上

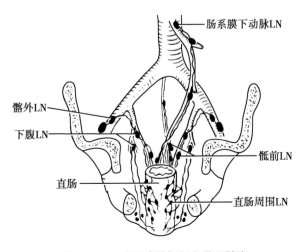

图 13-1-1 直肠癌的解剖和淋巴引流

下两组淋巴引流网存在广泛吻合，所以少数直肠癌也可以通过淋巴道转移到腹股沟淋巴结。

二、诊断和分期

（一）临床表现

与结肠癌不同，直肠癌的局部症状比较明显，而全身症状不明显。直肠癌的症状主要是：大便习惯改变，如排便次数增多、便秘，以及大便性状的改变，如大便不成形、稀便、大便困难或大便带血、肛门疼痛或肛门下坠等。局部晚期直肠癌伴有直肠全周性病变时，通常表现为大便困难，排不尽感或里急后重；如果伴有排尿困难或会阴区疼痛，通常提示肿瘤已有明显外侵。

（二）直肠癌的分期

直肠癌根据肿瘤浸润的深度、局部/区域淋巴结的转移情况和有无远地转移进行分期。目前，最常用的分期方法 TNM 分期已经更新至第 7 版（2009）（表 13-1-1）。

（三）分期检查

1. 直肠癌的分期检查　包括详尽的病史检查、仔细的体格检查、一系列的影像学检查以及病理检查，具体如下：

（1）详细病史询问，包括家族史。

（2）全身体格检查，重点为直肠指诊。直肠指诊简单易行，是早期发现直肠癌的关键检查手段之一，一般可以发现距肛门 7~8cm 之内的直肠肿物。但是直肠指诊容易被忽略，凡遇患者主诉便血、直肠刺激症状、大便变形等均应行直肠指诊。指诊时应注意：肿瘤下界距肛门口的距离、肿瘤的质地、大小、活动度、黏膜是否光滑、有无压痛以及与周围组织的关系。如果肿瘤位于直肠前壁，男性应明确肿瘤与前列腺的关系；女性应进行阴道双合诊，查明肿瘤是否侵犯阴道后壁。指诊结束时应注意指套有无染血。

（3）乙状结肠镜检查及活检：乙状结肠镜可检查距肛缘 25cm 以内的全部直肠和部分乙状结肠，可发现 60%~70% 以上的大肠癌，发现肿物后进行活检，其病理结果是诊断结直肠癌最可靠的证据。

（4）结肠气钡双重造影：结肠气钡双重造影是诊断结直肠癌最常用而有效的方法，它能提供病变的部位、大小、形态和类型，并可以观察结直肠癌多发病变以及腺瘤。

（5）直肠 MRI、直肠腔内超声或盆腔 CT：直肠 MRI 具有更高的分辨率，可以清楚地显示盆内软组织和脏器的毗邻关系，对直肠系膜筋膜（MRF）受累、是否有外侵或盆腔淋巴结转移有更明确的判断，因而对直肠癌的术前分期有更肯定的提示。直肠腔内超声（EUS）检查可以帮助判断原发肿瘤的浸润深度、直肠周围淋巴结有无转移。在目前术前治疗受到指南广泛推荐的情况下，影像学判断 MRF 具有重要的临床价值。MRI 对于预测 MRF 受累的敏感性为 60%~88%，特异性为 73%~100%。欧洲开展的 MERCURY 研究纳入术前均接受高分辨率盆腔 MRI 扫描的 374 例直肠癌患者，直肠肿瘤距盆筋膜脏层的距离≤1mm 认为是 MRI 评估环周切缘（CRM）阳性，初步结果显示术前 MRI 评估 CRM 阳性的预测准确性 91%，阴性预测值 93%。近期发表的中位随访 62 个月的结果显示 MRI 评估 CRM 阴性患者的 5 年生存率为 62.2%，而 MRI 评估 CRM 阳性患者 5 年生存率为 42.2%，危险比为 1.97（$P<0.01$）；5 年无病生存率前者为 67.2%，后者为 47.3%，危险比为 1.65（$P<0.01$）；MRI 评估 CRM 阳性患者的局部复发危险比为 3.50（$P<0.05$）。因此术前使用高分辨率 MRI 评估 CRM 比使用 AJCC 分期更能反映患者的局部复发风险、无病生存率和总生存率，MRI 提示的 CRM 阳性与术后远处转移高度相关。直肠癌的 CT 主要用于患者无法接受 MRI 检查的情况。

（6）腹部 B 超或 CT：主要观察肝脏和腹膜后淋巴结有无远地转移。

（7）胸部正侧位相或 CT：直肠癌远处转移的常见部位为肝脏和肺。胸部正侧位相/CT 是治疗前最主要的分期检查之一，目的是排除肺转移或鉴别诊断肺原发病灶。

（8）实验室检查：包括大便潜血检查、全血细胞计数、肝肾功能检查和血清癌胚抗原（CEA）。

2. 影像检查选择与临床意义　直肠癌术前的影像检查是临床分期判断的基础，T 分期诊断的准确性方面，直肠腔内超声为 50%~90%，CT 或 MRI 为 50%~70%。腔内超声检查和 MRI 对于鉴别 T1/2 和 T3 具有相似的精确度，对于 T1 的肿瘤首选腔内超声检查，因直肠癌超声内镜在识别肠壁结构细节方面更加精准，在制订切除方案是黏膜切除还是经肛门切除时尤为有用。在 T3~4 的肿瘤判断方面腔内超声有一定局限性，对于狭窄性病变的诊断很难完成，也不能很好分辨用于判断环周切缘（CRM）的直肠系膜筋膜（MRF），可能造成分期过度。高分辨率 MRI 能准确应用于直肠癌术前分

表 13-1-1　直肠癌 TNM 分期（2009 年，AJCC 第 7 版）

原发肿瘤（T）

Tx	原发肿瘤不能确定
T0	未见原发肿瘤
Tis	原位癌
T1	肿瘤侵犯黏膜下层
T2	肿瘤侵犯肌层
T3	肿瘤侵透肌层，侵到浆膜层或纤维层或直肠周围组织
T4a	肿瘤穿透脏层浆膜
T4b	肿瘤直接侵犯周围器官

区域淋巴结（N）

Nx	区域淋巴结不能确定
N0	未见区域淋巴结转移
N1a	1 个结肠或直肠周围淋巴结转移
N1b	2～3 个结肠或直肠周围淋巴结转移
N1c	区域淋巴结无转移，但是浆膜下或肠周脂肪出现癌结节（tumor deposit）
N2a	4～6 个结肠或直肠周围淋巴结转移
N2b	≥7 个结肠或直肠周围淋巴结转移

远地转移（M）

Mx	远地转移不能确定
M0	无远地转移
M1a	远地转移局限于单个器官或部位（如肝，肺，卵巢，区域外淋巴结）
M1b	远处转移分布于一个以上的器官/部位或腹膜转移

临床分期（TNM）

分期	T	N	M
0	Tis	N0	M0
I	T1-2	N0	M0
ⅡA	T3	N0	M0
ⅡB	T4a	N0	M0
ⅡC	T4b	N0	M0
ⅢA	T1-2	N1/N1c	M0
	T1	N2a	M0
ⅢB	T3-T4a	N1/N1c	M0
	T2-3	N2a	M0
	T1-2	N2b	M0
ⅢC	T4a	N2a	M0
	T3-T4a	N2b	M0
	T4b	N1-2	M0
ⅣA	T1-4	N0-2	M1a
ⅣB	T1-4	N0-2	M1b

注：肉眼显示肿瘤与周围脏器和/或组织粘连，T 分期应为 T4；若显微镜下显示粘连，则分为 pT3

期，肿瘤 T 分期与病理组织学分期符合率达 94%，在 CRM 状态预测上符合率 92%。与腔内超声相比，MRI 能够准确分辨直肠系膜筋膜，以判断 MRF 状态。淋巴结分期主要依据淋巴结大小来判断是否转移，大于 8mm 通常被认为是恶性的。一项基于 35 个研究 meta 分析显示 EUS 判断淋巴结转移的敏感性和特异性约为75%。另一项meta分析比较了CT、EUS和MRI，三种方法的ROC曲线均只有中度相关，EUS、CT和MRI判断淋巴结转移的敏感性为55%～70%，特异性75%～80%。

对于接受过放化疗的患者，术前影像检查还涉及疗效判断问题。MRI方面，弥散加权成像技术（DWI）在预测直肠癌术前同期放化疗疗效已有一定研究，多数探讨表观扩散系数（ADC）在预测近期疗效如pCR和降期的意义。一项国内研究探讨了ADC值与生存率之间的关系，显示疗前ADC值<$1.06×10^{-3}mm^2/s$组3年无病生存率和无远处转移生存率均高于ADC值≥$1.06×10^{-3}mm^2/s$组，分别为86%比58%（$P=0.01$）和90%比60%（$P=0.01$），提示疗前ADC值对预测直肠癌术前放化疗长期疗效也有一定意义。2010年Yeo等报道了MRI显示的直肠原发肿瘤体积变化率（tumor volume reduction rate，TVRR）与术后病理反应相关，并且在随后长期结果的报道中提示TVRR与总生存率和无病生存率相关（$P<0.01$）。Nougaret等2012年发表了类似研究，结果提示MRI显示肿瘤体积减小≥70%与肿瘤退缩分级（TRG）3～4级和无病生存率相关（$P<0.0001$）。Oberholzer等2012年报道的前瞻性研究中，95例接受新辅助治疗的直肠癌患者，分别于治疗前、后接受动态增强MRI检查，结果发现强化速率与治疗反应相关（$P<0.001$）。Lim等研究结果同样提示疗前强化体积变化系数Ktrans与降期、TRG相关（$P=0.0215$、$P=0.0001$），但是疗前疗后Ktrans变化值仅与降期相关（$P=0.0103$），与TRG未显示相关性（$P=0.5685$）。通过腔内超声（EUS）连续观察可能有助于判断疗效，有研究发现，EUS判断疗后肿瘤体积/疗前肿瘤体积的比值与TRG（$P=0.046$）和pCR（$P=0.000$）均显著相关。

三、病理评价在预后预测和治疗选择中的作用

直肠癌术后的病理可以对患者进行预后分组以及判断是否需要术后辅助治疗。病理报告中可以涵盖的预后因素极多，这些指标包括肿瘤位置、大小、与肛管和腹膜反折的关系、肿瘤至最近纵向切缘的距离、肿瘤类型、肿瘤分级、是否存在血管和神经侵犯、pT分期、pN分期、采集的淋巴结总数以及CRM侵犯等。

环周切缘（circumferential resection margin，CRM），是由于肠管表面的部分区域没有腹膜（浆膜）被覆因而在切除时形成的手术平面。评价直肠环周切缘是否受侵需要将整个直肠系膜沿轴面连续切片，观察其整个周边切缘是否有肿瘤侵犯，并测量镜下肿瘤浸润最深处与环周切缘的最短距离。肿瘤与CRM距离小于1mm时被认为环周切缘阳性。有研究显示肿瘤与CRM的距离与局部复发率相关，距离CRM小于1mm的患者复发率为53%，1～5mm则降到8%以下。CRM阳性不仅可以预测局部复发，也可预测远处转移、无病生存和总生存。有研究分析1985—1990年间在接受根治性手术的141位直肠癌患者中，CRM受累和淋巴结状态是最强的独立预后因素。在使用术前放疗或放化疗的研究中，CRM受累也是一个重要的预后因素。

直肠系膜是否完整切除（即TME手术质量）亦是影响预后的因素，来自英国利兹的病理学家Quirke教授提出，评价直肠系膜切面是否完整应按如下分类：①沿直肠系膜平面，提示整个直肠系膜筋膜是完整的，TME手术治疗优；②在直肠系膜内平面，直肠系膜筋膜有小缺损，TME手术治疗不佳；③在固有肌层平面或以下平面，是许多直肠系膜未予切除的标本，在大体下可以看到到直肠系膜明显的缺损，甚至看到肠道的肌层，TME手术质量差，或非TME手术。针对直肠癌放疗的MRC CR07研究中，当对所有手术标本使用这种分级评价时，结果显示TME手术质量不仅可以预测局部复发率，而且可以预测生存率。

多个研究显示，血管侵犯是直肠癌的一个显著预后因素，并且与肝转移相关。肠壁外静脉侵犯（EMVI）出现的概率在25%左右，一项基于人群研究显示，Ⅱ期直肠癌伴有EMVI的患者5年生存率低于仅出现单个淋巴结转移的患者，EMVI可以区分高危Ⅱ期且可能从辅助化疗中获益的直肠癌患者。另外，肿瘤位置、pT分期、pN分期与患者生存率显著相关，目前亦是是否采用术后辅助放化疗的重要依据。

许多研究表明术前放化疗后的治疗反应是重要的预后因素，因此准确评估肿瘤治疗反应有助于预测肿瘤预后及决定后续治疗。Mandard于1994年提出肿瘤消退分级（TRG）的概念，通过研究93例术前放化疗后的食管癌患者手术病理标本，发现TRG是无病生存率（DFS）的显著预测因素。1997年，Dworak采用了非常相似的肿瘤消退分级分析17例接受过术前放化疗的直肠癌手术标本，治疗反应参考Mandard分级分为5个分级，但分级的诊断标准不同。Dworak的TRG分级从0级（无治

疗变化）到 4 级（无肿瘤细胞），见表 13-1-2。在此之后，不同的研究组织相继提出各自的 TRG 分级方式。

TRG 被认为与预后显著相关。Rodel 等比较了 385 例直肠癌术前同步化放疗后的 TRG 与 5 年生存的预后关系，发现不同 TRG 分组与预后相关。原发肿瘤的完整消退与更好的局部区域控制（淋巴结阳性，10%）和更少的远处转移（DFS，86%）相关联；中度肿瘤消退与中等风险局部区域控制（淋巴结阳性，32%）和中等预后（DFS，75%）相关；不良的肿瘤消退与高风险局部区域控制（淋巴结阳性，42%）和不良预后（DFS，63%）相关。

四、放射治疗在直肠癌中的作用

直肠癌的治疗主要依据临床分期实施多学科的综合治疗。手术是直肠癌的主要治疗手段。对于Ⅰ期直肠癌，单纯根治性手术即可获得较满意的长期生存率，术后无需其他治疗；如果Ⅰ期直肠肿瘤距离肛门缘较近，可行肿瘤局部切除手术 ± 术后放射治疗，在保留肛门的同时，可以获得与根治性手术相同的疗效。对于Ⅱ～Ⅲ期可进行手术切除的直肠癌（T3～4/N+），多项随机分组研究表明，术前放疗、术前同步化放疗、术后同步化放疗与手术相比，降低了Ⅱ/Ⅲ期直肠癌的局部区域复发率，并显著提高了长期生存率，成为Ⅱ/Ⅲ期直肠癌的标准治疗手段。术前同步化放疗与术后同步化放疗相比，取得了与术后同步化放疗相似的长期生存，并在此基础上进一步降低了局部区域复发率，同时不良反应发生率更低并且可能提高保肛率。因此，术前同步化放疗是Ⅱ/Ⅲ期可手术切除的直肠癌标准方法。对于局部晚期不可手术切除的直肠癌，术前同步化放疗是推荐的首选治疗手段。通过同步化放疗，可以使部分患者得到手术的机会；而对放疗后无法切除的患者，同步化放疗也可以缓解症状，达到姑息治疗的目的。

近年来，随着结直肠癌辅助化疗取得长足的进展，同步化疗药物选择方面也开展了大量前瞻性随机研究，卡培他滨的疗效已经被证实可以替代传统 5-FU 方案，5-FU 方案基础上增加奥沙利铂无明确疗效增益，而 5-FU 方案基础上增加伊立替康（CPT-11）尚无结论。

（一）Ⅱ/Ⅲ期可手术切除直肠癌的综合治疗

临床分期为Ⅱ/Ⅲ期（T3～4N1～2M0）的可手术切除直肠癌，非 TME 根治性手术后的局部复发率为 15%～65%，近年采用 TME 手术后的复发率为 4%～24%。为降低局部复发率，提高长期生存率，手术前后的辅助性治疗是必须的。Ⅱ/Ⅲ期直肠癌的综合治疗包括：术前放射治疗 / 术前同步化放疗、术后放射治疗 / 术后同步化放疗。

1. 术前放射治疗　术前放射治疗的优点是：①减少手术中肿瘤的种植、使肿瘤缩小、使淋巴结转移数目减少以降低分期；②对于低位Ⅱ/Ⅲ期直肠癌，术前放射治疗可以增加保留肛门括约肌手术的可能性，从而提高患者的生活质量；③由于未手术前小肠在腹膜返折线上，且未粘连固定，所以术前放射治疗导致小肠不良反应比较低；④由于腹盆未行手术，无瘢痕形成，肿瘤细胞氧合好，对放射治疗更敏感。但是，由于术前不能准确分期，术前放射治疗可能使一部分早期不必进行放射治疗的患者（T1～2N0M0）进行了过度治疗。随着影像诊断技术的不断发展（如直肠内 B 超、盆腔 MRI），术前分期诊断越来越准确，也许能够弥补这个不足。

自二十世纪八九十年代开展术前放疗的研究，术前放疗的模式包括 5×5Gy 短程即刻手术、长程放（化）疗、5×5Gy 短程延迟手术三种主要形式，并

表 13-1-2　Mandard、Dworak 等 TRG 系统之间的对应关系

	无肿瘤残存	很少量肿瘤残存	纤维化成分超过残存肿瘤	残存肿瘤超过纤维化成分	无治疗改变
Madard	TRG1	TRG2	TRG3	TRG4	TRG5
Dworak	TRG4	TRG3	TRG2	TRG1	TRG0
皇家病理学院	无肿瘤残存，仅有黏液湖	镜下很少量肿瘤局灶残存	无显著消退		
	PCPath A	RCPath B	RCPath C		
RCRG	无肿瘤或灶状肿瘤残存，大量纤维化		大量纤维化，有残存肿瘤	无或少量纤维化成分，广泛肿瘤成分	
	RCRG1		RCRG2	RCRG3	

且开展了一系列研究比较这三种术前放（化）疗的优劣。

（1）术前短程放射治疗的疗效：瑞典与荷兰研究组是世界上最大宗的比较 5x5Gy 短程放疗后即刻手术与单纯手术的前瞻性Ⅲ期随机分组研究。在瑞典研究组研究中（n=1168），可切除的、分期为 T1～3NxM0 的直肠癌患者被随机分为术前放射治疗组（DT 25Gy/5 次 /7 天）和单纯手术组。中位随访 13 年结果表明，术前放射治疗组的局部复发率显著低于单纯手术组（9% vs 26%，P<0.001），术前放射治疗组的总生存率比单纯手术组提高 8%（38% vs 30%），差别具有非常显著的统计学意义（P=0.008）。

荷兰的研究设计与瑞典一样，但是要求手术必须为 TME 手术（n=1861）。荷兰研究组中位随访 12 年的结果显示，单纯 TME 手术后的 10 年局部复发率仅为 11%，而术前放射治疗则可以更进一步降低 10 年局部复发率（5% vs 11%，P < 0.0001），但两组的 10 年生存率无显著差别。另外，在这两个研究中，中低位、Ⅱ/Ⅲ期直肠癌可在术前短程放疗获益最大。

术前放射治疗最常见的并发症为脓肿（18.3%）、吻合口瘘（5.2%）和小肠梗阻（5.2%）。术前放射治疗组出现吻合口瘘的比率显著高于单纯手术组（21% vs 15.2%，P<0.001），其他并发症发病率亦显著高于单纯手术组（21% vs 17.8%，P=0.03），尤其当 BED 剂量≥ 30Gy 时，不良反应发生率会更高（P=0.002）。但是，术前放射治疗并未显著增加手术后的死亡率。术前放射治疗组副作用出现的比例高，可能跟各个不同研究组所的照射野大小和照射技术有关。美国 VASOG Ⅱ、EORTC 和斯德哥尔摩Ⅰ均照射了腹主动脉旁（上界达腰 2 水平），有 6 个研究组采用前后对穿野的照射技术。瑞士研究组发现，用两野技术与用 3 或 4 野技术相比，患者的住院期间死亡率前者显著高于后者（15% vs 3%，P<0.001）。荷兰研究组采用 3 或 4 野照射技术进行真骨盆区域照射，除了放疗组失血量比手术组多 100ml 并伴有略多的会阴区域的并发症外，术前放射治疗未增加围手术期的死亡率（4.3% vs 3.3%）。

总之，对于可切除的Ⅱ/Ⅲ期直肠癌，术前短程放射治疗可以降低局部复发率。如果手术为非 TME 手术，还可能提高生存率。但应注意照射技术和照射范围，应采用多野治疗，仅照射包括瘤床和区域淋巴结的真骨盆，这样有助于降低治疗相关的并发症和死亡率。另外，没有证据表明，术前放射治疗对 T1～2N0 直肠癌有益，因此，应使用有效的术前分期来避免对 T1～2N0 早期直肠癌的放化疗。术前长程放疗与术前同步化放疗的随机对照研究：T3～4 期直肠癌的术前长程放射治疗也是欧美国家的标准治疗方法，而随着同步化放疗在恶性肿瘤治疗中的成功应用，法国于 1993—2003 年完成一项比较术前长程放疗与术前同步化放疗的随机分组研究（FFCD 9203）。该研究收入临床分期为 T3-～4NxM0 的可手术切除直肠癌，分别进行了单纯放疗（DT45Gy/25 次）和同步化放疗（化疗为 5-FU 325mg/m^2+ 四氢叶酸钙 20mg/m^2，第 1～5 天，放疗第 1、5 周进行），手术在放疗或同步化放疗结束 3～10 周后进行。在 724 例可供分析的患者中，接受同步化放疗组取得了更高的病理无瘤率（11.4% vs 3.6%，P<0.0001）以及更低的局部失败率（8.1% vs 16.5%，P=0.004），但是两组在保留肛门括约肌、5 年无瘤生存率和总生存率上无显著差别，而术前同步化放疗有更多的Ⅲ～Ⅳ度不良反应（14.9% vs 2.9%，P<0.0001）（表 13-1-3）。

EORTC 22921 进行了另外一项术前放疗对比

表 13-1-3　术前放疗和术前同步化放疗在 2 个随机分组研究的疗效对比

	FFCD 9203			EORTC 22921		
	术前放疗（n=367）	术前同步化放疗（n=375）	P 值	术前放疗（n=505）	术前同步化放疗（n=506）	P 值
病理无瘤率（%）	3.6	11.4	≤0.0001	/	/	/
5 年局部失败率（%）	16.5	8.1	0.004	17.1	8.7	0.002
5 年无瘤生存率（%）	55.5	59.4	/	54.4 / 44.2（10y）	56.1 / 46.4（10y）	0.52 / 0.38
5 年总生存率（%）	67.9	67.4	0.684	64.8 / 49.4（10y）	65.8 / 50.7（10y）	0.84 / 0.91
括约肌保留率（%）	58.3	57.7	0.837	50.5	52.8	0.47

同步化放疗的随机分组研究。与 FFCD 9203 不同的是，EORTC 22921 设计成 2×2 析因分析的模式，将可手术切除的临床分期为 T3～4、距肛缘<15cm 的直肠癌患者分为术前放疗组、术前同步化放疗组、术前放疗+术后化疗组和术前同步化放疗+术后化疗组，分别比较术前放疗与术前同步化放疗、术后化疗与无术后化疗的疗效。EORTC 22921 的研究结果与 FFCD 9203 相似，术前同步化放疗可以更进一步降低局部复发率，降低了临床分期，但并未能提高长期总生存率和无瘤生存率，术前同步化放疗也并没有提高肛门括约肌保留率。但是，FFCD 9203 和 EORTC 22921 研究均采用静脉冲入5-FU，而非静脉持续滴注，FFCD 9203 在研究后期建议使用全直肠系膜切除术（TME），EORTC 22921 则推荐 TME 手术。

（2）术前短疗程放射治疗+即刻手术、短程放疗+延迟手术与术前常规分割同步化放疗的随机对照研究。

根据上述研究结果，短程放疗即刻手术、术前长程同步化放疗与单纯手术相比，均可以明显降期、提高局部控制率，那么短程放疗与长程同步化放疗相比的结果会如何呢？目前全球一共三项前瞻性随机分组研究对这个问题进行了诠释。

2004 年波兰研究纳入 1999—2002 年随机入组的 312 例可手术切除直肠癌患者，旨在比较术前短程放疗即刻手术与标准的长程同步化放疗后 4～6 周行手术的疗效，研究结论显示，术前同步化放疗和短程放疗后的腹会阴联合切除术的比例分别是 36% 和 32%（P=0.57），无明显区别，但术前长程同步化放疗显著提高病理 T0～2（25% vs 4%，P<0.001）和病理 N0（68% vs 52%，P=0.007）的比例，病理完全缓解率从 1% 提高到 15%（P<0.001），但未改善总生存率和无病生存率（表 13-1-4）。TROG 0104 研究于 2001—2006 年共入组了 326 例可手术切除的直肠癌患者，采用相似的设计比较术前短程放疗与同步化放疗两组间局部复发率的差别。2012 年 TROG 0104 报道的结果证实，主要研究终点局部复发率以及次要研究终点无治疗失败生存率或总生存率在两组均没有明显差别。对于比较术前短程放疗以及同步化放疗的晚期反应，波兰和 TROG 0104 研究因其随机研究性质显得十分重要，波兰研究报道严重晚期反应的发生率两组分别为 10% 和 7%（P=0.17），并无统计学差异，近期一篇来自 TROG 研究的报道发现在两组患者生活质量的比较中并未发现明显统计学差别。2017 年发表的 Stockholm Ⅲ 研究纳入 1998—2013 年间 840 例可切除局部晚期直肠癌患者随机进入三组：5×5Gy 放疗后 1 周内手术（短程放疗），5×5Gy 放疗后 4～8 周手术（短程延迟手术）或 25×2Gy 放疗后 4～8 周手术（长程放疗延迟手术）。结果发现短程放疗后手术延期至 6～8 周后，yp0～Ⅰ期比例可从 29% 提高到 42%，急性放疗毒性显著升高（7% vs <1%，P<0.001），但发生率仍<10%。长程放疗延迟手术和两种短程放疗治疗方案相比，局部复发

表 13-1-4 直肠癌术前短程放疗（5×5）的相关随机研究

研究	入组标准	随机分组	N	pCR
波兰研究（2004）	Ⅱ/Ⅲ期可手术切除直肠癌	术前同步化放疗	157	15%（P<0.001）
		单纯术前放疗（5×5 大分割）	155	1%
TROG 0104（2012）	Ⅱ/Ⅲ期可手术切除直肠癌	术前同步化放疗	163	3 年局部复发率 4.4%（P=0.24）
		单纯术前放疗（5×5 大分割）	163	3 年局部复发率 7.5%
Bujko K, et al（2016）	Ⅱ/Ⅲ期不可手术切除直肠癌	短程 5×5+FOLFOX4 3 周期，休息 4～6 周手术	261	16%（P>0.05）
		长程同步放化疗（50.4Gy/28 次，5-FU+Oxaliplatin），休息 4～6 周手术	254	12%
Stockholm Ⅲ（2017）	Ⅱ/Ⅲ期可手术切除直肠癌	5×5 休息 4～8 周	128	yp0～Ⅰ期 42%
		5×5 休息 2～3 天	129	yp0～Ⅰ期 29%
		长程单纯放疗 2×25，休息 4～8 周	128	yp0～Ⅰ期 29%

率（P=0.48）、远处转移率（P=0.40）、无复发生存率（P=0.92）和总生存（P=0.61）无明显差异，但延长了治疗时间。短程放疗、短程延迟手术以及长程放疗延迟手术组的术后并发症和手术并发症发生率分别为50%、38%、39%（P=0.075）和31%、26%、23%（P=0.38），三组之间无明显差异。

需要注意的是，上述三个研究均针对可手术切除Ⅰ～Ⅲ期直肠癌，部分包括了上段直肠癌，对于可手术切除Ⅱ/Ⅲ期直肠癌，术前短程放疗＋即刻手术、短程放疗延迟手术和长程同步化放疗均可作为推荐的术前治疗的模式，局部与长期疗效相当，只是短程放疗＋即刻手术方案不能降期，后两个方案可以得到降期的效果；而短程与长程放疗相比，提高了放疗设备利用率、治疗疗程短便于患者安排治疗、尤其是老年或行动不便的患者。

（3）术前放射治疗的相关因素研究

1）术前放射治疗至手术之间的间隔长短对疗效的影响：Lyon R 90-01 的研究奠定了术前放射治疗至手术之间的间隔为6～8周。是否将8周的间歇期再延长的问题目前还存在争议，比较大宗的一项研究是来自荷兰结直肠外科协作组在2013年的报道，研究纳入2009—2011年间、接受同步化放疗（CRT）联合手术的1593例直肠癌患者进行回顾性分析，以间隔时间（从CRT开始到手术的时间）不同将患者分为4个组：<13周组、13～14周组、15～16周组和>16周组，结果发现肿瘤的pCR率自CRT开始后逐步升高，于15～16周（CRT结束10～11周）行手术可以得到最大的pCR率（P=0.036）。2015年发表的美国国家癌症中心（NCDB）的数据也得出了类似的结论：纳入2006—2011年间17 255例Ⅱ/Ⅲ期直肠癌患者进行分析，新辅助CRT后>8周行手术可以显著增加pCR率（OR=1.12，P=0.04）。而2016年发表的GRECCAR-6研究结果让我们对此持保留态度。该项多中心Ⅲ期研究将CRT后的直肠癌患者随机进入到7周内手术组或11周手术组，结果显示11周组并发症显著升高（32.8% vs 19.2%，P=0.0137），并且直肠系膜的切除质量呈下降趋势（系膜完整比例78.7% vs 90%，P=0.156），而两组的pCR率却未见显著差别。

2）术前放射治疗剂量对疗效的影响：Lyon R96-02试图阐述术前放射治疗剂量对保留肛门率的影响。研究对象为腔内超声诊断为uT2～3NxM0患者，肿瘤距离肛门≤6cm，肿瘤侵犯周径<2/3。治疗随机分为低剂量组（单纯外照射DT39Gy/13次/17天，n=43）和高剂量组（单纯外照射DT39Gy/13次/17天＋腔内低剂量照射DT46Gy，n=43）。高剂量组的病理完全缓解率显著高于低剂量组（24% vs 2%，P=0.004），保留肛门括约肌的比率显著高于低剂量组（76% vs 40%，P=0.004），但两组的2年无局部复发生存率无显著差别（92% vs 88%）。保留肛门术后，两组患者对肛门括约肌的功能进行了自我评价，分为极好、好、一般和差。两组的自评在四个评价组的比例相似，也就是说，接受高剂量放射治疗并没有损伤肛门括约肌的功能。RTOG 0012随机Ⅱ期研究则尝试评估同步化放疗下的局部加量。该研究结果显示5-FU单药化疗同步全盆腔45Gy并局部加量至55.2～60Gy组的3、4度不良反应分别为38%和4%，略低于5-FU+CPT-11双药化疗同步全盆腔50～54Gy组的3、4度不良反应47%和4%，疗效方面两组的肿瘤降期率均为78%，两组完成手术患者的pCR率也均为28%，局部加量技术5-FU单药同步化放疗可获得和FOLFIRI双药同步化放疗一样的疗效和相似不良反应。

同步加量方案也是提高放疗剂量的研究方向，已有应用SIB-IMRT技术在直肠癌术前同步化放疗的Ⅱ期研究报告。国内一项研究于2012年报告了58例患者结果，接受卡培他滨同步化放疗，全盆腔41.8Gy同步加量50.6Gy/22次，pCR率31%，3度反应包括腹泻（9.5%），放射皮炎（3.2%）和中性粒细胞减少（1.6%），无4度及以上不良反应。另一项国内研究于2014年报告了78例患者结果，接受卡培他滨＋奥沙利铂同步化疗，全盆腔50Gy/同步加量55Gy/25f，pCR 23.7%，3度反应包括腹泻（10.3%），放射皮炎（17.9%），和血液学（3.8%）。以上研究虽然剂量定义稍有差异，但是初步结果显示应用SIB-IMRT技术于直肠癌术前同步化放疗的不良反应完全可耐受，近期疗效值得关注（pCR 23%～38%），其效果仍有待前瞻性随机研究的检验。

3）病理完全缓解（pCR）价值和对预后影响：病理完全缓解（pCR）指术前肿瘤治疗后，手术完整切除的组织标本经病理学检查无肿瘤细胞残留。局部晚期直肠癌经术前放化疗后，根治性手术后病理证实pCR率在12%～20%之间。局部晚期直肠癌经术前同步放化疗、根治性手术后病理检查证实为pCR的患者预后良好，5年局部复发率1.6%～2.8%、无病生存率83%～91%、总生存率87%～90%，与未达到pCR患者相比预后明显好。

术前同期放化疗后临床 CR（clinical complete response，cCR）的判断准确性非常重要，可预测术后是否达病理 CR（pCR），对于肿瘤位置靠近肛门的患者，如果放化疗后达 cCR 可以考虑随诊观察的模式，免除 Mile's 手术，保留了肛门。但是目前用于预测局部晚期直肠癌术前同期放化疗后是否达 cCR 的临床诊断方法敏感性与特异性并不高。影像学手段主要有 MRI 和 PET-CT。常规 MRI 判断术前放化疗后术后 pCR 不理想，敏感性仅 35%，应用弥散加权成像技术（DWI-MRI）可将判断放化疗后 pT0 的准确性提高到 80%、并提高评估 pCR 准确性。PET-CT 的研究显示了良好应用前景，有报告新辅助放化疗后 PET-CT 阴性的患者术后 5 年总生存率和无病生存率分别为 91% 和 81%，与 pCR 患者相当；大样本回顾分析显示综合放化疗前后的 SUV 值和变化率 PET/CT 预测 pCR 的 AUC 准确性可达 0.86。

临床与影像综合判断 cCR 的标准主要来自于 Maas 的研究，在其研究中的 cCR 诊断标准包括：①原发肿块体积缩小、仅有组织纤维化（高 b 值 DWI 图像中呈低信号）而无肿瘤残存；② MRI 图像中没有可疑的淋巴结；③内镜下无肿瘤残存、或可见小的红斑状溃疡或瘢痕；④残存的溃疡或瘢痕、或原肿瘤部位活检病理证实无癌细胞；⑤直肠指诊无肿瘤残存。临床诊断为 CR 的患者预后良好，等待观察策略（免除根治性手术）的研究日益受到关注。Maas 等初步报道 192 例局部晚期直肠癌患者经术前放化疗，21 例（10.9%）达 cCR，但因各种原因拒绝手术，至中位随访 25 个月，仅 1 例在治疗结束后 22 个月出现复发。cCR 且拒绝手术者 2 年无病生存率和总生存率分别为 89% 和 100%，与接受手术治疗组相比均无统计学意义；与术后证实为 pCR 者疗效也相似。2016 年更新报道了 100 例术前放化疗达近 cCR（39 例）或 cCR（61 例）直肠癌患者"等待和观察"的结果：近 cCR 患者中 15 例行经肛内镜切除后随访，另 24 例 3 个月后再评估达 cCR 后随访，61 例达 cCR 者直接密切随访，随访采用直肠指诊、超声内镜、MRI 以及活检联合评估，全组 3 年总生存、无病生存、无造瘘生存率分别为 96.6% 和 80.6% 和 94.8%，严重大便失禁发生率 13.7%。作者认为疗效达到 cCR 患者可采用等待观察策略，避免手术的并发症及后遗症。2014 年巴西研究者发表长期结果报告，183 例局部晚期直肠癌患者经术前放化疗，90 例达 cCR 未行手术治疗进行严密随诊。随访 60 个月，28 例（31%）在

出现局部区域复发，26 例经挽救性手术治疗。5 年无局部区域复发生存率 69%，包括挽救手术后的 5 年无局部区域复发生存率 94%，5 年无病生存率和肿瘤相关总生存率分别为 68% 和 91%，78% 的患者可得到器官保留。

（4）术前同步化放疗中，化疗药物的选择：过去几十年来，大肠癌的化疗一直以 5-FU 为基础的标准化疗方案。近年来，奥沙利铂、开普拓（CPT-11）和希罗达等药物的加入，使大肠癌的化疗取得了长足的进步。目前术前同步化放疗中药物选择的尝试方面，口服卡培他滨可替代 5-FU 已获近期的Ⅲ期临床研究证实；针对 5-FU 或卡培他滨基础上增加奥沙利铂已开展多项Ⅲ期研究显示未增加疗效。

1）卡培他滨：卡培他滨是氟脲类药物类似物，与其他化疗药物相比，卡培他滨最突出的特点是口服用药并且安全可靠。

NSABP R-04 研究初步结果提示直肠癌术前同步化放疗卡培他滨组与 5-FU 持续静脉滴注组近期疗效（病理 CR 率）无显著差异。2012 年发表的德国研究入组了 392 例Ⅱ/Ⅲ期直肠癌患者，将其随机分为 5-FU 组（195 例）或卡培他滨组（197 例），并由于 2005 年研究计划的修正，患者进一步分层为术前化放疗和术后化放疗。两组的 5 年总生存率分别为 76% 和 67%（$P=0.0004$），达到该研究非劣性比较的主要研究终点，即卡培他滨组的疗效不劣于 5-FU 组；卡培他滨组还显示出远处转移率低（19% vs 28%，$P=0.04$）的优势。因此在同步化放疗的模式中，卡培他滨与静脉 5-FU 均可作为同步放疗的增敏剂。

2）奥沙利铂：法国 MOSAIC Ⅲ期临床研究首次证明，以奥沙利铂为主的 FOLFOX4 方案在Ⅱ～Ⅲ期结肠癌根治术后的辅助化疗中，3 年无瘤生存率显著高于 5-FU 为主的化疗（78.2% vs 72.9% $P=0.002$），两组的 3 年总生存率无统计学显著性差别。

奥沙利铂联合氟脲类药物的同步化放疗与氟脲类单药同步化放疗Ⅲ期临床研究结果证实，双药同步化放疗无论在病理 CR（pCR）率和长期生存率两方面均无显著获益，而 3/4 级不良反应明显增加（表 13-1-5），因此术前同步化放疗首选单药氟脲类药物（静脉 5-FU 或卡培他滨）。

直肠癌术后奥沙利铂加入同步化放疗是否获益，目前有一项来自国内的前瞻性Ⅲ期研究中期分析结果，2008—2014 年间 478 例直肠癌术后需要术后同步化放疗患者随机进入卡培他滨术后同

表 13-1-5　直肠癌术前同步化放疗联合奥沙利铂方案的随机分组研究

研究组	同步化疗方案分组	同步放疗剂量	例数	病理完全缓解率 %	G3/4 急性毒性 %	3 年无病生存率 %
STAR-01（2011）	5-FU	50.4Gy/28f	379	16（P=0.904）	8（P<0.001）	NA
	5-FU+OXA		368	16	24	
NSABP R04（2014）	5-FU/CAP	50.4Gy/25f	共 1608	19.1（P=0.46）	6.6（P<0.001）	NA
	5-FU/CAP+OXA			20.9	15.4	
ACCORD（2012）	CAP	45Gy/25f	299	13.9（P=0.09）	10.9（P<0.001）	67.9（P=0.39）
	CAP+OXA	50Gy/25f	299	19.2	25.4	72.7
CAO/ARO-04（2015）	5-FU	50.4Gy/28f	623	13（P=0.038）	20	71.2（P=0.03）
	5-FU+OXA		613	17	24	75.9
PETCC 6（2013）	CAP	50.4Gy/28f	547	11.3（P=0.31）	15.1（P<0.05）	74.5（P=0.78）
	CAP+OXA	50.4Gy/28f	547	13.3	36.7	73.9

CAP：卡培他滨；OXA：奥沙利铂；NA：不适用

期化放疗组（单药组，254 例）和奥沙利铂＋卡培他滨术后同期化放疗组（双药组，224 例）。全组患者治疗模式均为全直肠系膜切除术＋同期放化疗±辅助化疗。放疗方法为真骨盆 45.0～50.4Gy 分 25 次。结果显示单、双药组的 3 年无病生存率（71.6% vs 73.9%，P=0.647）无显著差异，总生存率、局部复发率和远处转移率两组亦无显著差异（P>0.05），但双药组 3～4 级急性不良反应发生率显著高于单药组（38.1% vs 29.2%，P=0.041）。目前直肠癌术后同步化放疗同样推荐单药 5-FU/ 卡培他滨为标准方案。

2. 术前同步化放疗和术后同步化放疗比较
2004 年以来 CAO/ARO-094、NSABP-R03 等多项Ⅲ期随机研究结果显示术前同步化放疗比术后同步化放疗相比并未提高总生存率，但在局部复发率和（或）保肛率和不良反应有优势，详见表 13-1-6、表 13-1-7。基于这些研究，术前同步化放疗成为局部进展期直肠癌指南优先推荐的标准治疗模式。

3. 术后放射治疗　术后放疗的适应证为Ⅱ～

Ⅲ期可切除直肠癌。直肠癌术后放疗的优点在于有准确的病理分期，避免了 T1～2N0M0 患者的不必要照射，但不利点在于，第一由于术后腹盆解剖结构的破坏，术后照射了更多的小肠；第二手术后瘢痕的出现使瘤床在术后潜在乏氧；第三，目前越来越多的证据证实术前放化疗优于术后，因此，除非术前影像诊断"误判"为Ⅰ期、而手术病理证实为Ⅱ/Ⅲ期需要行术后放化疗，临床诊断Ⅱ/Ⅲ期中低位直肠癌均应该首选术前放（化）疗。

（二）局部晚期直肠癌的放射治疗
局部晚期直肠癌是指局部肿瘤巨大、浸润盆壁、肿瘤固定、失去了手术切除机会的直肠癌（不可手术的 T4N0～2M0）。对这部分患者，术前的同步化放疗是标准的治疗方法。一部分患者通过术前同步化放疗，可以使局部病变分期降低，变为可以手术，使治愈的可能性提高。而对放射治疗 / 同步化放疗无反应的患者，则治疗仅为姑息性，治疗的目的仅为缓解症状，提高患者生活质量。局部晚

表 13-1-6　直肠癌术前同步化放疗与术后同步化放疗比较的随机分组研究

研究组（时间）	随机分组（例数）	5 年局部复发率（%）	5 年生存率（%）	5 年无瘤生存率（%）
CAO/ARO-094（2004）	术前同步化放疗（n=397）	6（P=0.006）	76（P=0.80）	68（P=0.32）
	术后同步化放疗（n=384）	13	74	65
NSABP-R03（2009）	术前同步化放疗（n=123）	10.7（P=0.693）	74.5（P=0.065）	64.7（P=0.011）
	术后同步化放疗（n=131）	10.7	65.6	53.4
Park JH, et al（2011）	术前同步化放疗（n=107）	5（P=0.392）	83（P=0.62）	73（P=0.86）
	术后同步化放疗（n=113）	6	85	74

表 13-1-7 术前同步化放疗和术后同步化放疗疗效和毒副作用比较（German-CAO/ARO-94）

	术前同步化放疗（$n=405$）	术后同步化放疗（$n=394$）	P
需腹会阴切除者实际保肛率	39%	19%	0.004
5 年局部复发率	6%	13%	0.006
10 年局部复发率	7.1%	10.1%	0.048
5 年总生存率	76%	74%	0.80
10 年总生存率	59.9%	59.6%	0.85
5 年远处转移率	36%	38%	0.84
10 年远处转移率	29.8%	29.6%	0.90
Ⅲ～Ⅳ急性毒性反应			
腹泻	12%	18%	0.04
血液毒性	6%	8%	0.27
皮肤	11%	15%	0.09
其他	27%	40%	0.001
长期毒性反应			
胃肠道	9%	15%	0.07
狭窄	4%	12%	0.003
膀胱	2%	4%	0.21
其他	14%	24%	0.01
围手术期并发症	36%	34%	0.68
吻合口瘘	11%	12%	0.77
伤口延迟愈合	10%	4%	0.10
肠梗阻绞痛	2%	1%	0.26
术后出血	3%	2%	0.50
住院死亡率	0.7%	1.3%	0.41

期直肠癌患者一般都伴有肠梗阻、出血或疼痛等局部症状。对于已有肠梗阻或出现不全梗阻的患者，在治疗前应多学科会诊，可以施行金属内支架解除梗阻，也可由外科医生进行乙状结肠造瘘或横结肠造瘘，以缓解症状或预防放射治疗造成肿瘤水肿。对于肿瘤非常巨大，侵犯多个周围器官/组织，手术根本不可能进行的患者，应先予全身化疗。放射治疗仅仅为减轻症状，放射治疗可以缓解 70% 患者的疼痛或出血症状。放射治疗可以进行大分割的放射治疗，以尽快缓解症状。玛格丽特公主医院对于此类患者予 DT 50Gy/20 次/4 周，4 野放疗技术。根据肿瘤局部侵犯的范围和程度，姑息放射治疗的疗效不同。如果肿瘤活动，姑息放射治疗后 5 年总生存率为 48%，半活动者为 27%，肿瘤固定者仅为 5%。此外，肿瘤固定与否预示对放射治疗反应率：肿瘤活动者对放疗的反应率为 50%，半固定者为 30%，固定肿瘤仅为 9%。

对于局部晚期不可手术切除直肠癌经过术前同步化放疗转化为可根治性手术，而不能转化的患者经过同步化放疗也获得了症状缓解，因此同步化放疗也是局部晚期直肠癌的标准治疗手段。

（三）直肠癌局部复发后的治疗

直肠癌术后局部复发可行姑息性放射治疗。除少数患者因为吻合口复发、发现早，可以有再次手术的机会，多数复发病例已无手术机会。复发患者往往有骶丛神经刺激症状，如会阴区下坠感、会阴部疼痛、臀部疼痛、下肢痛、便血和分泌物增多等。因此，对这部分患者进行放射治疗可以缓解症状，改善生活质量，延长生命。国内一项研究报道了于 1993—1998 年行放射治疗的 87 例直肠癌术后复发患者，症状缓解率为 100%，82% 患者的缓解时间为 1～1.5 年，姑息疗效较好；而术后放疗后复发的患者，再程放射治疗的疗效则较差，症状缓解期仅 1～6 个月。

直肠癌术后放疗后复发，照射野应仅局限于复发肿瘤区域，运用三维适形技术或调强放射治疗的技术，尽量减少正常组织受到照射。意大利进行了一项前瞻性Ⅱ期临床研究，59 例入组患者为既往接受 DT≤55Gy 放疗的患者。对复发病灶进行再程超分割放疗（DT1.2Gy，Bid，两次照射间隔 6 小时）。PTV1 为 GTV 外放 4cm，总剂量达到 DT30Gy 后，予 PTV2 加量放疗（为 GTV 外放 2cm）至总量为 40.8Gy。在再程放疗的同时给予 5-FU 225mg/m² 持续静脉滴注，在同步化放疗结束后 6～8 周实施手术。经过再程同步化放疗后，8.5% 患者评价为完全缓解，35.6% 为部分缓解（CR+PR% 为 44.1%）。最终 50.8% 患者接受了手术，其中 R0 和 R1 切除者分别为 35.6% 和 5.1%。再程同步化放疗中，仅 5.1% 患者出现小于等于 3 度的不良反应。该试验结果初步提示对于已经接受放射治疗的直肠癌复发患者，再程超分割同步化放疗是安全的，并可以使一半患者获得再次手术的机会，因此是个可以尝试的治疗方法。来自 MD Anderson 肿瘤中心的经验，对 109 例接受过盆腔放疗的直肠癌患者行加速超分割再程放疗，1.5Gy/ 次，一天 2 次。该组患者既往已经接受中位 50.4Gy（范围：25～70Gy）的盆腔放疗，对再程放疗间隔 >1 年者给予 39Gy/26 次方案，对再程放疗间隔 <1 年者给予 30Gy/20 次方案，其中 92% 的患者再程放疗同时接受同步化疗，47% 患者再程放疗后接受手术。结果显示全组的 3 年无局部进展率和总生存率分别为 43% 和 40%，接受手术是影响疗效的独立预后因素。全组患者再程放疗 3 级急性反应发生率为 6%，但需要注意的是 3-4 级晚期反应发生率达 34%，接受手术者高达 53%。

五、放射治疗技术

直肠癌最主要的局部区域失败部位依次为骶前区、吻合口附近或会阴部、髂血管旁淋巴结以及真骨盆内其他部位，发生髂总血管旁或腹主动脉旁（即真骨盆外）复发的比例小于 10%。

（一）直肠癌放疗靶区的定义

1. 临床靶区（CTV）的定义　Roels 对 17 篇直肠癌术后复发部位的文章进行 meta 分析，认为直肠癌术后最常见的局部复发部位为骶前区（22%），其余为盆侧壁、坐骨直肠窝 / 会阴区和盆前部，而上述部位复发的比率在全部复发患者中分别为 49%、21%、12% 和 17%，吻合口复发者在全部复发患者中占 10%～21%。最常见的区域淋巴结复发部位为：直肠系膜区（46%）、直肠上动脉 / 肠系膜下动脉（28%）、髂内 / 闭孔区（27%）、髂外区（4%），而腹股沟区淋巴结转移最少见（小于 1%）。因此，无论是术前放射治疗还是术后放射治疗，治疗部位应包括直肠系膜区、骶前区、髂内血管区（盆侧壁区）。当肿瘤位于距肛门 <6cm 时或进行了 Mile's 手术后，必须包括坐骨直肠窝 / 肛门括约肌区；当肿瘤位于距肛门大于 10cm 处，下界可适当上提，不必包括全部的坐骨直肠窝。

美国的 RTOG 的共识由 9 位 RTOG 胃肠委员会的专家讨论决定，与欧洲的定义略有差别但基本相近，对于照射范围的定义相对简单。共识基本一致的是将 CTV 分必须照射的 CTVA（髂内、骶前和直肠周围区域）；病变（T4）侵犯妇科、泌尿器官或皮肤考虑包括的 CTVB（髂外淋巴结区）和 CTVC（腹股沟淋巴结区）；而在侵犯肛管的情况是否包括髂外淋巴结区，以及侵犯肛缘、肛周皮肤、下 1/3 阴道的情况是否包括腹股沟区存在分歧。

Valentini 提出了根据病变的 T、N 和原发肿瘤位置的具体靶区勾画建议，任何分期和原发位置的直肠癌放疗部位应均包括直肠系膜区、骶前区、髂内血管区（盆侧壁区），而闭孔区、髂外区、肛门复合区和坐骨直肠窝是否照射可依据建议（表 13-1-8），除非大范围的肛门括约肌受侵，否则腹股沟区不予预防照射。在 2016 年国际专家共识中，Valentini 为主的专家组进一步修订了指南，提出以下新的改变：①新增腹部骶前区，该靶区超过了此前指南建议的 CTV 上界，认为该区域存在淋巴结转移时才包括；②将盆侧壁区分为闭孔区与髂内区，建议髂内淋巴结阳性、cT4 和（或）系膜内多发淋巴结转移（N2）时，CTV 包含闭孔区；③如果原发肿瘤侵犯邻近器官（cT4）或闭孔淋巴结转移，应包括髂外区；④针对 MRF 且 cT3N0 患者，建议 CTV 上界由 L_5/S_1 水平降低至肠系膜下动脉分叉处（相当于 S_2 水平）；⑤坐骨直肠窝作为 CTV 靶区仅限于肿瘤侵犯肛门外括约肌或坐骨直肠窝。

2. 计划靶区（PTV）的定义　PTV 的概念是为了确保实际照射时对于 CTV 的涵盖，直肠癌放疗的 CTV 外扩至 PTV 的具体数值与各单位采用的治疗设备、固定、摆位、是否图像引导等多个因素相关。一项国内研究显示采用锥形束 CT 技术测量热塑成型膜固定患者的放疗摆位误差，纳入腹盆部肿瘤 40 例患者（包括直肠癌 13 例、前列腺癌 7 例、胃癌 6 例、肝部肿瘤 9 例），结果发现腹部肿瘤在左右、头脚、腹背 3 个方向的平移误差分别为（0.23±0.30）cm、（0.37±0.45）cm、（0.27±0.34）cm，旋转角度误差分别为 1.22°±1.56°、1.05°±1.44°、0.98°±1.24°，采用二参数法计算由 CTV（或 ITV）外放产生 PTV 的间距分别为 0.66cm（左右）、

表 13-1-8 根据病变的 TN 和位置的靶区勾画建议

	骶前区	直肠系膜区	髂内区	闭孔区	髂外区	肛门复合区	坐骨直肠窝
cT3,高位(腹膜返折以上)	+	+	+				
cT3,中低位(腹膜返折以下)	+	+	+			+(肛管受侵)	+(肿瘤直接侵犯)
任何 T,髂内淋巴结转移	+	+	+	+		+(肛管受侵)	+(肿瘤直接侵犯)
任何 T,阳性、闭孔淋巴结转移	+	+	+	+	+	+(肛管受侵)	+(肿瘤直接侵犯)
cT4,前盆腔器官受侵	+	+	+	+	+	+(肛管受侵)	+(肿瘤直接侵犯)

1.05cm(头脚)、0.78cm(腹背)。目前很多单位开展了图像引导下的放射治疗(IGRT),可以在 IGRT 下进行摆位误差的研究,并在治疗前进行摆位误差的矫正,使三维适形治疗更为精准。

(二)直肠癌放疗剂量与 CT 定位要求

1. CT 模拟定位 定位前 1~1.5 小时至定位时,排空膀胱后间隔半小时左右分次口服泛影葡胺 20ml+1000~1500ml 水,每次 400~600ml;或者定位前 1 小时排空膀胱后,一次口服 20% 泛影葡胺 10ml+500~800ml 水,目的是显影小肠;并嘱患者服造影剂后至 CT 扫描前憋尿,目的是充分充盈膀胱,避免小肠落入盆腔。定位时垫有孔腹部定位装置,俯卧位,在体表大致确定摆位中心,以层厚 0.5cm 进行扫描,采集约 50~80 张 CT 图像。要求进行 CT 增强扫描,但如果患者对造影剂过敏或高龄、有合并症时,也可以进行平扫。

2. 靶区的定义及勾画(见前文所述)。

3. 正常组织和器官的勾画 包括双侧近端股骨、膀胱、照射范围内的小肠、结肠。

(1)小肠:为与结肠区别,可口服对比剂进行区分(推荐扫描前 30min 口服)。勾画对比剂显示环形的小肠部分,至 PTV 上 1cm,在 CTV 里面的小肠也应该勾画。

(2)结肠:勾画直肠及直乙交界以上的结肠,至 PTV 上 1cm,通常从肠管变成非圆形或椭圆形开始勾画。在 CTV 里面的结肠也应该勾画,但直肠和大部分直乙交界肠道不应视为危及器官。

(3)膀胱:需要勾画从底部至顶部的全部膀胱。

(4)股骨:需要勾画双侧近端股骨,在骨窗条件下勾画股骨头、股骨颈。

(5)大转子、小转子,最低至坐骨结节下缘。

4. 靶区剂量以及正常组织限量

(1)术前放射治疗/术后放射治疗:95%PTV 接受的最小剂量为 DT45~50Gy/25 次/5 周。晚期/复发直肠癌:真骨盆 95%PTV 接受的最小剂量为 DT45~50Gy/25 次/5 周,肿瘤区补量至 DT66~70Gy。

(2)正常组织限量:50% 膀胱照射剂量小于 50Gy,照射 50Gy 的股骨头体积小于 5%,50% 小肠照射剂量小于 15~20Gy、或者 Dmax≤45Gy。由于小肠是直肠癌照射剂量的限制因素,如果小肠在盆腔内的体积过大,可以全骨盆照射 DT45Gy 后,缩野至瘤床(主要将上界缩到 S_3 水平)补量至 DT50Gy,以保证小肠受照射的最高剂量小于 DT50Gy。

(三)正常组织的保护

1. 小肠的保护 小肠是盆腔照射的剂量限制性器官,一般小肠的限制剂量为 ≤45Gy。当小肠受到过多体积或过高剂量照射时,容易出现消化道症状,严重者出现肠粘连、肠梗阻,甚至肠穿孔。在进行盆腔照射时,应该充分保护小肠,尤其是直肠癌术后,由于腹膜的破坏,使更多的小肠落入盆腔。目前有多种方法限制小肠受照射的体积和剂量,主要分为各种手术方法和非手术方法。用手术的方法来防止小肠进入盆腔即可避免小肠受到照射,其方法包括:盆腔底壁重建、术中置放金属标记以便于术后精确定位、用大网膜或可吸收的人工网兜织补盆底等,上述方法主要是重建盆底,阻止小肠落入盆腔。非手术法防止过多小肠进入盆腔的方法包括:不同体位的研究(仰卧位、俯卧位或斜位)、充盈膀胱法和有孔腹部定位装置(belly-board)的运用。有孔腹部定位装置是在一个平板上在相当于腹部的地方留置一个 30cm×30cm 或

40cm×40cm 的正方形孔（图 13-1-2），定位时让患者俯卧位于平板上，腹部置于孔的位置，这样由于重力的作用，更多的小肠可以落于孔中（图 13-1-3）。

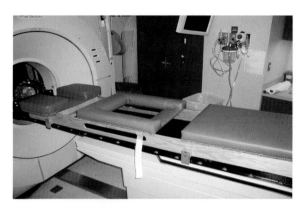

图 13-1-2 用于腹、盆腔肿瘤定位的腹部定位板（belly-board）

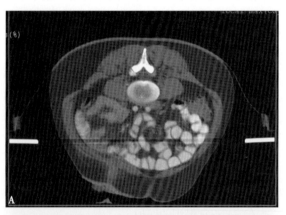

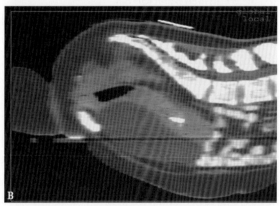

图 13-1-3 CT 模拟定位显示小肠落入有孔腹部定位装置
A. 横断面；B. 矢状位

国内有研究比较了 II～III 期直肠癌术后放疗应用有孔泡沫板对小肠剂量的影响，对 9 例 II～III 期直肠癌术后患者俯卧位垫和不垫有孔泡沫板两种体位下，分别进行两次 CT 模拟定位，分别勾

画治疗靶区和正常器官。结果显示，使用有孔泡沫板的小肠受照平均剂量显著降低（1749.4cGy vs 2124.8cGy，P=0.023），并可显著降低膀胱受照平均剂量（3557.0cGy vs 4036.1cGy，P=0.001）。

综上所述，小肠和结肠为盆腔重要的危及器官，应尽量降低小肠照射剂量或受照射的体积。盆腔其他危及器官还包括股骨头（颈）、膀胱、男女外生殖器，RTOG 网站均对危及器官（OAR）的勾画做了定义，并定义了受照剂量体积（详见下文）。

2. 不同照射技术对危及器官的保护 建议采用三维适形或调强适形照射，尽管直肠癌三维适形或调强适形照射的疗效价值尚不明确，但剂量学分析证实三维适形或调强适形照射在剂量分布和危及器官保护的优势。有研究分析在同一个定位图像上分别设计 3 种治疗计划：3 野照射的剂量分布（常规计划）、三维适形计划和 IMRT 治疗计划。结果表明，在常规定位片上设计的治疗计划不能很好地涵盖需照射的靶区，靶区剂量分布不均匀。三维计划和 IMRT 计划可以准确包括需要照射的范围，治疗准确，但是 3 野三维计划靶区剂量分布也不均匀，只有 IMRT 计划的靶区适形度最好。另一项国内研究进一步对于 10 例直肠癌患者的三维计划、IMRT 计划和简化调强（sIMRT）计划比较显示靶区适形指数 IMRT>sIMRT>3DCRT，靶区剂量不均匀指数 3DCRT>sIMRT>IMRT。对危及器官保护方面，以 5 野三维计划、IMRT 计划和简化调强（sIMRT）为例，膀胱 v50 分别为 40.66%、24.38% 和 32.57%，小肠 v50 分别为 11.25%、5.14% 和 5.54%，sIMRT 和 IMRT 优于 3DCRT 计划。

美国 Mayo 诊所分析 2004—2009 年间行直肠癌同步化放疗（包括术前或术后放疗）的 92 例患者发现，IMRT 较 CRT 技术显著降低低位胃肠道毒性，≥2 级腹泻和直肠炎的发生率分别为 48% vs 23%（P=0.02）和 30% vs 10%（P=0.015），血液学毒性和泌尿生殖毒性两者相似。美国 MSKCC 回顾性分析了该中心 2007—2014 年 301 例使用术前同步化放疗的直肠癌患者的毒副反应数据，其中 203 例（67.4%）放疗采用 IMRT 技术，98 例（32.6%）使用 3DCRT 技术，比较两种放疗技术对毒副反应的影响。结果发现 IMRT 可以显著减少 ≥2 级腹泻的发生率（22% vs 10%，P=0.004），调整患者、同步化疗因素的影响，3DCRT 技术导致 ≥2 级腹泻的风险是 IMRT 技术的 2.7 倍（OR 2.71，P=0.01）；IMRT 同时也降低了 2 级泌尿生殖系统毒性（13% vs 6%，P=0.04），有降低 2 级直肠炎发生的趋势（32% vs

22%，$P=0.07$）。

因此，建议直肠癌的放疗运用三维适形（调强）的技术，精确定位治疗范围，尽量减少正常器官的照射，评价治疗靶区的适形度，均匀照射剂量，并在患者复发时可以进行复发部位与照射范围的复位，规范今后的靶区勾画。

六、目前治疗挑战和研究方向

由于多学科的发展，直肠癌的放疗不仅仅依赖于临床的分期，而是结合高质量治疗前分期检查，尤其是 MRI 把中低位直肠癌根据病变位置、外侵程度、MRF 是否受侵、是否有广泛的系膜内淋巴结转移、侧方淋巴结转移和是否存在 EMVI，分为低危、中危和高危组。根据不同的危险度进行不同的治疗，例如，低危组单纯 TME 手术即可达到很好的局部与长期疗效；中危组需要术前放（化）疗，短程与长程放疗均可；高危组标准的治疗模式是术前长程同步放化疗，但是不足以使患者获得最好的疗效，需要进一步研究，以提高这部分患者的结局。另外，低位的直肠癌（肿瘤下缘≤5cm），保证疗效的前提下，是否可以通过放化疗与微创手术结合，保留肛门及其功能，也是目前热议的话题。

（一）低危低位直肠癌的治疗

cT1N0M0 低位直肠癌也可以选择经肛局部切除或经内镜局部切除术，手术指征为：中高分化，肿瘤距肛门≤7cm，T1，原发肿瘤≤4cm，肠周受累<40%，无淋巴血管受侵。局部切除术沿肿瘤病变边缘 1cm 全层或部分切除肠壁，不行区域淋巴结清扫。文献报道：没有高危因素的早期直肠癌淋巴结转移率低，仅 1%，而高危患者可能高达 30%。局部肿瘤切除术手术切缘有限且未清扫淋巴结，因此只适于没有局部复发高危因素的患者。超出局部切除适应证者，常规建议行 TME 手术，局部切除＋术后放疗价值不详。

但是，超出这个临床分期的低位直肠癌经同步放化疗也可能得到很好的治疗反应。巴西学者最初于 2004 年提出，对术前同步化放疗后达 cCR 的直肠癌患者可行"观察和等待"策略，361 例低位、可切除、cT2～4N0/N+ 直肠癌患者接受同步化放疗（50Gy）后 8 周行评估，观察到任何残留溃疡或活检阳性患者视为未达 cCR，需接受根治性手术；达 cCR 患者接受密切随诊 1 年，包括每月 1 次的 CEA、直肠指诊、直肠镜检查以及对可疑病灶活检，之后每 3～6 月评估 1 次。该研究随后系列更新数据显示，其中 99 例患者 cCR 状态持续≥12 个月，未接受进一步手术；中位随访 60 个月后，有 13 例患者复发（5 例腔内复发，7 例远处转移，1 例腔内复发＋远处转移），5 年总生存和无病生存率分别为 93% 和 85%。

目前，针对 MRI 诊断低危（mrT2/T3a～b、N0～1）、低位患者有一系列前瞻性Ⅱ期探索性研究，给予放化疗后采用等待观察、局部加量、局部切除等方法达到保证疗效、保留肛门。荷兰学者开展了针对经同步化放疗后达 cCR 的直肠癌患者行"观察和等待"的前瞻性研究，192 例 cT1～3N0～2 直肠癌患者经同步化放疗后采用直肠指诊、高分辨率功能 MRI 以及肠镜联合评估，21 例患者达 cCR 标准行密切随访，仅 1 例发生腔内复发并已行外科挽救性手术，2 年总生存和无病生存率分别为 100% 和 89%，其疗效与手术后达 pCR 患者相当。英国的 OnCoRe 研究发现放化疗后 cCR 行"等待和观察"的 cT2～3N0～2 期直肠癌患者，肿瘤再生长率约 34%；将其中 109 例用倾向配比法（T 分期、年龄、PS 评分）与放化疗后接受手术的 109 例患者进行比较，发现两组总生存和无肿瘤再生长生存率相似，但"等待和观察"组的无造口生存率明显获益。

提高放疗剂量可能进一步增加肿瘤反应，但是多高的剂量可以增加 pCR 率目前并不清楚，而且在采用非手术治疗策略时高剂量可能影响直肠功能。尽管放疗技术的改进如调强放疗，可以得到更好的剂量适形度，仍不能避免直肠的高剂量。另一方面，可采用直肠腔内近距离治疗或接触治疗提高剂量，但该种方法在局部进展期直肠癌中的应用仍较少。一项荷兰研究报道使用加量放疗方式（原发灶剂量达 60Gy，联合 1 次 5Gy 腔内近距离治疗）治疗 T2～3 期直肠癌，51 例患者中 40 例获得 cCR，行等待观察策略，1 年局部复发率 15.5%，括约肌功能良好，随访 2 年后 69% 患者诉无大便失禁，仅 6% 患者存在 3 级直肠炎或直肠出血。

上述研究表明准确筛选放化疗后达 cCR 的患者，经过紧密的随访，患者可以获得令人满意的疗效同时避免 TME 手术。但目前的问题是如何准确判断真实 pCR，同时目前仍缺乏大样本且随访时间足够的研究证实"观察和等待"的长期疗效和直肠反应，因此不作为常规推荐。

（二）强化新辅助放化疗模式治疗局部高危直肠癌的研究前景

5 氟尿嘧啶为基础的同步化放疗联合 TME 手术，以及术后辅助 5 氟尿嘧啶方案化疗是局部晚期直肠癌（Ⅱ/Ⅲ期）的标准治疗手段，5 年的局部复发率低于 10%，但远处转移率仍高达 26%～36%。如何在维持较高局部控制率的同时，降低远处转移率以提高疗效，是目前研究的方向和热点。在结肠癌中术后辅助化疗一直作为降低远处转移、提高生存的重要手段，但直肠癌完成术前放、化疗的术后辅助化疗作用一直存在争议。先后有 4 项Ⅲ期临床研究比较了局部晚期直肠癌患者术前放化疗联合根治术后辅助化疗的作用，研究结果均显示加入术后辅助化疗未能提高 5 年的无病生存率和总生存率。2015 年的一项纳入上述 4 个研究患者的 meta 分析进一步得出了相似的结论：同步化放疗后分期为 ypTNMⅡ和Ⅲ期的直肠癌患者，不能从氟尿嘧啶为基础的术后化疗获益，但上述 4 个研究中辅助化疗组患者完成足量化疗的比例为 43%～73.6%，完成率低可能限制了疗效的提高。因此，采取合适的策略以提高治疗中全身治疗部分的依从性是非常必要的，解决这一问题的方案之一是给予术新辅助化疗 + 术前放疗 / 同步化放疗。

西班牙 GCR2 研究给我们提供了一些启示，该Ⅱ期研究将 108 名经 MRI 确认的局部晚期直肠癌患者随机分入术前同步化放疗 → TME 手术 → 4 周期辅助 CAPOX 方案化疗组（标准组），或 4 周期 CAPOX 方案新辅助化疗 → 同步化放疗 → TME 手术组（研究组）。研究结果显示：标准组和研究组的病理完全缓解率分别为 13.5% 和 14.3%，其他终点指标包括降期、肿瘤退缩和 R0 切除等也没有显著统计学差异。但这一研究最引人注目的是发现新辅助化疗较术后辅助化疗显著提高了患者接受化疗比例（100% vs 76%，$P<0.0001$）和完成足量化疗比例（94% vs 57%，$P=0.0001$），辅助化疗 3～4 度不良反应的发生率显著高于新辅助化疗（54% vs 19%；$P=0.0004$）。因此新辅助化疗可能具有更好的治疗依从性，从而能够给予完全剂量的系统化疗，带来更多获益。来自美国 MSKCC 的回顾性研究分析了 61 例 MRI 定义的 T3/4，N1～2M0 分期的直肠腺癌患者，采用 mFOLFOX6 方案新辅助化疗 → 同步化放疗 → TME 手术治疗的结果，发现 R0 切除率 100%，13 例患者（27%）获得病理完全缓解，另有 9 例患者（15%）达临床完全缓解，23 例（47%）癌细胞反应率超过 90%，其结果令人惊喜。因此对经 MRI 选择的高危直肠癌患者，在放化疗前给予有力的系统性联合化疗，以期提高无病生存率，可能是之后的Ⅲ期研究所需要探讨的问题。

经过新辅助放化疗及 TME 手术后达 pCR

者预后更好，但这部分患者比例依然低，提高 pCR 率也是提高远期疗效的途径之一。来自美国 MSKCC 的一项Ⅱ期研究，期望通过延长术前同步化放疗和手术间隔时间，等待期间加入不同周期数的新辅助化疗以提高 pCR 率。研究将局部晚期直肠癌患者分别纳入 4 组：第 1 组为同步化放疗后 6 周 → TME 手术；第 2 组为同步化放疗 → mFOLFOX 方案化疗 2 周期 → TME 手术；第 3 组为同步化放疗 → mFOLFOX 方案化疗 4 周期 → TME 手术；第 4 组为同步化放疗 → mFOLFOX 方案化疗 6 周期 → TME 手术，结果发现 1 至 4 组的 pCR 率分别为 18%、25%、30% 和 38%（$P=0.0036$），术前同步放化和 TME 手术间隔期时间越长、应用新辅助化疗的周期数越多，pCR 患者的比例越高。最常见的 ≥3 级并发症为盆腔脓肿（7 例）和吻合口瘘（7 例），各组之间发生率无显著差异，同时在肿瘤进展风险和手术难度方面各组亦相似。对 MRI 选择的高危直肠癌患者，在同步化放疗后延长时间、并给予新辅助化疗以期提高 pCR 率和无病生存率，也有较好的应用前景。

在术前短程放疗方面，Stockholm Ⅲ研究提示短程放疗后手术延期至 6～8 周后，可以显著提高降期率，急性放疗毒性显著升高但发生率仍 <10%。更进一步 Polish Ⅱ研究尝试 5Gy×5 短程放疗后延长间歇期、并在间歇期加入新辅助化疗的治疗模式，该项多中心Ⅲ期临床研究将肿瘤固定的 T3、T4 或局部复发的 541 例直肠癌患者随机分到两组：5Gy×5 次短程放疗 +3 周期新辅助化疗（FOLFOX4）或长程同步化放疗（50.4Gy/28 次，同步 5-FU+Ox），短程放疗组Ⅲ度以上急性毒副反应发生率低于长程同步化放疗组，两组的 R0 切除率（77% vs 71%，$P=0.07$）、pCR 率（16% vs 12%，$P>0.05$）无明显差异，两组的 3 年局部控制率（70% vs 71%，$P>0.05$）以及远处转移率（29% vs 25%，$P>0.05$）亦无明显差异，但总生存率短程放疗联合化疗组显著高（73% vs 65%，$P=0.046$）。另外，已经完成入组的 RAPIDO 研究和正在入组的 STELLAR 研究亦采用了相似的研究设计，以明确术前 5Gy×5 次短程放疗 + 新辅助化疗的安全性和疗效。

上述研究大多处于Ⅲ期研究阶段，仅有几项完成并正式发表，最终研究结果发布将在 2018 年以后，其中也包括了我国的多项研究，让我们拭目以待。

第二节　肛　管　癌

一、概述

肛门区癌（anal cancer）根据解剖部位，分为肛管癌（anal canal cancer）和肛周癌（anal margin cancer）。其发病率占直肠肛管恶性肿瘤的 4%，占所有胃肠道恶性肿瘤的 1.5%～2.6%。发生于肛门区的恶性肿瘤以鳞癌常见，其次为腺癌。近几十年，随着全球文化和生活行为的多元化，肛管癌的发病率越来越高，范围也越来越广。同时，随着对于肛管癌生物学行为更深入的认识，其筛查、早期诊断得到了长足的进步，治疗模式也发生了根本性的改变。主要的治疗手段已经不再是有创的手术切除，而是以放射治疗同步化疗为主。放射治疗同步化疗不仅可以达到根治目的，而且避免了腹会阴联合切除术给患者带来人工肛门的困扰。因此，同步放化疗已成为肛门区癌的标准治疗方案。放疗技术的进步，进一步降低了同步放化疗的毒副反应，从而让患者并不需要牺牲生活质量治愈癌病。

（一）流行病学

肛门区癌发病率占直肠肛管恶性肿瘤的 4%，占所有胃肠道恶性肿瘤的 1.5%～2.6%。其中，肛管癌占 75%，中位发病年龄 60～65 岁，女性略多见于男性，并呈地域性分布。研究数据表明，西班牙裔男性的肛管癌发病率低于非西班牙裔男性，但在女性人群中并没有发现上述规律。黑人男性发病率高于白人男性，黑人女性则低于白人女性。

近几十年，肛门区癌发病率不断上升，男性发病率增长速度高于女性，黑人男性增长速度最快。1973—1979 年间美国男性和女性肛门区癌发病率分别为 1.06/10 万、1.39/10 万，1994—2000 年间分别升高至 2.04/10 万、2.06/10 万。黑人男性由 1.09/10 万升高至 2.71/10 万。2003 年美国新发病例数 4000 例，2006 年、2008 年、2011 年和 2016 年分别增加至 4660 例、5000 例、6230 例和 8080 例。1997—2009 年间肛门鳞癌发病率与 1973—1996 年比较骤然上升（危险度 2.2；95%CI，2.1～2.3）。欧洲发病情况类似。可见，随着社会文化和生活行为的多元化，肛管癌的发病在过去几十年以及将来可能均呈持续升高态势。

（二）病因

目前已知的病因包括：人乳头状病毒感染、HIV 感染、非 HIV 病毒感染原因的慢性免疫功能抑制、多名性伴侣、肛门性交、宫颈癌或外阴癌或阴道癌病史、吸烟等。而结直肠炎症与发病无明显相关性。

1. 人乳头状病毒（human papilloma viruses，HPV）　人乳头状病毒是一组双链小 DNA 病毒，其具有感染鳞状上皮的能力，该病毒的一些亚型可以引起乳头状瘤。该组病毒共有约 100 种亚型，其中 HPV-16 与肛管癌相关性最强，HPV-18、HPV-31、HPV-33 和 HPV35 其次。HPV 通过感染部位皮肤黏膜的接触即可感染。感染后，一些病毒被体内免疫系统清除，一些则进入慢性过程，导致上皮内瘤变进而癌变。

2. HIV 感染　HIV 感染是肛管癌的独立危险因素，同性恋患者中尤为显著。HIV 感染可以使合并 HPV 感染的风险增加至 2～6 倍。研究证实 HIV 感染患者 $CD4^+T$ 细胞计数显著下降，可导致肛门癌的发生。虽然一些抗 HIV 药物可以有效控制 AIDS 相关疾病，但并没有降低肛管癌的发生。

3. 混乱的性行为、多个性伴侣或者肛门性交　混乱的性行为、多个性伴侣或者肛门性交将增加性病的伴随感染风险。早期研究表明，生殖器疣或者单纯疱疹病毒感染女性的肛管癌患病率增加。多因素分析结果表明，超过 10 个以上的性伴侣、肛门疣、生殖器疣、淋病或宫颈肿瘤是肛门癌发生的高危因素。文献报道，女性更易于患病，个别报道男女比例甚至达到 1∶5。特别是对于性生活混乱的女性，她们更易于感染 HPV，因此增加了罹患肛管癌的风险。因此，混乱的性行为增加了伴随感染的风险，进而影响肛管癌的发生。

4. 吸烟　有研究报道，吸烟增加了 4 倍患病风险，并且风险远大于已戒断人群，是肛管癌发生的独立因素。同时，肛门癌患者中患肺癌的概率是普通人群的 2 倍，间接证实了吸烟可能增加肛门癌的风险。

5. 结直肠炎性疾病　目前尚无肯定证据表明结直肠癌炎性疾病与肛管癌相关。

二、临床表现和诊断

肛门区的解剖和病理

1. 解剖　肛门区分为肛管（anal canal）和肛周（anal margin）。从肿瘤学的角度分析，肛管疾病与肛周疾病存在很大的差别。肛管和肛周的界线划定，有不同的标准。解剖上以肛门内括约肌、肠壁的纵行肌、肛门外括约肌和耻骨直肠肌在肛管直肠移行处形成的肛直肠环为分界。肛管的定义还有外科肛管和组织学肛管之分。组织学的肛管是指从肛管上皮移行区开始至肛缘的范围,将直肠黏膜上皮和肛管鳞状上皮分界。外科肛管的上界是以内括约肌为标志,包括远侧的直肠并一直延伸到肛缘;其平均长度3~5cm。外科肛管从上部的直肠黏膜、中部肛管移行区黏膜、到下部非角化鳞状上皮。目前治疗指南中,肛管常采用外科定义。同时,外科定义中包括了直肠远端的腺癌,其治疗应该按照直肠癌的规范进行。肛管以齿状线为界可以分为肛管移行区和肛梳,齿状线上方的肛管移行区有肛柱,肛柱近齿状线处有肛乳头和肛窦。肛管移行区包括齿状线区,由范围不同的移行上皮和鳞状上皮覆盖,在此区域内可以见到内分泌细胞和黑色素细胞。肛梳由非角化的鳞状上皮所覆盖。肛周是指肛门周围半径5~6cm以内的区域,其特征是被覆具有毛囊和汗腺的鳞状上皮(图13-2-1)。

肛管来源于两个胚胎层,齿状线以上的部分来自内胚层泄殖腔,齿状线以下的1/3肛管来自于外胚层,因此齿状线对于肛门区域的解剖具有重要的意义。齿状线距离肛缘大约2cm,由肛柱连线组成。由于胚胎发育不同,齿状线上下肛管黏膜覆盖的表皮细胞、动静脉供应、淋巴回流以及神经支配都不同(表13-2-1)。齿状线以上,肛管黏膜覆盖的上皮为柱状上皮,发生于齿状线以上的肛管癌,主要病理类型为腺癌;齿状线以下的肛管黏膜覆盖细胞为鳞状上皮细胞,与肛周皮肤鳞状上皮细胞一样,但不包括毛发附属器、汗腺和脂肪腺体,发生于该部位的肛管癌,主要病理类型为鳞癌。但是肛管黏膜覆盖的上皮组织来源不是在齿状线上截然分开的,在齿状线上6~12cm区域,为上皮细胞由柱状上皮过渡到鳞状上皮的区域,称为移行区(transitional zone)或泄殖腔源区(cloacogenic zone)。该区域由多种细胞组成,如柱状细胞、基底细胞、移行细胞和鳞状上皮细胞,因此发生于该区域的肿瘤可以有多种上皮来源,名称可见于移行细胞癌、基底细胞癌或泄殖腔源细胞癌,但是均指同一种病理类型。

肛管的动脉血供来自于直肠上动脉、阴部动脉的直肠下分支以及骶正中动脉的分支。肛管的静脉回流分为两个部分,齿状线以上的静脉回流通过直肠上静脉至肠系膜静脉和门静脉系统,齿状线以下的部分则通过直肠下静脉回流、阴部静脉至髂内静脉。肿瘤的淋巴回流同样与齿状线相对位置相关,齿状线以上的淋巴引流至直肠周围淋巴结和椎旁淋巴结,齿状线周围的淋巴引流经阴部内血管周

围淋巴结至髂内淋巴结,而以下的部分则引流至腹股沟淋巴结。肛周癌主要为鳞状上皮来源,其结构域皮肤鳞状上皮一样,血供来自髂外动静脉,淋巴回流经腹股沟淋巴引流至髂外淋巴结。

表13-2-1 齿状线的意义

	齿状线上	齿状线下
组织胚胎发育	内胚层	外胚层
黏膜表皮细胞	柱状细胞	鳞状上皮细胞
常见病理类型	腺癌	鳞癌
动脉供应血管	直肠上中动脉	直肠下动脉
静脉供应血管	直肠上中静脉	直肠下静脉
淋巴回流	直肠周、髂内淋巴引流	髂外、腹股沟淋巴引流
神经支配	内脏神经	外周神经

2. 病理 世界卫生组织关于肛门癌的病理分类中,将肛管和肛周皮肤癌前病变统称为肛门上皮内病变。浸润性癌包括鳞状细胞癌、腺癌、黑色素瘤、淋巴瘤和肌肉瘤。其中,鳞状细胞癌又分为鳞癌、大细胞角化或非角化癌、基底细胞癌、泄殖腔源细胞癌和移行细胞癌。肛门区鳞癌最常见,占所有肛门区癌85%~90% 肛管癌发生于肛管至肛门缘,占所有肛门癌85%,泄殖腔源细胞癌和腺癌其次,其他病理类型则少见。

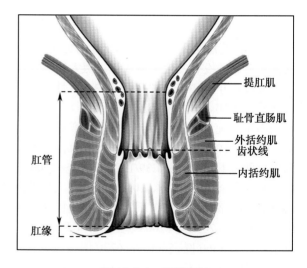

图13-2-1 肛管解剖

3. 诊断和分期检查 恶性肿瘤的诊断不应仅限于获得病理组织学结果,更需要明确原发肿瘤侵犯范围、区域淋巴结状态以及远地器官脏器转移情况。肛门区癌亦是如此。

(1)体格检查:包括肛门肿物和腹股沟淋巴结的肉眼观察和触诊。如果患者疼痛剧烈无法配合

查体，应在局部麻醉下完成检查。须记录肛门区肿物的大小、位置、与齿状线的关系、质地、活动度等。如触诊发现腹股沟肿大淋巴结，应记录肿大淋巴结大小、形态、质地、活动度、有无触痛等情况。女性患者应同时进行妇科检查，当肿瘤位于肛管前壁或已经侵犯会阴时尤为重要，另外还应检查宫颈情况。

（2）细胞/病理学：结合查体情况，给予局部麻醉行局部肿物活检后，组织应送检病理组织学检查，明确诊断以及病理类型。如触及可疑腹股沟肿大淋巴结，建议行穿刺细胞学或者病理活检。

（3）腔镜：明确局部病变侵犯肛管以及直肠情况，同时可以检查结直肠是否同时合并慢性炎症性病变。

（4）影像学检查：影像学检查能够提供局部病变形态、位置信息、与周围结构的解剖关系、功能情况以及远处器官状态。但是，目前的影像学手段尚无法达到很高的准确率。文献报道，肛门区癌大约50%区域淋巴结小于0.5cm，这些转移淋巴结很难通过目前现有的常规影像学手段明确诊断。因此，影像学检查提示的可疑病变，临床中须谨慎处理。对于远处器官的检查，应在疗前通过影像学认真评估以制订治疗策略，如有可疑诊断，应尽可能获得细胞学或病理组织学证据。超声内镜是明确局部病变浸润深度和侵犯范围的有效方法，同时可以准确评估治疗疗效。Otto等人应用腔内超声评估肛管癌侵犯深度，并与术后病理标本进行比较，发现其敏感率和准确率分别达到了100%和66%。但是，区域淋巴结情况，腔内超声无法准确评估。CT扫描具有良好的空间分辨率，可以获得根据密度信息生成的图像数据，静脉对比剂可以减少肿瘤与周围软组织密度对比不良造成的问题。MRI是非常有效的诊断手段，可以准确评估局部区域侵犯情况。原发、转移病灶在T_1序列呈低-中等信号，而在T_2序列信号则高于骨骼肌。研究认为MRI对于治疗疗效预后的评价意义有限，疗前或者疗后MRI影像特征并无益于预测疗效。[18]FDG PET-CT为功能成像，比较其他影像学方法，更易于发现2cm以下的小病灶，并且可以在治疗后分辨残存病变与坏死或者纤维化。需要注意的是，研究也报道了PET-CT诊断区域淋巴结假阳性率高的问题，可能不能准确评估淋巴结状况。

（5）血液学检查：疗前应完善血常规、肝肾功能等常规检查。如有相关病史，应检查HIV抗体状况及CD4水平。

三、肛管鳞癌

肛管鳞癌占所有肛管癌的75%，中位发病年龄60岁。

（一）临床表现

肛管鳞癌的症状体征主要表现为肛门区域肿物，可以伴有肛门出血、瘙痒和疼痛。但很容易与肛裂、痔疮、皮肤炎性改变以及肛瘘等良性病变混淆。因此，肛管癌难于早期发现，早期诊治。肛门分泌物增多可见于50%以上的病例，出血约45%，疼痛可见于30%的病例。诊断时伴有腹股沟淋巴结，则可出现腹股沟淋巴结肿大。

（二）分期

在美国国家癌症数据库中记录，1985—2000年美国发生的19 199例肛管鳞癌患者中，I期25.3%、II期51.8%、III期17.1%、IV期5.7%。直径大于5cm的T3病变至少20.6%。淋巴结阳性的病变占21.8%。

目前常用的分期为AJCC第七版，临床TNM分期和病理分期相同（表13-2-2）。病理分期中，AJCC建议直肠周围淋巴结清扫数目应大于12枚，腹股沟淋巴结应大于6枚。肛管癌的区域淋巴结包括直肠周围、髂内和腹股沟淋巴结。肛周癌区域淋巴结为腹股沟淋巴结，依照皮肤癌TNM分期，本文不再详述。

（三）肛管癌的治疗

随着医学的发展，肛管癌的治疗已经不仅限于治愈，更要保留肛门以提高生活质量。治疗的方式包括：同步放化疗和手术。历史上，肛管癌的治疗以手术为主，但是永久结肠造瘘成为治愈肿瘤的代价。1974年，Nigro等人的里程碑式的研究中，3例肛管癌病例，经过放化疗后均获得病理完全缓解。随后，越来越多的研究结果证实了放化疗的安全性和有效性，肛管癌的治疗模式逐渐改变。新的研究应用了新的技术和药物治疗肛管癌。根据文献结果，放化疗的治疗模式CR率70%（64%~86%），5年总生存率75%（66%~92%）。根据肛管癌生物学行为以及治疗后反应情况，研究建议疗效评估应在治疗8~12周后，除非病变有明显的进展。一旦首程治疗失败，则应行手术治疗挽救。

近年的研究同时关注了放化疗的毒副反应。急性毒副反应包括，皮肤反应、胃肠道反应；晚期毒副反应包括性功能障碍、下肢静脉血栓、里急后重、放射性肠炎、肛门狭窄以及膀胱功能障碍。调强适形放疗技术的发展，可以降低治疗毒副反应。

表 13-2-2 肛管癌 AJCC 第七版临床 TNM 分期

T 分期	原发病灶		
Tx	原发病灶无法评估		
T0	无原发病灶证据		
Tis	原位癌，Bowen 病，高级别鳞状上皮内瘤变，肛门上皮内病变Ⅱ～Ⅲ		
T1	肿瘤最大径≤2cm		
T2	肿瘤最大径>2cm，≤5cm		
T3	肿瘤最大径>5cm		
T4	任何大小的肿瘤侵犯邻近器官（如阴道、尿道、膀胱等）（直接侵犯直肠肠壁、肛周皮肤、皮下组织或者肛门括约肌不影响 T 分期）		
N 分期	区域淋巴结		
Nx	区域淋巴结无法评估		
N0	无区域淋巴结转移证据		
N1	直肠周围淋巴结转移		
N2	单侧髂内和（或）单侧腹股沟淋巴结转移		
N3	直肠周围和腹股沟淋巴结转移和（或）双侧髂内和（或）双侧腹股沟淋巴结转移		
M 分期	远处转移		
M0	无远处转移		
M1	远处转移		
G 分期	病理分级		
Gx	病理无法评估		
G1	高分化		
G2	中分化		
G3	低分化		
G4	未分化		
临床分期			
0 期	Tis	N0	M0
Ⅰ 期	T1	N0	M0
Ⅱ 期	T2/T3	N0	M0
ⅢA 期	T1/T2/T3	N1	M0
	T4	N0	M0
ⅢB 期	T4	N1	M0
	任何 T	N2/N3	M0
Ⅳ 期	任何 T	任何 N	M1

1. 放射治疗

（1）治疗原则：Ⅰ～ⅢB 期肛管癌的标准治疗是同步放化疗；同步化疗方案为丝裂霉素 +5 氟尿嘧啶或丝裂霉素＋卡培他滨；放疗推荐采用调强适形放射治疗技术；治疗后 4～8 周评估疗效。

（2）同步放化疗与单纯放疗：20 世纪 70 年代，放疗逐渐成为治疗肛管癌的主要手段后，学者们进一步探索了同步放化疗的疗效和安全性。英国癌症研究协作组（United Kingdom Coordinating Committee for Cancer Research，UKCCCR）和欧洲癌症研究与治疗组织（European Organization for Research and Treatment of Cancer，EORTC）的研究对同步放化疗和单纯放疗进行了比较，两个研究设计方案类似，结果均证实同步放化疗改善了患者局部区域控制率和无结肠造瘘生存率，但是总生存在早期结果中未体现显著差异。上述两个前瞻性随机对照研究最终确定了同步放化疗在肛管癌治疗的地位（表 13-2-3）。

UKCCCR 研究中，共入组 577 例患者，其中肛管癌占 75%，肛周癌占 23%。全组患者随机分为

表 13-2-3 同步放化疗与单纯放疗比较的研究

研究（年份）	入组条件	放疗	同步化疗	分组	病例数	结肠造瘘率	P	局部区域复发率	P	总生存率	p
UKCCCR (1996)	肛管或肛周癌，可局部切除 T1 病变以外的任何分期	45Gy/20~25F 完成 6 周后评价肿瘤缩小≥50% 的患者建议加量 15Gy/6F 或 I192 插植	5-FU[1000mg/(m²·d)，d1~4 或者 750mg/(m²·d)，d1~5]civ，分别于放疗第一周和最后一周给予；MMC iv (12mg/m²)，d1	RT+5-FU+MMC	292	24%	—	3 年 30%	≤0.001	3 年 65%	0.12
				RT	285	40%		3 年 53%		3 年 60%	
EORTC (1997)	肛管或肛周癌，T3~4N0~3 或 T1~2N1~3, PS 0~1, 年龄<76 岁	45Gy/25F 完成 6 周后加量（完全缓解者 15Gy/6F，未完全缓解解者 20Gy）	5-FU 750mg/(m²·d)，d1~5, d29~33, civ; MMC iv15mg/m²，d1	RT+5-FU+MMC	51	5 年 28%	0.002	5 年 32%	0.02	5 年 58%	0.17
				RT	52	5 年 60%		5 年 48%		5 年 53%	

单纯放疗组（*n*=292）和同步放化疗组（*n*=285）。两组患者均给予放疗 45Gy/20～25 次/4～5 周完成。同步化疗组接受 5 氟尿嘧啶[1000mg/（m²·d），治疗 4 天或者 750mg/（m²·d），治疗 5 天]连续滴注，分别于放疗第一周和最后一周给予；同时静脉推注丝裂霉素（12mg/m²），化疗第一天给予。同步放化疗接受 6 周评估，如果原发肿瘤残存>50% 则进行手术挽救，如果残存≤50% 则给予会阴区局部加量（15Gy/6 次或 25Gy/2～3 天 ¹⁹²铱粒子植入）。结果显示，全组 89% 患者残存≤50%，进而接受了进一步放疗加量。近期疗效无显著差异（*P*=0.08）。单纯放疗组和同步放化疗组 3 年局部区域复发率分别为 61% 和 39%（*P*<0.001），总生存率分别为 58% 和 65%（*P*=0.25），治疗相关死亡率分别为 0.7% 和 2%。急性毒性、晚期毒性反应两组无显著差异。UKCCCR 后来的报告中，中位随访时间延长至 13 年，结果令人鼓舞，无论在局部区域控制率、无结肠造瘘生存率、无病生存率或者总生存率，同步放化疗组患者均显著优于单纯放疗组。同步放化疗降低 5 年、12 年死亡风险分别为 5.1%、5.6%（HR）。

EORTC 的研究共入组 103 例，全部病例为局部晚期肛管癌。放疗给予 45Gy/25 次/5 周。同步化疗组给予 5 氟尿嘧啶[750mg/（m²·d），治疗 5 天，第 1、5 周]和丝裂霉素（12mg/m²，第 1 天）。治疗完成 6 周后进行疗效评价，如果达到临床完全缓解，则给予 15Gy 加量；如果达到部分缓解，给予 20Gy 加量。该方案的结果表明，同步放化疗组患者在第一阶段治疗后，肿瘤 CR 率显著高于单纯放疗组（80% vs 54%）。单纯放疗组和同步放化疗组 5 年局部区域复发率分别为 48% 和 32%（*P*<0.02），总生存率分别为 53% 和 58%（*P*=NS），1 例患者死于同步放化疗治疗相关毒性反应。急性毒性、晚期毒性反应两组无显著差异。

上述两个研究建立了同步放化疗作为一线治疗的研究基础，其应用越来越广泛。一些患者可能由于其他内科疾病或者其他原因无法接受化疗，临床也可以建议其行单纯放疗。这类患者中，如果原发病灶 3～4cm 以内，仍可获得较好的局部控制率。

（3）放疗靶区和剂量：放疗同步 5-FU+MMC 治疗之后的局部控制率总控制率为 60%，T1 病变的局部控制率可以达到 90%～100%，T2 为 65%～75%，T3、T4 为 40%～55%。放疗范围的确定应以肿瘤自然病程的规律和复发转移高危区域为基础。发生于肛管远端的、最大径≤2cm 的高分化鳞癌，

其淋巴结转移率<5%。术后病理的研究资料显示，直肠周围和髂内淋巴结转移的发生率高达 30%，腹股沟淋巴结转移率 20%。腹股沟淋巴结接受照射后的复发率 2%，未行照射复发率 16%～23%。单纯近距离治疗后的盆腔淋巴结复发率 16%。最低放疗有效剂量为 30.6Gy/17 次/3.5 周至 50Gy/25 次/5 周。

1）靶区和剂量：RTOG0529 研究确定了精确放疗模式下，肛门癌的放疗范围（表 13-2-4）和处方剂量（表 13-2-5）。

表 13-2-4　靶区范围建议

	建议
GTV	根据影像学资料、临床信息、指检、内镜检查结果确定
GTVa	原发病灶
GTV50	最大径≤3cm 的转移淋巴结
GTV54	最大径>3cm 的转移淋巴结
CTV	为 GTV 加亚临床病灶区域以及淋巴引流区
CTVa	包括原发病灶、肛管，外放 2.5cm（避开空气和骨）
CTV45/CTV50/CTV54	分别为预防淋巴结照射区域、最大径≤3cm 的转移淋巴结区域和最大径大于 3cm 转移淋巴结区域外放 1cm（避开骨、外生殖器、肌肉和小肠）；淋巴引流区：直肠周围、骶前、双侧腹股沟、双侧髂外、双侧髂内淋巴引流区

表 13-2-5　肛管癌处方剂量建议

分期	处方剂量		
	原发灶	转移淋巴结	预防淋巴结区域
T2N0	95%PTVa 50.4Gy/1.8Gy		95%PTV42 42Gy/1.5Gy
T3N0/T4N0	95%PTVa 54Gy/1.8Gy		95%PTV45 42Gy/1.5Gy
任何 T、N+	95%PTVa 54Gy/1.8Gy	95%PTV54 54Gy/1.8Gy 95%PTV50 50.4Gy/1.68Gy	95%PTV45 42Gy/1.5Gy

根据上述靶区和剂量处方建议，2011 年澳大利亚胃肠研究组（AGITG）制定了更为详尽的勾画指南（表 13-2-6）。

指南同时对正常组织的界定和勾画原则给予建议：

表 13-2-6 肛管癌靶区勾画建议

区域定义	上界	下界	侧界	前界	后界
直肠系膜区	直乙交界；直肠向前与乙状结肠相交处	直肠与肛管交界，此处提肛肌与外括约肌融合，直肠系膜脂肪空隙向下逐渐收窄。常以耻骨联合下端与尾骨末端连线为定义	髂内淋巴引流区和肛提肌内侧缘	男性前界为膀胱、精囊腺、前列腺和阴茎球部；女性前界为膀胱、阴道、宫颈和子宫。勾画靶区前界应外扩 10mm 边界，以减少膀胱体积对结构的影响	骶前区域
骶前：位于直肠系膜后，包含淋巴引流的亚临床病灶	骶岬，位于腰$_5$和骶$_1$之间	尾骨末端	骶髂关节	骶骨前 10mm 范围，包含淋巴引流和血管	骶骨前界，骶孔应包括在靶区内
髂内淋巴引流区：位于直肠系膜和骶前区域两侧，与髂内血管伴行	髂总动脉分为髂内、髂外动脉处，常见于腰$_5$与骶$_1$之间	为提肛肌束进入闭孔，可以在闭孔管水平划分，也可以在闭孔内肌和中线器官空隙完全消失的水平划分	外侧：上部为髂腰肌，下部为闭孔内肌内侧缘；内侧：上部为髂内血管外放 7mm，下部为直肠系膜区和骶前区	上部为髂内血管外放 7mm，下部为闭孔内肌或骨	-
坐骨直肠窝	顶端由肛提肌、臀大肌和闭孔内肌形成	没有确定解剖结构，一般定义为肛缘	由坐骨结节、闭孔内肌和臀大肌形成	闭孔内肌、肛提肌和括约肌汇合处，下端至少在括约肌前 10～20mm	臀大肌内侧前缘
闭孔淋巴引流区：该引流区与髂内动脉分支闭孔动脉伴行	闭孔管上 3～5mm，此水平闭孔动脉可见	闭孔管，位于闭孔动脉出盆水平	外侧：闭孔内肌；内侧：膀胱	闭孔内肌前缘	髂内淋巴引流区
髂外淋巴引流区：该引流区与髂外血管伴行	髂总动脉分为髂内、髂外动脉处	髂外血管出真骨盆水平，常位于髋臼和耻骨上支水平	外侧：髂腰肌；内侧：髂外血管外放 7mm 或者为膀胱	髂外血管外放 7mm	髂内淋巴引流区
腹股沟淋巴引流区：目前尚无确定边界。无论股三角浅表或者深部腹股沟淋巴结，或者下述边界以外的可见淋巴结，均应包括在内	髂外血管出盆成为股动脉部位	目前尚未达成共识。有学者认为是大隐静脉进入股静脉的区域；有学者认为是缝匠肌和内收长肌交汇处。可折衷选择为坐骨结节下缘	外侧：缝匠肌或髂腰肌内缘内侧：股血管外放 10～20mm。1/3～1/2 的耻骨或者内收长肌为近似边界	腹股沟血管至少外放 20mm，并包括可见淋巴结	股三角由髂腰肌、耻骨和内收长肌围成

肠道：建议勾画 PTV 上 15mm 范围内的所有小肠与大肠；

膀胱：沿膀胱壁外缘勾画；

股骨头：建议勾画股骨头和股骨颈，下界至小转子下缘水平；

外生殖器和会阴：男性应勾画阴茎、阴囊以及耻骨联合前方的皮肤和皮下脂肪；女性应勾画外阴以及耻骨联合前方的皮肤和皮下脂肪；

骨髓：建议勾画骶骨定义为骨髓。

2）放疗技术：早期二维常规技术甚至三维适形技术都带来了严重的急性反应，特别是会阴皮肤反应。因此在早期的研究中，需要休息 2～3 周再对原发灶进行缩野加量。肛门癌的倍增时间仅 4 天，延长总治疗时间可能降低疗效。RTOG 的研究认为，延长总治疗时间与结肠造瘘率相关，并且显著增加了局部失败。虽然目前没有前瞻性的研究明确最优化的治疗时间，但是治疗中断并不是合理的选择。

调强适形放疗（IMRT）可以使靶区适形度更好，剂量更均匀，并且可以降低周围正常组织器官的剂量（图 13-2-2）。IMRT 技术的应用，利于提高肛门区癌的剂量，同时保护小肠、膀胱、皮肤、股骨头等周围器官从而降低治疗副反应，减少治疗中断时间。

如果仅行单纯放疗，外照射的应考虑提高处方剂量。建议原发灶剂量 60～65Gy/6～7 周，淋巴引流区 36～50.4Gy/4～5.5 周。局部加量可考虑近距离放疗。因此目前的数据并不支持对于早期病变的剂量调整。

（4）同步化疗方案的选择：肛管癌放疗同步化疗方案为 5-FU 联合丝裂霉素或者卡培他滨联合丝裂霉素：

5-FU+MMC 方案的药物剂量和用法为：5-FU 1g/（m²·d），连续静脉滴注，第 1～4，29～32 天；MMC 10mg/m²，静脉注射，第 1 天，第 29 天。

CAP+MMC 方案的药物剂量和用法为：CAP 825mg/m²，放疗日口服，2/ 日，与放疗全程同步；MMC 10mg/m²，静脉注射，第 1 天，第 29 天。CAP+MMC 方案也可采用周一至周五，口服 CAP 825mg/m²，6 周；MMC 12mg/m²，静脉注射，第 1 天。

UKCCCR 和 EORTC 的研究奠定了同步放疗的基础，两个研究中，同步化疗方案一致选择了 5-FU 和丝裂霉素。为了避免丝裂霉素造成的血液学毒性，随后的研究讨论了同步化疗药物的选择问题，学者们试图更换丝裂霉素甚至 5-FU 单药方案，但是，研究结果并没有发现其他方案疗效优于 5-FU 和丝裂霉素（表 13-2-7）。

北美放射治疗研究组（Radiation Therapy Oncology Group，RTOG）和东部肿瘤协作组（Eastern Cooperative Oncology Group，ECOG）的随机对照研究 RTOG8704/ECOG1289 中，比较了 5-FU+MMC 与 5-FU 两种不同的化疗方案同步放疗的疗效和毒性反应。全组 291 例肛管癌患者入组，病变局限盆腔内，接受放疗剂量 50.4Gy/25-28 次 /5 周，同步 2 周期 5-FU 化疗［1000mg/（m²·d），治疗 4 天，第 1、5 周］，MMC 组分别于 5-FU 化疗

周期第 1 天给予 10mg/m² 静脉推注 1 次。治疗结束 6 周后进行活检，单药组和双药组活检阳性率分别为 15% 和 8%（P=0.14）。活检阳性组患者再次接受了 9Gy/5 次放疗同步 5-FU［1000mg/（m²·d），治疗 4 天］+ 顺铂 100mg/m²。双药组和单药组 4 年局部复发率、总生存率分别为 16% 和 34%（P=0.0008）、76% 和 67%。两组总生存无明显差异，但是双药组 4 年无病生存率达到 73%，远高于单药组 51%（P=0.0003）。尽管第一阶段同步放化疗后两组的病例活检阴性率无显著差别，但是如果原发肿瘤最大径小于 5cm，双药组活检阴性率显著高于单药组（93% vs 83%，P=0.02）。研究中没有分析不同方案对肿瘤局部控制的结果，但是将腹壁造瘘术发生率进行了分析。双药组腹壁造瘘术发生率显著低于单药组（9% vs 23%，P=0.002）。双药组 13 例患者接受了腹壁造瘘术，其中 11 例由于局部失败，2 例由于同步放化疗引起的不良反应。单药组 32 例患者接受了腹壁造瘘术，其中 23 例为局部失败，2 例为不良反应导致，另外 1 例原因不详。研究还发现，早期病变患者中，腹壁造瘘术发生率无显著差别（P=0.141），而晚期病变组，双药组腹壁造瘘术发生率显著低于单药组（P=0.019）。双药组血液学毒性发生率高于单药组，其他毒性反应两组无显著差异。4 例（2.7%）双药组患者死于治疗相关毒性反应，单药组发生 1 例。

RTOG8704/ECOG1289 随机对照研究，得出以下结论：MMC 在肛管癌的治疗中有明确的作用，可以提高完全缓解率、提高保肛率和无病生存率；无论患者是否有淋巴结转移，5-FU+MMC 均可提高疗效；当患者在同步放化疗结束后仍有肿瘤残存时，可以尝试挽救性同步放化疗或密切随诊，如果随诊肿瘤进展再行手术挽救。

EORTC 的 Ⅱ 期随机对照研究保留了同步化疗方案中的 MMC，将 5-FU 替换为 CDDP，并报告了近期疗效的结果。研究中，患者接受放疗 36Gy 后，间隔 2 周再进行补量 23.4Gy。共入组 76 例患者，其中 37 例同步接受 5-FU+MMC 方案化疗，39 例接受 CDDP+MMC 方案。治疗完成 8 周后进行疗效评估，5-FU 组总有效率 92%，CDDP 组为 80%。5-FU 组副反应发生率略高。美国 RTOG 9811 研究进一步探讨了同步顺铂的疗效。共 682 例患者入组。顺铂组先进行 2 周期 DDP+5-FU 新辅助化疗：DDP 75mg/m²，第 1 天静滴；5-FU 1g/（m²·d），持续静脉滴注，共 4 天。2 周期新辅助化疗后，进行放疗同步 DDP+5-FU 化疗，药物用法与

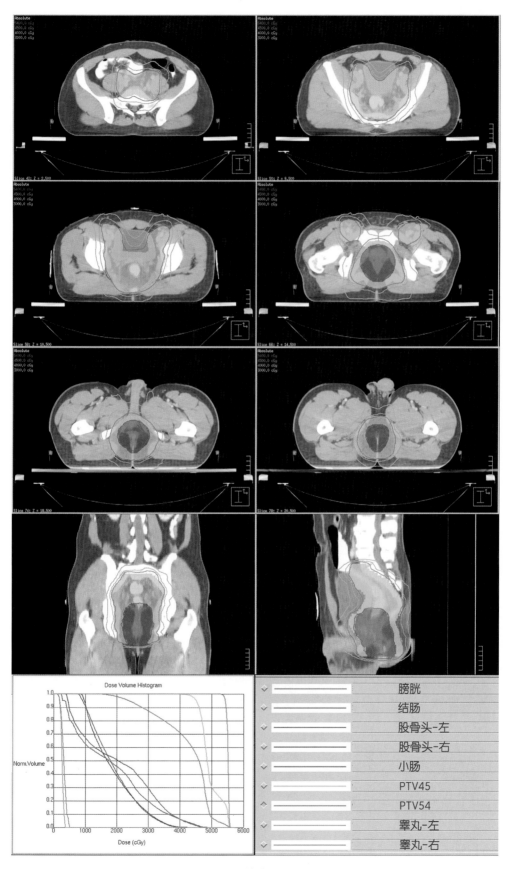

图 13-2-2　肛管癌放射治疗计划

表 13-2-7 放疗同步不同化疗方案比较的研究

研究（年份）	入组条件	放疗	分组	化疗方案	病例数	结肠造瘘率	P	局部区域复发率	P	总生存率	P	无病生存率	P
RTOF8704/ECOGI289（1996）	肛管癌，任何T或N分期，KPS≥60分	45Gy/25F完成4～6周后全缓解者即9Gy/5F	RT+5-FU/MMC	5-FU 750mg/(m²·d)，d1～5，d29～33，civ；MMC iv10mg/m²，d1，d29	146	4年9%	0.002	4年16%	0.0008	4年76%	0.31	4年73%	0.0003
			RT+5-FU	5-FU 750mg/(m²·d)，d1～5，d29～33，civ	145	4年22%		4年34%		4年67%		4年51%	
RTOG9811（1997，2012）	肛管癌，T2～4任何NM0，KPS≥60，年龄≥18岁	45Gy/25F，T3T4N+或者T2残存立即予10～14Gy/5～7f完成6周后加量	RT+5-FU/MMC	5-FU1000mg/(m²·d)，d1～4，d29～32，civ；MMC iv10mg/m²，d1，d29	325	5年10%	0.02	5年25%	0.07	5y 75%	0.10	5年60%	0.17
			5-FU/DDPx2 RT+5-FU/DDP	5-FU1000mg/(m²·d)，d1～4，29～32，57～60，85～88；DDP 75mg/m²，d1，29，57，85	324	5年19%		5年33%		5年70%		5年54%	
ACCORD03（2012）	肛管鳞癌，T2～4任何NM0或T1～2N1～3M0，PS 0～1，年龄18～80	45Gy/25F加量15～20Gy	5-FU/DDPx2 RT+5-FU/DDP	5-FU800mg/(m²·d)，civ，d1～4；DDP 80mg/m²，d1；W1,5,9,12	150	—		—	—	5年74.5%	0.81	—	—
		45Gy/25F加量15～20Gy	RT+5-FU/DDP	5-FU800mg/(m²·d)，civ，d1～4；DDP 80mg/m²，d1；W1,5	157	—		—		5年71%		—	
ACT II	肛管或肛周癌，任何T任何NM0	50.4Gy/28F	RT+5-FU/MMC	5-FU1000mg/(m²·d)，civ，d1～4，29～32；MMC iv 12mg/m²，d1	246	23%			—	DDP：77% MMC：79% 辅助：76% 未辅助：79%	NS		NS
			RT+5-FU/DDP	5-FU 1000mg/(m²·d)，civ，d1～4，29～32；DDP 60mg/m²，d1，29	246	26%							
			RT+5-FU/MMC-5-FU/DDP	5-FU1000mg/(m²·d)，civ，d1～4，29～32；MMC iv 12mg/m²，d1 辅助化疗5-FU 1000mg/(m²·d)，civ，d71～74，92～95；DDP 60mg/m²，d71，92	226	23%							
			RT+5-FU/DDP-5-FU/DDP	5-FU 1000mg/(m²·d)，civ，d1～4，29～32；DDP 60mg/m²，d1，29 辅助化疗同上	222	22%							

新辅助化疗相同。MMC 组采用 MMC+5-FU 同步放化疗方案。结果显示，MMC 组和 DDP 组 5 年无病生存率、总生存率分别为 60% 和 54%（P=0.17）、75% 和 70%（P=0.10）。2012 年发表的更新结果中，MMC 组无病生存率（68% vs 58%，P=0.006）和总生存（78% vs 71%，P=0.026）体现出显著优势，腹壁造瘘术发生率与 DDP 组无显著差异（12% vs 17%，P=0.074）。MMC 组严重血液学毒性显著高于 DDP 组，但其他急性和晚期毒性反应两组无显著差别。英国的 UKCCCR ACT Ⅱ 研究是 2×2 析因分析的设计，研究分为四组，比较了 5-FU+MMC 和 5-FU+DDP 同步放疗方案，以及 5-FU+DDP 辅助化疗的意义。2001—2008 年，研究共入组 940 例患者，随机分为 4 组。MMC 组为放疗同步 5-FU+MMC；DDP 组为放疗同步 5-FU+DDP；MMC+ 辅助化疗组为放疗同步 5-FU+MMC 后，辅助 5-FU+DDP 化疗；DDP+ 辅助化疗组为放疗同步 5-FU+DDP 后，辅助 5-FU+DDP 化疗。MMC 同步化疗方案为：MMC 12mg/m²，第 1 天静脉推注；5-FU 1g/（m²·d），持续静脉滴注，第 1～4，29～32 天。DDP 同步化疗方案为：DDP 60mg/m²，第 1 天、第 29 天静滴；5-FU 用法同前。5-FU+DDP 辅助化疗方案如下：DDP 60mg/m²，第 71，92 天静滴；5-FU 1g/（m²·d），持续静脉滴注，第 71～74，92～95 天。放疗剂量 50.4Gy/28 次。研究中位随访 61 个月。MMC 组、DDP 组、MMC+ 辅助化疗组和 DDP+ 辅助化疗组的腹壁造瘘发生率分别为 23%、26%、23% 和 22%。MMC± 辅助化疗组总生存率与 DDP± 辅助化疗组无显著差别［79% vs 77%，HR 1.05（95%CI 0.80～1.38）］。辅助化疗组同样未提高总生存率［76% vs 79%，HR 1.07（95%CI 0.81～1.41）］。

2. 新辅助化疗和辅助化疗　同步放化疗成为肛管癌的标准治疗后，近期的研究开始尝试增加辅助化疗或者新辅助化疗以期获得更好的长期生存。前瞻性研究提示，对于肛管癌，新辅助化疗或者辅助化疗均未能改善预后。目前，肛门癌指南中不建议新辅助化疗或者辅助化疗。

ACCORD 03 研究共入组 307 例患者，其中 150 例接受新辅助化疗后再行同步放化疗，157 例患者仅行同步放化疗。新辅助组先进行 2 周期 DDP+5-FU 新辅助化疗：DDP 80mg/m²，第 1 天静滴；5-FU 800mg/（m²·d），持续静脉滴注，共 4 天。2 周期新辅助化疗后，进行放疗同步 DDP+5-FU 化疗，药物用法与新辅助化疗相同。研究中位随访时

间 60 个月。结果显示，新辅助化疗组和同步放化疗组总生存率分别为 74.5% 和 71%（P=0.81）。研究未评价两组毒副反应。美国 RTOG 9811 研究方案设计中，顺铂组同步放化疗前进行了新辅助化疗。结果显示，未接受新辅助化疗的 MMC 组无病生存率（68% vs 58%，P=0.006）和总生存（78% vs 71%，P=0.026）体现出显著优势，腹壁造瘘术发生率与 DDP 组无显著差异（12% vs 17%，P=0.074）。MMC 组严重血液学毒性显著高于 DDP 组，但其他急性和晚期毒性反应两组无显著差别。因此上述结果认为，新辅助化疗并未改善长期预后结果。英国的 UKCCCR ACT Ⅱ 研究中，中位随访 61 个月。MMC 组、DDP 组、MMC+ 辅助化疗组和 DDP+ 辅助化疗组的腹壁造瘘发生率分别为 23%、26%、23% 和 22%。MMC± 辅助化疗组总生存率与 DDP± 辅助化疗组无显著差别［79% vs 77%，HR 1.05（95%CI 0.80～1.38）］。辅助化疗组同样未提高总生存率［76% vs 79%，HR 1.07（95%CI 0.81～1.41）］。

3. 靶向药物　西妥昔单抗是 EGFR 抑制剂，对于 KRAS 野生型肿瘤作用明显。研究认为，肛门癌 EGFR 表达率高，KRAS 突变率很低。因此，西妥昔单抗理论上可能成为治疗肛门癌非常有前景的药物。目前的研究中，靶向药物的加入并没有肯定的疗效，且毒性反应有增加的报道，因此目前靶向药物虽然给肛门癌的治疗带来了新的选择，但是有效性和安全性，需要更多数据证实。

4. 手术　手术目前单纯手术治疗肛管癌，5 年局部复发率为 27%～47%，生存率为 50%～70%。但是，由于腹壁造瘘对于生活质量的影响，目前手术已经不再是肛管癌首选的治疗手段。同步放化疗或者放疗后的患者，应在足够的随访时间后，进行充分的影像学检查再次分期。如考虑残存，建议行挽救手术。文献报道此类患者预后较差，5 年总生存率 30%～50%，即使接受了 R0 手术切除，局部复发率仍较高。R1、R2 手术切除的患者无法获得长期生存。对于腹股沟淋巴结残存的患者，建议性腹股沟淋巴结清扫术。盆腔侧壁淋巴结残存则难于进行清扫。

初诊的肛门区上皮内瘤样病变可考虑直接接受手术切除，早期浸润性癌也可考虑局部切除。局部切除手术创伤小，并发症发生率低，但是需要非常严格把握适应证。高分化并且肿瘤 <2cm 的病变淋巴结转移率 <5%。因此，局部手术切除仅适用于病灶较小、高分化、未侵犯括约肌、齿状线以下

的病例。但是，如果局部切除术后切缘阳性或者不足，应建议术后行放疗或者同步放化疗。T2 以上的浸润性癌则首选不考虑手术。然而，由于 5% 左右的患者因原发病变侵犯肛门括约肌导致功能完全丧失，同步放化疗虽然可能达到完全缓解并且保留了器官，但是括约肌已被纤维化或者坏死组织替代，其功能无法恢复。

初诊腹股沟淋巴结转移的患者 5 年总生存率较差，放疗高剂量可能导致下肢淋巴回流障碍。腹股沟淋巴结切除术后 + 放疗的区域控制率可以达到 80% 以上，并且腹股沟淋巴结区域放疗的剂量通常可以限制在 50～54Gy 以内。因此，手术切除 + 放疗在保证疗效的基础上可能降低了下肢水肿的发生率。

（四）预后因素

既往研究结果显示，原发肿瘤大小、区域淋巴结转移情况和盆腔外转移状态都是影响预后的重要因素。在 1985—2000 年间 NCDB 记录的 19 199 例病例中，5 年总生存率为 58%。有无远处转移患者的 5 年生存率分别为 18.7% 和 59.4%。有无区域淋巴结转移的 5 年生存率分别为 37.4% 和 62.9%。按照 AJCC 分期，T1、T2、T3 和 T4 病变的 5 年生存率分别为 68.5%、58.9%、43.1% 和 34.3%。

RTOG9811 研究入组 644 例肛管癌患者，分析发现肿瘤直径>5cm 与结肠造瘘发生率相关（风险比 1.8；P=0.008）。肿瘤直径>5cm 和临床淋巴结转移均与 5 年无病生存和总生存相关。EORTC22861 研究发现皮肤溃疡和淋巴结受累影响局部控制率和总生存。近期的 ACT I 研究多因素分析结果显示淋巴结阳性与局部失败、癌症相关死亡相关。一项国内研究分析了 31 例肛门癌患者，结果发现临床分期和 T 分期是影响预后的最主要因素。此外，RTOG9811、EORTC22861 和 ACT I 研究结果还发现男性为预后不良因素。其他预后不良因素还包括年龄、一般情况、血红蛋白水平、吸烟以及人种。但是上述结果尚缺乏大样本研究证实。近年，生化和分子标记物的研究越来越多，一些研究也发现了一些标记物与预后的关系，这些因子包括：p53、Ki67、B 细胞核转录因子、5HH、Gli-1 和 MCM7 蛋白。在未来的几年，随着相关研究的成熟发展，一些标记物可能会成为预测预后和疗效的金标准，但是目前仍须前瞻性数据支持。

四、肛周癌

肛周癌常见肛周皮肤鳞癌，基底细胞癌和腺癌

少见。早期病例可行局部扩大手术切除术以保留功能，切除范围须保证 1cm 切缘。研究结果证实了单纯放疗或者同步放化疗的疗效。文献报道局部控制率 60%～90%，保肛率 65%～85%，5 年总生存率 55%～80%。UKCCCR ACTI 研究中，肛周皮肤来源的病例占 23%。虽然研究并没有按发生部位单独分析预后，但是，同步放化疗组的局部控制率和无病生存率均优于单纯放疗组。

肛周癌同时伴腹股沟淋巴结转移发生率低。T3、T4 病变或者病理分化较差时，淋巴结转移率约为 10%。一些学者认为肛周癌均应行腹股沟淋巴结预防照射，一些学者则根据原发病灶情况确定腹股沟淋巴结是否放疗。

如果肛周癌原发灶<4cm，其淋巴结转移风险低，推荐放疗剂量为 60～66Gy/2Gy。治疗时，应尽量使会阴皮肤展开，避免褶皱或者空隙影响组织剂量，造成病灶剂量不足或者正常组织剂量过高。如果肛周原发病灶侵犯肛管，治疗原则与肛管癌相同。淋巴结预防照射须包括腹股沟、部分髂外、髂内以及直肠周围淋巴引流区。靶区上界为骶髂关节下缘水平。原发灶可运用电子线进行加量。近距离治疗补量可能造成局部坏死。

肛周皮肤基底细胞癌和腺癌的治疗与皮肤其他病理类型相同。

五、其他病理类型及 HIV 相关肛门区癌

多数肛门腺癌来源于肛管边界的直肠样黏膜，治疗原则等同于直肠癌。特殊类型腺癌来源于肛腺或者发生于瘘，预后较鳞癌差，常很早发生远处转移。治疗须行腹会阴联合切除术。文献报道，肛门特殊类型腺癌单纯手术 5 年总生存率低于 50%，局部复发率 25%。术后辅助放化疗的意义尚无定论。一些研究应用同步放化疗，延迟手术甚至避免手术保留肛门功能，虽然病例数并不多，但是对于早期的病变结果令人鼓舞。小细胞癌易于发生远处转移，预后差。原发灶采用手术或者放疗手段治疗。全身化疗策略与其他部位小细胞癌相同，但是有效率不高。

基于人群样本的研究结果显示，肛门癌患者中 HIV 阳性率 15%～46%，并且还在增加。HIV 阳性患者的中位发病年龄 42～49 岁，非 HIV 阳性患者为 62～63 岁。90% 以上为男性，非 HIV 患者中，男性占 25%～42%。文献报道，自 1995 年高效抗逆转录病毒治疗广泛应用以来，并没有降低 HIV 阳性患者肛管癌发病和死亡风险。HIV 阳性的肛

管癌患者的长期结果与非 HIV 患者相似，治疗应采用标准的同步放化疗模式。有研究认为，HIV 阳性患者急性毒性反应高，临床应关注毒性反应情况。

六、治疗的副反应

同步放化疗可以获得治愈的基础上保留肛门，替代手术提高生活质量。但是毒副反应是否可接受，患者生活质量是否被严重晚期反应影响？多个研究报道了同步放化疗的毒性反应结果。

急性毒性反应与同步放化疗、化疗方案和放疗剂量密切相关。UKCCCR 研究结果发现，同步放化疗组的急性毒性反应发生率为 47.9%，高于单纯放疗组 38.6%（$P=0.03$）。同步组血液学毒性、皮肤反应、胃肠道反应和泌尿系毒性反应发生率和严重毒性反应发生率均高于单纯放疗组。同步放化疗急性毒性反应相关死亡率<2%，死因主要是粒细胞下降导致的败血症，预防性抗生素的应用和积极的支持治疗可以降低治疗相关死亡率。5-FU 和 MMC 方案的急性毒副反应主要为中性粒细胞降低、血小板降低、肛门直肠炎、尿道炎、膀胱炎和会阴皮肤反应。RTOG8704/ECOG1289 的两组患者中，一组同步方案为 5-FU+MMC，一组为 5-FU 单药。双药组急性毒性反应发生率显著高于单药组（20% vs 7%，$P<0.001$）。双药组血液学毒性为 18%，显著高于单药组 3%（$P<0.001$），但是两组非血液学毒性无统计学差异（$P=0.63$）。5-FU 与 CDDP 联用方案，骨髓毒性略低，但是其他毒性反应与 MMC 方案类似。RTOG9811 研究中，5-FU+DDP 组严重血液学毒性发生率 42%，低于 5-FU+MMC 组的 62%（$P<0.001$），严重非血液学毒性反应发生率两组类似（$P=0.81$）。ACT Ⅱ研究中得到类似结果。放疗剂量的提高，将导致畸形毒性反应发生率升高。文献报道，25～30Gy 放疗后急性反应发生率为 30%，50～59.4Gy 后增加到 55%。但是该结果基于二维或者三维放疗技术，随着放疗结束的进步，放疗靶区剂量与正常组织的受量将可能打破正相关的线性关系。

严重晚期不良反应主要与放疗剂量相关。放疗剂量低于 30Gy 的研究中，尚无报告严重晚期不良反应发生。但是高剂量的研究中，严重晚期不良反应发生率为 5%～10%。来自丹麦的回顾数据分析了 1995—2003 年肛门癌治疗的结果，发现肿瘤相关结肠造瘘率和治疗相关结肠造瘘率分别为 26%（95%CI，21%～32%）和 8%（95%CI，5%～12%）。一个大样本的回顾性研究显示，556 例年龄≥65 岁女性肛门癌患者中，放疗组与未放疗组患者骨盆骨折发生率分别为 14% 和 7.5%（$P<0.01$）。治疗相关结肠造瘘率 3%。研究数据显示，同步放化疗、化疗方案均未增加晚期不良反应发生率。RTOG 9811 的研究中，同步组晚期副反应发生率与单放组相似（41.8% vs 37.9%，$P=0.39$）。RTOG8704/ECOG1289 的 5-FU+MMC 组和 5-FU 单药组的晚期不良反应发生率分别为 5% 和 1%（$P=0.26$）。RTOG9811 和 ACT Ⅱ研究中，MMC 组和 DDP 组晚期副反应发生率均无差别。

以上数据均来自早期研究的结果，放疗技术多采用常规放疗和三维适形放疗。调强适形放疗的应用，可以降低正常组织的剂量，减少不良反应的发生率。多个回顾性研究认为 IMRT 可以降低急性毒性反应。目前两个前瞻性研究 RTOG0529 和加拿大的结果得出一致结论，IMRT 在保证疗效的基础上，降低了严重血液学和胃肠道毒性反应。RTOG0529 评估了 IMRT 同步化疗的急性毒性反应，并与 RTOG9811 进行比较（表 13-2-8）。研究共入组 52 例患者，结果发现 IMRT 降低了 2 级及以上血液学毒性和 3 级及以上胃肠道/泌尿系、皮肤毒性反应。加拿大的前瞻性研究共 58 例患者入组。中位随访时间 34 个月。全组 2 年总生存率、无病生存率、无结肠造瘘生存率和局部区域复发率分别为 90%、77%、84% 和 16%。26 例（45%）患者因急性毒性（皮肤 23/26）反应中断治疗。3 级及以上毒性反应包括皮肤 46%、血液学 38%、胃肠道 9%，未发生泌尿系毒性反应。研究结论认为在保证疗效的前提下，IMRT 较少了严重的血液学毒性反应和胃肠道反应。需要更多长期随访结果，证实调强放疗提高治疗后，进一步提高生活质量的结果。

尽管同步放化疗保留了肛门癌患者的器官，但是一些患者在治疗后丧失了功能。虽然有些副反应并不严重，然而却可能影响患者的生活质量。常见的症状包括，里急后重、大便失禁、会阴皮肤反应和性功能障碍。一些研究报道了器官功能影响生活质量的结果。但是目前两个前瞻性研究的结果，一致认为治疗后显著改善了生活质量。加拿大的研究报道中，对 58 例肛门癌分别在治疗前、治疗末、治疗后 3 个月、治疗后 6 个月和治疗后 12 个月进行生活质量评分。结果发现，患者的整体 QOL 评分、皮肤评分和排便评分均在治疗显著差于疗前基线水平（$P<0.0001$；$P<0.0001$ 和 $P=0.007$），治疗后 3 个月上述评分可以恢复至疗前状态，治疗后 12 个月达到稳定。腹盆部疼痛症状在疗末最严重（$P<0.0001$），3 个月后恢复至疗前状态，随后不断改善，治疗末 12 个月症状最轻（$P=0.01$）。ACCORD03 的前瞻性研究中，119 例患者完成了问卷，作者分析比较了治疗前和治疗后 2 个月的 QOL 评分，结果发现治疗后 2 个月整体 QOL、情绪、失眠、便秘、食欲、疼痛评分均显著改善（$P=0.002$、$P=0.0007$、$P<0.0001$、$P<0.0001$、$P<0.0001$ 和 $P=0.0002$），结论认为疗后 QOL 评分较疗前显著改善。

表 13-2-8　RTOG 0529 与 RTOG 9811
急性毒性反应比较

毒性反应	0529 (n=52)(%)	9811(n=325)(%)	P
2级及以上			
胃肠道/泌尿系	77	77	0.50
皮肤	75	83	0.10
胃肠道	73	73	0.50
泌尿系	15	20	0.18
血液学	73	85	0.032
总反应	94	98	0.12
3级及以上			
胃肠道/泌尿系	21	37	0.0052
皮肤	23	49	<0.0001
胃肠道	21	36	0.0082
泌尿系	2	3	0.32
血液学	58	62	0.29
总反应	83	87	0.23

七、随访

首程治疗全部完成后，必须进行密切随访，首次随访应在治疗后 4～8 周。长期随访建议 5 年甚至更久。疗后第 1 年每 2 个月随访，第 2 年每 3 个月，第 3～5 年后每 6 个月，之后每年随访。随访应不仅限于明确肿瘤局部区域或者远处状态，还应仔细评估治疗后毒副反应情况。随访中，如遇可疑残存或者复发病变，应立即进行全层活检明确病理，以指导后续治疗。

RTOG 87-04 研究中，患者于治疗后 4～6 周后接受全层活检，活检阳性率仅 10%。该结果提示过早的评估疗效可能导致高假阳性率。其他研究仅对于可疑残存病灶进行活检。UKCCCR 研究中，疗后第 1 年每 2 个月随访一次，第 2 年每 3 个月，第 3～5 年后每 6 个月随访，之后每年随访，结果发现多数复发在 18 个月内出现。EORTC 研究仅在治疗后 6 周随访一次。RTOG 98-11 研究在疗后 8 周首次评估，而后第 1 年内每 3 个月随访，第 2 年每 6 个月，之后每年随访。ACCORD 03 研究每 4 个月随访评估疗效和毒副反应。ACT II 研究中，随访按照以下频率随访：第 1 年每 2 个月，第 2 年每 6 个月，第 3～5 年每 6 个月，以后每年。

（金　晶）

参 考 文 献

1. Gerard JP, Conroy T, Bonnetain F, et al. Preoperative radiotherapy with or without concurrent fluorouracil and leucovorin in T3-4 rectal cancers: results of FFCD 9203. J Clin Oncol, 2006, 24: 4620-4625.

2. Bosset JF, Collette L, Calais G, et al. Chemotherapy with preoperative radiotherapy in rectal cancer. N Engl J Med, 2006, 355: 1114-1123.

3. Bujko K, Nowachi MP, Nasierowska-Guttmejer A, et al. Sphincter preservation following preoperative radiotherapy for rectal cancer: report of a randomised trial comparing short-term radiotherapy vs. conventionally fractionated radiochemotherapy. Radiother Oncol, 2004, 72: 15-24.

4. Ngan SY, Burmeister B, Fisher RJ, et al. Randomized trial of short-course radiotherapy versus long-course chemoradiation comparing rates of local recurrence in patients with T3 rectal cancer: Trans-Tasman Radiation Oncology Group trial 01.04. J Clin Oncol, 2012, 30: 3827-3833.

5. Sauer R, Becker H, Hohenberger W, et al. Preoperative versus postoperative chemoradiotherapy for rectal cancer. N Engl J Med, 2004, 351: 1731-1740.

6. Roels S, Duthoy W, Haustermans K, et al. Definition and delineation of the clinical target volume for rectal cancer. Int J Radiat Oncol Biol Phys, 2006, 65: 1129-1142.

7. Myerson RJ, Garofalo MC, El Naqa I, et al. Elective clinical target volumes for conformal therapy in anorectal cancer: a radiation therapy oncology group consensus panel contouring atlas. Int J Radiat Oncol Biol Phys, 2009, 74: 824-830.

8. Epidermoid anal cancer: results from the UKCCCR randomised trial of radiotherapy alone versus radiotherapy, 5-fluorouracil, and mitomycin. UKCCCR Anal Cancer Trial Working Party. UK Co-ordinating Committee on Cancer Research. Lancet, 1996, 348: 1049-1054.

9. Northover J, Glynne-Jones R, Sebag-Montefiore D, et al. Chemoradiation for the treatment of epidermoid anal cancer: 13-year follow-up of the first randomised UKCCCR Anal Cancer Trial(ACT I). Br J Cancer, 2010, 102: 1123-1128.

10. Bartelink H, Roelofsen F, Eschwege F, et al. Concomitant radiotherapy and chemotherapy is superior to radiotherapy alone in the treatment of locally advanced anal cancer: results of a phase III randomized trial of the European Organization for Research and Treatment of Cancer Radiotherapy and Gastrointestinal Cooperative Groups. J Clin Oncol, 1997, 15: 2040-2049.

11. Myerson RJ, Garofalo MC, El Naqa I, et al. Elective clinical target volumes for conformal therapy in anorectal cancer: a radiation therapy oncology group consensus panel contouring atlas. Int J Radiat Oncol Biol Phys, 2009, 74: 824-830.

12. Ng M, Leong T, Chander S, et al. Australasian Gastrointestinal Trials Group(AGITG)contouring atlas and planning guidelines for intensity-modulated radiotherapy in anal cancer. Int J Radiat Oncol Biol Phys, 2012, 83: 1455-1462.

13. Flam M, John M, Pajak TF, et al. Role of mitomycin in combination with fluorouracil and radiotherapy, and of salvage chemoradiation in the definitive nonsurgical treatment of epidermoid carcinoma of the anal canal: results of a phase III randomized intergroup study. J Clin Oncol, 1996, 14: 2527-2539.

14. Matzinger O, Roelofsen F, Mineur L, et al. Mitomycin C with continuous fluorouracil or with cisplatin in combination with radiotherapy for locally advanced anal cancer(European Organisation for Research and Treatment of Cancer phase II study 22011-40014). Eur J Cancer, 2009, 45: 2782-2791.

15. Ajani JA, Winter KA, Gunderson LL, et al. Fluorouracil, mitomycin, and radiotherapy vs fluorouracil, cisplatin, and radiotherapy for carcinoma of the anal canal: a randomized controlled trial. JAMA, 2008, 299: 1914-1921.

16. Peiffert D, Tournier-Rangeard L, Gérard JP, et al. Induction chemotherapy and dose intensification of the radiation boost in locally advanced anal canal carcinoma: final analysis of the randomized UNICANCER ACCORD 03 trial. J Clin Oncol, 2012, 30: 1941-1948.

17. James RD, Glynne-Jones R, Meadows HM, et al. Mitomycin or cisplatin chemoradiation with or without maintenance chemotherapy for treatment of squamous-cell carcinoma of the anus(ACT II): a randomised, phase 3, open-label, 2 x 2 factorial trial. Lancet Oncol, 2013, 14: 516-524.

第十四章　前　列　腺　癌

第一节　概　　述

一、流行病学及发病因素

前列腺癌在美国男性肿瘤中发病率中占第一位，在我国其发病率存在地域差异，城市发病率较高，居城市恶性肿瘤排名第八位，近年来发病率迅猛增长。根据 2017 年中国城市癌症数据，前列腺癌在中国大城市的发病率为 17.26/10 万，其中北京市为 21.37/10 万。其致病因素尚不明确，PSA 筛查的普及以及生活方式的西化可能是其发病率增长的主要原因，年龄、种族及遗传性为其危险因素。

二、应用解剖

前列腺在盆腔中与膀胱和直肠相邻，包绕尿道，其包膜在前列腺尖部形成部分尿道括约肌。前列腺外周带占前列腺的主要部分，约占 70%，70% 前列腺癌发生在该部位。前列腺中央带约占 25%，仅 1%～5% 前列腺癌发生于此。20% 的前列腺癌发生在移行带，此处主要是良性前列腺增生的起源部位。

三、淋巴引流途径

前列腺淋巴引流途径主要有三组：第一组淋巴结沿髂内动脉至髂外淋巴结组，包括位于髂外动脉外侧的外侧链，位于髂外静脉前方的中链以及位于髂外静脉下方的内侧链。其中，内侧链有一组附属淋巴结位于闭孔神经的周围，称为闭孔淋巴结，为前列腺癌淋巴结转移第一站。第二组淋巴结从前列腺背侧离开前列腺引流至骶侧淋巴结，后至髂总动脉周围的髂总淋巴结。第三组淋巴结则通过膀胱旁淋巴结引流至髂内周围淋巴结。

四、诊断

（一）PSA、游离 / 总（f/t）PSA

前列腺特异性抗原（prostate specific antigen，PSA）主要由前列腺上皮细胞分泌，为单链糖蛋白、一种中性丝氨酸蛋白激酶。正常值一般 <4ng/ml，当前列腺癌发生时 PSA>10ng/ml，具有辅助临床诊断的显著意义；4～10ng/ml 是 PSA 前列腺癌诊断灰区，此时 f/t PSA 可协助诊断前列腺癌。目前国内推荐 f/t PSA>0.16 为正常参考值。

需要注意，血清 PSA 半衰期为 2.2～3.2 天，许多因素如药物、前列腺及其他泌尿系统基本以及一些泌尿外科操作都有可能在短时间内影响 PSA。一般规定监测 PSA 在前列腺按摩、直肠指检、导尿等操作、性行为 48 小时后，前列腺穿刺 4 周后进行，且检测时无急性前列腺炎、尿潴留的疾病。

（二）MRI

MRI 为相对其他影像学手段诊断前列腺癌的敏感性和特异性高。对于 Gleason 评分 >7 者，其诊断前列腺癌敏感性可达 80%～100%。通过磁共振原理成像，可以清晰地显示前列腺包膜的完整性、是否侵犯前列腺周围组织及器官以及盆腔淋巴结受转移情况。因此对于怀疑前列腺癌的患者都应该行前列腺 MRI 检查。

应注意，MRI 扫描范围不如 CT 广，当 MRI 未显示肿大淋巴结时，对于高危患者可考虑行盆腔 CT 以除外淋巴结转移。同时，MRI 显示盆腔淋巴结转移时，应行腹腔 CT 或 MRI 以除外区域外淋巴结转移。

MRI 对出血较为敏感，穿刺后前列腺局部出血可能会干扰 MRI 肿瘤信号，所以应该在穿刺前行 MRI 检查。

T_1WI 上前列腺为均一的中等信号强度，能清楚的显示前列腺周围的脂肪层。T_2WI 显示前列腺的分带结构清楚，正常外周带为高信号，癌多发生在外周带，且多为低信号，T_2WI 对癌的显示很好，使用压脂技术对病变的显示更敏感。T_2 像前列腺癌有三种表现：外周带的孤立低信号结节；外周带的多发低信号结节；外周带的弥漫性信号减低。也有人认为前列腺癌的信号可以是高信号、等信号或混杂信号（图 14-1-1）。T_1WI 中前列腺与周围脂肪形成很好的对比，有利于观察包膜。对分期诊断有帮助。但对前列腺内部病变显示不满意。

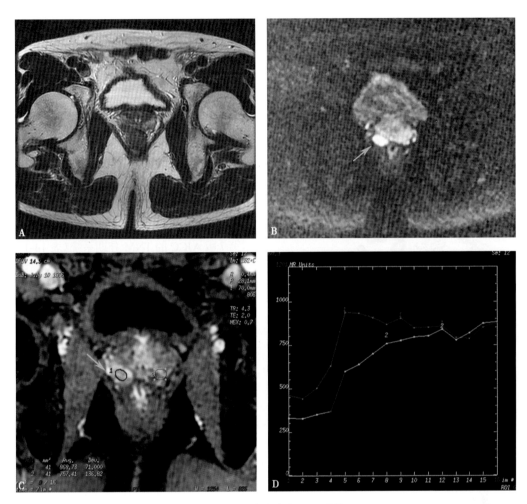

图 14-1-1　前列腺癌 MRI 图像

A. T$_2$ 低信号；B. DWI 高信号；C. 动态增强；D. 时间信号强度曲线为流出型

首创于 2012 年的前列腺影像报告和数据系统（PI-RADS）将前列腺 MRI 影像诊断标准化和系统化，该系统将在临床上逐渐普及应用。

（三）穿刺活检

活检病理是诊断前列腺癌的最高标准。超声引导下的穿刺是目前的标准方式。前列腺系统活检包括 6 针、8 针、10 针、5 区 13 针等（图 14-1-2）。病变活检是 DRE 或 TRUS 高度怀疑一侧有病变时，在超声监视下于病变处取 2～4 条组织。

前列腺癌目前最常使用的病理分级方法为 Gleason 评分系统，分值在 1（分化良好）～5（低分化）（图 14-1-3）。将所占比例最高的癌组织的 Gleason 评分与所占比例第二位的 Gleason 评分相加（如 Gleason 评分 3+4=7）。

（四）超声

分为经腹超声和经直肠超声（transrectal ultrasonography，TRUS）两种。经直肠超声检查直接将探头伸入直肠，紧贴前列腺进行检查，因此无

需充盈膀胱，同时也不会受到腹壁脂肪的影响和干扰，同时可以判断其邻近脏器是否受累。超声简便易行，但随着 MRI 的普及，超声作为前列腺癌的诊断方法已不常用，目前主要应用于经穿刺活检或近距离放射治疗。

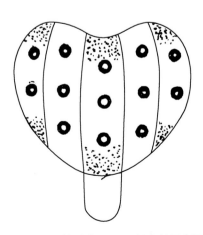

图 14-1-2　前列腺 5 区 13 针穿刺示意图

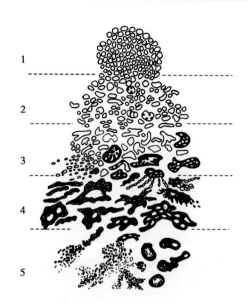

图 14-1-3　Gleason 评分示意图

（五）骨扫描

前列腺癌易发生骨转移，骨扫描为骨转移评价的最常用手段。一般来说以下情况应行骨扫描：T1 期且 PSA>20ng/ml 或 T2 期 PSA>10ng/ml 或 Gleason 评分≥8；对于有症状的患者，不论以上指标如何均应行骨扫描检查。

骨扫描检查敏感性高，特异性低。如出现异常最好可以使用其他影像学手段证实。

（六）直肠指诊

多数前列腺癌发生在外周带，18% 的前列腺癌仅通过直肠指诊（digital rectal examination，DRE）发现。如可及质硬的结节或腺体不对称，可提示前列腺癌，但也可能是有良性增生或前列腺炎引起。体积>0.2ml 即可通过直肠指诊检测到。直肠指诊异常往往提示较高的 GS 评分并提示穿刺活检。

（七）其他

高危病怀疑转移者需行胸、腹、盆腔 CT、全身 DWI 或 PET/CT。最近的研究显示胆碱 PET/CT 及 PSMA-PET/CT 有更敏感的病灶检出率，在怀疑有远处转移时，有条件的情况下可考虑使用。

膀胱镜检查可发现膀胱三角区有皱纹或结节，如见到溃疡应活检。晚期患者可见输尿管梗阻情况。

五、危险分级

前列腺癌不同于其他肿瘤，要综合患者血清 PSA、Gleason 评分和 TNM 分期进行危险分级，目前所参考主要为 NCCN 前列腺癌复发风险分级，用于指导治疗和判断预后（表 14-1-1）。

六、TNM 分期

目前，前列腺癌的分期标准最常采用的是 2010 年第 7 版 AJCC 的 TNM 分期系统（表 14-1-2）。

（高献书）

第二节　前列腺癌治疗现状及原则

一、治疗总原则

前列腺癌的治疗方式应根据不同的危险分级进行选择，总的原则是对于年轻、一般情况较好、危险分级早的患者，手术可作为首选；年老、一般情况相对较差、分级者，可首选放疗（±内分泌治疗），具体见表 14-2-1。

二、观察等待及主动监测

观察等待与主动监测的定义并不相同，总的来讲，观察等待相对来讲是一种消极的监测方式，对于年老体弱、预期寿命短的患者，可选择观察等待，直到出现局部或系统症状（下尿路梗阻、疼痛、骨相关事件等），才对其采取一些姑息性治疗如下尿路梗阻的微创手术、内分泌治疗、放疗来缓解转移病灶症状。主动监测是一种积极的监测，主要针对临床低度风险有根治性治疗机会的前列腺癌患者。具体适应证及监测内容如下：

观察等待适应证：①晚期转移性前列腺癌患者，仅限于个人强烈要求避免治疗伴随的不良反应，对于治疗伴随的危险和并发症的顾虑大于延长

表 14-1-1　NCCN 前列腺癌复发风险分级

临床分期	局限期			极高危	转移性
	低危	中危	高危		
tPSA（ng/ml）	<10	10～20	>20	/	/
Gleason 评分	2～6	7	8～10	/	/
临床分期	T1～T2a	T2b～T2c	T3a	T3b～T4	N1 和（或）M1

注：极低危：T1c；GS≤6；PSA<10ng/ml；穿刺活检<3 针阳性，每针肿瘤所占≤50%；PSA 密度<0.15ng/ml/g

表 14-1-2　2010 年 AJCC 前列腺癌 TNM 分期

原发肿瘤（T）

临床（cT）	病理（pT）（无 T1）
Tx　原发肿瘤不能评价	
T0　无原发肿瘤证据	
T1　不能被影像发现和扪及的临床隐匿肿瘤	
T1a 偶发肿瘤体积<所切除组织体积的 5%	
T1b 偶发肿瘤体积>所切除组织体积的 5%	
T1c 穿刺活检发现的肿瘤（如由于 PSA 升高）	
T2　局限于前列腺内的肿瘤	pT2* 局限于前列腺
T2a 肿瘤限于单叶的 1/2（≤1/2）	pT2a 肿瘤限于单叶的 1/2
T2b 肿瘤超过单叶的 1/2 但限于该单叶（1/2-1）	pT2b 肿瘤超过单叶的 1/2 但限于该单叶
T2c 肿瘤侵犯两叶	pT2c 肿瘤侵犯两叶
T3 肿瘤突破前列腺包膜 **	pT3　突破前列腺包膜
T3a 肿瘤侵犯包膜（单侧或双侧）	pT3a 突破前列腺包膜或膀胱颈微浸润
T3b 肿瘤侵犯精囊	pT3b 侵犯精囊
T4　肿瘤固定或侵犯除精囊外的其他邻近组织结构，如膀胱颈、尿道外括约肌、直肠、肛提肌和（或）盆壁	pT4　侵犯膀胱和直肠

区域淋巴结（N）***

临床	病理
Nx　区域淋巴结不能评价	PNx　无区域淋巴结取材标本
N0　无区域淋巴结转移	pN0　无区域淋巴结转移
N1　区域淋巴结转移	pN1　区域淋巴结转移

远处转移（M）****

Mx	
M0	
M1	
M1a 有区域淋巴结以外的淋巴结转移	
M1b 骨转移	
M1c 其他器官组织转移	

　*：穿刺活检发现的单叶或两叶肿瘤、但临床无法扪及或影像不能发现的定为 T1c；

　**：侵犯前列腺尖部或前列腺包膜但未突破包膜的仍为 T2，非 T3a；

　***：不超过 0.2cm 的转移定为 pN1mi；

　****：当转移多于一处，为最晚的分期

表 14-2-1 前列腺癌治疗总原则（参考 NCCN 指南）

初始治疗

危险度分级	治疗方案
极低危	预期寿命<10 年：观察等待 预期寿命 10～20 年：积极监测 预期寿命>20 年：积极监测；放疗或近距离治疗； 　　　　　　　　　前列腺癌根治术
局限期低危	预期寿命<10 年：观察等待 预期寿命>10 年：观察等待；积极监测； 　　　　　　　　　放疗或近距离治疗； 　　　　　　　　　前列腺癌根治术
局限期中危	预期寿命<10 年：观察等待；积极监测； 　　　　　　　　　放疗±内分泌治疗(4～6 个月)±近距离治疗或单用近距离治疗 预期寿命>10 年：前列腺癌根治术； 　　　　　　　　　放疗±内分泌治疗(4～6 个月)±近距离治疗或单用近距离治疗
局限期高危	放疗＋内分泌治疗(2～3 年)(Ⅰ类证据)； 放疗＋近距离治疗±内分泌治疗(2～3 年)； 前列腺癌根治术
极高危	放疗＋内分泌治疗(2～3 年)(Ⅰ类证据)； 放疗＋近距离治疗±内分泌治疗(2～3 年)； 前列腺癌根治术(仅限于前列腺无固定的患者)； 一般状况差者仅用内分泌治疗
淋巴结转移	放疗＋内分泌治疗(2～3 年)(Ⅰ类证据)； 内分泌治疗
远处转移	首选内分泌治疗 放疗可作为减症治疗手段

术后放疗

辅助放疗	pT3～4,或切缘阳性,或 GS8～10 者	术后症状如尿失禁缓解后开始,原则上不超过 1 年
挽救放疗	适用于术后 PSA 未降至接近 0,或生化复发	尽早开始

注：有关预期寿命，中国尚无合适的预测模型。可参考 WHO 推荐的不同年份中国男性的平均寿命（http://www.who.int/gho/countries/chn.pdf?ua=1）

生存和改善生活质量的预期；②预期寿命小于 5 年的患者，充分告知但拒绝接受积极治疗带来的不良反应；③临床分期为 T1b～T2b,分化良好的前列腺癌，患者预期寿命>10 年、经充分告知但拒绝接受积极治疗。

主动监测适应证：①极低危患者；GS≤6；PSA<10ng/ml；穿刺活检<3 针阳性，每针肿瘤所占≤50% 的 T1c～2a 前列腺癌患者；②临床 T1a,分化良好或中等的，预期寿命>10 年的较年轻前列腺癌患者需密切随访 PSA,TRUS 和穿刺活检；③T1b～T2b,分化良好或中等的前列腺癌，预期寿命<10 年的无症状患者。

主动监测内容：前 2 年每 3 个月复查 PSA 和 DRE；2 年后可每 6 个月复查一次。主动监测过程中的第一次前列腺穿刺应在诊断性穿刺后的 12 个月以内完成，因为初次穿刺可能漏检一些高级别的肿瘤，如果穿刺阴性或者较诊断时的穿刺病理没有变化，则可根据情况，每 3～5 年重复穿刺检查。

三、手术

前列腺癌根治术是前列腺癌的主要根治性治疗手段之一，局限的、年轻的前列腺癌患者多适合行根治术。手术的优势在于可完整的切除肿瘤，降低复发率。但其并发症较多，尤其是术后尿失禁发生率较高。前列腺癌手术治疗原则见表 14-2-2。

表 14-2-2　前列腺癌手术治疗原则

前列腺癌根治术

适应证	前列腺癌手术治疗为前列腺癌根治术（radical prostatectomy，RP），适用于局限期前列腺癌，同时预期寿命>10年、无手术禁忌证的患者。（由于中国尚无寿命预测模型，可使用男性平均寿命作为手术与否的参考）
禁忌证	● 患有显著增加手术危险性的疾病，如严重的心血管疾病、肺功能不良等 ● 患有严重出血倾向或血液凝固性疾病 ● 已有远处淋巴结转移（术前通过影像学或淋巴活检诊断）或骨转移 ● 预期寿命不足10年
术式	RP的术式主要包括耻骨后前列腺癌根治术、经会阴前列腺癌根治术、微创的腹腔镜前列腺癌根治术以及机器人辅助前列腺癌根治术等。微创术与开放式手术在疗效上并无明显差异，目前已常规应用
副反应	最常见的并发症为：尿失禁、术后勃起功能障碍、膀胱尿道吻合口狭窄、尿道狭窄。其他还有如严重出血、直肠损伤、深静脉血栓等。目前围手术期死亡率在0~2.1%

盆腔淋巴结清扫

适应证	根据Partin Table，淋巴结转移概率>2%的患者，应行盆腔淋巴结清扫（但该数据为美国患者数据，供参考）
清扫范围	行盆腔淋巴结清扫时，推荐行扩大的盆腔淋巴结清扫术（ePLND）。其淋巴结转移诊断率为小盆腔淋巴结清扫术的2倍，可获得更准确的分期诊断，并可能治愈微转移的患者
术式	主要包括耻骨后前列腺癌根治术、经会阴前列腺癌根治术、微创的腹腔镜前列腺癌根治术以及机器人辅助前列腺癌根治术等。微创术与开放式手术在疗效上并无明显差异，目前已常规应用

四、放射治疗

（一）外放疗

外放疗（external beam radiotherapy，EBRT）是前列腺癌患者主要根治性治疗方法之一，具有疗效好、适应证广、并发症少等优点。研究显示对于局限期前列腺癌，外放疗与手术相比疗效相同。外放疗的特点是安全有效、毒副作用（如勃起功能障碍、尿路狭窄、尿失禁等）的发生率较手术低，且应用范围广，适用于各期前列腺癌患者。

外放疗根据治疗目的可分为三大类：①根治性放疗：局限期和局部进展期前列腺癌的根治性治疗手段；②术后放疗：分别术后辅助和术后挽救性放疗；③转移性前列腺癌减症放疗：缓解晚期或转移性前列腺癌患者的临床症状，改善患者生活质量，延长生存。

近年来，随着放射治疗设备精度的不断提高，特别是调强适形放疗技术（IMRT）和图像引导放疗技术（IGRT）的逐步开展，放疗因其的毒副作用明显降低，治疗效果不断提高。

总的来讲，低中高危前列腺癌患者，均可首选外放疗，尤其是拒绝手术及年老者。中危前列腺癌还应联合短程内分泌治疗，高危者联合长程内分泌治疗；局部进展期（极高危）、盆腔淋巴结转移者首选放疗联合长程内分泌治疗；此外，最新研究显示

对于寡转移者，在全身治疗的基础上联合局部放疗有获益倾向。详见表14-2-3、图14-2-1。

（二）近距离照射治疗

1. **概述**　近距离照射治疗（brachytherapy）包括腔内照射、组织间照射等，是将放射源密封后直接放入人体的天然腔内或放入被治疗的组织内进行照射。前列腺癌近距离照射治疗包括短暂插植治疗和永久粒子种植治疗。后者也即放射性粒子的组织间种植治疗，相对比较常用，其目的在于通过三维治疗计划系统的准确定位，将放射性粒子植入前列腺内，提高前列腺的局部剂量，而减少直肠和膀胱的放射剂量。

永久粒子种植治疗常用 ^{125}碘（^{125}I）和 ^{103}钯（^{103}Pd），半衰期分别为60天和17天。短暂插植治疗常用 ^{192}铱（^{192}Ir）。

2. **适应证**　总原则为，低危者可行单纯近距离治疗，中高危者行近距离治疗联合外放疗。建议先行外放疗再行近距离照射治疗以减少放疗并发症（详见表14-2-4）。

3. **2011新版经会阴永久性近距离治疗前列腺癌指南新版排除标准**

（1）预计生存期少于5年

（2）不能接受手术风险

（3）解剖学较差，肿瘤医师认为不能达到最大

表 14-2-3　前列腺癌放射治疗的适应证和推荐意见篇

危险度分级	方案选择	外放疗联合雄激素剥夺治疗（ADT）原则
低危	放疗和手术均是首选方法。老年患者建议首选放疗	IMRT/3D-CRT。建议有条件的医院每日使用 IGRT
中危	放疗和手术均是首选方法。老年患者建议首选放疗	IMRT/3D-CRT± 短程新辅助 / 同期 / 辅助 ADT（4~6 月）。建议有条件的医院每日使用 IGRT
高危	放疗是首选方法	IMRT/3D-CRT+ 长程新辅助 / 同期 / 辅助 ADT（2~3 年）。建议有条件的医院每日使用 IGRT
局部进展（极高危）	放疗是首选方法。年轻者也可选择手术	IMRT/3D-CRT+ 长程新辅助 / 同期 / 辅助 ADT（2~3 年）。建议有条件的医院每日使用 IGRT
区域性盆腔淋巴结转移	放疗联合内分泌治疗。一般状况差、不能耐受者可选择单纯 ADT	IMRT/3D-CRT+ 长程新辅助 / 同期 / 辅助 ADT（2~3 年）。建议有条件的医院每日使用 IGRT
远处转移	首选 ADT。放疗可作为减症治疗手段	IMRT/3D-CRT。四肢或远离重要器官的骨转移可使用传统的二维放疗

注：三维适形放射治疗（3D-CRT）、调强放射治疗（IMRT）、图像引导下的放射治疗（IGRT）、内分泌治疗（ADT）

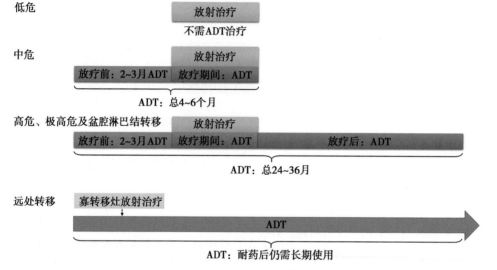

图 14-2-1　放疗与内分泌治疗联合时间与先后顺序（具体见内分泌治疗部分）

表 14-2-4　前列腺癌近距离放射治疗适应证

单纯近距离放射治疗	● 临床分期为 T1～T2a 期； ● Gleason 分级为 2～6； ● PSA<10ng/ml 注：需同时符合以上 3 个条件
近距离放射治疗 + 外放疗	● 临床分期为 T2b、T2c； ● Gleason 分级 8～10； ● PSA>20ng/ml； ● 周围神经受侵； ● 多点活检病理结果阳性； ● 双侧活检病理结果阳性； ● MRI 检查明确有前列腺包膜外侵犯。 符合以上任一条件。
根据具体情况决定是否联合外放疗	Gleason 评分为 7 或 PSA 为 10～20ng/ml 者
近距离放射治疗（或联合外放疗）联合内分泌治疗	前列腺体积>60ml，可行新辅助内分泌治疗使前列腺缩小。就疗效而言，对于低危前列腺癌患者，（新）辅助内分泌治疗并无明显益处；但对于中、高危前列腺癌，（新）辅助内分泌治疗可能使患者受益

置入效果（如 TURP 后创伤较大或愈合差，中叶体积大，前列腺体积大）

（4）病理显示淋巴结转移

（5）尿路梗阻明显

（6）有远处转移

4. 处方剂量（表 14-2-5）

表 14-2-5 前列腺癌近距离放射治疗处方剂量推荐

		近距离放射治疗剂量	外放疗剂量
单纯近距离放射治疗	^{125}I	140～160Gy	—
	^{103}Pd	110～125Gy	—
近距离放射治疗联合外放疗	^{125}I	100～110Gy	20-46Gy
	^{103}Pd	80～110Gy	

必须注意，在行粒子植入时，植入应行适时计划调整，植入完成后，必须再做 CT 扫描行术后验证，观察粒子位置，反复对照，保证完成后的剂量与计划剂量一致，否则可能造成部分漏照或剂量过高。

5. 并发症　近距离放射治疗并发症包括短期并发症和长期并发症。通常将 1 年内发生的并发症定义为短期并发症，而将 1 年以后发生的并发症定义为长期并发症。主要涉及尿路、直肠和性功能等方面。

注：以上参考 1999 年美国近距离照射治疗协会（American Brachytherapy Society，ABS）标准以及 2011 年新版经会阴永久性近距离治疗前列腺癌指南［2011 版指南由美国放射学会（American College of Radiology，ACR）、美国放射肿瘤学会（ASTRO）及美国近距离治疗学会（ABS）共同修订完成］。

五、内分泌治疗

（一）概述

雄激素是前列腺癌发生发展和进展的源头，雄激素通过与雄激素受体结合促进细胞增殖及抑制凋亡为调节该比率的最重要的机制。因此，前列腺癌细胞依赖于一定的雄激素水平的存在。如不能发生雄激素与受体结合产生的通路，则前列腺癌细胞则发生细胞周期阻滞或凋亡。

雄激素剥夺治疗（androgen deprivation treatment，ADT）指任何通过降低睾酮水平或阻断雄激素受体的方式使得雄激素受体不能被激活的治疗手段。目的是降低体内雄激素浓度、抑制肾上腺来源雄激素的合成、抑制睾酮转化为双氢睾酮或

阻断雄激素与其受体的结合，以抑制或控制前列腺癌细胞的生长。

但应注意，虽然 ADT 是前列腺癌的有效治疗手段，但其并不能根治前列腺癌。同时前列腺癌细胞最初对 ADT 治疗敏感，但多数在 2 年后会出现耐药的情况，即转为激素抵抗性前列腺癌（castration resistant prostate cancer，CRPC），特别是 Gleason 评分高的患者。

（二）雄激素剥夺方法

包括去势和抗雄（阻断雄激素与其受体的结合）治疗。

1. 手术去势、药物去势（促性腺激素释放激素 GnRH 类似物）　可抑制睾酮分泌，两者疗效无差异；

2. 抗雄激素药物　可竞争性阻断雄激素与前列腺细胞上雄激素受体的结合；

3. 其他　包括抑制肾上腺来源雄激素的合成，以及抑制睾酮转化为双氢睾酮等。

联合应用可达到最大限度雄激素阻断的目的。

（三）内分泌治疗与放疗联合的原则及注意事项

1. 先后关系　在放射治疗前，可对前列腺癌患者进行 2～3 个月的内分泌治疗，以期缩小肿瘤体积，使前列腺大小稳定，避免放疗过程中前列腺缩小导致的靶区大小及与正常组织位置关系的变化。

2. 内分泌治疗时间　不同分期内分泌治疗适应证与持续时间不同，与放疗联合时，可参考表 14-2-1。

3. 由于雄激素参与血红蛋白的合成，内分泌治疗期间，尤其是联合盆腔放疗时，由于主要的骨髓造血系统受到照射，易出现轻度贫血，一般不需特殊处理。放疗结束后可逐渐恢复。

4. 即使在内分泌治疗耐药，即发展为 CRPC 后，血清低雄激素水平的状态虽无法抑制其生长，但雄激素水平升高时仍可刺激其迅速进展，故此时也不应停止内分泌治疗。

（四）内分泌治疗药物

目前临床上主要应用的内分泌治疗药物包括促性腺激素释放激素（gonadotropin-releasing hormone，GnRH）类似物联合抗雄药物。前者主要有诺雷得（醋酸戈舍瑞林缓释植入剂）、抑那通（注射用醋酸亮丙瑞林微球）达菲林（注射用醋酸曲普瑞林）；后者主要为康士得（比卡鲁胺片）。

诺雷得有两种规格：3.8mg/ 支及 10.8mg/ 支，前者为腹前壁皮下注射本品 3.6mg 一支，每 28 天

一次。后者是三月长效剂型。

抑那通：皮下注射 3.75mg，每 28 天一次。

达菲林：肌内注射 3.75mg，每 28 天一次

康士得：口服一片（50mg），每日 1 次。

考虑应用 GnRH 类似物后可出现睾酮短期一过升高，可先予 1~2 周抗雄药物预防"肿瘤闪烁现象"，特别是存在椎体转移有脊髓压迫时（表 14-2-6、表 14-2-7）。

表 14-2-6　前列腺癌内分泌治疗药物作用机制及短期副反应

药物名称	作用机制	短期副反应
GnRH 类似物 亮丙瑞林 戈舍瑞林 曲普瑞林 组胺瑞林	下调下丘脑 GnRH 受体，导致 LH 水平以及下游睾酮水平降低	睾酮短期一过升高，需辅以抗雄药物预防"肿瘤闪烁现象"。体重增加、潮热、盗汗、乏力、性欲降低
GnRH 拮抗剂 地加瑞克	直接抑制下丘脑 GnRH 受体	过敏、潮热、注射区疼痛、体重增加、肝酶升高
抗雄药 比卡鲁胺 尼鲁米特 氟他胺 恩杂鲁胺	直接与雄激素受体结合、竞争性抑制其与睾酮和双氢睾酮的结合 同时还可以阻止雄激素受体转移到细胞核内	男性乳腺发育、乳房胀痛、肝酶升高
CYP17 抑制剂 酮康唑 氨鲁米特 阿比特龙	CYP17 抑制剂抑制由肾上腺和瘤内留体类物质转化来的雄激素	恶心、呕吐、肾上腺功能不全（需合用氢化可的松）、皮肤反应、肝酶升高、神经肌肉毒性

六、前列腺癌的预后

前列腺癌是男性老年疾病，一般发展缓慢，病程较长预后因素包括肿瘤分期、疗前 PSA 水平、Gleason 评分、淋巴结转移情况、远处转移情况。根据 2014 年中国发布的最大型癌症生存数据报告，前列腺癌 5 年生存率为 53.8%（2003-2005 年）。美国 SEER 数据库最新数据显示其 5 年总体生存率高达 98.9%（2004-2010 年），其中局限期病例 5 年生存率高达 100%，而远处转移患者 5 年生存率仅有 28%。考虑中美前列腺癌患者总生存率差异，强烈建议国内前列腺癌行多学科规范化治疗。

表 14-2-7　前列腺癌内分泌治疗药物选择

前列腺癌类别	内分泌治疗药物选择
1．临床局限期前列腺癌 2．生化复发但未远处转移前列腺癌 3．初次接受 ADT 的转移性前列腺癌	● GnRH 类似物（戈舍瑞林；组氨瑞林；亮丙瑞林；曲普瑞林） 或 ● GnRH 类似物＋第一代抗雄激素药物（尼鲁米特；氟他胺；比卡鲁胺） 或 ● GnRH 类似物＋第二代抗雄激素药物（恩杂鲁胺） 或 ● GnRH 阻滞剂（地加瑞克）
CRPC 的二线内分泌治疗	● 第一代抗雄激素药物（尼鲁米特；氟他胺；比卡鲁胺） 或 ● 第二代抗雄激素药物（恩杂鲁胺） 或 ● 酮康唑 或 ● 酮康唑＋氢化可的松 或 ● 皮质醇类药物；氢化可的松；强的松；地塞米松） 或 ● 己烯雌酚或其他雌激素药物
转移性 CRPC 系统治疗	● 第二代抗雄激素药物（恩杂鲁胺）（1 类推荐；如在阿比特龙前使用则为 2A 类推荐） 或 ● 雄激素合成抑制剂（阿比特龙）＋强的松（1 类推荐；脏器转移初始治疗或恩杂鲁胺前使用则为 2B 类推荐）

（高献书）

第三节　前列腺癌的根治性放疗技术和靶区勾画

一、放疗技术

几十年来前列腺癌的放射治疗见证了放疗技术的不断进步。通过不断提高射线能量及靶区的精准度，前列腺靶区的剂量可以在正常组织不超量的情况下不断提高，使得前列腺癌的放疗从姑息放疗逐渐走向了治愈性的放疗。

三维适形放疗和调强放疗增加肿瘤局部的照射剂量和靶区的照射总量，提高前列腺局部控制率和无病生存率，同时最大限度地降低对周围正常组织如直肠和膀胱的照射剂量，降低并发症，是目前

前列腺外放疗的主流技术。

高剂量放疗及大分割放疗时，强烈推荐每日行图像引导放疗（image guided radiotherapy，IGRT）。

二、根治性放射治疗靶区图谱

定位

目前国内最常用的定位方式是 CT 定位。定位前排空直肠，扫描前先排空膀胱，饮 500ml 水充盈膀胱，1 小时后行 CT 扫描。应注意很多老年患者存在控尿困难，可根据情况调整饮水量。重点是保证每次治疗时膀胱充盈状态与定位 CT 时一致。

扫描时患者应仰卧于全身体架上，双手上举抱肘至于额前，热塑膜成形体膜或真空负压气垫固定下腹部（或选择其他固定方式）。扫描范围自腰₃椎体至坐骨结节下 5cm。有条件者可行 MRI 定位或 MRI 融合，其在分辨前列腺及包膜方面有明显优势。

1. 靶区勾画原则、图谱

（1）GTV

GTV 前列腺：前列腺癌常为多原发病变，影像学手段不能发现前列腺中的所有病灶，因此需要把前列腺和包膜整体视为 GTV；

GTV 精囊：T3b 者需要把明确受侵的精囊划入 GTV；

另外，如膀胱及直肠受侵，也应将病灶画出，以便局部加量。

GTVnd：转移淋巴结定义为 GTVnd。MR 在诊断肿大淋巴结方面有明显优势；MRI 上转移淋巴结无统一标准。

注：推荐盆腔阳性淋巴结定义：圆形或类圆形，短径>5mm，结合 T₂WI，DWI 以及增强扫描序列判断。此外，放疗前往往行 2～3 个月内分泌治疗，对内分泌治疗有反应（缩小）的淋巴结对判断淋巴结转移有一定帮助。

注意：内分泌治疗后淋巴结通常缩小明显，可参考内分泌前的部位勾画淋巴结，以便局部加量。

在勾画靶区时，有以下几个勾画技巧供参考：

1）前列腺患者往往因前列腺肥大或肿瘤侵犯而使前列腺突入膀胱到导致前列腺底部与膀胱不易鉴别。此时，可再定位 CT 扫描前 20 分钟静脉注射碘比乐 25ml 使膀胱显影（图 14-3-1）。

2）穿刺结果显示有 75% 患者尖部受累，定位

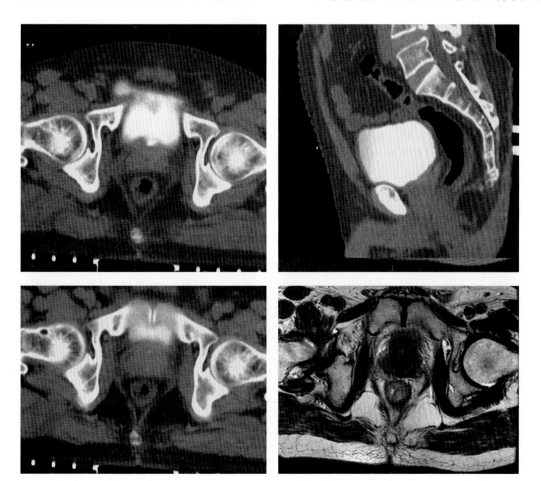

图 14-3-1　CT 及 MRI 上显示的前列腺底部图像

CT 图像往往难以准确识别前列腺尖部。以下方法可协助判断前列腺尖部：

A. MRI T$_2$WI 序列可清晰显示前列腺尖部（图 14-3-2）。

B. CT 上勾画靶区至尿道球上 6mm 可包括 95% 患者的前列腺尖部（图 14-3-3）。

C. 勾画靶区至闭孔下缘可包括 100% 患者的前列腺尖部（图 14-3-4）。应用此法时应注意，该勾画方法尿道球照射量较大，可引起性功能障碍，对于年轻患者，尽量使用 CT 与 MRI T$_2$WI 序列融合的方法。

3）勾画时避免过多勾画肛提肌、闭孔内肌、前列腺周围筋膜（图 14-3-5）。

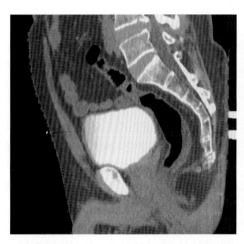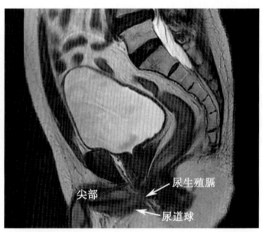

图 14-3-2　CT 及 MRI T$_2$WI 序列显示前列腺尖部图像

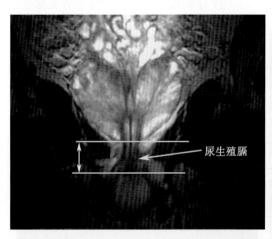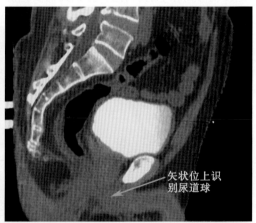

图 14-3-3　利用尿道球判断前列腺尖部 CT 示意图

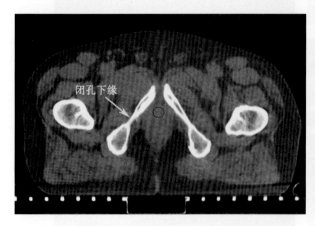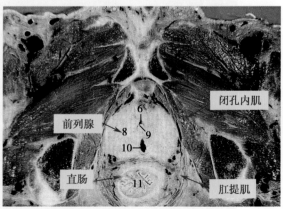

图 14-3-4　利用闭孔下缘位置判断前列腺尖部 CT 示意图　　图 14-3-5　前列腺周围解剖

（2）CTV：临床靶区（CTV）包括原发肿瘤的亚临床病灶和淋巴结预防照射区。包括 CTV_{前列腺}、CTV_{部分精囊}、CTV_{淋巴结}。

CTV_{前列腺}：国外研究显示 97.2% 前列腺癌亚临床灶外侵小于 5mm。在勾画 CT 图像可见的前列腺组织时往往已包括其包膜及周围几毫米结缔组织，即亚临床灶。故：CT 上勾画靶区时，包膜界限分辨不清，CT 勾画前列腺时往往已包括前列腺包膜，因此直接勾画前列腺区的 CTV（除非有证据包膜或精囊受侵），即：CTV_{前列腺}≈GTV_{前列腺}（图 14-3-6）。

CTV_{精囊}：低危者极少受侵，不照射精囊；中 / 高危者受侵概率>15%～20%，照射近端精囊（根据 RTOG、EORTC 推荐中危：精囊腺根部 1cm；高危：精囊腺根部 2cm）；精囊受侵（T3b）者照射整个精囊。具体勾画方法，以高危患者为例：先勾画前列腺，在前列腺基础上均匀外扩 2cm，外扩范围所包含的精囊部分即近端 2cm 精囊（图 14-3-7）：

盆腔淋巴结引流区 CTVnd：NCCN 指南推荐低危者不进行预防照射；中危者应视具体情况决定；高危者盆腔淋巴结引流区照射合并内分泌治疗可降低生化复发率（年老体弱者例外）。盆腔照射范围包括：部分髂总、髂外、髂内及骶前淋巴结引流区，闭孔淋巴结引流区。参照 RTOG 共识，具体范围见表 14-3-1、图 14-3-8 和图 14-3-9。

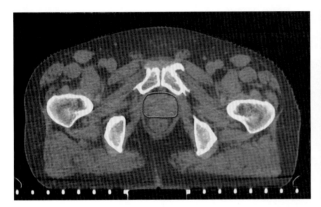
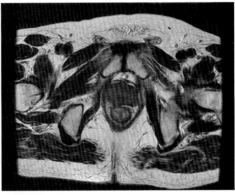

图 14-3-6　CT 与 MRI 显示前列腺范围

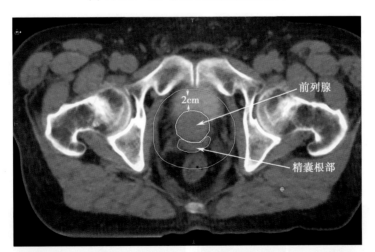

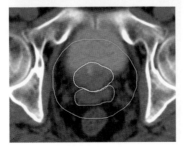
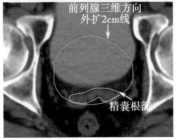

图 14-3-7　CTV_{精囊}勾画图谱（蓝色线条为精囊绿色线条为前列腺三维方向外扩 2cm 线黄色腺体为前列腺）

表 14-3-1　RTOG 盆腔照射范围

上起自 L_5～S_1 水平，即髂总血管远端、骶前淋巴结区近端

髂内、髂外血管外扩 7mm，避开肠道、膀胱、股骨头等；

骶前淋巴结（$S_{1～3}$）后界为骶骨前，前界为骶骨前 1cm，避开肠道、膀胱、股骨头等；

髂外淋巴结区终止于股骨头上缘（腹股沟韧带的骨性标志）；

闭孔淋巴结终止于耻骨联合上缘

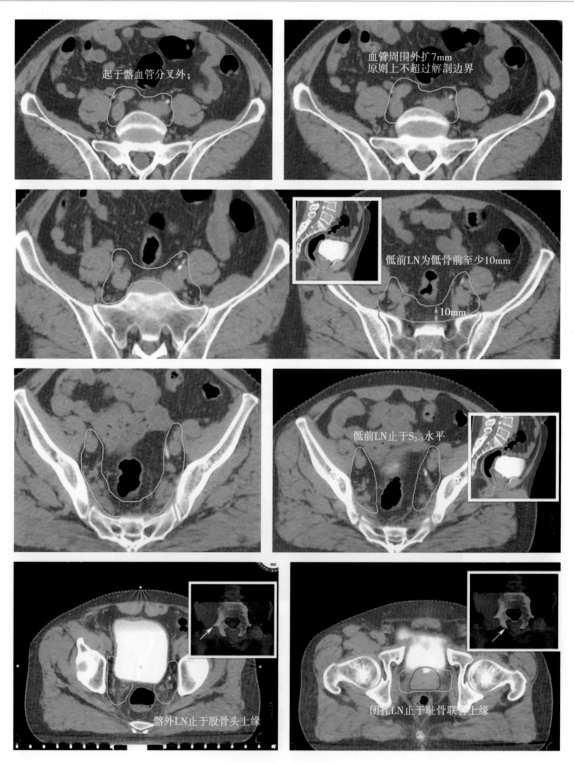

图 14-3-8　CTVnd 勾画图谱（绿色线条为 CTVnd 红色线条为 CTV前列腺）

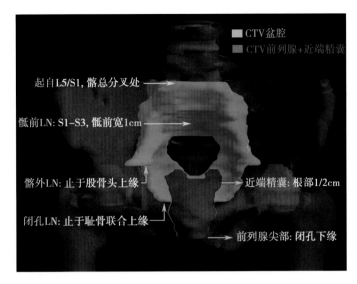

图 14-3-9　CTV 重建后图像（绿色区域为 CTV$_{盆腔}$，暗红色区域为 CTV$_{前列腺 + 近端精囊}$）

（3）PTV：PTV 范围要考虑直肠、膀胱的充盈状态，器官生理运动，呼吸运动和摆位误差等。

推荐前列腺和精囊的 PTV 在 CTV 基础上外扩 5～10mm，其中头脚方向 10mm 左右，四周方向 5mm。但直肠方向要适当缩小，特别是在高剂量照射时更要注意保护直肠，如果有条件每天做 IGRT，PTV 可缩小至 3～5mm，可明显减少直肠出血等不良反应的发生，如直肠前壁超量不能从物理学上达到满意时，有时需人工修改该方向的 PTV。

盆腔淋巴结引流区的 PTV 在 CTV 基础上外扩 5～10mm，其中头脚方向 10mm，左右、前后方向 5mm。有 IGRT 的单位可适当缩小。

由于各单位所使用技术不同，以上数据仅供参考。对于质控相对差的单位，建议降低放疗总剂量以避免毒副反应。

2. 剂量

（1）放疗剂量（表 14-3-2）。

（2）危及器官限量：由于不同医疗单位所用技术不同，因此危及器官限量也有差异，表 14-3-3 推荐限量，该限量需在每日 CBCT 外，同时采用实时超声图像引导，保证治疗的精确度条件下进行，使得危及器官限量可以相对易达到要求。

表 14-3-4 为 RTOG 的研究中所使用限量（由于 RTOG 的研究为多中心研究，由于各中心所采用的技术不同等原因，因此限制相对比较宽泛）。

表 14-3-2　前列腺癌不同分割模式放疗剂量

常规分割	● 常规分割每日照射剂量 1.8～2Gy/f，每周 5 次 ● 低危前列腺癌应给予 75.6～79.2Gy 的照射 ● 中高危者，81Gy 的照射可提高无生化复发生存。 ● 建议使用每日 IGRT 技术。 ● 不具备条件的医院可适当降低总剂量，原则上不低于 70Gy。 ● 盆腔淋巴结引流区照射剂量：46Gy。
中等剂量分割	● 中等剂量分割 IGRT 放疗（2.4～4Gy/f，4～6 周）疗效与副反应已在随机分组研究中验证与常规分割相同，在合适的患者可考虑常规使用。需使用每日 IGRT 技术。
大分割	● 大分割 IMRT/SBRT（≥6.5Gy/f）放疗目前在单中心研究数据中疗效和副反应与常规分割相同 ● 目前指南推荐可在有相关技术、及有经验的临床专家及物理专家指导下可慎重考虑使用 ● 鉴于目前国内质控状况，当前不建议普遍推广。

表 14-3-3　推荐危及器官限量

直肠 V50≤40% V60≤30% V66≤20% V70≤10%	膀胱 V50≤30% V60≤20% V70≤10%	股骨头 V50≤5% Dmax≤52Gy
		尿道球 Dmean≤52.5Gy
耻骨联合 V70≤25%	小肠 V50≤5% Dmax≤52Gy	

表 14-3-4 RTOG 研究中危及器官限量

膀胱	V80≤15%	直肠	V75≤15%
	V75≤25%		V70≤25%
	V70≤35%		V65≤35%
	V65≤50%		V60≤60%
尿道球	Dmean≤52.5Gy		

3. 前列腺癌外放射治疗并发症 放疗引起的副反应与单次剂量、总剂量、放疗方案和照射体积有关。自开展适形放疗及调强适形放疗，不良反应发生率明显降低，特别是应用图像引导的放疗后，严重的不良反应极少出现。

由于前列腺癌放射治疗主要影响的部位为直肠、膀胱颈及尿道，因此早期可能出现腹泻、直肠下坠感，偶尔可能出现尿血的情况。晚期主要也是泌尿系及直肠相关反应。自 IGRT 技术应用以来，严重影响生活、需外科治疗的便血的发病率下降至不足 1%。同样的，与手术治疗相比，放疗很少会引起尿失禁、尿道狭窄，对性功能的影响也小于手术治疗。

外放疗的急性期常见毒副作用包括尿频、尿急、夜尿增多、血尿、腹泻、下坠感、里急后重、便血、肛周皮肤糜烂、会阴和臀部的皮肤皱褶红斑、皮肤干燥和脱屑等，一般放疗结束数周后上述症状基本消失，是可逆的病理变化。

晚期毒副作用最明显的是直肠出血，主要与直肠受照体积有关。其他可能出现的并发症如出血性膀胱炎也会发生，一般经保守治疗得到改善。最新的回顾性研究证实，前列腺癌放疗能增加患者患直肠癌和膀胱癌的风险，与根治术相比，直肠癌发病风险提高 1.7 倍；与健康人相比膀胱癌患病风险提高 2.34 倍，但对于小概率的不良事件并不影响对该方法的选择。

4. 放疗期间注意事项 规律饮食、作息，适当运动；每周监测血常规、肝肾功能；注意保护会阴区皮肤；放疗开始后，会逐渐出现排尿和排便异常的症状，表现在尿频、尿急、尿痛等尿路刺激症状，夜尿增多及排尿困难，以及大便次数增多及里急后重等直肠刺激症状，为放疗常见的副反应。后者可通过每日温水坐浴、直肠内应用痔疮膏等缓解。

5. 放射治疗后的随访 治疗后每 3 个月复查 PSA 及 DRE 检查，2 年后每 6 个月检测，5 年后每年进行检测。

无特殊症状的患者骨扫描与其他影像学检查不作为常规的随访手段。

如 PSA 持续升高或 DRE 阳性，行盆腔 CT/MRI 及骨扫描；如存在骨痛，不论 PSA 水平如何均应进行骨扫描。

（高献书）

第四节 前列腺癌的术后放疗

一、前言

手术治疗是前列腺癌治疗的重要组成部分，美国基于人群调查显示 50% 前列腺癌接受了手术治疗。虽然适合手术的前列腺癌患者总体治愈率高，但仍有高达 40% 患者会出现生化复发进而可能出现影像学可见的复发或转移，且一旦出现转移，平均 5 年将死于前列腺癌。放射治疗是术后复发前列腺癌患者唯一根治性治疗方法。按照术后放疗开始时间可将其分为两大类：辅助放疗（adjuvant radiotherapy，ART）和挽救放疗（salvage radiotherapy，SRT）。ART 指术后对有高危因素的患者，在其控尿功能恢复后立即行有计划的预防性放疗；而 SRT 指术后患者出现了生化或病理复发后接受的放射治疗。研究表明不论是 ART 还是 SRT，均能有效改善患者的预后，两种放疗模式都是手术的有效补充治疗方法。ART 和 SRT 两种治疗方法既有各自优势，同时也存在不足。ART 可以使复发风险高的患者尽早接受治疗，避免因延误治疗而导致肿瘤复发转移，不足之处是部分可能永远不会复发的患者接受了原本不必要的治疗。而 SRT 虽然避免了提前过度治疗，却付出了可能延误治疗时机的代价。早期挽救性放疗 ESRT（early salvage radiotherapy，ESRT）是一种特殊的 SRT，它是指术后患者虽然具有复发高危因素，但暂时不行辅助放疗，给予密切观察，一旦发现生化复发立即开始放疗，因其兼备了 ART 治疗及时和 SRT 避免过度的双重优势，目前已经成为了研究的热点。

二、术后放疗相关研究

（一）辅助放疗的研究

目前已有多组临床研究证据显示 ART 可以提高肿瘤局部控制率，并且提高总体生存。其中最引人注目的研究是 EORTC 22911、SWOG 8794 和 ARO 96-02 这 3 项随机研究。

EORTC 22911 由一项欧洲癌症治疗研究组织主导的随机对照研究。入组 1005 例 pT3 及切缘阳性患者，随机分入 RP 组和 RP+ART 组（简称 ART

组),ART 组给予前列腺瘤床 60Gy 放疗。中位随访 10.6 年,结果显示 ART 组 502 例出现 198 例(39.4%)生化或临床进展,RP 组 503 例出现 311 例(HR 0.49,95% CI 0.41～0.59)。ART 组 10 年局部失败率明显低于 PR 组(7.0 vs 16.5,HR 0.45,95% CI 0.32～0.68)。对于手术切缘阳性的患者,术后放疗明显提高了无进展生存率(HR 0.69,95% CI 0.53～0.91),但是切缘阴性组患者(HR 1.06,95% CI 0.76～1.55)差异不显著。

SWOG 8794 是由西南肿瘤学研究组主导的Ⅲ期随机对照研究,入组 425 例 pT3 及切缘阳性患者,随机分入单独 RP 组和 RP+ 放疗组(ART 组),ART 组给予 60～64Gy。中位随访 12.6 年。结果显示 ART 组总生存率和无远处转移生存率显著高于单独放疗组(HR 0.72,95% CI 0.55～0.96;HR 0.71,95% CI 0.54～0.94)。

ARO 96-02 是一项由德国肿瘤协会开展的Ⅲ期随机对照研究,入组 385 例 pT3 患者,随机分入单独 RP 组和 RP+ 放疗组(ART 组),中位随访 53.6 个月。结果显示两组 5 年无生化复发生存率分别为 72% 和 54%,两组比较差异显著,P=0.0015。继续随访后报道的 10 年 PFS 分别为 56% 和 35%,两组比较差异显著,P<0.0001,但总生存率未看出显著差异。

以上 3 项随机研究奠定了术后辅助放疗的重要地位。基于上述随机研究和一些非随机研究,NCCN 和 EAU 两大指南指出了前列腺癌术后放疗的适应证。EAU 指南包括 pT3、切缘阳性和 GS≥7 分;NCCN 包括 pT3、切缘阳性和 GS 评分 8～10 分。

(二)挽救放疗的研究

并非所有术后具有高危因素的患者都会出现生化或者病理复发,所以部分患者可能不但无法从术后立即进行的辅助放疗当中获益,反而承受了放疗带来的副作用。复发后的挽救性放疗成为了术后放疗的另外一种模式。

讨论挽救性放疗 SRT 前,首先需要对于生化失败(biochemical recurrence,BCR)这一概念有清晰的认识。PSA 是前列腺特异性肿瘤标记物,其升降能够准确反映前列腺的变化情况,R0 根治术后 PSA 可以降低至探测不到的水平,PSA 升高或持续不降往往提示肿瘤复发、切除不彻底或肿瘤转移,需要警惕远处转移的可能。因为术后 BCR 患者三分之一在 5 年内会出现转移,三分之二在 10 年内转移,一旦转移,平均生存时间不长于 5 年。

BCR 往往早于临床可见的肿瘤复发,所以前列腺癌可以不必拖延至发现临床可见肿瘤才进行干预,而是在出现 BCR 后,出现临床复发前进行治疗,提高了疗效。

NCCN 指南将根治性手术后 BCR 定义为术后 PSA 由检测不到升高至可检测到的水平,且有另外两次证实。EAU 指南术后 BCR 的定义,是连续两次 PSA 大于 0.2ng/ml,且持续上升,目前临床上多采用 EAU 指南。

SRT 指术后患者出现了病理或者生化复发后接受的放射治疗。受制于伦理等因素,虽然没有随机研究的证据表明 SRT 的作用,但是多项回顾性的研究和 meta 分析已经表明 SRT 可以降低复发和转移。

Mayo 临床中心报道 2657 例患者 RP 术后生化失败,856 例(32%)接受 SRT,中位随访 11.5 年,结果提示与术后观察组比较,SRT 组降低了局部复发率和肿瘤相关进展率,并且延迟了 ADT 的使用时间。

约翰霍普金斯大学分析 635 例 RP 后生化失败或局部失败的患者,分别给予观察(63%),SRT(25%),SRT+ 内分泌治疗(12%)的处理。癌症特异生存 SRT 组(加或不加内分泌治疗)明显延长(5 年 96% vs 96% vs 88%,10 年 82% vs 86% vs 62%)。此研究中只有短 PSA 倍增时间的患者观察到此获益,结果提示并非所有的短倍增 PSA 时间均提示远处转移的存在,仍有患者可从局部治疗中获益。

杜克大学报道了 519 例 RP 后生化失败的患者,219 例(37%)患者接受 SRT 加或不加内分泌治疗,中位随访 11 年,多因素分析显示对于 SRT 降低了全因死亡率。

三、术后放疗剂量和靶区

(一)术后放疗剂量

EAU 指南中没有术后辅助或者挽救放疗剂量的推荐,NCCN 指南中也只是笼统地将术后辅助或挽救治疗放在一起推荐了 64～72Gy 的放疗剂量。随着放疗技术的进步,治疗准确性不断提高,在不增加正常组织并发症前提下,提高靶区剂量在前列腺癌根治性放疗中已经被证明安全有效。近期的一些非随机性研究证明提高辅助放疗的剂量带来了更高的无生化失败生存率。因此建议术后辅助放疗可以采用 66Gy 左右的剂量略高于前述 3 项研究中的 60～64Gy。

关于术后挽救性放疗的剂量，根据回顾性研究，推荐生化失败患者挽救治疗给予至少 66～72Gy 的剂量，如果存在影像学可见的肿瘤，放疗剂量需要更高。有一项来自 10 个中心的队列研究提供参考，该队列入组 RP 术后切缘阳性的患者 1108 例，PSA ≤2ng/ml，没有接受新辅助或辅助内分泌治疗。对于接受小于 66Gy 的患者 5 年和 10 年的生化失败率为 40.6% 和 56.9%，对比 66～69.9Gy 组 5 年和 10 年的生化失败率为 34.3% 和 42.3%，≥70Gy 组分别为 28.5% 和 38.6%。多因素分析显示接受 66Gy 上下剂量患者的生存存在明显差异。

（二）术后放疗靶区

大部分接受术后放疗患者的靶区主要包括前列腺和精囊腺瘤床区域，需要注意的是勾画靶区应该参考疗前影像学所示的肿瘤位置、手术切除的情况和术后病理所提示的阳性切缘位置、精囊是否受侵等危险因素来准确勾画术后靶区。术后放疗时靶区是否包括盆腔淋巴结引流区仍有争议。目前正在进行的 NCT00567580、NCT02745587、NCT01952223 等随机研究均涉及了术后放疗照射盆腔淋巴引流区是否会带来获益，尚未报道最终结果。回顾性研究方面，一项北美 10 个肿瘤中心数据库的回顾性研究将 GS 评分为 8～10 分的高危患者分为瘤床 + 盆腔放疗联合内分泌治疗组、瘤床放疗联合内分泌治疗组、瘤床 + 盆腔放疗组和单纯瘤床放疗 4 个组，分析治疗结果显示 4 组 5 年无生化失败生存率分别为 70%、56%、44% 和 43%，组间比较差异具有显著性，研究结果提示对于选择性高危前列腺癌患者，盆腔放疗可能获益。图 14-4-1、图 14-4-2 分别显示了根治术后前列腺癌瘤床放疗和前列腺癌术后瘤床 + 盆腔放疗靶区勾画。

四、辅助放疗对比挽救放疗

既然部分但并非全部术后具有高危复发因素的患者都会复发，那么究竟应该采取术后立即进行的辅助放疗，还是等待观察至复发后早期进行挽救放疗，目前仍然缺乏前瞻性随机对照研究直接比较。现有的回顾性研究的结果似乎倾向于早期挽救性放疗的疗效不差于辅助放疗这一观点。欧洲的多中心研究入组了 890 例病理 T3 的患者，分为了 ART 组和 ESRT 组，研究结果显示无论 2 年还是 5 年的无生化失败生存率，两组比较均没有差异。ESRT 避免了部分术后患者接受不必要治疗，同时又不会过多的延误治疗时机。辅助性放疗与早期挽救性放疗孰优孰劣，最终的还需要 NCT00541047、NCT00667069 和 NCT00860652 等正在进行的前瞻性的随机研究来判断。

五、术后放疗的并发症

讨论前列腺癌术后放疗的并发症，首先应考虑根治性手术的并发症。研究报道，术后约 3%～13% 患者合并尿失禁，且年龄越大，发生率越高。勃起功能障碍发生率为 32%～53%。术后放疗没有明显增加患者尿失禁的发生率，是否会加重勃起障碍仍没有定论。

按照放疗后并发症出现的时间早晚，分为急性并发症（90 天以内）和晚期并发症（持续到 90 天之后或 90 天后新出现）。

（一）急性并发症

约 90% 以上的患者会出现轻中度的急性并发症，其中最常见的包括轻到中度的泌尿系统（尿频、尿急、尿痛、夜尿增加等）和消化系统（里急后重、

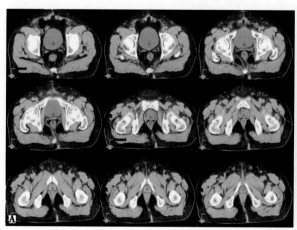
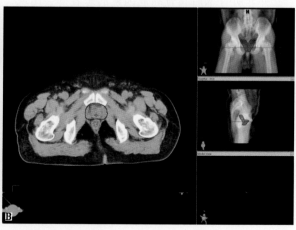

图 14-4-1 根治术后前列腺癌瘤床放疗靶区
A. 横断面靶区；B. 横断面、冠状位和矢状位靶区

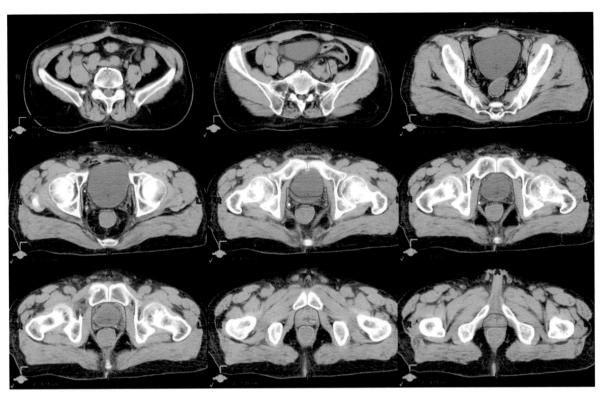

图 14-4-2 根治术后前列腺癌瘤床 + 盆腔放疗靶区

腹泻等）。重度的急性毒性发生率一般小于 5%。

（二）远期并发症

大约 79% 患者会出现轻到中度的远期泌尿生殖系统并发症（膀胱炎、血尿、尿道狭窄和膀胱挛缩等）和消化系统并发症（慢性腹泻、肠炎和直肠出血等）。重度远期并发症发生率不足 10%。远期毒性可持续到 4～5 年甚至更长时间。

（三）与术后放疗并发症有关的影响因素

前列腺癌术后放疗最常见的并发症器官是直肠和膀胱。与并发症出现相关的因素当中最主要的是直肠膀胱的放疗剂量，术后放疗直肠和膀胱的剂量限制条件可以参考根治性放疗的限制条件，如膀胱 V70<25%，V60<50% 等；直肠 V70<20%～25%，V60<40% 等。另外，患者年龄大小，是否同时采用内分泌治疗，是否合并糖尿病或炎症性肠病等也同并发症的程度有关。急性并发症与晚期并发症发生关系密切，通常急性并发症较重的患者晚期并发症出现概率也相应提高。

六、术后放疗是否合并内分泌治疗

前列腺癌进行根治性放疗的随机研究结果提示高危组患者在根治性放疗同时需要接受内分泌治疗（激素阻断治疗，androgen deprivation therapy，ADT）。那么，术后放疗是否也遵循这一规律呢。

研究显示：随机研究结果提示了术后挽救放疗联合内分泌治疗的优势。RTOG 9601 在 2017 年最新报道的研究中共 760 例术后病理 T2N0 且切缘阳性或 T3N0 患者接受挽救性放疗，随机分为 RT 组和 RT 加内分泌治疗组（比卡鲁胺 150mg/d，持续 2 年）。结果显示联合内分泌治疗显著提高了 12 年总生存率（76% vs 71%，HR 0.77，95% CI 0.59～0.99），显著降低了前列腺癌归因死亡率和远处转移发生率，并且没有显著增加内分泌相关副作用。GETUG-16 是正在进行的一项随机研究，5 年中期报告结果同样显示了内分泌治疗提高了术后挽救放疗的疗效。总之，目前关于同步内分泌治疗的适应证、合适开始、持续时间以及采用哪种药物仍有争议，笔者认为在现有的证据条件下，具有 pT3，GS 评分 8～10 分等术后具有复发高危因素的患者，可能需要考虑同步内分泌治疗。

七、目前治疗挑战和研究方向

目前术后放疗领域尚未完全定论的问题主要包括 ART 与 SRT 的优劣和开始的时机，盆腔淋巴结区预防照射的意义，内分泌治疗在术后放疗中的价值，ART 最佳的照射剂量。另外，随着 PSA 检测技术不断进步，临床可测的 PSA 极限值不断降低，目前已经可以测量出低至 0.001ng/ml 水平的 PSA，远低于传统意义的 PSA 检测极限值，即超敏 PSA（ultrasensitive PSA，uPSA）。一项研究提示 uPSA=0.03ng/ml 是发生 cBCR（PSA=0.2ng/ml）的独立预后因素，预测 cBCR 敏感性达到 100%，特异性达到 96%，较 0.2ng/ml 的阈值提前 18 个月发现 BCR。另外一项研究结果显示 PSA≥0.02ng/ml 作为判断 bDFS 的界值比 0.2ng/ml 更为准确。结合放疗前 PSA 每增高 0.1ng/ml，就会丢失 2.5%~4% bNED 的理论和关于 SRT 患者放疗前 PSA 越高，治疗后的无生化复发率越低的研究结果，有人提出不论是根据 NCCN 指南中测得到或测不到的概念还是 EAU 指南中 0.2ng/ml 的 BCR 标准来判断生化复发，可能已经有些滞后，延误了部分患者的治疗时机，对 uPSA 进一步深入研究后，前列腺癌术后放疗的时机可能会有所改变。

（李高峰）

第五节 转移性前列腺癌的治疗

转移性前列腺癌，包括转移性去势敏感性前列腺癌和转移性去势抵抗性前列腺癌（castration-resistant prostate cancer，CRPC）。

一、转移性去势敏感性前列腺癌

新诊断的 M1 患者：晚期前列腺癌在中国发病率较高，中位生存时间 42 个月。M1 患者有很大的异质性，虽然存在许多同生存率有关的预后因素，如骨转移的数量和部位、内脏转移、Gleason 评分、PS 评分、初始 PSA 和碱性磷酸酶，但没有一个可以用来直接判断生存情况。在临床试验中，骨转移的数量和部位和内脏转移是最常用的预后因素。目前共识性将寡转移性前列腺癌的定义为：前列腺患者影像学检查发现存在转移病灶，转移病灶局限于淋巴结或骨骼（肺内脏转移），且转移数目小于等于 5 个。

（一）转移性去势敏感性前列腺癌的一线治疗

雄激素剥夺治疗（ADT），包括睾丸切除术、GnRH 受体激动剂或拮抗剂。Akaza 等研究发现，同样是 ADT，发达国家多数患者进行的是药物去势，而在发展中国家，手术去势更为常见。M1 有症状患者，给予即刻去势以缓解症状并降低潜在进展为灾难性的晚期疾病的发生风险（脊髓压迫、病理性骨折、尿路梗阻、骨外转移），对于无症状患者，给予即刻去势以延缓进展为症状性疾病并预防严重疾病相关并发症的发生。

基于 SWOG 9346 研究，根据内分泌治疗后 7 个月的 PSA 水平进行预后分组，共三组，第一组 PSA<0.2ng/ml，中位生存期为 75 个月，第二组 PSA<4ng/ml，中位生存期为 44 个月，第三组 PSA≥4ng/ml，中位生存期仅 13 个月。

（二）间歇 ADT 治疗

前列腺癌患者应该接受间歇 ADT 治疗（intermittent ADT，iADT）还是持续 ADT 治疗，目前仍有争议。SWOG9346 试验 173 例患者研究发现，晚期前列腺癌患者接受 ADT 治疗后，PSA 值下降，但并没有证据表明 iADT 优于持续 ADT 治疗，死亡风险比（harzard ratio，HR）为 1.1，95% CI 为 0.99~1.23。相反，持续 ADT 治疗组患者的总体中位生存期（overall survival，OS）更长，两者分别为 5.8 和 5.1 年。此外，Niraula 等通过对包含 5508 位患者的 9 项研究总结分析发现，iADT 优于持续 ADT 治疗。但是，数据分析并不能代表大样本的前瞻性试验研究结果。所以，iADT 治疗在去势敏感性前列腺癌中的作用仍存在争议。在第一届 St Gallen 晚期前列腺癌会议中，1/3 的专家推荐少数转移性前列腺癌的患者在 PSA 充分下降后，ADT 治疗 6 个月，PSA≤4ng/ml 时，可以接受 iADT 治疗。

（三）化疗

晚期前列腺癌传统的治疗方法是内分泌治疗。新的研究显示，化疗在去势敏感性前列腺癌中的地位越来越重要。CHAARTED、STAMPEDE 等（表 14-5-1）研究显示在内分泌治疗同时早期给予多西他赛干预，可显著延长患者生存。在 CHAARTED 研究中，对于高肿瘤负荷患者（具有内脏转移或 4 个以上骨转移病灶），ADT 联合 6 疗程多西他赛化疗与单独 ADT 治疗比较，中位生存期延长 13.6 个月（分别为 57.6 个月和 44 个月），死亡风险降低 39%，所以 NCCN 指南和 EAU 指南均认为在维持去势治疗的前提下，联合多西他赛可用于适合接受化疗的晚期转移性前列腺癌患者。

（四）骨靶向药物治疗

随机对照Ⅲ期试验 CALGB-90202 的 645 例患者研究发现，双磷酸唑来膦酸注射液不能延缓患者首次出现骨相关事件（skeletal related event，SRE）的时间，也不能延长患者的总生存期。故目前不推荐对于去势敏感的转移性前列腺癌使用唑来膦酸。

（五）放射治疗

EAU 指南推荐对于能耐受化疗（多西他赛）的转移性前列腺癌患者接受内分泌治疗联合化疗

表 14-5-1 转移性去势敏感性前列腺癌内分泌联合化疗研究结果

作者	人群	病例数	随访（月）	OS（月）		HR	P值
				ADT+D	ADT		
Gravis et al	M1	385	50	58.9	54.2	1.01（0.75～1.36）	0.955
ASCO GU 2015	HV: 47%		82.9	60.9	46.5	0.9（0.7～1.2）	0.44
CHAARTED	M1 HV: 65%	790	28.9	57.6	44	0.61（0.47～0.8）	<0.001
STAMPEDE	M1（61%）/N+	1184/593（D）、		81	71	0.78（0.66～0.93）	0.006
	（15%）/	593（D+ZA）		76	NR	0.82（0.69～0.97）	0.022
	仅M1	725+362（D）		60	45	0.76（0.62～0.92）	0.005

D: 多西他赛；HR: hazard ratio；HV: 高负荷：内脏转移或者 4 个以上骨转移，其中病变至少一处在脊髓和盆腔外；ZA: 唑来膦酸

（ⅠaA 类证据），或者单纯内分泌治疗（ⅠbA 类证据），或者内分泌联合局部治疗（手术或者放疗，ⅢA 类证据）。SEER 数据库和慕尼黑癌症登记处的研究结果显示，对于新诊断的 M1 患者内分泌治疗同时予前列腺局部治疗（前列腺癌根治术或者后装腔内放疗）能够提高总生存率和肿瘤特异生存率。2016 年美国国家癌症数据库（National Cancer database，NCDB）统计分析了 1 208 180 例前列腺患者当中的 6051 例 M1 患者，5224 例未行前列腺局部治疗，622 例行根治性前列腺切除术（radical prostatectomy，RP），52 例接受前列腺 IMRT 放疗，153 例行 2D/3DCRT 治疗。接受局部治疗患者的 5 年总生存率显著高于未接受局部治疗的患者，分别为 45.7% 和 17.1%（P<0.01）。多因素分析及倾向性评分后配对比较后发现 IMRT 和 RP 均是 OS 的预后因素（P<0.01）。近年一项对 15 个单臂的寡转移试验进行 meta 分析发现，局部治疗（手术或放疗）效果比较满意，但目前还没有足够证据证实局部治疗是转移癌的标准方案。

在前列腺的局部放疗中，可以使用外照射或者高剂量率腔内后装治疗。外照射推荐使用高度适形的放疗技术，照射野主要包括前列腺、精囊，可以考虑盆腔淋巴引流区预防照射。常规分割方案推荐 DT 74～80Gy，单次剂量 2Gy，大分割放疗建议使用 IGRT 技术，单次剂量 2.5～4Gy，放疗 4～6 周。对于更高剂量的大分割放疗（5～10Gy/ 次），短期疗效和常规分割相似，但是副反应相对常规剂量分割会有所增加，长期疗效仍有待观察。建议每日使用 CBCT 或者超声、植入金标、电磁定位跟踪或者直肠内气囊保证治疗准确性，降低放疗副反应。若有盆腔淋巴结转移，可以考虑同步推量技术。

对于姑息性骨转移灶放疗，常用剂量为 DT 30Gy，分 10 次。NCCN 推荐单次 8Gy 照射可以用

在脊柱骨转移止痛治疗。对于广泛骨转移可以考虑 [89] 锶或者 [153] 钐联合外照射治疗，或者单纯使用同位素治疗。

二、转移性去势抵抗性前列腺癌

去势抵抗性前列腺癌（CRPC）定义：CRPC 指药物去势或者手术去势下，睾酮水平<50ng/dl（<1.7nmol/L），并以下两个条件满足其一，生化进展：间隔一周的连续 3 次测量 PSA 值升高，两次增高的幅度超过最低值 50%，PSA 大于 2ng/ml，或者影像学进展：骨扫描发现 ≥2 个新发骨转移灶或者根据 RECIST（response evaluation criteria in solid tumors）标准新出现软组织病灶。若仅是症状的进展仍需进一步观察，不足以诊断 CRPC。

（一）一线治疗方案

在转移性 CRPC 患者中，骨转移患者推荐使用双磷酸盐类或者 RANK 配体抑制剂（denosumab）；若患者无症状或症状轻微，无肝转移，预期寿命>6 个月，且 ECOG 评分 0～1，可以考虑自体细胞免疫疗法（Sipuleucel-T）；如果患者骨转移相关疼痛，建议行姑息性放疗。对于没有内脏转移的患者，NCCN 推荐使用阿比特龙联合强的松、多西他赛联合强的松、恩杂鲁胺或二线内分泌治疗，对于有症状的骨转移可以考虑 [223] 镭治疗。若患者出现内脏转移，多西他赛联合强的松或者恩杂鲁胺作为 I 类证据推荐使用，阿比特龙联合强的松方案、米托蒽醌联合强的松替代化疗或者二线内分泌治疗同样推荐。

（二）二线治疗方案

目前还没有前瞻性Ⅲ期试验研究一线治疗方案阿比特龙、恩杂鲁胺、镭 -223 和 Sipuleucel-T 治疗后，CRPC 患者的二线治疗方案。在 St.Gallen 会议中，专家们建议对于阿比特龙或恩杂鲁胺先天耐药的 CRPC 患者（PSA 不下降，软组织经放疗后无

反应,患者临床症状不改善),多数专家不推荐将这两种药物作为二线治疗方案;对于两种药物获得性耐药的 CRPC 患者(疾病开始控制良好,之后有所进展),专家推荐可将这两种药物作为二线方案使用。对于一线使用多西他赛化疗后的 CRPC 患者,推荐使用卡巴他赛作为二线方案。

(三)停止治疗指征及 PSA 监测方案

至少满足以下 3 个标准中两条:患者 PSA 无明显增加、影像学未见明显进展或临床症状无明显恶化,才可以考虑停止治疗。在去势敏感性阶段,一般推荐患者每 3 个月复查 1 次 PSA。如果患者已经发生去势抵抗,若采用阿比特龙治疗,需要 1 个月检查 1 次,若采用化疗,则一般 2 个疗程复查 1 次,以便动态监测 PSA。

(四)神经内分泌化

25% 的晚期前列腺癌在腺癌基础上转变为神经内分泌性前列腺癌,神经内分泌化(neuroendocrine differentiation,NED)是 CRPC 形成的机制之一,有研究显示,传统内分泌治疗促进转移性 CRPC 神经内分泌化的进展。这部分患者可能 PSA 水平不高,但在低 PSA 水平下快速出现临床进展,如患者能感觉到骨痛、行超声检查发现内脏转移、骨转移上出现溶骨性骨破坏等,应警惕 NED。如果神经烯醇化酶(NSE)、乳酸脱氢酶、碱性磷酸酶等和 PSA 变化不成比例,也要考虑到神经内分泌前列腺癌的可能。可以通过 NSE、CgA 等标志物进行判断,CRPC 接受多西他赛联合顺铂等全身化疗患者,化疗前血清高 CgA 水平患者获得更长的无生化进展生存。

三、目前治疗挑战和研究方向

近年关于寡转移性前列腺癌的相关研究提示,针对原发灶的局部治疗可以提高局部控制率和延长总体生存,除了目前常用的放射治疗,原发灶减瘤手术也可以为患者带来获益,目前关于寡转移性前列腺癌外科治疗仍有争议,需要更多的循证医学证据。阿比特龙在 CRPC 中获得的疗效提示其在前列腺癌的相对早期应用的可能性,在 2017 年 ASCO 会议上,STAMPEDE(5003)研究结果提示高危局部晚期或转移性前列腺癌,ADT 加阿比特龙组较单纯 ADT 组,相对死亡风险下降 37%,3 年总生存从 76% 提高到 83%。另一项Ⅲ期 RCT 研究 -LATITUDE,入组条件为高危转移性激素敏感前列腺癌,高危的标准为满足 Gleason≥8、三处以上骨转移或存在可测量内脏转移中的两项以上。

研究结果显示在 ADT 的基础上联合阿比特龙的治疗,跟单纯 ADT 比较,明显的改善影像学无复发生存以及死亡风险。目前的研究提示,对于激素敏感转移性前列腺癌,ADT 联合阿比特龙治疗将是未来治疗趋势,但是关于 ADT 联合多西他赛与 ADT 联合阿比特龙,这两种治疗方式比较的循证医学证据仍是空白,期待更多的研究结果,为患者带来更多选择和获益。

(李高峰)

参 考 文 献

1. Siegel RL, Miller KD, Jemal A. Cancer Statistics, 2017. CA Cancer J Clin, 2017, 67: 7-30.

2. Chen W, Zheng R, Baade PD, et al. Cancer statistics in China, 2015. CA Cancer J Clin, 2016, 66: 115-132.

3. Barentsz JO, Richenberg J, Clements R, et al. ESUR prostate MR guidelines 2012. Eur Radiol, 2012, 22: 746-757.

4. Epstein JI. An update of the Gleason grading system. J Urol, 2010, 183: 433-440.

5. Langsteger W, Haim S, Knauer M, et al. Imaging of bone metastases in prostate cancer: an update. Q J Nucl Med Mol Imaging, 2012, 56: 447-458.

6. Okotie OT, Roehl KA, Han M, et al. Characteristics of prostate cancer detected by digital rectal examination only. Urology, 2007, 70: 1117-1120.

7. Gosselaar C, Roobol MJ, Roemeling S, et al. The role of the digital rectal examination in subsequent screening visits in the European randomized study of screening for prostate cancer(ERSPC), Rotterdam. Eur Urol, 2008, 54: 581-588.

8. Wolff RF, Ryder S, Bossi A, et al. A systematic review of randomised controlled trials of radiotherapy for localised prostate cancer. Eur J Cancer, 2015, 51: 2345-2367.

9. Norderhaug I, Dahl O, Hoisaeter PA, et al. Brachytherapy for prostate cancer: a systematic review of clinical and cost effectiveness. Eur Urol, 2003, 44: 40-46.

10. Maurer U, Wiegel T, Hinkelbein W, et al. Interstitial brachytherapy with permanent seed implants in early prostate cancer. Front Radiat Ther Oncol, 2002, 36: 166-170.

11. Merrick GS, Butler WM, Lief JH, et al. Five-year biochemical outcome after prostate brachytherapy for

hormone-naive men < or=62 years of age. Int J Radiat Oncol Biol Phys, 2001, 50: 1253-1257.

12. Grimm PD, Blasko JC, Sylvester JE, et al. 10-year biochemical (prostate-specific antigen) control of prostate cancer with (125) I brachytherapy. Int J Radiat Oncol Biol Phys, 2001, 51: 31-40.

13. Blasko JC, Grimm PD, Sylvester JE, et al. Palladium-103 brachytherapy for prostate carcinoma. Int J Radiat Oncol Biol Phys, 2000, 46: 839-850.

14. Hall JD, Boyd JC, Lippert MC, et al. Why patients choose prostatectomy or brachytherapy for localized prostate cancer: results of a descriptive survey. Urology, 2003, 61: 402-407.

15. Ellis WJ. Prostate brachytherapy. Cancer Metastasis Rev, 2002, 21: 125-129.

16. Nag S, Beyer D, Friedland J, et al. American Brachytherapy Society (ABS) recommendations for transperineal permanent brachytherapy of prostate cancer. Int J Radiat Oncol Biol Phys, 1999 44: 789-799.

17. Rosenthal SA, Bittner NH, Beyer DC, et al. American Society for Radiation Oncology (ASTRO) and American College of Radiology (ACR) practice guideline for the transperineal permanent brachytherapy of prostate cancer. Int J Radiat Oncol Biol Phys, 2011, 79: 335-341.

18. Elshaikh MA, Angermeier K, Ulchaker JC, et al. Effect of anatomic, procedural, and dosimetric variables on urinary retention after permanent iodine-125 prostate brachytherapy. Urology, 2003, 61: 152-155.

19. Feldman BJ, Feldman D. The development of androgen-independent prostate cancer. Nat Rev Cancer, 2001, 1: 34-45.

20. Thariat J, Hannoun-Levi JM, Sun Myint A, et al. Past, present, and future of radiotherapy for the benefit of patients. Nat Rev Clin Oncol, 2013, 10: 52-60.

21. Lawton CA, Michalski J, El-Naqa I, et al. RTOG GU Radiation oncology specialists reach consensus on pelvic lymph node volumes for high-risk prostate cancer. Int J Radiat Oncol Biol Phys, 2009, 74: 383-387.

22. Spratt DE, Pei X, Yamada J, et al. Long-term survival and toxicity in patients treated with high-dose intensity modulated radiation therapy for localized prostate cancer. Int J Radiat Oncol Biol Phys, 2013, 85: 686-692.

23. Xu N, Rossi PJ, Jani AB. Toxicity analysis of dose escalation from 75.6 gy to 81.0 gy in prostate cancer. Am J Clin Oncol, 2011, 34: 11-15.

24. Liauw SL, Sylvester JE, Morris CG, et al. Second malignancies after prostate brachytherapy: incidence of bladder and colorectal cancers in patients with 15 years of potential follow-up. Int J Radiat Oncol Biol Phys, 2006, 66: 669-673.

25. Bolla M, van Poppel H, Tombal B, et al. Postoperative radiotherapy after radical prostatectomy for high-risk prostate cancer: long-term results of a randomised controlled trial (EORTC trial 22911). Lancet, 2012, 380: 2018-2027.

26. Thompson IM, Tangen CM, Paradelo J, et al. Adjuvant radiotherapy for pathological T3N0M0 prostate cancer significantly reduces risk of metastases and improves survival: long-term followup of a randomized clinical trial. J Urol, 2009, 18: 956-962.

27. Wiegel T, Bartkowiak D, Bottke D, et al. Adjuvant radiotherapy versus wait-and-see after radical prostatectomy: 10-year follow-up of the ARO 96-02/AUO AP 09/95 trial. Eur Urol, 2014, 66: 243-250.

28. Boorjian SA, Karnes RJ, Crispen PL, et al. Radiation therapy after radical prostatectomy: impact on metastasis and survival. J Urol, 2009, 182: 2708-2714.

29. Trock BJ, Han M, Freedland SJ, et al. Prostate cancer-specific survival following salvage radiotherapy vs observation in men with biochemical recurrence after radical prostatectomy. JAMA, 2008, 299: 2760-2769.

30. Pisansky TM, Agrawal S, Hamstra DA, et al. Salvage Radiation Therapy Dose Response for Biochemical Failure of Prostate Cancer After Prostatectomy-A Multi-Institutional Observational Study. Int J Radiat Oncol Biol Phys, 2016, 96: 1046-1053.

31. Briganti A, Wiegel T, Joniau S, et al. Early salvage radiation therapy does not compromise cancer control in patients with pT3N0 prostate cancer after radical prostatectomy: Results of a match-controlled multi-institutional analysis. European Urol, 2012, 62: 472-487.

32. Catalona WJ, Carvalhal GF, Mager DE, et al. Potency, continence and complication rates in 1, 870 consecutive radical retropubic prostatectomies. The Journal of urology, 1999, 162: 433-438.

33. Shipley WU, Seiferheld W, LukkaHR, et al. Radiation with or without Antiandrogen Therapy in Recurrent Prostate Cancer. N Engl J Med, 2017, 376: 417-428.

34. Carrie C, Hasbini A, de Laroche G, et al. Salvage radiotherapy with or without short-term hormone therapy for rising prostate-specific antigen concentration after radical prostatectomy (GETUG-AFU 16): a randomised, multicentre, open-label phase 3 trial. Lancet Oncol, 2016, 17: 747-756.

35. Kang JJ, Reiter RE, Steinberg ML, et al. Ultrasensitive prostate specific antigen after prostatectomy reliably identifies patients requiring postoperative radiotherapy. J Urol, 2015, 193: 1532-1538.

36. Apicella G, Beldì D, Marchioro G, et al. Postoperative radiotherapy in prostate cancer: Analysis of prognostic factors in aseries of 282 patients. Rep PractOncolRadiother, 2014, 20: 113-122.

37. King CR. Adjuvant radiotherapy after prostatectomy: does waiting for a detectable prostate-specific antigen level make sense? Int J Radiat Oncol Biol Phys, 2011, 80: 1-3.

38. James N.D. Survival with newly diagnosed metastatic prostate cancer in the "docetaxel era": data from 917 patients in the control arm of the STAMPEDE trial (MRC PR08, CRUK/06/019). Eur Urol, 2015, 67: 1028-1038.

39. Sweeney CJ.. Chemohormonal therapy in metastatic hormone-sensitive prostate cancer. N Engl J Med, 2015, 373: 737-746.

40. Gravis G. Androgen-deprivation therapy alone or with docetaxel in non-castrate metastatic prostate cancer (GETUG-AFU 15): a randomised, open-label, phase 3 trial. Lancet Oncol, 2013, 14: 149-158.

41. James N.D. Addition of docetaxel, zoledronic acid, or both to first-line long-term hormone therapy in prostate cancer (STAMPEDE): survival results from an adaptive, multiarm, multistage, platform randomised controlled trial. Lancet, 2016, 387: 1163-1177.

42. Gravis G. Androgen Deprivation Therapy (ADT) Plus Docetaxel Versus ADT Alone in Metastatic Non castrate Prostate Cancer: Impact of Metastatic Burden and Long-term Survival Analysis of the Randomized Phase 3 GETUG-AFU15 Trial. Eur Urol, 2016, 70: 256-262.

43. Parikh RR. Local therapy improves overall survival in patients with newly diagnosed metastatic prostate cancer. Prostate, 2017, 77: 559-572.

44. Klotz L. The efficacyandsafetyofdegarelix: a 12-month, comparative, randomized, open-label, parallel-groupphaseⅢstudyin patients with prostate cancer. BJU Int, 2008, 102: 1531-1538.

45. Crawford ED. A phase Ⅲ extension trial with a 1-arm crossover from leuprolide to degrarelix: comparison of gonadotropin-releasinghormone agonist and antagonist effect on prostate cancer. J Urol, 2011, 186: 889-897.

46. Crawford ED. Long-term tolerability and efficacyofdegarelix: 5-year results from a phase Ⅲ extension trial with a 1-arm crossover from leuprolide to degarelix. Urology, 2014, 83: 1122-1128.

47. Niraula S. Treatment of prostate cancer with intermittent versus continuous androgen deprivation: a systematic review of randomized trials. J Clin Oncol, 2013, 31: 2029-2036.

48. Smith MR. Randomized controlled trial of early zoledronic acid in men with castration-sensitive prostate cancer and bone metastases: results of CALGB 90202 (alliance). J Clin Oncol, 2014, 32: 1143-1150.

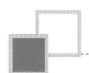

第十五章 软组织肉瘤

第一节 总 论

一、概述

(一)分类

软组织肉瘤(soft tissue sarcomas,STS)是一组具有高度异质性的间叶来源的恶性肿瘤,可发生于任何部位。STS 具有局部浸润性生长以及易于发生血行转移的生物学规律和临床转归,但在发生部位、转化细胞类型和组织病理学特征等方面异质性明显,即使同种软组织肉瘤,不同组织学类型其临床和生物学差异各不相同。目前认为 STS 有超过50 种组织亚型,参见最新 2013 年版 WHO 软组织肉瘤分类(表 15-1-1)。

(二)流行病学与病因

软组织肉瘤的发病率占恶性肿瘤的 1%,可发生于任何年龄,也可发生于全身各部位。软组织肉瘤中,最常见的组织类型依次为未分化多形性肉瘤(恶性纤维组织细胞瘤)、脂肪肉瘤、平滑肌肉瘤、滑膜肉瘤、恶性神经鞘膜瘤。

不同类型的软组织肉瘤均有其好发年龄,且差别较大。儿童最常见为横纹肌肉瘤,其次是神经母细胞瘤,尤因肉瘤亦常见。滑膜肉瘤好发于中青年,未分化多形性肉瘤和脂肪肉瘤是成人最常见的软组织肉瘤,占全部肉瘤的 35%~45%。软组织肉瘤的好发部位也因不同的病理类型有较大的差异,但总体而言最常见的发病部位为四肢(50%~60%),特别是下肢及臀部。其次为躯干、腹膜后、头颈部等。发生于肢体部位的软组织肉瘤,其局部控制率及无病生存率优于其他部位者。

软组织肉瘤的区域淋巴结转移率较低(不足4%),但部分特殊类型淋巴结转移率较高(>10%),如透明细胞肉瘤、上皮样肉瘤、血管肉瘤、胚胎型横纹肌肉瘤等。未分化肉瘤通常区域淋巴结转移率较高,预后差。肢体肉瘤常见远处转移部位为肺,腹膜后,胃肠道肉瘤多转移到肝。

表 15-1-1 WHO 软组织肉瘤分类(2013 版)

分类	病种
脂肪细胞肿瘤	去分化脂肪肉瘤、黏液性脂肪肉瘤、多形性脂肪肉瘤、混合型脂肪肉瘤、脂肪肉瘤无其他特异性
纤维母细胞/肌纤维母细胞肿瘤	成人纤维肉瘤、黏液纤维肉瘤、低级别纤维黏液样肉瘤、透明性梭形细胞肿瘤、硬化性上皮样纤维肉瘤
平滑肌肿瘤	平滑肌肉瘤(不包括皮肤)
周细胞(血管周细胞)肿瘤	恶性血管球瘤(和变型)
骨骼肌肿瘤	胚胎性横纹肌肉瘤、腺泡状横纹肌肉瘤、多形性横纹肌肉瘤、梭形细胞/硬化性横纹肌肉瘤
脉管肿瘤	上皮样血管内皮瘤、软组织血管肉瘤
神经鞘膜肿瘤	恶性外周神经鞘膜瘤、上皮样恶性外周神经鞘膜瘤、恶性蝾螈瘤、恶性颗粒细胞瘤、外胚叶间叶瘤
不能确定分化的肿瘤	滑膜肉瘤(非特殊性、梭形细胞型、双相分化)、上皮样肉瘤、腺泡状软组织肉瘤、软组织透明细胞肉瘤、骨外黏液样软骨肉瘤、骨外尤因肿瘤、促纤维组织增生性小圆细胞肿瘤、肾外横纹样肿瘤、恶性间叶瘤、(良/恶性)具有血管周上皮样细胞分化的肿瘤、血管内膜肿瘤
未分化/不能分类的肉瘤	未分化梭形细胞肉瘤、未分化多形性肉瘤、未分化圆形细胞肉瘤、未分化上皮样肉瘤、未分化肉瘤,非特殊性

软组织肉瘤的病因尚未明确,但一些因素认为与其发病有关,如创伤或化学试剂、放射损伤、遗传或获得性免疫缺陷等。致病因素与发病之间潜伏期往往较长,且受环境影响较大,因此难以准确鉴定致病因素。

(三)诊断

软组织肉瘤的诊断主要依靠物理学、影像学和病理检查结果。

1. **物理学检查**　根据肿块的部位、大小、质地、活动度、生长速度及区域淋巴结等，有经验的专科医生可初步判断其良恶性以及可能的组织来源。肿块生长速度快和（或）伴有临床症状，应及时就诊并行活检，明确病理诊断。常见软组织肉瘤中，胚胎型横纹肌肉瘤生长速度最快，其次为未分化多形性肉瘤。

2. **影像学检查**　软组织肉瘤的影像学检查方法主要包括 X 线、超声、DSA、CT、MRI 和 PET/CT 等。X 线平片的软组织分辨率低，用于定性及定位诊断价值不高，仅在显示肿瘤内有较多钙化、骨化或以成熟的脂肪组织为主的病变中，具有一定诊断价值，同时对分析软组织肿瘤与邻近骨与关节的关系有一定帮助。

超声检查用于浅表肿瘤的鉴别，如神经源性肿瘤、脂肪瘤、血管瘤等，区域淋巴结转移与否、检查肝脏等盆腹腔脏器转移以及探查腹膜后肿瘤方面有实际意义，并在超声引导下行肿瘤穿刺活检的应用价值较高。

CT 检查是软组织肉瘤重要的检查方法之一，具有理想的定位效果和较好的定性诊断能力。根据不同的密度区分骨、软组织、脂肪、血管、囊肿等。增强 CT 扫描可明确显示肿块的大小、边界及其与周围组织器官的关系，特别是在细小钙化、骨化及骨质破坏方面，优于 MRI 扫描，在腹盆腔及腹膜后软组织肉瘤的检查，显示出较多的优越性，但 CT 的软组织分辨力劣于 MRI，故对许多肢体和躯干的软组织肉瘤难以进行定性和鉴别诊断。对软组织肉瘤肺转移的早期发现，首选胸部 CT。对易于腹腔转移的肿瘤，如黏液样脂肪肉瘤，常规推荐腹部 CT。易于发生头面部转移的肿瘤，如透明细胞肉瘤、腺泡状软组织肉瘤、血管肉瘤等，需要常规头颅 CT 扫描。CT 引导下穿刺活检亦可根据治疗需要进行。

MRI 检查较 CT 有更好的软组织分辨率，并具有多平面、多序列检查特点，可从不同角度、方向准确显示病变部位与周围结构的关系。MRI 增强扫描或血管造影（MRA）检查，可明确病变血供与邻近血管、神经的关系。软组织肉瘤中某些特殊成分在 MRI 序列中有特殊的信号特征，可以帮助明确病变组织学类型，如含脂肪、血管、骨与软组织成分等。MRI 的不同回波序列，如脂肪抑制、弥散、波普等还可帮助鉴别术后改变或术后复发等。基于 MRI 的特点和优势，是目前肢体、躯干、脊柱等部位软组织肉瘤诊断、鉴别诊断、分期、制订治疗方案、长期随访的首选检查方法。

核医学检查常用手段包括发射型计算机断层成像术（ECT）和 PET/CT。全身 ECT 是早期发现软组织肉瘤骨转移的首选方法，但假阳性率较高，不能作为诊断依据，可以帮助预后判断、疗效观察等。PET/CT 因不同组织来源和性质的软组织肉瘤对 ^{18}F-FDG 摄取有差异，如侵袭性或低度恶性肿瘤的肿瘤摄取 ^{18}F-FDG 较少，无法单纯通过最大标准吸收值（SUVmax）确定组织来源、良恶性及恶性程度分级。PET/CT 对肿瘤局部细节的显示亦不及 CT 及 MRI，故不作为术前常规检查手段，主要应用于判断术后残留、复发及远处转移等方面。

3. **病理学检查**　病理检查是诊断的金标准。获取标本方法包括：脱落细胞检查、针刺活检、切取活检和切除活检。活检前应对患者病灶进行正确评估，根据肿瘤部位、肿瘤特征选择适宜的活检方式。首先根据影像检查进行分期，依据影像学检查确定活检部位及活检通道，选择生长活性高的边缘部位取材，必要时可在影像引导下（B 超或 CT）进行穿刺活检。活检部位与手术方案要同时考虑，活检切口或穿刺点应在手术切口上，且尽可能远离重要器官，目的是最终手术时一并切除。免疫组化检查可利用组织抗体检测软组织肿瘤的组织来源，是软组织肿瘤病理学检查形态学诊断不足的有效补充。

二、分级与分期

目前软组织肿瘤的病理分型依据 2013 年版 WHO 软组织肿瘤分类，但多数肉瘤的组织学分型并不能提供足够的信息来预测临床经过，因此，需要对肿瘤进一步分级（grading）和分期（staging），为临床制订治疗方案、评价治疗效果及评估预后提供足够的依据。

（一）分级系统

分级是大多数肉瘤最重要的预后因素，主要用于预测远处转移的可能性和总体生存率，而预测局部复发率远不如手术切缘评估有效。目前最广泛应用的是法国国家抗癌中心联合会（FNCLCC）三级分级系统，分别对肿瘤分化程度（1～3 分）、核分裂象计数（1～3 分）和坏死程度（0～2 分）三个参数进行评分（表 15-1-2），其中肿瘤分化程度评分是基于组织学分型和亚型（表 15-1-3），最后根据总分进行分级。

表 15-1-2　FNCLCC 系统评分及分级标准

组织学参数	评分
肿瘤分化 （详见表 15-3）	1 分：形态极其相似于正常人体间叶组织的肉瘤（如高分化脂肪肉瘤） 2 分：组织学类型确定的肉瘤（如黏液样脂肪肉瘤） 3 分：胚胎性和未分化肉瘤，类型不确定的肉瘤，滑膜肉瘤
核分裂象	1 分：0～9/10 个高倍视野 2 分：10～19/10 个高倍视野 3 分：>20/10 个高倍视野
肿瘤坏死	0 分：无 1 分：<50% 2 分：>50%
组织学分级	1 级：总分 2、3 分　低级别 2 级：总分 4、5 分　高级别 3 级：总分 6、7、8 分　高级别

表 15-1-3　软组织肉瘤组织学类型与肿瘤分化

组织学类型	分化评分
高分化脂肪肉瘤	1
高分化平滑肌肉瘤	1
恶性神经纤维瘤	1
高分化纤维肉瘤	1
黏液型脂肪肉瘤	2
普通型平滑肌肉瘤	2
普通型恶性外周神经鞘瘤	2
普通型纤维肉瘤	2
黏液纤维肉瘤	2
黏液样软骨肉瘤	2
普通型血管肉瘤	2
高级别黏液（圆形细胞）脂肪肉瘤	3
多形性脂肪肉瘤	3
去分化脂肪肉瘤	3
横纹肌肉瘤	3
低分化/多形性平滑肌肉瘤	3
低分化/上皮样血管肉瘤	3
低分化恶性外周神经鞘瘤	3
恶性蝾螈瘤	3
滑膜肉瘤	3
骨外骨肉瘤	3
骨外 Ewing 肉瘤	3
间叶性软骨肉瘤	3
透明细胞肉瘤	3
上皮样肉瘤	3
腺泡状软组织肉瘤	3
恶性横纹肌样瘤	3
未分化（梭形细胞和多形性）肉瘤	3

FNCLCC 分级系统并不适用于所有的软组织肉瘤，尚存在某些局限性和陷阱，因此应用时必须遵循以下原则：分级不能替代准确的组织学诊断；仅适用于未经治疗的原发性肉瘤；标本应有代表性，切片质量好；对于去分化和圆形细胞脂肪肉瘤、横纹肌肉瘤、Ewing 肉瘤、腺泡状软组织肉瘤、上皮样肉瘤、透明细胞肉瘤，分级所提供的信息量尚不如组织学分型；不适用于偶有转移的中间性肿瘤；对于粗针穿刺活检标本，仅适用于高级别肉瘤。

（二）分期系统

软组织肉瘤分期依据组织学表现和临床信息，目前主要分期系统是 2010 年美国癌症联合委员会/国际抗癌联盟（AJCC/UICC）制定分期系统（AJCC 分期系统，第 7 版）和肌肉骨骼肿瘤学会 Enneking 等制定的分期系统，两者各有优劣。

AJCC 分期系统是基于用于癌症分期的 TNM 系统，并加上了肿瘤深度、组织学分级作为预后变量（表 15-1-4），具有临床应用和预后价值。而为软组织肉瘤和骨肉瘤制订的 Enneking 系统区分出了两种解剖情况，依据肿瘤的部位/间室进行分期，分成两级三期（表 15-1-5），因与外科手术的两种治疗方式（扩大切除与根治切除）相吻合，因而受到临床医生的欢迎。

三、外科治疗

（一）概述

正确的外科手术是治疗软组织肉瘤最有效的方法，也是绝大多数软组织肉瘤唯一的治愈措施。手术的目标不仅是完整切除肿瘤，而且要求其周围附带有正常组织边缘，以此获取安全的外科边缘。手术策略依据肿瘤分期和部位而定（表 15-1-5），高级别软组织肉瘤在术后功能恢复与安全边界发生矛盾时，通常以牺牲部分功能为代价。

虽然软组织肉瘤手术外科边界的范围受肿瘤周围正常组织类型、解剖结构和重要器官的影响，但至少应该包括连续完整的环绕肿瘤的正常组织，或具有阻止肿瘤局部侵袭的天然屏障。外科手术的设计取决于这些正常组织的"质量"，如深筋膜的自然抗侵袭性优于疏松结缔组织。

（二）外科治疗的基本原则

1. **安全外科边界**　安全外科边界是 MRI 片上软组织肉瘤边缘或反应区外至少 1cm 处。手术的基本临床目标是，在保证安全外科边界基础上追求完整切除肿瘤。在明确肿瘤组织病理学诊断的基础上，需要制订完善的术前治疗计划，对于体积较

表 15-1-4　软组织肉瘤的 TNM 分期（2010 第 7 版 AJCC 分期）

T: 原发性肿瘤:
TX 原发肿瘤不能评估
T0 无原发肿瘤证据
T1 肿瘤最大直径≤5cm[a]
T1a: 表浅肿瘤
T1b: 深部肿瘤
T2 肿瘤最大直径>5cm[a]
T2a: 表浅肿瘤
T2b: 深部肿瘤
N: 区域淋巴结
NX 区域淋巴结不能评估
N0 区域淋巴结无转移
N1[b] 区域淋巴结有转移
M: 远处转移
M0 无远处转移
M1 有远处转移

解剖分期/预后分组				
ⅠA 期	T1a～b	N0	M0	G1, Gx
ⅠB 期	T2a～b	N0	M0	G1, Gx
ⅡA 期	T1a～b	N0	M0	G2, G3
ⅡB 期	T2a～b	N0	M0	G2
Ⅲ 期	T2a～b	N0	M0	G3
	Tany	N1	M0	Gany
Ⅳ 期	Tany	Nany	M1	Gany

　[a] 表浅肿瘤指位于浅筋膜之外而没有侵袭筋膜; 深部肿瘤是指位于浅筋膜下, 筋膜表面有侵袭或穿过筋膜, 或者既在筋膜表面又在下方

　[b] M0 肿瘤中存在阳性淋巴结（N1）被考虑为Ⅲ期

表 15-1-5　肌肉骨骼协会分期系统 Enneking 分期

解剖范围描述
T1（间室内）局限在明确解剖结构（关节内、深筋膜之上、骨旁、筋膜内间室）
T2（间室外）源于或继发侵犯无自然解剖屏障区域肿瘤（累及软组织、累及深筋膜、骨内或筋膜外受累、筋膜外间室

分期系统			
分期	分级	部位	转移
ⅠA 期	G1	T1	M0
ⅠB 期	G1	T2	M0
ⅡA 期	G2	T1	M0
ⅡB 期	G2	T2	M0
Ⅲ 期	G1, G2	T1, T2	M1

大、较深或侵犯邻近大血管、神经、关节、骨骼等重要组织的肿瘤, 预计一期手术难以达到根治切除, 化、放疗相对敏感的肿瘤, 需要借助术前化疗、放化疗结合以及介入等治疗手段对外科边缘进行预处理, 致使肿瘤体积缩小、坏死及形成明显的假包膜, 从而获得相对安全的外科边界。

2. 规范的手术操作

（1）术前基于 MRI 影像结果制订详细的手术

计划，设计最佳瘤体取出路径。

（2）将活检道与肿瘤作为一个整体同时切除。

（3）直视下必须努力获得安全边界，必要时可以同期进行两个方向的显露，如躯干、骨盆的软组织肉瘤。

（4）误入肿瘤时无论是否达到肿瘤实质，均应立即严密缝合并扩大切除。

（5）贴肿瘤面切除时需要特别标记，并在术后获取切缘信息。

（6）切除的标本必须标记极相，并要求病理医生出具边缘是否残留的评价报告。

（7）肢体位置较深的高级别软组织肉瘤，尽量实施间室切除或间隙切除。

（8）术中钛夹标记残留肿瘤及可能的未达到安全边界的区域。

不规范的手术操作以及缺乏安全的外科边界，是术后复发的关键预后因素。诸多人为因素，特别是缺乏手术治疗软组织肉瘤经验者，在操作中往往会导致以下情况：非计划再次手术；破坏肿瘤包膜，不能完整切除肿瘤；活检穿刺道不包括在手术切除的范围内；手术中反复挤压肿瘤组织等影响外科手术治疗的成功率。

软组织肿瘤的局部扩展方式是离心性生长，肿瘤外有一层假包膜（反应区），肿瘤一般在解剖间室内蔓延生长。局部复发的主要危险在于外科边缘是否安全，由于假包膜周围可能存在卫星病灶，特别是高度恶性肿瘤。

3. 非计划再次手术　是指软组织肉瘤患者在第一次手术时，因各种原因导致肿瘤残留（R1～R2切除）或切缘未达到安全外科边界，需接受计划外再次手术。计划外再次手术时，肿瘤大多已不存在，手术部位周围的瘢痕组织可以看作是反应层来评定，依照原发肿瘤的病理学特征，遵循上述普遍性治疗原则实施再次手术。边缘切除或 R1～R2切除的病例需要补充扩大切除术或术后放疗。如果肿瘤较大，侵犯多个间室或已经侵犯主要血管神经，截肢手术将使患者获益。复发的软组织肿瘤再切除是治疗此类复发肿瘤的通常做法，手术切除边缘的计算，建议以原发手术野外计算。

4. 淋巴结清扫　软组织肉瘤手术不必像上皮性肿瘤一样，需要常规清扫区域淋巴结，对于容易发生淋巴结转移的透明细胞肉瘤、上皮样肉瘤、血管肉瘤、胚胎型横纹肌肉瘤和未分化肉瘤等，应常规检查淋巴结，如影像学怀疑有淋巴结转移应在切除原发肿瘤的同时行淋巴结清扫术，术后病理证实

区域淋巴结转移且侵及包膜外者，需要补充放疗。

（三）外科边缘的具体分类

软组织肿瘤切除手术分为囊内切除、边缘切除、广泛切除和根治切除。

1. 囊内切除　囊内切除时肿瘤的包膜会被保留，可能切除部分或全部肿瘤组织，如良性神经鞘瘤适用囊内切除术。

2. 边缘切除　是指经肿瘤的真性或假性包膜外切除的手术方式，可能会残留微小的肿瘤组织，适用于较大的良性肿瘤，也可以用于肿瘤紧邻重要解剖结构或包块巨大、无理想切缘的情况。

3. 广泛切除　是指整块切除肿瘤和肿瘤外的正常组织，理论上是在正常组织中进行手术，保证手术野，不能使肿瘤暴露，否则会增加手术后局部复发的危险性。广泛切除只是设定一种假想的安全距离，显微病灶和跳跃病灶的残留仍有可能，手术中应该注意肿瘤基底部的切除范围，该术式对于浅表的早期软组织恶性肿瘤治愈率较高。

4. 根治性切除　是指以间室概念为基础的手术方法，将解剖间室结构连同软组织肿瘤全部切除，可视为局部根治。间室切除术的局部复发率明显低于广泛切除术，复发率在 15%～20%，但是临床适宜开展根治性切除的部位较少，文献统计约20% 左右，同时组织损伤严重，有些病例会遗留功能障碍。

（四）小结

对于所有成人型局限性软组织肉瘤的患者，外科手术是标准的治疗方式。手术实施必须由经过治疗这类疾病特殊训练的外科医师进行。标准外科操作是在阴性边界的广泛切除（R0），是指在移除肿瘤时要在其周围带正常组织的边缘。在经固定的组织上镜下边界的界限需根据几个因素，包括组织学亚型，术前治疗和解剖学屏障的存在（如肌肉筋膜、骨膜、神经外膜）。边缘切除在细心选择的病例也是可以接受的，特别是间室外非典型脂肪类肿瘤。

四、放射治疗原则

（一）概述

局部广泛切除联合新辅助放疗或辅助放疗是目前可手术切除、高级别软组织肉瘤的标准治疗模式。多项循证医学证据表明，对于一些放疗不敏感的软组织肉瘤，新辅助放疗或辅助放疗联合手术，能降低术后复发率，增加保肢率。同时也有一些病理高级别的软组织肉瘤，如尤因肉瘤/原始神经外

胚层肿瘤和横纹肌肉瘤等，放疗的敏感性较高。来自美国 SEER 数据库的 6960 例患者资料显示，对于大肿块、高级别的四肢软组织肉瘤，辅助放疗可提高生存获益。目前，不同病理类型软组织肉瘤的放疗时机、靶区设计和射线种类与能量、照射剂量和分割方式等的，仍有待进一步达成统一。美国软组织肉瘤治疗规范见表 15-1-6。

表 15-1-6　美国软组织肉瘤治疗规范

分期	推荐治疗
Ⅰ四肢	手术，如切缘近 / 阳性切缘及术后残留，术后放疗
Ⅱ～Ⅲ四肢	手术 + 术前或术后放疗
Ⅳ	肺转移病灶 <4 个，如原发病灶得到控制，可考虑手术，否则考虑支持治疗、化疗、姑息性手术切除或三维立体放疗
腹膜后肉瘤	手术 ± 术中放疗（12～15Gy）→术后外照射 45～50Gy。或术中同步放化疗→手术→术中放疗补量
硬纤维瘤	手术 如切缘阳性，加术后放疗（50Gy） 如无法手术，放疗（56～60Gy）

（二）放疗模式

1. 术后辅助放疗　辅助放疗以杀灭手术后残存的肿瘤细胞及亚临床病灶，减少局部复发概率为目的。术后放疗的原则与病理的高危因素、手术方式等密切相关。

主要适应证包括：①ⅡA 期肿瘤（T1a～b，N0，M0，G2～3）保留功能术后；②肿瘤最大径 >5cm（T2）；③手术切缘阳性或未达到安全外科边界，肿瘤侵犯周围血管、神经。

对于肿瘤位置表浅、体积小、病理低级别、手术已达到安全外科边界者，不推荐术后辅助放疗。

术后辅助放疗可提高软组织肉瘤保肢术后患者的局部控制率（LC）。有两个随机对照研究证实，一是 Yang 及其 NCI 的同事发表在 JCO 的研究，将高、低级别四肢 STS 行保肢手术的患者随机分为两组，一组给予外照射 63Gy（放疗组），高级别组放疗同时联合阿霉素和环磷酰胺化疗，另一组不予放疗。结果显示：术后辅助放疗组患者的 10 年 LC 显著高于未放疗患者（100% vs 78%），但两组 10 年 DMFS 及 OS 并无统计学差异。在低级别 STS 患者中，接受术后辅助放疗患者的 10 年 LC 同样显著高于未放疗患者，但两组 10 年 DMFS 及 OS 也无统计学差异。二是 Pisters 及其同事 1993 年将

高、低级别 STS 行完全切除手术的患者随机分为两组（在手术室完成随机分组），辅助放疗组采用 ^{192} 铱后装治疗 42～45Gy/4～6 天，对比不做放疗组。在高级别 STS 患者中，接受后装治疗患者的 5 年局部控制率较高（89% vs 66%），但无 OS 获益，而低级别 STS 患者后装治疗既不提高 LC，也无 OS 获益。

2. 术前新辅助放疗　对于肿瘤较大、较深，与血管神经关系密切，局部切除困难或预期无法达到安全外科边界者，新辅助放疗联合或序贯化疗、介入治疗等可缩小肿瘤体积，提高 R0 切除或保肢治疗的概率，无论肿瘤对新辅助治疗的反应如何，术前放疗可使肿瘤周边形成假包膜，有利于手术切除并减少术中瘤细胞的种植。目前，新辅助放疗联合手术，已成为四肢和腹膜后软组织肉瘤的标准治疗方案。

四肢 STS 术前与术后放疗疗效的对比研究，来自加拿大 O'Sullivan B 等 2002 年发表在 Lancet 的报道。术前放疗的靶区包括肿瘤远端、近端各 5cm 范围，照射剂量 50Gy/25F，术后如果切缘阳性则局部补量 16～20Gy。术后放疗的靶区为复发高危区域及其远端、近端各 5cm，照射 50Gy/25F，在肿瘤或复发高危区域及其远端、近端各 2cm 范围，补量照射至 66Gy。主要研究终点是术后 120 天内的切口严重并发症。研究计划纳入 226 例患者，但入组 190 例后，因为术前放疗组较术后放疗组的切口并发症发生率明显升高（35% vs 17%），使研究提前关闭，其中大腿部的并发症发生率最高（45%），但就术后 6 周时肢体功能恢复情况而言，术后放疗组较好。该研究中位随访 6.9 年，术前放疗 vs 术后放疗，两组的 LC（93% vs 92%）、无复发生存率 RFS（58% vs 59%）、OS（73% vs 67%）均无统计学差异。研究显示，影响 LC 的不良预后因素为切缘阳性，影响 RFS 和 OS 的不良预后因素为大肿块（8cm 或 T2）和病理高级别肿瘤。在远期并发症方面，术后放疗组的纤维化、关节僵硬的发生率高于术前放疗组（2 级纤维化发生率 48% vs 31%，$P > 0.07$，关节僵硬发生率 23% vs 17.8%），但差异并不明显；水肿的发生率术前放疗 15.5% vs 术后放疗 23%。由此可见，术前放疗和术后放疗的疗效相当，选择何种治疗方式主要取决于两组的毒性反应。术前放疗的切口并发症虽发生率较高，但是可逆的，而术后放疗的并发症主要为肢体水肿、纤维化和关节僵硬，多数是不可逆的。

为了进一步降低放疗所致的并发症，NCI-

RTOG 发起了一项Ⅱ期多中心研究（RTOG 0630），主要探索先进的放疗技术（IGRT）是否能降低术前放疗的相关毒性，以提高生活质量。研究入组 98 例患者，中位随访 3.6 年，其中 5 例患者因疾病进展未行手术，5 例患者局部复发均为野内。在 57 例可评估 2 年晚期毒性反应的患者中，至少出现一种 2 级以上毒性反应者占 10.5%，与加拿大 CAN-NCIC-SR2 研究报道的 37%（$P<0.001$）相比，明显降低了晚期毒性反应发生率，且未出现照射野边缘的复发。CAN-NCIC-SR2 是一项针对可治愈的四肢 STS，对比术前或术后放疗价值的Ⅲ期随机研究，与 RTOG 0630 研究所不同的是放疗技术未采用 IGRT。综合以往研究，四肢 STS 术前放疗在降低肿瘤病理分级、减少术中种植、易于手术切除等方面有诸多优势，但对伤口愈合的影响需要进一步通过采用先进的放疗技术和合理的靶区设计，使优势潜能得到更好的体现。

3. 术中放疗　手术中采用电子束或光子线等，在肿瘤肉眼残留处给予 10～15Gy 照射，一般需要联合外照射。其优点是术中直视操作，可以使正常器官远离照射区受到保护，避免严重损伤，而肿瘤的高危区能一次性接受到较高剂量照射，主要用于既往接受过放疗复发的患者治疗，尤其适于盆腔和腹膜后肿瘤。此外，术中放疗并不增加切口并发症，缺点是目前在四肢 STS 治疗中的价值尚不肯定。

4. 近距离治疗　近距离治疗也称后装治疗，通常与外照射联合，也可单纯使用，用于术后辅助治疗或无法手术患者的根治性治疗。后装治疗的优点：①治疗周期短，通常 1～2 周；②靶区内高剂量、周围正常组织剂量很低；③单次照射剂量明显高于常规放疗；④与外照射联合治疗更为合理。因绝大多数软组织肉瘤属于晚反应组织，α/β 值较低，大分割后装放疗对肿瘤的杀伤效应较常规放疗有明显增加，有利于肿瘤的控制。但缺点是操作复杂，工作量大，且研究得到 5 年的 LC 为 83%，低于外照射的治疗结果。

5. 姑息性放疗　主要适应证：

（1）对于经术前新辅助治疗仍无法手术切除或手术可能严重影响肢体功能、无法保肢或拒绝截肢的局部晚期软组织肉瘤患者。

（2）针对局部晚期无法手术切除肿瘤导致的各种并发症，如疼痛、急性脊髓压迫症和肢体功能障碍等。

主要目的：

（1）较长时间控制局部肿瘤生长；

（2）尽量延缓或减轻局部严重症状，提高生活质量；

（3）联合或序贯化疗、介入等其他治疗方法，达到延长患者总生存时间的目的。

（三）治疗模式

1. 单纯放疗　单纯放疗通常用于高龄或医学原因无法耐受化疗患者，是软组织肉瘤治疗常用的治疗方式。放疗剂量和照射范围视不同大小、不同部位和不同病理类型的软组织肉瘤而定，常规剂量为 50～76Gy/25～38F。

2. 放疗联合化疗　除横纹肌肉瘤以外的 STS，目前尚无随机研究证实放疗联合化疗可以进一步提高局部控制率和改善生存率。虽有多项随机研究正在进行，但无论是新辅助化疗＋放疗＋手术，或新辅助化疗 - 放疗 - 化疗（三明治模式）后手术，以及新辅助化疗＋放疗＋手术的哪一种综合模式，均未获得公认的有效结果。此外，化疗药物（阿霉素、异环磷酰胺为主）的加入增加了治疗的毒性反应，在没有循证支持的前提下，放化疗同步或放化疗序贯模式均处在研究中，未来期待更多新的研究结果问世。

（四）放疗靶区勾画原则

四肢软组织肉瘤

（1）四肢、躯干软组织肉瘤

1）术前新辅助放疗：术前放疗靶区勾画包括 GTV、CTV、PTV（图 15-1-1）。

GTV 应依据初始查体、CT、磁共振影像所显示的肿瘤及受侵情况，首选磁共振 T_1 加权增强图像，有条件的单位，建议在同一治疗体位下，分别获取 CT 模拟定位图像和磁共振 T_1 加权增强图像进行融合。勾画 GTV 时需遵循肿瘤生长的解剖边界，如新辅助化疗 / 靶向治疗后肿瘤缩退回正常的解剖位置，之前所压迫的相邻器官（如肺、小肠、膀胱等如未受侵犯），则无需勾画至原相邻部位。

对于中 - 高级别肿瘤，T≥5cm，CTV 为 GTV 头脚方向外放 3cm，周径外放 1.5cm，如果外放边界超出正常的解剖屏障，如骨、皮肤、筋膜（骨质、皮肤受侵或突破筋膜除外），可做适当修整（如 CTV 可不包括邻近骨和筋膜，解剖间室如无侵犯，CTV 可修改至间室内），但需包括所有瘤周水肿区，终以筋膜作为最高界限。其他中 - 高级别肿瘤、T<5cm 患者，CTV 为 GTV 头脚方向外放 2cm 边界，周径外放 1cm，需修改的注意事项以及对 MRI T2 水肿区域的认定原则均同上。

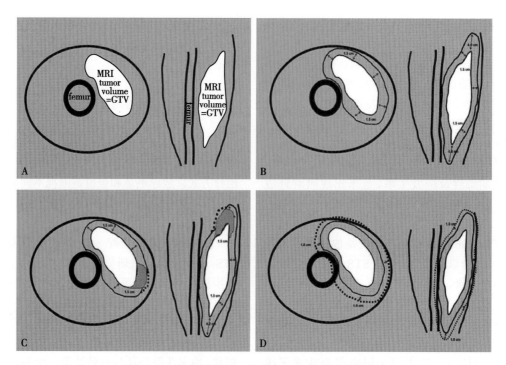

图 15-1-1 四肢软组织肉瘤术前靶区勾画示意图

以发生在大腿软组织肉瘤为例，A、B. 术前勾画 GTV、CTV 范围；C. 显示当 GTV 外放后，CTV 未包全 MRI 提示水肿区，需将 CTV 修改为包全水肿区域；D. PTV 范围

PTV 需根据各个单位的系统误差和随机误差而定，一般为 CTV 外放 1cm。如采用 IGRT 每天进行图像配准验证，可将 PTV 缩至 0.5cm。PTV 外放的边界不是绝对的，在重要的危及器官处，可适当回收以减少正常组织器官损伤。

PTV 的处方剂量：50～50.4Gy/25～28F。

外照射结束后与手术间隔时间一般为 4～6 周。

如果确认手术后肿瘤残留和（或）切缘阳性，需针对该区域（GTV boost）做增量照射，可采用外照射、术中电子线照射或高、低剂量率的后装治疗。GTV boost 的勾画是根据手术记录、病理报告以及术后 MRI 确定的残留肿瘤和（或）阳性切缘的区域，要强调的是明确有手术残留者，必须行 MRI 予以确认。PTV boost 为 GTV boost 外放 1cm，剂量 10～16Gy/5～8 次。

外照射结束后与手术间隔时间一般为 4～6 周。

2）术后辅助放疗：术后放疗靶区：CTV 为手术区头脚方向外扩 4cm，周径外放 1.0～1.5cm，应包括术前所有的瘤周水肿区、术中银夹标记区、引流口区以及手术切口。一程计划外照射 45～50Gy，1.8～2.0Gy/ 次，之后对 CTV boost（原发肿瘤头脚方向外放 2cm，周径外放 1.0cm）的区域推

量至平均 63Gy/35F，当确认术后有阳性切缘和残留肿瘤时，可给予（GTV boost）66～70Gy，1.8～2.0Gy/ 次。为能准确定义术后高危区域，推荐外科手术对阳性切缘或残留瘤床用钛夹或金标做标记。

一般情况下 CTV 外放 1cm 形成 PTV，有条件开展 IGRT 每天做验证的单位，PTV 可缩小至 0.5cm，同样，PTV 的边界不是绝对的，特别是在头脚方向，当要害器官受影响时可适当回收。

此外，除非肿瘤侵犯到皮肤，否则皮肤不应勾画到 PTV 内；当切取活检的伤口较小且手术可以一并切除时，是否有必要包括在 CTV 内，放疗医生要谨慎决定。采用 IMRT 技术时，皮肤上无须加用 bolus；为避免严重的淋巴水肿，四肢 STS 靶区设计需特别注意保护正常皮肤的淋巴回流通路。

手术与术后放疗间隔时间一般为 5～8 周。

四肢 STS 局部控制率的提高与不同病理类型肿瘤的生物学、手术技巧、肿瘤内在的放疗敏感性和治疗技术等多种因素相关。Dian Wang 教授等 2011 年发表在 IJBORP 的文章，对如何管理好四肢 STS，特别是靶区勾画问题作了详细阐述，对存在的问题，如 GTV 到 CTV，以及 CTV 到 PTV 设计的合理性做了具体分析。先进的放疗技术，如 IMRT 治疗的 5 年 LC 达 94% 令人鼓舞，但如何更好地降

低术前放疗对伤口愈合影响得进一步研究。

（2）腹膜后软组织肉瘤：腹膜后 STS 术前新辅助放疗优势：①可使瘤体缩小，增加手术切除概率；②肿瘤较大，可将大部分放疗敏感的胃肠道推移出射野之外，靶区勾画更准确，可减少放疗对周围重要器官的损伤；③部分肿瘤细胞放疗后发生退行性改变，有利于减少局部种植和远处转移概率；④术前肿瘤细胞富氧状态，有助于提高放疗疗效。因此，建议高级别肿瘤、T2 患者行术前新辅助放疗。

2015 年国际软组织专家组制定了腹膜后软组织肿瘤靶区勾画及处方剂量的规范（表 15-1-7）。

腹膜后术前放疗靶区勾画主要包括 GTV、CTV、PTV（图 15-1-2）GTV 为影像可见肿瘤，CTV 为 GTV 外扩 1.5cm 边界，注意在以下部位要调整边界的大小：与骨、肝、肾交界处为 0mm，在肠管及空腔器官部分为 5mm，与皮肤交界区域为 3～5mm。

高危 GTV（high risk GTV，HR-GTV）为手术后可能阳性切缘的区域，一般包括沿着后腹壁的肿瘤区域、同侧的椎体前间隙、椎体周围间隙、主要的血管、肿瘤区域内手术要保留的器官。与 HR-GTV 相应的临床下病灶区域为 HR-CTV。关于 HR-GTV、HR-CTV 的概念，虽然还没有列入指南，但是，由于手术阳性区域复发率高，局部高剂量照射可以提高局部控制率及生存率，因此 HR-CTV 的概念越来越受到重视。2006 年 Tzeng CW 观察 16 例腹膜后肉瘤患者，接受术前照射，GTV45Gy/25f、HR-GTV57.5Gy/25f，2 年的局部控制率为 80%。

根据各个单位的具体摆位的系统误差及随机误差，确定 PTV、HR-PTV 的边界。PTV 处方剂量为 50～50.4Gy/25～28F，HR-PTV 的处方剂量目前没有统一推荐，但有研究给予 57.4Gy/28F 可做参考。

（注意：本文中四肢及腹膜后 STS 的勾画原则，不适合特殊病理类型的肿瘤，如血管肉瘤，尤因肉瘤，硬纤维瘤及横纹肌肉瘤。）

放疗技术：推荐使用三维适形调强放疗技术，质子治疗技术。

手术时间：一般为放疗结束后 4～6 周。

目前 NRG 肉瘤工作组的放疗医师开展了多项研究，形成了四肢、腹膜后 STS 基于 CT 定位图像的靶区勾画共识。这些研究为将来在 STS 放疗领域的研究建立了重要的基础。

表 15-1-7 腹膜后软组织肿瘤靶区勾画及处方剂量原则

腹膜后软组织肉瘤术前放疗治疗指南
专家讨论
讨论手术计划，尤其是肝、肾切除计划，注意潜在的腹膜切缘阳性可能
模拟定位
口服造影剂
静脉造影剂增强扫描
髂嵴水平以上肿瘤强烈建议 4D 扫描
上腹部肿瘤推荐 4D 定位
iGTV：勾画 GTV 包括 4D 器官移动，包括内边界
ITV= 上腹部肿瘤 iGTV+1.5cm（CTV 外放）
ITV 在相邻器官处的修改
腹膜后间隙，骨，肾，肝：0mm
小肠和气腔：5mm
皮下：3～5mm，参照本单位的实际情况
如肿瘤侵犯腹股沟管，iGTV 下界外放 3cm
PTV=ITV+5mm（如有定期 IGRT 条件）或 ITV+9～12mm（如无 IGRT 条件）
无 4D 定位且肿瘤绝大部分位于真骨盆以下的靶区勾画
GTV：勾画可见大体肿瘤
CTV=GTV+1.5cm 真骨盆以下肿瘤
CTV 在相邻器官处的修改
腹膜后间隙，骨，肾，肝：0mm
小肠和气腔：5mm
皮下：3～5mm，参照本单位的实际情况
如肿瘤侵犯腹股沟管，GTV 下界外放 3cm
PTV=ITV+5mm（如有定期 IGRT 条件）或 ITV+9～12mm（如无 IGRT 条件）
无 4D 定位上腹部肿瘤靶区勾画（注：上腹部肿瘤强烈推荐 4D 定位）
GTV：勾画可见大体肿瘤
CTV=GTV+ 头脚方向外放 2～2.5cm，其他方向外放 1.5～2cm
CTV 在相邻器官处的修改
腹膜后间隙，骨，肾，肝：0mm
小肠和气腔：5mm
皮下：3～5mm，参照本单位的实际情况
如肿瘤侵犯腹股沟管，GTV 下界外放 3cm
PTV=ITV+5mm（如有定期 IGRT 条件）或 ITV+9～12mm（如无 IGRT 条件）
剂量
50.4Gy，单次 1.8Gy 或 50Gy，单次 2Gy
放疗技术
推荐 IMRT，如危及器官限量及靶区覆盖均可达到要求，也可考虑三维适形放疗
有经验的单位可应用质子治疗
手术时机
手术时间通常在放疗结束后的 4～6 周

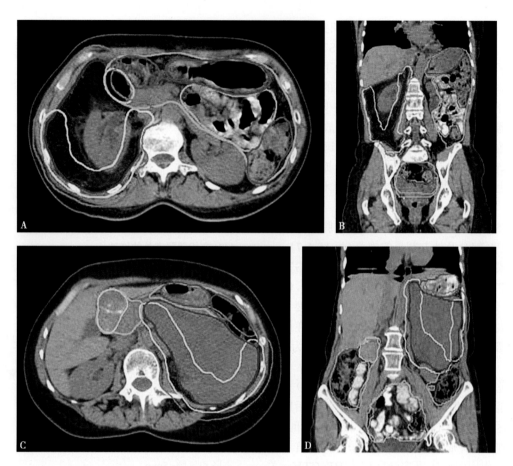

图 15-1-2 CT 模拟定位勾画共识

病例 1：A. 轴位；B. 冠状位。病例 2：C. 轴位；D. 冠状位。病例 1 肿瘤分化好的成分居多，CT 图像显示为与脂肪类似的低密度，病例 2 肿瘤分化差成分居多，表现为实性包块。红色：GTV，蓝色：CTV，黄色：HR-CTV，粉色：胃，浅蓝色：十二指肠，土黄色：小肠，棕色：结肠，绿色：腹腔内小肠潜在的活动区域

（五）放疗新技术的应用

调强放疗因具有更好的适形性，可应用于腹膜后软组织肉瘤或头颈部软组织肉瘤治疗。RTOG 0630 采用 IGRT 技术，缩小了靶区体积、减轻了毒性反应，并未影响治疗效果值得推广。立体定向放射治疗（stereotactic body radiation therapy，SBRT）主要用于脊髓侵犯、神经根受压等治疗效果优于常规放疗，对缓慢进展的孤立性远处转移病灶也有较好的近期疗效。质子、重粒子等高 LET 射线，因其具有较好的射线物理特性和较高的相对生物学效应（RBE），未来在软组织肉瘤放疗中将有很大的发展空间。

五、化疗原则

软组织肉瘤治疗失败的主要原因是复发和转移，化疗作为全身治疗手段，新辅助化疗在提高肿瘤 R0 切除率、增加保肢机会、降低复发转移风险方面有一定价值，但尚处于研究阶段。部分患者确诊时已是晚期，或化疗敏感肿瘤因既往治疗不规范（如化疗不充分）导致复发及转移，对此类患者可采用化疗进行挽救治疗。恶性程度高、分化差的软组织肉瘤易早期出现血行播散，更应采取包括化疗在内的综合治疗。不同组织学类型的软组织肉瘤对化疗敏感性不同，其中滑膜肉瘤、恶性纤维组织细胞瘤、横纹肌肉瘤对化疗敏感性略高。

（一）化疗分类

1. **新辅助化疗** 对一期切除困难或无法 R0 切除且对化疗敏感的高级别软组织肉瘤，可以考虑新辅助化疗。适应证包括：①化疗相对敏感的高级别软组织肉瘤；②肿瘤体积大，与周围重要血管神经关系密切，预计无法 R0 切除或无法保肢治疗；③局部复发需二次手术切除或远处转移患者行姑息性手术前。术前新辅助化疗推荐方案：阿霉素（ADM）＋异环磷酰胺（IFO）或 MAID 方案（美司那＋阿霉素＋异环磷酰胺＋达卡巴嗪）。

2. **辅助化疗** 对于 I 期有安全外科边界的软

组织肉瘤者，不推荐辅助化疗；Ⅱ～Ⅲ期患者，建议术后放疗＋辅助化疗，有以下情况的Ⅱ～Ⅲ期患者强烈推荐术后辅助化疗（ⅠA 类推荐）：①化疗相对敏感；②高级别、深部、直径>5cm；③手术未达到安全外科边界或局部复发二次术后患者。横纹肌肉瘤建议术后辅助化疗 12 周期，骨肉瘤 12～15 周期，骨外尤因肉瘤 16～18 周期，除此以外的其他软组织肉瘤术后辅助化疗，一致推荐 ADM+IFO 方案，建议 6 周期。

3. 姑息性化疗　对于不可切除的局部晚期或转移性软组织肉瘤患者，积极有效的化疗有利于减轻症状、延长生存期、提高生活质量。对于多次多线化疗失败，已经证实难以从化疗中获益且 ECOG 评分>1 者，不推荐继续化疗。

（二）化疗药物及方案推荐

1. 一线化疗药物及方案　ADM 和 IFO 是软组织肉瘤两大基石化疗药物，一线推荐 ADM 单药 75mg/m²，IFO 推荐单药 8～10mg/m²，每 3 周为 1 个周期，不推荐增加阿霉素剂量密度或 IFO 大剂量持续滴注作为辅助治疗。与 ADM 单药相比，ADM+IFO 联合方案及其他含 ADM 的联合化疗方案尽管可提高有效率和无进展生存时间，但也增加了不良反应，并未显示出总生存优势。因此，联合用药不常规推荐；但对于年龄<60 岁、ECOG 评分 0～1 分，希望通过化疗快速缩瘤、缓解症状或因此获取手术切除机会的患者可一线推荐，但应注意药物剂量和及时防治不良反应。

2. 二线化疗药物及方案　对于一线化疗已应用过 ADM+IFO 方案且 PFS≥1 年，可考虑再次应用原方案，以下为Ⅰ类推荐：①一线化疗未用 ADM 和 IFO 者：ADM+IFO；②一线化疗已用 ADM 或 IFO：ADM 或 IFO 互为二线；③一线化疗已用 ADM 和 IFO 者：ADM 或 IFO 单药高剂量持续滴注。应用 ADM+IFO 化疗后不足 1 年复发或转移，可选用以下药物单药或联合治疗（ⅡA 类推荐）：①吉西他滨：平滑肌肉瘤和血管肉瘤二线化疗；②达卡巴嗪：平滑肌肉瘤和孤立性纤维肉瘤的二线化疗；③艾瑞布林：平滑肌肉瘤和脂肪肉瘤二线推荐药物；④联合化疗：吉西他滨联合多西他赛可作为平滑肌肉瘤和未分化多形性肉瘤的二线首选化疗方案，吉西他滨＋达卡巴嗪、吉西他滨＋长春瑞滨作为二线联合化疗方案，较单药有生存优势。

（三）分子靶向治疗

分子靶向治疗目前明确可作为局部晚期无法手术切除或转移性软组织肉瘤的二、三线治疗推荐。帕唑帕尼最早在肾细胞癌中应用，其疗效及安全性得到证实。在 STS 中，前期Ⅱ期临床试验提示脂肪肉瘤对帕唑帕尼不敏感，随后Ⅲ期临床试验纳入既往曾接受化疗的非脂肪肉瘤，应用帕唑帕尼后其客观反应率为 6%，无进展生存（PFS）较安慰剂组明显延长（4.6 个月 vs 1.6 个月）。美国 FDA 也于 2012 年 4 月 26 日正式批准帕唑帕尼（800mg，口服，1 次 / 日）治疗既往化疗失败、除脂肪肉瘤和胃肠间质瘤外的晚期软组织肉瘤。另在一项针对 32 例不可切除的血管肉瘤及上皮样血管内皮瘤Ⅱ期临床试验中，Agulnik 报道单用贝伐单抗 13% 患者肿瘤疗效达 PR，50% 病情稳定，最长的无进展时间为 26 周。还有一项针对 STS 的Ⅱ期临床试验，使用吉西他滨 / 多西他赛联合贝伐单抗（NCT00887809），目前已完成，但结果尚未公布。

第二节　尤因肉瘤

一、概述

尤因肉瘤（Ewing's sarcoma，ES）/ 原始神经外胚瘤家族是一组以小圆细胞弥漫增生为特征的疾病，包括骨 / 骨外尤因肉瘤（ES）、原始神经外胚瘤（PNET）、Askin 瘤。2016 年 NCCN 指南中去除了尤因肉瘤家族这一命名，统称尤因肉瘤。本病多发于青少年与年轻成人，发病年龄一般不超过 30 岁，在 PNET 患者中，年龄范围更宽泛，且男性略多于女性，有色人种很少发病。ES/PNET 未见明确家族易发证据或环境相关因素。尽管 ES/PNET 患者治疗后部分出现继发性肿瘤（如放疗所致骨肉瘤或治疗相关急性髓细胞性白血病），但 ES/PNET 本身不作为继发瘤出现在肿瘤治疗后。

骨尤因肉瘤最常见的发病部位是盆骨或股骨等长骨部位，占骨原发恶性肿瘤的 6%～8%，恶性度高，发展迅速，预后差。骨外尤因肉瘤约占 ES 发病的 10%，几乎可以发生于身体任何部位，但以四肢深部软组织多见，表浅部位较少见。大腿上部和臀部最好发，上臂和肩次之。无论是骨或软组织起源的尤因肉瘤，其一般生物学行为类似。一般来说，ES 肿瘤病程短，发展迅速，表现为直径 5～10cm 的肿块，1/3 患者感觉疼痛。如伴随周围神经或脊髓受侵，会出现感觉和运动功能障碍。

（一）影像学表现

ES 按发生在骨或骨外，有不同的影像学表现。

1. 骨尤因肉瘤　全身骨骼均可受累，长骨骨干发生率约 70%，其余主要发生于扁骨及脊柱。X线：病变呈虫蚀样或弥漫性骨质破坏、边缘不清，周围伴葱皮样或放射状骨膜反应，可出现 Codman 三角，骨破坏区周围软组织肿块形成，但没有瘤骨（图 15-2-1）。发生于骨盆的病变更易形成较大软组织肿块。CT：边缘不清弥漫性骨质破坏并周围软组织肿块，环绕层状或针状骨膜反应。MRI：骨髓腔内不均匀长 T_1T_2 信号，边界不清，内可伴有出血及坏死囊变，瘤周水肿在抑脂 T_2WI 呈明显高信号。增强扫描肿瘤呈较明显不均匀强化。

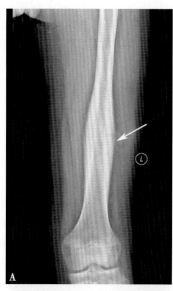

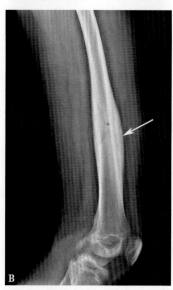

图 15-2-1　尤因肉瘤的 X 线片表现

男，15 岁。A、B. 股骨正侧面，左股骨骨干梭形膨大，见明显葱皮及层状骨膜反应（白色箭头）

2. 骨外尤因肉瘤　X 线对骨外 ES/PNET 无特异性。CT、MRI、PET/CT 扫描已成为评估疾病的常规方法，以确定及评估肿瘤的解剖位置、与周围组织/器官关系、确定分期、确定治疗方案及评价疗效。

（二）病理学特征

尤因肉瘤是高级别圆形细胞肉瘤，肿瘤形态多样，大部分由单一的小圆细胞构成，核圆形，染色质细腻，少量透亮或嗜酸性的胞质，细胞边界不清（经典型 ES）。有些肿瘤的瘤细胞较大，形状不规则，有明显的核仁（不典型 ES）。

尤因肉瘤病理学特征改变为发生在染色体 22q12 的 EWS 基因（EWSR1）与 ETS 基因家族多个基因（FLI1，ERG，ETV1，ETV4 及 FEV）的融合，其中 85% 的尤因肉瘤会出现特征性的 t（11；22）（q24；q12）基因易位，这种基因易位产生新的 EWS-FLI1 融合基因。另一个特征是细胞表面 MIC2（CD99）糖蛋白的强表达，CD99 表达情况可作为尤因肉瘤与其他儿童常见小圆细胞肿瘤鉴别诊断，包括非霍奇金淋巴瘤、横纹肌肉瘤、视网膜母细胞瘤和神经母细胞瘤。此外，尤因肉瘤常 Vimentin、PAS 表达阳性，Reticulin 蛋白表达阴性。在分子病理学上，骨与骨外尤因肉瘤并无明显差异。

二、治疗原则

尤因肉瘤的治疗主要依赖于多学科学组综合治疗意见。NCCN 推荐所有 ES 患者均应在基础治疗后，接受合适的局部治疗方式，后续联合辅助治疗。手术和放疗是 ES 主要的局部治疗手段。多种因素会影响局部治疗方式的选择，如年龄、部位、大小及局部侵犯范围。

根据初始病变范围，尤因肉瘤可分为局限性或转移性，预后大有不同，大约 75% 尤因肉瘤发现时病变局限。系列临床试验结果证实，经过合理的综合治疗，局限期尤因肉瘤生存可达 65%~75%（IESSI、IESSII、INT-0091、INT-154、AEWS0031），而初始转移的患者其 5 年 OS<30%。对局限性尤因肉瘤，根据远处转移风险不同，新辅助化疗后联合局部手术和（或）放疗是主要治疗方式。而转移性尤因肉瘤则以化疗为主，手术和（或）放疗则主要用于姑息减症。

目前针对尤因肉瘤的危险分层，尚无国际统一标准。在 2007 年 Cancer 发表的文章中，研究者将尤因肉瘤进行几个危险分层：低危组（年龄<14 岁，病变局限，非骨盆部位），中危组（≥14 岁，病变局限在骨盆），肺转移组及肺外转移组，5 年的 OS 分

别为 88.1%，64.9%，53.8% 及 27.2%。EICESS 92 中将局限的、肿瘤大于 100ml 定义为中危，而肿瘤体积大于 100ml 或出现转移定义为高危组。而在 EE 99 研究中，体积<200ml 或化疗反应好（残留癌细胞<10%）则被定义为中危组。目前认为，诊断时有无转移、初始肿瘤大小、肿瘤部位以及诱导化疗后肿瘤病理缓解率是重要的预后影响因素，并影响治疗决策。一些其他预后相关因素，如年龄、发热、LDH 的基线情况，一般并不用来指导个体化治疗。

（一）手术治疗

手术治疗的目的是最大限度提高局部控制率，减少由于化疗耐药引起的晚期复发。同时，术后病理能够对新辅助化疗后肿瘤反应进行充分评价。对于局限期 ES 来说，初始肿瘤的大小/体积是重要的预后因素，无关测量方法或治疗方式，大肿块（最大径>8cm 或体积>100ml）预后欠佳。然而，对于局限期肿瘤接受新辅助化疗后，进行局部切除的患者，其病理学反应率是最重要的预后相关因素，重要性超过初始肿瘤大小及肿瘤分级。化疗反应差的标准，通常认为病理残留癌细胞>10%，甚至有研究认为仅仅病理取得完全缓解才能定义为化疗反应好。

发生于骨/骨外软组织的 ES 手术依据 Enneking 分期选择不同的切除范围，目的是完全切除而非减瘤，基本切除原则详见总论。

（二）放射治疗

1. **治疗方式** 尽管尤因肉瘤对放疗敏感，但随着矫形手术技术的进步，以及放疗对儿童的远期影响，特别在诱发第二肿瘤及生长发育方面原因，导致单纯放疗的数量在过去的 30 年内逐渐减少。目前尤因肉瘤的根治性放疗仅推荐用于局部不能手术、或需要保留重要功能的患者。根治性放疗应在 VAC/IE 方案化疗 12 周或 VIDE 方案化疗 18 周时开始，照射剂量 45～60Gy（具体剂量示部位而定），大肿块可能需要剂量较高。精确的放疗技术，如调强放疗、立体定向放疗、质子放疗等能够避开正常组织而使 ES 患者进一步获益。

术后辅助放疗是目前尤因肉瘤主要的放疗方式。对于术后患者，只有肿瘤完全切除、边界足够，且对化疗反应性好时，无需补充放疗。通常术后放疗推荐用于手术切缘不足，但大肿块（最大径>8cm，或体积>100ml）、以及诱导化疗后病理反应不佳（细胞坏死率≥10%）者可考虑辅助放疗（仍有一定争议）。此外，EE 99 R1 研究显示，即使是化疗反应好的患者（残余细胞<10%），术后辅助放疗也能进一步提高局部控制率。对 ES 术后放疗的获益与风险，进行中的 EE 2012 临床试验也在进一步扩大样本量进行研究。

术前放疗不常规推荐于尤因肉瘤，但可考虑用于预期边缘切除的患者。放化疗后瘤床进一步缩退，能在术后更好地保存肢体功能。术前放疗 NCCN 推荐照射范围为初始可见肿瘤及周围 2cm 范围，照射剂量为 36～45Gy。EICESS 92 试验中，超过 40% 的患者接受了术前放疗，接受术前放疗的患者经联合治疗后，5 年的局部失败率仅为 6%，尽管 EFS 与其他局部治疗方式并无显著差异。该研究结果显示，肿瘤体积小、位于肢体局部控制率较好。在需要保留功能，手术切缘窄的情况下，术前放疗对局部控制率的提高有一定帮助。

在新辅助化疗后，采用手术对比放疗哪种局部治疗更具优势，尚不肯定。无论是手术或放疗或两者联合，在总生存和无瘤生存方面并无差异。在 CESS 86 试验中，尽管根治性手术联合/不联合放疗局部控制率（100% 和 95%）较根治性放疗好（86%），但因为术后高转移率，RFS 及 OS 并无明显获益。针对 CESS 81，CESS86，EICESS 92 号试验，共计 1058 例局限性尤因肉瘤患者的回顾性综合分析结果显示，手术联合/不联合放疗的局部失败（7.5%）较根治性放疗（26.3%）更少，与接受术前放疗组（5.3%）局部控制率类似。INT 0091 研究中，原发灶位于骨盆的患者，手术或单纯放疗的局部失败率类似（25%），联合术后辅助放疗则降低了局部失败（10.5%），但 5 年 EFS 三种方式并无差异。COG 系列回顾性研究结果（包括 INT-0091，INT-0154 和 AEWS0031 项试验）亦显示，根治性放疗其局部失败率高于手术联合放疗，但两组的远期效果并无差异。

以上结果显示，手术联合放疗在局部控制率上最佳，单纯放疗局部控制率似乎欠佳，但该结论有一定偏差。因在不同治疗方式患者人群选择存在偏倚，根治性放疗患者中预后不良因素通常更多，例如多用于大肿块、和（或）骨盆肿瘤。目前尚无随机对照研究来对比手术及根治性放疗疗效。对于局限期尤因肉瘤，到底选择哪种局部治疗手段最优，必须根据个体情况进行选择。

2. **放疗靶区设计及剂量** 根据初始诊断时及新辅助治疗后影像对比，推荐治疗前后使用 MRI 影像。放疗靶区的确定也基于系列临床试验结果。① 2003 年，发表在 NEJM，ES 标准化疗对比联合／不联合异环磷酰胺及依托泊苷的临床疗效研究中，局部治疗安排在化疗 12 周进行，根治性放疗照射靶区包括初始肿瘤周围 3cm 范围，剂量 45Gy，化疗后可见肿瘤给予 10.8Gy 后程推量。术后则给予亚临床区域（初始肿瘤及周围 1cm 区域）照射 45Gy，如有明显残留则局部按根治剂量照射。② 2009 年 INT 0154 研究中，根治性放疗给予初始肿瘤及周围 2cm 区域 45Gy 照射，后给予化疗后可见肿瘤 10.8Gy 推量照射。骨外肿瘤如诱导化疗后获得完全缓解，初始肿瘤及周围 2cm 区域给予 45Gy，后程予以肿瘤周围 1cm 区域推量 5.4Gy。如术后肿瘤残留或切缘近（足够切缘定义：骨：1cm；脂肪及肌肉：5mm；面部：2mm），给予初始肿瘤及周围 2cm 范围照射 45Gy，近切缘部位或阳性切缘推量至 50.4Gy。如肿瘤能够完全切除，不进行放疗，无论初始肿瘤大小或坏死程度。

NCCN 关于具体靶区勾画推荐见表 15-2-1。

表 15-2-1 尤因肉瘤推荐靶区勾画定义

靶区定义	说明
GTV1	初始可见肿瘤（新辅助化疗前）
GTV2	新辅助化疗后可见肿瘤范围
CTV1	GTV1 外放 1～1.5cm
CTV2	GTV2 外放 1～1.5cm
PTV1	CTV1 外放 0.5～1cm（GTV1 外放 2.0～2.5cm）
PTV2	CTV2 外放 0.5～1cm（GTV2 外放 1.5～2.0cm）

照射剂量：

根治性放疗：根治性放疗剂量一般为 55～60Gy，其中 PTV1 45Gy，后程 PTV2 推量至 55.8Gy 或以上。如化疗反应率<50%，则需推量至 60Gy。

术前放疗：照射区域为初始可见肿瘤外放 2cm 范围，放疗剂量：36～45Gy。放疗结束后 4 周进行手术切除。

术后放疗：靶区基本定义同上表。术后放疗应在术后 60 天内进行。如手术为 R0 切除，但化疗反应差（术后切除标本存在≥10% 的残留癌细胞），或 R1 切除但化疗反应好，推荐照射剂量 PTV1 45Gy。如 R1 切除且化疗反应差，或 R2 切除，PTV1 照射 45Gy 基础上，需推量至 55.8Gy。

常用照射分割模式：1.8～2Gy/F。

放疗技术：三维适形放疗技术是标准放疗技术，调强技术剂量分布更为均匀。质子放疗对于某些部位，比如椎旁肿瘤的治疗可能具有优势。

同期化疗：关于尤因肉瘤的同期化疗，目前相关证据较少。在 CESS 86 中，常规分割模式放疗时，未行同期化疗。而在超分割模式时，同期进行 VACA/VAIA 化疗，其长期生存与常规分割类似。2001 年 Cancer 上针对 43 例软组织肉瘤患者，其中包括 10 例尤因肉瘤，在放疗同时给予单药异环磷酰胺化疗，结果显示严重的 4 级血液学毒性反应发生率为 22%，9 例患者发生 3 度皮肤反应。在 14 例接受术前放化疗的患者中，2 例（14%）术后病理完全缓解，6 例（43%）细胞坏死率超过 90%，但并未见到长期局部控制率与生存报道。2016 年红皮杂志上对儿童和青少年放疗后 3～4 级毒性反应进行分析，结果显示，尤因肉瘤、同期化疗及总的放疗剂量对严重毒性反应有意义。

3. 放疗副反应 与其他肿瘤相比，尤因肉瘤因常发生于儿童，放疗最明显的不良反应是生长发育障碍（肿瘤发生于骨干骺附近）与生殖功能受损。一般儿童骺板 14～16 岁闭合，放疗可致骺板早期闭合，引起生长发育障碍，这种影响在下肢较上肢更大。按照 Lew's 观察，放射治疗适用于所有年龄组的上肢肿瘤，下肢肿瘤的放射治疗则适用于年龄较大的儿童及成人。骨盆是中轴骨与下肢骨骼的连接部分，对于儿童骨盆肿瘤患者，患肢生长发育受限是不可回避的问题。

此外，当肿瘤受照部位与生殖部位较近时，生殖系统不可避免受到一定辐射。睾丸的耐受剂量很低，少量照射即可引起不育，应尽可能保护好睾丸。放疗定位时即要求睾丸、阴茎偏向健侧，放疗中应注意限制总剂量，同时尽量不合并化疗或尽量限制化疗药物的剂量，尽可能减少放疗损伤。

（三）化疗原则

系统化疗，特别是多药联合化疗极大提升了尤因肉瘤的治疗效果，局限期尤因肉瘤的治愈率由 20 世纪 70 年代的 20% 提高至 65%～75%，即使肺转移患者 EFS 率也达到 30%～50%，但骨或骨髓转移者 EFS 率低于 20%。

1. 常用化疗方案 所有尤因肉瘤患者建议先行新辅助化疗，在局部手术或放疗后继续行辅助化疗以巩固疗效。但欧美推荐化疗用药有所不同。NCCN 推荐新辅助化疗首选 VDC/IE 方案，即长春新碱＋多柔比星＋环磷酰胺，交替使用异环磷酰胺＋依托泊苷（12～24 周）。术后辅助化疗的持续时间为 28～49 周（Ⅰ类证据），具体取决于给药剂量和组合方案。欧洲则推荐对化疗反应好或接受放疗的小肿瘤患者，主要采用长春新碱＋异环磷酰胺＋多柔比星＋依托泊苷（VIDE）方案，其次是长春新碱＋放线菌素＋环磷酰胺（VIC）方案及长春新碱＋放线菌素＋异环磷酰胺（VIA）方案。

尤因肉瘤的化疗方案的确定主要来自于一些重要的临床研究结果。

IESS-Ⅰ对比了 VAC 与 VACA 方案，结果提示加入多柔比星可进一步提高生存获益（5 年无病生存率分别为：VAC 组：24%，VACD 组：60%）。IESS-Ⅱ进一步使用强化 VACD 方案，其 5 年无病生存率为 68%，而标准剂量的 VACD 方案为 48%。INT-0091 研究则对比发现，局限期 ES 在 VDC 基础上，加入／不加入 IE 方案化疗，其 5 年无病生存率分别为 54% 与 69%。近年来的 AEWS0031 研究进一步比较了不同间隔的 VDC/IE 方案，结果提示在间隔 3 周组与间隔 2 周组，其 5 年无病生存率分别为 65% 和 73%，而毒性反应并无明显差别。因此，在北美，推荐化疗使用短间隔 VDC/IE 方案。

在欧洲，CESS 81 研究显示，使用 VACD 方案化疗，5 年 OS 55%，小肿瘤（<100ml）预后更好（5 年 OS 80%）。CESS 86 研究对于大肿瘤（高危组），将环磷酰胺更换为异环磷酰胺，结果显示 10 年 DFS 为 51%，而中危组（肿瘤<100ml）常规使用 VACD 方案，10 年 DFS 52%。提示 VAID 对高危患者疗效更佳。EICESS 92 研究则针对肿瘤<100ml 者，随机接受 VAID 或 VACD 方案化疗；肿瘤≥100ml、伴／不伴转移患者随机接受 VAIA 及 EVAIA（增加依托泊苷）化疗，结果显示，在中危组，5 年 DFS 两组之间无明显差异，而 VACA 组血液学毒性较高；高危组中，依托泊苷的加入可使患者的死亡风险降低 15%，肿瘤相关事件发生率减少 17%。认为依托泊苷对高危患者有生存获益。2013 年发表的 EE 99-R1 研究结果则显示，对于局限期诱导化疗反应好或肿块体积<200ml 的 ES 来说，在经过 6 周期 VIDE 诱导化疗及局部治疗后，经 1 周期的 VAI 辅助化疗，对比 VAI 和 VAC 方案分别继续辅助化疗 7 周期，结果显示：两组 3 年 EFS 及 OS 均无显著差异，由于治疗毒性，治疗方案变更率在 VAI 组中更显著（7% vs 1%）。VAC 组中血小板减少更常见（45% vs 35%），但 2～4 级急性肾小管毒性反应发生率小于 VAI 组（16% vs 31%）。该研究得出结论：在中危 ES 中，环磷酰胺可以作为替代异环磷酰胺的辅助化疗用药。

2. 复发或转移性尤因肉瘤化疗　复发或转移性尤因肉瘤患者预后较差，但部分患者通过系统化疗仍能得到较好的生存，尤其是化疗后原发肿瘤坏死率超过 90% 者、局限性肺转移化疗后达完全缓解的患者。肺外转移则预后较差，近十年都处于治疗困难、预后不佳的境地，目前尚无统一的治疗建议。NCCN 指南推荐长春新碱＋阿霉素＋环磷酰胺（VAC 方案）为转移性尤因肉瘤首选一线治疗方案；VAC/IE（长春新碱＋阿霉素＋环磷酰胺，交替使用异环磷酰胺＋依托泊苷）、VIDE、VIA 方案作为备选方案。在晚期尤因肉瘤中 VAC/IE 疗效不优于 VAC。在二线治疗中，拓扑替康、伊立替康、CBP、替莫唑胺、吉西他滨、多西他赛等药物具有一定疗效。

NCCN 推荐对于复发或难治性尤因肉瘤患者，参加临床试验或化疗联合放疗。大剂量化疗续以干细胞支持治疗目前仍存争议，多数研究报道生存率为 20%～30%。国内有学者使用环磷酰胺＋羟基喜树碱或三氧化二砷为主的二线方案治疗进展期尤因肉瘤，取得较好的临床疗效。目前使用长春花碱和塞来昔布联合 VDC/IE 方案治疗以及白消安联合美法仑的大剂量疗法正在研究中。

3. 靶向治疗　靶向药物在复发／难治或转移性尤因肉瘤中正在进行早期临床研究。胰岛素样生长因子 1（IGF1）受体的抗体具有潜在活性，单药或联合 mTOR 抑制剂均显示出部分活性。但此类药物治疗反应维持时间短，目前尚缺乏成熟的生物标志物筛选优势人群。PARP 抑制剂单药或联合化疗正在进行相关临床研究。

成人尤因肉瘤治疗基本原则与儿童相似。然而，对于老年人治疗时的耐受性需纳入考虑。骨外 ES 与骨 ES 治疗的基本原则相同，所有患者应接受系统化疗，大部分患者需要接受术后辅助放疗，仅一些表浅的病灶可能例外。

三、预后因素

多种因素与尤因肉瘤预后相关：①远处转移：初始诊断时是否存在远处转移是影响 ES 预后的关键因素。无转移者 5 年生存率 60%～70%，发生转移的患者仅 20%，复发或难治型则不足 10%。仅有肺转移患者较骨或骨髓转移者预后为好；②肿瘤部位：肿瘤局限的情况下，位于肢体的预后较位于中轴部位（如肋骨、锁骨、骨盆、脊柱、头皮、颅骨或胸骨）的预后更好，可能与肢体肿瘤手术易于完全切除有关。原发于骨盆的 ES 预后最差，5 年生存率为 21%，其他部位则约 46%；③肿瘤体积：小于 100ml 时，3 年无瘤生存率 80%，大于 100ml 者仅为 32%。EE99 R3 研究则显示，原发肿瘤体积>

200ml 是预后不良因素；④化疗反应：肿瘤化疗反应好（反应率>90%），预后远较反应差者好，3 年无瘤生存分别为 79% 和 31%；⑤外科手术边缘：手术切除边缘如仍有存活肿瘤细胞的预后较差。Sluga 等研究发现，广泛切除术后患者的 5 年生存率为 60%，而边缘手术或瘤内手术患者的生存率为 40%；⑥其他：出现发热、体重减轻、贫血，以及血清乳酸脱氢酶（LDH）升高（>170U），血沉快，白细胞计数显著升高，通常提示预后不佳。在初始症状出现至明确诊断<3 月时，LDH 的升高与生存降低呈指数关系，且常预示存在远处转移。既往研究曾认为表达 EWS/FLI1 融合基因其预后较其他类型好，而近期研究表明，融合基因的亚型与预后并无相关。

第三节 横纹肌肉瘤

一、概述

横纹肌肉瘤（rhabdomyosarcoma，RMS）是一种起源于横纹肌细胞或向横纹肌细胞分化的间叶细胞的恶性肿瘤，其发病率占恶性软组织肿瘤的 10%~20%。在成人和儿童 / 青少年所有的软组织肉瘤发病率中分别占 3% 和 50%。好发年龄 19 岁以下，2/3 的病例发生在 6 岁以下儿童，10~14 岁占 20%，15 岁以上占 13%，男女发病率为 1.4:1。目前发病原因尚不清，可能与遗传因素有关。

根据肿瘤的临床特点、光镜形态、细胞和分子遗传学特征，WHO 2013 分类中将 RMS 分为：胚胎型（ERMS）、腺泡型（ARMS）、多形细胞型、梭形细胞 / 硬化性 4 种类型。预后较好的类型包括胚胎型 / 葡萄状 / 梭形细胞横纹肌肉瘤，腺泡型 / 未分化型 / 多形性横纹肌肉瘤预后较差。不同的亚型其特点有所不同。

（一）临床特征

RMS 可发生于身体各部位，好发部位与组织学类型和年龄相关。最常见于头颈部：非脑膜旁约占 10%；眼眶占 9%，脑膜旁（包括乳突、中耳、鼻腔、鼻咽腔、颞下窝、翼腭窝、鼻旁窦、咽旁间隙）占 16%，泌尿生殖系统占 24%、其次为四肢占 19%，其他约占 22%。

RMS 区域淋巴结转移率根据原发灶部位有所不同，眼眶部位的淋巴结受累概率约 1%；四肢部位的淋巴结转移率约 20%，如有疑似转移的淋巴结，必须取样或行前哨淋巴结活检。常见转移部位为腹股沟区淋巴结；睾丸旁约 20%~30% 的患者出现腹膜后及主动脉旁淋巴结转移，膀胱及前列腺的患者约 20%~40% 有盆腔淋巴结受累。RMS 诊断时约有 25% 的患者发生远处转移，常见的转移部位为：肺、骨、骨髓。

（二）影像学表现

影像学表现缺乏特异性，常需与神经鞘瘤、平滑肌瘤、横纹肌肉瘤、多形性未分化肉瘤等鉴别（图 15-3-1）。

（三）病理学特征

很多免疫组化标志物被用于横纹肌肉瘤的诊断，但其敏感性和特异性差异很大。结蛋白、MSA 敏感性好，但特异性欠佳。肌红蛋白为特异性标志，但并不敏感。肌节 α- 肌动蛋白是特异性标记。肌调节蛋白，主要为 MyoD1 表达，及肌细胞生成素，可作为各亚型的良好标记，敏感性和特异性好。

（四）各亚型特点

胚胎性横纹肌肉瘤（ERMS）：具有胚胎性骨骼肌表型和生物学特征。为 RMS 中最常见的发病类型，75% 发生在 2~6 岁儿童，预后较好。分子生物学特点为 11p15.5 杂合性缺失。

腺泡状横纹肌肉瘤（ARMS）：为原始的、细胞学类似淋巴细胞的圆形细胞恶性肿瘤，瘤细胞部分显示骨骼肌分化，组织学上以瘤细胞形成腺泡状结构为特征。遗传学上，多数 ARMS 含有 t(2；13)（q35；q14）易位，导致 PAX3 与 FKHR 基因融合。该型发病约占 RMS 的 31%，仅次于 ERMS，可发生于任何年龄，但多见于 15~19 岁的青少年。好发于四肢深部软组织，也可见于头颈部、躯干、会阴、盆腔及腹膜后等部位。

多形性横纹肌肉瘤（PRMS）：高度恶性，几乎只发生于成年人，男性多见，儿童罕见。由具有骨骼肌分化的奇异多边形、圆形和梭形细胞构成，不存在胚胎性或腺泡状肉瘤成分。最常见于四肢骨骼肌，尤其是大腿。其次易发生于腹膜 / 腹膜后，胸壁 / 腹壁，精索 / 睾丸及上肢，预后最差。

梭形细胞 / 硬化性罕见，组织学硬化性 RMS 具有特征性的星系样表现。免疫组化模式不同于其他类型，MyoD1 弥漫强阳性，肌细胞生成素局灶弱阳性。

二、治疗原则

RMS 治疗取决于危险度分组，而疾病分期（表 15-3-1）与分组（group）（表 15-3-2）决定了危险

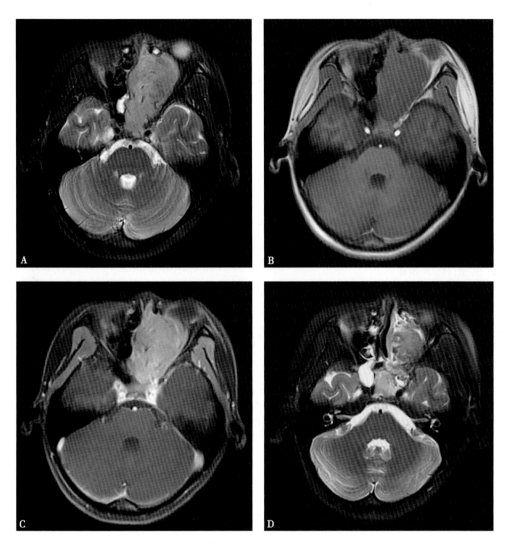

图 15-3-1 左侧鼻窦腺泡状横纹肌肉瘤磁共振影像

A. T_2WI；B. T_1WI，示左侧鼻窦肿块主要呈长 T_1 长 T_2 信号，其内散在斑点样短 T_1 短 T_2 出血信号；C. 增强 T_1WI，显示病灶不均匀明显强化；D. T_2WI，放疗后 1 月复查，左侧鼻窦病灶明显缩小

表 15-3-1 横纹肌肉瘤治疗前分期系统

分期	原发肿瘤部位 [a]	T 分期 [b]	肿瘤大小	区域淋巴结	远处转移
1	预后良好部位	T1 或 T2	任何大小	N0 或 N1 或 NX	M0
2	预后不良部位	T1 或 T2	a，≤5cm	N0 或 NX	M0
3	预后不良部位	T1 或 T2	a，≤5cm	N1	M0
			b，>5cm	N0 或 N1 或 NX	
4	任何部位	T1 或 T2	任何大小	N0 或 N1 或 NX	M1

a 预后良好的部位：眼眶、非脑膜旁头颈部、非膀胱 / 前列腺的泌尿生殖系统、胆道；

非预后良好的部位：膀胱 / 前列腺、四肢、脑膜旁、躯体、腹膜后。

b T1：肿瘤或最大径≤5cm，T1a：表浅，T1b：深部

T2：肿瘤或最大径>5cm，T2a：表浅，T2b：深部

Nx：不能评估淋巴结转移

N0：无区域淋巴结转移

N1：有区域淋巴结转移

度分组（表 15-3-3）。建议所有的 RMS 患者均应进入外科、内科、放疗科等学科组成的 MDT 讨论，接受手术、化疗、放疗等的综合治疗。以下治疗原则适用于 ERMS 和 ARMS，成人 PRMS 治疗方案与儿童相同（美国 COG 入组年龄为所有 51 岁以下患者）。

表 15-3-2　横纹肌肉瘤临床分组（ISRG）

分组	定义
Group I	局部病变完全切除，手术边缘无镜下残留；无区域淋巴结侵犯
Group II	局部病变肉眼切除：（A）切缘显微镜下残留（B）区域淋巴结侵犯，肉眼切除无镜下残留；（C）A 和 B
Group III	局部病变部分切除伴肉眼残留：（A）仅活检；（B）原发肿瘤肉眼切除＞50%
Group IV	诊断时出现远处转移：（A）影像学肿瘤扩散证据；（B）脑脊液、胸腔积液或腹水肿瘤细胞阳性或种植

表 15-3-3　横纹肌肉瘤危险度分组及预后（IRSG）

危险分组	组织学	治疗前分期	临床分组	5 年 EFS
低危	胚胎型	1	I III III	90%
	胚胎型	2,3	I II	
中危	胚胎型	2,3	III	65%~73%
	腺泡型	1,2,3	I II III	
高危	胚胎或腺泡	4	IV	＜30%

（一）手术治疗

由于手术后分组取决于手术切除程度，故肿瘤可完全切除者应先行手术治疗；若手术可能严重影响器官功能或致畸，则可先予化疗使肿瘤缩小后，再次评估是否采取手术。

头颈部肿瘤，手术可能影响器官功能或毁容时，不建议广泛切除。睾丸旁肿瘤的标准术式为经腹股沟睾丸及精索切除术，尽量避免经阴囊活检术。已行经阴囊活检的患者应手术切除所受累阴囊或针对所受累阴囊进行放疗（手术可能会破坏肿瘤淋巴结的正常转移途径，转移至阴囊而非腹股沟、腹膜后淋巴结）；睾丸旁肿瘤的主动脉旁淋巴结受累概率 20%~30%，故 10 岁以上儿童的应行同侧腹膜后淋巴结清扫；10 岁以下儿童如 CT 上有可疑淋巴结，也需行同侧腹膜后淋巴结清扫术。肢体（四肢及躯体）横纹肌肉瘤 50% 为腺泡型，淋巴结转移率约 20%~25%，位于肢体的、预后较差的横纹肌肉瘤，在不损害功能前提下可先行手术切除，当肿瘤位于四肢肌肉内时，扩大切除 0.5cm 即可，不必行完整间室切除。横纹肌肉瘤的外科原则一般不建议做减瘤手术，除非腹膜后肿瘤引起肠梗阻等并发症。

（二）放射治疗

放疗是 RMS 重要的局部治疗手段。新辅助化疗后同期放化疗，是不可切除肿瘤的标准治疗方案。术后放疗适用于肿瘤残留、切缘阳性、淋巴结转移及病理为腺泡型 RMS 患者。

发生于眼眶的 RMS，放化疗疗效不劣于手术，可首选放化疗。

关于 RMS 放疗介入的时机、放疗靶区和剂量设计，循证资料主要来源于过去 40 年间美国横纹肌肉瘤研究协作组（IRSG）的系列研究结果。

IRS-I 试验显示，RMS 患者的 5 年 OS 为 55%，其中眼眶部位 89%，泌尿生殖道 74%，头颈非脑膜旁 55%，脑膜旁及肢体 47%，躯干 45%。Group I 组患者化疗联合放疗对比单纯化疗的 5 年生存率无显著差别，VAC 对比 VA 方案化疗，5 年生存率无显著差别；VA 方案化疗 2 年对比 1 年获得的 5 年生存率仍无显著差别，提示 group I RMS 患者术后无需放疗，仅需行 VA 方案化疗 1 年即可。

IRS-III 临床试验中，大部分患者在化疗第 6 周开始放疗，但脑膜旁肿瘤有颅底侵犯、中枢性瘫痪或颅内病变者，放疗则从化疗第 1 周开始。Group I 患者中预后较差的组织学类型（如腺泡型/未分化型）和 group II 组患者给予 41.4Gy/23F 照射，group III 组患者放疗剂量≤50.4Gy（需根据年龄及肿瘤大小不同而定），患者获得的 5 年生存率为 71%。

IRS-IV 试验针对放疗分割模式及剂量进行了研究，将所有 group III 组患者随机分为：超分割放疗组 59.4Gy/54 次（2 次/天）和常规放疗组 50.4Gy/28F，结果两种放疗分割模式对患者的局部无复发生存、区域无复发生存、无远处转移生存及总生存率均无差异，但脑膜旁 RMS 患者超分割放疗生存率更低。

基于以上研究结果，目前 RMS 放疗靶区勾画建议：GTV 为诱导化疗前可见肿瘤，GTV 外放 1cm 形成 CTV（CTV 不受病理影响，并需要在超过解剖屏障之处收回），CTV 外放 0.5cm 形成 PTV。

放射治疗的原则和剂量：低危患者完整切除，切缘阴性无需放疗，但如果手术时间推迟了，即使完整切除，也要给予 36Gy 照射；镜下手术切缘阳性但淋巴结阴性者照射 36Gy，阳性淋巴结完全切除后需照射 41.4Gy，未切除照射剂量 50.4Gy。原发在眼眶部位且肿瘤残留的要给予 45Gy 照射，非眼眶原发肿瘤有肉眼残留患者需放疗 50.4Gy。中高危组患者完整切除、切缘阴性者照射 36Gy，镜下切缘阳性或阳性淋巴结完全切除后照射 41.4Gy，肉眼残留者则需照射 50.4Gy。

儿童 RMS 很少出现区域淋巴结转移，故一般不做引流区预防照射。但淋巴结确有转移时需要照射引流区，清扫术后放疗 41.4Gy，根治放疗则给予 50.4Gy。

放疗的时机目前尚无统一标准。IRS-V 研究放疗从化疗的第 4 周开始，而 IRS-VI 中放疗从化疗的第 12 周才开始，两个研究放疗剂量相同，但放疗介入的时间对预后的影响尚未得到结果。因此放疗时机的把握，需要根据患者危险度做分类，高危者化疗为主，放疗可相对滞后，但需要注意脑膜旁肿瘤侵犯颅内者应尽早开始放疗。

目前推荐放疗时机：推荐脑膜旁肿瘤侵犯颅内者第 0 天开始放疗，低危组第 13 周开始放疗，因为都是胚胎型，且大部分为 group I & II，即使是 group III 对化疗也很敏感，可以先化疗使肿瘤缩小后再放疗；中危组第 4 周开始放疗，原因是中危组无转移，局部控制更加重要；高危组第 20 周放疗原发部位；第 47 周放疗转移灶。

（三）化疗原则

化疗是横纹肌肉瘤的重要治疗手段，VAC（长春新碱、放线菌素 D、环磷酰胺）是目前 RMS 的首选及标准方案。低危患者一般 VAC 方案化疗 24 周；中危患者化疗 42 周（表 15-3-4），高危患者多采用 VDC 与 IE 方案每 2 周交替化疗（表 15-3-5）。

美国儿童肿瘤协作组（COG）和 IRSG 的系列研究，针对 RMS 的化疗方案、化疗周期及有效人群做了积极探索（表 15-3-6），结果如下：

1. **IRS-I** group II 患者放疗联合 VAC 化疗 2 年对比 VA 方案化疗 1 年，两组的 5 年总生存无差异（70% vs 73.1%）；group III、IV 组患者，放疗 +VAC 化疗 2 年对比放疗 +VAC+ 阿霉素化疗 2 年，5 年总生存无显著差异。

2. **IRS-II 研究** 对比 group I 组胚胎型患者，VAC 化疗 2 年与 VAC 化疗 1 年，5 年总生存率无差异（85% vs 84%）；group II 组胚胎型患者，放疗 +VAC 化疗 1 年对比放疗 +VA 化疗 1 年，5 年总生存率无差异（66% vs 65%）；group III、IV 组患者，放疗 +VAC 重复脉冲化疗 2 年与放疗 +VAC+ 阿霉素重复脉冲化疗 2 年相比，5 年总生存率亦无未显示出差异。

3. **IRS-III 研究** 对预后较好的 group I 胚胎型患者，单纯 VA 方案化疗 1 年获得的 5 年总生存率 93%；group II 组胚胎型患者，放疗 +VA 方案 + 阿霉素化疗 1 年，并未获得更好的 5 年总生存率。group II 睾丸旁及 group II、III 组眼眶、非脑膜旁患者，放疗 +VA 化疗 1 年，分别获得 81% 及 91% 的 5 年生存率。Group I、II 组预后较差的组织学类型，在 VAdrC-VAC 方案（放线菌素与阿霉素交替使用）

表 15-3-4　中危患者放化疗安排

周数	1	2	3	4	5	6	7	8	9	10	11	12	13	14	15
药物	V	V	V	V	V	V	V	V	V	V	V	V	V		评估
	A			A									A		
	C			C			C			C			C		
						放疗									

16	17	18	19	20	21	22	23	24	25	26	27	28	29	30
V	V	V	V	V	V	V	V	V	V	V	V	V		评估
A			A			A			A			A		
C			C			C			C			C		

31	32	33	34	35	36	37	38	39	40	41	42	43
V	V	V	V	V	V	V	V	V	V	V	V	评估
A			A			A			A			
C			C			C			C			

表 15-3-5 高危患者化疗安排

周数	1	2	3	4	5	6	7	8	9	10	11	12	13	14
药物	V	V	I		V	V	I		V	V	I		评估	
	D		E		D		E		D		E			
	C				C				C					

表 15-3-6 化疗药物名称及用法用量

简写	药物	年龄	剂量及给药方式
V	长春新碱	<1 岁	0.025mg/kg ivgtt
		≥1 岁并<3 岁	0.05mg/kg ivgtt（最大剂量 2mg）
		≥3 岁	1.5mg/m² ivgtt（最大剂量 2mg）
A	放线菌素 D	<1 岁	0.025mg/kg ivgtt
		≥1 岁	0.045mg/kg ivgtt（最大剂量 2.5mg）
D	多柔比星	<1 岁	1.25mg/kg ivgtt 连用 2 天
		≥1 岁	37.5mg/m² ivgtt 连用 2 天
C	环磷酰胺	<3 岁	40mg/kg ivgtt
		≥3 岁	1200mg/m² ivgtt
I	异环磷酰胺	<1 岁	60mg/kg ivgtt 连用 5 天
		≥1 岁	1800mg/m² ivgtt 超过 1 小时连用 5 天
E	依托泊苷	<1 岁	3.3mg/kg ivgtt 连用 5 天
		≥1 岁	100mg/m² ivgtt 超过 1-2 小时连用 5 天

应用环磷酰胺及异环磷酰胺期间要连用美司钠保护膀胱及肾脏；

基础上，加入顺铂提高了患者 5 年总生存率，而其他 group Ⅲ、Ⅳ 组患者，放疗 +VAC 化疗 2 年、放疗 +VAdrC-VAC+ 顺铂化疗 2 年、放疗 +VAdrC-VAC+ 顺铂 +VP16 化疗 2 年，三组间 5 年总生存率均无差异，提示对于预后较好的病理类型、部位及分期较早的患者，化疗可以缩短至 1 年且无需使用环磷酰胺。

4. IRS-Ⅳ 中 除了预后较好的眼眶及睾丸旁 RMS 患者，采用 VA 方案化疗外，其余患者随机分为 VAC vs VAI vs VIE（I：异环磷酰胺；E：足叶乙苷），结果显示不同的化疗方案对预后无影响。

5. 进行中的 IRS-Ⅴ 及 IRS-Ⅵ 根据患者风险因素，将低、中、高危组患者，在 IRS-Ⅴ 中采用 VAC、VAC+ 托泊替康、伊立替康 +VAC 方案化疗，在 IRS-Ⅵ 中采用 VAC 序贯 VA 方案化疗（不同周期）、VAC 化疗、VAC/VI（长春新碱 + 伊立替康）交替及 Ⅵ 方案 6 周后 VAC 与 IE 方案每两周交替，结果尚

未报道。

与儿童横纹肌肉瘤相比，成人横纹肌肉瘤具有以下特点：①发病率低，研究相对较少，目前尚无统一的标准治疗方案。化疗原则与儿童相同，总有效率 85%。有报道显示成人 RMS 以异环磷酰胺为基础的化疗耐受性更好。②较儿童更易发生在预后不良部位、易出现淋巴结受侵和远处转移和，腺泡状和多形型亚型多见。③预后差。成人 RMS 的 5 年总生存率仅 27%。

三、预后因素

临床分期、肿瘤部位、手术与否、危险程度等均是影响 RMS 预后的重要因素。此外，腺泡型、胚胎型的多倍体肿瘤预后优于二倍体，腺泡型发生细胞基因转位突变 t(2；13)，则预后极差，ALK 基因拷贝数的增高与胚胎性横纹肌肉瘤的高转移率及低 5 年总生存率相关。

第四节　未分化多形性肉瘤

一、概述

未分化多形性肉瘤（undifferentiated pleomorphic sarcoma，UPS）即恶性纤维组织细胞瘤（malignant fibrous histiotoma，MFH）。1963 由 Ozzello，O'Brien 和 Stout 最早认识恶性纤维组织细胞瘤，20 世纪 80 年代报告是最常见的软组织肉瘤类型，是指一组具有席纹状或车辐状排列生长方式、由组织细胞分化而来的软组织肿瘤，约占软组织肉瘤的 40%。但随着免疫组化、电镜等技术的出现和认识的不断深化，MFH 的概念发生了很大变化，超微结构研究对肿瘤细胞起源于组织细胞观点，既有支持也有否定，免疫组化显示肿瘤表型与纤维母细胞而非组织细胞更加一致。现认为 MFH 是一种定义不明确的组织细胞形态分化。2002 年 WHO 软组织肿瘤分类中，认为"未分化多形性肉瘤"是 MFH 的本质，有人认为 MFH 这类疾病根本就不存在。MFH 是否可归类入其他特殊类型疾病，很大程度上依赖于多形性肉瘤占多大比例，但该比例并无统一意见，近年来有研究建议 30%～70%。因 MFH 已被病理和临床所熟知，在过渡阶段可同时使用这两个术语交接。UPS 的分期、分级详见总论。

未分化多形性肉瘤发病因素不详，一部分（<2%）发生在受过放疗的部位，极少数病变发生在慢性溃疡或瘢痕部位。UPS 40 岁以上成人多见，儿童罕见。好发于下肢，尤其是大腿，其次是上肢和腹膜后。绝大部分 MFH 属于高级别肿瘤，局部复发率为 19%～31%，转移率为 31%～35%，5 年总生存率为 65%～70%。局限在皮下组织的肿瘤约 10% 可发生转移，深部者约 40% 出现转移。常见的转移部位是肺（90%）、骨（8%）和肝（1%）。局部淋巴结转移不常见，发生率约 4%～17%。肢体远侧发病者较近侧的预后好；位置表浅、肿瘤直径≤5cm、低分级者预后好；预后最差的是肿瘤位于腹腔、腹膜后及头颈部。

UPS 具有某些共同的形态特点，如多形性和席纹状排列方式。新的 WHO 软组织肉瘤分类将重新定义后的 MFH/UPS 分为三种亚型：未分化高级别多形性肉瘤 / 多形性恶纤组、伴有巨细胞的未分化多形性肉瘤 / 巨细胞性恶纤组、伴有明显炎症反应的未分化多形性肉瘤 / 炎症性恶纤组。原来的黏液性 MFH 被归入纤维母细胞 / 肌纤维母细胞肿瘤，命名为黏液样纤维肉瘤。血管瘤样 MFH 归入软组织肿瘤不能确定分化方向类，命名为血管瘤样纤维组织细胞瘤。

（一）影像学表现

UPS 常见于四肢，下肢多见，也可见于躯干、头颈部等，主要表现为不规则、分叶状软组织肿块，可伴有出血、坏死、钙化，侵犯骨质时可引起骨质破坏或骨膜反应。一般界限较清楚，密度不均匀。增强扫描呈不均匀强化。MRI 可以清楚显示肿瘤体积、水肿区及周围组织的关系，决定手术切除边缘。MFH 需要与脂肪肉瘤和滑膜肉瘤进行鉴别（图 15-4-1）。

（二）病理学特征

UPS 具有席纹状或车辐状排列生长的特征，在免疫组化方面，所有未分化肉瘤均为排他性诊断，并无特异性标记。MFH 临床参数与遗传学异常关系研究显示，超过 80% 的 MFH 与 1p31、1q21-22、17q23qter、20q9q31、5p14-pter 和 7q32 扩增相关，大约 50% MFH 可见 9q21、10p、11q23qter 及 13q10-q31 缺失。其中，7q32 扩增可能是提示转移和生存差的相关因素，且该区域扩增在其他癌症中很少见，研究者建议可将其作为 MFH 独立预后因素。

（三）各亚型特征

不同亚型的 UPS 其临床特点相同。未分化高级别多形性肉瘤 / 多形性恶纤组大部分为局限性、膨胀性生长的肿物，可有假包膜。组织病理上表现为细胞和细胞核有明显多形性，常伴有奇异型肿瘤巨细胞，并混合有数量不等的梭形细胞和圆形组织细胞样细胞。常有席纹状结构和间质慢性炎细胞浸润。

伴有巨细胞的未分化多形性肉瘤 / 巨细胞性恶纤组是由梭形、圆形或破骨细胞样巨细胞混合构成的多结节肿瘤。巨细胞是该肿瘤的特征性标记，这些细胞和正常破骨细胞相似，但通常不伴有骨样基质，核倾向于高级别。此类型 MFH 根据有限的研究资料显示，其预后与普通类 MFH 基本相当。

伴有明显炎症反应的未分化多形性肉瘤 / 炎症性恶纤组则具有明显的组织细胞和炎症细胞浸润，非常少见，几乎仅发生于腹膜后，伴有显著的黄瘤细胞和中性粒细胞浸润。目前对此型肿瘤的分化了解仍然较少。就目前而言，伴有明显炎症反应的未分化多形性肉瘤 / 炎症性恶纤组预后较其他亚型为差。

发生于皮肤的多形性未分化肉瘤也称非典型

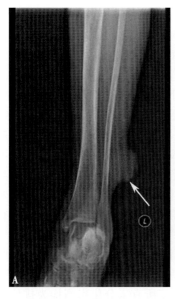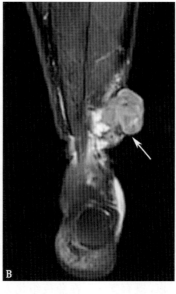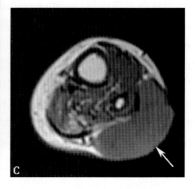

图 15-4-1 大腿多形性肉瘤影像学表现

女,68岁。A. 小腿正位片显示左小腿下段外侧皮下不均质软组织肿块影,邻近胫腓骨骨质未见异常;
B. T₂WI冠状位显示小腿外侧皮下不规则且不均匀高信号软组织肿块,界限尚清楚,有分叶;C. T₁WI轴位
显示小腿外侧皮下等信号边界清楚软组织肿块

纤维黄色瘤,通常发生在日光损伤的皮肤,尤其老年人的日光暴露处的皮肤,发生部位表浅,通常预后较好。在该病的发病机制中,日光或放疗等相关辐射是强致病因素。大多数病例中,暴露于辐射到出现病变时间间隔≥10年,与辐射诱导肿瘤发生时间间隔相符。组织学上,大多数病变由特征性的怪异细胞排列成杂乱或不规则的束状外观,细胞出现多核或多形性,可见大量典型及非典型核分裂象,偶尔胞质中含有小的中性脂滴和抗淀粉酶PAS染色阳性物质。

二、治疗原则

(一)手术治疗

MFH的治疗需要多学科综合治疗,具有足够安全边界的手术切除是治愈局限期病灶的基本方式,分为病损内手术、边缘手术、广泛手术和根治性手术,根据手术切缘可分为R0、R1、R2切除,截肢术仅占5%左右。研究显示,86%患者切除边缘≤3cm时局部失败可达66%,而切除边缘>3cm时(包括区域淋巴结清扫及截肢术),局部复发率为27%。具体见总论。

根据Enneking分期决定手术时,大多数ⅠA期间室内浅表UPS,深部无明显粘连,可与皮肤关系紧密,肿瘤与正常组织之间界限较清晰。Ⅰ期浅表型UPS均可行根治性切除,局部复发率低。深部UPS周围有厚反应区,其内含卫星结节,有时可在正常组织内见到跳跃病灶,故深部Ⅱa期应首选根治性切除。处理复发性UPS时,Enneking主张将原分期升高一级对待。

(二)放射治疗

放射治疗的适应证MFH与其他软组织肉瘤类似,对于高级别、直径>5cm、位置深在的UPS,术前、术后放疗可以提高局部控制率。术后辅助放疗不推荐用于低级别、肿瘤表浅、直径≤5cm、行根治性切除的UPS。发表于Cancer的一项法国多中心研究报道显示,216例MFH患者在R0及R1切除后,其5年局部控制率、无远处转移生存及无疾病生存率分别为63%、63%和70%,其中36%接受术后辅助放疗,多因素分析显示AJCC分期Ⅲ~Ⅳ期、镜下残留、肿瘤深在、非黏液性以及年龄大于50岁是预后不良因素,高级别、肿瘤直径大于8cm是远处转移相关因素,而未行术后辅助放疗是唯一局部失败相关因素($P=0.0043$;RR,2.36;CI,1.46~3.83)。2002年,针对109例MFH回顾性分析结果显示:5年和10年的局部无复发率分别为39%和36%,多因素分析结果显示:肿瘤大小及放疗剂量(≥50Gy)是局部复发相关独立因素。55%患者接受辅助放疗,放疗区域包括术区及上下5~7cm范围及两侧2~3cm范围,放疗剂量50~60Gy。5年无复发生存率在单纯手术组为22.5%,手术+辅助放疗则为49.4%,但总体生存率两组并无明显差异。肿瘤<5cm、5cm~10cm、>10cm,

其 5 年无复发生存率分别为 62%、34% 和 16%（*P*=0.008）。

术前放疗在总论中已有提及，推荐用于所有中-高级别软组织肉瘤，术前放疗的急性毒性反应为切口并发症，发生率高于术后，但为可逆改变，而长期毒性反应低于术后放疗。术前放疗的靶区勾画原则及处方剂量：肿瘤 MRI 影像学和组织学关系显示：在 MRI T$_2$WI 图像上水肿区内有卫星病灶，概率为 90%。勾画 MRI-T$_1$ 增强图像显示的可见肿瘤为 GTV、在径向方向上加 1.5cm 边界、纵向上加 3cm 边界，包括 MRI-T$_2$WI 上的水肿区为 CTV，根据各单位摆位误差控制标准，CTV 加 0.5～1cm 边界作为 PTV。照射剂量为 50Gy/25F。

术后放疗靶区勾画原则及处方剂量：R0 切除患者，没有 GTV，在定位 CT 图像上还原手术区域为瘤床区域，在此区域径向方向上加 1.5cm 边界、纵向方向上加 4cm 边界、包括手术瘢痕及引流口位置为 CTV，根据各单位摆位误差控制标准，CTV 增加 0.5～1cm 边界为 PTV，该区域照射 45～50Gy/25F。局部加量区域为 CTV-boost，勾画原则在径向方向上同 CTV，在纵向方向上只在手术区域的基础上增加 2cm 边界，CTV-boost 加 0.5～1cm 边界为 PTV-boost，该区域加量照射至 60Gy/30F。

（三）化疗原则

UPS 淋巴结转移率低，约在 2.5%～17%，最常见的转移部位是肺（90%），其次为骨（8%）。有文献报道采用术前新辅助化疗对于未分化肉瘤缩小瘤体、减少术后复发及远处转移有一定的疗效，但不能排除患者对化疗无效，可能导致出现远处转移而丧失手术机会。因此，新辅助化疗不作为常规推荐。术后辅助化疗多推荐用于复发术后、手术未达安全边界等患者。一线推荐药物为蒽环类和异环磷酰胺；二线药物为吉西他滨和多西他赛。对于化疗不敏感的患者不推荐三线以上化疗。2015 年，Movva S 等针对Ⅲ期 STS 化疗模式研究结果提示，化疗对 UPS 生存获益明显（与未经化疗患者相比，中位生存时间为 77.8m vs 49.1m）。目前有关于哺乳动物类雷帕霉素靶蛋白的临床研究正在进行。

第五节　脂肪肉瘤

一、概述

脂肪肉瘤（liposarcoma，LS）占软组织肉瘤的 20%，占腹膜后肿瘤的 50% 以上，是成人常见的软组织肉瘤之一。男女比例基本相等，中位发病年龄 56 岁，组织学类型、位置及治疗方式影响脂肪肉瘤的治疗结果。

脂肪肉瘤发病机制尚不明确，与基因改变、辐射暴露、化学物质等相关。家族综合征 Li-Fraumeni syndrome 主要由 *TP53* 基因突变导致，与软组织肉瘤的发病有关。

脂肪肉瘤包含若干亚型，其组织学、生物学、细胞遗传学及分子生物学检测结果各不相同，脂肪肉瘤的亚型就代表了肿瘤的分级和生物学行为。2002 年后，WHO 软组织肿瘤分类主要分为非典型的脂肪肉瘤 / 分化良好型脂肪肉瘤（atypical lipomatous tumor/well-differentiated liposarcoma，ALN/WDL）、去分化型脂肪肉瘤（dedifferentiated liposarcoma）、黏液样 / 圆形细胞脂肪肉瘤（myxoid liposarcoma，MLS）、多形性脂肪肉瘤（pleomorphic liposarcoma）、混合型脂肪肉瘤五类。各亚型组织学分级见总论表 15-1-3。其中，分化良好型脂肪肉瘤最常见，黏液样脂肪肉瘤亚型容易转移、且肺转移多见；多形性脂肪肉瘤侵袭性高，局部复发率达 37%、远处转移达 41%；去分化型脂肪肉瘤具有局部复发倾向，远处转移罕见。

（一）影像学表现

脂肪肉瘤好发于四肢、臀部、腹膜后等深部组织，大小范围较大。一般呈分叶状或结节样，可有假包膜。根据脂肪分化程度不同其影像表现有区别。在 X 线片上主要根据瘤内不同结构和所含脂肪成分的比例不同而有不同表现。CT 检查较平片敏感。分化好者含成熟脂肪成分，影像表现典型，肿块密度较低，CT 表现为脂肪低密度，MRI 表现 T$_1$、T$_2$ 双高信号，内可见低信号分隔。分化差者可不含有成熟脂肪组织，可以发生黏液变性，且常伴侵袭性改变，影像表现不典型，CT 表现为混杂密度影，可无脂肪低密度影，形态不规则，边界不清晰，常伴出血坏死等改变，MRI 表现为不均匀的长 T$_1$ 长 T$_2$ 信号，内出血坏死，周围软组织水肿，增强呈不均匀明显强化。由于分化差的脂肪肉瘤表现缺乏特异性，需要和纤维肉瘤或其他黏液变性肿瘤相鉴别（图 15-5-1）。

（二）病理学特征

通常寻找到脂母细胞是各种脂肪肉瘤的标志，但必须强调，仅出现脂母细胞不能诊断脂肪肉瘤，也不是脂肪肉瘤所必需的，如硬化型 ALN/WDL 几乎没有脂母细胞。整体的组织结构和细胞成分是诊断的重要因素。免疫组化中，肿瘤细胞表达

S-100 蛋白，HMB-45 阴性可帮助鉴别形态相似的血管平滑肌脂肪瘤。在遗传特征上，ALN/WDL 和去分化脂肪肉瘤表达相似，有巨大染色体和环状染色体，具有 12q14-15 基因扩增，MDM2 和 CDK4 染色阳性，而去分化型脂肪肉瘤还有染色体 6q23 和 1p32 基因的扩增；黏液样脂肪肉瘤可见到 TLS-CHOP、FUS-CHOP、EWS-CHOP 等的基因融合。多形性脂肪肉瘤中可普遍见到 *P53* 突变，*MDM2* 的扩增，90% 可见融合基因 *TLS/CHOP*，这些分子的改变有助于预测预后及选择靶向治疗。

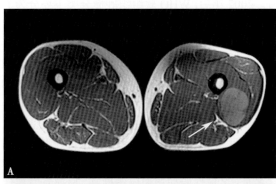
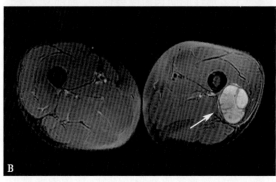

图 15-5-1　左侧大腿黏液样脂肪肉瘤 MRI 表现
男，62 岁。A. T_1WI；B. T_2WI 抑脂序列，显示左侧大腿外侧肌肉间隙椭圆形稍短 T_1 长 T_2 信号，边缘轻，内信号欠均匀，伴较多分隔（白色箭头）

（三）各亚型特征

1. **非典型的脂肪肉瘤 / 分化良好型脂肪肉瘤**　占所有脂肪肉瘤的 40%～45%，常见于中老年人，儿童发病罕见。最常见于四肢深部软组织，尤其是大腿，其次为腹膜后。属交界恶性（局部浸润）间叶组织肿瘤。ALN/WDL 一般不发生转移，但存在局部复发可能。肢体肿瘤复发率小于腹膜后，四肢肿瘤复发率约一半，但腹膜后复发率近达 100%，约 1/3 患者直接死于该疾病。小部分 ALN/WDL 可发生去分化，或组织学上进展为恶性度较高的肿瘤（去分化脂肪肉瘤），多发生于腹膜后，亦可发生于肢体深部。去分化的时间较长，可为数年至数十

年。发生去分化后，就被认为是完全恶性肿瘤，也有发生转移的可能。但对可能出现去分化的 ALN/WDL，尚无法有效鉴别和预测。目前，所有深部软组织 ALN/WDL 均应视为具有去分化风险，只是风险因疾病部位及存在时间不同。

2. **去分化脂肪肉瘤**　发病与 ALN/WDL 大致相同。不同的是，去分化脂肪肉瘤在后腹膜比在四肢深部软组织更为好发。占腹膜后脂肪肉瘤的 37%～57%。大约 90% 的去分化脂肪肉瘤是原发性的，约 10% 病例发生于复发部位，即继发性去分化。与其他高度恶性多形性肉瘤相比，去分化脂肪肉瘤临床进展较为缓慢，转移率较低。41% 患者局部复发，17% 出现转移，28% 死于肿瘤。但在发生远处转移之前，大部分患者死于局部侵袭，且缺乏界定腹腔内局部扩散和局部转移的明确标准。因此，3 年转移率仅作为转移能力的保守估计。Mussi-C 报告 148 例脂肪肉瘤的局部复发率，分化好的脂肪肉瘤为 22%，去分化的脂肪肉瘤为 43.3%。

3. **黏液样 / 圆形细胞脂肪肉瘤**　主要起源于四肢深部软组织，占脂肪肉瘤 30%～35%，是小于 20 岁患者中最常见的脂肪肉瘤亚型。好发于下肢，特别是大腿内侧和腘窝，腹膜后少见。MRCL 有局部复发倾向，1/3 出现远处转移。圆形细胞脂肪肉瘤是侵袭性更强的亚型，圆形细胞成分大于 5% 的患者预后不良。和其他肿瘤不同，MRCLs 更容易扩散到浆膜表面、骨、腹腔、其他软组织，甚至在没有肺转移的情况下，也可以出现这些部位的转移。显微镜下的特点是一致的圆形、卵圆形的原始非间质细胞及不同数量的带有空泡的脂母细胞。90% 以上的 MCL 含有 12q13 及 16p11 异位，导致 FUS-DDITR 融合基因的出现，融合蛋白通过调控脂肪细胞的分化及增殖，导致细胞恶性转化。这些肿瘤含有 *PIK3CA*（PI3K 的催化亚单位）的突变，在 71 例 MRCL 患者中，13 例患者有 *PIK3CA* 的点突变，有 *PIK3CA* 点突变的患者无病生存期更短。

4. **多形性脂肪肉瘤**　是各种脂肪肉瘤中最少见的类型，好发年龄 >50 岁，多发于四肢，躯干和腹膜后次之。多形性脂肪肉瘤是高度恶性的软组织肉瘤，局部复发和转移率为 30%～40%，5 年总体生存率为 55%～65%，位置表浅的肿瘤预后较好。多因素分析表明，年龄、肿瘤大小和部位居中是多形性脂肪肉瘤预后的不良因素。

约 5% 脂肪肉瘤无法归类，或表现为少见的混合性组织类型，WHO 建议诊断为混合性脂肪肉

瘤。对混合性脂肪肉瘤,重要的是表明各种组织类型及其相对比例和分级,便于对其生物学行为进行评估。

二、治疗原则

(一)外科治疗原则(详见本章总论)

(二)放射治疗

56.5% 脂肪肉瘤发生于四肢,10.6% 发生于躯干。单纯手术的局部失败率为 25%~30%,手术 + 放疗的局部失败率为 8%~16%。手术 + 术后放疗成为具有复发高危因素脂肪肉瘤的标准治疗方案。M.D.Anderson 中心报告 121 例脂肪肉瘤保肢手术 + 术后放疗患者治疗结果,10 年局部控制率为 87%,总生存率 69%。2014 年 Cassier PA 报告了 222 例高分化脂肪肉瘤治疗结果,发现手术加术后放疗的 5 年局部控制率为 98.3%,而单纯手术组为 80.3%($P <0.001$)。对于分化好、切缘阳性的脂肪肉瘤,术后放疗组的局部复发率为 2%,而观察组为 20%。有报告显示在四肢、躯干脂肪肉瘤,接受保守手术联合术后放射治疗,局部复发率为 13%,5 年的总生存率为 79%。

术前放疗可以缩小肿瘤体积、提高局部控制率。Pitson G 等报告了 16 例四肢黏液脂肪肉瘤进行术前放疗,总剂量为 50Gy/25f,放疗与手术间隔时间为 4 周,结果显示肿瘤的中位体积减少约 60%。2008 年 De Vreeze RS 报告 31 例四肢黏液性软组织肿瘤术前放疗效果,结果显示含有黏液脂肪肉瘤成分的肿瘤对放疗敏感。Suit 报道,术前放疗 50Gy,然后广泛切除或边缘切除,术后补充放疗 15Gy,局部控制率达 97%,肢体功能满意。

放疗在腹膜后脂肪肉瘤的的治疗中占有重要地位 2014 年 keung-EZ 报告 119 例腹膜后去分化脂肪肉瘤单纯手术的治疗结果,肿瘤直径为 20.5cm(中位数),80% 获得 R0/R1 切除,77% 的患者出现局部复发及进展。因此,手术联合放疗,特别是术前放疗,有重要意义。2016 年 Nussbaum-DP 总结 9068 例腹膜后软组织肿瘤的治疗结果,发现术前放疗可以显著提高生存率,也有多个Ⅱ期临床研究提示术前放疗可以提高局部控制率、生存率。2016 年麻省总医院(Molina-G)总结 41 例腹膜后脂肪肉瘤术前放疗,5 年无复发生存率为 95.6%。目前有四个临床研究正在进行,目的是证实术前放疗在腹膜后肿瘤治疗中的意义[ACOSOG Z90312,NCT00091351,EORTC 62092-22092;NCT01344018]。2015 年国际软组织专家组也制定了靶区勾画及处方剂量的规范。

根据肿瘤位于肢体或腹膜后,靶区勾画及处方剂量详见总论。

(三)化疗原则

黏液型脂肪肉瘤 / 圆细胞脂肪肉瘤对化疗敏感,但相关证据尚存争议。多形性脂肪肉瘤对化疗相对敏感,去分化型脂肪肉瘤对化疗相对不敏感。目前仅证实少数几种化疗药物对脂肪肉瘤有效,蒽环类药物(多柔比星、表柔比星)和异环磷酰胺是最主要的一线化疗药物。有研究显示以多柔比星为基础的化疗较以异环磷酰胺为基础的化疗对脂肪肉瘤患者效果更好,但缺乏足够的证据表明其对肿瘤患者的复发和总生存率有肯定影响。另有研究显示,黏液型原发性腹膜后脂肪肉瘤相对其他类型对多柔比星和异环磷酰胺敏感性更高,但总体来说,化疗效果并不理想,也未能提高术后生存率。

(四)小结

脂肪肉瘤是软组织肉瘤中预后较好的病理类型,特别是分化好及去分化脂肪肉瘤,是预后最好的软组织病理类型之一。脂肪肉瘤 5 年总体生存率约为 40%~60%,手术完全切除与不完全切除者 5 年生存率分别为 75%、34%。四肢及躯干脂肪肉瘤,尤其是分化好的及去分化脂肪肉瘤,不常规推荐术后放疗。但对于术后有高危复发风险的患者,术后放疗可以提高局部控制率。黏液性肿瘤术前放疗可以降低肿瘤体积、提高局部控制率。对于腹膜后脂肪肉瘤,推荐术前放疗联合手术,对于手术后有复发危险因素的患者,针对术中标记进行局部照射。脂肪肉瘤术后复发及转移是目前治疗的主要瓶颈,降低局部复发率及肺转移率是目前治疗的主要方向。

第六节 目前治疗挑战和研究方向

尽管手术、放疗、化疗的综合治疗模式对提高 STS 的疗效发挥积极作用,但在提高生存率和功能保护方面,如不同组织亚型手术切除边界的选择、某些病理亚型(如腺泡、透明细胞)对化疗的抗拒、放疗新技术(如质子、重离子)的应用价值等均有待进一步研究。

近年来,研究热点聚焦在 STS 靶向药物研究以及放疗联合分子靶向研究。2015 年美国 FDA 批准化疗药曲贝替定用于既往曾接受蒽环类药物、不可切除的或晚期(转移性)脂肪肉瘤和平滑肌肉瘤患者,针对晚期 / 转移性软组织肉瘤,曲贝替定联合/不联合其他化疗药物的多项临床试验也已开展。安罗替尼（小分子多靶点酪氨酸激酶抑制剂）用于晚期难治性软组织肉瘤的相关临床研究初步显效。另有一些药物在软组织肉瘤中的应用研究处在Ⅰ/Ⅱ期临床试验中，主要探索合适的应用剂量，如二氯化镭，TriN2755，NC-6300，或PXD101联合多柔比星，塞来昔布联合放疗用于软组织肉瘤，TK216在难治性尤因肉瘤等等。

除分子靶向药物外，细胞周期调控分子，如鼠双微基因2抑制剂（MDM2，能够促进p53的泛素化和降解）、细胞周期蛋白依赖性激酶4抑制剂（CDK4）、PI3K-AKT通路及mTOR通路抑制剂以及肿瘤-宿主免疫调节剂，与放疗联用的协同作用，在体外实验研究中逐步得到证实，部分已进入体内研究阶段，未来有望成为新的治疗靶点。

血管生成抑制剂联合放疗可能提高STS对放疗的敏感性。在Yoon等开展的Ⅱ期临床试验中，20例中高级别STS患者肿瘤≥5cm，先予以贝伐单抗治疗，随后在手术切除前继续接受贝伐单抗联合放疗。结果显示：贝伐单抗联合放疗使45%的患者病理坏死率≥80%，是既往单纯放疗的2倍。

帕唑帕尼是一种具有多靶点的抗血管生成分子，可作用于血管内皮生长因子受体（VEGFR）-1、VEGFR-2、VEGFR-3、血小板衍生生长因子受体（PDGFR）、纤维母细胞生长因子受体（FGFR）-1和-3、细胞因子受体（Kit）、白介素-2受体可诱导T细胞激酶（Itk）、白细胞-特异性蛋白酪氨酸激酶（Lck）、和穿膜糖蛋白受体酪氨酸激酶（c-Fms）等。2014年，儿童肿瘤学组（Children's Oncology Group，COG）和NRG肿瘤学组联合的Ⅱ/Ⅲ期临床试验（NCT02180867），旨在确定各年龄层的STS新辅助放疗/同期放化疗时，加入帕唑帕尼能否进一步得到临床获益。试验纳入非横纹肌肉瘤患者，依据化疗敏感性分为两组，一组肿瘤直径>5cm、G3的化疗敏感者接受新辅助放化疗±帕唑帕尼及辅助化疗±帕唑帕尼；另一组G2～3的化疗不敏感或化疗敏感但拒绝化疗的患者随机接受新辅助放疗±帕唑帕尼及辅助放疗±帕唑帕尼。主要研究终点是新辅助治疗后病理坏死率及无事件发生率（EFS），结果非常值得期待。其他抗血管生成的靶向药物，如索拉菲尼、舒尼替尼等在STS的治疗中，特别是与放疗联合的临床疗效仍有待临床试验结果进一步证实。

除药物研究以外，Dian Wang教授团队对新辅助放（化）疗后的病理反应与STS预后关系进行探讨。他们对RTOG 9514及RTOG 0630的结果深入分析发现，新辅助放（化）疗后术后病理获得完全缓解（pCR）者，其5年总生存率及局部控制率均达到100%，提示新辅助放（化）疗后的pCR，可考虑替代长期预后生存指标来进行临床分析，pCR率或许可作为长期生存的预测指标，将大大缩短临床观察周期，从而加快临床试验进程。因此，如何更好的发挥放疗技术优势，探讨联合药物治疗的最佳模式，使新辅助治疗转化更高的pCR率，值得深入探究。

（石　梅　王　靛）

参 考 文 献

1. 师英强. 软组织肉瘤诊治中国专家共识. 上海：复旦大学出版社，2015.

2. Wang D, Abrams RA. Radiotherapy for soft tissue sarcoma: 50 years of change and improvement. Am Soc Clin Oncol Educ Book, 2014, 244-251.

3. Larrier NA, Czito BG, Kirsch DG, et al. Radiation Therapy for Soft Tissue Sarcoma: Indications and Controversies for Neoadjuvant Therapy, Adjuvant Therapy, Intraoperative Radiation Therapy, and Brachytherapy. Surg Oncol Clin N Am, 2016, 25: 841-860.

4. Blumenfeld P1, Sen N, Abrams R1. Advances in Radiation Therapy for Primary and Metastatic Adult Soft Tissue Sarcomas. Curr Oncol Rep, 2016, 18: 36.

5. Baldini EH, Abrams RA, Bosch W, et al. Retroperitoneal Sarcoma Target Volume and Organ at Risk Contour Delineation Agreement Among NRG Sarcoma Radiation Oncologists. Int J Radiat Oncol Biol Phys, 2015, 92: 1053-1059.

6. Baldini EH, Wang D, Haas RL, et al. Treatment Guidelines for Preoperative Radiation Therapy for Retroperitoneal Sarcoma: Preliminary Consensus of an International Expert Panel. Int J Radiat Oncol Biol Phys, 2015, 92: 602-612.

7. El-Bared N, Wong P, Wang D, et al. Soft tissue sarcoma and radiation therapy advances, impact on toxicity. Curr Treat Options Oncol, 2015, 16: 19.

8. Haas RL, Delaney TF, O'Sullivan B, et al. Radiotherapy for management of extremity soft tissue sarcomas: why, when, and where? Int J Radiat Oncol Biol Phys, 2012, 84: 572-580.

9. Wang D, Bosch W, Roberge D, et al. RTOG sarcoma

radiation oncologists reach consensus on gross tumor volume and clinical target volume on computed tomographic images for preoperative radiotherapy of primary soft tissue sarcoma of extremity in Radiation Therapy Oncology Group studies. Int J Radiat Oncol Biol Phys, 2011, 81: e525-528.

10. Wang D, Bosch W, Kirsch DG, et al. Variation in the gross tumor volume and clinical target volume for preoperative radiotherapy of primary large high-grade soft tissue sarcoma of the extremity among RTOG sarcoma radiation oncologists.Int J Radiat Oncol Biol Phys, 2011, 81: e775-780.

11. Baldini EH, Bosch W, Kane JM 3rd, et al. Retroperitoneal Sarcoma (RPS) High Risk Gross Tumor Volume Boost (HR GTV Boost) Contour Delineation Agreement among NRG Sarcoma Radiation and Surgical Oncologists. Ann Surg Oncoll, 2015, 22: 2846-2852.

12. Roeder F, Ulrich A, Habl G, et al. Clinical phase I/II trial to investigate preoperative dose-escalated intensity-modulated radiation therapy (IMRT) and intraoperative radiation therapy (IORT) in patients with retroperitoneal soft tissue sarcoma: interim analysis. BMC Cancer, 2014, 14: 617.

13. Mullen JT, Kobayashi W, Wang JJ, et al. Long-term follow-up of patients treated with neoadjuvant chemotherapy and radiotherapy for large, extremity soft tissue sarcomas. Cancer, 2012, 118: 3758-3765.

14. Judson I, Verweij J, Gelderblom H, et al. Doxorubicin alone versus intensified doxorubicin plus ifosfamide for first-line treatment of advanced or metastatic soft-tissue sarcoma: a randomised controlled phase 3 trial. Lancet Oncol, 2014, 15: 415-423.

15. Womer RB, West DC, Krailo MD, et al. Randomized controlled trial of interval-compressed chemotherapy for the treatment of localized Ewing sarcoma: a report from the children's oncology group. J Clin Oncol, 2012, 30: 4148-4154.

16. Childs SK, Kozak KR, Friedmann AM, et al. Proton radiotherapy for parameningealrhab-domyosarcoma: clinical outcomes and late effects. Int J Radiat Oncol Biol Phys, 2012, 82: 635-642.

17. Egas-Bejar D, Huh WW. Rhabdomyosarcoma in adolescent and young adult patients: current perspectives. Adolesc Health Med Ther, 2014, 5: 115-125.

18. Weiss AR, Lyden ER, Anderson JR, et al. Histologic and clinical characteristics can guide staging evaluations for children and adolescents with rhabdomyosarcoma: a report from the Children's Oncology Group Soft Tissue Sarcoma Committee. J Clin Oncol, 2013, 31: 3226-3232.

19. Raney RB, Walterhouse DO, Meza JL, et al. Results of the Intergroup Rhabdomyosarcoma Study Group D9602 protocol, using vincristine and dactinomycin with or without cyclophosphamide and radiation therapy, for newly diagnosed patients with low-risk embryonal rhabdomyosarcoma: a report from the Soft Tissue Sarcoma Committee of the Children's Oncology Group. J Clin Oncol, 2011, 29: 1312-1318.

20. Breneman J, Meza J, Donaldson SS, et al. Local control with reduced-dose radiotherapy for low-risk rhabdomyosarcoma: a report from the Children's Oncology Group D9602 study. Int J Radiat Oncol Biol Phys, 2012, 83: 720-726.

21. Henderson MT, Hollmig ST. Malignant fibrous histiocytoma: changing perceptions and management challenges. J Am Acad Dermatol, 2012, 67: 1335-1341.

22. McCoppin HH, Christiansen D, Stasko T, et al.Clinical spectrum of atypical fibroxanthoma and undifferentiated pleomorphic sarcoma in solid organ transplant recipients: a collective experience.Dermatol Surg, 2012, 38: 230-239.

23. Matthyssens LE, Creytens D, Ceelen WP, et al. Retroperitoneal liposarcoma: current insights in diagnosis and treatment. Front Surg, 2015, 2: 4.

24. Kast K, Krause M, Schuler M, et al. Late onset Li-Fraumeni Syndrome with bilateral breast cancer and other malignancies: case report and review of the literature. BMC Cancer, 2012, 12: 217.

25. Cassier PA, Kantor G, Bonvalot S, et al. Adjuvant radiotherapy for extremity and trunk wall atypical lipomatous tumor/well-differentiated LPS (ALT/WD-LPS): a French Sarcoma Group (GSF-GETO) study. Ann Oncol, 2014, 25: 1854-1860.

26. Keung EZ, Hornick JL, Bertagnolli MM, et al. Predictors of outcomes in patients with primary retroperitoneal dedifferentiated liposarcoma undergoing surgery. J Am Coll Surg, 2014, 218: 206-217.

27. Nussbaum DP, Rushing CN, Lane WO, et al. Preoperative or postoperative radiotherapy versus

surgery alone for retroperitoneal sarcoma: a case-control, propensity score-matched analysis of a nationwide clinical oncology database. Lancet Oncol, 2016, 17: 966-975.

28. Molina G, Hull MA, Chen YL, et al. Preoperative radiation therapy combined with radical surgical resection is associated with a lower rate of local recurrence when treating unifocal, primary retroperitoneal liposarcoma. J SurgOncol, 2016, 114: 814-820.

29. Cassier PA, Kantor G, Bonvalot S, et al. Adjuvant radiotherapy for extremity and trunk wall atypical lipomatous tumor/well-differentiated LPS (ALT/WD-LPS): a French Sarcoma Group (GSF-GETO) study. Ann Oncol, 2014, 25: 1854-1860.

第十六章 恶性淋巴瘤

第一节 概　　述

淋巴瘤为起源于淋巴造血系统的恶性肿瘤，病理上根据细胞起源、临床生物学行为、基因改变等分成霍奇金淋巴瘤和非霍奇金淋巴瘤两大类，涵盖了 B 细胞、T 细胞和 NK 细胞淋巴瘤等 80 余种类型。根据淋巴瘤的临床行为，大致分成惰性、侵袭性和高度侵袭性淋巴瘤。

放疗是淋巴瘤治疗的重要组成部分，目前仍是淋巴瘤最有效的治疗手段之一。它使霍奇金淋巴瘤从不可治愈变成可治愈，开创了不需手术即可治疗肿瘤的先河。侵袭性非霍奇金淋巴瘤化疗后加入放疗能提高局部控制率和总生存率。放疗仍是早期惰性淋巴瘤和结外鼻型 NK/T 细胞淋巴瘤最主要的根治性手段。随着有效化疗药物和方案的不断发展与创新，新的预后评价手段和指标的引进，放疗的作用发生调整。如何给患者带来治疗的最大获益，需要医生全面掌握现有的循证医学证据，根据患者基本情况来推荐治疗。

本章节选取放疗最常见的 4 种淋巴瘤类型，分别代表侵袭性淋巴瘤的综合治疗（DLBCL、HL）、放疗为主的综合治疗（结外鼻型 NK/T 细胞淋巴瘤）和惰性淋巴瘤放疗为主要治疗（早期 MALT 淋巴瘤）。同时，挽救性放疗和姑息放疗在淋巴瘤治疗中起重要作用，本章节未做重点阐述。

第二节 霍奇金淋巴瘤

霍奇金淋巴瘤（Hodgkin's Lymphoma，HL）是主要受累淋巴结和淋巴系统的一种恶性肿瘤。早在 1832 年 Thomas Hodgkin 描述了这种致死性疾病的病理和病程。随后的一个世纪，霍奇金淋巴瘤一直为一种不可治愈的恶性肿瘤。直至 20 世纪 50 年代，多伦多 Vera Peters 和斯坦福 Henry Kaplan 医生团队开始试用直线加速器治疗霍奇金淋巴瘤，在采用高剂量（30～40Gy）扩大野（包括全身所有的淋巴瘤区域，即全淋巴照射）放疗后，疾病的生存

得到显著提升，成功治愈部分患者，从此改写了霍奇金淋巴瘤治疗的历史。随着化疗的发展和对晚期毒副反应的考虑，化疗得到广泛应用。以化疗为主、放化疗综合的治疗使得霍奇金淋巴瘤成为治疗效果最好的恶性肿瘤之一。

一、流行病学和病理

其发病年龄有两个高峰，第一个高峰发生于 15～30 岁之间，第二个高峰在 55 岁及之后。在中国，只有一个发病高峰，即 30 岁左右年轻人。

WHO 分型将 HL 分成结节性淋巴细胞为主型 HL（NLPHL）和经典 HL，后者包括结节硬化型、混合细胞型、淋巴细胞富有经典 HL 和淋巴细胞削减型。在西方国家，NLPHL 发病比例占 5%，而经典 HL 占 95%。

HL 定义为在炎性背景上具有少量特征性的 RS 肿瘤细胞及其变异型 RS 细胞的恶性淋巴瘤，根据肿瘤细胞形态和免疫表型以及反应细胞背景进一步病理分类。HL 病理上完全不同于其他淋巴瘤，炎症背景上有数量极少的肿瘤细胞，仅占全部细胞的 0.5%～1%。RS 细胞是诊断 HL 的重要依据，典型的 RS 细胞胞质丰富、双核、核圆形、染色质稀少，含有大而红染的核仁，核仁边界清晰且其周围有空晕，双核形态基本相同，表现为典型的"镜影"细胞形态。RS 细胞有四种变异型：爆米花样细胞又叫多倍型，多个核膜极薄，核仁小，染色质稀少，核互相重叠，常见于结节性淋巴细胞为主型；陷窝型，细胞大而圆，胞质丰富，核仁 1～2 个或多个成串，在陷窝样背景上有多个巨大的细胞核，常见于结节硬化型；单核型，细胞表现为典型 RS 细胞的一半，仅有单个核，HL 各型均可见；肉瘤型，背景包括良性细胞，反应性淋巴细胞，组织细胞，浆细胞和嗜酸性细胞。

在过去几十年中，HL 的治疗取得很大进展，使得 80% 以上的病例得到治愈。在早期和中期患者中，治愈率非常高，治疗的重点在于保持高疗效的基础上减轻长期毒副反应；提高治愈率仍是晚期

患者的主要研究目标。

二、临床表现

(一)经典 HL

HL 的临床表现主要为无疼痛性淋巴结肿大,孤立或多个融合,质地中等、软或韧,表现为进行性增大,但抗菌素治疗有时可缩小。肿块较小时,可活动,当肿块大且侵及邻近组织时,肿块可固定,巨大肿块可侵及邻近器官或皮肤。约 20% 的患者有全身症状。HL 转移途径有规律性,主要沿邻近区域淋巴结转移,很少出现跳跃性转移和结外器官受侵。淋巴结邻近部位转移是早期 HL 扩大野根治性放疗的理论基础。初诊时大部分为早期(80%~90%),仅小部分患者为晚期(10%~20%)。

HL 主要发生于横膈上淋巴结(90%),常侵犯纵隔淋巴结(50%~60%),原发于膈下淋巴结少见<10%。结节硬化型和混合细胞型中较常见侵犯纵隔淋巴结,可出现肺受压或肺侵犯表现如咳嗽、气短等,上腔静脉压迫综合征少见。最常侵犯的外周淋巴结为颈部和腋窝,腹股沟淋巴结较少侵犯。HL 极少侵犯韦氏环、耳前、滑车上、后纵隔和肠系膜淋巴结。膈下淋巴结肿大常引起腹膜后、椎旁或腰部不适或疼痛,腹主动脉淋巴结直接侵犯硬膜外可引起神经症状。巨大腹膜后病变压迫邻近器官可导致输尿管或肾静脉阻塞、腹水。脾受侵在 B 症状、MC 或 LP 组织类型、膈下原发患者中常见。原发结外 HL 罕见。

HL 可直接侵犯邻近结外器官(临床分期标注为 E),通过血行转移播散至远处结外器官(IV 期),最常受侵的结外部位为肺、肝和骨髓。<5% 的患者有肝受侵,肝受侵时常合并脾受侵。骨髓受侵可局灶性,大部分病例表现为广泛性骨髓病变。实验室检查如白细胞减少、血小板减少、碱性磷酸酶增高和骨髓受侵有关。在纵隔大肿块病变时常可以见到心包受侵或胸腔积液,胸腔积液为漏出液或乳糜样渗出液,和淋巴管或静脉梗阻有关。如果胸腔穿刺或胸膜活检未找到恶性细胞,胸腔积液并不改变临床分期。中枢神经系统受侵极少见。结外器官侵犯可产生相应的症状,如肺受侵引起咳嗽,肝受侵引起黄疸,胃肠道病变引起腹部疼痛等晚期 HL 可见皮肤、皮下组织和乳腺受侵,极少侵犯中枢神经系统。

淋巴细胞削减型 HL 仅占全部 HL 的 1%,比其他类型经典 HL 具有更多的高危因素,如分期更晚(74%)、B 组症状更多(76%);治疗效果较差,CR

率约 82%(其他 93%),生存率较低,5 年无进展生存率和总生存率分别为 71% 和 83%。

(二)结节性淋巴细胞为主型 HL

结节性淋巴细胞为主型 HL(NLPHL)占全部 HL 的 5%,临床特点主要表现为:中位发病年龄 30 岁,男性多见,男女比为 3:1 或更高。肿瘤常侵犯周围淋巴结,而非中央区淋巴结,纵隔受侵少见,约 7%。病期较早,I~II 期占 80%。常无 B 组症状,预后好,但有远期复发,10 年生存率超过 90%。主要死亡原因为 NHL、其他癌症、治疗并发症,极少死于 HL,较易转化为 NHL(2%~6.5%)。早期 NLPHL 和无纵隔受侵局限期经典 HL 的预后相似。淋巴细胞富有经典型 HL 的预后介于 NLPHL 和经典 HL 之间。

三、分期和预后分组

准确的临床分期和预后分组是确定治疗方案的前提,治疗决策根据临床分期、预后分组和患者耐受性决定。

(一)必要检查项目

1. 病理检查 应完整切除淋巴结做病理检查。原发结外 HL,如伴有淋巴结肿大,除原发病灶活检外,应同时做淋巴结切除活检。

2. 病史 肿块出现时间、大小、质地、活动度和增长情况,有无 B 症状,有无乏力和皮肤瘙痒等其他全身症状。

3. 全面体格检查 一般状况评分、全身浅表淋巴结、肝脾,应常规检查鼻咽、扁桃体、下咽和喉等。

4. 生化检查 全血计数,肝肾功能,血沉(ESR),乳酸脱氢酶(LDH)和病毒指标。

5. PET-CT 推荐 PET-CT 作为常规检查,经济困难时考虑做胸腹盆腔 CT,不建议将 B 超作为常规分期检查手段。

6. 增强的诊断 CT。

7. 育龄女性怀孕检测。

(二)选择性检查项目

根据肿瘤侵犯范围进行选择性检查,例如内镜、腰椎穿刺与脑脊液检查和渗出液细胞学检查等,HL 仅有纵隔受侵时,纵隔镜活检是病理检查手段。中枢神经系统和肝受侵时,MRI 优于常规 CT 检查。在胸部存在大病灶时,推荐胸正侧位片,确定是否大纵隔。在做较强化疗特别是强化的 BEACOPP 时推荐肺功能检测。骨髓受侵在临床 IA 和 IIA 期 HL 中极少见,<1%,可以不做常规

骨髓检查。PET-CT 检查的敏感性和准确性均高于骨髓活检，而且无创，推荐用于诊断骨髓受侵。在 PET 阴性时，如果有骨病变伴有疼痛，血清碱性磷酸酶增高或全血细胞减少，应常规做骨髓活检或穿刺，以明确骨髓有无受侵。骨髓活检检出率高于骨髓穿刺，应尽量做骨髓活检。

（三）分期原则和预后分组

HL 的分期主要建立在 Ann Arbor 分期系统之上，Ann Arbor 分期中对淋巴区域进行了明确定义。随后在 Cotswolds 分期标准中，对 B 组症状和大肿块或大纵隔进行了定义。Lugano 分期以 PET-CT 和 CT 为标准进行分期和疗效评价，同时对结外病变的分期进行了更新和定义。

结合 Ann Arbor 分期和其他重要预后因素，将 HL 分为三个危险度分组：早期预后好组，早期预后不良组（也称之为中期）和晚期。早期 HL 的不良预后因素主要包括年龄、大纵隔、B 症状、受累淋巴瘤区域的数目和血沉（ESR）等。在 EORTC 和 GHSG 标准中预后不良因素的定义略有差别（表 16-2-1）。

大纵隔是早期 HL 的重要不良预后因素，常见的定义方法在不同研究中稍有不同。常用的方法包括胸片上测量并计算肿瘤最大宽度与胸廓最大宽度比值，如果超过 0.33，定义为大肿块。另一种定义为任一肿块或结节最大径超过 10cm。根据 Costwood 修订分期，大肿块为患者后前位 X 光片上，肿瘤横径超过 $T_5 \sim T_6$ 胸椎椎体间隙层面胸廓内径的 1/3。

对于晚期 HL，预后分组主要采用的是一项基于 5000 余例病例分析得到的国际预后评分（International Prognostic Score，IPS）系统，主要包括以下 7 个临床因素，每增加一项风险，年生存率将降低 7%～8%。

（1）年龄 45 岁或以上
（2）男性
（3）分期Ⅳ期
（4）白蛋白水平低于 4g/dl
（5）血红蛋白水平低于 10.5g/dl
（6）白细胞增多（白细胞计数超过 15×10^6/L）
（7）淋巴细胞减少［淋巴细胞计数少于白细胞 8% 和（或）绝对值低于 0.6×10^6/L］

（四）疗效评价

HL 的疗效评价系统历经时间变化。1999 年国际工作组（International Working Group）发表了淋巴瘤疗效评价标准，基于 CT 影像上肿大淋巴结的大小和骨髓穿刺或活检结果。2007 年修订了这一标准，纳入 PET 了诊断标准，取消了原来 CRu 这一评价指标。2009 年，提出了基于 FDG 摄取程度的 5 分法 Deauville 评分系统，1 分无 FDG 摄取；2 分轻度摄取，低于纵隔血池；3 分介于纵隔血池和肝脏最大摄取之间；4 分轻度高于肝脏最大摄取；5 分显著高于肝脏摄取或新的 FDG 摄取异常病灶出现。1～2 分为阴性病灶，4～5 分为阳性病灶，3 分视具体情况而定。目前推荐使用 Deauville 评分评价疗效。

四、治疗

（一）治疗概述

HL 的治疗原则从根治性放疗逐步演变为化疗

表 16-2-1 HL 的预后分组 EORTC 和 GHSG 标准中预后不良因素的定义

治疗组	GHSG 危险因素	EORTC/GELA 危险因素
	A 大纵隔	A′ 大纵隔
	B 结外受侵	B′ 年龄≥50 岁
	C 无 B 症状但 ESR>50 或 ESR>30 伴 B 症状	C′ 无 B 症状但 ESR>50 或 ESR>30 伴 B 症状
	D≥3 个部位受侵 *	D′ ≥4 个部位受侵 **
预后好早期 HL	CS Ⅰ～Ⅱ期，无危险因素	膈上 CS Ⅰ～Ⅱ期，无危险因素
预后不良早期 HL	CS Ⅰ～ⅡA 期伴一个或多个危险因素或 CS ⅡB 期伴 C/D，但无 A/B	膈上 CS Ⅰ～Ⅱ期伴一个或多个危险因素
晚期 HL	CS ⅡB 期伴 A/B，或 CS Ⅲ～Ⅳ期	CS Ⅲ～Ⅳ期

CS：临床分期；ESR：血沉；GHSG：德国霍奇金淋巴瘤研究组；EORTC：欧洲癌症研究与治疗协作组；GELA：法国成人淋巴瘤协作组（Groupe d'Etude des Lymphomes de l'Adulte）

* 与 Ann Arbor 系统对淋巴结部位定义不同，GHSG 将锁骨下区和同侧颈部/锁骨上区定义为一个部位，EORTC 将锁骨下区和同侧腋窝定义为一个部位，GHSG 和 EORTC 都将双侧肺门和纵隔区定义为一个部位

为主的综合治疗,放疗起辅助治疗作用。20 世纪 20 年代初,认识到 HL 沿邻近淋巴引流途径转移的规律,开始淋巴结预防照射。扩大野照射治愈了大部分早期 HL。70 年代开始广泛应用高能 X 线和 γ 线,扩大野照射成为早期 HL 有效的治疗方法,死亡率明显下降。最近 20 年,化疗进一步提高了 HL 特别是晚期 HL 的生存率,早期 HL 开始推荐综合治疗。

HL 是高治愈概率的淋巴瘤,重点在于保持高生存率的前提下,降低治疗引起的长期并发症和死亡率。早期 HL 综合治疗应使用有效和低毒的化疗方案,减少化疗周期,降低照射剂量和缩小照射靶区。晚期(Ⅲ/Ⅳ期)HL 以化疗为主,放疗主要应用于化疗前大肿块或化疗后 PET 残存肿瘤。

(二)放射治疗原则

早期 HL 化疗后采用受累部位或受累淋巴结照射,而非扩大野照射。早期 HL 化疗抗拒或不能耐受化疗时,可以采用挽救性、根治性扩大野照射。

已有四项随机对照研究显示,早期 HL 化疗后受累野和扩大野照射疗效相同。早期 HL 化疗后可以进一步缩小照射野,采用受累淋巴结或受累部位照射。MOPP 或 ABVD 化疗后应用受累野照射和扩大野照射的疗效完全相同,但急性和远期毒性受累野更少见。由于化疗后失败的主要部位仍然位于初始的淋巴结受累部位,受累部位或受累淋巴结照射仍能有效降低疾病复发风险。和受累野比较,受累淋巴结照射进一步缩少了照射体积,危及器官照射剂量降低了 20%～50%。加拿大的研究显示早期 HL 化疗后接受扩大野、受累野和受累淋巴结照射(102 例)的局部区域复发率仅为 3%～5%,组间无显著差别。国际淋巴瘤放疗协作组近期发表指南,指导受累淋巴结/部位照射的靶区勾画。目前回顾性数据和前瞻性 H10 研究初步验证了缩小射野的安全和有效性,成为 NCCN 指南和欧洲淋巴瘤治疗组织推荐的首选放疗技术。

受累淋巴结照射(involved node radiation therapy,INRT):化疗前对肿瘤进行充分评估,在放疗体位下行 PET/CT 检查,并融合至化疗后放疗的定位 CT 中,准确照射所有化疗前大体肿瘤位置,即为受累淋巴结照射。这个定义强调两点,一是照射野即化疗前 GTV 的范围,二是必须在化疗前有放疗体位下的 PET/CT 检查。

受累部位照射(involved site radiation therapy,ISRT):当没有条件获得精准的化疗前影像时,可

以通过适度增大射野以涵盖治疗中的不确定性因素,即受累部位照射。在缺乏化疗前治疗体位的精确影像学资料时,可参考化疗前后的影像学信息,勾画出化疗前肿瘤位置,外放一定边界来补偿这种影像学的不确定性,即为受累部位照射(图 16-2-1)。

HL 放疗可以采用光子或质子治疗技术。单中心治疗经验显示质子治疗能显著降低重要危及器官照射剂量,从而降低远期并发症发生概率。

(三)经典 HL 的治疗

1. 预后好早期 HL 综合治疗 单纯放疗是最早确立的根治性治疗手段。随着化疗药物的进展和化疗毒副反应处理和支持治疗的进步,化疗与放疗结合的综合治疗成为当前的标准治疗。对于预后好早期 HL,2 周期 ABVD 化疗加 20Gy 放疗是标准治疗手段。是否可以接受长疗程单纯化疗仍存在争议。

Bonadonna 等首先确立了 4 周期 ABVD 化疗加受累野照射(involve field radiation therapy,IFRT)36Gy 方案治疗的安全及有效性。德国霍奇金淋巴瘤研究组(GHSG)的 HD10 研究针对Ⅰ～Ⅱ期无风险因素的患者共 1370 例,随机分成 4 组,4 周期 ABVD 化疗后 IFRT20Gy 或 30Gy,2 周期 ABVD 化疗后 IFRT20Gy 或 30Gy。结果显示,4 组间 5 年总生存、无失败生存和无进展生存皆无显著差异。H10 结果支持在低危患者中降低化疗和放疗的强度,从而减轻毒副作用。

在早期非大肿块的 HL 患者中,关于单纯 ABVD 化疗对比放化疗综合治疗的研究有两个。斯隆 - 凯特琳纪念癌症中心入组 152 例Ⅰ、Ⅱ及Ⅲ期非大肿块 HL,比较 6 周期 ABVD 化疗后受累野或扩大野放疗与单纯化疗的疗效,因入组慢提前中止了此项研究。虽然组间疗效未达显著差异,但入组例数过少,未能达到统计检验效能的要求,结果受到质疑。另一项研究为加拿大 NCIC 研究合作组的 HD.6 研究。Ⅰ A 和Ⅱ A 期患者 405 例,随机分成两组,4～6 周期 ABVD 单纯化疗组和次全淋巴结放疗加或不加 ABVD 化疗组。经过 12 年随访,低危患者两组生存无差别,而高危患者 ABVD 单化组的 OS 显著高于放疗组(94% 对 87%,$P=0.04$)。尽管高危患者 ABVD 组的无进展生存低,但综合治疗组出现更多非淋巴瘤相关死亡。这个研究不合理之处包括:研究采用的放疗射野和技术已经过时,死亡原因分析显示综合治疗组的死亡中出现意外死亡的例数较多,可能影响结论。这项

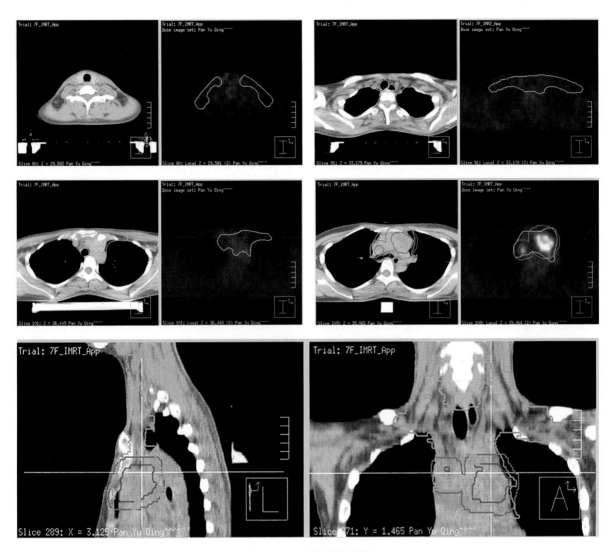

图 16-2-1 受累部位照射

女性，31 岁。霍奇金淋巴瘤结节硬化型，IIEX 期（早期预后不良组），侵犯左颈、双锁骨上区、左内乳区、纵隔（1、2、4R）区淋巴结，化疗 4 周期 ABVD 后 PE-CT 提示 PR。患者定位 CT 图像与 PET-CT 融合确定化疗后残存区域。放疗靶区为受累部位照射（ISRT）：GTV 定义为化疗后 PET-CT 所示肿瘤残存区域（红色线），CTV：化疗前肿瘤受累区域，包括：左颈部、左锁骨上下区、右锁骨上区、左侧内乳区、纵隔（1、2、4R）区淋巴结（橙色线）。PTV：CTV 三维外扩 0.5cm。处方剂量：95%PTV 30Gy/2Gy/15f

研究实际上比较的是扩大野照射和单纯化疗的疗效，而不是现代短疗程化疗 + 放疗和长疗程单纯化疗的疗效。

对于化疗未达 CR 的患者，HD10 和 HD.6 研究都支持化疗后放疗。欧洲的两个研究 UK RAPID 和 EORTC H10 探索了 2～3 周期 ABVD 化疗后，PET 检查阴性时，能否省略化疗。结果显示，单纯化疗组在无进展生存方面较综合治疗组差。对部分危险度极低，早期 ABVD 化疗达到 PET 完全缓解，长疗程单纯化疗可取得好的疗效，但对早期低危患者，不做放疗有较高的复发风险，需要谨慎。

2. 预后不良早期 HL 综合治疗 预后不良早期 HL 接受 4 周期 ABVD+30Gy 放疗是标准治疗原则，目前没有证据足够支持在预后不良早期 HL 可以不做放疗。

德国研究组 HD11 入组 1395 例患者，随机分成 4 周期 ABVD 加 IFRT20Gy 或 30Gy 组，及 4 周期标准 BEACOPP 加 IFRT20Gy 或 30Gy。BEACOPP 方案 +20Gy 或 30Gy 组和 ABVD+30Gy 组的 DFS 显著优于 ABVD+20Gy 放疗，4 组总生存率相同。BEACOPP 的毒副反应较 ABVD 方案加重。HD14 研究随后入组 1582 例患者，随机分成两组，一组采用 2 周期加强的 BEACOPP+2 周期 ABVD+IFRT30Gy，另一组采用 4 周期

ABVD+IFRT30Gy。中位随访 43 个月后，5 年 FFTF 分别为 94.8% 和 87.7%（$P<0.001$），5 年 PFS 分别为 95.4% 和 89.1%（$P<0.001$），但 5 年 OS 无显著差异。因此，在预后不良早期组中，两周期加强 BEACOPP+2 周期 ABVD+30Gy 放疗也可作为备选的治疗方案。

3. 晚期 HL 的治疗 化疗是晚期 HL 的主要治疗手段，放疗适用于化疗未达到完全缓解或化疗前大肿块患者，可提高生存率。

MOPP 方案是晚期 HL 最早被证明有效的化疗方案，但有明显的骨髓和男性生殖系统毒性。CALGB 的研究证明，ABVD 方案或 ABVD 和 MOPP 交替方案比 MOPP 方案的疗效好，毒性反应更低。Intergroup 研究证实了这一结果。随后一系列的研究，采用多种药物不同组合方式，皆未证明其他组合比标准的 ABVD 化疗更有效。直至强化 BEACOPP 出现，被德国研究组证明了其在疾病控制和生存方面较 ABVD 更好的疗效。HD9 研究入组了 1196 例晚期患者，随机分成 3 组：8 周期 COPP-ABVD 化疗组；8 周期标准剂量 BEACOPP 化疗组；8 周期强化 BEACOPP 化疗组。对所有存在大肿块（5cm 以上）的患者进行随后的放疗。结果证明，强化 BEACOPP 较 COPP-ABVD 和标准 BEACOPP 方案化疗，显著提高了肿瘤控制和 OS，并降低了早期进展。10 年的更新结果进一步肯定了上述结论。

德国 GHSG HD12 研究比较 8 周期强化 BEACOPP 方案和 4 周期强化加 4 周期标准 BEACOPP 方案，做或不做放疗。结果显示 8 周期强化 BEACOPP 化疗组的 5 年 FFTF 和 PFS 更好。具有危险因素大肿块或化疗残存病灶时，放疗组疾病控制显著优于不放疗组。HD15 入组 2182 例患者，显示 6 周期强化 BEACOPP 化疗 + 化疗后 PET 评估残存病灶放疗，较 8 周期强化 BEACOPP 化疗的 OS 和肿瘤控制更好。根据这一研究，欧洲多数中心将 6 周期强化 BEACOPP+PET 残存灶放疗作为晚期患者的标准治疗。

对于晚期 HL 使用 ABVD 化疗后放疗的适应证，多个研究组进行了随机对照研究。SWOG 和 EORTC 采用了类似的设计，对化疗 CR 的患者随机分成所有受累部位和结外器官放疗组和观察组，而 PR 患者全部接受放疗。结果显示，对化疗达到 CR 的患者，放疗与观察组疗效相近；对 PR 患者，采用放疗后总体疗效与 CR 相同，证明放疗在这部分患者中的重要性。UK 的 LY09 研究显示对疗前

存在大肿块或化疗残存患者进行放疗的重要性，这部分患者的 PFS 和 OS 较未进行放疗的患者更好。HD12 的结果也证明在化疗残存患者中实施放疗的重要性。

对于晚期 HL，NCCN 指南推荐可以先行 2 周期 ABVD 化疗，然后进行早期 PET 评价，对于 Deauville 评分 3 分以下，可以再完成 4 个周期 ABVD 化疗以使总数达到 6 个周期。对于 Deauville 评分 4 或 5 分患者，可以考虑更换强化的 BEACOPP 方案。ABVD 化疗后放疗的指征为疗前大肿块和化疗残存。对于一般状况好的患者，还可以考虑使用强化的 BEACOPP 化疗 6 周期，之后对 PET 评价残存部位进行放疗。指南也推荐采用 Stanford V 治疗，但常规放疗。

（四）NLPHL 的治疗

NLPHL 为惰性，预后优于经典 HL，但远期复发常见。其自然病程和对化疗的反应与经典 HL 不同。绝大多数患者为早期病变，B 症状罕见，纵隔受累、结外受累和大肿块情况少见。德国研究组回顾性分析 394 例 NLPHL 病例，63% 为早期预后良好组，16% 为早期预后不良组，21% 为晚期病例。中位随访 50 个月，与经典 HL 做对比，FFTF 分别为 88% 和 82%，OS 分别为 96% 和 92%。早期 NLPHL 患者的 FFTF 优于晚期患者。晚期、年龄（≥60 岁），血红蛋白低，B 症状是总生存的不良预后因素。

预后好早期 NLPHL，单纯放疗或放疗联合化疗可取得良好的疗效。Schlembach 等回顾分析 I A 期患者进行单纯受累野放疗和区域性的放疗，报道 5 年无复发生存为 95%，OS 为 100%，长期随访至 10 年以上，未发现第二原发肿瘤增多。另一项来自澳大利亚淋巴瘤放疗研究组的回顾性分析，202 例 I 期和 II 期患者接受单纯放疗，I 期患者 15 年 FFP 为 84%，II 期为 73%。

在对比单纯放疗和放化疗综合治疗疗效上，除了 HD7 研究的亚组分析提示综合治疗有提高 7 年 FFTF 的趋势（差异未达显著性差别）外，其余所有回顾性研究都显示单纯放疗和放化疗综合治疗疗效无差别。德国研究组还比较了扩大野放疗、受累野放疗和放化疗综合治疗的结果，发现 3 组在 FFTF 上无差别，证明单纯受累野放疗与扩大野及放化疗综合治疗的效果一样。

法国成人淋巴瘤研究组分析了 164 例患者治疗和疗效，其中 58 例仅接受了观察。与接受治疗组的 66% 相比，观察组的 10 年 PFS 仅为 41%，而

10 年 OS 两组间无差别（91% vs 93%）。

晚期 NLPHL 预后差，推荐使用化疗。在欧洲的一项大宗研究中，晚期患者多采用 MOPP 和 ABVD 类似方案，局部加或不加放疗。目前仍缺乏不同化疗方案的疗效对比的随机对照研究。通常借鉴经典 HL 的方案 ABVD。NLPHL 的肿瘤细胞 CD20 表达阳性，多个研究探索了 CD20 抗体的疗效，R-CHOP 方案可取得较好的疗效。

总而言之，目前推荐 ⅠA 和 ⅡA 期非大肿块患者采用受累部位放疗 30～36Gy。对于 ⅠB、ⅡB 及有大肿块患者推荐化疗加受累部位放疗。Ⅲ～Ⅳ期患者以化疗为主。腹腔内病变有转化为侵袭性 B 细胞淋巴瘤的风险，当膈下病变持续进展或新出现时，要考虑活检以排除侵袭性转化。

（五）复发难治 HL 的挽救治疗

早期 HL 首程化疗后早期失败或晚期 HL 化疗后失败，应采用挽救性化疗，合适病例考虑大剂量化疗与自体干细胞移植支持。早期 HL 不能耐受化疗或化疗抗拒，应采用挽救性放疗作为根治性治疗手段。干细胞移植前或移植后放疗能够进一步提高肿瘤远期控制，推荐作为标准挽救治疗的一部分。

第三节　弥漫性大 B 细胞淋巴瘤

弥漫性大 B 细胞淋巴瘤（diffuse large B cell lymphoma，DLBCL）是成人最常见的非霍奇金淋巴瘤（NHL），约占全部 NHL 的 30%～58%。老年人常见，发病率随年龄增长而上升。DLBCL 发病的高危因素包括：淋巴瘤家族史、自身免疫性疾病、HIV 或 HCV 感染、青年高 BMI 和某些职业暴露。DLBCL 治疗以化疗为主，放疗是重要的治疗手段，可进一步提高生存率。

一、病理

DLBCL 病理形态上肿瘤细胞表现为大细胞，胞核大，两倍于小淋巴细胞淋巴瘤。肿瘤细胞和中心母细胞（大无裂细胞）或免疫母细胞相似，最常见中心母细胞样和免疫母细胞样混合。

DLBCL 表达 B 细胞相关抗原：CD19、CD20、CD22 和 CD79a 阳性，SIg 和 CIg+/−，CD45$^{+/−}$，CD5$^{+/−}$，CD10$^{+/−}$。典型的免疫组化为：CD20$^+$，CD45$^+$ 和 CD3$^−$。

DLBCL 是异质性疾病，根据基因表达图谱（gene expression profiling，GEP），可以将 DLBCL 分为生发中心型、活化 B 细胞型和中间型。根据免疫组化标记物如 CD10、BCL6 和 MUM1 等的表达，可以将 DLBCL 分为生发中心型（germinal center B-cell，GCB）和非生发中心型。临床上最常用分类方法的为 Hans 分类法，GCB 免疫组化诊断标准为：CD10$^+$ 或 CD10$^−$Bcl 6$^+$MUM$^−$；非 GCB 免疫组化诊断标准为：CD10$^−$Bcl6$^−$ 或 CD10$^−$ Bcl 6$^+$MUM$^+$。该方法的准确性为 86%，敏感性为 82%，特异性为 90%。Bcl6 和 CD10 是生长中心 B 细胞的标记物，MUM1 主要表达于浆细胞和 B 细胞发育的晚期阶段。另有研究提出可将 GCET1、FOXP1 和 LMO2 加入分类标准。*MYC* 基因重排出现在 5%～8% DLBCL 患者中，并与 GCB 分型有关。GCB 预后明显优于 non-GCB，在接受 RCHOP 治疗患者中，GCB 较 non-GCB 预后更好。然而，目前两者的标准治疗并无差别。

双击淋巴瘤（double-hit lymphomas，DHL）是指 DLBCL 或非典型的高级别 B 细胞淋巴瘤有 *MYC* 基因重排加 *BCL2* 和（或）*BCL6* 基因重排，需应用原位杂交技术（fluorescence in situ hybridization，FISH）检测。免疫组化染色检测到 MYC 和 BCL2 蛋白表达称为双表达淋巴瘤（double-expression lymphoma，DEL），这些患者预后较总体 DLBCL 患者更差，但其预后优于基于基因重排的真正 DHL。对免疫组化提示 MYC 和 BCL2 和（或）BCL6 表达，以及 GCB 型患者，推荐 FISH 检测 *MYC*、*BCL2* 和 *BCL6* 基因重排。几乎所有 DHL 患者为 GCB 型 DLBCL，这些患者的临床特点为高度侵袭性，并有 DLCBL、Burkitt 淋巴瘤和 B 细胞淋巴母淋巴瘤 / 白血病的病理特点。DHL 占新诊断 DLBCL 的 2%～11%。DHL 侵袭性高，即使接受了美罗华为基础的免疫化疗和干细胞移植的高强度治疗，其预后仍很差。DHL 和 DEL 患者的最佳治疗仍未确立。R-CHOP 方案疗效差，有的癌症中心应用 DA-EPOCH-R、R-HyperCVAD 或 R-CODOX-M/R-IVAC 等方案，但其疗效上不明确。目前，尚无证据支持某一方案更优，还需要更多的临床试验研究。

二、临床表现

DLBCL 可发生于任何年龄，中位发病年龄 50～60 岁，男性略多于女性。DLBCL 常原发于淋巴结内（约占 60%），表现为淋巴结进行性肿大；也可原发于结外器官或组织（约占 40%），最常见的部位为胃和肠道。40%～50% DLBCL 患者初诊时为临床 Ⅰ～Ⅱ期。

三、诊断与评估

（一）病理诊断

DLBCL 病理诊断依赖形态学和免疫组化和（或）流式细胞检查，由有经验的淋巴瘤病理学家复阅以准确诊断。手术完整切除肿瘤仍是最佳的活检方法，可保留正常的淋巴结结构并获得足够的组织。粗针穿刺活检和内镜活检仅在患者无法接受手术时进行，或用于复发的诊断。当取样不充分而不足以确诊时，应进行切取或者切除活检。仅依靠细针穿刺细胞学结果来诊断 DLBCL 是不充分的。

1. 病理诊断时，所有石蜡切片中至少一片具有代表性。若取材无法诊断，需重新活检。

2. 在初始诊断时，通常不能仅凭细针或粗针活检；在特定情况下，如淋巴结不易切除或切取活检，诊断可能需应用粗针或细针活检与合适的辅助技术（免疫组化、流式细胞仪、IgH 和 *TCR* 基因重排 PCR，和主要易位 FISH 检查）。

3. 诊断与免疫分型（GCB 和 non-GCB）诊断　免疫组化染色包括 CD20，CD3，CD5，CD10，CD45，BCL2，BCL6，Ki-67，IRF4/MUM1，MYC。EBER-1 染色用于鉴别老年患者中 EBV 阳性的 DLBCL。GCB 患者免疫组化显示 MYC 和 BCL2 或 BCL6 者应进行 FISH 检测或染色体检查，以确定 *MYC* 和 *BCL2* 或 *BCL6* 基因重排。

4. 病理诊断应依据 2008 年的 WHO 分类。

（二）分期及检查项目

1. 临床分期检查项目　临床分期检查项目包括：病史询问，体格检查，血液生化疗、影像学检查和骨髓活检等，根据临床预后因素进行必要的风险分层和评估，见表 16-3-1。

2. 大肿块定义　与 HD 相似，过去定义为任一肿块或结节最大径超过 10cm。目前在美罗华年代，大肿块的定义为肿瘤最大径为 6～10cm，通常为≥7.5cm。在记录时，推荐记录 CT 上测量的最大径，过去用 X 表示大肿块已被弃用。

3. 骨髓活检　过去，虽然骨髓受累概率低，但骨髓活检是淋巴瘤分期的标准检测。多个研究显示，在 DLBCL 中 PET-CT 较骨髓活检更加敏感，但会遗漏 10%～20% 的弥漫性骨髓受累。即便如此，

表 16-3-1　必要项目

项目	备注
病史	肿块出现时间、大小、质地、活动度和增长情况，有无全身症状，B 症状
查体	一般状况评分、全身浅表淋巴结、肝、脾触诊*，应常规检查鼻咽、扁桃体、下咽和喉等
血液学检查	血常规、LDH、尿酸和 HIV、HBV、HCV 的筛查
PET-CT ± 胸腹盆增强 CT	FDG-PET/CT 是 DLBCL 分期的金标准。PET-CT 改变 10%-30% 患者分期，通常为提高分期，但仅 8% 患者改变治疗原则，故未改变整体疗效。经济困难时考虑做胸腹盆腔 CT，不建议 B 超做为常规分期检查手段
充分骨髓活检（>1.6cm）	PET-CT 阴性时可不进行
国际预后指数（IPI）计算	见后表*
心脏核素扫描/超声心动图	应用蒽环类化疗药物时
妊娠检查	育龄妇女

注：*因不同医生体格检查敏感性不同，故器官肿大的诊断通常依靠 CT 或 PET（见表 16-3-2）

表 16-3-2　受累部位诊断标准（Lugano 标准，2014）

部位	临床	检查	阳性发现
淋巴结	可触及	PET-CT	FDG 摄取增高
脾	可触及	PET-CT	弥漫性摄取、孤立病灶、粟粒样病变、结节
肝	可触及	PET-CT	弥漫性摄取、包块
CNS	体征、症状	CT	肿物
		MRI	软脑膜浸润、肿物
		脑脊液	细胞学、流式细胞学
其他*		PET-CT 或活检	淋巴瘤受累

*包括皮肤、肺、胃肠道、骨、骨髓等

临床早期 PET 阴性的患者很少有骨髓受侵。故 PET-CT 提示骨或骨髓受侵通常可直接诊断晚期，而无需骨髓活检。而 PET-CT 阴性者且病史不一致，仅当临床试验需要或与后续治疗紧密相关时需骨髓活检。

4. 分期原则和预后分组　DLBCL 分期常应用 Ann Arbor 分期系统（表 16-3-3），最近在原发结内淋巴瘤中，使用 Lugano 修正分期系统（表 16-3-4）。此外，还应计算国际预后指数（International Prognostic Index，IPI）（表 16-3-5）。

表 16-3-3　Ann Arbor 分期系统

分期	定义
Ⅰ期	单个淋巴区域（Ⅰ期）或单个结外器官受累（ⅠE期）
Ⅱ期	横膈一侧 ≥2 个淋巴区域受累（Ⅱ期），或单个结外器官 + 横膈同侧 ≥1 个淋巴区域受累（ⅡE期）
Ⅲ期	横膈两侧淋巴区域受累
Ⅳ期	≥1 个不连续的播散性结外器官受累

表 16-3-4　Lugano 调整的 Ann Arbor 分期系统
（原发结内淋巴瘤）

分期	受累	结外状态（E）
早期		
Ⅰ期	1 个淋巴结或 1 组相邻淋巴结	单个结外病变，无淋巴结受累
Ⅱ期	横膈一侧 ≥2 组淋巴结	Ⅰ期或Ⅱ期结内病变伴淋巴结直接侵犯邻近结外部位
Ⅱ期大肿块*	Ⅱ期伴大肿块	不适用
晚期		
Ⅲ期	横膈两侧淋巴结受累	不适用
	膈上淋巴结 + 脾受侵	
Ⅳ期	额外的不连续的结外器官受累	不适用

注：PET-CT 用于评价有代谢活性的淋巴瘤，CT 用于评价无代谢活性的淋巴瘤。扁桃体、韦氏环和脾定义为结内器官。原发结外病变 E 仅适用于：局限的结外病变而无结内病变（IE），或Ⅱ期病变直接侵犯非淋巴结部位。E 不适用于晚期患者。仅 HD 患者需要注明是否有 B 症状。

*Ⅱ期大肿块按照早期还是晚期治疗需要考虑病史和预后不良因素个数。

表 16-3-5　国际预后指数（IPI）

IPI	参数	定义	3 年总生存
危险因素			
	年龄	> 60 岁	
	LDH	>正常	
	分期	Ⅲ～Ⅳ 期	
	PS 评分	2～4	
	结外部位	> 1	
风险分层			
	低危	0～1	91
	中低危	2	81
	中高危	3	65
	高危	4～5	59
年龄调整 IPI（年龄 ≤60 岁）			
危险因素			
	LDH	>正常	
	分期	Ⅲ～Ⅳ 期	
	PS 评分	2～4	
风险分层			
	低危	0	98
	中低危	1	92
	中高危	2	75
	高危	3	

四、疗效评价

DLBCL 疗效的评价标准与 HL 相同（详见 HL 章节）。2014 年，应用 PET-CT 的评价标准 -Lugano 标准引入分期和疗效评价中，并在 NCCN 指南中作为推荐。有 FDG 活性的病理类型（如 HD、DLBCL）推荐应用 PET-CT。并应用 5 分法 Deauville 评分系统进行疗效评价。5 分法基于 FDG 摄取程度，并与纵隔与肝脏摄取做对比。给予具体为：1 分：无 FDG 摄取；2 分：轻度摄取，低于纵隔血池；3 分：介于纵隔血池和肝脏最大摄取之间；4 分：轻度高于肝脏最大摄取；5 分：显著高于肝脏摄取或新的 FDG 摄取异常病灶出现。X：新出现的摄取但与淋巴瘤无关。

疗中 PET-CT 用于评估早期治疗反应，治疗末 PET-CT 用于评估肿瘤消退状态。PET-CT 阴性预测值为 80%～100%，阳性预测值为 50%～100%。

完全代谢缓解（complete metabolic response，CMR）：Deauville 评分为 1～2 分或 3 分。近期数据显示，治疗末 3 分的 HL、DLBCL 和滤泡淋巴瘤患者预后良好。然而，在按照治疗反应分层

（response-adapted）以降低治疗强度的临床研究中，往往采取更加谨慎的策略，认为 3 分不足以降低治疗强度。故 3 分的解释应视评估时机、临床环境和具体治疗而定。

部分代谢缓解（partial metabolic response，PMR）：Deauville 评分为 4 或 5 分，FDG 摄取较基线降低。无新发或进展病灶。中期评价时，以上结果表明病变有消退；治疗末评价时，以上结果可能意味着病变残存。

无代谢缓解（no metabolic response，NMR）：Deauville 评分为 4 或 5 分，FDG 摄取较基线无明显变化。

进展代谢病变（progressive metabolic disease，PMD）：Deauville 评分为 4 或 5 分，FDG 摄取较基线无明显变化。或治疗中或治疗末出现新发 FDG 活性病灶，与淋巴瘤相关，而非其他病因（如感染或炎症等）。如新病变病因无法确定，需要活检或再扫描。

若 PET-CT 提示有残留的代谢活性病灶，需要后续治疗，建议活检或随访时再次扫描。

五、治疗

（一）治疗原则

DLBCL 主要按照 Ann Arbor 分期进行分层治疗。根据 NCCN 指南，以下病理类型淋巴瘤治疗均按照 DLBCL 治疗原则进行：滤泡淋巴瘤（FL）3级、DLBCL 伴任何低级别淋巴瘤成分（如 FL、胃 MALT 或非原发胃的 MALT）、血管内大 B 细胞淋巴瘤、慢性炎症相关 DLBCL、ALK- 阳性 DLBCL、老年 EBV- 阳性 DLBCL 和 T- 细胞富有大 B 细胞淋巴瘤。

早期（Ⅰ～Ⅱ期）DLBCL 的治疗以短疗程免疫化疗 + 放疗的综合治疗为主（图 16-3-1）。对早期非大肿块患者（<7.5cm），3 周期 RCHOP 方案化疗 +ISRT 或 6 周期 RCHOP 方案化疗 ±ISRT；早期大肿块患者（≥7.5cm），需接受更强的 6 周期 RCHOP 方案化疗 +ISRT（Ⅰ类证据）。对于 >80 岁的老年患者，可应用 R-mini-CHOP 方案化疗以提高化疗耐受性，不适宜化疗者推荐应用单纯 ISRT。

晚期（Ⅲ～Ⅳ期）DLBCL 以化疗为主，放疗主要应用于化疗前大肿块或化疗后残存肿瘤（图 16-3-2）。晚期患者推荐 6 周期 R-CHOP-21 化疗（Ⅰ类证据），其毒性较低。其他备选方案包括 DA-EPOCH-R（ⅡB 类证据）或高剂量 R-CHOP-14（Ⅲ类证据）。大肿块或结外受侵（特别是骨受侵）患者可能从放疗中获益（ⅡB 类证据）。大肿块或肾功能不全患者中，初始治疗需要监测和预防肿瘤溶解综合征。

所有复发难治 DLBCL 应考虑纳入临床试验（图 16-3-3）。对于化疗敏感的复发肿瘤，应接受二线化疗 ± 美罗华（是否对美罗华耐药），二线化疗 CR 或 PR 后应考虑高剂量化疗和干细胞移植（对 CR 患者为Ⅰ类证据）。有研究显示，高剂量化疗和干细胞移植前行 ISRT 可取得良好的局部控制并提高生存，可在自体干细胞回输前或后。挽救化疗后 CR 的推荐放疗剂量为 30～40Gy，不适于移植治疗的原发性难治 NHL 患者也许可从更高照射剂量（50～55Gy）中获益。

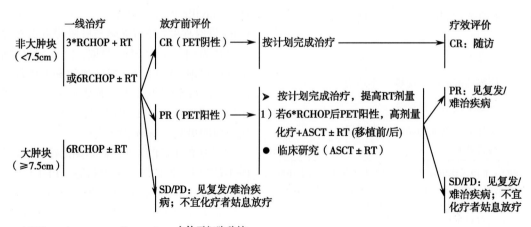

ASCT: autologousstem cell transplant, 自体干细胞移植

图 16-3-1　早期 DLBCL 患者治疗（2016 年 NCCN 指南）

一线治疗　　中期再分期　　后续治疗　　　　　　治疗后评价

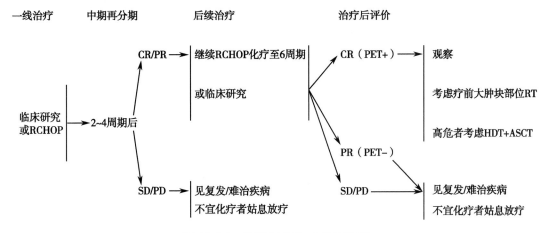

图 16-3-2　晚期 DLBCL 患者的治疗

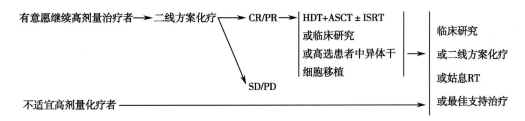

图 16-3-3　复发难治 DLBCL 患者的治疗

（二）早期 DLBCL 放疗

过去，早期患者的标准治疗为短疗程蒽环类方案化疗 + 巩固放疗的综合治疗。在美罗华时代，短程免疫化疗 + 放疗或长程免疫化疗 ± 放疗是早期 DLBCL 的标准治疗。化疗前大肿块或结外器官受侵、化疗后未达 CR 是放疗适应证。

在前美罗华时代，4 个经典的随机分组研究比较了早期患者化疗加放疗和单纯化疗的临床结果（表 16-3-6）。SWOG 8736 研究显示，3 周期 CHOP+ 受累野放疗（involved field radiation therapy，IFRT）较单纯 8 周期 CHOP 化疗提高了早期侵袭性 NHL 的 5 年总生存率（overall survival，OS）和无进展生存率（progression-free survival，PFS），但随着随访时间延长至 17.7 年则未见显著统计学差别，但要考虑到因随诊时间长，观察例数少导致的偏差。该研究至少说明短程化疗加放疗与长程单纯化疗疗效相当。另一项随机对照研究 ECOG 1484 进一步显示，8 周期 CHOP 后完全缓解（complete response，CR）患者行巩固放疗较单纯化疗显著提高无病生存率（disease-free survival，DFS），说明放疗在足量化疗患者中的重要地位。在 British Columbia Cancer Agency 的研究中，早期 DLBCL 患者（≤60 岁且无不良预后因素）3 周

期 CHOP 后 IFRT 的 5 年 OS 达到了 95%。GELA LNH 93-1 研究显示，对于年轻无不良预后因素的低危早期患者（≤60 岁），更强 ACVBP 方案化疗疗效优于 3 周期 CHOP+ 放疗，但有更强毒副作用，未在临床广泛应用。既便如此，单纯化疗患者局部区域复发率仍高达 62%，而放疗组仅为 28%。GELA LNH 93-4 研究显示，在无不良预后因素的低危组老年患者中，4 周期 CHOP+ 巩固放疗较单纯化疗未显示任何生存获益，说明对这部分患者 4 周期 CHOP 化疗可能已经足够。但该研究放疗组有明显的放疗延迟，且有 12% 患者实际上并未接受放疗。综上所述，巩固放疗可在 CHOP 方案化疗基础上进一步提高患者生存，但无不良预后因素的早期老年患者化疗达完全缓解后可能不需要巩固放疗。

美罗华免疫化疗方案（RCHOP）优于 CHOP 方案，可显著提高患者生存，并已成为标准化疗方案。在早期 DLBCL 中，美罗华加入 CHOP（RCHOP）+IFRT 的疗效也得到证实。SWOG 0014 研究评价了 60 例具有不良预后因素的患者（分期调整的 IPI，不良因素包括：非大肿块 Ⅱ 期、年龄 > 60 岁、ECOG 2 分或 LDH 升高）接受 3 周期 RCHOP+IFRT 的疗效，4 年 PFS 和 OS 分别为 88%

表 16-3-6 前美罗华时代早期侵袭性 NHL 单纯化疗 vs 化疗 + 放疗随机分组研究

研究	例数	纳入条件	治疗	结果
SWOG 8736	401	Ⅰ期，或Ⅱ期非大肿块，侵袭性 NHL	CHOP*3+RT vs CHOP*8	RT 提高 5 年 PFS（77% vs 64%，P=0.03）和 OS（92% vs 72%），但 8.2 年随访后两组生存相近
ECOG 1484	352	Ⅰ～Ⅱ期，侵袭性 NHL	CR to CHOP*8: RT vs no RT	RT 提高 CR 患者 6 年 FFS（73% vs 56%，P=0.05）
GELA LNH 93-1	647	～～Ⅱ期，≤60 岁，无不良预后因素，侵袭性 NHL	CHOP*3+RT vs ACVBP	ACVBP 方案提高 5 年 EFS（82% vs 74%，P < 0.001）和 OS（90% vs 82%，P=0.001）
GELA LNH 93-4	576	～～Ⅱ期，>60 岁，无不良预后因素，侵袭性 NHL	CHOP*4, RT vs no RT	5 y EFS（64% vs 61%，P=0.56）和 OS（68% vs 72%，P=0.64）无差别

注释：ACVBP：阿霉素（doxorubicin），环磷酰胺（cyclophosphamide），长春地辛（vindesine），博来霉素（bleomycin），强的松（prednisone）；CHOP：环磷酰胺（cyclophosphamide），阿霉素（doxorubicin），长春新碱（vincristine），强的松（prednisone）；CR，complete response，完全缓解；ECOG，East Coast Oncology Group；EFS，event-free survival，无事件生存；FFS，failure-free survival，无失败生存；GELA，Groupe d'Etude des Lymphomes de l'Adulte；OS，overall survival，总生存；PFS，progression-free survival，无进展生存；RT，radiation therapy，放射治疗；SWOG，Southwest Oncology Group

和 92%。与历史对照相比，该结果优于未接受美罗华治疗的生存（4 年 PFS 和 OS 为 78% 和 88%）。MInT 研究（MabThera International Trial）在年轻（年龄 < 60 岁）的低危患者（0～1 个危险因素）中比较了 6 周期 CHOP 与 6 周期 RCHOP 方案化疗的疗效，结果显示，美罗华的加入提高了 6 年 OS、EFS 和 PFS。这项研究中，所有早期患者和结外受累或大肿块者（>7.5cm）均接受了放疗。

RCHOP 免疫化疗后行放疗可提高 DLBCL 的生存率，在多个回顾性单中心研究、美国大数据库分析（表 16-3-7）、前瞻性研究亚组分析和随机对照研究（表 16-3-8）均得到了证实。

目前正在进行多项前瞻性研究，挑选放疗可能获益的高危亚组患者（表 16-3-9），放疗显著提高大肿块或结外受侵 DLBCL 的生存率。

UNFOLDER（Unfavorable Low-Risk Patients Treated With Densification of R-Chemo Regimens）研究将早期 DLBCL 随机分为 R-CHOP-21 或 R-CHOP-14± 放疗 4 个研究组。中期分析显示，伴大肿块（≥7.5cm）或结外受累患者行单纯 R-CHOP-21 或 R-CHOP-14 化疗后 EFS 仅为 60%，而放疗组高达 80%，因而提前中止了单纯化疗研究组，全部接受放疗。该研究结果与 RICOVER-60 亚组分析结果相似。在 RICOVER-60（Rituximab With CHOP Over 60 Years）研究的四组中，老年大肿块（≥7.5cm）或结外受累患者接受 6 周期 RCHOP-14 及 2 周期美罗华 + 放疗组疗效最佳。RICOVER noRTh 研究将以上治疗组治疗方案方案修订为单纯化疗而省略放疗，比较了大肿块患者 6 周期 RCHOP-14 加 2 周期美罗华加或不加放疗的结果。意向分析、实际分析和多因素分析均显示，放疗加入化疗可显著提高 EFS、PFS 和 OS。这些研究为大肿块患者化疗后接受巩固放疗提供了证据。

一项德国研究探究了放疗在骨受侵患者中作用，研究纳入了 292 例来自 9 项 DSHNHL 前瞻性研究的骨受侵患者，其中有 161 例来自 MInt 研究和 RICOVER-60 研究。结果显示接受放疗患者有更高 3 年 EFS，并有提高 OS 倾向。多因素分析调整混杂因素后，放疗显著性减少了 70% 事件风险。另一项研究纳入了来自 11 个 DSHNHL 前瞻性研究的原发颅面部（包括眼眶、副鼻窦、鼻腔、口腔、涎腺）的侵袭性 NHL 患者，所有患者（免疫）化疗后达 CR/CRu 或 PR。结果显示，157 例放疗患者和 57 例未放疗患者的 3 年 EFS 和 OS 无统计学差别。故原发部位可能是决定放疗的重要指征。德国研究组推荐对结外原发，特别是骨受侵时，及化疗未达 CR 患者进行放疗。

Lysa/Goelams 研究组近期报道了一项比较Ⅰ～Ⅱ期非大肿块（<7cm）患者 RCHOP 化疗后放疗和不放疗的初步结果。结果显示，两组患者 5 年 EFS 和 OS 无统计学差异。然而，值得一提的是，4 周期 RCHOP 后局部病灶 PET-CT 阳性患者均推荐放疗，这部分患者达到了 RCHOP± 放疗后 PET 显示 CR 患者相似的生存，提示化疗后 PR 患者中放疗的重要作用。

表 16-3-7 美罗华时代放疗与不放疗单中心回顾性对比研究

研究中心	例数	入组条件	放疗比例	多因素分析
MD Anderson	469	Ⅰ～Ⅳ期	30%	放疗提高 PFS（HR：0.19，P<0.0001）and OS（HR：0.32，P<0.0001）
Seoul National University	198	Ⅰ～Ⅱ期	43%	放疗提高 PFS（HR：0.23，P=.021）and OS（HR：0.15，P=0.014）
Duke University	79	Ⅲ～Ⅳ期，化疗后 CR	48%	放疗提高 LC（HR：8.0，P=0.014）和 EFS（HR：4.3，P=0.01）
University of Chicago	110	Ⅲ～Ⅳ期，化疗后 CR	12.7%	无放疗降低 LC（HR：8.7，P=0.01）、PFS（HR：9.6，P=.03）和 OS（HR：5.9，P=0.08）

注：HR, hazard ratio, 风险比；OS, overall survival, 总生存；PFS, progression-free survival, 无进展生存；RT, radiation therapy, 放疗

表 16-3-8 DLBCL 治疗大数据分析

数据库	例数	纳入条件	治疗	多因素分析
SEER	13420	Ⅰ～Ⅱ期	化疗方案未描述，RT（41%）	放疗降低疾病特异死亡（HR：0.86，P=0.0001）和总死亡率（HR：0.89，P<0.0001）
NCCN	841	Ⅰ～Ⅱ期（47.8%），Ⅲ～Ⅳ期（52.2%）	RCHOP*6-8（84%），RT（35%）	放疗提高 FFS 或 OS 倾向（特别对Ⅲ-Ⅳ期）
NCDB	59255	Ⅰ～Ⅱ	RCHOP 或 CHOP，RT（39%）	放疗提高总生存率（HR：0.66，P<0.001）

注：FFS, failure-free survival, 无失败生存；HR, hazard ratio, 风险比；MVA, multivariable analysis, 多因素分析；NCCN, National Comprehensive Cancer Network；NCDB, National Cancer DataBase；OS, overall survival, 总生存；RT, radiation therapy, 放射治疗

表 16-3-9 美罗华时代放疗作用的前瞻性研究亚组分析和随机研究

研究	例数	纳入条件	治疗	多因素分析
Italian Lymphoma Study Group	182	Ⅰ～Ⅳ期	RCHOP*6，RT（22%）	RT 提高 EFS
RICOVER-60	164	≥7.5cm/ 结外受累，Ⅰ～Ⅳ期	RCHOP*6+R*2，RT（ITT，29%；PP，35%）	RT 提高 EFS，PFS 和 OS
RICOVER-60 and MInT	161	骨受侵	83%	RT 降低事件风险
DSHNHL prospective trials	202	颅面部受侵	72%	RT 不影响 EFS 和 OS
UNFOLDER	285	侵袭性 B 细胞 NHL，≥7.5cm/ 结外受累	R-CHOP14/21 vs RCHOP 14/21+ RT	中期分析显示 RT 提高 EFS，故探究提前关闭
LYSA/GOELAMS 02-03	301	Ⅰ～Ⅱ期，< 7cm	R-CHOP*4-6vs RCHOP*4-6+RT	RT 未提高 EFS 和 OS

注：DSHNHL, German High-Grade Non-Hodgkin Lymphoma Study Group；EFS, event-free survival, 无事件生存；HR, hazard ratio, 风险比；ITT: Intent to treat, 意向性分析；PP: Per-protocol, 符合方案集；MInT, MabThera International Trial；MVA, multivariable analysis, 多因素分析；NHL, non-Hodgkin lymphoma, 非霍奇金淋巴瘤；OS, overall survival, 总生存；RCHOP, 美罗华（rituximab），环磷酰胺（cyclophosphamide），阿霉素（doxorubicin），长春新碱（vincristine），强的松（prednisone）；RICOVER, Rituximab With CHOP Over Age 60 Years；UNFOLDER, Unfavorable Low-Risk Patients Treated With Densification of R-ChemoRegimens

（三）晚期患者放疗

RICOVER-noRTh（RICOVER-60 的修正方案）研究评估了初始大肿块（≥7.5cm）或结外受累患者化疗达 CR 后 IFRT 的作用。结果显示，未接受放疗组的 164 例患者 3 年 PFS 和 OS 均显著低于 RICOVER-60 中接受相同免疫治疗＋放疗组，故研究终止。与此结果相似，MInT 和 RICOVER-60 研究显示骨受侵患者可从骨病灶放疗中获益。

综上，在美罗华时代，早期 DLBCL 放疗指征为：大肿块（> 7.5cm）、结外器官受侵（特别是骨受侵）、化疗后 PR 者。非大肿块患者，推荐化疗后放疗。高龄不能耐受化疗、化疗疗效稳定或进展者，

若不适宜化疗,可选择性对患者进行放疗。仅接受 CHOP 方案化疗者,都应接受巩固放疗。

六、照射技术

DLBCL 和 HL 相同,均推荐进行 INRT 或 ISRT。放疗剂量根据化疗近期疗效做相应调整(表 16-3-10)。应用现代放疗技术如调强放射治疗(intensity modulated radiation therapy, IMRT)、质子治疗(proton therapy)、呼吸门控技术、图像引导放疗和 4 维影像等技术有望进一步减少正常组织照射剂量。

DLBCL 化疗达 CR,建议 30～40Gy ISRT;化疗 PR 者,建议 40～50Gy ISRT;难治性病变或不适合化疗者,建议 40～55Gy ISRT。

表 16-3-10　DLBCL 的照射剂量

化疗	照射剂量
化疗达 CR(巩固性放疗)	30～40Gy
化疗后 PR	40～50Gy
放疗为主要治疗(难治性病变或不能耐受化疗)	40～55Gy
化疗和骨髓干细胞移植	20～36Gy,根据病变位置和之前放疗情况

近年来,多项研究证实,在更有效的全身治疗基础上,可减少照射体积和降低照射剂量,以降低危及器官受量并减少毒副反应,且不降低局部控制率。

20 世纪 90 年代初,IFRT 是临床上最常用的照射方法,靶区包括受累部位及邻近未受累淋巴结在内的整个区域。近年来,随着更有效的全身治疗出现和影像学的进步,淋巴瘤放疗靶区趋于更小、更精确,并发展为仅针对受累淋巴结或部位的照射,即 INRT 或 ISRT。ISRT 和 INRT 适用于 HL 和 NHL,在早期膈上 HL 和纵隔受侵 NHL 中,INRT 有效降低了肺、乳腺和甲状腺照射剂量。虽然无随机研究证据,ISRT 已成为 NCCN 指南、欧洲淋巴瘤治疗组织和国际淋巴瘤协作组推荐的首选放疗技术。

DLBCL 的照射剂量通常为 30～50Gy/1.8～2.0Gy。在有效的全身化疗基础上,降低放疗剂量是安全的。英国开展了一项大型随机对照研究,在"高级别"(主要为 DLBCL)中比较 30Gy 和 40Gy 的疗效。大多数患者接受了化疗和巩固性放疗。经过中位 5.6 年随访,640 例侵袭性淋巴瘤患者的结果显示高剂量组和低剂量组疗效无差

别。另一项来自 Duke 大学正在进行的 Ⅱ 期研究(NCT01186978)纳入了 4～6 个周期化疗后 PET 显示 CR 的患者,以探究放疗剂量降至 20Gy 的安全性。中国医学科学院肿瘤医院正在进行的 Ⅲ 期随机研究纳入了 Ⅰ～Ⅱ 期 DLBCL 化疗达 CR,比较受累野放疗 30Gy 或 40Gy 疗效和毒副作用。

(一)射野概念

受累淋巴结照射(INRT):化疗前充分对肿瘤进行评估,在放疗治疗体位下行 PET/CT 检查,并融合至化疗后放疗的定位 CT 中,准确照射所有化疗前大体肿瘤位置,即为受累淋巴结照射。这个定义强调两点,一是射野就是化疗前 GTV 的范围,二是必须有化疗前精确的治疗体位下的 PET/CT 评估。

受累部位照射(ISRT):当没有条件获得精准的治疗前影像时,可以通过适度增大射野来涵盖治疗中的不确定性因素,由此衍生出受累部位照射的概念。在缺乏化疗前治疗体位的精确影像学资料时,可参考化疗前和后的影像学信息,勾画出化疗前肿瘤位置,外放一定边界来补偿这种影像学的不确定性,即为受累部位照射。ISRT 的照射范围要比受累淋巴结放疗(INRT)稍大一些。

(二)靶区定义和勾画

1. 结内原发病变 ISRT

(1) GTV 是勾画化疗前(或手术、活检前)阳性淋巴结。

(2) CTV 原则上应覆盖最初任何治疗之前的 GTV。但若化疗后病变退缩,应避让肺、骨、肌肉或肾等正常器官。勾画 CTV 时应考虑以下几点:影像的质量和准确性;肿瘤的侵犯模式;潜在的亚临床病灶;邻近器官的照射限量。如果有数个淋巴结受侵,但是彼此距离 ≤5cm,可以考虑仅勾画一个 CTV;但如果有数个淋巴结受侵,彼此距离>5cm,则分别勾画 CTV。

(3) 内靶区(ITV)定义:依据 ICRU 第 62 号报告,考虑到 CTV 的大小、形状、位置的不确定性,所以外扩 CTV 形成内靶区(intenal target volume, ITV)。ITV 大多与靶区运动有关,而靶区运动基本出现于受呼吸影响的胸部和上腹部。四维 CT 是明确 ITV 边界的最佳方法。通过 X 线透视或者资深医生经验性判断也可作为替代方法。胸部或上腹部的 ITV 需要在头脚方向外扩 1.5～2cm。如果靶区在放疗的分次内或分次间照射不易出现形状或位置改变(例如:头颈部),就不必需要外扩 ITV。

(4) PTV 定义:PTV 包括 CTV(相关时也包括

ITV)和放疗计划设计、治疗各个环节中存在由摆位造成的患者位置与射线束的不确定性。各个放疗中心对 PTV 范围的设置是不同的。医师和(或)物理师设置的 PTV 及其外扩边界取决于摆位误差和系统误差。固定装置的性能、体位、内部器官运动以及患者的配合程度都会影响摆位误差。

2. 结外病变 ISRT　结外病变 ISRT 靶区勾画原则和结内器官 ISRT 相同。对大多数结外器官的 CTV 应包括整个器官，如胃、涎腺、甲状腺等。对其他器官，如眼眶、乳腺、骨、局部皮肤，或化疗后巩固放疗患者，可能仅需照射部分器官。

(1)胃淋巴瘤：胃是最常见的结外 DLBCL。该病早期患者多见，占 80%～90%。预后好，5 年 OS 高达 80%～90% 以上。病变常为多灶性，即使病灶看似局限于一个区域，全胃均可能发生病变。CTV 应包括全胃和阳性淋巴结区域，可包含异常或可疑的胃周淋巴结，受累的肝门淋巴结和主动脉旁淋巴结。多数情况下，即使胃周淋巴结受累未得到病理证实，也会将其包含在放疗治疗靶区中。

治疗前评估：内镜检查详细结果，超声内镜引导对增厚胃壁/潜在病变进行活检，对于靶区可能包含较大范围单侧肾脏的患者，肾扫描可以提供重要评估信息。

定位：患者应该在空腹状态下模拟定位和接受治疗，如餐后 4 小时或隔夜。所有病例均应使用少量(<50ml)口服对比剂；如有可疑淋巴结受累，推荐使用静脉增强。应分别采集口服对比剂前后的影像资料，因为即使很少量的对比剂也可能引起胃部扩张，使得 CTV 不能代表治疗时的 CTV。应用 4D CT 或荧光透视技术评估呼吸运动。

靶区：GTV：胃大体病灶(PET、CT 可见)和病理性增大的淋巴结。CTV：GTV 加从胃食管连接到超过十二指肠球部的胃部靶区；应包含整个胃壁(包括可见的胃周淋巴结)。ITV 应根据 4D CT 或荧光透视技术追踪胃随呼吸运动的位置变化。在 CTV 基础上外扩 1～2cm 以包含胃运动范围；PTV 受摆位误差影响；在腹部，推荐 ITV 外加 1cm。

(2)原发性中枢神经系统淋巴瘤：大多数原发性中枢神经系统淋巴瘤(primary central nervous system lymphoma, PCNSL)患者为非生发中心型 DLBCL。大剂量甲氨蝶呤为基础的化疗后±放疗是 PCNSL 的标准治疗原则，大剂量甲氨蝶呤化疗达 CR 后可以选择观察；如未达 CR，建议全脑照射，局部补量。

既往观点认为 45Gy 左右的剂量可以降低化疗后疾病进展或复发的风险，但也会产生严重的神经毒性，60 岁以上的患者中尤为显著。因此医生更多选择 30～36Gy 照射，这一剂量同样有效而且毒性更小。Ferreri 等的研究显示，放疗剂量超过 36Gy 未使患者获益，在有效化疗年代，额外补量的疗效并不确定。最近，Memorial Sloan-Kettering 癌症中心报道了一项关于综合治疗的前瞻性研究长期随访结果，该研究严格定义了化疗后的 CR，并将全脑放疗剂量降低至 23.4Gy。这一项目疗效显著，且无未显示明显的放疗相关的毒性(即使在老年患者中)。对于无法化疗和化疗失败后挽救治疗的患者，放疗作为单一的治疗方案，则需要更高的剂量。已有研究证明，36Gy 的挽救性治疗可使患者受益，但是最佳剂量和补量的疗效尚不明确。

PCNSL 通常为多灶肿瘤，即使在远离影像学显示病灶的部位都可能出现明显颅内受累。因此，全脑治疗是标准方案，而增加局部脑剂量没有明显作用。一项来自日本的回顾性研究显示，照射野边缘与病灶距离在 4cm 以内，可能增加治疗失败风险并降低生存率。因此，在大多数情况下不推荐巩固性治疗里加入"病灶补量"照射野。尽管补量或部分脑放疗在难治性或挽救性案例中的作用仍未被证实，但是复发患者的病理研究结果不支持这些方法。脑脊液受累时应进行全身治疗/椎管内化疗，全脊髓照射并不是标准治疗。

由于视神经和视网膜被视为 CNS 的一部分，所以即使没有眼眶受累证据，PCNSL 全脑照射野仍常包括眼眶后部。由于眼部常为单独的复发病灶，患者未来可能必须接受眼眶野放疗，因此推荐将全脑放疗野的等中心点前置，以与未来的中心点匹配。

在确定放射野之前，应请眼科医生对患者眼部进行裂隙灯检查，以确定照射野前界。如果化疗前眼部已经受累，全脑放疗应该包括整个眼球，剂量为 30～36Gy。

靶区：CTV 为全脑，包括第一或第二颈椎和眼后壁。等中心点放置在骨性外眦上，便于以后复发再次放疗时匹配眼眶照射野。也可以按照中心点在晶体后 5mm 的标准设置 PTV 前界。如果眼部最初即受累，全脑放疗照射野应包括双眼的全部。肿瘤补量的作用不确定，因此大多数专家不推荐。

剂量：化疗后 MRI 显示 CR 的巩固剂量：24～30Gy。化疗后未达到 CR 或挽救性治疗的全脑放疗：36～45Gy(1.5～1.8Gy/f)。对于无法接受化疗患者，全脑放疗作为首程治疗：40～45Gy（1.5～1.8Gy/f），局部补量至50Gy。姑息治疗：全脑放疗剂量30～36Gy，分10～15次照射。

（3）原发眼内淋巴瘤：原发眼内淋巴瘤（PIOL）通常需要玻璃体切除，玻璃体活检或脉络膜取样诊断。组织分型多为DLBCL。由于PIOL常为PCNSL的一部分，因此只有MRI和脑脊液检查除外中枢神经系统其他部位受累后才能作出诊断。PIOL的最佳治疗方法尚不明确。既往研究中，脑部复发相当常见，故有学者推荐使用PCNSL的治疗方法。近期数据表明，如果仅治疗眼部，很大一部分患者不会有脑部复发；即使复发，挽救性治疗选择同样有效。因此，由于眼球的全身治疗效果不好，可以首先选择放疗；其他选择包括眼内注射甲氨蝶呤。

大部分PIOL患者在病理或临床上可能双眼受累，即使只有单侧眼的病理结果，治疗时通常也将双眼都包括其中。但如果没有对侧眼受累可能，仅治疗受累眼也是合理的。

靶区：CTV包括眼球（或双侧）、视神经（或双侧）直至视交叉。PTV：CTV外扩5mm。如果双眼受累（或可疑受累），对侧布野（opposed lateral beam arrangement）应该覆盖双侧眼球和双侧视神经直至视交叉。若后续需要全脑放疗，等中心点应置于后缘以减少偏差。如仅有单眼受累，可应用三维适形放疗或IMRT计划，照射野局限于受累眼。剂量为36Gy。

（4）韦氏环淋巴瘤：咽部淋巴瘤好发于韦氏环（WR）（由2个颚扁桃体，鼻咽扁桃体，鼻咽后壁腺体，舌扁桃体以及它们之间的淋巴组织组成的环形淋巴组织）。最常见的是扁桃体DLBCL，其次为结外鼻型NK/T细胞淋巴瘤。韦氏环DLBCL时定义韦氏环为类淋巴样结构，而在NK/T细胞淋巴瘤中定义为结外部位。韦氏环淋巴瘤常表现为单侧及同侧区域淋巴结受累（Ⅱ期）。

常见的侵袭性淋巴瘤常予全身治疗加ISRT，治疗结果与相同分期的结内DLBCL相当。对于接近颅底的淋巴瘤，由于脑膜可能受累，治疗包括大剂量甲氨蝶呤、鞘内注射甲氨蝶呤，或者两者均使用。

咽部ISRT原则受Ann Arbor分期体系影响。这一体系本是为霍奇金淋巴瘤发明的，为了分期，它将韦氏环视为一个单独区域。因此，很多人将其视作一个"受累部位"——即使只有部分受累（如单侧扁桃体，鼻咽），也常作为一个整体治疗。

ILROG指南将韦氏环的每一部分视为一个独立的亚区。对DLBCL来说，化疗后不需要治疗全部韦氏环，ILROG2014年指南推荐受累病灶外放一定边界的ISRT放疗。

放疗前需要的信息：推荐PET/CT扫描。对于侵袭性DLBCL患者，应有化疗前的影像学资料。对于靠近颅底的淋巴瘤，MRI对发现潜在的颅内浸润很重要。

靶区：CTV取决于化疗前的GTV，由于初始病灶的具体范围并不确定，因此常包含整个受累结构（例如从软腭平面到会厌平面的整个扁桃体窝）。CTV不包含未受累结构，颈部淋巴结只有受累时才给予治疗。PTV边缘取决于固定装置，固定效果好时大约为4～5mm。

剂量：化疗后完全缓解的巩固剂量为30～40Gy，病灶残留（部分缓解）或不确定完全缓解时为40～46Gy。

（5）乳腺淋巴瘤：DLBCL是最常见的乳腺淋巴瘤。通常推荐全乳照射，但在某些情况下衡量全乳放疗的风险（比如第二原发乳腺癌等）超过局部治疗获益时，也可考虑部分乳腺照射。

靶区：初始放疗或巩固放疗的CTV是整个乳房。未受累淋巴结不必包含在内。某些特殊情况下，一些专家会考虑部分乳房照射（如前文所述）。

（6）甲状腺淋巴瘤：甲状腺淋巴瘤中最常见的是DLBCL和MZL。DLBCL应用R-CHOP方案加放疗。

靶区：初始或巩固性放疗的CTV为整个甲状腺，且应包括化疗前或切除前GTV。

（7）睾丸淋巴瘤：常见的组织类型为DLBCL。初步治疗选择R-CHOP或更积极的方案进行化疗，由于中枢神经系统的复发率较高，通常给予鞘膜内或静脉甲氨蝶呤预防性治疗。对侧睾丸的复发率高达50%，对侧睾丸与阴囊应接受照射。

体位：仰卧，"蛙腿"姿势（张开双腿），阴茎上提并固定于腹壁，用补偿物在阴囊下方和周围支撑并固定阴囊。

靶区：前方正电子线照射，根据阴囊/睾丸摆放的厚度计算能量，可能需要补偿物。睾丸剂量：20～30Gy，每次照射1.5～2Gy。

（8）骨淋巴瘤：大部分骨淋巴瘤为DLBCL（80%），其他病理类型相对少见。约80%患者为IE期；最常受累部位为股骨、盆骨、胫骨和腓骨；约10%患者为多发骨受累。MRI和PET/CT有助于定位肿瘤和评估治疗反应。标准治疗为R-CHOP

方案化疗后放疗综合治疗。

靶区：CTV：化疗前 GTV（最好结合 MRI）外加一个范围，需考虑肿瘤亚临床侵犯、图像质量以及模拟 CT 图像融合的误差。PTV：外加 0.5～1cm，取决于部位和固定效果。剂量：化疗后放疗时，PET 对肿瘤是否完全消退的显示可能尚不清晰，因此可根据对化疗后完全缓解的把握程度，选择 30～40Gy 范围内的剂量。

七、随访

DLBCL 患者的复发风险随生存时间延长而降低。有研究显示，无事件生存 2 年后的 DLBCL 患者与一般人群的 OS 相同。故强调仅对患者治疗后 2 年内进行密切随访。

ESMO 指南推荐，仔细的病史询问和体格检查在第 1 年每 3 个月一次，第 2～3 年每半年一次，此后每年一次，并注意第二原发肿瘤和治疗长期副反应。血常规在第 3、6、12、24 个月进行，此后在有症状时或临床判断需要后续治疗时进行。最大程度上减少影像学检查，通常在疗后第 6、12 和 24 个月进行 CT 检查。但值得注意的是，尚无充分证据显示 CR 后患者能从常规影像学检查中获益，并且影像学检查可能增加第二原发肿瘤风险。不推荐常规随访时应用 PET-CT。有治愈高危患者可能需要更加密集的随访。

第四节　结外鼻型 NK/T 细胞淋巴瘤

结外鼻型 NK/T 细胞淋巴瘤是我国最常见的外周 T 细胞淋巴瘤亚型，欧美国家极少见。它以鼻腔为原型，但可发生于全身结外器官，上呼吸消化道最常见。临床表现为中年男性多见，一般状态良好，常为局限性 Ⅰ～Ⅱ 期，Ⅲ～Ⅳ 期少见。肿瘤对放疗敏感，对化疗抗拒。放射治疗早期患者的主要根治手段，可以取得好的效果，辅助化疗可以改善高危患者疗效。晚期患者化疗效果差。

一、流行病学与病因

结外鼻型 NK/T 细胞淋巴瘤是 EBV 相关淋巴瘤，约 >90% 患者的肿瘤组织中 EB 病毒阳性。该病在亚洲和南美洲较常见，欧美极少见。在中国占全部非霍奇金淋巴瘤（NHL）的 20%～30%，也是最常见的外周 T 细胞淋巴瘤亚型，占到所有外周 T 细胞淋巴瘤的 40%～50%。鼻腔是最常见原发部位，是该型淋巴瘤的原型，其次为鼻咽、扁桃体和口咽

等上呼吸消化道器官，也可发生于、皮肤、胃肠道、睾丸等结外器官。原发部位不同，临床病理特征相似，但临床特征不同。

结外鼻型 NK/T 细胞淋巴瘤这一病理命名具有三个鲜明的特点，"结外""鼻型"和"NK/T"，和该型淋巴瘤的细胞起源及临床特征密切相关。

人体的细胞毒细胞分为三种亚群：T 淋巴细胞、自然杀伤（NK）细胞和 NK 样 T 淋巴细胞。NK 细胞和 T 淋巴细胞在抗原表达、功能和疾病类型有许多重叠之处。NK/T 细胞淋巴瘤 80%～90% 来源于 NK 细胞，10%～30% 来源于细胞毒性 T 淋巴细胞，但目前并未发现不同细胞来源疾病在临床病理特征上存在明显差异，故命名为 NK/T 细胞淋巴瘤。病变部位是定义疾病的重要依据，结外鼻型 NK/T 细胞淋巴瘤绝大部分原发于结外，鼻腔是最常见原发部位，是该型淋巴瘤的原型，因此 2001 年以来 WHO 分类中，均命名为结外鼻型 NK/T 细胞淋巴瘤。

结外鼻型 NK/T 细胞淋巴瘤的典型免疫表型为 CD2+、CD56+，表面 CD3− 和胞质 CD3（CD3ε）+，至少有一项细胞毒性相关蛋白阳性，如颗粒酶 B、TIA-1 和（或）穿孔素阳性，肿瘤组织中 EBER 阳性。其他 T 细胞和 NK 细胞相关抗原常为阴性，如 CD4、CD5、CD8、TCRβ、TCRδ、CD16 和 CD57。所有病例都不表达 B 细胞抗原如 CD19、CD20、CD22 和 CD79a 等。如果免疫组化表现为 CD56 阴性，但 CD3ε+、细胞毒分子+ 和 EBV+，仍可诊断为结外鼻型 NK/T 细胞淋巴瘤。如果 CD56 阴性，无细胞毒分子和 EBV 表达，不能诊断为结外鼻型 NK/T 细胞淋巴瘤，应诊断为外周 T 细胞淋巴瘤-非特指型。

二、临床特征

结外鼻型 NK/T 细胞淋巴瘤有独特的临床特征：初诊时年轻男性多见，B 症状常见，一般状态良好，肿瘤常局限于鼻腔或直接侵犯邻近结构或组织，而较少有远处淋巴结受侵或结外器官转移，早期占大多数（70%～90%），Ⅲ～Ⅳ 期少见，约 10%～30%。国际预后指数（IPI）多为低危组（0～1 分）。上呼吸消化道是最常见的原发部位，占 80%～90%，主要为鼻腔，次为鼻咽和扁桃体等部位，上呼吸消化道外原发仅占全部患者的 10%～25%，以皮肤软组织和胃肠道最常见。

三、分期及预后因素

Ann Arbor 分期是淋巴瘤最常用的分期标准，

也是最重要的预后及分层治疗依据。大部分结外鼻型 NK/T 细胞淋巴瘤为早期（Ann Arbor Ⅰ～Ⅱ 期），根据 Ann Arbor 结外淋巴瘤分期原则，结外鼻型 NK/T 细胞淋巴瘤 Ⅰ 期指原发肿瘤有或无邻近器官受侵，但无淋巴结或远处转移；Ⅱ 期指原发肿瘤合并有区域（原发于上呼吸消化道时，定义为膈上）淋巴结受侵；Ⅲ 期指合并有纵隔两侧淋巴结受侵；Ⅳ 期指合并远处结外器官受侵。需要特别强调的是，在 Ann Arbor 分期中，原发病变侵犯邻近器官不改变临床分期，但原发肿瘤负荷是影响预后的重要因素。

临床分期检查包括详细病史和体格检查，上呼吸消化道是中国人最常见的淋巴瘤原发部位，任何淋巴瘤都应常规做头颈部间接和直接鼻腔和鼻咽镜检查、内镜检查，对于 T 细胞淋巴瘤，上呼吸消化道检查尤其重要。影像学检查包括常规头颈部 MRI 检查，头胸腹盆腔 CT，推荐常规做 PET-CT 检查，以排除常规影像学检查难以检出的远处结外病变。

IPI 是侵袭性淋巴瘤最常见的预后模型，包括年龄 >60 岁、LDH 升高、Ⅲ～Ⅳ 期、ECOG 评分 >2 分和 ≥2 个结外器官侵犯，但是在结外鼻型 NK/T 细胞淋巴瘤中的应用却非常有限，因为该型淋巴瘤 Ⅲ～Ⅳ 期患者少、骨髓侵犯患者少。文献报道结外鼻型 NK/T 细胞淋巴瘤的预后因素除了 Ann Arbor 分期，还包括年龄、LDH、病灶广泛范围、原发部位、EB 病毒 DNA 等，部分研究通过多因素分析筛选出预后影响因素后提出了不同的预后模型。目前 NCCN 推荐采用的预后模型为 KPI 和 PINK，其中 KPI 包括 B 症状、LDH 异常、区域淋巴结侵犯、Ⅲ～Ⅳ 期，PINK 包括年龄 >60 岁、远处淋巴结侵犯、Ⅲ～Ⅳ 期、鼻外原发。

Ⅲ～Ⅳ 期预后很差，在 KPI 和 PINK 中都是不良预后因素，但是在早期患者中，尤其是 Ⅰ 期患者中 B 症状、LDH、非鼻型都不是理想的预后因素。因此，中国医学科学院肿瘤医院建议将 Ⅰ 期分为局限 Ⅰ 期和广泛 Ⅰ 期，Ⅱ～Ⅳ 期仍采用 Ann Arbor 分期原则。局限 Ⅰ 期定义为肿瘤局限于原发病灶，如鼻腔、鼻咽、扁桃体或口咽等，未侵及周围邻近器官；广泛 Ⅰ 期定义为肿瘤超出原发结外部位直接侵犯周围器官或多个邻近器官受侵。在此基础上，中国医学科学院肿瘤医院联合全国 10 家肿瘤中心，收集 2000—2011 年有完整临床资料、治疗及随访信息的 1383 例患者，经过严格的内部及外部验证，提出了基于中国大样本数据的预后模型，包括年

龄（>60 岁和 ≤60 岁）、ECOG 评分（≥2 分和 0～1 分）、LDH 升高、Ann Arbor 分期（Ⅰ 期、Ⅱ 期、Ⅲ-Ⅳ 期）和原发肿瘤侵犯（primary tumor invasion, PTI）。PTI 定义为任何分期情况下，原发肿瘤侵犯邻近器官或结构。

四、治疗

放射治疗是早期结外鼻型 NK/T 细胞淋巴瘤的主要治疗手段，也是根治性治疗手段，现代方案化疗仍起辅助治疗作用。晚期以非阿霉素方案或含门冬酰胺酶方案化疗为主，但预后差。

（一）早期患者

低危 Ⅰ 期患者建议接受单纯放疗，化疗的价值不肯定，高危 Ⅰ 期和 Ⅱ 期建议接受放疗后化疗（表 16-4-1）。化疗方案建议采用非阿霉素方案或含门冬酰胺酶方案。

结外鼻型 NK/T 细胞淋巴瘤对放疗敏感，但对蒽环类为主的常规化疗抗拒。早期患者放疗为主要治疗手段的 5 年生存率可以达到 60%～80%，而常规化疗仅 10%～30%。临床研究证据显示：早期患者放疗后的 CR 率为 55%～100%，大部分高于 65%，中位 CR 率 71%，仅 <10% 的患者放疗中病变进展（PD）。常规化疗 CR 率 5%～50%，中位 CR 率仅 33%，40%～55% 的患者在化疗中稳定或进展，部分患者既使达到 CR 或 PR，但缓解期短，表现为继发抗拒，30%～50% 出现原发部位复发。虽然含有门冬酰胺酶或者吉西他滨的新化疗方案在近期疗效上要优于常规化疗方案，但是晚期患者即使采用新的化疗方案仍然不能获得长期生存，因此单纯化疗不是结外鼻型 NK/T 细胞淋巴瘤的根治手段。对于早期患者而言，放疗是根治性治疗，化疗为辅助治疗。在此基础上探讨早期患者的分层治疗实际就是筛选出哪些患者需要辅助化疗，以及放化疗的顺序。

早期结外鼻型 NK/T 细胞淋巴瘤需要进行风险分层治疗，中国 NK/T 细胞淋巴瘤全国多中心协作组的研究结果显示，早期无危险因素（年龄 <60 岁，ECOG 0～1 分，LDH 正常，Ⅰ 期无原发肿瘤侵犯）患者，单纯放疗即可取得非常好的效果，和综合治疗相似；单纯放疗、放疗后化疗和化疗后放疗的 5 年生存率分别为 88.8%、86.9% 和 86.3%（P=0.972）。对于有危险因素（Ⅰ 期合并高龄、ECOG≥2 分、LDH 增高或原发肿瘤侵犯，Ⅱ 期）的早期患者，放疗后化疗显著优于单纯放疗或化疗后放疗，5 年生存率分别 72.2%、59.6% 和 58.3%

（*P*=0.013）。在分层治疗的基础上，探索更为有效的和低毒的化疗方案联合放疗是进一步提高早期高危患者疗效的关键。

表 16-4-1　结外鼻型 NK/T 细胞淋巴瘤分层治疗建议

临床分期	风险分层	治疗原则	预后（5 年总生存率）
Ⅰ期	低危组，无高危因素*	放疗	90%
	高危组，有高危因素*	放疗+化疗	60%～80%
Ⅱ期	任何危险因素	放疗+化疗或临床研究	50%～70%
Ⅲ～Ⅳ期	任何危险因素	化疗或临床研究	<30%，中位生存 6～12 个月

高危因素：年龄>60 岁，ECOG ≥2 分，LDH 升高，原发肿瘤侵犯和Ⅱ期

（二）晚期患者

晚期患者目前仍以化疗为主，但总体疗效很差。目前尚无标准化疗方案，缺乏随机对照研究比较不同化疗方案的疗效。目前，多倾向于使用含有门冬酰胺酶或者吉西他滨方案化疗，如 SMILE 方案或 GDP 等新方案化疗。含门冬酰胺酶方案的近期疗效优于其他方案，但Ⅲ～Ⅳ期患者预后差，即使采用新方案化疗，中位生存期仅为 8～12 个月，5 年总生存率仍然低于 30%。SMILE 方案毒副作用大，80%～90% 患者有严重的Ⅲ～Ⅳ级毒性，耐受性差。在 Kwong 等报道的 87 例Ⅰ～Ⅳ期结外鼻型 NK/T 细胞淋巴瘤 SMILE 方案化疗中，5 例患者死于化疗毒副作用。颅内失败少见，不需要常规行鞘内注射。晚期化疗达 CR 和 PR 的患者，加入放疗可能改善预后。

（三）放射治疗技术

结外鼻型 NK/T 细胞淋巴瘤主要原发于鼻腔、鼻咽等上呼吸消化道，肿瘤邻近腮腺、脑干、晶体等重要正常组织，建议应用调强放疗或三维适形放疗。三维适形放疗或调强放疗不仅能更好地包括肿瘤，使靶区剂量分布均匀，而且能有效地保护正常组织，如腮腺、脑干、晶体等，降低正常组织毒副作用。调强放疗或三维适形放疗时，根治性照射剂量 50Gy，根据原发部位定义不同的正常组织限制剂量。

结外鼻型 NK/T 细胞淋巴瘤不同的原发部位临床靶区（CTV）和照射剂量是放疗成败的关键，与肿瘤局部区域控制率和预后密切相关。早期患者应用扩大受累部位照射和 50Gy 根治剂量的局部区域控制率达到 90% 以上，5 年生存率 70%～80%；如果使用小野低剂量（<50Gy）照射，局部复发率高达 50%，5 年生存率仅 40～50%。国内外多项研究结果证明，放疗患者的局部区域控制率和 5 年无进展生存率、总生存率呈线性相关，低于 50Gy 会导致局部区域失败风险明显增高，死亡风险也相应增加。

1. 照射靶区　临床靶区（CTV）和原发部位有关，结外鼻型 NK/T 细胞淋巴瘤具有异质性，不同原发部位的临床特征也不同。在 WHO 分类中，以原发部位为基础的亚组分类不一致，临床上相关临床研究较少。中国医学科学院肿瘤医院将结外鼻型 NK/T 细胞淋巴瘤分为三个亚组：鼻腔、鼻腔外上呼吸道消化道和上呼吸消化道外。鼻腔和韦氏环是最常见的原发部位，靶区和剂量已达成共识，建议分别采用扩大受累部位和扩大野照射，根治剂量 50Gy。上呼吸消化道外部位极少见，建议行扩大受累部位照射，根治剂量 50Gy。

鼻腔原发 NK/T 细胞淋巴瘤局限于一侧鼻腔，未侵犯邻近器官或组织结构（局限Ⅰ期），CTV 包括双侧鼻腔、双侧前组筛窦、硬腭和同侧上颌窦内壁；若双鼻腔受侵则包括双侧上颌窦内壁。肿瘤超出鼻腔时（广泛Ⅰ期），靶区应扩大至受累的邻近器官和结构。合并上颌窦内壁受侵时，照射受侵侧整个上颌窦，前组筛窦受侵时，应包括同侧后组筛窦。如果肿瘤邻近后鼻孔或侵犯鼻咽，CTV 应扩展至鼻咽。Ⅰ期不做颈预防照射的区域淋巴结失败率低于 5%，因此不做颈淋巴结预防照射；Ⅱ期需同时做双颈照射或照射中上颈淋巴结。

韦氏环包括鼻咽、口咽、扁桃体和舌根，任何原发部位韦氏环 NK/T 细胞淋巴瘤 CTV 应包括整个韦氏环和后鼻孔。韦氏环 NK/T 细胞淋巴瘤在初诊约 60% 伴有颈淋巴结受侵，区域淋巴结复发较常见，因此，Ⅰ期可以考虑做颈淋巴结预防照射，Ⅱ期做治疗性照射。

2. 照射技术及剂量　结外鼻型 NK/T 细胞淋巴瘤主要原发于头颈部，肿瘤邻近重要正常组织和器官，建议应用调强放疗或三维适形放疗。常规照射不能很好地包括靶区，靶区剂量分布不均匀，尤其病变广泛时，难以很好地保护正常组织。

结外鼻型 NK/T 细胞淋巴瘤的根治剂量为 50Gy，50Gy 时检查鼻腔和鼻咽，并做 MRI 评价肿瘤是否残留。如果肿瘤残存，局部补量 5～10Gy（图 16-4-1）。韦氏环 NK/T 细胞淋巴瘤颈部预防照射剂量为 40Gy。结外鼻型 NK/T 细胞淋巴瘤化疗

达到 CR 仍应接受 50Gy 根治性照射。

原发鼻腔和韦氏环 NK/T 细胞淋巴瘤调强放疗时，建议腮腺平均剂量分别限制在 16Gy 和 26Gy以下。其他重要器官如脊髓、脑干、晶体、喉等参照头颈部肿瘤的正常组织限制剂量，适当降低。

第五节　结外黏膜相关淋巴组织淋巴瘤

边缘带淋巴瘤（marginal zone lymphoma，MZL）是起源于正常淋巴滤泡边缘带区的一组恶性 B 细胞疾病。1983 年首先描述了结外黏膜相关淋巴组织淋巴瘤。在 WHO 分类中，边缘带 B 细胞淋巴瘤包括三种独立病理类型：结外黏膜相关淋巴组织淋巴瘤（MALT 淋巴瘤），结内边缘带 B 细胞淋巴瘤和脾边缘带 B 细胞淋巴瘤。三种病理类型具体独特的临床特征和预后，治疗原则各异。

黏膜相关淋巴组织（mucosal-associated lymphoid tissue，MALT）的概念最早由免疫学家提出，主要指呼吸道、胃肠道及泌尿生殖道黏膜固有膜和上皮

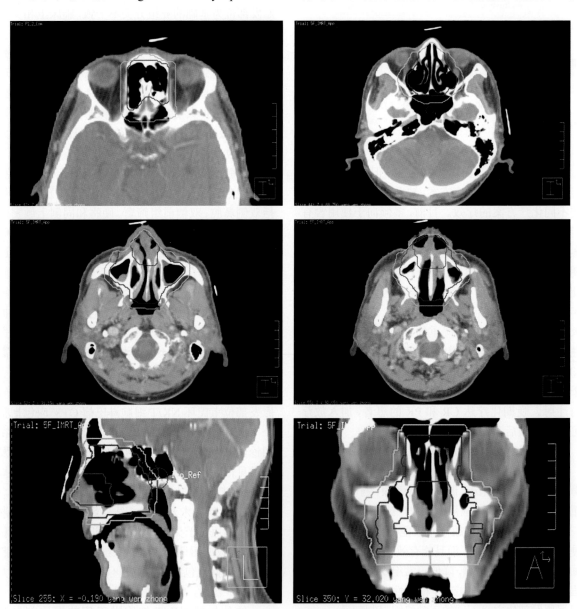

图 16-4-1　结外鼻型 NK/T 细胞淋巴瘤的根治

男性，57 岁，结外鼻型 NK/T 细胞淋巴瘤，局限 IE 期，IPI 0 分，病变侵犯双侧鼻腔。MRI 及腔镜提示：双侧鼻腔下鼻甲、鼻腔前方鼻翼处黏膜增厚。放疗靶区：GTV：影像学所见双侧鼻腔肿物（红线），CTV：包括：双侧鼻腔、双侧上颌窦、筛窦（蓝线）。PTV：CTV 三维外扩 0.5mm（湖蓝色）。靶区剂量：95%PTV 50Gy/2Gy/25f。放疗至 50Gy 时行腔镜和影像学检查评价疗效，若肿瘤明显残存可予残留病灶补量至 55～60Gy

细胞下散在的无被膜淋巴组织以及某些带有生发中心的器官化淋巴组织，如扁桃体、派氏集合淋巴结、阑尾等。MALT 包括三部分：①鼻相关淋巴组织（nasal-associated lymphoid tissue，NALT），包括咽扁桃体、腭扁桃体、舌扁桃体及鼻后部其他淋巴组织；②肠相关淋巴组织（gut-associated lymphoid tissue，GALT），包括派氏集合淋巴结、淋巴滤泡、上皮间淋巴细胞和固有层淋巴组织等；③支气管相关淋巴组织（bronchial-associated lymphoid tissue，BALT），主要分布于肺叶支气管上皮下，结构与派氏集合淋巴结相似，滤泡中淋巴细胞受抗原刺激常增生成生发中心。除胃肠道和支气管外，其他部位如腮腺、甲状腺和肺等有相似结构。结外 MALT 淋巴瘤有共同的病理特点和临床表现。由于结内边缘带和脾边缘带原发病例数少（发病率占非霍奇金淋巴瘤分别<2% 和<1%），且治疗参考滤泡淋巴瘤为主，在本书中不做详细介绍。本章节将重点讲解结外 MALT 淋巴瘤的临床特点和诊疗规范。

一、流行病学与病理

结外 MALT 淋巴瘤的病因和抗原刺激有关，例如胃 MALT 淋巴瘤和幽门螺杆菌（HP）感染有关，腮腺 MALT 淋巴瘤和干燥综合征有关，甲状腺 MALT 淋巴瘤和桥本氏甲状腺炎有关，眼 MALT 淋巴瘤和沙眼衣原体有关，肝淋巴瘤和丙肝有关。MALT 淋巴瘤在国外较常见，中国 MALT 淋巴瘤占全部 NHL 的 5%～10%，在 B 细胞淋巴瘤中仅次于 DLBCL，比 FL 常见。

在结外 MALT 淋巴瘤中，胃肠道是最常见的受累部位，占整个 MALT 淋巴瘤的 50% 以上，而其中又以胃原发为主（80%～85%）。胃肠道外的常见起病部位包括眼眶、肺、皮肤等。MALT 淋巴瘤行为惰性，报道中胃肠原发与非胃肠原发的长期疗效类似。多数病例起病时为局限期，约 1/3 的患者表现为广泛病变受侵。非胃肠道 MALT 淋巴瘤的广泛受累似乎较胃肠道原发更常见。约 15%～20% 的病例骨髓受侵。

MALT 淋巴瘤中发现多种染色体异位。t（11；18）最为常见，这种异位导致融合基因 *API2-MALT1* 的形成，在胃原发和肺原发 MALT 中经常检测到。t（1；14）异位导致 BCL10 蛋白过度表达，在 1%～2% 的 MALT 淋巴瘤患者中可以检测到，见于胃、肺、皮肤原发。t（11；18）和 BCL10 过表达皆与疾病局部进展相关，抗 Hp 治疗在这些患者中疗效差。t（14；18）异位导致 *MALT1* 基因表达下调，见于肝脏、皮肤、眼附属器和腮腺原发病例中。t（3；14）异位导致 *FOXP1* 基因上调，见于甲状腺、眼附属器和皮肤原发病例中。

边缘带 B 细胞的免疫表型和单核细胞样 B 细胞相似，表达 B 细胞抗原：CD20 和 CD79a 阳性，但缺乏 CD5、CD10、CD23 和 CD43 表达。边缘带 B 细胞通常表达 IgM 和 Bcl-2，而单核细胞样 B 细胞缺乏 IgM 和 Bcl-2 表达。边缘带 B 细胞 IgD 低表达或阴性，有别于套区淋巴细胞 IgD 强表达。其他抗原表达为 ALP，CD21/CD35 和 CD3 阳性。MALT 淋巴瘤缺乏 CD5 和 CD10 的表达可鉴别结内慢性 B 细胞白血病 / 小淋巴细胞淋巴瘤、滤泡性淋巴瘤和中心细胞淋巴瘤。

二、临床表现

MALT 淋巴瘤是惰性淋巴瘤，进展缓慢，病程长。中位发病年龄为 60 岁，女性多于男性，原发于结外，以胃肠道和眼最常见，初诊时大部分为早期，约 80%～90%，可见区域淋巴结受侵，晚期少见，预后好。临床症状和原发部位有关，多部位原发约 15%。

胃 MALT 淋巴瘤常局限于胃，中位年龄约 60～70 岁。最常见的症状为上消化道不适、出血、上腹疼痛和消化不良，B 组症状极少见。最常受侵部位为胃体部（64%），其次为胃窦（43%），20%～30% 的患者表现为胃内多灶性病变。肿瘤位于黏膜下，可表现为红肿、糜烂、溃疡，常为弥漫性病变。应在内镜检查时做多点随机活检，提高病理诊断准确性。活检后应常规做病理、免疫组化和幽门螺杆菌检查。

眼和附件是胃肠道外 MALT 淋巴瘤最常见的部位，包括眼眶内软组织和结膜。大部分病变局限于一侧，双侧受侵占 10%～30%。最常受侵的部位为眼眶内软组织（70%），结膜（40%），泪腺（20%）和眼睑。I 期为>90%，晚期极少见。眼 MALT 淋巴瘤常在手术切除病变后确诊，建议术前做 CT 和 MRI 扫描明确病变范围。

涎腺 MALT 淋巴瘤常以良性淋巴上皮样病变肌上皮涎腺炎（myoepithelial sialadenitis，MESA）为背景，与干燥综合征（Sjogren's syndrome）有关，临床特征为干性角膜结膜炎、黏膜干燥、面部毛细血管扩张和双侧腮腺增大。任何大涎腺或小涎腺都可发生 MALT 淋巴瘤，最常侵犯的部位为腮腺。患者常有长期腮腺肿大。双侧腮腺受侵少见，大部位患者伴有干燥综合征。

结外 MALT 淋巴瘤可发生全身任何结外部位，如甲状腺、乳腺、皮肤、胆囊、肝、前列腺、肾和颅内硬脑膜等，上呼吸道（鼻咽、喉、气管）和肺原发极少见。肺 MALT 淋巴瘤大部分患者无症状，常在胸部体检时发现，常见症状包括咳嗽、气短、胸痛和咯血。X 光片上表现为结节或肿块，大部分病例为单发，5%～10% 的患者为多发肿块，常在手术后才能确诊。

三、诊断和分期

MALT 淋巴瘤分期检查和其他 NHL 相似。需要进行全面仔细的查体，特别需要检查其他 MALT 部位如眼、腮腺、皮肤等。实验室检查包括全血计数与分类，生化全项、血 LDH 水平。部分研究提示 MZL 与 HCV 感染相关，故 HCV 检查常规推荐。需要使用美罗华时，需要检查 HBV 感染情况。在某些提示有骨髓可能受侵的情况下，行骨髓活检评估。需要根据原发部位做相关检查。胃 MALT 淋巴瘤应常规做内镜评估胃肠道情况，多点和多次活检，除常规病理检查外，应做幽门螺杆菌（HP）检查，为治疗提供依据。超声内镜可以评估病变侵犯胃壁的深度，常结合胃镜检查一起进行。

影像学评估包括胸、腹、盆腔增强 CT。MRI 的软组织分辨率较 CT 更佳，常作为头颈部病变的首选。PET 用于 MALT 淋巴瘤评价的证据仍不充分，既往报道 MALT 淋巴瘤 PET 阳性率约为50%～80%，受病变大小、部位、细胞增生活跃度等影响，且常受到炎性背景和生理性摄取的干扰，预后价值也未得到证实。各指南中未将 PET 作为 MALT 淋巴瘤诊断分期的推荐检查。

MALT 淋巴瘤仍采用 Ann Arbor 分期原则。结外 MALT 淋巴瘤诊断时，常为多灶或多个病变，但多原发和单个原发 MALT 淋巴瘤的预后相同，不改变临床分期。在胃肠道原发的 MALT 淋巴瘤中，可以使用 Lugano 胃肠分期，I 期指病变局限于胃肠道系统，II 期指病变累及到胃周淋巴结（II1）、胃周以外的腹腔淋巴结（II2）或直接侵犯到邻近脏器和组织（IIE），不设 III 期，IV 期指病变播散到其他结外器官或腹腔以外的淋巴结。

四、治疗

MALT 淋巴瘤的治疗原则主要根据临床分期决定，放射治疗是早期患者的根治性治疗手段，HP 阳性 I 期胃 MALT 淋巴瘤首选抗 HP 治疗，晚期患者可以观察或化疗（表 16-5-1）。

（一）抗 HP 治疗

抗 HP 治疗是 HP 阳性 I 期胃 MALT 淋巴瘤的首选治疗手段，具体治疗原则：非大肿块临床 I 期、HP 阳性患者应用抗 HP 治疗 3 周，联合应用 H2 受体拮抗剂或抗酸制剂。3 个月后通过内镜做病理和 HP 检查，如果淋巴瘤和 HP 均阴性，则可随访观察；如果 HP 阳性，但淋巴瘤阴性或淋巴瘤阳性而病情稳定，可考虑选用二线抗生素治疗 3 周。如果抗 HP 治疗后，淋巴瘤未控或者病情进展时，必须考虑放疗。对于大肿块 IE 期或 IIE 期，HP 阴性患者，首先考虑放射治疗。

多个回顾性研究评价了抗 HP 治疗的有效性，HP 阳性 I 期胃 MALT 淋巴瘤抗 HP 感染治疗的完全缓解率为 60%～100%，平均约 80%。大部分病例在治疗后 12 个月内达完全缓解，最迟为 45 个月。完全缓解后，复发率低于 10%，5 年生存率达95%，并能保存胃功能，抗 HP 治疗失败后的患者仍能被挽救性放疗治愈。由 HP 再感染后引起的复发，再程抗 HP 治疗仍能治愈部分患者。但越来越多资料显示，抗 HP 治疗病变消退后可出现晚期复发，故应对这些病例长期随访。

表 16-5-1 边缘带 B 细胞淋巴瘤的治疗原则

病理类型	分期	治疗原则	5 年生存率
胃外 MALT 淋巴瘤	I～II	ISRT	95%
	III～IV	观察或化疗	60%～80%
胃 MALT 淋巴瘤	I 期 HP 阳性	抗 HP 治疗	95%
	I 期 HP 阴性、抗 HP 治疗失败、大肿块或 II 期	ISRT	>95%
结内边缘带 B 细胞淋巴瘤	I～II 期	化疗 +ISRT	50%～80%
	III～IV 期	化疗	<50%
脾边缘带 B 细胞淋巴瘤	I～II 期	手术或 ISRT	>80%
	III～IV 期	观察或化疗	55%～75%

抗 HP 三联治疗：铋、四环素和灭滴灵；雷尼替丁、灭滴灵和阿莫西林；奥美拉唑、阿莫西林和克拉霉素；ISRT：受累部位照射

HP 阴性 I 期、II 期或 IIE 期以上、t(11；18)、t(1；14)、t(14；18)或伴大细胞转化的胃 MALT 淋巴瘤抗 HP 感染治疗 CR 率低，仅为 0～60%，抗 HP 感染非标准治疗，考虑放疗和化疗。

（二）放疗

放疗是早期 MALT 淋巴瘤最有效的根治性治疗手段，5 年生存率和局部控制率>95%，无病生存率为 80%～95%，患者极少死于肿瘤，肿瘤相关死亡率低于 5%，大部分文献报道的癌症相关生存率达到 100%。

早期结外 MALT 淋巴瘤放疗取得了极好疗效。在大部分临床治疗指南中，放疗是标准治疗，但仍然有部分患者接受了观察、美罗华或化疗。早期 MALT 淋巴瘤接受首程化疗或手术，局部区域复发率高达 50% 左右，但 MALT 淋巴瘤为惰性，小样本研究中，挽救治疗仍可取得较好的总生存率。大样本资料显示，首程未接受放疗患者有较高的淋巴瘤相关死亡率。美国 SEER 数据库包括 1998—2010 年 7774 例 I～II 期 MALT 淋巴瘤，中位年龄 66 岁，36% 首程接受放疗，5 年淋巴瘤相关死亡率低于 5%，首程未放疗患者的淋巴瘤相关死亡率为 5%～13%，显著高于放疗患者。SEER 数据库 1997—2007 年 347 例 I 期胃 MALT 淋巴瘤，中位年龄 77 岁，185 例接受首程放疗，162 例接受首程化疗，5 年淋巴瘤相关死亡率分别为 5.3% 和 19.1%（P=0.001），但两组其他疾病死亡率均为 25%。

胃肠道 MALT 淋巴瘤放疗能保留胃功能，提高生存质量，放疗已成为 I～II 期胃淋巴瘤保留胃功能治疗的主要治疗手段之一。胃 MALT 淋巴瘤放疗适应证主要包括：抗感染治疗无效或 HP 阴性 I 期、II 期或有 t(11；18)(q21；q21)易位的早期胃 MALT 淋巴瘤，放疗的 5 年生存率和无病生存率分别超过 90% 和 80%。早期胃 MALT 淋巴瘤伴大细胞转化或胃弥漫性大 B 细胞淋巴瘤先化疗，再行辅助放疗或挽救性放疗。

I～II 期眼 MALT 淋巴瘤首选放疗，安全有效，放疗后极少复发或死亡，5 年无病生存率超过 90%，眼、皮肤和腮腺早期 MALT 淋巴瘤放疗预后优于其他部位 MALT 淋巴瘤。

放疗是晚期 MALT 淋巴瘤的重要姑息性治疗手段，化疗未控、肿瘤压迫、器官功能受损等情况下，应考虑姑息性受累部位放疗，DT 30～40Gy，常规分割，也可采用低姑息 2×2Gy 照射，但后者局部控制率较低。

（三）化疗

早期结外 MALT 淋巴瘤接受首程化疗有较高的局部区域复发率，无病生存率和局部控制率仅约 50%，淋巴瘤相关死亡约 20%，但总生存率相对较好，非标准治疗手段。美罗华治疗早期结外 MALT 淋巴瘤样本量少、费用高，因为疾病为惰性，小样本单纯化疗或美罗华治疗不会影响总生存，虽然在 NCCN 指南中将美罗华或观察列入早期 MALT 淋巴瘤的治疗手段之一，但仍非最佳选择。

结外 MALT 淋巴瘤晚期少见，部分无症状患者可以临床观察，化疗是主要治疗手段，化疗采用单一药物或联合化疗方案，瘤可宁或环磷酰胺单药治疗的 5 年无病生存率和总生存率分别为 50% 和 70%，或采用美罗华联合化疗。

（四）手术

结外 MALT 淋巴瘤常需要手术切除病变才能确诊，但手术并非根治性治疗手段，单纯手术后局部复发率高达 50%，但可得到较好的挽救性治疗效果，IE 期的 5 年总生存率为 90%～100%，IIE 期为 82%。

手术不再是胃肠道 MALT 淋巴瘤的主要治疗手段，胃 MALT 淋巴瘤常有黏膜下广泛浸润，常需做全胃切除以去除全部肿瘤病灶，胃全切严重影响患者的生存质量。胃淋巴瘤手术仅限于肿瘤合并胃穿孔或急性出血等急症情况。

五、放疗技术

（一）放疗基本原则

放疗照射野采用 ISRT，不做预防照射，根据受侵器官，CTV 通常需要包括整个器官，如眼、腮腺和全胃照射，放疗可以保存器官功能。

（二）靶区和照射剂量

早期胃 MALT 淋巴瘤 CTV 包括全胃及胃周围淋巴结，通常包括全胃和胃周围外放 1～2cm，不做淋巴结预防照射。建议采用三维适形或调强放疗技术，可以更好地保护周围肾脏和肝脏（图 16-5-1）。

早期眼 MALT 淋巴瘤 CTV 通常需要包括整个眼和球后，部分眼照射有较高的局部复发率，约 1/3 的患者将局部复发，因此，不考虑做部分眼照射。病变局限于结膜时，可用单前野 8～12 MeV 电子束照射，包括整个结膜，但角膜和晶体需要用铅点遮挡，请患者注视铅点，或者用特制的含有 12mm 铅的塑料接触晶体遮挡保护。有效保护角膜和晶体后，白内障的发生率低于 10%。病变较深或位于球后可用前野和前斜野加楔形板照射，三维

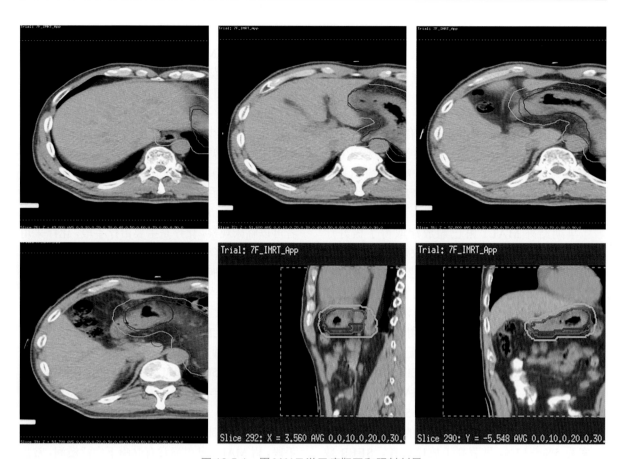

图 16-5-1　胃 MALT 淋巴瘤靶区和照射剂量

女性,56 岁,胃 MALT 淋巴瘤,ⅠE 期。抗 HP 治疗后 3 个月复查胃镜示肿瘤进展。治疗方案:全胃单纯放疗,30Gy。患者空腹 6 小时后行 4D 定位。靶区:CTV:全胃(蓝线);ITV:4D-CT 示胃活动范围(紫红色);PTV:ITV 三维外扩 1cm(绿色)。处方剂量:95%PTV 30Gy/2Gy/15f

适形放疗或常规照射技术。高能 X 线照射时,睁开眼睛,建成效应可更好地保护角膜。眼 MALT 淋巴瘤不考虑行 IMRT 或部分眼 IMRT,IMRT 照射可能增加角膜和晶体的散射剂量。

低度恶性结外 MALT 淋巴瘤对放疗高度敏感,根治性照射剂量 DT 24～30Gy,DT 1.5～2.0Gy/次,更高剂量未进一步改善生存率和局部控制率。姑息性放疗的照射剂量为 2×2Gy 或其他剂量分割模式。

两项随机对照研究比较惰性淋巴瘤照射剂量。惰性淋巴瘤根治性放疗 24Gy 和 40Gy 疗效相同,5 年无局部复发进展率分别为 75.6% 和 78.9%(P=0.59),5 年总生存率分别为 74% 和 73%(P=0.84)。入组的 361 例Ⅰ～Ⅳ期惰性淋巴瘤中,大部分为早期滤泡性淋巴瘤,其次为结外 MALT 淋巴瘤。24Gy 在近期疗效和无进展生存率均优于 4Gy 比较,但总生存率无差别。

(三)放疗毒副作用

早期结外 MALT 淋巴瘤照射剂量低,放疗的严重毒副作用罕见。低剂量胃照射无严重毒副作用,极少引起胃穿孔或出血、肾毒性或第二原发肿瘤。放疗直接引起的胃出血、严重肾衰竭和肾性高血压的危险性极少见,低于 1%。眼 MALT 淋巴瘤放疗后白内障发生率约 10%～30%,高能 X 线或电子线照射时用铅遮挡角膜和晶体,可以显著降低白内障的发生率。部分患者有轻微眼干、角膜炎和水肿等。白内障手术后可以恢复视力,绝大部分患者晚期毒副作用在治疗后得到明显改善。正确的放疗技术照射眼睛不会致盲。

第六节　目前治疗挑战和研究方向

HL 和 MALT 淋巴瘤治愈率高,研究重点在于保持高生存率的前提下,降低治疗引起的长期并发症和死亡率,开展 PET 指导下的放疗和化疗。而 DLBCL 和结外鼻型 NK/T 细胞淋巴瘤是侵袭性淋巴瘤,研究重点在于如何进一步提高疗效,开展风险分层和风险分层指导下的治疗。

近年来，结合更有效的全身治疗、先进的影像学和放疗技术，淋巴瘤放疗靶区趋于更小、更精确，放疗的剂量趋于更低，以降低危及器官受量并减少毒副反应，且不降低局部控制率。

未来的治疗策略将更趋于个体化，医生将根据患者的初始风险或治疗反应将患者进行分层，以制订相应的治疗方案。未来放疗相关研究将关注：结合患者临床病理特点，进行风险分层的个体化综合治疗；应用 PET-CT 对患者进行准确分期和疗效评价，并指导治疗；放疗的长期疗效和毒副反应；放疗靶区、剂量的优化和放疗新技术的应用；新化疗药物和靶向药物的应用下放疗的作用等。

（李晔雄）

参 考 文 献

1. Specht L，Yahalom J，Illidge T，et al. Modern radiation therapy forHodgkin lymphoma：Field and dose guidelines from the InternationalLymphoma Radiation Oncology Group（ILROG）. Int J Radiat Oncol Biol Phys，2014，89：854-862.

2. Tilly H，Silva M，Vitolo U，et al. Diffuse large B-cell lymphoma（DLBCL）：ESMO Clinical Practice Guidelines for diagnosis，treatment and follow-up. Ann Oncol，2015，26（Supplement 5）：v116-125.

3. Illidge T，Specht L，Yahalom J，et al. Modern radiation therapy fornodal non-Hodgkin lymphoma-target definition and dose guidelinesfromthe International Lymphoma Radiation Oncology Group. Int JRadiatOncol Biol Phys，2014，89：49-58.

4. Yahalom J，Illidge T，Specht L，et al. Modern radiation therapy for extranodal lymphomas：field and dose guidelines from the International Lymphoma Radiation Oncology Group.Int J Radiat Oncol Biol Phys，2015，92：11-31.

5. Cheson BD，Fisher RI，Barrington SF，et al. Recommendations for initial evaluation，staging，and response assessment of Hodgkin and non-Hodgkin lymphoma：the Lugano classification. J Clin Oncol，2014，32：3059-3068.

6. Engert A，Plutschow A，Eich HT，et al. Reduced treatment intensity in patients with early-stage Hodgkin's lymphoma. N Engl J Med，2010，363：640-652.

7. Eich HT，Diehl V，Gorgen H，et al. Intensified chemotherapy and dose-reduced involved-field radiotherapy in patients with early unfavorable Hodgkin's lymphoma：final analysis of the German Hodgkin Study Group HD11 trial. J Clin Oncol，2010，28：4199-4206.

8. Meyer RM，Gospodarowicz MK，Connors JM，et al. ABVD alone versus radiation-based therapy in limited-stage Hodgkin's lymphoma. N Engl J Med，2012，366：399-408.

9. Raemaekers JM，Andre MP，Federico M，et al. Omitting Radiotherapy in Early Positron Emission Tomography-Negative Stage I/II Hodgkin Lymphoma Is Associated With an Increased Risk of Early Relapse：Clinical Results of the Preplanned Interim Analysis of the Randomized EORTC/LYSA/FIL H10 Trial. J Clin Oncol，2014，32：1188-1194.

10. Radford J，Illidge T，Counsell N，et al. Results of a trial of PET-directed therapy for early-stage Hodgkin's lymphoma. N Engl J Med，2015，372：1598-1607.

11. Hoppe BS，Hoppe RT. Expert radiation oncologist interpretations of involved-site radiation therapy guidelines in the management of Hodgkin lymphoma. Int J Radiat Oncol Biol Phys，2015，92：40-45.

12. Borchmann P，Haverkamp H，Diehl V，et al. Eight cycles of escalated-dose BEACOPP compared with four cycles of escalated-dose BEACOPP followed by four cycles of baseline-dose BEACOPP with or without radiotherapy in patients with advanced-stage hodgkin's lymphoma：final analysis of the HD12 trial of the German Hodgkin Study Group. J Clin Oncol，2011，29：4234-4242.

13. Eichenauer DA，Plutschow A，Fuchs M，et al. Long-Term Course of Patients With Stage IA Nodular Lymphocyte-Predominant Hodgkin Lymphoma：A Report From the German Hodgkin Study Group. J Clin Oncol，2015，33：2857-2862.

14. Alizadeh AA，Eisen MB，Davis RE，et al. Distinct types of diffuse large B-cell lymphoma identified by gene expression profiling. Nature，2000，403：503-511.

15. Hans CP，Weisenburger DD，Greiner TC，et al. Confirmation of the molecular classification of diffuse large B-cell lymphoma by immunohistochemistry using a tissue microarray. Blood，2004，103：275-282.

16. Shipp MA，Harrington DP，Anderson JR，et al. A predictive model for aggressive non-Hodgkin's lymphoma. N Engl J Med，1993，329：987-994.

17. Miller TP, Dahlberg S, Cassady JR, et al. Chemotherapy alone compared with chemotherapy plus radiotherapy for localized intermediate-and high-grade non-Hodgkin's lymphoma. N Engl J Med, 1998, 339: 21-26.

18. Horning SJ, Weller E, Kim K, et al. Chemotherapy with or without radiotherapy in limited-stage diffuse aggressive non-Hodgkin's lymphoma: Eastern Cooperative Oncology Group study 1484. J Clin Oncol, 2004, 22: 3032-3038.

19. Bonnet C, Fillet G, Mounier N, et al. CHOP alone compared with CHOP plus radiotherapy for localized aggressive lymphoma in elderly patients: a study by the Groupe d'Etude des Lymphomes de I'Adulte. J Clin Oncol, 2007, 25: 787-792.

20. Persky DO, Unger JM, Spier CM, et al. Phase II study of rituximab plus three cycles of CHOP and involved-field radiotherapy for patients with limited-stage aggressive B-cell lymphoma: Southwest Oncology Group study 0014. J Clin Oncol, 2008, 26: 2258-2263.

21. Pfreundschuh M, Trumper L, Osterborg A, et al. CHOP-like chemotherapy plus rituximab versus CHOP-like chemotherapy alone in young patients with good-prognosis diffuse large-B-cell lymphoma: a randomised controlled trial by the MabThera International Trial (MInT) Group. Lancet Oncol, 2006, 7: 379-391.

22. Pfreundschuh M, Kuhnt E, Trumper L, et al. CHOP-like chemotherapy with or without rituximab in young patients with good-prognosis diffuse large-B-cell lymphoma: 6-year results of an open-label randomised study of the MabThera International Trial (MInT) Group. Lancet Oncol, 2011, 12: 1013-1022.

23. Coiffier B, Lepage E, Briere J, et al. CHOP chemotherapy plus rituximab compared with CHOP alone in elderly patients with diffuse large-B-cell lymphoma. N Engl J Med, 2002, 346: 235-242.

24. Barrington SF, Mikhaeel NG, Kostakoglu L, et al. Role of imaging in the staging andresponse assessment of lymphoma: consensus of the International Conference on Malignant Lymphomas Imaging Working Group. J Clin Oncol, 2014, 32: 3048-3058.

25. Li YX, Yao B, Jin J, et al. Radiotherapy as primary treatment for stage IE and IIE nasal natural killer/T-cell lymphoma. J Clin Oncol, 2006, 24: 181-189.

26. Yang Y, Zhang YJ, Zhu Y, et al.Prognostic nomogram for overall survival in previously untreated patients with extranodal NK/T-cell lymphoma, nasal-type: a multicenter study. Leukemia, 2015, 29: 1571-1577.

27. Yang Y, Zhu Y, Cao JZ, et al.Risk-adapted therapy for early-stage extranodal nasal-type NK/T-cell lymphoma: analysis from a multicenter study. Blood, 2015, 126: 1424-1432.

28. Yang Y, Cao JZ, Lan SM, et al: Association of improved locoregional Control with prolonged survival in early-stage extranodal nasal-type natural killer/T-cell lymphoma. JAMA Oncol, 2017, 3: 83-91.

29. Yamaguchi M, Suzuki R, Oguchi M, et al.Treatments and Outcomes of Patients With Extranodal Natural Killer/T-Cell Lymphoma Diagnosed Between 2000 and 2013: A Cooperative Study in Japan. J Clin Oncol, 2017, 35: 32-39.

30. Olszewski AJ, Desai A. Radiation therapy administration and survival in stage I/II extranodal marginal zone B-cell lymphoma of mucosa-associated lymphoid tissue. Int J Radiat Oncol Biol Phys, 2014, 88: 642-649.

31. Teckie S, Qi S, Lovie S, et al. Long-term outcomes and patterns of relapse of early-stage extranodal marginal zone lymphoma treated with radiation therapy with curative intent. Int J Radiat Oncol Biol Phys, 2015, 92: 130-137.

32. Yamaguchi M, Kwong YL, Kim WS, et al: Phase II study of SMILE chemotherapy for newly diagnosed stage IV, relapsed, or refractory extranodal natural killer (NK)/T-cell lymphoma, nasal type: the NK-Cell Tumor Study Group study. J Clin Oncol, 2011, 29: 4410-4416.

33. Olszewski AJ, Castillo JJ. Comparative outcomes of oncologic therapy in gastric extranodal marginal zone (MALT) lymphoma: analysis of the SEER-Medicare database. Ann Oncol, 2013, 24: 1352-1359.

34. Lowry L, Smith P, Qian W, et al. Reduced dose radiotherapy for local control in non-Hodgkin lymphoma: a randomised phase III trial. Radiother Oncol, 2011, 100: 86-92.

35. Hoskin PJ, Kirkwood AA, Popova B, et al. 4 Gy versus 24 Gy radiotherapy for patients with indolent lymphoma (FORT): a randomised phase 3 non-inferiority trial. Lancet Oncol, 2014, 15: 457-463.

第十七章 妇科恶性肿瘤

第一节 宫 颈 癌

一、概述

宫颈癌（cervical cancer）是发展中国家妇女常见的恶性肿瘤。全球宫颈癌年发病约 52 万人，大部分发生在发展中国家。根据国家癌症中心 2015 年统计，我国宫颈癌年发患者是 9.89 万，发病率在我国女性生殖系统恶性肿瘤中居首位，高发年龄为 45～59 岁，其次为 30～44 岁。宫颈癌是性传播疾病，由致癌的人类乳头状病毒（human papillomavirus，HPV）慢性感染引起。宫颈癌的致病危险因素包括性活动年龄早、多次妊娠、多个性伴侣、长期口服避孕药、免疫抑制状态等。HPV 是双链 DNA 病毒，已经认识到有 30 多种致癌的 HPV 病毒，另有 70 多种非致癌病毒。70% 的宫颈癌由 HPV 16 和 18 两种亚型感染所引起，但并不是感染了 HPV 就一定会发展成宫颈癌，仅 5%～15% 的 HPV 感染发展为宫颈不典型增生。只有高危型 HPV 的持续感染，才可能会进展为恶性病变。目前 HPV 疫苗已在全球 100 多个国家和地区上市，使用达数千万例。适合接种 HPV 疫苗的年龄在全球范围内是 9～45 岁。因为 HPV 疫苗并不能预防所有高危型 HPV，接种过 HPV 疫苗依然要定期做宫颈癌筛查。我国于 2016 年批准 HPV 疫苗上市。随着 HPV 疫苗的应用和常规筛查的推广，相信宫颈癌的发病率会逐渐下降。

宫颈癌的发生是一个漫长的过程，在进展为侵袭性病变之前，宫颈上皮经历不典型增生的过程，宫颈上皮内瘤变（cervical intraepithelial neoplasia，CIN）是与宫颈浸润癌密切相关的一组宫颈上皮不典型增生过程，它反映了宫颈癌发生发展中的连续过程。低级别不典型增生（CIN1）局限于基底三分之一的上皮，大部分低级别病变在 24 个月退缩回正常组织。基底部全部受累为 CIN3 或 CIS（宫颈原位癌，carcinoma in situ），CIS 进展为侵袭性癌的发生率是 12%～22%。宫颈癌筛查技术已经相当

成熟，30 岁以后定期宫颈癌筛查对于已经有性生活或 HPV 感染的女性是非常重要的。

早期宫颈癌预后很好，经过手术或放射治疗，Ⅰ期宫颈癌的 5 年生存率可达 85% 以上，ⅡA1 期在 70% 左右，ⅡA2 期在 50% 左右，局部进展期宫颈癌（ⅡB 和Ⅲ期）5 年生存率只有 50%～70%。Ⅳ期为 10%～20%。

宫颈癌根据浸润扩散深度可以分为原位癌，微小浸润癌和浸润癌。鳞状细胞癌是最常见的组织学类型占 80%～85%。包括疣状鳞癌、乳头状鳞癌、淋巴上皮瘤样癌等。腺癌占 15%～20%，包括乳头状腺癌、宫颈子宫内膜样腺癌、透明细胞癌和浆液性乳头状腺癌等。腺鳞癌占 3%～5%。癌组织中含有腺癌和鳞癌两种成分，通常更具有侵袭性和转移性，常伴随脉管侵犯。其他筛检的组织学类型有小细胞癌神经内分泌癌、腺样基底细胞癌和未分化癌等。

宫颈癌主要以直接侵犯蔓延及淋巴转移为主。向下可浸润至阴道穹隆及阴道壁。肿瘤也可沿阴道黏膜下的丰富淋巴管逆行播散，在远离原发癌的阴道上出现孤立的肿瘤结节；向上侵犯宫颈内口和子宫峡部，突破子宫峡部可向上蔓延至宫体；由于子宫旁组织疏松且富有淋巴管，一旦肿瘤穿破宫颈肌层到外膜，便沿着宫颈周围结缔组织扩展到盆壁组织。肿瘤增大可压迫或侵犯输尿管，造成其梗阻而引起肾盂积水；晚期肿瘤向前可侵犯膀胱，向后侵及直肠。淋巴转移是宫颈癌最重要的转移途径。淋巴结转移一般是有规律的，跳跃转移少见。首先转移至宫旁、宫颈旁，其次到闭孔、髂内、髂外、髂总和骶前淋巴结；盆腔淋巴结转移后下一站可转移至腹主动脉旁淋巴结，少数可转移至腹股沟深浅淋巴结。晚期可转移到纵隔淋巴结和锁骨上淋巴结或全身其他部位淋巴结。宫颈癌的血行转移早期少见，约占宫颈癌总数的 4%。晚期常见的转移部位是肺、肝、骨和脑等。

早期宫颈癌多无明显特异的症状和体征。阴道接触性出血和白带增多是宫颈癌的主要症状。

有症状的宫颈癌患者 40% 是局部进展期。局部晚期病灶造成的疼痛和盆腔下坠感是常见的压迫症状。根据病史、症状和详细的检查并进行宫颈活体组织检查，诊断并不困难。妇科检查时宫颈癌治疗前的必须项目。需要记录病灶的部位、大小、浸润范围、深度，有无接触性出血。进行双合诊和三合诊检查，交接宫体的位置、大小、质地及活动度以及宫旁组织和盆壁情况。肿瘤标记物鳞状细胞癌抗原（SCC），CA125，CA19-9 等的检测，可作为宫颈癌治疗前后的监测指标。

宫颈癌 FIGO 分期是临床分期，由有经验的妇科肿瘤专家通过妇科检查和简单的影像资料确定，分期一旦确定，不能因为后来的检查而改变。宫颈癌的分期采用国际妇产科联盟（International Federation of Gynecology and Obstetrics，FIGO）2009 年的临床分期标准。所有肉眼可见局限于宫颈的病灶甚至于仅仅是浅表浸润也都定为ⅠB期。判定膀胱或直肠黏膜受侵，须有活检和组织学检查证实，膀胱泡样水肿不列入Ⅳ期。无论有无静脉或淋巴等脉管浸润均不改变分期。在妇科检查确定具体期别有争议时，应定为较早期别。

宫颈癌 2009 FIGO 分期具体分期见表 17-1-1。

表 17-1-1　宫颈癌 2009 FIGO 分期

Ⅰ期肿瘤严格局限于宫颈（扩展至宫体将被忽略）
ⅠA 期镜下浸润癌。间质浸润≤5mm，水平扩散≤7mm
ⅠA1 期间质浸润≤3mm，水平扩散≤7mm
ⅠA2 期间质浸润>3mm，且≤5mm，水平扩展≤7mm
ⅠB 期肉眼可见病灶局限于宫颈，或临床前病灶>IA 期
ⅠB1 期临床病灶最大径线<4cm
ⅠB2 期临床病灶最大径线>4cm
Ⅱ期肿瘤浸润超出宫颈，但未达盆壁或未达阴道下 1/3
ⅡA 期无明显宫旁浸润
ⅡA1 临床病灶最大径线<4cm
ⅡA2 临床病灶最大径线>4cm
ⅡB 期有明显宫旁浸润
Ⅲ期肿瘤浸润达盆壁和（或）阴道下 1/3 和（或）引起肾盂积水或肾无功能
ⅢA 期阴道下 1/3 受累，宫旁浸润未达盆壁
ⅢB 期宫旁浸润达盆壁和（或）引起肾盂积水或肾无功能
Ⅳ期肿瘤播散超出真骨盆或（活检证实）侵犯膀胱或直肠黏膜。泡状水肿不能分为Ⅳ期
ⅣA 期肿瘤侵及膀胱黏膜或直肠黏膜
ⅣB 期远处转移

宫颈癌进行影像学检查有助于补充临床分期的不足，了解病灶局部侵犯和淋巴结转移情况。需要常规进行盆腔 MRI 和胸腹增强 CT。有条件的情况下推荐进行 ^{18}FDG-PET-CT 检查。盆腔 MRI 用于确定宫颈病变大小和侵犯范围及盆腔淋巴结转移与否。对放射治疗的照射野设计有很好的参考作用。腹部增强 CT 利于判断腹腔淋巴结转移与否，发现肾盂输尿管积水情况。胸部 CT 利于判断是否有肺转移和纵隔淋巴结转移。PET-CT 用于全身肿瘤状况评估，可早期发现无症状的盆腔和腹主动脉旁转移淋巴结情况以及其他远处转移，对选择正确的治疗方式和正确设计放疗照射范围有益。另外 PET-CT 的一些参数如肿瘤标准摄取值（SUV），肿瘤代谢体积（MTV）和肿瘤糖酵解体积（TVG）等可作为治疗效果的预测和评估。肾血流图可了解是否有输尿管梗阻及肾排泄功能，用于化疗前评估。

二、宫颈癌的治疗现状

（一）宫颈癌的总体治疗原则

手术治疗和放射治疗是宫颈癌的主要治疗方法，化学治疗等做为综合治疗的一部分。多数宫颈癌治疗效果较好，首次治疗尤为关键。应根据临床分期、影像学资料，年龄和全身情况制订治疗方案。手术治疗主要用于ⅠA 期～ⅡA1 期相对早期患者。对年轻有生育要求的高选择性患者如病灶局限于宫颈，小于 2cm，无淋巴结转移和高危病理学等因素者，可选择进行保留子宫的宫颈根治术。对年轻鳞状细胞癌患者，有保留卵巢需求者，可手术保留卵巢；对年龄较大、体弱或伴心、肺、肝、肾等脏器疾病者不建议选择手术治疗，可选择放疗。宫颈癌的经典术式是广泛子宫切除加盆腔淋巴结清扫术。早期无高危因素的宫颈癌患者术后局部控制率是 93%～95%，5 年存活率是 90% 以上。对早期宫颈癌患者，选择根治性手术与根治性放射治疗，两者疗效相近。术后有高危因素的患者还需要术后给予放疗或放化疗。

ⅠB2 和ⅡA2 以及ⅡB～Ⅳ期患者以放射治疗和同步化疗为主，尤其是ⅡB～ⅣA 期宫颈癌，应以放疗和同步化疗做为首选治疗。同步放、化疗已成为中晚期宫颈癌治疗的标准模式，顺铂是宫颈癌同步放化疗的主要药物。

化学治疗主要用于放射治疗的同步增敏治疗，可作为手术或放射治疗的辅助治疗，也可以作为复发和全身转移患者的主要治疗。常用抗癌药物有顺铂、卡铂、紫杉醇等。

影响宫颈癌预后的主要因素包括：①肿瘤大小体积；②临床分期；③淋巴结转移情况；④淋巴血管间隙受累情况；⑤乏氧和贫血；⑥组织病理情况。

（二）宫颈癌放疗的概述

放射治疗是宫颈癌的主要治疗手段之一，已经有近百年的历史。需要放疗的宫颈癌主要包括三类：根治性放疗，术后辅助治疗，晚期的姑息放疗。宫颈癌的放疗主要采用外照射和内照射结合的方式进行，其中内照射是宫颈癌根治性治疗不可缺少的技术。

宫颈癌的内照射技术源于放射性镭的应用，主要是进行腔内照射。从20世纪20年代起，宫颈癌的腔内放疗研究发展产生了许多剂量学系统，比较著名的有巴黎系统、斯德哥尔摩系统、曼彻斯特系统，后来有美国的氟莱彻方法等。其中曼彻斯特系统确定的以A点、B点为参考点剂量学系统仍是目前宫颈癌腔内放疗的主要剂量系统，在临床中广泛应用。20世纪80年代初，开始应用以^{192}Ir为代表的高剂量率（HDR）步进源后装治疗机治疗宫颈癌。其优点是治疗时间缩短，可以在三维方向重建施源器和危及器官参考点的空间位置，应用治疗计划设计，通过改变放射源驻留点的时间优化剂量分布，以满足临床需求。1985年，ICRU发表了针对宫颈癌近距离治疗的38号报告，对宫颈癌的治疗中的临床状态，包括治疗技术、时间剂量模式、治疗处方等均有详细规定，规范了治疗的剂量学系统。虽然^{192}Ir为代表的HDR步进源后装治疗机逐步取代了镭源治疗，改进了照射方法，患者治疗更加便捷，但宫颈癌的生存率和局部控制率并没有显著提高，局部晚期患者治疗后25%～40%左右的盆腔局部复发率和7%～15%严重并发症发生率成为影响宫颈癌疗效和生存质量的主要问题，治疗后患者阴道功能、卵巢功能的丧失和肠道功能膀胱功能的损害严重影响患者的生活质量。

在20世纪90年代以前，宫颈癌外照射多采用低能X线或^{60}Co前后对穿野照射。进入21世纪，调强放射治疗技术和影像引导的三维腔内放疗技术给宫颈癌的治疗带来革命性影响。调强放射治疗的应用可以明显减少早期宫颈癌术后放疗的并发症。考虑膀胱直肠充盈造成的靶区和危及器官的器官移动问题，因此，需要在图像引导下进行盆腔调强放疗。影像引导的三维腔内放疗开始在宫颈癌中应用，剂量计算与分析从以往的点剂量和面剂量过渡到体积剂量。精确的定位和精确治疗以及精确的剂量优化可以最大限度保护正常组织和器官，同时可以提高肿瘤靶区的剂量，取得了很好的局部控制效果。目标是应用先进放疗技术，使宫颈癌放疗局部失败率下降至10%以下，同时严重并发症的发生率降至5%以下。宫颈癌的放射治疗开始了新的发展时代。

20世纪90年代国际上进行的包括了总共1894例患者的5项随机性研究证实，对于接受进行根治性放疗的局部中晚期宫颈癌患者，同步应用以顺铂为主的化疗可明显降低复发率和病死率，相对危险性下降30%～50%，这个研究改变了宫颈癌的治疗模式，宫颈癌的同步放化疗成为局部进展期宫颈癌治疗的金标准。

（三）不同期别宫颈癌的放射治疗原则

所有期别的宫颈癌均可用放射治疗，能手术的宫颈癌术后病理有高危因素者需要术后辅助放疗或放化疗。不能手术和不需要手术的宫颈癌根治性放疗需要外照射和内照射技术的合理组合。

1. **原位癌**　当由于其他原因不能手术或者为多中心原位癌，可单纯腔内放射治疗，一般A点的等效剂量需要达到45～50Gy。

2. **ⅠA期**　可单用腔内放疗，A点等效剂量为75～80Gy，由于淋巴结转移少，可不用外照射。

3. **ⅠB1期、ⅡA1期**　可以根治性手术或根治性放疗。ⅠB2和ⅡA2期：可以根治性放疗或根治性手术。依据患者身体情况，患者意愿和病灶特点决定。根治性手术后病理有高危因素者需要术后放疗或放化疗。根治性子宫切除+淋巴结清扫是一种有效的治疗方法，但仍有部分患者最终会复发。GOG92研究将淋巴结转移、切缘阳性、宫旁浸润列为高危因素，术后行辅助放疗或放化疗。对于存在其他危险因素的患者，如肿瘤大小、浸润深度、宫旁浸润，GOG制定了术后放疗的指征，即GOG92标准：① LVSI（+）、DI>2/3、任意TS，② LVSI（+）、1/3<DI<2/3、TS≥2cm，③ LVSI（+）、DI<1/3、TS≥5cm，④ LVSI（-）、DI>1/3、肿瘤≥4cm。具备上述4种组合之一者，建议术后放疗。还有其他一些研究，把以上危险因素进行不同组合，指导术后辅助治疗的进行。推荐外照射应用调强放疗技术，CTV处方剂量DT45～50Gy，宫旁阳性者需要局部增加剂量至Dt60Gy。可选择近距离后装腔内放疗对阴道残端补量。如果外照射选择常规放疗技术或三维适形技术，则需在40Gy后屏蔽直肠、膀胱，阴道残端内照射10～20Gy/2～4次，参考点在黏膜下 5mm 处。若术后病理显示髂总淋巴结转移和（或）腹主动脉淋巴结转移，则需行用包括腹主动脉旁淋巴引流区在内的延伸野外照射。

术后放疗之前，需要仔细了解手术的方式和对宫旁，淋巴结以及阴道的切除程度，没有按照根治性手术标准处理者，放疗适应证适当放宽。

4. ⅡB、ⅢB、ⅢA 和 ⅣA 期　选择根治性放疗。需内外照射联合进行，同步增敏化疗。在有条件的情况下，外照射推荐应用图像引导下的调强放疗技术，照射范围根据病灶局部扩展情况，影像学显示的淋巴情况决定。CTV 外照射 Dt45～50.4Gy/25～28 次。如应用常规、三维适形技术，需在 30～40Gy 后屏蔽直肠、膀胱，开始加用腔内照射。

5. ⅣB 期　选择全身治疗和有条件的局部放疗，对于远处寡转移灶的患者，针对原发灶和转移灶进行积极治疗，仍可能获得长期生存。

根据最新的 NCCN 2016 版指南，分期为ⅠA、ⅠB1、ⅡA1 的病例，根治性子宫切除＋盆腔淋巴结切除术为首选；对于肿瘤大于 4cm 的ⅠB2、ⅡA2 期患者，推荐同步放化疗为首选，根治性手术＋盆腔淋巴结切除术为次选；而对于出现宫旁受累的ⅡB 期及以上患者，推荐同步放化疗。日本及部分欧洲国家的宫颈癌治疗指南中，ⅡB 期亦推荐行根治性手术。在我国的临床实践中，不少医院的大部分ⅠB2、ⅡA2 及部分ⅡB 期宫颈癌患者，通常进行根治性手术联合盆腔淋巴结清扫，辅以术后放疗/化疗，有少数医院进行先期放/化疗后，予以根治性手术切除。早期宫颈癌进行根治性子宫切除和盆腔淋巴结清扫术后，5 年生存率为 85%～92%，但仍有 10%～20% 的患者最终会复发，且复发宫颈癌的预后很差，ⅠB2、ⅡA2 及ⅡB 期宫颈癌患者手术后疗效不及根治性放疗和同步化疗。GOG 109 研究结果指出，淋巴结转移、切缘阳性、宫旁浸润是宫颈癌复发及转移的高危因素，术后行辅助放化疗可改善患者总生存。其他的危险因素，如大肿瘤、浸润深、脉管瘤栓阳性等，也影响预后结果的因素。

三、宫颈癌的放射治疗技术

随着放射治疗技术的不断进展和医学影像技术的发展，宫颈癌的放疗方法较以往有很大改进。三维适形放疗和调强放疗技术的应用，以及影像引导的三维近距离后装治疗的应用，使得肿瘤的照射野设计和剂量分布更加个体化，避免了过多依靠经验带来的误差，肿瘤局部控制率提高，并发症明显减少。

（一）常规外照射技术

常规放疗技术在临床应用数十年，以骨性标记为基础，在常规模拟机下定位，一般情况上界在 $L_4～L_5$ 之间，下界在闭孔下缘，两侧界为真骨盆最宽外 1～1.5cm 处。多采用前后对穿照射。照射至 30～36Gy 时，中央挡铅屏蔽直肠膀胱，并开始腔内照射。应用低能 X 线或 ^{60}Co 前后对穿照射盆腔时，其剂量分布有明显的缺陷。由于低能射线和源皮距前后对穿照射的剂量学分布的缺陷和位置的不确定性，宫颈癌放疗后造成的皮肤，肠道，外阴，阴道等并发症也比较多见。临床剂量学研究显示，在常规放射治疗中，应用低能 X 线或 ^{60}Co 治疗体内比较深部的肿瘤时，其剂量分布有明显的缺陷，特别是应用前后对穿野照射时更为明显。图 17-1-1 显示应用 6MV X 线前后对穿野治疗宫颈癌的剂量分布，高剂量区域在皮肤下组织而不在治疗靶区内，膀胱，部分小肠和直肠的剂量甚至超出靶区处方剂量。采用高能射线等中心四野箱式照射，能产生更好的剂量分布。图 17-1-2 显示应用高能 X 线（如 15MV）的四野照射治疗宫颈癌，在盆腔中部产生类似箱式的高剂量分布，治疗靶区在高剂量的区域内，仅有部分膀胱和直肠在高剂量区域内。与 6MV X 线相比较，直肠剂量减少 6%～12%，膀胱剂量减少 3%～10%，小肠剂量减少 10%～15%，临床放射反应明显减小，因此用常规外照射治疗宫颈癌时，建议外应用高能 X 线（10MV 以上），照射野的设计应用四野箱式照射方法。一般不建议应用前后对穿野照射，特别是要避免应用源皮距照射技术。两侧野的前界应在耻骨联合前方，后界应用包括全部骶骨，特别是局部晚期的宫颈癌。

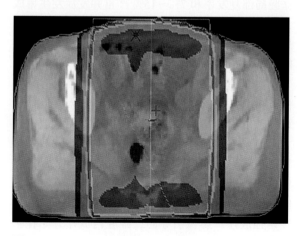

图 17-1-1　6MvX 射线前后对穿野盆腔照射的剂量分布

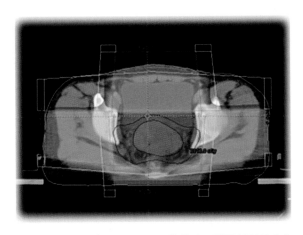

图 17-1-2 高能 X 射线（15Mv）的盆腔四野照射剂量分布

（二）调强放射治疗技术

调强放射治疗（IMRT）是目前先进的放疗技术，应用 IMRT 对提高肿瘤局部控制率和降低正常组织并发症起到了明显的作用。子宫和宫颈所毗邻的器官和组织多数对放射治疗较为敏感，如小肠，直肠和膀胱等，由于这些危及器官的剂量限制，往往造成靶区剂量欠缺，或较高的剂量引起并发症。急性和慢性肠道反应是宫颈癌放疗后最常见的并发症。放疗设野常常包括髂骨、骶尾骨，血液系统并发症也较多。随着近年来宫颈癌治疗中放疗和增敏化疗的结合已成为标准方法，肠道、膀胱和血液的并发症的发生频率和严重程度增加。宫颈癌手术后有高危因素的患者需要接受辅助性放射治疗，但手术后由于子宫切除，部分小肠下降至盆腔底部，使照射野的设计和剂量给予受到限制。开展调强放疗可以减少正常组织的受照射体积和剂量，减少并发症的发生。

患者需要在 CT 模拟机上进行定位扫描，一般需要增强 CT 扫描，增强 CT 能更好地区分正常组织和靶区，可以区分淋巴结和血管。扫描层厚要求 3～5mm，扫描范围一般从膈顶上缘到耻骨联合下 5cm，包含所有腹腔和盆腔内脏器和组织。患者体位需要能舒适易重复，一般采用仰卧位，用体膜或真空垫固定。应用阴道内标记，对于勾画靶区时区分阴道和宫颈很重要。

靶区的确定是 IMRT 的关键，在勾画靶区时一般描述两个靶体积：GTV 和 CTV。GTV 由肉眼和影像学显示的可见肿瘤病灶组成，建议描述：GTV1 为宫颈癌及其局部扩展病灶，GTV2 为盆腔肿大淋巴结病灶，GTV3 为腹主动脉旁肿大淋巴结。通常ⅢB 期以前的原发宫颈癌在常规 CT 上难鉴别，但 MRI 能较好地显示。PET 更能很好地显示 CT 和 MRI 不可见的病灶，特别能反应转移淋巴结病灶。建议 CTV 的描述为：CTV1 为子宫部分阴道和宫旁区域，CTV2 为盆腔淋巴引流区，CTV3 为腹主动脉旁淋巴引流区。总体 CTV 一般包括上肿瘤下方 3～4cm 阴道、宫旁、骶前区域和盆腔淋巴结区（髂内外和髂总）。增强 CT 对比能较好区分血管和淋巴结，对于正确勾画靶区很重要。未手术的患者全部子宫均需在 CTV 内。保留子宫的患者在进行 IMRT 时最好有图像引导验证靶区和危及器官位置，即在图像引导下进行。

CTV 到 PTV 的外放需要个体化，需要考虑器官移动和摆位误差等因素。术后患者只要是进行亚临床病灶的照射，子宫宫颈切除，需要照射的靶区为淋巴引流区和引导残端等，靶区移动范围不大，一般在头方向扩 1cm，在阴道远端 CTV 扩展根据病情确定，左右方向外放 0.8～1cm，前后方向 1～1.5cm。有完整子宫的根治性放疗的患者在进行调强放疗时，必须考虑器官的引动问题。膀胱和直肠的充盈会影响子宫宫颈的位置，通过对治疗分次间的器官移动的研究发现宫颈的移动范围：前后方向是 2.3～16mm，头脚方向是 2.7～8mm，左右方向是 0.3～10mm，子宫的移动范围更大，前后方向 3.3～14.2mm，上下方向 6.1～9.5mm，左右方向 0.7～6.5mm，子宫前后位的移动最大达到 48mm，18% 的患者有子宫旋转。推荐如果治疗期间每天位置验证实施，CTV 到 PTV 外放 1.5～2cm。

小肠、直肠、膀胱和盆腔骨髓均作为正常组织勾画。宫颈癌调强放疗的处方剂量仍保持常规剂量即 45Gy～50.4Gy/1.8Gy/5 周，由于考虑到 IMRT 的内在剂量不均匀性，不推荐大于 2Gy/ 次，特别是当同步化疗和应用近距离治疗时。IMRT 主要用于改进常规放疗的剂量分布，目的是给予正常组织予以保护，宫颈部位肿瘤主要靠内照射提高剂量，在保护危及器官的前提下，可给予盆腔肿大淋巴结同步加量。图 17-1-3 显示宫颈癌调强放疗剂量分布。

宫颈癌调强放疗的主要优势是：①能减少小肠，直肠和膀胱的照射体积，减少急性反应；②能减少骨髓的受照射体积和剂量，使造血系统急性反应减少；③通过减少小肠和直肠受照射体积使慢性肠道毒性反应减少；④对局部晚期的宫颈癌对宫旁区域和肿大淋巴结区域同步补量，有更好的治疗比，且治疗时间短（5 周）。

（三）延伸野放射治疗技术

腹主动脉旁是宫颈癌淋巴结转移的常见部位，ⅠB 期，ⅡB 期和ⅢB 期发生腹主动脉旁淋巴结转移的概率大约是 5%，19% 和 29%。腹主动脉旁淋巴结转移的高危因素是肿瘤大小，分期和盆腔淋巴结转移情况。治疗前经过详细的影像学评估，发现腹主动脉旁淋巴结肿大，可用盆腔延伸野进行照射。常规治疗采用前后对穿和两侧野进行照射，上界淋巴结转移位置确定，一般在 L_1 上缘，有时需要到 T_{11}～T_{12} 间隙，脊髓，肾脏和小肠等都是需要保护的器官，通过 CT 能很好地显示肾脏和小肠位置，通过挡铅和设野权重调整可较好的保护危及器官。腹主动脉段外界在椎体外缘各旁开 1.5～2cm 处。腹主动脉旁淋巴引流区部分可先前后对穿，DT36Gy 时改左右对穿避让脊髓。常规照射野的缺点是不能很好保护小肠和肾脏，不能同时给予肿大淋巴结提高剂量。

应用调强放疗技术，可以很好地保护危及器官，特别是对小肠和肾脏的保护，同时可以对肿大淋巴结同步补量，在给于 CTV 45～50.4Gy 剂量同时，可以给予淋巴结 GTV 56～60Gy 甚至更高的剂量，提高局部控制率。图 17-1-4 显示宫颈癌腹主动脉旁淋巴结转移用螺旋断层调强放疗治疗计划图。

隐匿性腹主动脉旁淋巴结转移在治疗前不容易发现，照射野设计往往不包括隐匿部位，是宫颈癌治疗失败的重要原因。因此对高危患者进行预防性腹主动脉旁照射，可以减少区域的失败率，提高治愈率。这些高危因素包括：CT 或 MRI 未发现阳性淋巴结但 PET-CT 发现异常摄取淋巴结，髂总淋巴结受累，盆腔内双侧淋巴结转移，病理为腺癌伴有盆腔淋巴结转移，巨块型肿瘤。

（四）常规高剂量率（HDR）腔内放疗技术

腔内照射是宫颈癌根治性放疗不可缺少的技

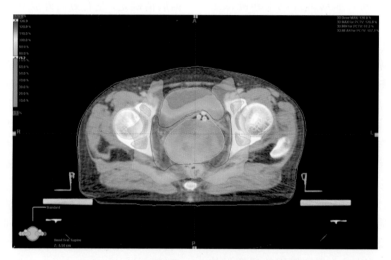

图 17-1-3 宫颈癌盆腔调强放疗剂量分布

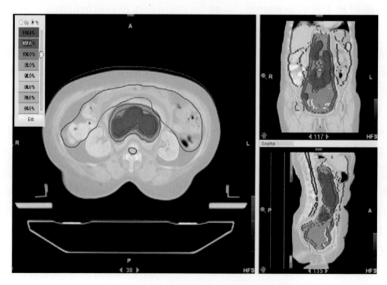

图 17-1-4 宫颈癌延伸野螺旋断层调强放疗剂量分布

术。目前多应用高剂量率（HDR）后装照射。后装放疗是现将施源器植入患者体内，进行定位和剂量计算优化后，再通过计算机控制将放射源植入患者体内进行照射的过程。宫颈癌后装施源器为宫腔施源器和阴道施源器的组合，常用的阴道施源器有卵圆体和环形两种，应根据患者的解剖特点、肿瘤的体积选择合适的施源器。置入施源器后，利用模拟机 X 线获取正交或变角图像，在三维方向重建施源器及直肠、膀胱的位置，设计治疗计划。

宫颈癌的常规腔内近距离治疗的剂量学要求以 ICRU38 号报告为标准，用 A 点为处方剂量参考点（阴道穹隆垂直向上 2cm，与子宫中轴线外 2cm 交叉处），以 B 点（A 点水平向外延伸 3cm）作为宫旁组织的剂量参考点，通过点剂量评估直肠、膀胱、宫颈、子宫底和阴道的剂量，直肠、膀胱的剂量限制在 A 点的 60%～70% 以下。一般情况下内照射在外照射中后期开始，与外照射交叉进行，即在外照射开始 3 周后进行第一次腔内治疗。肿瘤较大者，为保证内照射的高剂量能包绕肿瘤，可以外照射后期开始，肿瘤较小且阴道狭窄者可以于外照射开始 2 周后进行。应用 HDR 腔内放疗时，每次剂量为 A 点 5～7Gy，必要时进行组织间插植。A 点总剂量 30～36Gy，每周 1～2 次。阴道受累者还需加阴道柱状施源器照射阴道，以黏膜下 0.5～1cm 为参考点，每次 5～6Gy，每周 1～2 次，共行 2～4 次。内外照射的总治疗时间应控制在 8 周以内，延长治疗时间会影响治疗效果。图 17-1-5 展示宫颈癌腔内放疗施源器植入后拍摄的双斜位定位片。图 17-1-6 展示宫颈癌腔内放疗治疗计划。

（五）三维高剂量率（HDR）腔内放疗技术

二维腔内放疗在临床应用数十年，由于其是以 A 点剂量来代表肿瘤的体积剂量，其高剂量的

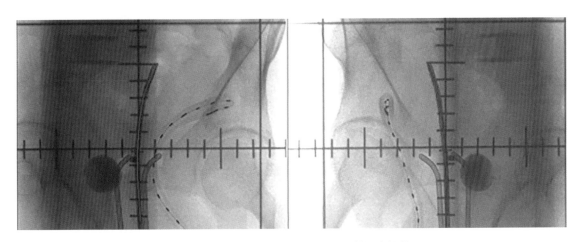

图 17-1-5　宫颈癌腔内放疗正交双斜位定位片

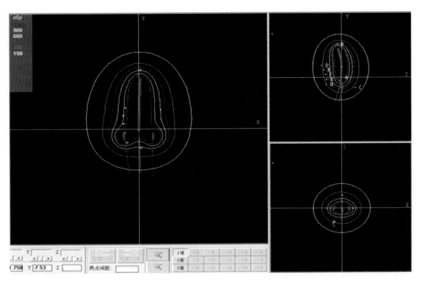

图 17-1-6　宫颈癌腔内放疗治疗计划

分布曲线在三维空间上并不一定能很好包绕肿瘤，特别是对于局部偏心性的较大肿瘤，而且剂量分布也受制于插植的质量和患者的局部解剖情况，因此在临床应用有局限性。2000年以后，以三维图像CT/MRI为基础的三维腔内放疗技术在临床逐渐开展。GEC-ESTRO（Groupe European de Curietherapie of the European Society for Therapeutic Radiology and Oncology）成立了妇科肿瘤（GYN）工作组，专门研究以三维影像为基础，尤其是基于MRI的宫颈癌腔内近距离治疗计划设计问题，目的是根据临床实践，提出可供交流、比较的三维腔内近距离治疗的基本概念和术语，并于2005年和2006年正式公布了其关于三维腔内近距离治疗的建议。此建议考虑了宫颈癌近距离治疗前后的肿瘤体积变化，将GTV分为诊断时GTV和近距离治疗时GTV，前者指在治疗前诊断时由临床检查和影像学资料特别是MRI所见到的肿瘤范围，表示为GTVD；后者指在每次近距离治疗前检查所见的GTV，表示为GTVB1、GTVB2等。同时按照肿瘤负荷和复发的危险程度，将靶区分为3个临床靶体积（CTV）：高危CTV（HR CTV）、中危CTV（IR CTV）和低危CTV（LR CTV）。HR CTV定义为高肿瘤负荷区，为肉眼可见肿瘤区，包括全部宫颈和近距离治疗前认定的肿瘤扩展区。是需要给予处方剂量的靶体积，其剂量按肿瘤体积、分期和治疗策略确定。IR CTV定义为明确的显微镜下可见肿瘤区，是包绕HR CTV外的5～10mm的安全边缘区。IR CTV的确定需要参考原肿瘤大小、位置、潜在肿瘤扩展和治疗后肿瘤退缓情况及治疗策略。LR CTV指可能的显微镜下肿瘤播散区，可用手术或外照射处理，在近距离治疗时不具体描述。目前HRCTV和IRCTV的概念已经被广泛接受。考虑到近距离治疗时施源器与子宫、宫颈的位置关系相对固定，器官运动及摆位误差甚少，目前不建议扩大CTV的安全边缘，即PTV=CTVESTRO的观点反映了治疗过程中肿瘤体积动态变化的过程。如果肿瘤完全消退或消退直径>10mm，IR CTV则包括HR CTV和最初诊断时肉眼可见肿瘤区，不需增设安全边缘。如果肿瘤消退直径<10mm，IR CTV则包括超出宫颈的残存病灶（如，宫旁的）及在潜在扩展方向上（宫旁、阴道、宫体）外放10mm的安全边缘，即HR CTV外加10mm安全边缘。如果肿瘤体积稳定没有消退，IR CTV包括最初肿瘤范围加上10mm的安全边缘（图17-1-7）。

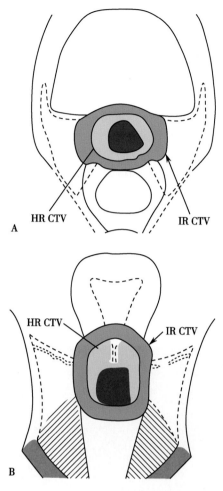

图17-1-7　宫颈癌三维腔内放疗靶区示意图

对靶体积的评估和报告，推荐 D_{90} 和 D_{100}，定义为给予90%和100%靶体积的剂量。V_{100} 描述的是处方剂量覆盖的靶体积，反映治疗的目的，通常用于报告HRCTV和IRCTV用作处方剂量的靶体积。三维腔内放疗需要勾画和评估的危及器官包括直肠、乙状结肠、膀胱、阴道，以及距离较近的小肠，建议将直肠和乙状结肠分开勾画。由于近距离治疗的剂量学分布特点，评估危及器官时，更多关注的是高剂量的小体积。推荐用邻近施源器的受照组织 $0.1cm^3$、$1cm^3$、$2cm^3$、$5cm^3$ 的最小剂量来评估，尤以 D_{2cc} 在临床中应用更为广泛。

相比二维的腔内放疗，三维腔内放疗具有靶区的高适形性、危及器官剂量的准确性等优点，也可以安全地提高部分肿瘤区的剂量，在近年研究中已体现出一定的临床获益。三维腔内放疗以高危 CTVD90 为处方剂量，以 D_{90}、D_{100} 和 V_{100} 评估靶体积剂量，以使用邻近施源器的正常器官受照组织 $0.1cm^3$、$1cm^3$、$2cm^3$、$5cm^3$ 的最小剂量 D_{5cc}、D_{2cc} 和 $D_{0.1cc}$ 评估危及器官剂量。建议用EQD2（相当于2Gy时的等效生物剂量）来进行内外照射剂量的叠加，肿瘤组织的α/β为10，危及器官直肠和膀胱的α/β为3。对于较小病灶（肿瘤2~3cm）的ⅠB1、ⅡA1、ⅡB，高危CTV剂量内外照射达到75~80Gy，对于较大病灶（肿瘤>4cm）的ⅠB2、ⅡA2、ⅡB、ⅢA、ⅣA，高危CTV需要内外照射剂量在85Gy以上。

（六）宫颈癌术后的腔内放疗

对于宫颈癌术后患者，病理显示阴道切缘阳性或肿瘤邻近阴道切缘时，需行阴道残端腔内照射。与盆腔外照射结合，可以提高阴道残端的剂量、减少正常器官的损伤。外照射为常规照射或三维适形放疗时，于36~40Gy时中央挡铅或MLC遮挡直肠、膀胱。外照射结束后开始进行，首次腔内放疗前需行妇检了解阴道残端形态、阴道长度，选取适合的施源器，决定驻留长度。口服钡剂或其他造影剂透视下观察小肠与残端距离，必要时充盈膀胱以推开邻近的小肠。治疗时多采用阴道单通道或多通道柱状施源器照射，参考点为黏膜下0.5cm，阴道残端阳性或距切缘较近，适当增加驻留长度。高剂量率（high dose rate，HDR）后装剂量为10~20Gy，5~6Gy/次，2~3次/周。以图像引导下进行三维治疗计划的阴道残端的腔内放疗的新技术，采用3D打印模板的个体化治疗可以准确给予靶区处方剂量，更好的计划阴道黏膜的剂量，保护直肠、膀胱、小肠。

四、放射治疗的不良反应及处理

宫颈癌放射治疗引起的反应分为近期反应和远期反应，以直肠、膀胱反应最明显。放疗反应属放疗中不可避免的，但要避免造成放射损伤。在放射治疗前要做好充分的准备，强调个体化治疗原则，尽量减轻放射反应。

（一）近期反应

近期反应是指发生在放疗中或放疗后3个月内的反应。

1. 全身反应　乏力、食欲缺乏、恶心、个别患者有呕吐。白细胞、血小板轻度下降。合并化疗者全身反应较重。反应程度与年龄、全身情况等因素有关。一般对症处理，可继续放疗。

2. 直肠反应　多发生在放疗开始2周后，几乎所有的患者都会有不同程度的反应。主要表现为里急后重、腹泻，合并同步化疗者反应症状加重。可嘱患者用高蛋白、多维生素、易消化的食物。用止泻和调整肠道功能药物药物如易蒙停、整

肠生、培菲康等对症治疗。严重者暂停放疗。

3. 膀胱反应　多发生在术后患者，表现为尿频、尿急、尿痛，少数可能有血尿。抗炎、止血治疗后好转。严重者暂停放疗。

4. 内照射操作相关反应　操作过程中会有出血、疼痛，程度多不重，若出血较多可用止血药物或纱布填塞。子宫穿孔、宫腔感染发生率低，为进一步减少其发生率及减少由此导致的肠瘘、肠炎发生率，建议操作前仔细妇检、阅片，对疑似穿孔者行B超、CT明确，在施源器植入后要做位置验证。

（二）远期并发症

患者合并糖尿病、高血压或有盆腔疾病手术史，都可能使远期并发症的发生率增加。

1. 放射性直肠炎、乙状结肠炎　常发生在放疗后半年至1年后，主要症状为腹泻、黏液便、里急后重、便血，有时便秘。少数可出现直肠狭窄，严重者可导致直肠-阴道瘘。处理上主要是对症治疗。若出现直肠狭窄、梗阻、瘘管、穿孔，则需考虑手术治疗。

2. 放射性膀胱炎　多发生在放疗后1年左右，主要表现为尿频、尿急、尿血、尿痛。严重者有膀胱-阴道瘘。以保守治疗为主，抗炎消炎，止血，药物膀胱冲洗（苯佐卡因、颠茄酊、庆大霉素、地塞米松），严重者需行手术治疗。

3. 放射性小肠炎　任何原因导致腹、盆腔内小肠固定都可加重小肠的放射损伤，表现为稀便、大便次数增加、黏液便、腹痛，严重者有小肠穿孔、梗阻，需手术治疗。

4. 盆腔纤维化　大剂量全盆腔照射后可能引起盆腔纤维化，严重者继发输尿管梗阻及淋巴管阻塞，导致肾积水、肾功能障碍、下肢水肿。可用活血化瘀的中药治疗，输尿管狭窄、梗阻者需手术治疗。

5. 阴道狭窄　建议放疗后定期检查阴道情况，行阴道冲洗半年，间隔2~3天1次或每周1次，必要时佩戴阴道模具。建议放疗后3个月开始性生活。

五、目前治疗挑战和研究方向

（一）对影响预后因素的研究

1. 分期问题　传统的FIGO分期只能部分反映宫颈癌的局部区域扩展。目前广泛采用的FIGO分期系统是临床妇科检查，应用放射性平片检查，对可疑病灶应用膀胱镜直肠镜以及活检的

发现决定。淋巴结情况、CT、MRI 影像和功能影像如 PET-CT 的发现都没有采用，但是影像学的发展和应用能为临床带来更有意义的信息。与手术分期发现相比较，传统的固有模式的 FIGO 分期对 20%～60% 的宫颈癌病情低估。这就是为什么同一分期的宫颈癌治疗失败率和存活率有很大差异的原因。尽管 FIGO 分期系统的局限性，但仍然是现在临床实践的标准，是进行合作研究决定患者入组条件的入门标准。CT 和 MRI 特别是功能影像对弥补分期的不足，在治疗前准确评估病变范围，设计更个体化有效的治疗方案，治疗后评估治疗效果是非常有帮助的。未来，功能影像在将来临床研究中能增强对患者准确分层的能力，辨别真正的临床分期（例如局部晚期或是远处转移）。

2. 肿瘤大小（tumor size, TS）/肿瘤体积（tumour volume, TV）　肿瘤大小和体积是明显影响预后的因素。多项研究对于肿瘤大小在根治性手术治疗后的疗效影响做了分析。Delgado G 等进行的一项多中心前瞻性研究，即 GOG92 研究，纳入 645 例 ⅠB 期宫颈癌根治术后患者。分析显示，TS≤3cm 组别中，3 年无病间期率（disease-freeinterval, DFI）为 88.1%，肿瘤大于 3cm 组别，为 67.6%，两者有统计学差异（$P=0.013$），提示肿瘤大小影响预后 LIU M.T 等通过对 140 例 ⅠB～ⅡA 期行根治术＋术后盆腔放疗的患者统计发现，其 5 年总生存率和无病生存率分别为 83% 和 72%，单因素分析显示肿瘤大小是决定预后的危险因素之一：TS<4cm 5 年 OS 为 86%，肿瘤≥4cm 则为 79%，两者有统计学意义（$P=0.0235$），但对于 DFS 无明显影响（$P=0.9174$）。Picke P 等人对 479 例行宫颈癌根治术的肿瘤大小对疗效的影响进行了深入分析。他们发现，肿瘤大小与患者生存密切相关。生存率最高的患者 TV 小于 2cm^3，其 5 年 OS 为 91.6%，当患者 TV 大于 30cm^3，5 年 OS 降至 60.6% 进一步分析提示，即便在淋巴结转移阳性的患者中，TV<2.5cm^3 的患者生存率也明显优于 TV>30cm^3 的患者，其 5 年 OS 分别为 81.2% 和 48.2%，且类似的结果也存在于淋巴结阴性患者中，小肿瘤与大肿瘤组 5 年 OS 分别为 94.2 和 81.6%。

3. 侵犯宫颈的深度（depth of invasion, DI）　病变侵犯宫颈深度也是影响治疗效果的因素之一。GOG 92 研究显示，DFI 与肿瘤浸润深度密切相关。绝对浸润深度≤5mm、6～10mm、11～15mm、16～20mm、≥21mm 的患者，3 年 DFIs 分别为 94.6%、86.0%、75.2%、71.5%、59.5% 以相对深度来

分析，浸润至浅层（小于 1/3）、中层（1/3～2/3）、深层（大于 2/3）的患者，DFI 分别为 94.1%、84.5% 和 73.6%。但也有不同的观点，LIU M.T 等人的研究将患者依据 DI 分为 <2/3 和 ≥2/3 两组，单因素分析中，两组之间 OS 和 DFS 均无显著差异。来自英国的另一项研究，纳入 137 名 Ⅰb-Ⅱa 期患者，均进行根治性手术，在综合考虑淋巴结转移、肿瘤类型等因素后，DI 情况并不影响预后（$P=0.385$）。因此，对于 DI 与预后之间的关系，还需要更多的研究探讨。

4. 淋巴结状况和脉管瘤栓（lymph-vascular space invasion, LVSI）　对于任何分期，有淋巴结转移者总的存活率减少 50%。淋巴结阳性的患者，其预后随着阳性淋巴结数量增加而下降。在 GOG 的研究中发现，腹主动脉旁淋巴结受累有 11 倍的复发风险和 6 倍的死亡风险，常伴随盆腔外的失败。然而既是有腹主动脉旁淋巴结转移，对于局部晚期的患者存活率仍可以达到 20%～50%，应该积极治疗。尽管手术切除可疑淋巴结对结果的改进有争议，但是大量的回顾性研究在放疗前实施淋巴结切除，术后放疗，肉眼可见的肿大淋巴结患者的区域和远处转移与显微镜下阳性的淋巴结有相似的结果，能手术切除的患者比不能切除的有更好的结果。这个结果也支持影像学的应用来辨认受累淋巴结，给予肿瘤综合治疗的模式。分子影像的应用可能通过对淋巴结受累的辨认，影响分期，采用更为合理的治疗选择。

LVSI 对于预后的影响存在争议。GOG 92 研究显示，LVSI 阳性组 3 年 DFI 为 77.0%，阴性组为 88.9%（$P=0.038$），是影响预后的危险因素。但 LIU M.T 等人的研究提示，LVSI 并不影响 OS（$P=0.5028$）和 DFS（$P=0.1049$）。发表于 2003 年一篇综述总结了 25 项关于 LVSI 对预后影响的研究，共涉及 6554 名患者。结果发现，只有 3 篇（12%）提示其为预后的独立危险因素。对于这一结果，该研究也给出了一些解释，认为淋巴结转移、TS、DI 等因素具有相对客观的评价标准，而对于 LVSI 来说，高度依赖病理学家的水平和经验，各研究中心之间的判断标准也不尽相同，所以分析结果可能与真实情况存在一定偏离。要解决这一问题，还需要制定出广泛接受的 LVSI 诊断标准并严格执行。

5. 病理类型　宫颈癌患者中，鳞状细胞癌比例大约为 65%～85%，腺癌大约为 15%～25%，其他病理类型还有腺鳞癌、神经内分泌癌等。其中，对于神经内分泌肿瘤，大量研究公认其预后

最差。对于占绝大部分的鳞癌以及腺癌，病理是否提示不良预后则存在很多争议。Ira Winer 等针对早期宫颈癌患者进行了一项多中心研究。研究纳入 101 名进行了宫颈癌根治术的患者，分期为ⅠA1～ⅠB2。其中鳞癌 72 例，腺癌 29 例。两组患者间肿瘤分期、淋巴结转移、SI、DI、LVSI 等均无统计学差异。结果显示，鳞癌组复发率（recurrence rate，RR）为 8/72（13.7%），腺癌组为 4/29（13.7%），无显著统计学差异（$P=0.50$）。同样，5 年 OS 也分别为 92% 和 91%，无统计学差异（$P=0.73$）。值得一提的是，两组患者中进行术后辅助放化疗的比例分别为 33% 和 34%，减少了辅助治疗情况对结果的影响。LIU 等人的研究同样提示，不同病理类型（鳞癌和腺癌）不影响 OS（$P=0.6908$）和DFS（$P=0.0856$）。但更多研究给出了不同的意见。KROG 13-10 研究纳入了 1323 名患者进行分析，分期为ⅠB～ⅡA，均进行了宫颈癌根治术和术后辅助放疗。其中鳞癌组 1073 人，腺癌组 185 名，腺鳞癌组 65 名。各组间肿瘤分期、淋巴结转移、宫旁浸润、切缘阳性等情况均无统计学差异，但腺癌、腺鳞癌组联合辅助化疗患者比例更高。对 5 年 OS进行分析，鳞癌、腺癌和腺鳞癌组分别为 87.6%、75.5%、83.2%，5 年无复发生存率分别为 83.7%、66.5%，和 79.6%，均有显著统计学差异（P 分别为 0.0028 和 <0.0001），提示在早期宫颈癌中，腺癌较鳞癌提示不好的预后，而腺鳞癌与腺癌大致相似。另一项大宗的研究纳入 318 名分期为ⅠB 至ⅡB 的患者，202 例为鳞癌，116 例为腺癌或腺鳞癌。进行根治性手术及辅助放疗 / 同步放化疗后，5 年RFS 分别为 83.4% 和 66.5%（$P=0.000$）。John H. Farley 等人对腺鳞癌与腺癌进行了比较，发现在进展期宫颈癌中，腺鳞癌有更不好的预后，但在Ⅰ期并无显著差别。

6. 肿瘤标志物　在宫颈癌中，鳞癌占了大部分，而鳞状细胞抗原（squamous cell carcinoma antigen，SCCAg）在 28%～88% 鳞癌患者中有升高。因此，它是宫颈鳞癌中非常重要的一项指标，与肿瘤的大小、DI、LVSI、宫旁受累情况、淋巴结转移情况均有关系。治疗过程中下降提示治疗反应良好，再次升高往往提示肿瘤复发。对于其治疗前水平是否能提示预后，主流观点是升高为一项危险因素。Yuan 等对 779 例Ⅰb～Ⅱa 期行根治术的患者进行分析，术前 SCCAg 水平升高在单因素分析中提示导致 OS 降低（$P=0.034$），但在多因素分析中无统计学差异（$P=0.263$）。De Bruijn HW 则发现，Ⅰb～Ⅱa 期患者 SCCAg 升高提示复发风险会增高 3 倍，类似的结论也可以从 Strauss HG 的研究中得到，其总结了 129 例Ⅰa2 至Ⅱb 期根治术后患者，SCCAg 大于 3ng/ml 对于 OS 及 RFS 均是独立危险因素。也有少量研究提示，SCCAg 水平并不能提示预后情况。除了 SCCAg 之外，还有研究涉及 CYFRA 21-1、CA 125、IL-6、血管内皮生长因子（vascular endothelial growth factor，VEGF）、肿瘤坏死因子受体（tumor necrosis factor receptor，TNF-R）等对于预后的影响，但目前尚缺乏更多的证据支持。

7. HPV 感染　HPV 与宫颈癌发病密切相关。数据显示，超过 35 种 HPV 感染与宫颈癌相关，其中，50% 左右存在 HPV 16 感染，14% 左右存在 HPV 18 感染，是最常见的两种类型。不同类型 HPV 感染与病理类型也有一定关联。63% 鳞癌患者与 HPV16 感染相关，而约 32% 腺癌患者可检测出 HPV18 感染。目前 HPV 感染与宫颈癌预后之间的关系尚不明确。Robert A. 的研究纳入 171 名宫颈癌根治术后患者，多因素统计发现，HPV 18 感染对于 OS 有影响，调整后 RR 为 2.59，95% CI 为 1.08-6.22，提示预后差。原因除 HPV18 在腺癌中所占比例高外，还可能因为 HPV18 与血管增生、肿瘤细胞快速增长有关，均易导致不良预后。还有一部分 HPV 阴性的宫颈癌患者，研究显示，这部分患者的预后更差。Riou 等研究揭示，HPV 阴性患者淋巴结转移风险是 HPV 阳性患者的 2 倍，复发风险为 2.6 倍，远处转移风险为 4.5 倍。YOKO H 等的研究同样发现，HPV 阴性患者较阳性患者，OS、DFS 均显著降低（P 分别为 0.007 与 0.005）。原因可能与 HPV 阴性的宫颈癌患者肿瘤细胞发生其他突变相关。韩国的一项研究也证实了 HPV 不同感染状态下，对于治疗的预后呈现差异，与病毒引起的基因改变相关。HPV 与宫颈癌预后的相关性及具体的机制仍需进一步研究。

8. 基因突变　某些早期宫颈癌术后预后差，可能与特定基因突变存在一定关系。从 20 世纪 90 年代开始，多项研究开始关注 P53、MDM2、C-erb-2、COX-2 等基因突变对于早期宫颈癌预后的影响，遗憾的是，并没有发现特定的联系。原因一方面为这些研究多为回顾性分析，混杂因素太多，另一方面是疾病发展过程中，涉及的基因突变数目众多，相互之间关系密切，很难用几个基因改变来解释全貌。随着基因芯片、基因测序等技术的发展，这些技术在肿瘤研究中得到广泛运用。在宫颈癌方面，亦已开始进行尝试，揭示了宫颈癌发生、发展过程中部分基因突变事件，但目前还没有与早期宫颈癌预后相关方面的报道。

（二）腹主动脉旁淋巴结转移问题

1. 腹膜后淋巴结转移的影像学诊断 淋巴结转移是宫颈癌重要的转移途径，一般经由原发灶通过附近淋巴管依次向宫旁、闭孔、髂内、髂外、髂总淋巴结转移，进而向腹主动脉旁淋巴结（PALN）转移；也可经骶前向腹主动脉旁淋巴结转移。腹主动脉旁淋巴结转移率随肿瘤期别的进展而逐渐增加，一项 GOG 研究显示：Ⅰ～Ⅲ期宫颈癌 PALN 发生率分别为：5%、16% 和 25%。而 PALN 为宫颈癌重要的预后不良因素。有研究证实，随着转移 PALN 的体积增大，将会对生存率产生不利影响。因此，对于伴有 PALN 的宫颈癌患者来说，早期诊断以及采取合理的治疗方式，对高危患者进行预防性治疗，可能将成为改善预后的重要方法。

CT 和 MRI 主要根据淋巴结的大小、形态、密度或信号判断是否为转移。目前 CT 诊断腹主动脉旁淋巴结转移的敏感性和特异性分别波动在 40%～80% 以及 93%～97% 之间，CT 诊断的敏感性相对较低，且难以区分相同大小的转移淋巴结、淋巴结反应性增生以及淋巴结炎症，有部分短径 <1cm 的淋巴结实际已发生转移。MRI 相对于 CT 提高了软组织的分辨能力，但仍主要根据淋巴结大小判定是否发生转移，研究显示：MRI 常规及弥散加权成像对淋巴结转移的敏感性为 68.4%、特异性为 96.8%、预测的准确性为 92%，与 CT 诊断大致相近。功能 MRI 在诊断上有更好的价值。国内有研究评价了 DWI 对宫颈癌淋巴结转移的诊断价值，发现以 ADCmin=759.0×10^{-6}mm^2/s 作为鉴别转移淋巴结阈值时，敏感性和特异性分别为 95.2% 和 92.1%，高于常规 MRI 的诊断效能。PET/CT 则在形态学诊断基础上，加入了功能影像的成分。Lin 等人对 PET/CT 的诊断价值进行了分析，发现其敏感性和特异性分别为 85.7% 和 94.4%，并且当 CT 诊断为阴性时，使用 PET/CT 可进一步提高检查的准确性。由此可见 PET/CT 的诊断价值优于 CT 和 MRI2010 年来自韩国蔚山大学的一项 meta 分析显示，PET 或 PET/CT 诊断淋巴结转移的敏感性和特异性分别为 82% 和 95%，MRI 的敏感性和特异性分别为 56% 和 91%，而相对应的 CT 则为 50% 和 92%，同样显示出了 PET 或 PET/CT 的优越性。

宫颈癌腹主动脉旁淋巴结转移多数在肾动脉水平以下，且以左侧为多。MD Anderson 的研究人员分析了 30 例 PALN 转移的宫颈癌患者，共有 PET/CT 阳性的腹主动脉旁淋巴结 72 枚，29 人存在盆腔淋巴结转移。其中 51% 位于腹主动脉左侧（LPA）、44% 位于腹主动脉与下腔静脉之间（AC）、4% 位于下腔静脉左侧（RPC）。并且大部分转移淋巴结位于腹主动脉的下 1/3 区域（60%），RPC 区域转移淋巴结较少，均位于腹主动脉分叉 3cm 以内。

2. 宫颈癌腹主动脉旁淋巴结转移的病理诊断 病理诊断是判定淋巴结转移的金标准，但病理的获取是有创的，需要穿刺或腹腔镜下进行。Ramirez PT 等人比较了 PET/CT 和经腹腔镜下淋巴结活检评价淋巴结转移的准确率，结果发现 26 例 PET/CT 阴性的宫颈癌患者中，有 3 例（12%）病理证实存在腹主动脉旁淋巴结转移。另有研究表明，手术分期可以指导下一步的治疗，宫颈癌 PET/CT 提示盆腔淋巴结阳性，而腹主动脉旁淋巴结阴性的患者，经腹膜外淋巴结切除术，根据病理结果制订靶区计划，相对于直接根据 PET/CT 结果制订靶区计划，能将 3 年 OS 提升 9%。但是，手术分期后行根治性放疗，会增加患者的肠道毒性。因此，国内多数医院根据影像学结果，结合病史和实验室检查进行放射治疗或放化疗。

3. 腹主动脉旁淋巴结转移的手术治疗 手术切除肿大淋巴结，既能获得明确的病理诊断，又能获得一定的治疗效果。传统的开腹手术由于其对血管、胃肠道造成损伤的概率较大，已逐渐被腹膜外腹主动脉旁切除术和经腹腔镜腹主动脉旁淋巴结切除术所取代。根据 2015 年 NCCN 指南的建议，对于影像学提示腹主动脉旁淋巴结阳性的患者，可行腹膜外或经腹腔镜腹主动脉旁淋巴结切除术，术后应予延伸野外放疗＋腔内放疗＋以铂类为基础的同步化疗。因此认为手术切除对于腹主动脉旁淋巴结转移的宫颈癌患者，更多的意义在于明确诊断。另外，根据手术分期制订个体化的放化疗方案，似乎有可能改善预后。

4. 腹主动脉旁淋巴结转移的同步放化疗 延伸野照射是宫颈癌腹主动脉旁淋巴结转移的标准放疗方法，但常规放疗延伸野照射范围较大，带来的肠道、脊髓等相关副反应较大。与传统的常规放疗及 3D-CRT 技术相比，IMRT 技术能够使高剂量分布区与靶区的适形度进一步提高、靶区内剂量分布更加均匀，同时能够降低重要危及器官如小肠、直肠、膀胱、肾脏的受照剂量，并且能够同步提高转移淋巴结的受照剂量。Heron D E 等所做的研究同样证实，应用 IMRT 技术可使下小肠、直肠和膀胱受照体积较 3D-CRT 技术下明显减少，V30 分别可减少达 52%、66%、32%。另外，Ahmed R S 等进行了关于前后对穿野二野（AP/PA）、四野盒式、四野盒式 +PALN-IMRT，三种延伸野照射技术的剂量学研究，他们发现，处方剂量为 45Gy 时，四野盒式 +PALN-IMRT 技术能够显著降低骨髓的 V40。并且证实可以将转移淋巴结剂量安全的推至 60Gy。

文献报道，对于 PALN 的照射剂量达 55Gy 以上时，PALN 的 CR 率可达 70% 以上。Kim Y S 等人的研究发现，对于影像学上短径 >10mm 的 PALN，应用 CRT 技术使得照射剂量达 59.4Gy 时，PALN 的 CR 率可达到 79%。Jung J 等人应用 IMRT 技术，将 PALN 补量至 60Gy，更是得到了高达 89% 的 CR 率，同时毒副反应发生率较低；在该研究的长期随访中发现，共有 5 例患者出现 PALN 区域复发，其中有两人属于上界边缘复发（在 PCTV 内而未在 CTV 内），且上界均位于 L_1、L_2 之间。这提示行腹主动脉旁区域照射时，上界至少应包括 L_1 上缘。另外，曾有相关综述认为短径 >1.5cm 的肉眼可见转移淋巴结很难通过放疗得到有效的控制。但是 RTOG 0116 证实，对于 CT/MRI 上直径 >1.5cm 的 PALN，照射剂量为 54～59.4Gy 时，仍可获得 71% 的 CR 率。

宫颈癌腹主动脉旁淋巴结转移发生率随着疾病期别的进展而增加，Ⅲ期宫颈癌可高达 25%。故大部分伴有 PALN 的宫颈癌患者都处于疾病的中晚期。据文献显示：中晚期宫颈癌ⅡB、ⅢA、ⅢB 及以上的 5 年生存率分别波动在 50%～70%、30%～50% 以及 10%～45% 之间。从总体上看，伴有腹主动脉旁淋巴结转移的宫颈癌患者，整体预后相对较差。RTOG9210 和 GOG125 是两项关于宫颈癌腹主动脉旁淋巴结转移同步放化疗的研究。在 RTOG9210 中，29 例伴有 PALN 的宫颈癌患者接受了 1.2Gy 2/ 日的超分割外照射放疗、全盆腔剂量 24～48Gy、宫旁补量 12～36Gy，腹主动脉旁淋巴引流区剂量 48Gy、局部淋巴结推量至 54～58Gy，腔内放疗使得 A 点总剂量达到 85Gy 以上，另外同步给予顺铂 +5-FU 化疗 2～3 周期，研究结果显示中位随访时间 18.9 个月，1 年和 2 年 OS 分别为 59% 和 47%；LFR 为 38% 和 49%。长期随访结果显示 4 年 OS 为 29%。GOG125 多中心研究纳入了 95 例 PALN 的宫颈癌患者，最终可供分析的有 86 例，其中 84.7% 为中晚期患者（FIGO Ⅱ～ⅣA 期），最终的 3 年 OS 为 39%。两项研究相比并未显示出超分割的优势，反而带来了高达 31% 的

急性期非血液学毒性。另外一项来自韩国的研究回顾性分析了 33 例伴有 PALN 的宫颈癌患者，所有患者均接受了以铂类为基础的同步放化疗，结果 5 年 OS 和 DFS 分别为 47% 和 42%，明显优于 GOG 和 RTOG 的研究，分析其原因，可能与该研究放疗剂量较高相关（盆腔 41.4～50.4Gy、腹主动脉旁 45Gy、转移淋巴结 59.4Gy）。IMRT 技术在剂量学中的优势已经得到了大量试验的证实。Jung J 等人使用 IMRT 技术行 EF-IMRT 照射，45 例患者，全盆腔和腹主动脉旁区域剂量 46Gy/23F，局部淋巴结加量至 60Gy，腔内放疗 A 点剂量 30Gy/6F，同步予以铂类为基础的化疗，中位随访时间 30 个月，2 年 OS 和 DFS 分别为 85.4% 和 65.7%，并且急性期 G3 级以上消化系、泌尿系毒性反应分别为 9% 和 2.2%。可见，应用 IMRT 技术似乎可改善 EF-IMRT 的疗效，考虑可能与 IMRT 技术能够同步提高转移淋巴结的剂量，缩短治疗时间，同时降低危及器官受量相关。但遗憾的是，并未发现存在比较 IMRT 与 3D-CRT 或常规放疗疗效的前瞻性随机对照研究。

5. 腹主动脉旁放化疗后的毒性反应　急性期反应通常指治疗期间以及治疗结束后 90 天内出现的反应。相关资料显示，宫颈癌延伸野照射同步放化疗，最常见的为血液学毒性，其次较为常见的为消化系和泌尿系毒性。来自韩国 Kim YS 等人的研究发现，宫颈癌患者接受延伸野照射的同步放化疗后，出现 G3 级以上血液学毒性的概率约为 70%，G3 级以上消化系和泌尿系毒性则分别为 9% 和 3%。Jung J 等人则发现，应用 IMRT 技术行延伸野照射同步放化疗时，G3 级以上血液学毒性发生率达到了 80%，相应的消化系、泌尿系毒性发生率则分别为 9% 和 2.2%，与 Kim YS 的研究结果大体一致，在这项研究中，作者将血液学毒性发生率较高归因于在 IMRT 治疗时，未特别限定骨髓的受量。这两项研究均提到，急性期血液学毒性经过相应干预，是可治愈的。然而来自 GOG125 的报告却发现，急性期 G3、G4 消化系毒性发生率达到了 18.6%，分析考虑与该研究中有 86.2% 的患者 PALN 是经手术证实的，手术可能会在一定程度上影响肠道功能。另外，全组患者均加入了 5-Fu 化疗，而 5-Fu 的加入可能会加重肠道反应。美国的 Gerszten K 等人应用了 IMRT 技术进行延伸野放疗，同时联用单药顺铂化疗，得到了较好的效果，全组并未发生 G3 级以上消化系、泌尿系反应，而 G3 级以上血液学毒性发生率仅为 19%。

最常见的晚期副反应为消化道毒性。RTOG0116 报道的 G3、G4 级晚期副反应的发生率达 40%，其中大部分为消化系统反应。腹主动脉旁淋巴结区放疗后造成的小肠狭窄也有报道。国内复旦大学的研究表明，同步放化疗结束后，约有 46% 的患者出现 G1～G4 级不等的晚期放射性肠炎表现，其中Ⅲ级以上者占 6%，而晚期泌尿系反应的发生率则为 9%，且仅表现为尿频、尿急和血尿，无Ⅲ级以上泌尿系反应。另外，尚有一些关于放射性骨质损伤，造成股骨头坏死的报道。

6. 宫颈癌腹主动脉旁淋巴引流区预防性照射 有报道称，宫颈癌经治疗后，PALN 的复发转移率约为 2.1%～3.6%，并且随着疾病期别的进展，转移率逐渐升高。因此，有学者提出腹主动脉旁淋巴引流区预防性照射的概念，并对此进行了相关研究，但各项研究尚未得出一致性的结论。RTOG 7920 入组了 367 例ⅠB、ⅡA 期大肿块和ⅡB 期宫颈癌患者，外照射剂量，盆腔放疗组为 40～50Gy，盆腔 + 腹主组为 44～45Gy，两组均为 LDR 腔内放疗，A 点 Dt 30～40Gy，最终 10 年 OS 盆腔组 44%、盆腔 + 腹主组 55%，并且盆腔 + 腹主组明显降低了远处转移率，两者 10 年 DFS、LFR 无明显差别，值得注意的是盆腔 + 腹主组带来的毒副反应明显增加。但令人遗憾的是，该研究并未加入化疗。RTOG 9001 比较了盆腔放疗 + 化疗（CCRT 组）与延伸野放疗（EFRT 组）治疗ⅡB～ⅣA 期或 IB、ⅡA 期大肿瘤（直径≥5cm）或盆腔淋巴结阳性宫颈癌的疗效，共入组了 403 例患者，最终可供分析的每组 193 人，结果显示 5 年 OS：CCRT 组 73%、EFRT 组 58%（P=0.004）；5 年 DFS：CCRT 组 67%、EFRT 组 40%（P<0.001）；此外 EFRT 组的远处转移率、局部失败率均显著高于 CCRT 组，两组毒副反应无明显差别。由此可见，化疗的加入能显著改善宫颈癌患者的预后。但是 EFRT 预防性照射 + 同步化疗是否能够提升高危宫颈癌患者的 OS，2014 年一项来自韩国的回顾性研究分析比较了 EFRT+ 化疗、单纯 EFRT、盆腔放疗 + 化疗、单纯盆腔放疗对局部进展期宫颈癌的治疗效果，入组的病例均为ⅠB、ⅡA（肿块直径>4cm 或盆腔淋巴结阳性）、ⅡB、ⅢA 和ⅢB 期，并且影像学证实无腹主动脉旁淋巴转移，最终结果显示：单纯盆腔放疗组的 2 年、5 年 OS 显著低于其他三组（P=0.001），而其他三组之间并无显著差异；单纯 EFRT 组较单纯盆腔放疗组似乎有提升 5 年 OS 的趋势（72.1%VS60.5%，P=0.056）；四组之间的毒副反应发生率并无显著性

差异。因此，对于高危的局部进展期宫颈癌患者，行腹主动脉旁预防性照射是安全可行的；在单纯放疗的条件下，EFRT 可显著改善生存率似乎较为肯定，但同步化疗是否可进一步改善生存率，尚需前瞻性研究予以证实。

在临床实践中，筛选出有腹主动脉旁淋巴结转移潜在可能性的患者是关键。髂总淋巴结转移，盆腔内单发大于 1.5cm 肿大淋巴结，盆腔双侧多发淋巴结转移，巨块型宫颈癌，分化不良的组织学类型等都是发生腹主动脉旁淋巴结转移的潜在危险因素。对存在有以上危险因素的患者进行腹主动脉旁预防照射能否减少转移，提高患者的局部控制率和生存率是下一步研究的内容，需进一步前瞻性研究予以证实。

（三）器官位置不确定性对调强放疗结果的影响

宫颈癌调强放疗中的最大的问题是治疗期间内脏器官的运动、靶区的位移及形变，可能导致治疗"脱靶"。宫颈及宫体的位置、形态很可能因为膀胱及直肠的充盈变化而发生变化。如何设置靶区外放边界，如何在减少治疗体积和提高靶区覆盖度之间取舍，一直是临床医师面临的两难抉择。发表于 2014 年的一篇综述显示，宫颈的移动在前后和头脚方向比左右方向大，在分次间前后方向的移动是 2.4～16mm，头脚方向的移动是 1.5～8mm，侧方移动是 0.3～10mm。宫体分次间前后方向的移动是 3.3～14.2mm，头脚方向的移动是 6.1～9.5mm，侧方移动是 0.～6.5mm。还有文章显示，18% 的患者有子宫旋转，60 岁以下旋转更多，11% 的患者在计划时的子宫前位变成治疗时的子宫后位，子宫前后位的移动最大达到 48mm。在实际工作中对 CTV 均匀外放 8～10mm 是不合适的。目前 RTOG 推荐的外放边界是 1.5～2cm 但是，Ahmad 等发现，使用 IMRT 治疗的 14 名患者中，6 名患者只有 92.7% ± 9.5 的临床靶区接受了 95% 的处方剂量照射，提示外放 15mm 可能并不足够。Khan A 等对 50 名患者治疗期间每日进行锥形束扫描（cone beam computed tomography，CBCT），共获取 972 人次的资料，试图得出最优的外放边界。他们的建议是，为保证 95% CTV 覆盖，平均外放需达到 13mm，其中前后方向外放 20mm，头脚方向、侧方各外放 10mm。Bondar 等的研究获得了类似的结论：54%（7/13）的患者外放 7mm 是不合适的，90% 的患者覆盖 95% 的淋巴结和血管需要外放 13mm。增加 CTV 到 PTV 的外放，势必会增加 PTV 和危及器官的受照射体积。Ahmad 等的研究

显示 CTV 到计划靶区边缘从（4.3±2.7）mm 外放到（11.2±4.8）mm，保证从 95%～100% 的 CTV 覆盖，PTV 体积从 1470～2030 cm³（+38%）。Bondar 等则发现当淋巴结 CTV 外放 7mm 时，体积是 313m²，而外放 13mm 时，PTV 会增加 124.6%。因此，为了减少脏器运动，缩小外放边缘，需要采取一些措施。在治疗期间需要做好肠道及膀胱准备，指导患者进行适当一致的膀胱和直肠充盈，可以尽量减少脏器形态变化。下一步的研究是基于图像引导下的自适应放疗，在线调整计划，以及个性化外放边界，都可能有助于减少受照射体积。

（四）对放疗后并发症的认识和处理

外照射和腔内照射的合理结合对于控制原发肿瘤和区域的转移淋巴结有很好的作用。由于宫颈癌多数是鳞状细胞癌和腺癌，治疗前多数肿瘤体积较大，放射治疗需要给予较高剂量才能达到控制，而盆腔内主要脏器如脊髓、小肠、直肠和膀胱等对放射治疗相对敏感，因此提高治疗比，保留器官功能是放射治疗首要考虑的问题。几十年来，对宫颈癌的放疗技术进行了很多探讨和研究，其目的是提高肿瘤的控制率，同时减少正常组织的放疗反应和损伤。由于技术普及和应用的局限以及缺乏对并发症的正确的认识和处理，进行放射治疗的许多宫颈癌患者仍要承受不同程度的反应和损伤。

宫颈癌根治性放疗后，依据正常组织对射线的反应和所应用的技术，并发症发生的时间和严重程度有所不同。由于放射治疗属于局部区域治疗，患者主要表现以局部反应为主。大部分急性反应在放疗结束可以逐渐减轻和消失。晚期并发症发生后多数不能治愈，可以通过适当的治疗缓解，影响患者器官功能的主要是晚期反应。体内的一些组织和器官倾向于早期反应，而另一些则主要表达为晚期效应。这种对辐射效应的差别取决于组织本身自我更新的特性。在临床上，影响辐射效应或放疗并发症发生的主要因素有照射总剂量，分次剂量，疗程时间，分次放疗间隔时间，剂量率，受照射器官的特性和照射体积等。

宫颈癌放疗过程中的急性反应除了与化疗相似的血液毒性和全身乏力外，消化道和泌尿系统的反应是常见的临床表现，其中消化道的功能损伤影响的人群更多，造成的结果也更严重，故更引人注目。在晚期反应中，消化道和泌尿系统的功能改变也是主要的影响患者生活质量的主要问题。这些并发症的发生并不仅仅与剂量，体积和分次计划有关，也取决于患者生理，身体状况和遗传的关系。前者在临床有很多的研究，但与患者生理状况，身体状况和遗传因素的关系没有很多的临床研究数据显示。Andreyev 将放疗后的并发症归纳为四个可能的结果：首先，患者放疗后可能没有近期和长期的后遗症，其生活习惯与以往没有区别，这些患者只占 10%～20%；第二，患者由于并发症造成生活习惯可能改变，但这些改变没有影响生活质量；第三，脏器功能改变，干扰每日的活动，影响生活质量；第四，患者有影响生命的并发症发生。在放疗临床工作中，对并发症的记录和分级判断主要 WHO、RTOG/EORTC、LENT-SOMA 和 CTC 系统等。

大量的临床文献研究在报告治疗效果同时往往也对出现的并发症和器官功能的影响进行分析，但文献对并发症和器官功能的报告的差异很大，主要原因是缺乏更细致的对并发症诊断指导以及对器官功能的评价和结果分析，造成对并发问题的记录分析不全面。随访问题也是影响对并发症记录和判断的主要原因之一。首先，很多宫颈癌患者放疗后能存活超过 5 年以上，许多医生和患者都认为 5 年后患者原有肿瘤治愈，许多患者在 5 年后不再复诊，如果他们在此后发生辐射相关毒性可能不就诊或在其他医院治疗，则记录是不周全的。第二，晚期并发症的发生也要求患者存活时间足够长才能显示出。年轻患者可能有机会发现晚期并发症，而老年患者则没有机会。第三，老年患者在接受放疗前其胃肠道系统和泌尿系统的异常相对比年轻人更多。如果在治疗前没有发现和记录，则治疗后会认为是放疗的改变。文献研究发现许多患者在放疗后发生胃肠道症状被认为是放射相关，但如果进行仔细的研究会发现大约 1/3 的症状来自其他与放疗不相关原因。第四，对放射治疗并发症的诊断多数是依据放疗医生通过询问症状来评估，而不是通过特殊检查或组织学标记（本身也缺乏）来诊断，可能也会产生错误的数据。第五，患者的心理问题也是造成对并发症认识不完整的原因。有些患者虽然有治疗后的并发症状，可能不愿意说出对他们治疗的不满意。不少患者可能不会告诉任何人他们的症状，认为是放射治疗的不可避免的结果。有些患者在与医生接触的有限的时间内可能只有机会讨论肿瘤的治疗问题而不是治疗后的症状。

肿瘤患者放射治疗后造成的并发问题往往涉及许多系统，临床表现复杂，目前还没有针对肿瘤患者治疗造成的晚期并发症的进行诊断和治疗的专门机构，对人类多数组织放射损伤研究的分子机制的知识深度还很不够，多数专家关注的是对肿瘤的治疗效果和长期存活，缺少对并发问题的真正认识，缺少大量的有组织的前瞻性详细研究。为了更好的认识和记录治疗放疗后的并发症特别是晚期并发症，专家推荐了诊断和处理特殊并发症的指导模式，即正常组织的晚期效应（LENT）模式，包括有10个方面的内容：临床发现辐射诱发毒性的特殊症状和体征；认识并发症发生的临床病理时间过程；分析相关的放疗参数包括时间/剂量/体积，决定这些因素是否能解释所考虑的并发症；分析其他相关的治疗成分包括化学和生物修饰剂；进行放射学检查；确定相关的实验室异常发现；鉴别诊断，在治疗后第一个5年内需要区分并发症与复发或转移癌，从5年到10年区分退形性和炎性改变，在10年后注意继发肿瘤的出现；病理诊断，排除肿瘤存在和继发肿瘤问题；处理上包括药物治疗甚至手术等；积极随访，给予生活和诊断治疗的指导。

（五）卵巢功能保护问题

对年轻患者保留卵巢功能是近来放疗研究的内容。早期患者手术是通过悬吊卵巢到适当位置来避开术后放疗对卵巢的影响。卵巢悬吊术很大程度上能减少放疗卵巢受量保护其功能。在Philippe Morice的研究中，单纯腔内放疗60Gy，有90%保留住了卵巢功能；盆腔外照射45Gy及腔内放疗15Gy，有60%保留住了卵巢功能。卵巢悬吊的位置尚无统一定论，一般推荐尽可能高且旁开照射野。Toman研究发现放射野边缘2.5cm外才是安全区。而Hwang等建议吊到髂脊上1.5cm。另一项研究表明卵巢移位超过脐线3cm以上即使不放疗卵巢衰竭率达57%。虽然卵巢悬吊的位置距照射野的距离固然重要，但手术对卵巢血管的损伤及悬吊过高致卵巢血运影响等因素也不容忽视。在临床中，因多种原因卵巢悬吊的位置并不一定理想，它们可能紧邻靶区，甚至在箱式四野的照射野内。既往常规技术或三维适形技术几乎不可能保留住卵巢功能，而调强形成的U形分布能更好地保护正常组织，尤其是TOMO在这方面更明显。国内有研究对卵巢悬吊位置不佳的宫颈癌术后患者进行研究。这些患者在宫颈癌根治术的同时将卵巢悬吊于结肠侧沟，并用钛夹标记。因存在≥1种危险因素（如肿瘤直径>4cm，LNM+，阴道近切缘，LVSI+，浸润深度>1/2，子宫下段受累），术后行TOMO外照射45~50.4Gy及10Gy/2f二维阴道残端腔内放疗（阴道近切缘者20Gy/4f）。放疗后用FSH、E2水平检测及更年期症状对卵巢功能进行评估，当放疗后FSH水平仍>40IU/L、且有更年期症状者认为卵巢功能保护失败。用KMI量表对更年期症状轻重程度进行评分，并对潮热出汗、骨痛更年期特征性症状单独分析，同时对更年期相关药物治疗予以记录分析。通过对患者的性生活频率、性生活时阴道干燥、出血、性交痛来评估阴道功能。21例中有3例FSH<40IU/L成功保留住了卵巢功能，Dmax 3.34~7.32Gy，Dmin 1.37~2.67Gy，Dmean 1.32~4.4Gy，D50 1.97~4.29Gy，2例KMI为0分，1例为9分。保卵巢失败者KMI量表中最常见的症状为潮热出汗（94.4%）、情绪波动（94.4%）、性生活不正常（77.8%）、乏力（77.8%）、眩晕（66.7%）、心悸（61.1%）、失眠（55.6%）、骨关节痛（55.6%），其中55.6%的潮热出汗为每日3~9次（2分），22.2%为每日≥10次（3分）。有77.8%的KMI评分≥15分，最明显时候是在放疗后8个月内。有44.4%选择长期规律口服雌激素，16.7%偶有阴道用雌激素，11.1%用非雌激素类植物药来缓解更年期症状。27例患者中有96.2%有性生活，其中42.3%每周1~2次，但是阴道干燥、性交痛、阴道出血发生率分别为56%、52%、37%，3例保住卵巢功能的患者均性生活正常。虽然应用TOMO放疗能明显降低卵巢受量，但是卵巢功能保留成功的概率仅13.6%。手术悬吊卵巢位置是成功的关键．

（六）功能影像在宫颈癌治疗中应用

影像学技术的进展使宫颈癌的放疗有了更精确分析靶区和预后的工具。三维肿瘤体积可以定量测出，肿瘤的扩展和与邻近器官的关系可以比手检更能准确评估。功能影像在时间和三维空间上的优势，例如动态增强MRI和弥散加权MRI可以获得形态和功能的成像。在治疗前评估和在整个放化疗过程中的重复评估，可以获得对治疗反应的功能信息，预测对治疗的反应和治疗结果。宫颈癌的肿瘤大小可以很好地用MRI评估，已经显示出很好的影像与组织关系结果，通过肿瘤3D体积的评估，可以获得肿瘤在治疗后退缩的速度资料，来预测治疗的结果。应用3D体积的测量，Mayr等发现在放疗40~50Gy/4~5周时，残存肿瘤体积小于20%的有很好的局部控制和无病生存率，分别为90.5%和88.4%，而肿瘤退缩缓慢者则预后差，局部控制率和无病生存率分别是23.1和45.4%。同样Hatano等的研究也发现在照射3周30Gy时，肿瘤快速退缩到小于30%以下的，有100%的局部控制率，肿瘤退缩的速度与患者局部失败和死亡的危险有关。在放射治疗早期获得相关的预测信息，可以帮助采用更合适的治疗提高治愈的机会。在治疗后的随访期的评估，肿瘤治疗后3～6月的完全缓解也预示有更好的结果。在功能影像的应用中，弥散加权 MRI 间接提供反映肿瘤血液灌注和氧的给予，发挥体内影像的生物标记的作用。

低的灌注，血供和氧供不好，放疗前或在近20Gy/2 周的放疗前期，可以明显的预测肿瘤控制率的不好和存活的差异。在组织中测量水分子的弥散程度的 ADC 值。ADC 值低表明组织细胞数量增多，ADC 值增加表明细胞死亡多。在治疗后，ADC 值增加的发生早于任何形态学的改变（如肿瘤体积），早期的临床经验显示在放疗和化疗治疗中 ADC 值的增加与肿瘤对治疗反应改进有关。

PET/CT 在宫颈癌的分期、治疗反应和预后因素评估中，已经成为一种基本的成像模式。^{18}F-FDG 具有适宜的半衰期、适中的能量、极高的分支比，是临床最常用的正电子药物。PET/CT 整合了 PET 代谢成像和 CT 解剖成像，在评估区域淋巴结转移和远处转移方面有重要作用，对于选择治疗方法、评估治疗反应、确定肿瘤残存或复发至关重要。PET/CT 的许多参数与宫颈癌的预后相关。肿瘤标准摄取值（SUV）是最常用的参数。肿瘤 SUVmax 可以用来反映肿瘤葡萄糖代谢水平。SUV 半定量地反映了某部位组织对葡萄糖的摄取率，一般恶性程度越高，组织在单位时间内对葡萄糖的摄取率越高，因此有研究用 SUV 预测宫颈癌的复发和预后。P.S.Venkat 等研究认为，治疗前、后 PET/CT 显示的原发灶 SUVmax 可以作为宫颈癌根治性放化疗结局的一个预测指标。治疗前 PET/CT 显示原发灶 SUVmax>10 可以用于预测 LRR 和 OS，治疗后 PET/CT 显示 SUVmax>4 与LRR 有关联。M.A.Kollmeier 等回顾性研究表明，PET 基线评估时转移淋巴结的 SUVmax 与 DFS有关联，随访时原发灶 SUVmean 与 DFS 有关联。T.Breuneval 等认为，治疗前原发灶 SUVmean≥5 对OS、DFS、LRC 产生负效应具有统计学意义。肿瘤代谢体积（MTV）和全部病灶糖酵解（TLG）在近年来也有很好的作用。MTV 定义为肿瘤 FDG 摄取体积，TLG 定义为 MTV×SUVmean。Chung HH 等研究认为，早期宫颈癌术后复发与术前 PET/CT 显示的肿瘤 MTV、TLG 有关联。Chong GO 等发现，局部进展期宫颈癌患者接受同步放化疗，治疗前PET/CT 显示转移淋巴结的 SUVmax、MTV、TLG与 DFS 有关联。C.C.Wang 等报道，△ TLG 可以

对大肿块宫颈癌患者的 OS 提供一个很好的预测。另一个有价值的参数是肿瘤糖酵解体积（TVG）和灰度不均匀性（GLNU）。T.Breuneval 等研究显示，治疗前原发灶 TVG≥562g 和 TVG<562g 的OS、DFS、LRC 分别为 37% vs 76%，36% vs 88%，65% vs 88%，均有统计学差异。C.C.Wang 等发现，大肿块宫颈癌患者治疗前原发灶 GLNU 越高预示患者的 OS 越差。

宫颈癌治疗方案的选择主要依据患者的肿瘤分期，因此治疗前明确肿瘤的侵犯范围及有无转移至关重要。MRI 具有良好的软组织分辨率，能准确显示原发灶及侵及范围，对治疗前分期判断有较高的准确率。PET/CT 主要是确认淋巴结转移、邻近器官受累程度和范围、盆壁软组织及远处器官的转移，对治疗前分期意义重大。Pandharipande PV 等建立了一个决策-分析模型，预测治疗前分别接受 MRI、PET/CT、MRI+PET/CT、无影像学资料直接手术的宫颈癌 I B 期（FIGO）的患者的结局，包括 5 年 OS、正确初始治疗的百分数、避免三联治疗（手术＋术后放化疗）的百分数，结果表明治疗前接受 PET/CT、MRI 检查的患者得到正确初始治疗的百分数分别为 89.27%、68.21%，接受 MRI+PET/CT检查、无影像学资料直接手术的患者避免三联治疗的百分数分别为 95.01%、82.32%。因此，他们认为虽然治疗前影像学评估没有改善 OS，但是治疗前实施 PET/CT 可以使患者得到正确初始治疗的百分数提高，PET/CT 联合 MRI 检查可以减少患者接受不必要的治疗。

PET/CT 在宫颈癌治疗反应评估中的应用越来越广泛。S.H.Lee 等回顾性的分析了嘉川大学吉医学中心 28 例接受根治性放疗的宫颈癌患者，该研究表明，宫颈癌放疗后原发灶 SUVmax 显著下降，治疗前原发灶 SUVmax 和体积（pTV）有关联，治疗后 SUVmax 和 pTV 下降率有关联，治疗后 pTV下降率和 PFS 有统计学意义。Julie K.Schwarz 等通过 PET/CT 观察肿瘤代谢反应建立了宫颈癌放化疗后失败模型，他们回顾性分析了 238 例接受根治性放疗的宫颈癌患者，根据治疗后 PET/CT 结果分为完全缓解、部分缓解、疾病进展，复发模型分为无复发、局部复发、远处转移、局部复发＋远处转移。完全缓解分组的 173 个患者，有 40 个（23%）治疗失败。部分缓解分组的 40 个患者，14个（35%）未见治疗失败。疾病进展分组的 25 个患者全部治疗失败，其中 24 个（96%）发生远处转移。三组之间复发模型的差异均具有统计学意义。该

研究表明，治疗后 PET/CT 发现肿瘤残留的患者局部失败率增加，增加治疗可能对这部分患者有获益。PET/CT 在宫颈癌放化疗后的急性和慢性血液学毒性中也有应用。局部进展期宫颈癌患者初始治疗后复发率约为 1/3，通常发生在治疗后的 2 年内。复发的定义是治疗结束后至少 6 个月以上。宫颈癌患者接受手术或放化疗后，正常解剖结构发生变化，CT 或 MRI 等传统影像学检查受解剖结构变化干扰，对宫颈癌复发的检查作用有限，而 PET 具有代谢成像功能，对肿瘤复发的显像不受解剖结构限制，因此更适合宫颈癌复发的早期诊断，尤其是提高无症状复发的检出率。PET-CT 检查（如治疗 3~6 个月后）可用于检测宫颈癌放化疗后早期复发或无症状复发，提供挽救性治疗。Bocheva Y 等报道，SCCAg 诊断宫颈癌复发的灵敏度、特异度分别为 56%~86%、83%~100%，因此，对于临床 SCCAg 升高而常规影像学检查阴性的患者，应考虑进行 PET/CT 检查。

^{18}F-FDG 是目前 PET 显像中应用最广泛的示踪剂。但随着国内外各类新型示踪剂的研发应用，如 ^{11}C- 蛋氨酸、^{11}C-AC、^{11}C- 胆碱、^{18}F-FLT、受体示踪剂等打破了 ^{18}F-FDG 单一应用的局面。特别是 ^{18}F-FMISO、^{18}F-FETNIM、^{18}F-FAZA 等硝基咪唑类示踪剂可用于检测肿瘤乏氧组织细胞，无创性评估实体瘤的乏氧状态，对肿瘤的治疗指导、疗效评价和预后判断具有重要的临床应用价值。PET/CT 在宫颈癌诊断、分期、治疗、复发和预后评估中的应用价值已经得到诸多证实。尤其是 PET/CT 在区域 / 腹主动脉旁淋巴结定性、远处转移、复发中的应用优化了治疗决策。PET/CT 各个参数，如 SUVmax、MTV、TLG、TVG、GLNU，可能提供治疗疗效、疾病复发和预后等重要信息，但是目前尚缺乏前瞻性随机试验证实。此外，PET/MR 整合了 PET 和 MR 两者的优势，是未来研究的重点。

（七）局部晚期宫颈癌的靶向治疗

虽然局部晚期的患者可通过同步放化疗改善生存时间，对于有预后不良因素的患者，其总生存期仍不容乐观。且有预后不良危险因素的进展期宫颈癌患者，通常不能对化疗持续反应，并且由于诸多不良反应，不能采取多种化疗方案。因此，对于顺铂为基础同步放化疗后，肿瘤仍未完全缓解，或有转移、复发的患者，需要提出新的治疗策略。而由于细胞毒药物治疗宫颈癌已进入一个平台期，因而临床研究学者对联合靶向药物的兴趣就越来越高。特别是目前联合抗 VEGF 和 EGFR 的临床

研究成为热点。

VEGF 参与血管生成、有丝分裂、内皮细胞存活及造血作用。既往研究证实，HPV 在宫颈癌的发生中具有致病作用。通常状态下，HPV 病毒 E2 基因的表达可以抑制原癌基因 E6、E7 的转录。当病毒的 DNA 整合到宿主体内后，E2 开放阅读框架被打断，导致了对 E6、E7 抑制的减弱，进一步通过降解或失活抑癌基因 p53 及 Rb 蛋白，导致了宫颈癌的发生。而 VEGF 可通过 p53 非依赖性机制，被 E6 所诱导。因此，浸润性宫颈癌的患者，通常存在 VEGF 的高表达。贝伐单抗为抗 VEGF 的单克隆抗体。Tewari 对 452 名疾病持续或者转移、复发的宫颈癌患者进行研究。结果表明，同应用化疗药物相比（顺铂 + 紫杉醇 / 拓扑替康 + 紫杉醇），加入贝伐单抗后，可以提高总生存期（17.0 个月 vs 13.3 个月；$P=0.004$），并且临床缓解率可以显著提高（48% vs 36%，$P=0.008$）。对于晚期患者，3.7 个月中位生存时间的延长，是有其临床意义的。且患者多可耐受其不良反应。

抗血管生成药物及其他靶向药物，也许可以为宫颈癌患者在保证生活质量的同时，延长生存期。EGFR 是 erbB（Her）家族四个成员之一，为一种跨膜糖蛋白，可与配体形成同源二聚体或与家族成员形成异源二聚体。二聚体的形成可进一步激活细胞 MAP-MEK-ERK 和 PI3K-AKT 信号转导途径，调节细胞增殖、分化、活动、侵袭等。EGFR 在多种恶性肿瘤中均有过度表达，如非小细胞肺癌、结直肠癌、头颈部肿瘤等。在宫颈癌中，约有 75% 的患者表达 EGFR，而其中 20% 存在过量表达。目前，多数文献报道倾向于 EGFR 高表达和不良预后相关。

以 EGFR 为靶点的药物，显示了巨大的前景。通过 EGFR 单抗或 TKI 抑制 EGFR 可以引起鳞癌细胞的生长停滞。目前，厄洛替尼已被作为非小细胞肺癌的二线、三线治疗常用靶向药物，也在胰腺癌中和吉西他滨联用成为一线药物。Rodrigues 首次研究了厄洛替尼联用同步放化疗在宫颈癌中的应用。共有 15 位 ⅡB 和 ⅢB 期宫颈鳞癌患者加入研究，表明，在局部晚期宫颈鳞癌中，联用可以耐受，最高耐受剂量为 150mg。Schilder 开展了针对厄洛替尼单药治疗复发或持续宫颈鳞癌患者的多中心二期临床试验。在可评估的 24 例患者中，所有患者都没有临床缓解或部分缓解。只有 1 位（4%）患者 PFS 超过 6 个月。PFS 至少 6 个月的 90% 置信区间仅为 0.2%~17.6%。该研究表

明，厄洛替尼在复发性宫颈鳞癌中，单药治疗是无效的。

Goncalves 首先报道了吉非替尼在转移、复发性宫颈癌中的应用，在法国 306 个医学中心的 28 例有评估数据的患者中，仅有 20%（6/28）疾病并未进展。疾病进展中位时间为 37 天，中位生存时间为 107 天。统计分析还显示，疾病控制和 EGFR 的表达并无显著相关。虽然 EGFR-TKI 靶点为酪氨酸激酶抑制剂的小分子化合物，在对于宫颈癌的临床试验研究表明，目前此类药物并未显示良好的疾病缓解效果，但是关于 EGFR 单克隆抗体的在宫颈癌中的临床研究让研究者看到了希望。西妥昔单抗（C225）为一种鼠源性抗 EGFR 单克隆抗体，体外研究表明 C225 能够抑制宫颈癌细胞的增殖，其主要机制可能是抗体依赖的细胞介导的细胞毒作用。

随后，学者又进行了一系列临床研究。研究表明西妥昔单抗单药治疗 35 例复发或既往治疗失败的宫颈癌患者，中位无进展生存期和总生存期分别为 1.97 个月和 6.7 个月。其中 5 例患者无进展生存期超过 6 个月，且均为鳞癌，提示西妥昔单抗可能对部分宫颈鳞癌有益。Farley 的临床试验研究了西妥昔单抗和顺铂连用，在进展期、疾病持续或复发的宫颈癌患者中，西妥昔单抗联合顺铂方案的有效率为 11.6%（8/69）。西妥昔单抗联合托泊替康、顺铂方案的有效率为 32%，但该方案毒副反应很重，甚至出现了 3 例治疗相关性死亡。研究者认为毒副反应的增加和西妥昔单抗可能无关，可能与入组患者的一般状况较差有关。

鉴于西妥昔单抗联合放疗在头颈部鳞癌中的成功，有学者对西妥昔单抗联合同步放化疗治疗宫颈癌进行了探索。Moore 对ⅠB1-ⅣA 的患者进行临床试验研究，参与研究的患者均接受顺铂周疗 + 放疗 + 西妥昔单抗。结果表明，西妥昔单抗联合同步放化疗在淋巴结阴性（即盆腔野照射放疗）的患者中是可行的，而在扩大野放疗（淋巴结阳性）的患者中，由于不良反应较大，则能耐受治疗。尼妥珠单抗为人源化抗 EGFR 的单克隆抗体。在一项Ⅰ/Ⅱ期临床试验中，局部晚期头颈部鳞癌患者接受了不同剂量的尼妥珠单抗同期联合放疗的治疗。结果显示，在接受高剂量尼妥珠单抗（200mg 和 400mg）的 16 例患者中，14 例（87.5%）患者发生了肿瘤缓解，其中 9 例为完全缓解，尼妥珠单抗并没有导致其他 EGFR 抑制剂常有的痤疮样皮疹这一毒副反应。

印度的一项随机、双盲研究显示尼妥珠单抗联合放疗对比安慰剂联合放疗，显著提高了完全缓解率，总生存也有延长的趋势。此外，在我国针对鼻咽癌的随机试验同样显示，尼妥珠单抗联合放疗能够显著提高肿瘤缓解率，考虑到部分头颈部鳞癌及部分宫颈鳞癌在发病机制上都有 HPV 参与，有一定的共性，故疗效已在头颈部鳞癌获得证实的尼妥珠单抗，其在治疗宫颈鳞癌方面的疗效也值得研究。同时抗 EGFR 单抗和其他细胞毒性药物，如阿霉素、顺铂等连用，在鼠移植肿瘤上，也显示了比单用细胞毒药物更好的抗肿瘤的活性。

由 EGFR 单抗的部分试验结果可以看出，EGFR 单抗联合标准的治疗方案，有希望给宫颈鳞癌患者带来更多的生存受益。因此，对于局部晚期（特别是有不良预后因素）的宫颈癌，如何合理的联合靶向药物的改善其近期和远期疗效，需要进一步的临床试验进行证实。

第二节 子宫内膜癌

一、子宫内膜癌概述

子宫内膜癌（endometrial carcinoma）是发生于子宫内膜的一组上皮性恶性肿瘤，以来源于子宫内膜腺体的腺癌最常见。子宫内膜癌占女性全身恶性肿瘤的 7%，占女性生殖系统恶性肿瘤的 20%～30%。子宫内膜癌发病的主要危险因素包括：肥胖、未孕和不孕、晚绝经、糖尿病、高血压、多囊卵巢综合征、卵巢肿瘤、外源性雌激素刺激等。近年来发病率在世界范围内呈上升趋势。在我国发病率仅次于宫颈癌。子宫内膜癌多发生于绝经后妇女，高发年龄为 50～69 岁。病因不十分清楚，目前认为可能有两种发病机制：一种是雌激素依赖型（estrogen-dependent），其发生可能是在无孕激素拮抗的雌激素长期作用下发生子宫内膜增生症，甚至癌变。临床上常见于无排卵性疾病（无排卵性功血、多囊卵巢综合征）、分泌雌激素的肿瘤（颗粒细胞瘤、卵泡膜细胞瘤）、长期服用雌激素的绝经后妇女以及长期服用三苯氧胺的妇女。患者较年轻，常伴有肥胖、高血压、糖尿病、不孕及绝经延迟。这种类型占大多数，均为子宫内膜样腺癌，肿瘤分化较好，雌孕激素受体阳性率高，预后好。约 20% 患者有家族史。另一种是非雌激素依赖型（estrogenindependent），发病与雌激素无明确关系，如子宫内膜浆液性乳头状癌、透明细胞癌、腺鳞癌、黏液腺癌等。多见于老年体瘦妇女，在癌灶周围可以是萎缩的子宫内膜，肿瘤恶性度高，分化差，雌孕激素受体多呈阴性，预后不良。与其他妇科恶性肿瘤相比，大多数子宫内膜癌的病程相对缓慢，临床症状出现较早，易早期发现，因而预后较好，5年生存率在60%～70%，部分可达80%以上。

子宫是位于真骨盆正中平面的一种肌性器官，由峡部分为宫体和宫颈。宫体上部为宫底，它延伸出两个角通向输卵管。子宫的表面被腹膜覆盖；宫腔内覆盖着由柱状细胞形成的许多管状腺，称为子宫内膜；子宫壁由子宫肌层构成，它主要组成为平滑肌纤维。子宫主要由骶韧带和主韧带固定，其他还有圆韧带和阔韧带。主要血供来自于子宫动脉，它环绕子宫走行在峡部注入子宫。子宫淋巴网向两侧沿子宫旁汇入宫颈旁淋巴结、闭孔淋巴结，再汇入髂外和下腹淋巴结，随后盆腔淋巴管汇入髂总和腹主动脉旁淋巴结，宫体上段和宫底的淋巴管通过漏斗骨盆和圆韧带直接汇入腹主动脉旁和上腹淋巴结，而从阔韧带到股动脉淋巴结的引流则有其他通路。

子宫内膜癌可以发生在子宫内膜的任何部位，多发生于宫底部及子宫两角处。不同组织学类型的内膜癌肉眼表现无明显区别，其生长方式常为两种：局限型生长和弥漫型生长。弥漫型多累及子宫内膜面积较广，可蔓延至宫颈管内膜。常侵犯子宫肌层，甚至穿透肌层达子宫浆膜层，常伴有出血、坏死。局限型为较小的孤立病灶，常为早期癌，多见于宫腔底部或宫角部，呈息肉或菜花状，易浸润肌层。WHO依据肿瘤的组织学类型将子宫内膜癌分为占大多数的子宫内膜样腺癌和占少数的非子宫内膜样癌，前者是雌激素依赖性肿瘤，通常与子宫内膜增生症相关，后者为非雌激素依赖性，与子宫内膜增生症无关，包括浆液性子宫内膜癌和透明细胞癌等。子宫内膜样腺癌占80%～90%，按腺癌分化程度分为Ⅰ级（高分化，G_1）、Ⅱ级（中分化，G_2）、Ⅲ级（低分化，G_3）。分级愈高，恶性程度愈高。腺癌伴鳞状上皮分化是腺癌组织中有时含鳞状上皮成分，伴鳞状上皮化生者呈棘腺癌（腺角化癌），伴鳞癌者称鳞腺癌，介于两者之间者呈腺癌伴鳞状上皮不典型增生。浆液性腺癌又称子宫乳头状浆液性腺癌，占1%～9%。恶性程度高，易有深肌层浸润和腹腔、淋巴及远处转移，预后极差，即使无明显肌层浸润，也可能发生腹腔播散。透明细

胞癌相对少见，多呈实性片状，腺管样或乳头状排列，癌细胞胞质丰富、透亮，核呈异型性，恶性程度高，易早期转移。其他更少见的特殊型包括未分化癌、鳞癌等。

多数子宫内膜癌生长缓慢，局限于内膜或在宫腔内，部分特殊病理类型（浆液性乳头状腺癌、鳞腺癌）和低分化癌可发展很快，短期内出现转移。其主要转移途径为直接蔓延、淋巴转移，晚期可有血行转移。淋巴转移是最重要的转移途径。当癌累及宫颈深肌层或癌组织分化不良时，易早期发生淋巴转移。转移途径与癌灶生长部位有关，子宫底部的淋巴引流是沿卵巢血管走行，因此子宫底部的癌可经阔韧带上部、输卵管、卵巢等转移至腹主动脉旁淋巴结；子宫角部的癌可经圆韧带转移至腹股沟淋巴结；子宫下段或侵犯宫颈管的癌可转移至宫旁、髂内及髂总淋巴结等；子宫后壁的癌通过子宫骶骨韧带转移至骶前淋巴结；还可通过淋巴引流逆行转移至阴道的前壁和下段。子宫内膜癌也可沿子宫内膜蔓延，向上可沿子宫角波及输卵管，向下可累及子宫颈管、阴道，向深层蔓延到子宫肌层和浆膜层。晚期可直接穿透子宫浆膜层而种植于盆腹膜、直肠子宫陷凹及大网膜。血行转移常见转移部位为肺、肝、骨、脑等。

阴道出血是最常见的征兆。80%以上患者都有不规则阴道出血，主要是绝经后阴道出血。尚未绝经者可表现为月经增多，经期延长或月经紊乱。阴道排液是子宫内膜癌的常见症状，通常为肿瘤渗出或继发感染所致，表现为血性液体，若为浆液性分泌物合并感染则有脓血性排液、恶臭，可同时伴有阴道出血。当子宫增大超出盆腔或腹腔有较大转移灶时，可触及腹部包块。在宫腔内有积血或积液时刺激子宫收缩而有下腹痛，合并盆腔感染时也会出现下腹痛。晚期浸润周围组织或压迫神经可引起下腹及腰骶部疼痛。晚期可出现贫血、消瘦、恶病质等相应症状。

早期患者妇科检查可无异常发现。晚期可有子宫明显增大，合并宫腔积液时可有明显触痛，宫颈管内偶有癌组织脱出，触之易出血。癌灶浸润周围组织时，出现子宫固定或在宫旁扪及不规则结节状物。

诊断子宫内膜癌的方法主要有：

1. 病理检查　病理检查是确诊子宫内膜癌最可靠的手段。分段诊刮（fractional curettage）是最常用、最有价值的诊断方法。其优点是能鉴别子宫内膜癌和宫颈管腺癌，也可明确子宫内膜是否累

及宫颈管,为制订治疗方案提供依据。分段取内膜首先要估计子宫颈阴道部的长短,然后先刮取颈管内膜,再取子宫内膜,这样可避免子宫内膜污染造成宫颈管病理检查假阳性。对绝经后阴道流血者,宫颈管诊刮可协助鉴别有无宫颈癌。若超声检查确定宫腔内有明显病变,作宫腔内膜活检也可明确诊断。

2. **超声** 经阴道超声检查可了解子宫大小、宫腔形状、宫腔内有无赘生物、子宫内膜厚度、肌层有无浸润及深度,对子宫内膜癌肌层浸润的诊断准确率在 80% 以上,为临床诊断及处理提供参考。彩色多普勒显像还能观察子宫的血流情况。

3. **宫腔镜** 宫腔镜检查不仅可直接观察宫腔内病灶的大小、部位及形态等,还可在直视下对可疑部位取活检,提高诊断准确率,减少对早期子宫内膜癌的漏诊。

4. **细胞学检查** 子宫内膜细胞除经期外,平时不易脱落。一旦脱落往往发生退化、变形、溶解等变化而难以辨认,因此子宫内膜脱落细胞学检查虽有助于早期诊断,但准确率较低。近年采用宫颈吸引涂片、子宫内膜刷、宫腔冲洗等方法,准确率可达 90%,但操作较复杂,阳性也不能作确诊依据,故应用价值不高。

5. **影像学检查** 腹盆腔增强 CT 可以评价病变范围和淋巴结有无肿大,但不能很好地显示肌层侵犯。MRI 可显示子宫内膜增厚或信号异常,提示肿瘤浸润宫壁肌层的深度、宫旁扩散范围、淋巴受累及其他腹盆腔转移灶。PET/CT 在评估肿瘤恶性程度和发现远处转移上有明显的优势。

6. **其他** 包括血清 CA125、CA19-9、CEA 及子宫内膜雌、孕激素受体等检测,对治疗方案的制定、判断预后及随诊监测等均有所帮助。

2009 年,FIGO 对内膜癌的术后病理分期重新进行了修订。删除原分期中肿瘤局限于子宫内膜的 I A 期,将其与原 I B 期合并新 I A 期,肌层侵犯≥1/2 为 I B 期;旧分期中的 II A 期(宫颈内膜腺体受累)现归为 I 期;盆腔淋巴结转移和腹主动脉旁淋巴结转移分别归为 III C1 和 III C2;细胞学阳性需单独说明,不改变分期。病理分级不变,仍旧用 G_1、G_2、G_3 分别代表高、中、低分化。以放射治疗为首选治疗的患者,仍可采用 FIGO1971 年的临床分期标准。

FIGO2009 子宫内膜癌手术 - 病理分期见表 17-2-1。

表 17-2-1 FIGO2009 子宫内膜癌手术 - 病理分期

I 期肿瘤局限于子宫体
I A 肿瘤浸润深度 <1/2 肌层
I B 肿瘤浸润深度 ≥1/2 肌层
II 期肿瘤侵犯宫颈间质,但无宫体外蔓延
III 期局限和(或)区域扩散
III A 癌瘤累及子宫浆膜层和(或)附件
III B 阴道和(或)宫旁受累
III C 癌瘤转移至盆腔和(或)腹主动脉旁淋巴结
III C1 癌瘤转移至盆腔淋巴结
III C2 癌瘤转移至腹主动脉旁淋巴结,有 / 无盆腔淋巴结转移
IV 期肿瘤侵及膀胱和(或)直肠黏膜,和(或)远处转移
IV A 肿瘤侵及膀胱或直肠黏膜
IV B 远处转移,包括腹腔内和(或)腹股沟淋巴结转移

注:1. 仅有宫颈内膜腺体受累被认为是 I 期,而不是 II 期;

2. 细胞学检查阳性应单独报告,并没有改变分期;

3. 根据腹主动脉旁淋巴结是否受累,将 III C 期分为 III C1 和 III C2。

二、子宫内膜癌的治疗现状

(一)综合治疗原则

子宫内膜癌治疗选择应综合考虑患者的病情、年龄、全身状况和有无内科合并症等因素来制订治疗方案。首选治疗是手术,全子宫 + 双附件切除是最基本的手术方式,盆腔淋巴结切除术及病理学评估仍然是手术分期中的一个重要步骤。手术的目的一是进行手术 - 病理分期,确定病变的范围及与预后相关的重要因素;二是切除癌变的子宫及其他可能存在的转移病灶。术中应留腹水或盆腔冲洗液进行细胞学检查。手术切除的标本应常规进行病理检查,剖视切除的子宫标本,判断有无肌层浸润。癌组织还应行雌、孕激素受体和其他免疫组化检测,作为术后选用辅助治疗的依据。术后可根据术后病理结果和目前的循证医学证据制订合理的治疗方案,辅以放疗、化疗和内分泌等综合治疗。多年来,全子宫及双附件切除术一直是早期子宫内膜癌手术治疗的基本术式,淋巴结清扫是子宫内膜癌手术分期的重要组成部分。关于淋巴结的切除与否以及切除范围仍有争论。尤其是近期 ASTEC 随机研究结果显示淋巴结切除并没有带来治疗受益。Panici 等的临床随机研究发现与标准的全子宫 + 双附件切除相比,加上盆腔淋巴结切除仅仅改善了手术分期，而对总生存率和无瘤生存率均无改善。手术病理结果中的危险因素包括：组织学类型、组织学分级、肌层浸润深度、淋巴血管间隙受累、宫颈受累和宫外受累等。另外年龄也是影响预后的重要因素。

根据患者的年龄、手术病理分期、病理结果中的危险因素将子宫内膜癌患者分为低危组、中危组和高危组。低危组：主要包括组织学分级为 G_1 或 G_2 级肿瘤局限于子宫内膜的患者（ⅠA 期的一个亚群），不包括分化较差的特殊病理类型（如浆液性癌、透明细胞癌等）。低危组术后的复发危险非常低。中危组：肿瘤局限于宫体且已侵犯至肌层（ⅠA 期或ⅠB 期）或侵犯至宫颈间质（Ⅱ期），其他的一些危险因素包括：外 1/3 层肌层受侵；G_2 或 G_3 级；淋巴血管间隙受累。这组病例的复发危险相较肿瘤仅局限于子宫内膜的低危组要高，术后会伴有一定的复发风险。中危组又分为高中危组和中低危组。高中危组的评价标准包括了年龄和不良预后因素的数目，具体如下：①年龄<50 岁，并同时具备以上三个危险因素；②年龄≥50 岁，并具备以上两个危险因素；③年龄≥70 岁，并具备以上危险因素之一。对于条件不符合的则归为中低危组。高危组：Ⅲ期、Ⅳ期（不论组织学类型及分级）、任何期别的浆液性癌和透明细胞癌。这组病例术后复发的风险高。

化学治疗为晚期或复发子宫内膜癌综合治疗措施之一。也可用于术后有复发高危因素患者的治疗。常用化学治疗药物有顺铂、卡铂、紫杉醇、阿霉素、环磷酰胺、氟尿嘧啶、丝裂霉素、依托泊苷等。对晚期或复发癌、早期要求保留生育功能患者可考虑孕激素治疗，以高效、大剂量、长期应用为宜，至少应用 12 周以上。

（二）放射治疗

放射治疗原则　由于根治性放射治疗对子宫内膜癌的疗效不及手术治疗，因此子宫内膜癌选择根治性放射治疗应比宫颈癌慎重，只适用于伴有严重内科并发症、高龄等不宜手术的各期患者或无法手术切除的晚期患者。放射治疗包括腔内照射及外照射两种。腔内放射治疗可单独应用于拒绝手术或有手术禁忌证的Ⅰ期患者，亦可根据病情补充外照射。Ⅳ期患者应根据具体情况给予针对性的姑息性放射治疗，一般仅为体外放射治疗。

（1）子宫内膜样腺癌完全手术分期后放疗：

1）Ⅰ期的治疗：术后治疗需结合患者有无高危因素，高危因素包括：年龄大于 60 岁、淋巴脉管间隙浸润、肿瘤大小、子宫下段或宫颈腺体浸润。ⅠA 期无高危因素者，G_1 级术后可观察；G_2 和 G_3 级可观察或加用阴道内照射。ⅠA 期有高危因素者，G_1 级术后可观察或加用阴道内照射；G_2 和 G_3 级可观察或加用阴道内照射和（或）盆腔外照射（支持盆腔放疗的证据为ⅡB 级证据）。ⅠB 期无高危因素者，G_1、G_2 级可观察或加用阴道内照射；G_3 级可观察或加用阴道内照射和（或）盆腔外照射。ⅠB 期有高危因素者，G_1、G_2 级可观察或加用阴道内照射和（或）盆腔外照射；ⅠB 期 G_3 级可盆腔外照射和（或）阴道内照射±化疗±观察（支持化疗和观察的为ⅡB 级证据）。

2）Ⅱ期的治疗：G_1 级可行阴道内照射和（或）盆腔外照射；G_2 级可行阴道内照射加盆腔外照射；G_3 级可行盆腔外照射＋阴道内照射±化疗（支持化疗的为ⅡB 级证据）。

3）Ⅲ期的治疗：ⅢA 期无论肿瘤分化程度如何都可选择化疗±放疗；或肿瘤靶向放疗±化疗；或盆腔外照射±阴道内照射。ⅢB 期：术后加化疗和（或）肿瘤靶向放疗。ⅢC 期：术后加化疗±肿瘤靶向放疗。

4）ⅣA、ⅣB 期的治疗：已行减灭术并无肉眼残存病灶或显微镜下腹腔病灶时，行化疗±放疗。

（2）子宫内膜样腺癌不全手术分期：是指手术范围不足并可能存在高危因素。ⅠA 期，无肌层浸润、G_{1-2} 级，术后可观察。ⅠA 期，肌层浸润小于 50%，G_{1-2} 级，可选择先行影像学检查，若影像学检查结果阴性，可选择观察或补充阴道内照射±盆腔外照射。若影像学检查结果阳性，可考虑行再次手术分期（手术证据等级为Ⅲ级）或病理学证实转移者，可选择再次手术（术后辅助治疗同前）或盆腔外照射＋阴道内照射±腹主动脉旁照射，其中对于 G_3 级，可±化疗（化疗为ⅡB 级证据）。ⅠA 期 G_3 级、ⅠB 期、Ⅱ期：可考虑行再次手术分期（手术为Ⅲ级证据）或病理学证实转移者，可选择再次手术（术后辅助治疗同前）或盆腔外照射＋阴道内照射±腹主动脉旁照射，其中对于 G_3 级，可±化疗（化疗为ⅡB 级证据）。也可选择先行影像学检查，若影像学检查结果阳性，治疗同上述；若影像学检查结果阴性，行盆腔外照射＋阴道内照射±腹主动脉旁照射，对于 G_3 级，可±化疗（化疗为ⅡB 级证据）。特殊类型内膜癌的治疗（浆液性癌、透明细胞癌）：治疗前可检测 CA125，有临床指征时行 MRI、CT、PET 等检查，手术包括子宫双附件切除＋手术分期，大块病灶行最大限度的肿瘤细胞减灭术。术后如为ⅠA期无肌层浸润，可观察（仅适用于全子宫切除标本没有肿瘤残留的患者）或化疗±阴道内照射或肿瘤靶向放疗；如为ⅠA期有肌层浸润、ⅠB期、Ⅱ期和Ⅲ期、Ⅳ期患者，行化疗±肿瘤靶向放疗。

三、子宫内膜癌放疗技术

（一）子宫内膜癌术后放疗

目的是对可能潜在的亚临床病灶区域进行预防照射，以提高疗效；对有残留的病灶区域进行照射，以减少复发。放疗方式包括阴道内照射和盆腔外照射。盆腔外照射可采用盆腔箱式四野照射技术，三维适形照射技术或调强放疗技术。CTV主要包括阴道残端和上1/2阴道或近端阴道3cm，阴道旁组织，髂总血管淋巴引流区，髂内外血管淋巴引流区，闭孔淋巴引流区，骶前淋巴引流区（宫颈间质受侵时）。推荐应用CT模拟定位，进行三维适形或调强放疗。外照射剂量一般给予45～50.4Gy，25～28次。阴道内照射可以单独应用，也可作为体外照射后的补量治疗。临床上治疗前要先根据患者的病情及术后阴道解剖结构的改变情况来选择合适类型和大小的施源器，常用的有柱状施源器、卵圆体施源器等。照射范围通常为上1/2段阴道或阴道上段3～5cm。对于病理类型为浆液性乳头状癌、透明细胞癌、病理分级为G₃级以及广泛脉管侵犯的患者，酌情考虑全阴道照射。剂量参考点定义在阴道黏膜下0.5cm或黏膜表面。内照射的剂量分割方式目前尚无统一标准，单纯阴道内照射：7Gy×3次、5.0Gy×6次，体外照射后补量时：4～6Gy×2～3次。由于多数患者在进行完全分期手术后，小肠位置发生改变，可能坠入盆腔，故进行阴道腔内照射时需要患者口服钡剂后在模拟机下定位，确定阴道残端与小肠的位置关系，避免小肠受到高剂量照射。

（二）未手术患者的根治性放疗

由于身体原因不能手术或不适合手术的子宫内膜癌，可行单纯根治性放疗或配合以激素治疗，晚期可配合以化疗。治疗前应根据FIGO临床分期确定病变程度。MRI和超声能比较好地估价子宫肌层受侵程度。依据子宫大小，肿瘤病理和病变的扩展情况决定用腔内放疗或加用外照射治疗。通常对于年龄较大，病变较早期和所有的G₁、G₂浅肌层侵犯病灶，建议用单纯腔内放疗，对于深肌层侵犯，低分化（G₃），肿块型子宫病变和疑宫外侵犯者要加用外照射。外照射治疗技术与术后放疗相似。

内照射的方法与治疗宫颈癌和内膜癌术后放疗均不一样。内照射的目的是使整个子宫均得到均匀的高剂量分布。可选用高剂量率或低剂量率腔内照射，根据子宫的大小和形状选择合适的施源器，一般应用两根有弯度的宫内施源器或单管施源器，参考点的选择目前没有统一标准。一般是根据子宫壁的厚度来确定。主要用于子宫内膜癌原发肿瘤区域的照射，包括宫腔、宫颈及部分阴道。传统的照射方法是使用黑曼（Heymen）宫腔填塞法，以装有放射性同位素的囊状容器将宫腔填满，子宫腔因填满放射容器而被撑大、变薄，肌层的浸润或瘤床可得到有效的照射。随着现代后装治疗机的应用，现在常用的方法有：后装宫腔单管照射、改良黑曼式照射、"Y"形双管技术、宫腔三管技术、伞状技术等。

应用以MRI或CT为基础的三维腔内放疗可以获得较好的剂量分布和对正常组织的保护。后装腔内技术的应用可为子宫内膜癌腔内放射治疗提供较理想的剂量分布曲线，为提高其疗效创造了有利条件。为使宫腔内剂量形成合理的倒梨形剂量分布，对子宫内膜癌腔内放射治疗的设计，采用两个剂量参考点：一是相当于宫颈癌腔内照射用的A点，代表宫旁正常组织的受量；另一是位于宫腔放射源顶端旁开子宫中轴2cm，代表子宫底部肿瘤受量的F点。根据A点和F点剂量以及后装机固定源加摆动源的特点，控制治疗中剂量分布情况。全疗程分次照射剂量总和应视剂量率、分期、子宫大小而定，一般为DT 40～50Gy，疗程8～10周。可根据是否配合体外放射治疗及体外放射治疗的方式调整腔内放射治疗。后装宫腔单管照射：将宫腔施源器置于宫腔内，根据宫腔深度及治疗需要决定宫腔放射源移动的长度、放射源在宫腔容器内不同位置上停留的时间，形成与子宫形态相近似的倒梨形剂量分布曲线。一次固定某一个点作为子宫内膜癌剂量计算点是不全面的，应以实际不同大小的子宫肌层为剂量参考点更合理。除可以用治疗计划系统计算出子宫肌层的剂量外，还可计算出膀胱、直肠及各主要区域的剂量分布情况，如不理想可以调整至理想为止。子宫肌层剂量应争取达到DT50Gy左右，10Gy/次，1次/周，分4～5次进行，同时要适当补充阴道腔内照射，以减少阴道复发。如阴道内有明显的转移灶，局部应按阴道癌治疗。高剂量率后装治疗：Ⅰ期F点剂量可高于A点剂量，A点总剂量DT 36～40Gy，F点总剂量DT 45～50Gy，腔内放射治疗分5～6次进行，

1 次 / 周。Ⅱ～Ⅲ期，A 点与 F 点剂量大致相同，以使宫颈局部得到足够剂量，均为 DT 45～50Gy，腔内放射治疗分 6～8 次完成，1 次 / 周。美国近距离协会（ABS）2015 年的专家共识推荐，最好以 MRI 做为治疗参考。大体肿瘤靶区（GTV）包括 MRI T_2 加权相上可见的肿瘤区，临床靶区（CTV）包括全子宫、宫颈以及阴道上段 1～2cm。如果没有 MRI 作为参考，也可以 CT 影像资料来确定上述 CTV（图 17-2-1～图 17-2-3）。

三维适形或调强放疗是目前推荐的主要外照射技术，尤其是调强技术，其在保证靶区准确照射的前提下，可明显减少或避免正常组织和器官的受照剂量，降低并发症的发生。但是在根治性放疗中的使用，必须在严格的质量控制和质量保证体系下进行，最好有精确的影像引导技术。RTOG-041819 是一项观察内膜癌调强放疗疗效的多中心Ⅱ期临床研究，其初步结果显示应用调强放疗技术治疗时，急性毒副反应较历史对照明显降低，但长期治

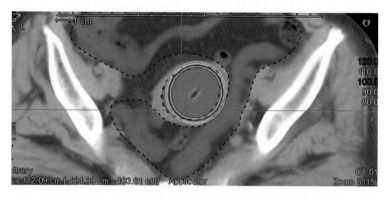

图 17-2-1　子宫内膜癌三维近距离治疗的剂量分布曲线
（横断位）

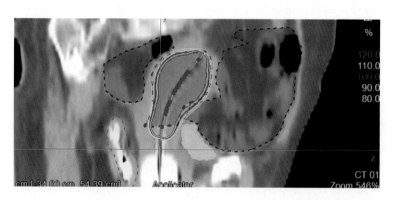

图 17-2-2　子宫内膜癌三维近距离治疗的剂量分布曲线
（矢状位）

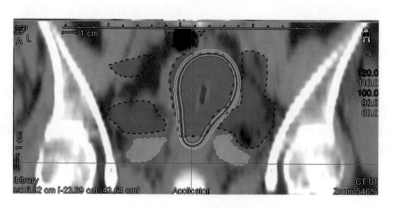

图 17-2-3　子宫内膜癌三维近距离治疗的剂量分布曲线
（冠状位）

疗结果还有待继续随诊观察。

子宫内膜癌治疗后需要定期随访。治疗后的第一次随访一般在治疗后 4 周左右，主要了解患者治疗后的反应和恢复情况。以后每 3～4 个月随访，3 年后每 6 个月随访，5 年后建议每年随访。随访时检查项目包括常规血液生化，肿瘤标记物特别是 CA125，阴道残端细胞学涂片，超声，选择性进行胸部和腹盆腔 CT。子宫内膜癌的淋巴结转移可以不经过盆腔直接转移到腹膜后，因此在随访时需要注意，不要遗漏对腹膜后淋巴结情况的检查。子宫内膜癌患者的总体预后较好。早期患者手术后辅助放疗的阴道残端复发率不超过 5%。5 年的总的存活率在 85% 以上，而局部进展期的患者治疗后 5 年存活率仅为 45%～55%。

四、目前治疗挑战和研究方向

（一）早期患者术后放疗的争议

根据术后病理的显示，可以将早期子宫内膜癌患者分为低危、中危、中高危和高危（复发）组。预后危险因素主要包括：患者年龄、分级、组织类型（例如浆乳癌、透明细胞癌和 $G_{2/3}$ 子宫内膜癌）、肌层浸润、脉管浸润、宫颈侵犯。但是由于各项随机研究中的入组条件和划分标准不尽相同，使得研究结果之间比较相对困难。

1. 低危组 病变局限于子宫，无高危因素（IA～B 期 G1～2 级）。对这一组患者，肿瘤分化较好，浸润范围局限，预期生存良好，生存率大于 95%，有的文献认为放疗并无益处。事实上，在系统回顾的亚组分析中，对没有高危因素的低危患者进行外照射还会增加治疗相关死亡，这一结果在另一项 meta 分析中也得到了证实。PORTEC-1 研究建议对于年龄小于 60 岁的 IA～BG$_2$，局部复发风险很低（5 年局部复发风险 5%），不需行术后辅助放疗，不管是外照射还是内照射。Sorbe 等的前瞻性研究表明：对 IA～BG$_{1~2}$ 患者手术＋阴道内照射与单纯手术在生存率和局部控制率上均无统计学差异。因此，对这一组患者不推荐术后辅助放疗，要注意这里的 IB 期是指 2009 分期以前的肿瘤浸润宫壁肌层小于 1/2，而不是现在 2009 分期后的 IB 期。

2. 中危组和中高危组 病变局限于子宫，合并有高危因素的。这一组患者在不同的临床试验和研究中的分组不太相同，虽然有多个随机研究试验，但这一组患者术后放疗的争议最大。

（1）中危组：合并一个高危因素（IA～BG$_3$、

ICG$_{1~2}$、IIAG$_3$）。在 PORTEC1 和 GOG99 随机研究中，对于 I 期的中危患者，外照射只是提高了局部控制率而未改善生存率，其中包括未行手术分期的患者。ASTEC 的结果显示外照射也没有给这组患者带来生存方面的受益。在系统回顾的亚组分析中，放疗未能减少这组患者（IC 或 G$_3$）的肿瘤相关死亡。PORTEC-2 研究发现单纯阴道内照射与外照射的局部控制率是类似的，而且还减轻了放疗的急慢性毒副反应，因此对于此组患者，单纯阴道内照射与外照射相比在保证疗效的同时又提高了生活质量（I 类证据）。

（2）中高危组：合并两个或以上高危因素。Aalders 等研究的深层分析表明 ICG$_3$ 患者的放疗受益更大。对 ICG$_3$（2009 分期归为 I 期，下同）病例外照射降低了局部复发率（20% vs 5%）和肿瘤相关死亡率（27.5% vs 18.2%）。GOG 99 研究中放疗能明显降低盆腔及阴道残端复发率约 58%，但放疗组估计 4 年生存率并无提高，中高危（HIR）患者中，外照射组的复发率降低了 19%，相对死亡风险度为 0.73。GOG99 研究包含的 HIR 患者不多，这项研究如果用来进行亚组分析还不充分，但是为外照射在 HIR 组患者中的作用提供了有力的证据。Creutzberg 等对 ICG$_3$ 病例（与 PORTEC-1 研究同期登记的 104 例）进行了单独分析，结果显示这组病例虽然进行了外照射，但 5 年的局部复发率为 14%，5 年的远处转移率为 31%。在合并两个或以上高危因素的 I 期子宫内膜癌亚组病例分析中（多为 ICG3），放疗有降低总死亡和肿瘤相关死亡的趋势，但是数据没有统计学意义，作者考虑可能是由于这组病例数较少的缘故。

虽然 PORTEC-2 研究发现，在"中高危"早期患者中，内照射和外照射在减少阴道残端复发方面疗效等同，而且内照射的毒副反应较轻。阴道内照射不但显示出与外照射相似的疗效，还明显改善了患者的生活质量。但是 GOG99 与 PORTEC-2 研究中，对中高危患者的定义是不同的，PORTEC-2 研究中排除了所有的 G$_3$ 级、深肌层侵犯的患者，包括了一些低级别、中间 1/3 肌层侵犯的患者，研究对象本身就比 GOG99 的研究对象低危。另外两项研究在诊断方法和入组条件也有不同，GOG99 研究在数据分析之前，要进行病理复核，复核的最终结果作为入组标准。而 PORTEC-2 研究的分析资料则包括所有入组病例，但后期病理复核的结果发现约有 1/3 的病理分级诊断是有出入的，其中 79% 为 G$_1$ 级（入组时占 44%），9% 为 G$_2$ 级（入组时占 44%），还有 13% 不符合入组条件的。最终发现 PORTEC-2 研究中的大部分病例为 G₁ 级深肌层侵犯的，有学者考虑为病理学家的经验不足导致的评估不当。PORTEC-2 研究结果很明确的提出单纯阴道内照射对于 Ic 期、G₁ 级患者是足够的，然而，由于排除了 G₃ 级深肌层侵犯的病例，而且只有少数的 G₂ 级和浅肌层 G₃ 级病例，所以研究结果对这一群体是不适用的。因此研究结果间接为中危组患者提供了的证据。

考虑到中高危组患者的局部复发和远处转移率较高，应该对其补充术后外照射（合并或不合并内照射），因为系统回顾发现放疗能减少局部复发率，并有减少总死亡率的趋势。

3. 高危组　定义为宫颈大体侵犯（ⅡB）或病理类型分化较差的浆乳癌和透明细胞癌。Maggi 等随机试验比较 345 例高危患者（ICG₃、深肌层侵犯的ⅡA～BG₃、ⅡB，Ⅲ），术后辅助化疗和放疗的疗效，结果显示两组的总生存率和无进展生存率并无统计学差异，但化疗有降低和延迟远处转移的趋势，而放疗有减少和延迟局部复发的趋势。Hogberg 等报道 367 例高危子宫内膜癌患者术后辅助放化疗和单纯放疗的作用。入组病例包括：Ⅰ、Ⅱ、ⅢA（仅为腹腔冲洗液细胞学阳性者）或ⅢC（仅为盆腔淋巴结阳性者）以及浆乳癌、透明细胞癌和未分化癌。虽然由于入组病例少，研究早已结题。但初步结果表明放化疗组相比单纯放疗组 5 年无疾病进展生存率由 75% 改善到 82%，作者认为放化疗的效果要优于单纯放疗。日本 GOG 研究入组 475 例ⅠC～ⅢC 期病例，随机分为外照射和化疗组（环磷酰胺、阿霉素、顺铂）。高危患者定义为：ⅠC 年龄大于 70 岁或 ICG₃ 或Ⅱ/ⅢA 期伴有深肌层浸润的。结果发现两组的总生存率和无进展生存率无统计学差异。但在高危患者的亚组分析中，发现化疗组的无进展生存率（HR：0.44；95%CI：0.20～20.97；P=0.24）和总生存率（HR：0.24；95%CI：0.09～0.69；P=0.006）更高。因此，对高危患者通常会推荐辅助放疗，虽然有随机对照试验支持，但是力度不够，而且对这类患者放化疗联合的益处更大。

（二）术后阴道内放疗的实践模式

术后阴道残端放疗怎样进行，有不同的观点和方式。由 M.M. Harkenrider 等代表美国近距离治疗协会统计分析了子宫内膜癌术后阴道腔内放疗的实践模式，结果显示 95% 的患者进行阴道腔内照射。85% 的治疗决策依据是否有淋巴结的切除，HDR 占 98%，LDR 占 2%。最常见的照射长度是 4cm（48%），阴道近端上 1/2 是最常见的照射部位（65%）。25% 在阴道顶端放置阴道标记物，75% 用同一种施源器。78% 报告邻近盆腔结构的剂量。66% 的侵袭性病理也仅用内照射，没有进行外照射患者，81% 的是用单通道施源器，5% 用多通道。80% 用 3D 计划，71% 时在第一分次治疗时应用。大约一半（49%）的患者进行治疗计划的优化。57% 的应用黏膜下 0.45CM 为处方剂量点，最常见的分次剂量是 7Gy×3 次（64%）。27% 的处方剂量点在阴道表面，最常见的剂量分割是 6Gy×5 次（45%）。如果进行外照射，阴道内照射的剂量是在 0.5cm 深度给予 5.0～5.5Gy×3 次（55%），或在阴道黏膜表面给予 6Gy×3 次（39%）。47% 给予每周 2 次照射，36% 给予每周一次，17% 给予每周 3 次照射。结果分析认为阴道内照射是常见的子宫内膜癌的辅助治疗。HDR 的应用占大多数。治疗方案是多样化的，总的来讲遵循了 ABS 的推荐。国内关于子宫内膜癌术后放疗的报道较少，国内有研究报告了 265 例Ⅰ期子宫内膜癌术后进行放射治疗的结果，盆腔外照射 35 例（13.2%）、单纯阴道内照射 107 例（40.4%）、内外照射联合治疗 123 例（46.4%）。5 年的总生存率为 92.8%，5 年的无疾病进展生存率为 89.7%，5 年的局部复发率为 4.5%，5 年的远处转移率为 6.4%。出现 3 级急性和慢性放射性肠炎的患者各有 1 例（0.4%）。

（三）阴道腔内放疗施源器的应用技术问题

阴道残端腔内放疗一直应用单通道柱状施源器固定参考点的做法或者双卵圆体施源器方法。由于不同患者术后阴道残端的形状的差异，这种凭经验的二维治疗易造成阴道残端剂量不均匀或直肠等危及器官剂量过高。国内有学者研究了六通道柱状和单通道柱状施源器的二维及三维治疗计划的剂量学，比较来评估 CT 引导的三维近距离治疗在内膜癌阴道内照射中的应用优势。发现两种施源器的 2D 及 3D 治疗计划均能很好地满足 CTV 的剂量要求，使用单通道施源器时，3D 计划可分别降低直肠的 D0.1cc、D1cc、D2cc 约 18.2%（P=0.028）、12.4%（P=0.039）和 10.7%（P=0.038）。使用六通道施源器时，3D 计划可分别降低直肠的 D0.1cc、D1cc、D2cc 和 Dmean 约 36.6%（P=0.000）、24.8%（P=0.000）、20.4%（P=0.000）和 6.1%（P=0.000），还分别降低了膀胱的 Dmean、尿道的 D0.1cc、D1cc、D2cc 和 Dmean2%（P=0.028）、

15.8%（*P*=0.013）、9.4%（*P*=0.005）、8.2%（*P*=0.002）和6.1%（*P*=0.014）。与单通道施源器的3D计划相比，六通道施源器的3D计划的直肠D0.1cc、D1cc、D2cc、Dmean、膀胱D0.1cc和小肠Dmean分别降低了15.2%（*P*=0.008）、8.8%（*P*=0.021）、6.8%（*P*=0.033）、2.3%（*P*=0.036）、15%（*P*=0.022）和1.2%（*P*=0.011）。使用单通道或六通道柱状施源器进行阴道内照射时，2D和3D治疗计划均能很好地满足靶区的剂量要求，3D治疗计划与2D治疗计划相比，能降低以直肠为主的危及器官受量，尤其是六通道施源器的3D计划，可能进一步降低出现直肠并发症的风险。

子宫内膜癌手术后阴道残端因手术缝合方式的差异、引流管留置的差别及患者伤口愈合的个体差异等原因导致残端的形状并不一致，多数是不规则的，无论是多通道或是单通道，都存在施源器表面与阴道黏膜间空气间隙（0.12～0.54cc），标准化的柱状施源器无法避免其表面与阴道黏膜间空气间隙问题，进而影响剂量分布甚至疗效。Small W等研究发现对于狗耳型阴道残端用双侧卵圆体施源器较柱状施源器能降低阴道复发率。针对不同患者制作个体化的施源器是解决组织贴合、实现最优剂量分布的理想途径。因此引用3D打印技术实施的三维个体化治疗是未来发展的方向。3D打印技术的诞生使这种个体化施源器的研发更为精准，且将内照射三维步（布）源提前考虑到了施源器的制作过程中，充分发挥三维剂量分布优势。设计制作对计算机水平及三维图像空间结构理解要求高。国内已有研究应用3D打印技术在临床设计个体化的施源器，进行临床的应用治疗研究，取得很好的效果。图17-2-4显示3D打印技术腔内照射阴道残端的剂量分布。

第三节 外 阴 癌

一、概述

外阴恶性肿瘤较少见，占女性生殖道癌症的5%，大多数外阴癌发生在绝经后女性，最近一些报道表明，外阴癌的诊断趋于年轻化。外阴癌的多发部位是大、小阴唇，占75%～80%，其次在阴蒂区和会阴区。5%是多中心。外阴癌的病因至今未完全明确，可能与下列因素有关：①人乳头瘤病毒（HPV）感染，尤其是高危型，如HPV-16型；②慢性外阴炎症性病变，比如外阴营养不良或者硬化性苔藓和鳞状上皮内病变，特别是原位癌，已经被认为是侵袭性鳞状细胞癌的癌前病变；③尖锐湿疣病史、既往宫颈脱落细胞检查异常；④肥胖、高血压、糖尿病等常与外阴癌合并存在。预后与病理类型、病灶大小、部位、细胞分化程度、有无淋巴结转移及治疗措施等有关，其中以淋巴结转移的因素最为明显。外阴恶性肿瘤总的5年生存率在70%～85%。

外阴由外生殖器官组成，包括阴阜、大阴唇、小阴唇、阴蒂、阴道前庭、会阴体和支持它们的皮下组织。前庭大腺是两个小的黏液分泌腺，有通往后外侧前庭的管道。会阴体是一个位于大阴唇后部延伸至肛门之间的3～4cm的皮肤带和皮下组织，形成了外阴的后界。外阴有丰富的血供，主要来源于阴部内动脉和阴部深、浅外动脉。外阴淋巴管先通过大阴唇，然后转向阴阜，主要引流至腹股沟浅群淋巴结。除了位于中线的结构（阴蒂或者会阴体）之外，外阴的淋巴管道通常不经过中线。位于中线的病变，淋巴引流可能至双侧。一些小的淋

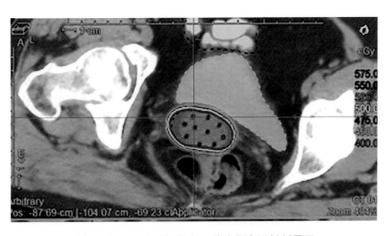

图17-2-4　3D打印技术阴道残段内照射剂量图

巴管可能从阴蒂经过耻骨联合直接引流至盆腔淋巴结区域。腹股沟浅群淋巴结位于股三角之间，上界由腹股沟韧带构成，侧界为缝匠肌的边界，内界为长收肌的边界。淋巴管引流开始从腹股沟浅群淋巴结引流至腹股沟深群淋巴结，然后进入盆腔淋巴结区域。通常有 3～5 个深群淋巴结，其中以腹股沟韧带下的股管淋巴结最常见。

外阴癌的组织学分类主要是鳞状细胞癌，占外阴恶性肿瘤 80% 以上，大约 60% 伴有邻近外阴上皮内瘤变，在侵袭性的外阴鳞状细胞癌中，反复复发的邻近外阴上皮内瘤变接近 85%。外阴鳞状细胞癌前病变可以被分为两组：一组是感染人乳头状瘤病毒的，通常与外阴上皮内瘤变相关；另一组是非感染人乳头状瘤病毒的，通常与萎缩性硬化性苔藓、慢性肉芽肿性疾病相关。腺癌和前庭大腺癌是少见的病理类型。大多数的外阴腺癌都发生在前庭大腺，侵袭性外阴佩吉特病与腺癌有潜在关系。前庭大腺癌通常发生在中老年妇女，极少发生在 50 岁以下的女性。大约 20% 有前庭大腺原发肿瘤的女性在首诊的时候已出现腹股沟淋巴结转移。外阴佩吉特病和类似于佩吉特病的病变在临床常能见到，典型表现为外阴部湿疹样红色炎性渗出改变，主要病变在大阴唇、会阴体、阴蒂区。该病常发生在老年绝经期高加索女性中，可能跟潜在的原发性腺癌有关。浸润深度在 1mm 以内的侵袭性佩吉特病复发率极低。外阴恶性黑色素瘤罕见，大约占外阴原发恶性肿瘤的 9%，占所有的女性恶性黑色素瘤的 3%。外阴恶性黑色素瘤诊断的平均年龄是 55 岁。大多数患者有色素化，但是大约 1/4 的患者是无黑色素性黑素瘤。肿瘤的浸润深度是评估恶性黑色素瘤的重要因素。浸润深度不足 0.75mm 的恶性黑色素瘤发生转移的风险极低，1mm 以内的复发风险很低。1.49mm 以内的预后较好。2mm 以上或者核分裂象超过 $10/mm^2$ 的预后差。外阴转移癌也很少见，大多数的外阴转移癌累及大阴唇或前庭大腺。在所有的外阴肿瘤中，转移癌约占 8%，其中有一半原发肿瘤发生在下生殖道，包括宫颈、阴道、子宫内膜和卵巢。大约 10% 的转移癌无法找到原发病灶。

外阴癌的转移有三条途径：局部生长和侵犯邻近的器官，通过淋巴管引流至腹股沟淋巴结，血行传播至远处器官。但外阴癌灶逐渐增大，可以沿皮肤、黏膜向内侵及阴道和尿道，向后侵犯肛门，晚期可累及直肠和膀胱。外阴淋巴管丰富，两侧交通形成淋巴网。癌灶多向同侧淋巴结转移，腹股沟浅

群淋巴结是发生淋巴结转移最常见的部位。淋巴结受累通常是逐级进行的，一般从腹股沟浅群到腹股沟深群，然后到盆腔淋巴结。如果同侧腹股沟淋巴结没有发生转移，而直接转移到对侧腹股沟或者盆腔淋巴结很少见。超出腹股沟区的淋巴结转移被认为是远处转移。阴蒂区癌灶常向两侧侵犯并可绕过腹股沟浅淋巴结直接至股深淋巴结。若癌灶累及尿道、阴道、直肠、膀胱，可直接进入盆腔淋巴结。局部晚期病灶可沿皮下淋巴管转移，形成皮下多发结节。外阴癌晚期可经血行播散到肺、骨、肝脏等。

大多数外阴癌的首发症状是外阴刺激，瘙痒，疼痛，或者肿块，主要为不易治愈的外阴瘙痒和各种不同形态的肿物，如结节状、菜花状、溃疡状，肿物易合并感染，较晚期癌可出现疼痛、渗液和出血。少见的症状包括外阴出血或者排液，排尿困难，或者腹股沟肿大淋巴结。80% 的患者在诊断之前已经出现症状超过 6 个月。

肿瘤可生长在外阴任何部位，大阴唇最多见，其次为小阴唇、阴蒂、会阴、尿道口或肛周等。早期局部表现为丘疹、结节或小溃疡；晚期呈不规则肿块，伴或不伴破溃或呈乳头样肿瘤。若肿瘤已转移至腹股沟淋巴结，可扪及一侧或双侧腹股沟淋巴结增大，质地硬且固定。

外阴癌位于体表，根据病史、症状和体征诊断并不困难。诊断主要是通过询问患者的临床症状和婚姻月经史；进行详细的体格检查，包括原发肿瘤的测量、邻近黏膜或者骨的结构的评估、腹股沟淋巴结是否受累；进行妇科查体，仔细进行外阴肿物大小的测量，尤其对于肿瘤接近重要的中线结构（阴蒂、阴道、肛门）应测量和记录，甚至可采取局部拍照的方法记录，以协助后续放疗计划的制订。有文献报道高达 22% 的外阴癌患者伴有第二原发肿瘤，其中最常见为宫颈癌，因此必须进行宫颈检查。因为女性生殖道肿瘤经常是多病灶的，所以，对于伴有外阴赘生物的女性，还应该进行阴道和宫颈的评估，包括宫颈细胞学筛查。对于可疑有远处转移的进展期患者，进行细针穿刺组织学检查可能可以避免外科探查。早期浸润癌的诊断有一定难度，因其与外阴慢性良性病变和外阴上皮内瘤变（vulvar intraepithelial neoplasia, VIN）同时存在，对可疑病灶应及时取活检。活检时，对无明显病灶如广泛糜烂灶，为避免取材不准而发生误诊，可用 1% 甲苯胺蓝涂抹外阴病变皮肤，待干后用 1% 醋酸擦洗脱色，在蓝染部位作活检，或用阴道镜观察

外阴皮肤定出可疑灶也有助于定位活检,以提高活检阳性率。外阴病灶的活检病理是诊断的金标准。

选择腹盆腔增强 CT 或 MRI,尤其是 MRI 利于术前确定病变侵犯范围,协助制订放疗计划。B 超利于判断腹股沟淋巴结转移情况。常规血液生化检查和尿常规检查,以及胸部 X 线检查。PET-CT 利于区域淋巴结转移和血行播散远处转移的诊断,对阴道和宫颈进行检查是必要的。这些区域有多灶性鳞状上皮内病变的可能。对疑似病变累及肛门者应行肛门和直肠检查。

外阴癌的分期目前采用 FIGO 于 2009 制定的分期标准(表 17-3-1)。

表 17-3-1　外阴癌的分期

Ⅰ期肿瘤局限于外阴。淋巴结未转移
ⅠA 肿瘤局限于外阴或者会阴,直径≤2cm,间质浸润≤1.0mm
ⅠB 肿瘤最大直径>2cm。或局部仅限于外阴或会阴。间质浸润>1.0mm
Ⅱ期肿瘤侵犯下列任何部位:下 1/3 尿道,下 1/3 阴道,肛门。淋巴结未转移
Ⅲ期肿瘤有(或)无侵犯下列任何部位:下 1/3 尿道,下 1/3 阴道,肛门。有腹股沟 - 股淋巴结转移
ⅢA 1 个淋巴结转移(≥5mm)或 1～2 个淋巴结转移(<5mm)
ⅢB≥2 个淋巴结转移(≥5mm)或≥3 个淋巴结转移(<5mm)
ⅢC 阳性淋巴结伴囊外扩散
Ⅳ期肿瘤侵犯其他区域(上 2/3 尿道,上 2/3 阴道)或远处转移
ⅣA 肿瘤侵犯下列任何部位:上尿道和(或)阴道黏膜,膀胱黏膜、直肠黏膜,或固定在骨盆壁,或腹股沟 - 股淋巴结出现固定或溃疡形成
ⅣB 任何部位(包括盆腔淋巴)的远处转移

注:浸润深度指肿瘤从接近最表皮乳头上皮 - 间质连接处至最深浸润点的距离

二、外阴癌治疗现状

外阴癌属于皮肤疾病,来源于鳞状上皮,主要通过淋巴渠道播散。淋巴结转移第一站是腹股沟区,通常先到腹股沟浅淋巴结,然后到深部淋巴结,后到盆腔淋巴结。没有腹股沟受累直接到盆腔淋巴结者罕见。局部晚期的外阴癌通常侵犯邻近结构,包括阴道,膀胱肛门和直肠。由于认识到外阴癌对邻近结构的侵犯和区域淋巴结转移的特点,尽管术后有明显的并发症发生和对患者心理生理

的影响,外阴癌标准的治疗模式仍然是原发肿瘤切除和腹股沟淋巴结清扫。过去几十年对治疗模式进行很多研究,从对浅表小病灶的广泛切除到根治性或新辅助化放疗,减少手术切除范围。

总体治疗原则

外阴癌的治疗以手术治疗为主,辅以放射治疗和化学治疗。早期的外阴癌患者治疗以手术为首选,根据病情的具体情况采用最适合其病情需要的治疗方法,在不影响预后的前提下,尽量缩小手术范围,减少手术创伤和并发症;尽量保留外阴的生理结构,改善生活质量。晚期的外阴癌患者应该采用综合治疗的方法,将放射治疗、化学治疗和手术的优势结合起来,最大限度地缩小手术范围,减少术后并发症;最大程度的减少患者的痛苦,提高生活质量。

1. 早期肿瘤　外阴癌早期间质浸润(≤1mm)极少发生淋巴结转移。手术切缘的安全界是 1cm 正常组织。这类患者可以不做腹股沟淋巴结切除。初次治疗结束后,应该定期随访复查。

2. Ⅰ期和Ⅱ期肿瘤　传统的治疗方法是根治性的外阴切除 + 双侧腹股沟淋巴结切除。这种手术切除了肿瘤原发灶,连同大面积的正常皮肤、外阴、真皮淋巴组织和区域淋巴结。能为大约 90% 的患者带来很好的长期生存获益和局部控制率。缺点是改变了正常外阴组织的外观和影响性功能,术后 50% 的患者出现了伤口破裂,30% 的患者出现腹股沟相关并发症(破裂、淋巴囊肿、淋巴管炎),10%～15% 的患者有下肢淋巴水肿。10%～20% 的伴有阳性淋巴结的患者需要接受术后放疗,这会增加淋巴水肿的发生率。有研究认为对于小的外阴癌可以采用更局限的手术切除范围。最被推荐的是原发灶切缘 1～2cm 的正常组织,深度达会阴筋膜。对于淋巴结切除也更趋于保守。同侧腹股沟淋巴结可作为判断有无淋巴结转移的前哨淋巴结的标志。当肿瘤侵犯中线结构时(距离中线小于 1cm 或中线结构受侵,如阴蒂或会阴体),应做双侧淋巴结切除。对于腹股沟淋巴结阴性的患者,不需要做广泛切除和术后辅助治疗。对于淋巴结阳性的患者应做对侧淋巴结切除和(或)后辅助放疗。双侧淋巴结切除 + 放疗容易引起淋巴水肿。总的来说,对于Ⅰ期和Ⅱ期的患者,治疗需要个体化。根治性外阴肿物切除术可以提供很好的局部控制率和长期生存率,但是可能出现严重的并发症和影响性功能。对于大部分Ⅰ期的患者,相对保守的手术是安全的,也可被用于部分Ⅱ期的患者。手

术切除术中定位的腹股沟前哨淋巴结来预测有无淋巴结转移是可行的。

3. Ⅲ期和Ⅳ期肿瘤　Ⅲ期肿瘤侵犯了邻近的黏膜结构或腹股沟淋巴结。多数是大肿块肿瘤，也有少数瘤体较小但是靠近重要结构。一部分该分期的原发肿瘤可以根治性手术切除，如根治性外阴切除术或改良的盆腔脏器除去术和外阴切除术。最近的研究重点是采用综合治疗方法，包括放疗、化疗和根治性手术。已有许多回顾性研究和部分前瞻性研究证实，外阴癌对放疗敏感，因此，对于一些特定的进展期的患者，接受综合治疗的同时，可以采用保留功能的保守手术方式。类似的治疗经验在Ⅳ期的患者中也有报道。盆腔脏器除去术对于一部分患者也可以考虑。

4. 淋巴结阳性的肿瘤　对于双侧腹股沟淋巴结切除术后发现多个阳性淋巴结的患者，需要术后放疗。研究发现，对于手术发现盆腔淋巴结阳性的患者，术后放疗优于单纯手术。选择性淋巴结切除＋术后辅助治疗可以获得很好的局部控制率和减少治疗相关并发症。

5. 复发肿瘤外阴癌　复发可以分为3组：局部（外阴）复发、腹股沟复发、和远处转移。单纯外阴局部复发预后较好。当复发病变局限在外阴，无病复发生存率高达75%，而且可以达到足够的切除安全界。腹股沟区复发预后较差，一部分患者接受综合治疗（放化疗±手术切除剩余的大肿块病变）可能有挽救机会。发生远处转移的患者采用全身化疗为主的姑息治疗。

6. 预后因素　外阴癌的主要预后因素是肿瘤直径、间质浸润深度、淋巴扩散和远处转移。局部复发的风险与肿瘤大小和侵犯范围明确相关，也与手术切缘密切相关。多个回顾性研究已经证实，镜下8mm以内的切缘有更高的局部复发率。外阴癌最重要的独立预后因素是腹股沟淋巴结转移，通常在治疗结束2年内复发。腹股沟淋巴结转移预示着长期生存率下降50%。临床上，因为淋巴转移难以预估，所以最好是通过手术活检取病理。淋巴结受累是影响预后的重要因素，包括①淋巴结转移是单侧或者双侧；②阳性淋巴的个数；③转移癌的大小；④转移癌的分期。多个阳性淋巴，双侧转移，侵犯超出腹股沟，大肿块均与不良预后相关。

三、外阴癌放射治疗

1. 放射治疗原则　放射治疗一般是手术后的辅助治疗。术后放射治疗主要用于：①患者手术切缘距肿瘤边缘<8mm；②肿瘤基底不净；③血管、淋巴管受累；④肿瘤浸润深度>5mm；⑤腹股沟淋巴结术后病理证实阳性者。其中近切缘是最强预测复发的因素。上述患者手术后没有描述距病灶切缘，且没有进行深部腹股沟淋巴结清扫，应考虑予以术后辅助治疗。放射治疗通常在术后2周左右，手术切口愈合后开始，剂量为DT 40～50Gy/5～6周。

新辅助治疗包括术前放疗/术前放化疗，已是进展期外阴癌首选治疗手段。对腹股沟区域预防性放疗可降低腹股沟复发。腹股沟区淋巴结是外阴癌常见的转移部位，多项研究表明：≥2个显微镜下淋巴结转移者或≥1个包膜外淋巴结转移者行辅助放疗有获益，而单个显微镜下淋巴结转移者进行辅助放疗是有争议的，2014年Astro会议上美国报告420例患者的资料认为单个淋巴结转移者进行放疗可以提高生存率。

对原发灶根治性手术切除且切缘阴性者可以只进行盆腔及腹股沟淋巴结的照射，以降低并发症。对于有病理证实淋巴结转移者倾向于进行双侧腹股沟及盆腔放疗。对不能切除或不能耐受手术的外阴癌患者可行根治性放化疗。

2. 放疗技术　外阴癌的放疗需制定个体化剂量方案，主要考虑病变范围和患者对放疗的耐受程度。可选择常规放疗、三维适形放疗或调强放疗技术。

（1）常规放疗技术：腹股沟区应选择直线加速器电子束和低能X线混合照射，对外阴浅表病变用适当能量的电子束加补偿物照射，盆腔区选择高能X线照射。对亚临床病灶，放疗剂量一般50Gy左右，有残存瘤区剂量一般60Gy；根治性放疗剂量为60～65Gy。常规放疗技术采用前后对穿照射，上界为髂内外血管汇合成髂总血管处，若怀疑或证实髂内外淋巴结转移则上扩至L_4～L_5间隙；下界包全整个外阴或在肿瘤下方（以位置较低者为主）；两侧界前野为股骨大转子外侧，后野为真骨盆外放2cm。宽前野与窄后野对穿，较宽边界为前野，较窄边界为后野。

（2）调强放疗技术：外阴及其区域淋巴结引流区复杂的解剖结构，与邻近重要的正常组织互相交织，调强放疗技术能减少正常组织剂量。特别是在同步化疗时，调强放疗也可以减少骨髓剂量，降低血液学毒性。与传统的三维适形治疗相比，IMRT的适形度和均匀性更高，可降低正常组织毒性。IMRT需要对靶区勾画的准确性和治疗的可重复性,只有在这两个条件下 IMRT 才是安全有效的。对腹股沟淋巴结的勾画没有统一的推荐意见,大部分的肿大淋巴结是在股血管的内侧和前内侧,为了覆盖 90% 的阳性淋巴结,股血管周围的外放是:前内侧>29mm;前部>23mm;前外侧>25mm;内侧>22mm;后侧>9mm。图 17-3-1 和图 17-3-2 显示调强放疗计划靶区和剂量分布。

3. 放、化综合治疗 多用于晚期或复发癌的综合治疗,配合手术及放射治疗可缩小手术范围,提高放射治疗效果。常用药物:铂类、博莱霉素、氟尿嘧啶、阿霉素等。常采用静脉注射或局部动脉灌注。

4. 放疗并发症

(1)急性并发症:一般情况下,常规技术进行

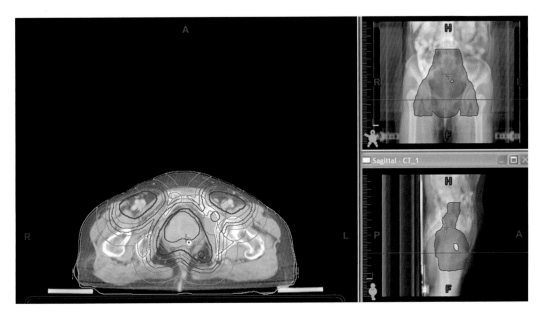

图 17-3-1 外阴癌靶区示意图

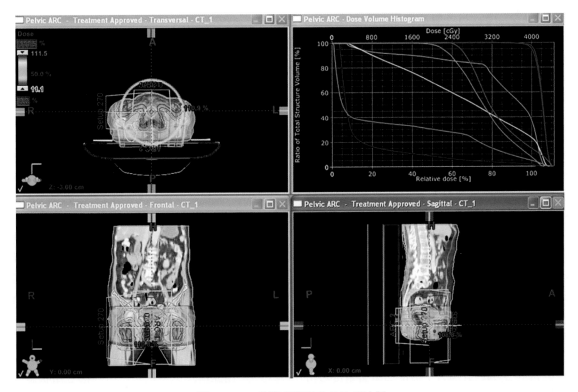

图 17-3-2 外阴癌调强放射治疗计划

放射治疗时的急性反应在治疗第二周就开始出现，在放疗 35～45Gy 时达到高峰，主要表现为外阴部皮肤的反应，充血、水肿，甚至造成湿性脱皮。经过充分的局部护理，这种急性反应在治疗结束后 3～4 周内是可以恢复的。应用 IMRT 技术可以减少急性反应的发生程度。虽然会出现偶然的治疗中断，但是还是尽量缩小延迟的时间，因为肿瘤细胞可能在这段时间再增殖。

（2）放射治疗的后期并发症：晚期外阴癌患者常在进行外科手术后放疗，手术可能实施包括腹股沟和盆腔淋巴结的广泛切除，放疗后会加重下肢水肿的发生率和严重程度。对直肠膀胱的影响取决于治疗剂量，可能会有迟发的放射性肠炎和膀胱炎。外阴癌放疗时对阴道的照射可能会导致阴道的变短、变窄、润滑度的降低及性功能的紊乱。治疗后应考虑使用阴道扩张器，特别是对年轻患者。老年患者且有复杂的合并症者，如糖尿病、既往多重手术史、骨质疏松等，可能会增加小肠和骨骼的并发症的发生概率。

四、目前治疗挑战和研究方向

（一）认识外阴癌影响预后的因素

外阴鳞癌的总体治疗效果很好，约 2/3 的患者发现时为早期。Ⅰ期和Ⅱ期的患者 5 年生存率为 80%～90%，晚期患者的存活率较差：Ⅲ期患者为 60%，四期为 15%。对肿瘤体积相近的患者来说，伴有淋巴结转移者的生存率仅为不伴淋巴结转移者的一半。外阴癌的预后因素包括肿瘤大小，局部扩展程度，淋巴结受累。最重要的独立预后因素是腹股沟淋巴结转移。

1. 分期 按照 1988 外阴癌 FIGO 分期，5 年存活率是Ⅰ期 89%、Ⅱ期 85%、Ⅲ期 74%、Ⅳ期 31%。但是，Ⅲ期的组成比较复杂，存活范围从 30%～100 %。在 2009 版分期中改进了这个情况，将受累淋巴结的信息更细化，基于淋巴结的大小和数量或者包膜外扩展分为ⅢA 和 ⅢB，

2. 肿瘤体积 肿瘤大小是局部复发的独立预后因素。在现代的几个大的研究中，在多因素分析中，没有发现肿瘤大小是预测无病存活和总存活的独立因素。在单因素分析中，看到了 T 分期与局部无复发存活和无病存活的关系，215 例的大宗病例研究，T1 病灶的无复发存活率和无病存活率分别是 85% 和 88%，T2 病灶是 74% 和 61%，T3/4 病灶是 69% 和 37%。肿瘤大小与淋巴结受累密切相关，肿瘤小于 1cm，淋巴结受累概率 5%～8%，肿瘤 1～2cm 为 24 %，肿瘤 2～3cm 为 31%，肿瘤 3～5cm 为 36%。

3. 患者的因素 外阴癌诊断时平均年龄是 65 岁，年龄大是增加腹股沟淋巴结转移和降低存活的预后因素。当对分期、淋巴结状态和手术进行校正后，年龄因素的变化就不明显了。

4. 血红蛋白 像其他肿瘤一样，肿瘤乏氧是预后不好的因素。伴有贫血的外阴癌患者有较高的淋巴结转移率。在单因素分析中，Hefler 等显示血红蛋白小于 12g/dl，会导致存活率下降，同样 van de Nieuwenhof 也发现血红蛋白小于 11.3g/dl，存活率低的独立预后因素。令人感兴趣的是这与乏氧标记物 GLUT-1 的表达不一致。需要临床进一步研究，很可能，贫血只是总体健康差的一个标志。

5. 组织学因素 85%～90% 的外阴癌是鳞状细胞癌。鳞癌分为两个类型。鳞状细胞癌起源于外阴的癌前状态，如 VIN（外阴上皮内瘤变）或其他慢性炎症区域如鲍文氏病、佩吉特病等，大量的癌前状态，特别是通常的 VIN 伴随有 HPV 感染，在年轻妇女和吸烟者多见，有疣状和基底样鳞状细胞瘤。相反，角化型常在老年妇女见到，伴随有慢性炎症。有报告已经显示，伴有 HPV 感染的肿瘤预后好于 HPV 阴性的患者。在多个研究中显示，高级别肿瘤多伴随淋巴结转移的危险。有脉管瘤栓增加淋巴结转移风险，在单因素分析中，对总存活率是有差异的。在少数几个报告的多因素分析中有意义。

6. 侵犯深度 肿瘤侵犯深度定义为从上皮基质结合处到侵犯的最深度，与淋巴结转移有明显的关系。1mm 的侵犯，淋巴结的受累危险是 0，1～2mm 为 6%，2～3mm 侵犯淋巴结转移率是 8%，3～4mm 则为 22%。4～5mm 为 25%，大于 5mm 为 38%。因而，肿瘤侵犯大于 1mm，推荐进行淋巴结清扫。同样的淋巴结标准也用于腹股沟区放疗的选择。其他的研究也有相似的发现，将 3mm 和 9mm 定位预测复发和影响存活的阈值。

7. 手术切除边缘 手术切除边缘与局部复发有明显的关系。研究显示小于 8mm（固定前组织）的边缘局部复发率为 48%，而更大的切除边缘则没有复发。更多的研究也证实，变远距离小于 8mm 复发率是 23%，大于 8mm 则没有复发。辅助放疗可以对接近边缘或阳性边缘者明显降低局部复发，改进存活。

8. 组织病理的淋巴结状态 淋巴结状态时最明显的影响预后的因素。淋巴结阳性的治疗结果

不好,存活率从淋巴结阴性的90%下降到淋巴结受累的30%以下。淋巴结的受累数量和外侵状态也是影响预后的重要因素。一个淋巴结受累和小的肿瘤存活率在90%以上,而2个以上淋巴结受累则存活率在35%以下。在389例患者的单中心研究中,发现淋巴结状态时最明显的独立预后因素,其次为脉管瘤栓。在淋巴结阳性组内,淋巴结位置和包膜外侵犯是独立的预后因素。双侧淋巴结受累是否预后更不好有争议,有的研究认为双侧淋巴结转移预后更差,但有的结果没有发现差异。最新的FIGO分期版本,去除了双侧的问题,更着重于淋巴结数量和大小以及淋巴结包膜外的侵犯。GOG37研究结果推荐进行辅助治疗,114例患者进行根治性外阴切除术,双侧腹股沟淋巴结清扫,阳性淋巴结被随机分到腹股沟盆腔放疗组和盆腔淋巴结切除组,与手术组相比,2个以上受累淋巴结的患者能明显的从辅助放疗中获得好处,这个研究对区分一个还是两个受累淋巴结的结论上证据不足。单中心的结果显示单个受累的腹股沟淋巴结受累也有复发的危险性,特别是包膜外侵者,应该考虑辅助放疗。

(二)外阴癌分子水平研究

HPV阳性的肿瘤在年轻患者发生更多见,预后更好。HPV相关肿瘤表达P16,而P53阴性,角化形肿瘤则P53阳性而P16阴性。研究显示如果HPV感染,P16ink4a由于*HPVE7*癌基因激活而增加。Knopp等发现在单因素分析中其高表达伴随预后改进,但在多因素分析中没有意义。几个研究发现P53表达则总存活率较差,在Ⅲ期外阴癌中发现这个现象,在Ⅰ期和Ⅱ期没有见到。Kagie等发现在VIN中有P53的过度表达,认为其可能是在从癌前病灶向恶性转化过程的一个标志。有研究将HER2和EGFR作为临床结果的预后指标进行分析,在47%和67%的外阴癌中发现HER2和EGFR的过度表达。HER2和EGFR的表达可以作为增加淋巴结转移的分风险,在没有HPV感染的患者中,EGFR的过度表达也伴随着减少存活率。这些表示少数患者可能从靶向治疗中获益。VEGF的表达增加伴随微血管密度增加,存活率下降。CA Ⅸ(碳酸酐酶Ⅸ)是一种含锌金属蛋白酶,通过酶与细胞膜锁定催化逆转CO_2水合作用,其伴有乏氧,与许多实体瘤包括外阴癌有关。在瘤体内的高表达与无病存活率下降有关,手术前血清CA Ⅸ升高与其预后不好有关。

(三)外阴癌的治疗技术研究

外阴癌主要治疗是手术。放疗在辅助治疗和不能手术的患者中发挥主要作用。手术研究主要依据临床分期进行,对ⅠA期病灶,用广泛局部切除和前哨淋巴结活检替代淋巴结清扫,能减少并发症,不降低局部控制率。对局部晚期的患者,开展新辅助化疗或放疗或根治性放化疗研究。在GOG101和205研究中,不能切除的局部晚期外阴癌接受新辅助同步放化疗,再切除残留肿物,在GOG101和205研究中对不能切除的局部晚期外阴癌接受新辅助同步放化疗,对新辅助治疗的反应是强有力的预测局部控制和存活的指标。在GOG205研究中,在完成治疗的患者中,64%的患者临床CR,50%的病理CR。在病理CR的患者中,局部控制是75%(22/29),3例局部失败患者行手术挽救,这样29例病理CR的患者中,25例在随访时保持无病状态。而未完全缓解的患者,仅仅43%(9/21)存活。残存病灶未进行手术切除的患者无一例存活。

外阴癌的治疗从根治性的外阴切除和双侧腹股沟淋巴结清扫调整为新辅助放化疗,治疗前的准确分期是很重要的。影像在外阴癌的预后判断的作用尚不清楚。分子影像在清楚辨认转移淋巴结的位置和病情扩展上是很有意义的PET/CT在辨认转移淋巴结的敏感性是67%,特异性是95%,在分辨结外受累上更有意义,可能成为判断预后的因素。这些患者可根据此进行更积极的治疗。但目前影像还不能替代组织学对淋巴结的评估。MRI已经成为外阴癌的常用评价影像学方法,早期外阴癌不能通过临床检查分期,晚期外阴癌对周围器官的侵犯临床评价困难,MRI有70%~85%的准确率,特别是在评价对邻近器官的侵犯和肿瘤体积轮廓上很有帮助,在手术或放疗前进行MRI检查很有意义。

最近的研究是用前哨淋巴结的切除评估来替代淋巴结清扫,以减少并发症。GOG的2期研究比较了前哨淋巴结切除活检和淋巴结切除术,在92%的患者中发现前哨淋巴结,肿块小于4cm的肿瘤,敏感性是92%,假阴性是2%。前哨淋巴结的切除信息没有整合到分期系统中。但有的研究认为前哨淋巴结是预后因素的指标。淋巴结受累和大小,原发肿瘤的扩展是外阴癌预后的最强烈的指标,这两个因素纳入2009FIGO分期。以前病灶广泛切除和双侧淋巴结清扫是标准治疗。但是双侧淋巴结切除并发症明显,主要是由于伤口愈合问题,感染和淋巴水肿。因此需要辨认出哪些患者不需要进行淋巴结清扫。早期外阴癌,适当处理淋巴结是降低并发症的唯一重要的因素,同为清除腹股沟淋巴结导致复发的并发症一样。肿瘤大小和浸润深度可以预测淋巴结受累的危险性,结合临床检查和影像学资料,可以决定对淋巴结的清扫切除。

MD Anderson 癌症中心研究了局部晚期外阴鳞癌根治性放疗长期生存的影响因素。研究了从 1980—2011 年 88 例患者的结果,FIGO 分期:T1(10%),T2(65%),T3(25%),70% 腹股沟阳性淋巴结,中位肿瘤大小 5cm(1~18),患者进行放疗 + 化疗或单纯放疗,分析与局部失败率、远处失败率和总存活率的相关因素。放疗剂量是中位 64Gy(30~82),51% 的患者同步化疗,中位随访 20 个月(1~225)。中位随访 29 个月(1~225),无疾病迹象的 61 例患者。5 年的 OS 是 50%,5 年局部失败率是 25%。没有完成放疗的 6 例患者 100% 复发。5 年腹股沟失败率是 10% 腹股沟失败与肿瘤大小相关(HR1.20,$P=0.04$)。5 年远处失败率与肿瘤大小相关($P=0.01$)。接受同步化疗的患者远处失败率明显减少(6% 和 26%,$P=0.01$)。5 年的 OS 与放疗是否完成相关(52% vs 0% $P=0.04$),与原发肿瘤大小有关(HR 1.08,$P=0.06$),与同步化疗相关(62% vs 30%,$P=0.01$)。多因素分析显示原发肿瘤大小和同步化疗是明显影响 OS 的独立预后因素,放疗是否完成有倾向性的因素($P=0.07$)。

已经有文献报道对 2 个以上淋巴结转移的外阴癌,放射治疗能改进总存活率,但对 1 个淋巴结转移的外阴癌,放疗的作用尚不清楚。美国宾大的 E. Xanthopoulos 等对此进行回顾性研究,分析了 1988-2008 年间患者的结果。420 例接受单纯手术,753 例患者手术后辅助放疗。两组患者的基本资料相似包括肿瘤大小,组织分级,分期,婚姻状况,活检类型,淋巴结切除方式和数量等。在接受放疗的患者中,年龄大和白人组成多。所有淋巴结阳性患者 OS 均与是否放射治疗有关(22 个月 vs 29 个月,$P<0.01$)。亚组分析显示 1 个阳性淋巴结放疗与未放疗 OS 是 70 个月与 30 个月($P<0.01$),2+ 阳性淋巴结放疗与未放疗 OS 是 18 个月与 14 个月($P<0.01$)。校正年龄和种族后,多因素分析显示辅助放疗,肿瘤直径,阳性淋巴结数量,切除淋巴结的阳性比例与 OS 相关。研究结论认为 1 个阳性淋巴术后放疗能提高生存率。

(张福泉)

参 考 文 献

1. Aoki Y,Sasaki M,Watanabe M,et al. High-Risk Group in Node-Positive Patients with Stage IB,ⅡA,and ⅡB Cervical Carcinoma after Radical Hysterectomy and Postoperative Pelvic Irradiation. Gynecologic oncology,2000,77:305-309.

2. Haie-MederC,Pötter R,Van Limbergen E,et al. Gynaecological(GYN)GEC-ESTRO Working Group Recommendations from Gynaecological(GYN)GEC-ESTRO Working Group(1)concepts and terms in 3D image based 3D treatment planning in cervix cancer brachytherapy with emphasis on MRIassessment of GTV and CTV. RadiotherOncol,2005,74:235-245.

3. Pötter R,PetraGeorg,Johannes C.A.,et al.Clinical outcome of protocol based image(MRI)guided adaptive brachytherapy combined with 3D conformal radiotherapy with or without chemotherapy in patients with locally advanced cervial cancer. RadiotherOncol,2011,100:116-123.

4. Onal C,Guler OC,Reyhan M,et al. Prognostic value of 18F-fluorodeoxyglucose uptake in pelvic lymph nodes in patients with cervical cancer treated with definitive chemoradiotherapy. GynecolOncol,2015,137:40-46.

5. Al Feghali KA,Elshaikh MA. Why brachytherapy boost is the treatment of choice for most women with locally advanced cervical carcinoma? Brachytherapy,2016,15:191-199.

6. Mazeron R,Petit C,Rivin E,et al. 45 or 50 Gy,which is the optimal radiotherapy pelvic dose in locally advanced cervical cancer in theperspective of reaching magnetic resonance image-guided adaptive brachytherapy planning aims? Clin Oncol(R. Coll Radiol),2016,28:171-177.

7. Kong A,Johnson N,Kitchener HC,et al. Adjuvant radiotherapy for stage I endometrial cancer:an updated Cochrane systematic review and meta-analysis. J Natl Cancer Inst,2012,104:1625-1634.

8. Meyer LA,Bohlke K,Powell MA,et al. Postoperative Radiation Therapy for Endometrial Cancer:American Society of Clinical Oncology Clinical Practice Guideline Endorsement of the American Society for Radiation Oncology Evidence-Based Guideline. J Clin Oncol,2015,33:2908-2913.

9. Small W Jr, Beriwal S, Demanes DJ, et al. American Brachytherapy Society consensus guidelines for adjuvant vaginal cuff brachytherapy after hysterectomy. Brachytherapy, 2012, 11: 58-67.

10. Hou X, Liu A, Zhang F, et al. Dosimetric advantages of using multichannel balloons compared to single-channel cylinders for high-dose-rate vaginal cuff brachytherapy. Brachytherapy, 2016, 15: 471-476.

11. Liang JA, Chen SW, Hung YC, et al. Low-dose, prophylactic, extended-field, intensity-modulated radiotherapy plus concurrent weekly cisplatin for patients with stage IB2-ⅢB cervical cancer, positive pelvic lymph nodes, and negative para-aortic lymph nodes. International Journal of Gynecological Cancer, 2014, 24: 901.

12. Mell LK, Carmona R, Gulaya S, et al. Cause-specific effectsof radiotherapy and lymphadenectomy in stage Ⅰ-Ⅱ endometrial cancer: a population-based study, J Natl Cancer Inst, 2013, 105: 1656-1666.

13. Te Grootenhuis NC, van der Zee AG, van Doorn HC, et al. Sentinel nodes in vulvar cancer: long-term follow-up of the GROningen INternational Study on Sentinel nodes in Vulvar cancer(GROINSS-V)I, Gynecol Oncol, 2016, 140: 8-14.

14. Bailleux C, Falk AT, Chand-Fouche ME, et al. Concomitant cervical and transperineal parametrial high-dose-rate brachytherapy boost for locally advanced cervical cancer. J Contemp Brachytherapy, 2016, 8: 23-31.

15. Nag S, Cardenes H, Chang S, et al. Proposed guidelines for image-based intracavitary brachytherapy for cervical carcinoma: report from Image-Guided Brachytherapy Working Group. Int J Radiat Oncol Biol Phys, 2014, 60: 1160-1172.

16. Georg P, Potter R, Georg D, et al. Dose effect relationship for lateside effects of the rectum and urinary bladder in magnetic resonanceimage-guided adaptive cervix cancer brachytherapy. Int J Radiat OncolBiol Phys, 2012, 82: 653-657.

17. Simpson DR, Scanderbeg DJ, Carmona R, et al. Clinical outcomesof computed tomography-based volumetric brachytherapy planning for cervical Cancer. Int J Radiat Oncol Biol Phys, 2015, 93: 150-157.

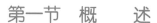

第十八章 近距离放射治疗

第一节 概　　述

近距离放射治疗是指利用带有包壳的密封放射源通过施源器或输源导管直接或间接对肿瘤进行照射。放射源可以通过人体腔道，如子宫、阴道、食管、气管等或通过插植针及导管植入到肿瘤所在的器官，如前列腺、乳腺、皮肤、头颈等进行治疗。近距离放射治疗可以应用于大部分肿瘤的治疗，既可以作为单纯治疗，也可以联合外放疗（external beam radiation therapy，EBRT）。

近距离照射与外照射相比有四个基本区别：①其放射源活度比较小，有几十个 MBq（几个 mCi，1Ci=3.7×10^{10}Bq）到大约 400GBq（10Ci），而且治疗距离短，约在 0.5～5cm 之间；②射线能量大部分被组织吸收；③放射源距离肿瘤很近或直接插入瘤内，肿瘤剂量远较正常组织的剂量高；④由于距离平方反比定律的影响，离放射源近的组织剂量相当高，距放射源远的组织剂量较低，靶区剂量分布的均匀性远比外照射差，故在取剂量归一点时必须慎重，防止部分组织剂量过高或部分组织剂量过低。近距离放射治疗的优势是肿瘤组织得到有效的杀伤剂量，而周围正常组织受照剂量较低。

近距离放射治疗按施治技术主要分为以下几种照射方式：腔内照射、管内照射、组织间植入、敷贴照射和术中照射等。从放射源在人体置放时间长短划界，近距离放疗又可分为暂时性驻留和永久性植入两类，后者常称为放射性粒子植入。按近距离治疗剂量率划分为：低剂量率：2～4Gy/h；中剂量率：4～12Gy/h；高剂量率：≥12Gy/h。低剂量率为连续持续照射，而高剂量率往往采用间断分次照射。

第二节 组织间近距离治疗

组织间近距离治疗也称组织间照射或组织间插植近距离照射，即通过一定的方法将放射源直接插植到组织间进行照射。组织间插植在临床应用广泛，如前列腺癌、乳腺癌、头颈部肿瘤、软组织肿瘤等。包括暂时性插植和永久性植入。本节分别以前列腺癌和乳腺癌为例介绍组织间近距离放疗。

一、放射性粒子植入组织间近距离治疗前列腺癌

（一）发展简史

早在 20 世纪 60 年代，Carlton 等报道了应用 ^{198}Au 和 ^{125}I 粒子组织间植入近距离放疗单独或与外放射联合治疗前列腺癌。20 世纪 80 年代，Martinez 等对前列腺癌患者进行外放射治疗联合经会阴粒子植入近距离放射治疗。同时期，Whitmore 等进行了开放手术切口的经耻骨后组织间植入 ^{125}I 粒子单独治疗前列腺癌。由于需要开放手术入路，放射剂量的不确定和不理想的治疗效果，使早期粒子植入治疗技术的发展受到了限制。然而，这些早期粒子植入治疗方法的尝试也给这项技术的发展提供了宝贵的经验。如 Whitmore 等报道，前列腺癌患者接受放射治疗剂量≥140Gy 组，局部控制率可以达到 60%；相反，接受放射治疗剂量<140Gy 组，局部控制率只有 20%。低中危组前列腺癌患者接受 ^{125}I 粒子植入放射治疗 15 年生存率达到 70%。这些结果提示植入粒子的剂量和选择合适的患者是控制癌症的决定因素。1983 年，Holm 等报道了超声引导下经会阴 ^{125}I 粒子植入治疗前列腺癌，对前列腺癌近距离治疗起到了极大的推动作用。上述这些奠定了现代前列腺癌近距离治疗的基础。

目前经直肠超声引导（transrectal ultrasound，TURS）永久性粒子组织间近距离放疗对于低危组前列腺癌已经被认为是标准治疗方式之一。全世界已有 30 多万例前列腺癌患者接受了放射性粒子植入治疗，累计发表了文章 500 多篇，已被美国癌症学会、泌尿学会、临床肿瘤学会、放射肿瘤学会、近距离学会和 NCCN 指南收录并作为为早期前列腺癌的标准治疗进行推广。现代放射性粒子组织间近距离放疗需要四个基本条件：①放射性粒子；

②粒子种植三维治疗计划系统和质量验证系统；③粒子种植治疗所需的辅助设备；④影像引导设备（超声或CT）。

（二）适应证和禁忌证

2012年美国近距离治疗学会（American brachytherapy society，ABS）经直肠超声引导放射性粒子近距离治疗前列腺癌的适应证和禁忌证标准如下：

1. 适应证

（1）单纯近距离治疗的适应证（同时符合以下3个条件）：①临床分期为T1～T2a期；②Gleason评分为2～6分。③PSA<10ng/ml。

（2）近距离治疗联合外放疗的适应证（符合以下任一条件）：①临床分期为T2b、T2c期；②Gleason评分8～10分；③PSA>20ng/ml；④周围神经受侵；⑤多点活检病理结果为阳性；⑥双侧活检病理结果为阳性；⑦MRI检查明确有前列腺包膜外侵犯。Gleason评分为7分，或PSA为10～20ng/ml则要根据具体情况决定是否联合外放疗。

（3）近距离治疗联合雄激素阻断治疗的适应证：①术前前列腺体积>60ml，可以使用雄激素阻断治疗使前列腺体积缩小；②局部晚期及中高危前列腺癌。

2. 禁忌证

（1）绝对禁忌证：①预期生存期少于5年；②经尿道前列腺切除术（transurethral resection of the prostate，TURP）后缺损较大或愈合不佳；③一般情况差，不能耐受手术；④有远处多发转移；⑤无直肠无法实现TURS。

（2）相对禁忌证：①腺体大于60ml，或中叶突入膀胱；②既往有TURP史；③精囊受侵；④严重糖尿病，未能很好控制，伤口愈合困难。⑤既往有盆腔手术及放疗史；⑥尿路刺激症状重，前列腺症状评分高。有以上情况可能会出现技术操作困难、剂量分布不满意、术后并发症发生率高等风险，技术操作不熟练者应避免选择此类患者。

前列腺体积较大（≥60cc），中叶突出，既往有TURP史都会使植入技术难度加大。既往有盆腔手术及放疗史、严重的糖尿病以及前列腺症状评分高都会使粒子术后并发症出现，危险性增加。TURP所造成的巨大缺损会造成粒子遗失使剂量分布无法达到预期要求。此外，行TURP的患者更易发生尿道坏死、狭窄以及尿失禁。对行TURP但切除范围较小的患者可用行粒子植入，一般要等到术后2～3个月才能对这些患者进行粒子植入，以

便使受损伤的组织能够再生。但是想要明确这种治疗方法对肿瘤的控制率及治疗后并发症出现的概率，需要长时间的随访观察。腺体大于60ml，由于耻骨弓的干扰以及粒子需要量的增多，会加大粒子植入的难度。这些患者可先行内分泌治疗，使前列腺体积缩小再行粒子植入治疗。对中叶较大的患者进行粒子植入治疗也比较困难，而且不易使粒子达到理想的分布。精囊病理检查呈阳性的患者有精囊外受侵和淋巴转移的危险，而且这类患者一般病变范围较大，超出粒子植入所能治疗的范围，因此对这些患者行粒子植入治疗失败的可能性很大。这些患者不宜行单纯粒子植入治疗，但是可以考虑EBRT和粒子植入的联合治疗。

（三）　治疗方案选择

1. 低危组

低危组前列腺癌适合永久性前列腺近距离放疗（permanent prostate brachytherapy，PPB）单独治疗，也称为单纯治疗。没有必要联合外放疗或内分泌治疗（表18-2-1）。当前列腺体积较大或PSA升高迅速时可以考虑联合内分泌治疗。对于首选PPB的低危组患者，如果没有达到最佳剂量，可以补充外放疗（只要邻近正常组织受照剂量可以耐受）。

表18-2-1　对低、中、高危组PPB建议的治疗方案

危险分组（NCCN）	单独近距离治疗	联合EBRT	联合内分泌治疗
低	是	不支持	不支持
中	选择性	选择性	选择性
高	否	是	支持

2. 中危组

中危组特征是Gleason score 7，或者PSA>20ng/ml，或临床肿瘤分期为T2b、T2c。具有以上3个危险因素之一的患者，可行单纯PPB治疗。RTOG0232临床试验将中危组只有1个危险因素的患者随机分为单纯PPB治疗和PPB联合外放疗组目前正在进行。已经发表的最大一组中危组单纯PPB治疗随访结果，8年生化控制率70%。术后剂量验证^{125}I的D_{90}>130Gy或^{103}Pd的D_{90}>115Gy，8年无生化复发生存率92%～93%。近期一项144例中危组患者采用PPB单纯治疗，12年疾病特异生存率和无生化复发生存率分别为100%和96%。中危组患者采用PPB单纯方式取决于危险因素的数目和类型。ABS推荐由经验丰富的医生决定哪些中危组患者可采用单纯PPB治疗。

3. 高危组

高危组外放疗联合内分泌治疗随

机研究结果已经证实联合组具有优势。

高危组特征为临床隐匿的癌细胞超出了 PPB 的治疗范围。早期单纯 PPB 治疗高危组前列腺癌结果与当前研究结果比较预后较差。因此，高危组治疗标准应该为 PPB 联合外放疗。单中心、多中心回顾性研究表明 PPB 联合外放疗在局部控制率和无远处转移生存率方面与外放疗联合内分泌治疗比较均具有优势，如果给予肿瘤更高的有效生物剂量，可提高 Gleason8～10 分患者的总生存率和无远处转移生存率。因此尽管高危组治疗尚没有随机临床研究，但应该推荐外放疗、PPB 和内分泌的综合治疗。

（四）治疗剂量选择

ABS 建议对单纯 PPB 的患者，^{125}I 粒子的处方剂量是 144Gy，^{103}Pd 为 115～120Gy；联合外放疗者，外放疗的剂量为 40～50Gy，而 ^{125}I 和 ^{103}Pd 粒子的照射剂量分别调整为 100～110Gy 和 80～90Gy。其他关于处方剂量推荐的总结见表 18-2-2。治疗剂量选择的指南取决于既往数据和目前临床经验。

表 18-2-2　治疗剂量推荐

^{125}I	
单纯	140～160Gy
联合	
EBRT	41.4～50.4Gy（1.8Gy/d[a]）
PPB 剂量	108～110Gy
^{103}Pd	
单纯	110～125Gy
联合	
EBRT	41.4～50.4Gy（1.8Gy/d）
PPB 剂量	90～100Gy

a：2Gy/d 也可以接受

在临床实践中，许多近距离放疗专家给的实际剂量高于表 18-2-2 所给出的剂量，用来补偿水肿、粒子放置的不确定性以及其他因素。根据文献报道，^{125}I 粒子植入后 D_{90}（D_{90} 是指受照前列腺 90% 体积的最小剂量，即等剂量线所覆盖的 90% 的前列腺）可接受的剂量范围是 130～180Gy。只要正常组织不超量，D_{90} 剂量 180～200Gy 是可以耐受而不增加毒性反应。高危组前列腺癌可以从 $D_{90}>$ 180Gy 中获益。$D_{90}<130$Gy 可能与治疗失败相关，需要补偿外放疗或第二次补种粒子。最终在正常器官耐受情况下得到最佳结果。

（五）核素的选择

ABS 不推荐使用特殊的放射性核素。已证实 ^{125}I 和 ^{103}Pd 粒子的长期结果非常优秀。2004 年，

^{131}Cs 开始用于 PPB，参与一项多中心临床试验，它的半衰期 9.7 天，^{125}I 的半衰期 59.4 天，^{103}Pd 的半衰期 17 天，^{131}Cs 的平均能量略高于 ^{125}I。关于这些放射源的介绍详见表 18-2-3。

表 18-2-3　永久性前列腺近距离的放射性核素

放射性核素	半衰期（天）	平均能量（kev）	引入年代	典型单纯粒子（mci）	治疗长度（u）
^{125}I	59.4	28.4	1965	0.3～0.6	0.4～0.8
^{103}Pd	17	20.7	1986	1.1～2.2	1.4～2.8
^{131}Cs	9.7	30.4	2004	2.5～3.9	1.6～2.5

（六）治疗技术操作规范

1. 术前准备　医生对患者及其家属进行病情分析、术前解释以及签署手术知情同意书等；术前做好肠道准备、备皮以及预防用药等；仪器准备包括：超声仪器及双平面直肠探头（频率为 5.0～10.0MHz）见图 18-2-1、探头步进器、前列腺模板、粒子植入器械等。采用全麻或腰麻；固定体位采用截石位；插导尿管；将阴囊壁提起缝至腹壁上，充分暴露会阴部。

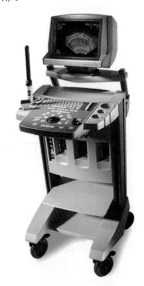

图 18-2-1　超声仪器及双平面直肠探头

2. 采集超声图像　将安装好的探头步进器正对患者肛门处，将双平面直肠探头插入肛门，前列腺模板贴近并对准会阴部，调整好模板与前列腺之间的位置见图 18-2-2。采集并储存图像，将横断面探头放置于前列腺基底层，通过探头步进器旋钮，每隔 5.0mm 采集一幅横断面图像，图像要求包括前列腺底部到尖部上下方向至少 10mm，并应包括周围正常器官，如精囊、膀胱和直肠等，见图 18-2-3。将所有图像输入 TPS 粒子计划系统。

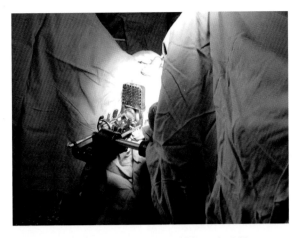

图 18-2-2　安装固定架、模板和步进器

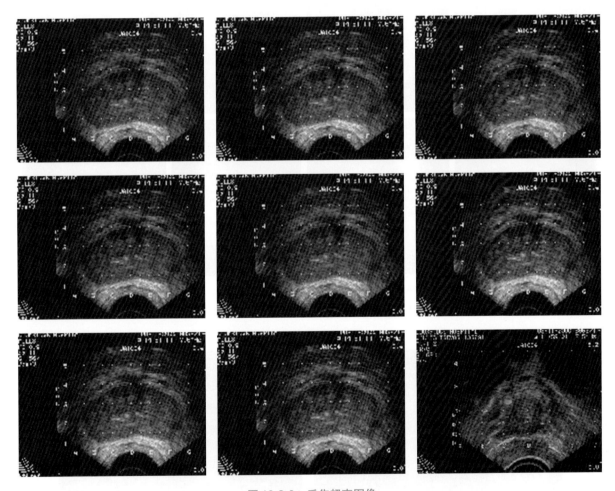

图 18-2-3　采集超声图像

3. 靶区及危及器官的勾画　在 TPS 粒子计划系统上勾画靶区（整个前列腺），以及危及器官包括膀胱、尿道、直肠等。膀胱：易于在影像上识别，并且可以通过导尿管球囊充气的帮助确认膀胱。尿道：带有尿管（小号导尿管，French10 号）的尿道成像很好，采用特殊设计的不透光导管可以进一步帮助确认，或在必要时采用带有对比剂的标准导管。避免扩张尿道。导管表面用于确定从前列腺底到尖部的尿道表面。然而，临床实践中，尿道不是一个环状结构，更精确的替代方法是向尿道慢慢灌入

充气的凝胶。直肠：采用经直肠超声，可看清直肠前壁，但是却引入了人为的干扰（由于安置超声和扩张肠管）。最低要求是简单勾画直肠外壁；勾画直肠外壁和内壁，可更准确地评价晚期直肠损伤。对于肿瘤体积小于5cc，仅勾画直肠外壁已足够了（图18-2-4）。

4.制定治疗计划 TPS粒子计划系统会给出粒子植入治疗计划的相关数据。治疗计划提供穿刺针的位置、每针与基底层的距离、每针所用的粒子数目、粒子与粒子之间的距离等（图18-2-5，

图18-2-6）。

5.超声引导下粒子植入 在粒子植入前，先插入两根固定针。插入深度达基底层。此针既起到固定作用，又可作为标志针，通过此针针体上的刻度，确定每根粒子植入针的进针深度，所有粒子植入针均不能超过固定针的深度。插入植入针时一般先从模板坐标最高的位置开始，通过超声横断面或纵断面图像实时监测植入针的进针深度，保证进针位置准确无误。待所有植入针插入后，即可按计划逐针边退针边植入粒子。

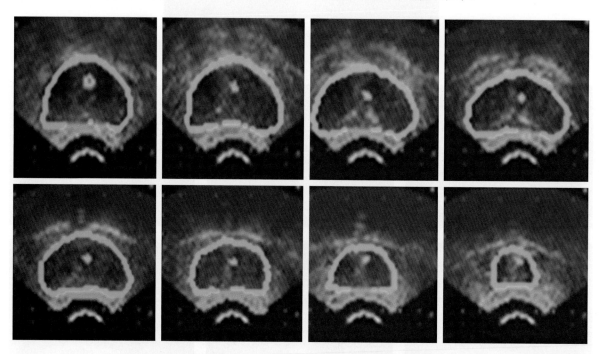

图18-2-4 靶区及危及器官的勾画（轴位）

绿色代表前列腺，从基底部至尖部的勾画；黄色代表直肠前壁，粉色代表尿道

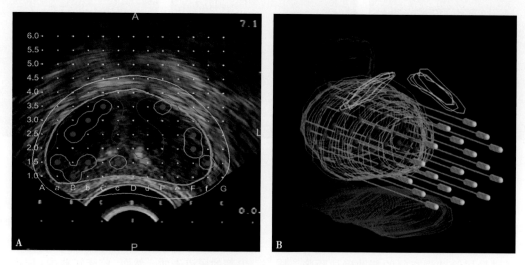

图18-2-5 术中实时计划

A.平面图，红色实心圆点代表粒子植入的位置；B.立体图，模拟进针路径

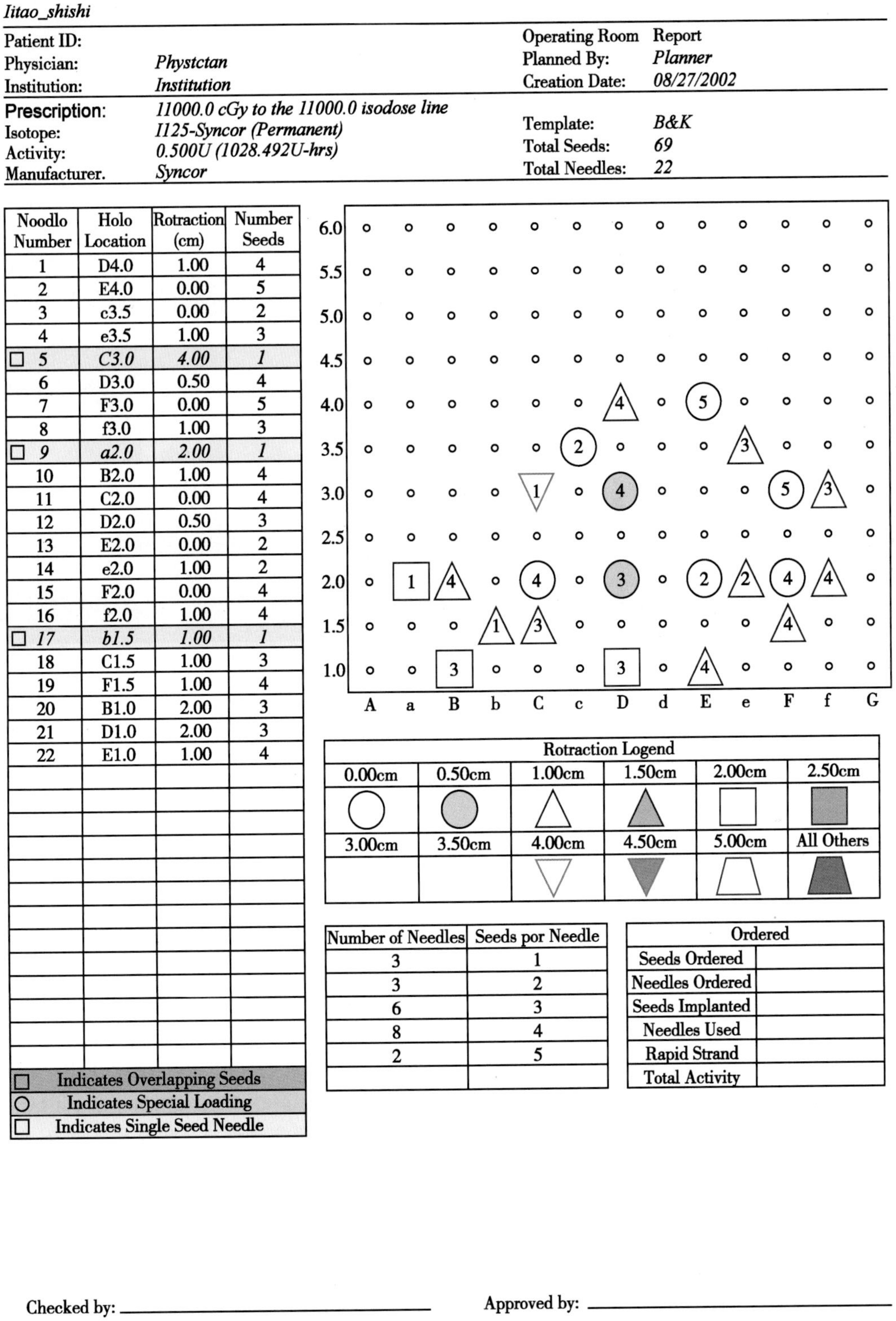

Iitao_shishi

Patient ID:		Operating Room Report	
Physician:	*Physctcan*	Planned By:	*Planner*
Institution:	*Institution*	Creation Date:	*08/27/2002*

Prescription:	*11000.0 cGy to the 11000.0 isodose line*	Template:	*B&K*
Isotope:	*I125-Syncor (Permanent)*	Total Seeds:	*69*
Activity:	*0.500U (1028.492U-hrs)*	Total Needles:	*22*
Manufacturer.	*Syncor*		

Noodlo Number	Holo Location	Rotraction (cm)	Number Seeds
1	D4.0	1.00	4
2	E4.0	0.00	5
3	c3.5	0.00	2
4	e3.5	1.00	3
□ 5	*C3.0*	*4.00*	*1*
6	D3.0	0.50	4
7	F3.0	0.00	5
8	f3.0	1.00	3
□ 9	*a2.0*	*2.00*	*1*
10	B2.0	1.00	4
11	C2.0	0.00	4
12	D2.0	0.50	3
13	E2.0	0.00	2
14	e2.0	1.00	2
15	F2.0	0.00	4
16	f2.0	1.00	4
□ 17	*b1.5*	*1.00*	*1*
18	C1.5	1.00	3
19	F1.5	1.00	4
20	B1.0	2.00	3
21	D1.0	2.00	3
22	E1.0	1.00	4

□ Indicates Overlapping Seeds
○ Indicates Special Loading
□ Indicates Single Seed Needle

Rotraction Logend

0.00cm	0.50cm	1.00cm	1.50cm	2.00cm	2.50cm
○	●	△	▲	□	■
3.00cm	3.50cm	4.00cm	4.50cm	5.00cm	All Others
		▽	▼	⬡	▣

Number of Needles	Seeds por Needle
3	1
3	2
6	3
8	4
2	5

Ordered	
Seeds Ordered	
Needles Ordered	
Seeds Implanted	
Needles Used	
Rapid Strand	
Total Activity	

Checked by: _____   Approved by: _____

图 18-2-6 放射性粒子组织间近距离放疗计划单（示意图）

6. 植入术后剂量评估 ABS 推荐以 CT 为基础的术后剂量评估（图 18-2-7）要在插植后 60 天内完成。术后计划包括剂量—体积直方图，剂量—体积统计数据。在过去十年，CT 和其他影像上叠加 2D、3D 等剂量曲线，这种计划系统对于好的临床实践和质量保证是必要的。提供给近距离治疗团队详细的术后评价，目的是使植入技术有质量保证，使该技术可持续发展。对剂量严格评价、时时反馈是必要的。

众所周知，不同观察者之间和同一观察者的不

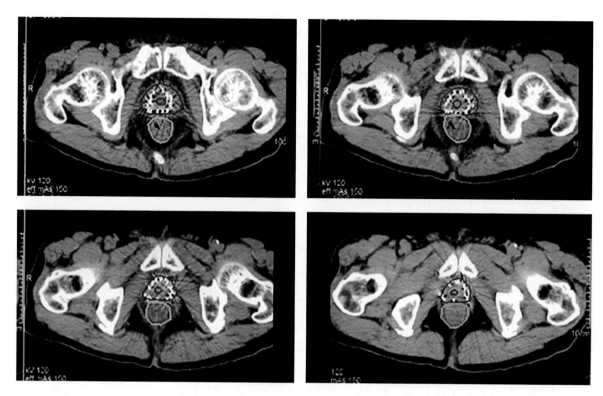

图 18-2-7　粒子植入后 CT 扫描行术后剂量验证

红色代表前列腺，绿色代表直肠，蓝色代表尿道

同分次之间，在植入后 CT 上勾画前列腺靶区的变化很大，这会引起计算出的前列腺剂量不同。由于水肿程度的不同，插植和术后扫 CT 的时间间隔长短会造成术后剂量的不同。术后 CT 第 0 或第 1 天对患者更有用，允许尽早确定剂量的问题，但是由于水肿的存在，可能会低估剂量参数。减少水肿造成剂量误差的最佳扫 CT 时间因放射性核素而不同：^{103}pd 是 16±4 天，^{125}I 是 30±7 天。提高术后剂量可重复性的方法，MR 联合 CT 影像融合技术颇受鼓励。

尿道能耐受多大剂量，目前并不清楚。应用 ^{125}I 粒子植入后，如果尿道受量超过 400Gy，并发症出现的概率就会增高。由于缺少更好的剂量学资料，ABS 建议进行前列腺粒子植入时尽可能使尿道受量小于 2 倍处方剂量。针对直肠剂量，在术后第 1 天理想情况下 RV100<1cc，在术后第 30 天，RV100<1.3cc。这是由于前列腺周边水肿而使粒子更靠近直肠所造成的变化。对于影响术后勃起功能障碍的重要结构还没有达成一致，阴部内动脉、阴茎球，神经血管束还仍在研究中。

（七）临床结果

对早期前列腺癌患者行放射性粒子植入单纯放疗，取得满意的疗效。Block 等对 118 例低危

组前列腺癌患者行单纯粒子植入近距离治疗的患者随访观察，5 年无生化复发生存率为 94.7%，有 5.3% 复发，复发时间在 8～20 个月之间。复发的 6 例患者中，3 例为局部肿瘤复发，另 3 例出现远处转移。对于前列腺癌中、高危的患者，可以作放射性粒子植入配合外照射及内分泌治疗，也可取得相当好的疗效，成为治疗前列腺癌的重要手段之一。美国西雅图前列腺研究中心经过 15 年临床观察，外照射治疗联合放射性粒子植入近距离治疗前列腺癌的治愈率高达 74%。相对于前列腺癌根治术，近距离放射治疗创伤小，患者容易耐受，近年来在欧美国家已属于门诊手术范围。

在并发症方面的优势主要是阳痿及尿失禁发生率较低，BudiaAlba 等报道，粒子植入近距离放射治疗患者尿失禁发生率为 0～6.7%，勃起功能障碍发生率为 6.3%～30%，3%～24% 出现尿潴留，而需要经尿道前列腺切除治疗的仅占 0～8.7%。粒子植入治疗后的急性并发症可持续到 12 个月，主要包括尿路梗阻和尿道刺激症状，偶见阴囊下会阴部血肿等，这些症状一般持续时间较短。粒子植入永久并发症发生率远低于根治手术和外放疗治疗，这些并发症包括直肠溃疡、直肠瘘、尿道坏死和尿失禁等，为减少放射线对直肠的影响，Prada

等还采用了对直肠周围脂肪注射透明质酸增加直肠与前列腺距离的方法，使粒子植入远期直肠并发症明显减少。晚期放射性肠炎主要包括直肠溃疡和直肠尿道瘘，临床表现为顽固性腹泻、血便等，通常发生率低。综合文献报道直肠尿道瘘的发生率为 0.2%～1.0%。近期 Nelson 报道，回顾 1998 年 7 月至 2013 年 5 月行放射性粒子近距离放疗的低危组前列腺癌患者 4690 例，中位随访时间 53 个月，发生直肠溃疡和瘘的患者共计 21 例，其中直肠溃疡发生率 0.19%，直肠尿道瘘发生率 0.26%。溃疡发生的中位时间是 14 个月（3～30 个月），53% 的直肠溃疡患者可以通过保守治疗而治愈。直肠尿道瘘发生的中位时间是 35 个月（8～90 个月），需要外科手术干预治疗。患者既往有炎性肠病史；粒子术后因便血而行直肠活检，或使用烧灼凝血；因尿道狭窄而采用经尿道前列腺电切术等都与直肠尿道瘘的发生相关。关于对直肠剂量 - 体积的要求，目前美国近距离治疗协会（ABS）公布的指南要求是 RV100≤1cc，但是也有研究发现 VR100 中位值 0.55cc（0～3.6cc）也会发生直肠尿道瘘。总之前列腺癌放射性粒子近距离放疗晚期放射性肠炎发生率低。采用烧灼治疗直肠出血，或活检评价直肠异常现象，都可能会引起粒子近距离放疗后医源性的直肠尿道瘘，应尽量避免这样做。超过 50% 的直肠溃疡可以经过保守治疗而自愈。因直肠尿道瘘需要手术的患者<1%。直肠溃疡或瘘与直肠接受高剂量照射的确切体积并不明确，需要进一步开展研究。

（八）小结

过去的十几年，多中心回顾性临床实验已证明 PPB 是安全、有效的方法，被认为是治疗局限期前列腺癌的标准治疗手段之一。接受 PPB 的患者选择标准已经扩大，所有危险组的患者都可以接受 PPB 治疗，它既可以作为主要治疗手段也可以联合其他治疗。

低危组患者：适合 PPB 单纯治疗，不需要常规联合外放疗或内分泌治疗，除非前列腺体积需要减小，或者有其他特殊情况。

中危组患者：可以是 PPB 单纯治疗的候选人（考虑风险因素的范围），但通常需要联合外放疗或内分泌治疗。

高危组患者：推荐 PPB 联合外放疗和内分泌治疗。除了目前这些方式，还需要做前瞻性随机对照临床试验。

既往有 TURP 病史的患者也是 PPB 的候选人，这取决于 TURP 缺损的大小。总之前列腺大小不是 PPB 的禁忌证。使用内分泌治疗后 PPB 操作更容易。

前列腺近距离计划广泛应用，使得所有患者都要做术后剂量评估。有关控制肿瘤和毒性方面的研究结果会产生许多参数来评估 PPB，需要更深一步研究这些参数的精确度。

二、组织间插植近距离治疗乳腺癌

（一）发展简史

1897 年近距离放疗首次用于不可手术的晚期乳腺癌患者姑息治疗。19 世纪 20 年代，Geoffrey 医生开创先河，将近距离放疗用于保乳术后乳腺癌患者的治疗中。1996 年英国开展部分乳腺近距离放疗的临床研究，中位随访期 6 年，乳腺癌局部失败率为 37%。此后，多家医院相继开展组织间插植技术进行部分乳腺近距离放疗均取得了良好的长期疗效且放疗毒性反应可以接受，同时也促进了许多新技术的发展。

在目前的临床实践中，全乳腺放射治疗（whole-breast irradiation，WBI）加瘤床局部推量的外照射模式为早期乳腺癌保乳术后放疗的标准治疗模式。该方式通常给予患侧全乳腺放射治疗剂量 50Gy，再针对瘤床区局部加量 10～16Gy，一般采用常规分割，1.8～2.0Gy/ 次，总治疗时间 6～7 周。近年来，缩小照射范围、缩短总疗程的部分加速乳腺照射（accelerated partial breast irradiation，APBI）作为保乳术后全乳照射的替代治疗方法，得到了越来越广泛的认同。有研究结果显示，对于相当一部分早期乳腺癌保乳术后患者，单纯术腔及其周围的放射治疗可能已经足够，而不必施行全乳腺照射。与全乳照射相比，加速部分乳腺照射可在 1～2 周内完成，明显缩短了放疗时间，具有照射疗程短、放疗不良反应轻、方便化疗、乳房外观影响较小等诸多优点。部分加速乳腺照射主要采用三种治疗技术：术中放疗、外照射和近距离照射。其中近距离照射技术的两个主要适应证为部分乳腺照射和瘤床补量。近距离照射技术对减少乳腺照射体积，降低远期毒性风险方面仍较外照射有一定的优势。密西根大学运用三维适形外照射技术行部分乳腺照射，结果显示皮下纤维化的发生率较预期偏高，且美容效果不理想，表明远期毒性与乳腺组织照射体积有相关性，正常乳腺组织受照体积越大，远期毒性发生率越高。在美国目前有 30% 的部分乳腺照射采用近距离放疗技术。近距离放疗技术也常用于瘤床补量。EORTC22881-10882 研究中，10% 患者采用近距离照射技术行瘤床补量。此外，近距离放疗也用于放疗后局部复发病例的辅助治疗及胸壁复发病例的挽救治疗。

（二）近距离放疗技术操作规范

目前有 4 大研究机构发表了关于乳腺癌部分乳腺照射适应证的共识：ASTRO、GEC-ESTRO、ABS、ASBS，见表 18-2-4。总的来说，老年、小肿瘤、生物学行为低危的患者更适合部分乳腺照射。另外，ASTRO 定义了不适合行部分乳腺照射的人群：<50 岁，*BRCA1/BRCA2* 突变状态不详，单纯导管内原位癌，肿瘤直径>3cm 或 T3、T4 病变，多中心病变，镜下多病灶直径总和>3cm，广泛导管内癌>3cm，脉管瘤栓，切缘阳性，新辅助化疗后，未评估腋窝，以及淋巴结阳性的患者。GEC-ESTRO 也对不适合部分乳腺照射的人群进行了定义：<40 岁，多中心病灶或直径>3cm，阳性切缘或近切缘，广泛导管内癌，脉管瘤栓或淋巴结阳性。近距离放疗技术包括：多管组织间插植技术、单腔腔内球囊近距离放疗技术、多腔腔内球囊近距离放疗和多管笼形腔内近距离放疗、电子线球

囊近距离放疗等。下面分别介绍各种技术的特点和操作规范。

1. 多管组织间插植技术　多管组织间插植（interstitial multicatheter brachytherapy，IMBT）近距离放疗既可用于部分乳腺照射，也可用于瘤床补量。在应用 IMBT 技术行部分乳腺照射前，必须选好适应证。保乳手术后，放疗科医生应详细阅读术后病理报告，与外科医生、病理科医生沟通。判断患者是否符合行部分乳腺照射的标准。治疗前患者需行 CT 定位（必要时联合 MRI 或超声等影像定位），帮助制定治疗前计划，如准确勾画靶区，判断插植管的数量、位置、与正常组织间的关系及插植管之间的关系等。CT 定位时患者取舒适卧位，充分暴露患侧乳房。根据乳房大小及医疗中心所采用的技术选择仰卧位或俯卧位。靶区范围的确定需要在外科医生的帮助下，通过观察、触诊术腔以及结合术后影像学检查（CT 或 MRI）进行精确的定义。外科医生通常在瘤床内放置银夹标记瘤床边界，这有助于瘤床的准确定义。瘤床三维方向外放 1～2cm 形成 CTV，同时还要根据肿瘤类型、有无切缘阳性进行调整，不包括胸壁。CTV 缩至皮

表 18-2-4　部分乳腺照射的治疗推荐

	ASTRO 适应证	ASTRO 慎用	GEC-ESTRO 低危	GEC-ESTRO 中危	ABS	ASBS
年龄（岁）	≥60	50～59	>50	40～50	≥50	≥45
病理	IDC 或其他预后好的类型	ILC；单纯DCIS≤3cm	IDC，无 DCIS	ILC；IDC 伴DCIS	IDC	IDC/DCIS
肿瘤大小	≤2cm；pT1	2.1～3.0cm；pT0 或 T2	<3.0cm	T1～T2	≤3.0cm	≤3.0cm
是否多灶	单中心、单病灶	临床单病灶，2.1～3.0cm				
分级	任何					
LVSI	无	局限的 LVSI	无			
EIC	无	≤3.0cm	无			
ER	+	−				
切缘	阴性，≥2mm	近切缘，<2mm	阴性		阴性	阴性，≥2mm
淋巴结	pN0(i−, i+)		阴性	局限淋巴结转移(pN1a)	阴性(pN0)	阴性(pN0)
基因突变	无 *BRCA1/2* 突变					
治疗因素	无新辅助化疗					

　　IDC：invasive ductal carcinoma，浸润性导管癌；DCIS：ductal carcinoma in situ，导管内原位癌；LVSI：lymphovascular space invasion，脉管瘤栓；EIC：extensive intraductal component，广泛导管内瘤成分；ER：estrogen receptor，雌激素受体；Pn0：病理淋巴结阴性；SLN：sentinel lymph node，前哨淋巴结；ALND：axilary lymph node dissection，腋窝淋巴结清扫；ILC：invasive lobular carcinoma，浸润性小叶癌

下 5mm。近距离放疗技术无需考虑摆位误差、患者移动等因素，因此无需外扩 PTV，除非 CTV 沿插植管方向活动度较大。治疗时，患者全麻或清醒镇静状态，消毒皮肤及器械。根据治疗计划设计图像，确定插植管位置，用墨水在患侧乳房皮肤表面标记进针、出针点。可在图像（B 超或 CT）引导下采用平面模板引导进针，也可徒手进行。根据已确定好的靶区范围，将插植管排成 1～3 个平面。插植管通常平行排列，间隔 1.5～2.0cm，同一平面的插植管之间，间隔 1.5～2.0cm，目标是覆盖整个靶区。先插植最深的平面，最后是浅表的平面。布好组织间插植管后，连接后装机治疗。部分乳腺照射常用 HDR 源，处方剂量 30.3～34Gy/7～10F。多管组织间插植技术会在管与管之间，以及平面与平面之间的重叠区域形成多个小的剂量热点。95% 的剂量线覆盖 95% 的靶区为佳；V_{150} 应控制到最小，$V_{150} \geq 45cm^3$ 可增加远期毒性反应的发生。缓慢提升剂量可以保证高剂量区不落在皮下 5mm 的组织上。

IMBT 技术用于全乳外放疗后的瘤床补量的流程基本同前，需注意靶区范围的确定和处方剂量。靶区 CTV 包括瘤床外 1.5～2.0cm 的乳腺组织，以包括 80% 的瘤周微小病灶，并根据肿瘤类型调整。对于切缘阳性患者，CTV 应包括瘤床外 3cm 的乳腺组织。IMBT 瘤床补量采用 LDR/PDR 源，处方剂量 15～20Gy。采用 HDR 源，处方剂量 8.5～10Gy。靶区最小剂量点落在 CTV 的外围。

IMBT 技术特点目前 IMBT 技术研究得最为成熟，为我们提供了最多关于局部控制和影响正常组织毒性的因素的知识。应用的灵活性最好，可以与各种复杂形状的瘤床达到很好的适形度。多管组织间插植技术的插植套针应能满足各种形状及大小的瘤床需要，便于个体化设计，才有可能得到广泛应用，但该技术需要操作者经验非常丰富才能应用得当，且需要经皮置入多个插植管，许多患者不能接受。

2. 单腔腔内球囊近距离放疗技术　MammoSite 是一种单腔腔内球囊近距离放疗（intracavitary balloon brachytherapy，IBBT）装置。MammoStie 常用于部分乳腺照射，较少用于瘤床补量。容纳 HDR 后装源的单管位于中央，外周是可扩张至 4～5cm 直径的双管硅胶球囊，用以填塞术腔。球囊可由外科医生在术中置入，也可术后在门诊置入。前者可能增加血肿形成的概率而影响美容效果，后者由放疗科医生和（或）外科医生在 B 超或 CT 引导下经皮穿刺完成。置管完成后扩张球囊充满术腔，行 CT 扫描确定置管位置。HDR 源装入施源器后，设定部分乳腺照射的处方剂量通常为 34Gy/10F，剂量线于距球囊表面 1cm 处迅速跌落。这样一来，剂量在球囊表面最高。假定球囊周围被压缩的乳腺组织 1.0cm 相当于未被压缩的乳腺组织 1.6cm 的话，便需确保球囊表面距乳房皮肤表面至少 1.5cm，否则会使皮肤剂量过高而增加皮肤毒性。

IBBT 应用更为简单，无论是技术方面还是剂量分布方面。运用单管插植，对于患者及操作者均比较容易接受和执行。该技术的剂量分布相对简单和固定，只有当患者瘤床形状与球囊适形度恰好时才能获得很好的剂量分布，灵活性差，瘤床与球囊适形度不佳或皮肤、胸壁与球囊表面较近时不能很好地调整剂量。关于 IBBT 已有大量的临床研究探索了正常组织并发症的影响因素，尽管随访期均较短。作为近距离治疗的其中一个方法，临床报道了球囊（MammoSite）治疗后具有良好的美容效果，且美容效果的好坏与是否感染、球囊距皮肤的距离等因素相关，美国乳腺外科学会（American Society of Breast Surgeons，ASBS）临床试验表明，当球囊距皮肤距离 ≥7mm 时，可取得最佳的美容效果和最少的皮肤损伤。

3. 多腔腔内球囊近距离放疗和多管笼形腔内近距离放疗　多腔 IBBT 在简单放置球囊管的基础上，又引入了更为复杂灵活的多管插植技术。目前至少有两种可用的多腔球囊 SenoRxContura 和多腔 MammoSite 以及至少两种多管笼形管 SAVI 和 ClearPath。这些球囊的放置与单管球囊相似，术中或术后进行。由于 SAVI 不是以球囊为基础的系统，SAVI 球囊的布野会在术腔内形成非对称的线状排列，而形成特殊的剂量分布。与 IMBT 和单管 IBBT 相同，最常用的处方剂量为 34Gy/10F。每个管都可以优先送源来调整剂量分布，在保护危及器官的同时达到良好的靶区覆盖。这些装置较单管 IBBT 更有剂量学优势，许多研究对单管 IBBT 和多管 IBBT 进行了剂量学的对比。总的来说，皮肤剂量应限制在 125% 处方剂量以下，胸壁剂量限制在 145% 处方剂量以下，95% 的 PTV 接受 95% 处方剂量的照射。要注意的是，皮肤接受 125% 处方剂量照射的远期毒性发生率相当于 61.6Gy/2Gy 的外放疗，这已超出了皮肤的耐受剂量。1 级、2 级、3 级毛细管扩张的发生率分别为 60%、30% 和 5%。当球囊距皮肤距离较小（<7mm）时，向心及

后壁的球管优先送源以降低皮肤剂量。减少前壁球管剂量可减少皮肤受量。Contura registry 研究中球囊距皮肤的距离为 5～7mm 的患者,中位皮肤剂量低于 120% 处方剂量;球囊距皮肤距离 <5mm 的患者,中位皮肤剂量低于 124% 处方剂量。同样地,11 例最小球囊距皮肤距离为 5mm 的患者用 ClearPath 将中位最大皮肤剂量由 5.5Gy(MammoSite)降到了 3.9Gy。只有皮肤剂量降低到 45Gy(EQD2)以下,并低于 90% 处方剂量时才有临床意义。Contura 装置可以在不牺牲靶区覆盖的同时限制皮肤剂量。Contura 管的设计,尤其是真空口,可以排出积液及空气,使得气囊与术腔更加贴合。Arthur 做的一项 IV 期临床研究中,144 例患者使用 Contura,在 95% PTV 接受 95% 处方剂量照射的基础上,92% 的患者满足皮肤限量,89% 的患者满足胸壁限量。SAVI 有一个笼形支柱,也有很好的瘤床适形性,适形度超过 99%。SAVI 的布野会在术腔内形成非对称的线状排列而形成特殊的剂量分布,因此热点剂量较 IMBT 稍高些。SAVI 的剂量分析显示 SAVI 的皮肤剂量较 MammoSite 低,剂量均匀性差些,但在可接受范围内。

技术特点:多腔 IBBT 保持了单腔 IBBT 插植管入口的易用性,但当瘤床与球囊适形度不是很好时,这些插植管可具有一定的调整剂量的能力。虽然目前多腔 IBBT 的临床经验仍十分有限,但多管 IBBT 的剂量分布与单管 IBBT 十分相似,因此相关的生物学效应也十分相似。多管笼状腔内近距离放疗技术也保持了单管 IBBT 操作简易的特点,而灵活性更好。在所有 IBBT 技术中,该技术的剂量调节能力和瘤床适形度是最好的,但剂量分布方式特殊,生物学效应不同,需要更多的临床实验来评估其参数与正常组织毒性的相关性。

4. 电子球囊近距离放疗 Axxent 由 Xoft 引入,可通过电产生 50kV 光子能量,嵌入球囊递送系统内。这种电子球囊近距离放疗(EBBT)输送系统具有低能光子的深部剂量的特性而产生球形剂量分布,衰减更快,剂量跌落更快。与 192Ir HDR 球囊类似,球囊可于术中或术后置入,应用方便。由于上述原因,治疗时无需防护,因此价格更低。EBBT 做部分乳腺照射时,处方剂量常用 34Gy/10F,剂量点设定在距球囊表面 1cm 处。

技术特点 EBBT 与单腔 IBBT 有一些类似的特点:操作简易,剂量分布相对固定。它的创新之处在于采用了新型低能量光子源,从而有可能降低非靶区乳腺组织、心脏和肺的受量。然而气囊表面的

热点剂量更高,需要更多的临床研究来确定这些因素对局部控制及毒性的影响。

(三)乳腺癌近距离放疗的临床研究

1. 乳腺癌术后瘤床补量 目前我国乳腺癌近距离放疗的临床相关性研究甚少,主要参考国外经验。一般来说,组织间插植技术虽然靶区小,但较外照射瘤床补量的局部控制更好,可能与更高的生物学有效剂量有关。比较近距离放疗和外照射局部控制率的回顾性分析及随机对照研究,均显示近距离放疗瘤床补量局部控制更佳。此外,EORTC22881-10882 研究的亚组分析显示近距离放疗有改善局部控制的趋势,但未达到统计学差异(2.5% vs 4.5%,P=0.09)。需注意的是该研究中患者并未根据瘤床补量这一变量行随机分组,因此结论需更多的研究来进一步验证。Touboul 等的研究未发现组织间插植和外照射局部补量有 10 年局部失败率的差别(8.1% vs 13.5%,P=0.32)。然而,两组基线特征并不均衡。近距离组患者年龄更轻,接受象限切除手术的比例更小。剂量也是局部控制率的影响因素之一。Mazeron 报道 >50cGy/h 组的 5 年局部控制率较 ≤50cGy/h 组更高(84% vs 74%)。因此,作者推荐 60cGy/h 来保证最佳局部控制率。同样的,Deore 等报道了 289 例患者的研究数据,结果显示 LDRs<30cGy/h 组的局部控制率较 LDRs160cGy/h 高(24% vs 5%～9%;P<0.05)。

一般来说,外照射瘤床补量较近距离放疗应用更多,可能因为传统观点认为近距离放疗美容效果不佳。由于近距离放疗的靶区更小,补量时避开了皮肤,事实上美容效果可能更佳。史上最早的两个组织间插植近距离放疗瘤床补量的研究结果不甚满意,提示近距离技术的正确应用非常重要。至少有两项随机对照研究评价了随机分为外照射组和 HDR 近距离组的美容效果。第一个研究比较了根治性放疗中分别用 60Co 外照射和 192Ir 行瘤床补量 20Gy 的美容效果。在调整了预后因素及治疗因素后,近距离补量的乳腺内肿瘤复发率更低,两组美容效果相似。第二个研究中保乳术后患者分别用 192Ir 组织间插植和混合 X 线电子线行瘤床补量 15Gy,结果显示两组都获得了良好的局部控制,且组间无差异。美容效果也类似,未见统计学差别。用数字化评分系统来评估的话,近距离组的客观乳腺反应较外照射组为高。

近期 Pennsylvania 大学的一项回顾性分析显示用 192Ir 补量的 1 年治疗后美容效果要优于电子线补量的配对对照组,但 5 年后差异消失。两组间

局部失败率、无远处转移生存率、总生存率及失败模式均无差别。表 18-2-5 给出了比较组织间插植近距离放疗和外照射两种技术行瘤床推量的局部控制率和（或）美容效果的结果。总的来说，近距离技术如果使用得当的话，局部控制率要优于外照射，美容效果优于或与外照射相同。

Sioshansi 的研究显示新的 AccuBoost 表面近距离放疗技术瘤床定位优于外照射技术且靶区体积更小。近期的临床研究证明了该技术的便捷性和安全性。

2. 乳腺癌部分乳腺照射　在所有的乳腺癌近距离放疗技术中，IMBT 是研究最成熟的（表 18-2-6）。美国及欧洲的多项 Ⅰ~Ⅱ 期临床研究已经证明了用 LDR，PDR 及 HDR 近距离放疗技术行部分乳腺照射的安全性和有效性。表 18-2-6 列出了用 IMBT 进行部分乳腺照射至少 4 年随访的结果。在这些研究中，乳腺内肿瘤复发率为 0%~9.3%（年均 0.63%），美容效果良好的比例为 75%~100%。

在一项比较全乳照射和部分乳腺照射的 Ⅲ 期临床研究中，外照射 50Gy（31.2%），HDR IMBT 36.4Gy/7F。经过 66 个月的中位随访，两组局部复发率相似（3.1%：4.7%，$P=0.05$）。部分乳腺照射的

美容效果要优于全乳照射。美容效果评价为优或良的比例分别为 77.6% 和 62.9%（$P=0.009$）。在接受部分乳腺照射的患者中，接受 IMBT 的患者与接受外照射的患者美容效果无差别（81.2% vs 70%）。

除 IMBT 外，其他的部分乳腺照射技术目前均还不成熟（随访时间短，对局部控制和美容效果评估不足）。乳腺内肿瘤复发的中位时间为 7 年。美容效果恶化通常发生在放疗后 12~24 个月，毛细管扩张和纤维化发生的时间更晚，在某些病例中疗后 5 年仍可出现。

Keisch 等报道了一项 Ⅰ/Ⅱ 期临床研究的结果，评价了 MammoSite 行部分乳腺照射或瘤床推量的安全性及有效性。这项研究的目的是为了使 MammoSite 装置获得 FDA 的批准。最初入组了 70 例患者，其中 54 例可以行装置植入，43 例符合标准照研究方案进行治疗，均接受 MammoSite 的部分乳腺照射。入组标准为：年龄≥45 岁，肿瘤 ≤2cm，病理证实为浸润性导管癌，切缘阴性，无淋巴结转移。术后 10 周内植入 MammoSite 装置。所有患者均接受 34Gy/10F 的照射，剂量点设定在距球囊表面 1cm 处，每天治疗两次，共 5~7 天。结果显示无严重的放疗副反应发生，最常见的不

表 18-2-5　外照射和组织间插植近距离放疗瘤床补量的比较

研究者	5 年局部控制率			美容效果达优/良的比例		
	外照射	近距离	比较	外照射	近距离	比较
Ray & Fish				97%	74%	
Fowble				96%	88%	
Olivotto				85%	58%	$P<0.03$
Sarin				40%	87%	$P<0.004$
De la Rochefordiere	7%	8%	$P=$ns	97%	95%	$P=$ns
Mansfield	18% （10 年）	12% （10 年）	$P<0.05$	95%	91%	$P=$ns
Touboul	8% （5 年） 15.5% （10 年）	5.5% （5 年） 8.1% （10 年）	$P=0.32$	83%	62%	$P<0.001$[a]
Perez	6%	7%	$P=$ns	81%		
Wazer	3.2% （5 年） 3.2% （7 年）	3.9% （5 年） 9% （7 年）	$P=$ns[b]	68% （20Gy）； 84% （10~14Gy）	90%	$P=0.001$ $P=0.01$
Hammer	8.2%	4.3%	$P<0.04$	70%	88%	$P<0.0001$
Poortmans	4.5%	2.5%	$P=0.09$			
Polgar	5.8% （4.5 年）	7.7% （4.5 年）	$P=0.69$			

良反应包括皮肤红斑、脱落、感染及血肿形成。疗后 1 月 88% 的患者的美容效果评价为优 / 良。随访结束后，乳腺内肿瘤控制率为 100%，82%～83% 的患者美容效果为优 / 良。感染的发生率为 9.3%，毛细管扩张的发生率为 39.5%，无症状性脂肪坏死的发生率为 32.6%（有症状性血肿形成的发生率为 12%）。美容效果差与皮肤距球囊距离小有关。皮肤距球囊距离超过 7mm 美容效果良好。35% 的患者出现了局部纤维化，7.5% 的患者出现了无症状性脂肪坏死。患者满意度为 100%。

美国乳腺外科协会的研究和另外 5 个单中心或多中心的临床研究得出了与 FDA 研究相似的结果。这些研究中的局部复发率均较低，5 年局部复发率为 0%～5%。5 年美容效果优 / 良的比例为 88%～91%。Chao 等在 FDA 研究中也发现皮肤距离≥7mm 美容效果更优。Cuttino 等报道的数据显示皮肤距离≤6mm 的患者发生严重皮肤反应和毛细管扩张的发生率更高。

Prosnitz 和 Marks 及 Van Limbergen 等广泛讨论了 MammoSite 球囊近距离放疗的许多技术细节。围手术期 / 术后置入的时机、球囊与术腔及不对称靶区的贴合度和球囊到皮肤的距离与毒性相关。术中置入单管 IBBT 血肿发生率较高，球囊到皮肤的距离<15mm 皮肤毒性发生率较高。作者还讨论了单管 IBBT HDR 的花费以及Ⅱ期临床研究病例数较少且缺乏长期随访的不足。

对 Contura 和 MammoSite 的直接比较结果显示多管装置的胸壁和皮肤剂量更高。例如，Virginia Commonwealth 大学工作组的研究显示即使皮肤距球囊的距离相同，Contura 较 MammoSite 的平均皮肤剂量明显要低（67% vs 82% 处方剂量，$P<0.05$）。相似的，平均最大肋骨剂量 Contura 也较 MammoSite 低（82% vs 105% 处方剂量，$P<0.05$）。

关于 SAVI 的 APBI 初步研究结果较为鼓舞。在两个机构使用该技术治疗的最早的 100 个患者中，经过 21 个月的中位随访，局部控制率为 99%。毛细管扩张的发生率为 1.9%，色素沉着发生率为 9.8%。2 级纤维化、症状性血肿、无症状性脂肪坏死在 1.9% 的患者中出现。

TARGIT-A 实验结果显示 TARGIT 在乳腺内肿瘤控制方面不劣于 WBI。4 年的复发率 TARGIT 组仅为 1.2%，WBI 组为 0.95%（$P=0.45$）。另外，TARGIT 和 WBI 组的毒性相似（3.3% vs 3.9%）。皮肤破损、感染及血肿形成是最常见的副反应。两组患者的副反应发生率均低于 3% 然而中位随访期仅为 25 个月，因此使用这些结果应慎重。

Milan 工作组报道了一项大的临床研究的结

表 18-2-6　多管近距离放疗部分乳腺癌照射的局部失败率

	入选病例	近距离放疗类型	病例数	中位随访	局部失败率	年失败率
Ochsner Clinic USA	<4cm, N0, N1a; 切缘阴性	LDR/HDR; 45/32～34Gy	150	6.25 年	2%	0.3%
German-Austrian Phase Ⅱ	≤3cm；切缘>2mm pN0, ER+; ≥35 岁	HDR 32Gy; PDR 50Gy	274	4 年	2.2%	0.55%
William Beaumont Hospital	<3cm, N0, N1a, 切缘>2mm	LDR/HDR; 50/32～34Gy	199	9.6 年	4%	0.4%
NIO Budapest Phase Ⅱ	<2cm, N0～1a; >40 岁	HDR; 30.3～36.4Gy	45	12 年	9.3%	0.8%
Orebro Medical Center	<5cm N0～1; 切缘阴性	PDR; 50Gy	43	7 年	6%	0.8%
RTOG95-17 Phase Ⅱ	≤3cm, 无浸润性小叶癌成分, 切缘阴性, pN0～1a	LDR 45Gy; HDR 34Gy	99	6.7 年	6.1%	0.9%
Univ, Wisconsin	≤3cm, 无浸润性小叶癌成分, 切缘阴性, pN0～1a	HDR; 32～34Gy	高危组 90 例; 低危组 183 例	4 年	2.9%	0.7%
NIO Budapest Phase Ⅲ	<2cm N0～1a	HDR 36.4Gy	88	6.8 年	4.5%	0.7%

果，2000—2008 年共入组 1822 例患者，单病灶直径达 2.5cm，使用 ELIOT 系统治疗。经过 36.1 个月的中位随访，乳腺内的复发率为 3.6%。局部副反应主要是脂肪坏死（4.2%）和纤维化（1.8%）。

（四）正在进行的临床研究介绍

目前有两个大的比较 APBI 和 WBI 的Ⅲ期随机对照实验正在进行，分别是美国的 NSABPB-39/RTOG 0413 和欧洲的 GEC-ESTRO。NSABPB-39/RTOG 0413 试验刚开始入组时，入组的包括行肿块切除术后患者，0 期，Ⅰ或Ⅱ期，肿瘤大小≤3cm 且阳性淋巴结≤3cm。患者接受 WBI（50Gy/25 次或 50.4Gy/28F），然后根据以下图解进行随机分组：多管近距离放疗，34Gy/3.4Gy；MammoSite 球囊或其他腔内装置，34Gy/3.4Gy；3D-CRT，38.5Gy/3.85Gy。最初只有组织间插植和 MammoSite 管两种可选的近距离放疗技术。随后实验方案进行了调整，加入了 MammoSite 多腔，CONTURA 和 SAVI 技术。因为实验入组低风险，入组标准限值到了<50 岁的 DCIS 或浸润性癌和任何年龄 ER 阴性或淋巴结阳性的女性。欧洲 GEC-ESTRO 乳腺癌工作组 APBI 实验将≥40 岁，0 期、Ⅰ期及Ⅱ期，肿瘤大小<3cm，pN0/Nmic 的女性乳腺癌患者随机分到 IMBT 为基础的 APBI 组合外照射 WBI 组。APBI 使用 HDR（32Gy/4Gy/8F 或 30.3Gy/4.3Gy/7F）或 PDR（50Gy，0.6～0.8Gy/h）。WBI 剂量为 50.4Gy/28F+ 瘤床补量或 50Gy+ 瘤床补量。目前均没有长期随访的结果。

第三节　腔内近距离治疗

腔内近距离放疗是用一个或几个密封放射源，通过特殊的施源器插入人体自然管腔内，对局部病灶进行高剂量照射的方法，应用卵圆体或敷贴照射阴道内肿瘤也属于腔内治疗。腔内照射可以用线源，点源或移动源。宫颈癌的近距离照射有很长的历史而且有比较好的效果。

详见第十七章第一节宫颈癌"三　宫颈癌的放射治疗技术"。

第四节　目前治疗挑战和研究方向

近距离放射治疗是放疗的一种重要形式。常用于前列腺癌、乳腺癌、宫颈癌、子宫内膜癌以及头颈肿瘤等。这项技术治疗肿瘤有效率高，安全性好，很少发生严重的并发症，但也存在挑战。以放射性粒子植入组织间近距离治疗前列腺癌和组织间插植近距离治疗乳腺癌为代表的组织间近距离治疗是多学科交叉技术，需要放疗、外科、影像、超声等学科配合，发挥相关学科优势，是保证治疗成功的关键。目前国内一些医院单独学科开展工作，使近距离治疗的质量达不到理想的标准。

对组织间近距离治疗技术培训和放射防护培训十分必要，目的是使近距离的治疗更加规范化。目前美国已经具备放射性粒子治疗前列腺癌相当成熟的经验，无论是临床操作、术中计划、剂量计算，还是相关并发症处理，我们需要不断学习和借鉴。建立中国自己的组织间近距离治疗管理和技术操作规范，掌握好适应证是保证组织间近距离治疗疗效的前提条件。另外组织间近距离治疗是局部治疗手段，是外科和外放疗的补充和延伸，单纯近距离放疗并不能解决所有肿瘤治疗问题，需要合理、科学地与外科、外放疗和化疗结合，最大限度发挥近距离治疗优势。此外国产设备与进口设备比较仍具有相当大的差距，应加大研发力度。

放射性粒子植入组织间近距离治疗前列腺癌未来研究方向有：

1. 提高靶区剂量　目前前列腺癌危险组的定义首选是 NCCN 指南推荐，未来危险组定义可能还包括：活检阳性的百分比，患者癌症特异性生物标记（例如 Bax、Bcl-2、COX、e-cadherin、Ki-67），以及多参数磁共振影像方法等，可以精确定位前列腺病灶，有助于近距离治疗提高剂量。

2. 减少毒性反应　关于毒性，近距离放疗理论上剂量分布好，靶区更适形，周围正常器官保护更好。这样减少毒性。对比既往资料，近距离放疗晚期毒性反应比外放疗的小。今后预测毒性反应的个体化因素包括：年龄，内分泌药物的使用，以前手术情况，并发症（例如高血压）等，患者的这些特异性因素将有助于鉴别哪类患者在手术后或放疗后会出现更大的毒副反应，有助于医生为患者选择不同的治疗手段。

组织间插植近距离放疗应用于乳腺癌患者，从长期临床效果看，目前可以获得的长期随访数据很少，特别是治疗后时间超过 10 年以上的。值得注意的是不同国家，甚至不同的研究，患者的选择标准和治疗方案并不一致，这样很难使数据进行严格的比较，因此很难制定标准。为了在不同的研究中进行比较，未来的研究方向将围绕选择合适的患者，确定最佳剂量率，分次剂量，以及如何更好地

将形态学检查、图像融合技术、分子影像技术应用
于靶体积和危及器官的精准定义。

（王俊杰）

参 考 文 献

1. Holm HH. The history of interstitial brachytherapy of prostatic cancen. Semin Surg Oncol 1997, 13: 431-437.

2. Davis BJ, Horwitz EM, Lee WR, et al. American Brachytherapy Society consensus guidelines for transrectal ultrasound-guided permanent prostate brachytherapy. Brachytherapy, 2012, 11: 6-19.

3. Taira AV, Merrick GS, Butler WM, et al. Long-term outcome for clinically localized prostate cancer treated with permanent interstitial brachytherapy.Int J Radiat Oncol Biol Phys, 2011, 79: 1336-1342.

4. Rosenthal SA, Bittner NHJ, Beyer DC, et al. American Society for Radiation Oncology (ASTRO) and American College of Radiology (ACR) practice guideline for the transperineal permanent brachy therapy of prostate cancer.Int J Radiat Oncol Biol Phys, 2011, 79: 335-341.

5. Wallner K, Sutlief S, Bergsagel C, et al. Severe rectal complications after prostate brachytherapy. Radiother Oncol, 2015, 114: 272.

6. Nelson L, Howard H, James Morris, et al. Rectal Ulcers and Rectoprostatic Fistulas after ^{125}I low dose rate prostate brachytherapy. J Urol, 2016, 195: 1811-1816.

7. Arthur DW, Winter K, Kuske R, et al. A Phase II trial of brachytherapy alone after lumpectomy for select breast cancer: Tumor control and survival outcomes of RTOG 95-17. Int J Radiat Oncol Biol Phys, 2008, 72: 467-73.

8. Cuttino LW, Todor D, Rosu M, et al. A comparison of skin and chest wall dose delivered with multicatheter, Conturamultilumen balloon, and MammoSite breast brachytherapy. Int J Radiat Oncol Biol Phys, 2011, 79: 34-38.

9. Cuzick J, Sestak I, Pinder S, et al. Effect of tamoxifen and radiotherapy in woman with locally excised ductal carcinoma in situ: Long-term results from the UK/ANZ DCIS trial. Lancet Oncol, 2011, 12: 21-29.

10. Darby S, McGale P, Correa C, et al. Effect of radiotherapy after breast-conserving surgery on 10-year recurrence and 15-year breast cancer death: Meta-analysis of individual patient data for 10, 801 women in 17 randomised trials. Lancet, 2011, 378: 1707-1716.

11. Gurdalli S, Kuske Jr, Quiet C.A, et al. Dosimetric performance of Strut-Adjusted Volume Implant: A new single-entry multicatheter breast brachytherapy applicator. Brachytherapy, 2011, 10: 128-135.

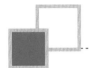

第十九章 热 疗

第一节 概 述

热疗泛指用一定能量的物质（微波、射频等）向一定深部组织传递能量产生生物效应的一类治疗方法。它与一般理疗的不同点是存在生物效应，一般理疗是直接物理效应如血流加快、促进吸收等，同放疗的区别是没有辐射，不产生电荷损伤。热疗的基本原理是利用物理能量向人体全身或局部组织传递，使靶向组织吸收能量产生一系列生物效应，并维持一定时间，利用正常组织和病变组织对能量吸收生物效应的差异，达到既治疗病变组织如促进肿瘤凋亡吸收、又不损伤正常组织器官的治疗目的。热疗既是经典的治疗手段，也是近代发展完善的主要肿瘤治疗措施，热疗由于它无损及启动全身免疫被称之为绿色疗法，于 1985 年被美国 FDA 认证为继手术、放射治疗、化疗之后的第四大肿瘤治疗手段，并受到国际肿瘤界的公认，热疗领域也从恶性肿瘤延伸到良性肿瘤或良性病治疗，现代肿瘤和特殊良性病的治疗没有热疗的参与将是一种不完善的医学模式。

"热疗"并非现代人所发明，早在几千年前，人类就有用"热"来治疗疾病的传统。古希腊名医希波克拉底（公元前 460～前 370 年）也用加热疗法治疗肿瘤，他有句座右铭："药物不能治愈的可用手术治疗，手术不能治的可用热疗治，热疗不能治的就无法治了"。不过，这种原始的对疾病的治疗技术直到近代才引起医学界的重视。19 世纪末，德国医生 Busch 和 Bruns 先后报道了感染丹毒高热后肿瘤消退的案例。20 世纪末，随着物理学、工程技术学和生物学等多学科的介入和联合攻关，推动了高温加热设备的不断更新换代。世界各国学者对分子热生物学、细胞热生物学、血管热生物学、热剂量测定法、加热技术、测温技术和临床应用等进行了大量的基础实验和临床研究，使高温治疗肿瘤进入一个飞速发展时期，加温治疗设备的进一步研制与开发、治疗经验的积累，使热疗在肿瘤的治疗中发挥越来越重要的作用。

第二节 热疗生物学

热疗不仅可以对细胞或肿瘤组织产生作用，还可使微血管孔径增大，并提高机体的免疫力（图 19-2-1）。

一、热疗的细胞学机制

（一）热疗诱导细胞的凋亡

尽管经过几十年的研究，热疗直接诱导细胞死亡的确切机制并不是很清楚，但它应该是一种与 DNA 损伤（放疗引起细胞死亡的主要机制）有关的热诱导凋亡和蛋白质失活结合效应（图 19-2-2）。

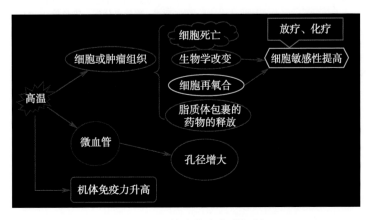

图 19-2-1 热疗的生物学机制

（二）热疗对细胞周期（图19-2-3）的影响

1. 放射抵制期——G0 和 S 期细胞
2. 热杀伤敏感期——S 和 M 期细胞
3. 热杀伤抵制期——G1 期细胞
4. 放射杀伤抵制期——乏氧细胞
5. 热杀伤不受乏氧和富氧的影响

（三）热疗对细胞成分功能的影响

热疗的其他效应也得以证实，例如在肿瘤细胞支架和膜结构上的改变，将会破坏细胞的运动性和细胞内的信号传导通路（图19-2-4，表19-2-1）。

热疗增敏放疗和化疗的一个共同解释是其抑制双链DNA损伤的同源重组修复，防止细胞修复亚致死损伤。热放疗联合应用通常不会引起更多的初期DNA损伤，但是同单纯的放疗相比，热放疗联合应用似乎能更多地抑制放疗引起的DNA损伤的再连接。有学者也提供了较新的关于热疗抑制重要DNA双链破裂修复机制的证据。

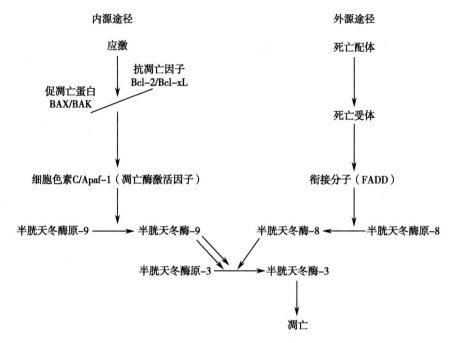

图 19-2-2　细胞凋亡的内源途径和外源途径

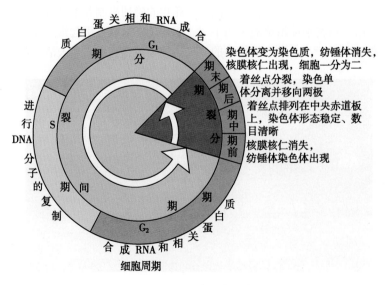

图 19-2-3　细胞周期示意图

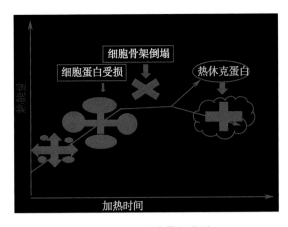

图 19-2-4 细胞骨架学说

表 19-2-1 热疗对细胞器的影响

细胞膜 （图 19-2-5）	流动性及稳态之间的改变 结构的改变 离子转运障碍（Ca^{2+}, Na^+, Mg^{2+}, K^+） 膜电位改变 跨膜离子泵的改变
细胞质 （图 19-2-6）	蛋白结构和功能的变性 蛋白合成障碍 蛋白合成聚合 热休克蛋白合成的诱导
线粒体 （图 19-2-7）	线粒体内膜通透性增大 线粒体膜电位去极化 ATP 数量减少 活性氧（ROS）生成 Ca^{2+} 跨线粒体膜转运中断
内质网核	错误折叠蛋白过度累积而致的内质网应激 DNA/RNA 合成障碍 DNA 修复酶抑制 DNA 构象改变 基因表达和信号传导的修正

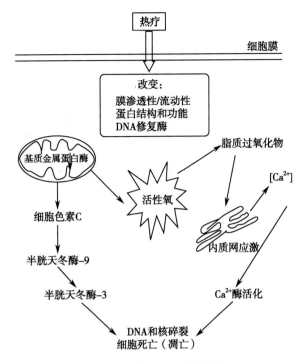

图 19-2-5 热疗对细胞膜的影响

二、热疗的免疫学效应

考虑到热休克蛋白（heat shock protein，HSP）与耐热性密切相关（图 19-2-8），热疗被认为可以通过诱导热耐受而抑制肿瘤免疫系统，后来的研究表明热疗后可增强机体抗肿瘤免疫效应，这一作用是通过 HSP 的活化和抗肿瘤细胞先天免疫和适应性免疫反应调节实现的。

高热会导致蛋白质变性，温和的加热仅会使蛋白失活，通过关闭细胞内的关键酶，温和的热疗导致 HSP 和较高水平的细胞内肿瘤抗原表达的增

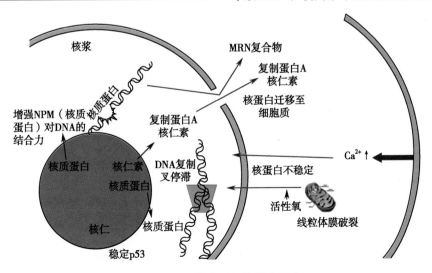

图 19-2-6 热疗对细胞质的影响

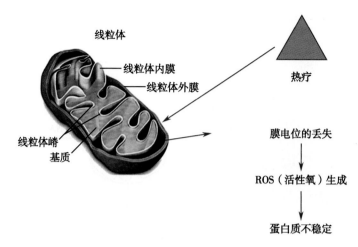

图 19-2-7 热疗对线粒体的影响

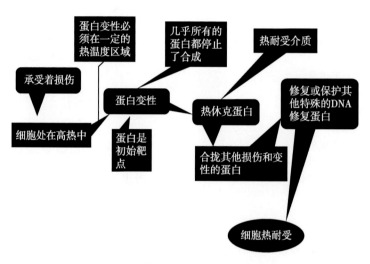

图 19-2-8 热休克蛋白与热耐受的关系

加。HSP 肿瘤抗原由树突状细胞和巨噬细胞吞噬进而诱导特异性抗肿瘤免疫反应，局部热疗的应用确实可以导致全身肿瘤的杀伤。综合治疗中，放疗的"二次打击"导致细胞坏死以及 HSP 和肿瘤抗原复合物释放。

热疗能通过各种途径增强对肿瘤细胞的免疫反应。体内研究表明热疗可使 NK 细胞活性增强，同时热疗提高中性粒细胞的抗肿瘤效应。体外研究表明，热疗增加 T 细胞和 B 细胞热损伤，但在体内，这些免疫细胞在治疗后不久即得到恢复，还可以与热疗诱导的树突状细胞相互作用。热疗可促进免疫已越来越明朗，通过直接热介导的细胞死亡以及先天免疫和适应性免疫系统的调节来实现的（图 19-2-9）。热调节过程中涉及的生物学过程如下：

（一）肿瘤细胞的表面分子

加热的肿瘤细胞增加了 MICA，NKG2D 配体和 MHC I 的表面表达，使肿瘤细胞对 NK 细胞和

CD8[+]T 细胞分泌的溶菌酶更敏感（图 19-2-10A）。

（二）HSP

加热的肿瘤细胞释放 HSP，激活 NK 细胞和抗原呈递细胞。HSP 包含潜在的肿瘤抗原，抗原呈递细胞吞噬 HSP 抗原并将之转递给 CD8[+]T 细胞（图 19-2-10B）。

（三）外泌体

加热的肿瘤细胞释放外泌体，外泌体亦包含潜在的肿瘤抗原，抗原呈递细胞吞噬抗原并将之转递给 CD8[+]T 细胞（图 19-2-10C）。

（四）对免疫细胞的直接效应

肿瘤中的免疫细胞，例如 NK 细胞，CD8[+]T 细胞和树突状细胞，经加热后可被激活（图 19-2-10D）。

（五）肿瘤循环系统免疫过程

经加热后可增强肿瘤血管系统的渗透性和黏附分子表达，这会更好地促进肿瘤与引流淋巴结间的免疫交叉作用（图 19-2-10E）。

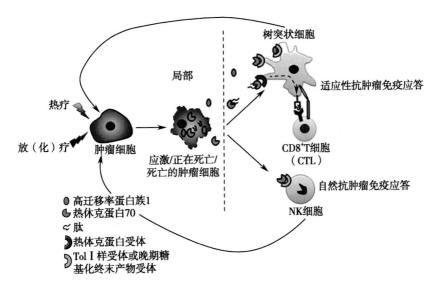

图 19-2-9 热疗诱导对肿瘤细胞的免疫反应

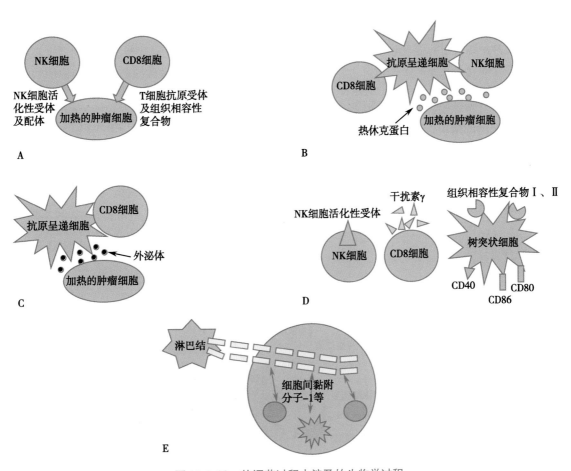

图 19-2-10 热调节过程中涉及的生物学过程

A. 加热后肿瘤细胞的表面分子；B. 热休克蛋白；C. 外泌体；D. 对免疫细胞的直接效应；E. 肿瘤血管

（六）多方位的免疫辅助效应

加热通过内在和外在机制影响肿瘤微环境，增强免疫治疗。通过体温调节信号及肿瘤代谢改变可以增加肿瘤的血管灌注和血流量，进而诱导产生HIF-1，导致活性氧生成和血管内皮生成因子表达增多。加热可引起肿瘤血管 E/P 选择素和 ICAM-1增多，进而导致 CD8⁺T 细胞相互作用增强，TCR 信号增强和天然 T 细胞和效应细胞的分化。MICA/

B 在肿瘤细胞表面表达增多以及 NK 细胞上配体 NKG2D 的上调,将会增加 NK 细胞的细胞毒性杀伤力。随着巨噬细胞、树突状细胞的功能活性增强,对细胞外环境中释放的 HSP 亦会增多,将会激活下游的免疫活性,并增强抗原表达(图 19-2-11)。

三、热疗对肿瘤微环境的影响

肿瘤组织由于其特殊性,具有不同于正常组织的一些特征,主要表现为:血管结构紊乱、形态异常等,由于肿瘤组织生长的无序性,造成了微血管延长、受压、呈线圈样扩张扭曲、杂乱,容易形成瘤内血栓或血管闭塞;肿瘤组织内部的血管管窦较宽、有动静脉瘘,另外其内血流阻力较大,有血管分布不足的区域;血管壁结构不健全,缺乏弹性基膜,表现为内皮细胞肿胀、血细胞外溢、甚至无基底层,在高温和压力增高的情况下,血管容易出现破裂;血管神经感受器不健全,对温度感受能力极差,不能通过神经系统进行温度调节;毛细血管具有大量窦状隙,即使在正常状态的情况下,也处于可开放状态,因此容易热积累。由于上述特点的存在,肿瘤组织内部存在血流量低、血流停滞、组织乏氧、静脉压增高的情况,而在受到加热后,组织温度每上升 1℃,细胞代谢增加约 10%～15%,然而肿瘤血管结构特点,并不能满足正常的血流代谢需要,因此容易发生血管内皮损伤、微血管容积增加、血管通透性增强,导致液体内渗入间质,组织

细胞核肿胀,核膜破裂,细胞受损死亡。

四、热疗对人体代谢的影响

人体是一个大的代谢工厂,每天机体代谢产生大量的代谢产物或有害化学物质。一般来说,人体可以通过皮肤、呼吸道、消化系统排泄这些代谢废物。人体排出的代谢废物约有 500 种之多,其中从肺及呼吸道排出的约有 140 多种,经皮肤排泄的约有 180 种,其中包括二氧化碳、氨气、尿酸、细菌、病毒、糖分、钾、钙、水、变性的脂肪球、坏死的细菌、变质的蛋白质等。

皮肤作为人体最大的排泄器官,遍布全身上下,为整个机体提供保护功能。中医上有通过皮肤发汗来治疗各种疾病的传统,虽然目前很多方法已经失传,但是现代的研究方法已经证实,通过皮肤发汗,能够促进体内代谢废物的排出,从而达到祛病、抗病、健体的效果。而全身热疗时,人体处于高代谢状态,毛孔、汗腺能够得到最大程度的开放,在排出大量汗液的同时,带走体内的代谢废物和有毒化学物质,从而达到防病治病的目的。

五、热疗对肿瘤血流量及血管系统的影响

热效应不但不会引起转移,反而使肿瘤区域营养匮乏,抑制肿瘤发生转移。肿瘤内的血管、血流与正常组织显著不同。血管丰富,但扭曲扩张、杂

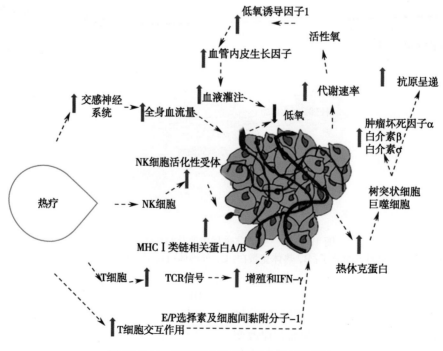

图 19-2-11　热疗对人体免疫的多能辅助效应

乱，血流阻力大，容易形成血栓、闭塞。肿瘤的毛细血管壁由单层内皮细胞和缺乏弹性基膜的外膜构成，较脆弱，在高热、压力增高时容易破裂。血管内皮间隙大，部分由肿瘤细胞衬覆，细胞增生突向管腔引起阻塞。由于以上特点，肿瘤组织的血流量只有邻近正常组织血流量的 1 %～15 %，肿瘤越大，血流量越低。在高热作用下，肿瘤周围的正常组织血管扩张，血流加快，有良好的血液循环，散热快，温度升高慢；肿瘤内血流缓慢，阻力大，散热困难，热量容易积聚，温度升高快，成为一个巨大的储热库，两者温差可达 5～10℃，肿瘤中心温度一般比肿瘤周边高 1～1.5℃以上。肿瘤细胞对热耐受性低，一般癌细胞在 42℃、2h 以上可以杀灭，而正常细胞可以长时间耐受 42～43℃高热（图 19-2-12）。

癌细胞特别容易受到加热影响：体内实验研究表明，40～44℃温度范围即可引起更多的对肿瘤细胞的选择性损伤。癌组织与正常组织血管的生理差异被认为是正常组织和癌组织之间对热疗敏感性差异的主要因素。正常血管分布有完整的动脉、毛细血管和静脉网，但是肿瘤组织的血管网混乱、有渗漏而且低效。这种异常血管，导致肿瘤灌注贫乏，使传统放疗的有效性受限于低氧环境，并且导致化疗很少渗透到肿瘤组织。

对血供较好的组织进行中等温度的短期治疗（<42℃），能增加肿瘤灌注及其对放疗的敏感性，提高细胞的杀伤率。当温度在 42℃以上时，肿瘤血管被破坏，导致血流量下降，从而引起肿瘤细胞低氧及酸性升高。在缺乏营养、酸性、低氧的环境下，大部分的肿瘤细胞脱离了增殖循环。

六、影响热疗的因素

多因素影响热疗引起的细胞损伤的机制和程度。一个关键因素是温度。加热癌组织到较高的温度（50℃以上）引起肿瘤蛋白变性与直接消融。在以往的临床经验中，较常用的温度是 40～45℃。而在我们的临床实践观察中，只要温度达到 38℃以上，就可有较明显的疗效，患者的耐受也较好。

治疗时间是另外一个影响热疗疗效的重要因素。在 42.5～43℃以上的温度，在保持同等细胞杀伤效应的情况下，每升高 1℃，治疗时间减半。鉴于热疗的效果随强度和时间的增加而提高，因此提高加热速率也会增加肿瘤的杀伤。事实上，体内外的多项研究已经证明更快速的加热会引起更多的细胞损伤。在 2012 的一项体外研究中已经证实，当细胞被从 37℃快速加热至 43℃时，加热可引起更多的细胞膜损伤。快速加热至 50℃维持 30min 将会导致细胞坏死，而缓慢加热至 43℃维持 1h 则会导致细胞凋亡。在热疗增敏放化疗的同时，放化疗也可加强热疗的肿瘤杀伤效果。另外，如果能增加热传导的速率，则可减少热剂量。

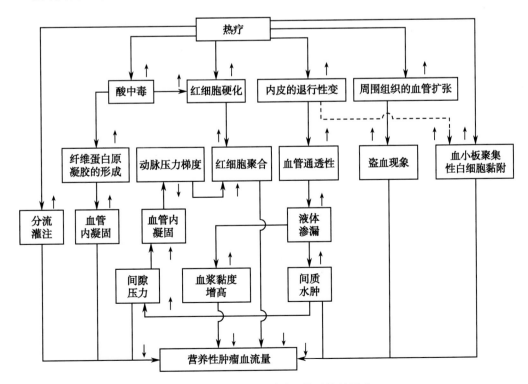

图 19-2-12　热疗对肿瘤血管系统的影响

热疗次数也是影响热疗疗效的一个重要因素。热疗次数到底多少为佳，目前仍无定论。有学者通过随机性研究，比较 2 次和 6 次热疗对浅表性肿瘤的疗效，结果显示完全缓解率没有差别。研究人员对患者体表的多发性病灶，随机采用 1 次或 4 次的热疗，显示 4 次热疗的效果明显好于 1 次。因单次热疗很难保证瘤体受到均匀有效的加热，而采用多次加热则在一定程度上可以克服这方面的缺陷，目前临床上多主张多次热疗。但由于热耐受的影响，两次热疗的时间间隔不应过短，以 1～2 天治疗 1 次为宜。

第三节 热疗物理学

一、热剂量学

热疗同放疗一样也有剂量学的概念，温度与靶细胞生存紧密相关，事实上当温度超过 38℃ 已经能产生一定强度的生物学效应，所以超过 38℃ 的加温在临床上都是有效的治疗，而有些器官是限制温度的，例如脑器官，头颅外加热限制在 38℃ 以下。

（一）阿伦尼斯模型

在热实施中，Arrhenius（阿伦尼斯）模型（图 19-3-1）展示热对细胞杀死率的生存曲线，曲线斜率作为温度的作用强度——热效应，每个折点（断裂点）出现都是热耐受出现点，表达公式如下：

$$S=1-(1-e^{tT/To})^n$$（tT：保持在温度 T 的时间；To：在温度 T 时杀死细胞的活化能）

利用 Arrhenius（阿伦尼斯）模型对于正常组织和肿瘤组织体外研究显示：①组织存在不同的绝对温度敏感性；②温度与细胞死亡存在关系（图 19-3-2）。但是不同组织对温度的反映不同，所以等效温度剂量在临床实践中应用是非常重要的。

（二）热剂量

等效热剂量（thermal dose，TD）是"相当于 43℃ 的等效累计分钟数"，它和组织的热损伤有关，其计算公式如下：

$$CEM_{43}=\Delta tR^{(43-T)}$$（Δt 是治疗期间的时间增量，T 是时间间隔内的平均温度，R 是常数，当 T<43℃ 时，R=0.25，当 T>43℃ 时，R=0.5）。

其他试用的热剂量单位包括最高温度（Tmax）、最低温度（Tmin）及平均温度（Tave），近年来临床常采用 T_{90}，T_{90} 是指在所获得的肿瘤全部测温数据中，有 90% 的测温点的温度达到要求温度的数值，也可较好地反映热疗的效果。

二、温度的测量

热疗效果的好坏与温度有密切的联系，因此热疗过程中的测温就十分重要。以往临场热疗采用的主要是有损测温，即在热疗时、局部麻醉下热电偶、热敏或光纤测温元件等通过穿刺植入肿瘤内，通过肿瘤中心单点、或肿瘤周围多点测温来控制温度。但治疗时间较长，存在着局部疼痛、容易合并感染等并发症，且所测得具体数值仍不能代替整个肿瘤的温度区域变化，因此限制了其在临床的应用。近年来国外发展的 BSD2000 区域热疗可与 MRI 联机，利用加热过程中肿瘤内分子的变化而反映肿瘤的温度及加热区域分布，取得了一定的进展，但存在着设备昂贵、临床难以普及的缺陷，

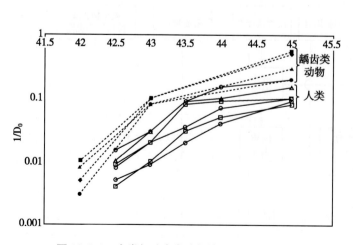

图 19-3-1 人类与啮齿类动物的阿伦尼斯模型

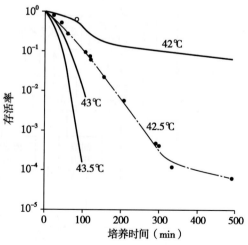

图 19-3-2 不同温度下细胞的存活率情况

因此热疗的测温技术仍是阻碍热疗进一步发展的障碍。在目前临床治疗上，利用腔内测温仍不失一种暂时过渡手段，如对食管癌、直肠癌、宫颈癌等腔道发生的肿瘤，直接将测温线置入肿瘤附件的腔道内，患者耐受好，也可在一定程度上反映加热效果，值得临床应用。

三、热疗的临床分类

热疗通常分为三种类型：局部热疗，区域热疗和全身热疗。局部热疗通常应用于体表或接近体表或自然身体腔道的实体局限疾病，并且可使用外部或内置照射源。区域热疗指通过加热的液体循环用于肢体肿瘤的灌注，以及胸腔、腹腔热灌注技术，主要和化疗同步应用。近年来，也有学者将深部肿瘤的射频热疗归入区域热疗的范围，而深部肿瘤的射频热疗主要以配合放射治疗为主，而全身化疗与射频热疗的配合也可增加深部肿瘤的疗效。对晚期播散性病变，尤其是放、化疗无效或控制后出现复发、远处转移，而患者全身情况又较好者可考虑全身热疗。全身热疗主要是配合全身化疗来使用，其目的是减少化疗的耐药性，增加化疗对肿瘤治疗的有效性。全身热疗的方法有多种，包括早年的蜡浴法、电热毯法、人工注射细菌毒素法，以及近年来使用的体外血液循环加热法、红外线太空舱法。使用体外设备进行全身加热，一般需要全身麻醉、而且有一定的并发症，因此限制了全身热疗技术在临床上的普及应用。

根据治疗温度的不同，热疗又可分为常规高温热疗（41～45℃）、固化热疗（50～100℃）、气化热疗（>200℃），以及近年来提出的亚高温热疗（38～40.5℃）。亚高温热疗及常规高温热疗技术在临床上应用最为广泛，主要是配合放射治疗、化学治疗。由于其对常规治疗手段如放射治疗、化学治疗不敏感的肿瘤可起到协同杀伤及增敏作用，从而提高现有治疗手段对肿瘤的局部控制率及预后。

四、临床常用加热设备

目前临床上常用的国产热疗设备以迈达公司的产品为代表，国际上以美国 BSD 为代表。热疗设备主要为各种不同频率的电磁波，根据工作频率的不同，又分为以下几种：

（一）微波热疗机

其频率主要为 433MHz、915MHz、2450MHz，主要满足浅表肿瘤、颈部转移淋巴结、乳腺癌等的治疗，采用体外辐射器加热；同时对自然腔道发生的肿瘤如食管、直肠、宫颈等处发生的肿瘤，可采用体腔辐射器的方法进行腔内加热；另外，利用微波技术也可开展组织间插植热疗，主要是将针状辐射器刺入肿瘤内进行加热。

（二）射频热疗机

主要采用 1 对或多对电容极板，频率为 10～100MHz 不等，将被加热区域置于极板之间，通过极板之间的射频电场感应，激发人体组织内带电离子做高频运动，形成射频电流，从而引起组织内分子剧烈碰撞而产生热量，达到加热升温的目的。如国内 SR-1000、NRL 热疗机采用的频率为 40MHz 左右，主要满足于深部肿瘤的治疗。

（三）BSD 系列热疗机

主要为 BSD-1000、BSD-2000，主要在欧美国家使用。采用环形阵列天线环绕人体，产生可调电磁波，从而用于满足深部组织和区域性加温的目的。尤其是 BSD-2000 可与 MRI 联机，采用无损测温技术从三维方向上了解加热范围及温度变化。

（四）立体定向热疗

随诊热疗学进展，立体定向热疗（刀）逐渐成为未来发展的特殊方向，由于其没有任何副作用，将可以在一定范围内代替放射立体治疗系统（放射刀）。

（五）其他加热设备

近年来在临床上应用的超声聚焦刀、射频多探头、氩氦刀等尽管其治疗温度属于凝固性坏死的温度治疗范畴，但因主要作用于肿瘤局部，所以也被归入局部热疗的范畴。

目前肿瘤的治疗多强调综合治疗，而热疗是综合治疗手段中的一种，应当合理、有效地配合常规治疗手段如手术、放疗、化疗等，尽量避免单纯利用一种热疗手段设备来治疗肿瘤的被动局面，这是肿瘤临床工作所必须的。

第四节 热疗的临床应用

在过去的几十年里，热疗已在多数肿瘤治疗中显示出效果，包括头颈部肿瘤、乳腺癌、脑、膀胱、宫颈、直肠、肺、食管、外阴及阴道肿瘤，以及非黑色素瘤、黑色素瘤皮肤癌和肉瘤。近年来，独立用于某些惰性肿瘤治疗，如乳头状甲状腺癌，可单纯热疗达到手术一样的效果，而无手术的损伤，得到大家的共识。在良性肿瘤治疗方面，包括低度恶性肿瘤，在同等情况下，优先选择热疗。一些良性疾病如风湿病、木村病、银屑病、肺部严重感染，在热疗的参与下可获得更好的临床疗效。同其他治疗方式一样，正常组织对热疗耐受不同，不同疾病需要特定的热剂量。中枢神经系统组织非常敏感，42～42.5℃下超过 40min 即可表现出不可逆的损伤。然而，大多数其他正常组织在 44℃加热 1 小时很少有永久性损伤。

一般认为放疗和热疗同步进行可达到最大治疗效果，但在具体的临床实践操作中存在一定的难度。乳腺癌、鳞癌和其他类型肿瘤的实验证实随着治疗间隔时间的延长，热疗的增强效应随之降低，在间隔 4 小时后，增强效应完全消失。许多研究主张放疗后应用热疗会产生更好的治疗效果，体外实验也证实放疗热疗的序贯治疗有效性高于单独的放射治疗，这可能与序贯治疗引起 DNA 修复和 VEGF 的抑制作用有关。事实上肿瘤对联合治疗的顺序有不同的反应，如 HA-1 细胞对放疗热疗序贯治疗反应最好，而 EMT6 细胞则相反。最优的治疗顺序与肿瘤类型相关，在临床中热疗的治疗顺序仍需系统的研究。许多体外实验证实同步热化治疗效果最好，但这涉及不同肿瘤不同的化疗药物，药物的浓度和活性，药物的间隔时间等。

一、热疗与恶性肿瘤

（一）热疗与乳腺癌

最为人熟知的是：热疗在乳腺癌中的治疗作用。从 1988—1991 年五项实验研究热疗对进展期原发乳腺癌和复发乳腺癌的疗效。患者被随机分为放疗组和放疗热疗组，放疗组的完全缓解率是 41%，放疗热疗组是 59%（$P<0.001$）。在有既往放疗史复发区域的患者中，疗效最显著。随后毒副反应出现：骨坏死，骨折和臂丛神经损伤，这些损伤都是放疗副反应，尤其是再次照射部位。

（二）热疗与宫颈癌

"荷兰深部热疗试验"从 1990—1996 年，114 名宫颈癌患者被随机分为单独放射治疗组（中位剂量 68Gy）和联合治疗组（每周合并一次热疗）。在 12 年的随访中，放疗（RT）+ 热疗（HT）联合治疗组局部控制仍然较好（56% vs 37%，$P=0.01$），生存率也更好（37% vs 20%，$P=0.03$），而且 RT 的副反应没有在 HT 作用下增加。

2001 年，Harima 等报道 40 例ⅢB 的宫颈癌患者，发现与放疗组相比放疗热疗组完全缓解率和 3 年无复发生存率有显著提高（80% vs 50%，80% vs 49%）。2005，瓦桑塔等报道到目前为止发表的

负面研究，110 名局部晚期宫颈癌患者的随机试验（HT+RT）。本研究由于肿瘤体积之间的不平衡而受到批评，可能是热疗剂量不够，和患者较厚的皮下脂肪导致的电容受热不足。

在不能耐受铂为基础治疗的早期宫颈癌患者中，与仅放疗相比，放疗联合热疗可以增加治疗的效果。2010 年，一项 meta 分析揭示放疗联合热疗可以提升完全缓解率，减少局部复发率和延长总生存率。

（三）热疗与肺癌

近年来 HT 还用于治疗非小细胞肺癌（NSCLC）。2006，Mitsumori 报道局部晚期 NSCLC 热疗的多中心随机试验结果。1998—2002 年间，80 例患者随机接受单独放疗或放疗联合热疗。虽然组间 LC（局部控制）和 OS（总体生存率）没有显著不同，1 年局部无进展生存期明显好于单独放疗（67.5% vs 29%，$P=0.036$）。

2012，Oguri 报道了 33 例局部复发性 NSCLC 患者 RT+HT 治疗的回顾性研究。RT+HT 比单独 RT 有更大的潜在疗效，特别是对不涉及远处转移或大肿瘤的复发的病例，RT+HT 有 18 个月的平均生存期。

（四）热疗与头颈部肿瘤

Huilgol 等人研究 T3～T4 期和 N1～N3 非转移性头部和颈部肿瘤的患者 RT+HT 的疗效。56 例患者随机分组为 RT 组或 RT+HT 组。两个治疗组的患者均为 70Gy 的剂量，2Gy/d，7 周以上。联合治疗的患者接受 HT 30min，平均温度 42.3℃。1 年的随访时间内，临床缓解率 RT 组与 RT+HT 组相比为 42.4% vs 78.6%（$P<0.05$），Kaplan-Meir 生存分析也显示联合治疗有显著改善。

一项Ⅲ期临床研究：从 1985 年到 1986 年，41 例局部进展期和Ⅳ期的头颈鳞状细胞癌患者随机分为放疗组和放疗热疗组，在治疗 3 个月之后，放疗热疗组的淋巴结的完全缓解率高于放疗组（83% vs 41%，$P=0.0164$），放疗热疗组 5 年总生存率为 53.3%，而放疗组 5 年总生存率为 0（$P=0.02$）

（五）热疗与中枢神经系统肿瘤

1990—1995 年，来自 UCSF（加州大学旧金山分校）的Ⅲ期试验用以确定辅助 HT 是否改善多形胶质细胞瘤（GBM）患者的生存率。RT+HT（40 例）组进展生存期和生存期与 RT 治疗相比显著延长（$P=0.04$）。

（六）热疗与黑色素瘤

1995 Overgaard 等发表的 70 例转移性或复发

性黑色素瘤患者被随机分组单独放射治疗（剂量为 25～27Gy，3 次，超过 8d）和 RT 联合 HT（43℃60min）。联合治疗的 2 年 LC 增加（RT，28% 与 RT+HT，46%，$P=0.008$），此外，热疗不增加急性或晚期副作用。

（七）热疗与消化道肿瘤

Cochrane 数据库（2009）回顾性分析了六个关于 HT 和 RT 联合治疗晚期直肠癌的随机临床试验，涉及 1990—2007 年的 520 名患者，4 项研究报告的联合分析发现 RT+HT 患者的 2 年 OS（总体生存）率显著更好（$P=0.001$）

从 1999—2002 年，31 例主要为 T3N1（Ⅲ期）且平均直径 6cm 的食管肿瘤患者被纳入，其中 26 名患者被随机分为热疗联合化疗（顺铂和依托泊苷）组。22 名患者可以进行手术切除，手术后的阶段没有报告并发症。联合 HT 患者疾病稳定期的平均时间为 8 个月，平均生存时间为 12 个月。热疗无严重不良事件发生。

（八）热疗与泌尿生殖道肿瘤

Maluta 等人报道 144 例 LAPC（局部晚期前列腺癌）患者同时接受 RT 和局部 HT 和雄激素剥夺疗法（ADT）。患者在接受 RT 时自始至终共接受 4 次 HT 治疗，这项Ⅱ期研究显示 5 年 OS 为 87%，5 年无进展生存率 49%，无晚期 3 级毒副反应，除与 ADT 相关症状外，无显著性其他副反应。

Colombo 研究了 10 年的非肌层浸润性膀胱癌的预后，热化疗和单独化疗 10 年完全缓解无病生存期（DFS）分别为 53% 和 15%（$P<0.001$）。

（九）热疗与肉瘤

1997—2006 年，Issells 对局部高危 STS（软组织肉瘤）患者进行 CT（化疗）联合 HT（热疗）的Ⅲ期临床试验。341 患者随机接受单独新辅助 CT 即依托泊苷＋异环磷酰胺＋阿霉素（EIA），或 EIA 联合区域 HT。EIA 联合 HT 治疗 2 年局部无进展生存期为 76%，EIA 的单独为 61%（$P=0.003$）。EIA 联合 HT 患者的无病生存率（$P=0.011$），缓解率（$P=0.002$），和总生存率（$P=0.038$）均有提高。

（十）热疗与儿童肿瘤

热疗也已被应用于小儿恶性肿瘤。Wessalowski 等人报道 10 例局部复发或化疗难治性生殖细胞肿瘤。热疗联合铂类为基础的化疗治疗，完全缓解率 50%。2013 年，Wessalowski 报道了一个临床试验，包括 44 例难治性或复发性生殖细胞肿瘤患者。在这项试验中，同步化疗包括顺铂、依托泊苷、异环磷酰胺，与非侵袭性和微波诱导区域深部热疗同时进行。86% 的患者对治疗部分缓解，46% 的完全缓解。五年无病生存率为 62%，5 年总生存率为 72%。

（十一）热疗与恶性肿瘤高颅压

热疗控制恶性肿瘤高颅压，在全国多个医疗单位开展。

二、热疗与良性肿瘤

报道显示：甲状腺结节患者 32 例，经过 10～15 次热疗，3 个月后结节较前明显缩小。口腔良性肿瘤患者 165 例，其中口腔黏液囊肿 83 例、血管瘤 42 例、乳头状瘤 19 例、纤维性增生 14 例和牙龈瘤 7 例。经微波热凝治疗后，165 例患者中 144 例特效，1 次治疗痊愈；21 例显效，2 次治疗痊愈；随访无 1 例复发。口服药物（乳癖消片）和热疗的方法治疗乳腺增生较单纯口服乳癖消片效果好。对于一些良性肿瘤如嗜酸性肉芽肿能用热疗的不用放疗，可优先选择热疗达到治疗目的。

三、热疗与良性病

良性病热疗采用的方法目前有微波热疗、超短波热疗法、超声波透热疗法、高强度聚焦超声技术（HIFU）、红外线光疗法及内生场热疗等。

1. 慢性子宫颈炎的热疗　微波组 886 例，对照组 103 例。具体治疗方法：患者取膀胱截石位，常规消毒，微波治疗时间一般在 5～30 秒，术后局部涂 2% 龙胆紫。对照组常规药物治疗。结果显示微波治疗 886 例，痊愈 846 例，显效 40 例，痊愈率 95.5%，对照组 103 例，痊愈 21 例，显效 48 例，无效 34 例，痊愈率 20.4%，显效率 46.6%，两组疗效差异非常显著，$P<0.01$。

2. 慢性盆腔炎及子宫肌瘤的热疗　采用 915MHz 微波治疗仪局部热疗配合康复消炎栓治疗慢性盆腔炎 160 例。方法：①患者于月经干净 2 天后，每晚用康妇消炎栓 1 枚塞入肛门，14 天为 1 疗程；②体外照射：患者平卧位，将微波腹部探头 160mm 施热器置于下腹部照射 30min，2 次/周，6 次为 1 疗程；③对盆腔积液、盆腔炎性包块患者，采用体外照射加阴道后穹隆照射，将阴道探头 30min 施热器直顶后穹隆照射 30min。每例患者治疗 2 个疗程。结果总有效率为 93%。

3. 慢性胆囊炎的热疗　采用红外线热疗配合环丙沙星口服治疗本病，56 例患者随机分为治疗组和对照组，对照组仅口服环丙沙星片 0.5g，3 次/日。治疗组除口服环丙沙星外，还采用红外线照射,患者取仰卧位,辐射器靠近上腹部胆囊投影区,功率 250～300W,治疗时辐射器与皮肤的距离一般为 30～40cm,垂直照射,温热量,每次 30min,每日 1 次,15 次为一疗程。治疗两个疗程。治疗组的疗效明显好于对照组(P<0.05)。

4. 肩周炎的热疗 采用阻滞治疗 + 手法松解 + 功能锻炼的基础上合用气化药热疗器治疗重症肩周炎 20 例。40 例随机分为两组,每组 20 例,Ⅰ组行痛点阻滞治疗 + 手法松解 + 功能锻炼 + 卧床休息;Ⅱ组行痛点阻滞治疗 + 手法松解 + 功能锻炼 + 气化药热疗。Ⅰ组患者痛点阻滞治疗后 5min 手法松解肩关节,每周一次,并每天以抵抗体操功能锻炼 20min。Ⅱ组患者同时加气化药热疗患侧肩部。设置温度为 45～50℃,每次 40min,每天 1 次。治疗过程中Ⅱ组患者 AVAT 评分下降早于Ⅰ组(P<0.05);治疗 3 周后Ⅱ组患者显效率高于Ⅰ组(P<0.05);治疗 3 周后Ⅰ组患者满意率为 65%,Ⅱ组患者满意率为 90% 显著高于Ⅰ组(P<0.01)。

5. 溃疡性结肠炎的热疗 采用西咪替丁静滴加微波治疗溃疡性结肠炎 51 例。西咪替丁 1.0～1.2g 加入 500ml 液体内静滴,1F/D。输液完毕后即行微波加温热疗。微波体外加温疗法,微波热疗仪(METI-Ⅱ型)。接外治疗用杯状电极置放于病灶体表处。治疗功率用 25～35mA(局部有微热感即可),1F/D,每次 20～30min。结果 51 例经 2 周治疗后有 4 例发热症状改善,大便 1～2 次 / 日。粪便成形,无脓血,腹痛症状消失。经 3 周治疗后低热、食欲缺乏改善,粪便成形,腹痛消失 33 例。经 4 周治疗有 9 例腹痛,腹泻,血便症状消失,成形便 1F/D,治疗后结肠镜复查 2 周后溃疡消失 4 例,3 周后溃疡消失 14 例,4 周后复查溃疡愈合 24 例,5 周后复查溃疡消失 9 例。

6. 前列腺增生症的热疗 钱松溪等用经尿道微波热疗治疗前列腺增生症 1000 余例,绝大多数为一次性治疗,少数患者治疗 2～3 次,每次 15～30min,有效率 100%。采用体外超声波热疗治疗前列腺增生症 23 例。选用直接固定肿瘤法,在声头和皮肤之间涂以液体石蜡或凡士林等接触剂,常用强度为 0.2～0.5W/cm²,每次治疗时间 3～5min,每日一次,15 次为一疗程。结果 23 例患者中,症状改善者 21 例,无效 2 例,1 月后行 B 超复查 12 例患者前列腺体积有所缩小,随访 1 年,5 例患者复发。因此,体外超声波热疗治疗前列腺增生症有一定近期效果,但远期疗效无明显变化。

7. 肺部感染的热疗 热疗可控制肺部感染,尤其是严重肺部感染合并肺纤维化的患者,以及老年和肿瘤患者。

对于良性病如甲状腺突眼症等能用热疗治疗不用放疗;热疗在很多方面也显示较好的疗效,如加热对糖尿病的治疗,对胰腺加热可治疗顽固性糖尿病;虽然热疗是糖尿病外周神经症状的相对禁忌证,但在患者可耐受的情况下,热疗可通过改善末梢血管循环改善患者的部分症状等。

良性病热疗的禁忌证主要有以下几个方面:①出血及出血性疾病;②高热;③合并有活动性结核、闭塞性脉管炎之一者;④心功能不全;⑤植入心脏起搏器后。

第五节 热疗研究的常用实验方法

在基础实验中,用到的加热方法包括内加热和外加热,内加热如:磁性和铁性颗粒及磁性纳米颗粒,磁性纳米颗粒在细胞和动物实验中应用的越来越多;外加热如:恒温水浴箱加热,孵育箱加热,微波加热,射频加热,红外辐射加热等。

一、磁性纳米颗粒

在细胞中加入磁性纳米颗粒(100 μg/ml)24 小时后,在交变磁场(H=23.9kA/m,f=410kHz)的作用下,可将细胞的温度加热到 41℃,43℃ 或 47℃;含有磁性纳米颗粒的细胞,种植于裸鼠皮下,观察热疗对移植瘤模型的影响。

二、恒温水浴箱加热

通过调节水浴箱的温度(41～55℃)对细胞及动物模型进行加热,如将含有细胞的培养瓶置于水浴箱中;在裸鼠的四肢种植皮下瘤模型,裸鼠的四肢浸没在水中观察对肿瘤的影响。

还有其他常规的实验方法如免疫组化,免疫荧光,免疫共沉淀,流式细胞技术,RT-PCR,Western blotting,基因沉默技术等。

第六节 目前治疗挑战和研究方向

虽然近些年来,随着现代科技的不断进步,热疗研究的不断进展及临床应用的深入实践,热疗产生作用的机制越来越清晰,精准热疗的实现也逐渐成为可能,但在热疗的进展中仍然存在一些亟待解决的问题。这些存在的问题同时也是挑战和研究的方向,如以下几个方面:

一、肿瘤组织区热分布的均匀性和精确性

肿瘤组织热分布不均匀性，主要表现在一点46°C，另外一点38°C，这可能与肿瘤的解剖位置，及肿瘤自身组织的不均匀性以及加热技术等有关；肿瘤组织的热分布不均匀，从而导致了肿瘤治疗的精确性不足，不能达到肿瘤的精确治疗。

二、肿瘤组织温度监测

目前临床上多采用有创测温技术，如把热电偶、热敏电阻之类的温度传感器插入肿瘤组织进行单点或多点的直接测温，但此类侵入性肿瘤测温方法相对危险，并有很多技术上的缺陷，限制了此类方法的广泛应用。无创性测温技术越来越受到关注，如超声温度检测技术、红外热成像技术、MRI温度检测技术等，但技术上实现相当的困难，如MRI温度检测技术来检测热疗的过程，其原理上可行，但其空间和温度分辨率仍然相当低。

三、热剂量

热剂量是影响热疗效果的重要因素之一，但由于受到诸多因素的影响，仍无一个公认的、合理的热剂量表达单位。目前热疗常用的热剂量表达方式，有以下几种：等效热剂量，肿瘤最高温度、最低温度及平均温度，肿瘤温度十分位描记码，$T_{90}43°C$ 等效积累时间等。虽然有关热剂量的研究较多，但目前无一公认的热剂量单位。热剂量的表达应基于简单性，临床重复性，与疗效有对应关系的原则。

四、其他

目前，热疗已成为一种成熟的治疗方式，在肿瘤的综合治疗中发挥重要作用，但其没有得到广泛的推广，并且有些地区没有进入医保目录，使患者承担了不应有的治疗损失。

第七节 小 结

我国最早从事热疗工作的是李鼎九教授，退休后仍和祁超教授在郑州大学第一附属医院从事热疗临床的系列研究。全身热疗机、胸腹腔灌注等治疗机在两位教授的努力下，得到了发明和推广，才形成了今天临床热疗的局面。近些年，魏于全院士对热疗的基础研究和于金明院士对热疗的重视，使得热疗有了长足的发展。热疗联合放疗或化疗已在治疗多种癌症，包括乳腺、胃肠、妇科、中枢神经系统、胸部、皮肤、和肉瘤中显示出明显的临床优势，在不增加现有治疗手段毒性反应的基础上，可以有效地缓解症状、改善全身情况、增加机体免疫系统的功能。热疗也可单独应用于惰性肿瘤的治疗，在许多良性病中应用更广泛。在过去十年，热疗物理学、生物学等基础理论的发展也为热疗的春天带来了希望的种子，热点精确分布、组织剂量吸收等精确治疗的要素已成型，在未来十年里精准热疗一定会逐渐的普及开来。由于磁共振测温的出现，热疗的准确测温已逐渐变为可能。尽管如此，热疗仍有许多有待进一步解决的问题，如有效热疗设备的开发、如何满足瘤体内均匀有效的治疗温度等。相信在不久的将来，随着科技的发展，热疗领域难题的解决，热疗必将在肿瘤的综合治疗中发挥越来越重要的作用，尤其立体热疗系统（热疗刀）有可能在未来代替立体放射系统。

（杨道科）

参 考 文 献

1. 殷蔚伯，余子豪，徐国镇，等. 放射肿瘤学. 第4版. 北京：中国协和医科大学出版社，2008.

2. 李鼎九，王义善. 实用肿瘤热疗学. 长春：吉林科学技术出版社，2006.

3. Repasky EA, Evans SS, Dewhirst MW. Temperature matters! And Why it should matter to tumor immunologists. Cancer Immunol Res, 2013, 1: 210-216.

4. Rao W, Deng ZS, Liu J. A review of hyperthermia combined with radiotherapy/chemotherapy on malignant tumors. Crit Rev Biomed Eng, 2010, 38: 101-116.

5. Albregts M, Hulshof MC, Zum Vörde Sive Vörding PJ, et al. A feasibility study in oesophageal carcinoma using deep loco-regional hyperthermia combined with concurrent chemotherapy followed by surgery. Int J Hyperthermia, 2004, 20: 647-659.

6. Bruggmoser G, Bauchowitz S, Canters R, et al. Quality assurance forclinical studies in regional deep hyperthermia. Strahlenther Onkol, 2011, 187: 605-610.

7. De Haas-Kock DF, Buijsen J, Pijls-Johannesma M, et al. Concomitant hyperthermia and radiation therapy for treating locally advanced rectal cancer. Cochrane Database Syst Rev, 2009, 8: CD006269.

8. Frey B, Weiss EM, Rubner Y, et al. Old and new facts

about hyperthermia-induced modulations of the immune system. Int J Hyperthermia, 2012, 28: 528-542.

9. Habash RW, Krewski D, Bansal R, et al. Principles, applications, risks and benefits of therapeutic hyperthermia. Front Biosci, 2011, 3: 1169-1181.

10. Issels RD, Lindner LH, Verweij J, et al. Neo-adjuvant chemotherapy aloneor with regional hyperthermia for localised high-risk soft-tissue sarcoma: arandomised phase 3 multicentre study. Lancet Oncol, 2010, 11: 561-570.

11. Kaur P, Hurwitz MD, Krishnan S, et al. Combined hyperthermia and radiotherapy for the treatment of cancer. Cancers, 2011, 3: 3799-3823.

12. Mace TA, Zhong L, Kokolus KM, et al. Effector CD8+T cell IFN-gamma production and cytotoxicity are enhanced by mild hyperthermia.Int J Hyperthermia, 2012, 28: 9-18.

13. Nishimura S, Saeki H, Nakanoko T, et al. Hyperthermia combined withchemotherapy for patients with residual or recurrent oesophageal cancer afterdef initivechemoradiotherapy. Anticancer Res, 2015, 35: 2299-2303.

14. Schroeder C, Gani C, Lamprecht U, et al. Pathological complete responseand sphincter-sparing surgery after neoadjuvant radiochemotherapy with regional hyperthermia for locally advanced rectal. cancer compared with radiochemotherapy alone. Int J Hyperthermia, 2012, 28: 07-714.

15. Schulze T, Wust P, Gellermann J, et al. Influence of neoadjuvant radiochemotherapy combined with hyperthermia on the quality of life inrectum cancer patients.Int J Hyperthermia, 2006, 22: 301-318.

16. Shchors K, Evan G. Tumor angiogenesis: cause or consequence of cancer? Cancer Res, 2007, 67: 7059-7061.

17. Tang Y, McGoron, AJ.Increasing the rate of heating: a potential therapeuticapproach for achieving synergistic tumour killing in combined hyperthermiaand chemotherapy. Int J Hyperthermia, 2013, 29: 145-155.

18. Toraya-Brown S, Fiering S. Local tumour hyperthermia as immunotherapyfor metastatic cancer.Int J Hyperthermia, 2014, 30: 531-539.

19. Varma S, Myerson R, Moros E, et al.Simultaneous radiotherapy and superficial hyperthermia for high-risk breastcarcinoma: a randomised comparison of treatment sequelae in heated versusnon-heated sectors of the chest wall hyperthermia.Int J Hyperthermia, 2012, 28: 583-590.

20. Wessalowski R, Schneider DT, Mils O, et al. Regional deep hyperthermiafor salvage treatment of children and adolescents with refractory or recurrentnon-testicular malignant germcell tumours: an open-label, non-randomised, single-institution, phase 2 study. Lancet Oncol, 2013, 14: 843-852.

第二十章　肿瘤粒子放射治疗

放射治疗在肿瘤的治疗中至关重要，参与约70%的肿瘤患者的治疗。目前所使用的线束主要有光子线（X线、电子线和伽马射线）和带电粒子（主要为质子线和重离子线）。质子是氢原子失去一个电子的粒子；重离子是碳、氖、硅等原子量较大的原子失去一个或几个电子后的粒子。光子线是用于肿瘤治疗的传统的放射线，质子线和碳离子线是目前临床上研究和应用最多的粒子射线，自20世纪90年代开始逐步应用于临床治疗患者，近十年来发展较快，是当前最先进的放疗技术。尽管质子重离子这项技术在一些肿瘤的临床治疗中显示良好的疗效和对正常组织的保护，但尚未得到前瞻性随机临床研究的佐证。在放射生物学效应、计划系统所使用的模型、剂量计算的标准化、合适的总剂量和分割剂量等方面还需进一步深入研究。

第一节　质子重离子放射治疗的历史和现状

1946年美国的Robert Wilson提出可将质子或重离子用于肿瘤治疗，1952年，在美国加州大学—伯克利分校的劳伦斯·伯克利国家实验室（Lawrence Berkeley National Laboratory）开展了最初的质子和氦粒子放疗实验，并于1954年进行了世界上首例质子射线治疗晚期乳腺癌患者，拉开了人类利用高能粒子治疗恶性肿瘤的序幕，世界各国在加速器物理实验室内也相继开展了相关的临床试验。1990年，美国加利福尼亚州罗玛琳达大学医学中心（Loma Linda University Medical Center，LLUMC）建成了国际上第一台专门为治疗患者设计的质子同步加速器，并成立了医院性质的质子治疗中心（hospital-based），开创了质子治疗肿瘤的新时代。此后，美国肿瘤界麻省总医院（Massachusetts General Hospital，MGH）和安德森肿瘤中心（MD Anderson Cancer Center，MDACC）为首的肿瘤中心，以及商业运营的ProCure质子放疗集团相继建立了质子放疗中心，治疗了大批的肿瘤患者，获得了较好的结果。

相对于质子放疗，重离子放疗技术对设备要求更高、投入更大，因此重离子放射治疗起步较晚。重离子放疗肿瘤的研究主要在日本国立放射医学研究所（The National Institute of Radiological Sciences，NIRS）和德国国家重离子研究所（GSI）进行。1993年，日本NIRS在千叶县（Chiba）最早建造了重离子医用加速器（heavy-ion medical accelerator in chiba，HIMAC），1994年起开始了临床试验；GSI于1997年开始进行重离子放疗临床研究。

在中国，质子重离子治疗起步较晚，2005年山东淄博万杰医院博拉格质子中心（民营）成立，2009年在甘肃兰州中科院近代物理研究所自主研发并成立兰州重离子治癌中心，但该中心以基础研究为主，同时开展相关临床试验。2014年在上海成立了复旦大学附属肿瘤医院质子重离子中心（Shanghai Proton and Heavy Ion Center，SPHIC），该院是目前国内唯一一家以临床治疗为主的质子重离子医疗机构。此后，国内兴起了建立粒子肿瘤放疗中心的热潮。

根据国际粒子治疗协作委员会（Particle Therapy Co-Operative Group，PTCOG）最新数据统计，全球范围内现有66所中心拥有质子和（或）重离子放射技术，其中开展重离子放射技术的10所。接受质子治疗的患者13万例，重离子治疗约2万例。

第二节　质子重离子放射的物理学和生物学优势

质子与重离子在放射物理学特性方面较为相似。与常规光子线进入人体的深度剂量呈指数型衰减分布不同，质子、重离子在入射路径中能量释放相对较弱，而在末端可释放大量能量形成Bragg峰，Bragg峰后出射路径则几乎无有效剂量。Bragg峰深度可通过调节加速质子、重离子能量以精确控制,按肿瘤大小扩展峰宽度,从而使高剂量区仅集中在不同深度和肿瘤部位。光子与质子和重离子的深度剂量分布见图20-2-1。使用不同方向的射野并对这些射线能量进行调节,就是调强粒子放射治疗(intensity modulated particle therapy,IMPT),剂量分布更加理想,从而使高剂量更好地集中于肿瘤区域,而周围正常组织剂量进一步下降。剂量学比较研究显示,与光子调强放疗(intensity modulated x-ray therapy,IMXT)相比,粒子调强治疗在头颈部、肺部、肝脏等各部位肿瘤中在肿瘤靶区和OARs剂量分布上更具优势。图20-2-2显示了1例肝癌患者分别采用光子、质子和碳离子放射的剂量分布。

在放射生物学方面,虽然质子与常规光子类似,但碳离子射线属于高线性能量传递(linear energy transfer,LET)射线,LET值随着射程深入而升高,在Bragg峰达到最高值。碳离子这种高LET射线主要通过直接作用的方式作用于生物大分子,不依赖组织中的氧浓度,氧增强比值(oxygen enhancement ratio,OER)小;产生更多更

复杂的DNA双链断裂集簇性损伤(图20-2-3),损伤修复更为困难,更易造成细胞死亡、突变和恶性转化;在Bragg峰区射线的细胞致死效应几乎不受细胞时相的影响。碳离子高生物效应主要局限在Bragg峰区(即肿瘤区),相对生物效应(relative biological effectiveness,RBE)值一般在3左右,而肿瘤外的周围正常组织为1~1.5,有利于减少正常组织放射性损伤的发生。重离子的生物学效应优势详见表20-2-1。

因此,碳离子放射尤其适用于对光子放疗不敏感的脊索瘤、软组织肉瘤、恶性黑色素瘤、腺样囊性癌以及体积较大且含有大量乏氧肿瘤细胞肿瘤。

第三节 质子重离子放射的临床应用

质子重离子射线本身固有的放射物理学上的剂量学优势,以及碳离子具有的放射生物学优势,有可能转化为治疗临床病例疗效上的提高和毒副反应的降低。质子重离子放射治疗在全身各部位肿瘤中进行了尝试和研究,在某些肿瘤中已显示出优于光子治疗。

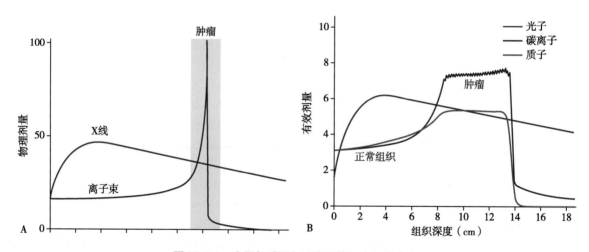

图 20-2-1　光子与质子和重离子的深度剂量分布

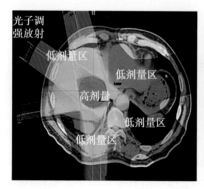
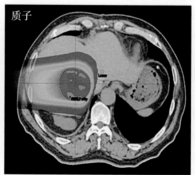
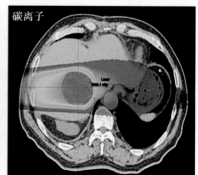

图 20-2-2　肝癌患者分别采用光子、质子和碳离子放射的剂量分布

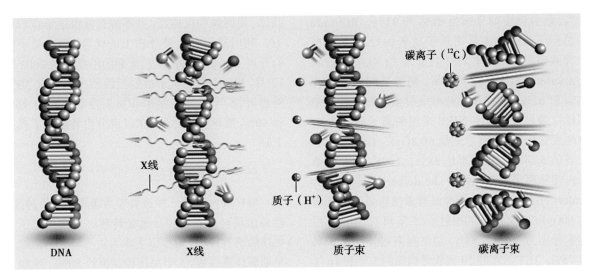

图 20-2-3　碳离子射线产生更多更复杂的 DNA 双链断裂集簇性损伤

放射治疗可以通过损伤 DNA 杀死肿瘤细胞。X 线能打中 DNA 单链但会遗漏。质子较 X 线对肿瘤细胞更具致死性。碳离子则具有 X 线 2～3 倍的杀伤效力

表 20-2-1　重离子治疗的放射生物学优势

效应	布拉格曲线区域		
	平台区	峰值区	潜在优势
照射组织	正常组织	肿瘤	NA
能量	高	低	NA
线性能量传递	低	高	NA
剂量	低	高	高度适形性治疗
相对生物效应	～1	>1	对放射治疗抵抗的肿瘤有效
氧增强比	～3	<3	对乏氧肿瘤细胞有效
细胞周期依赖性	高	低	由于对光子放射治疗抵抗期（S 期）敏感从而提高肿瘤靶区致死性损伤
分割依赖性	高	低	正常组织获益甚于肿瘤组织
细胞迁徙效应	增加	减少	潜在降低肿瘤转移潜能
血管生成	增加	减少	潜在减少肿瘤血管生成

一、骨、软组织肉瘤

骨软组织肉瘤是来源于间叶组织（骨、软骨、脂肪、肌肉、血管、造血组织）的一类恶性肿瘤。手术是大多数骨软组织肉瘤的首要的和主要的治疗手段，化疗和放疗为辅助的治疗手段，但绝大多数病理类型对光子放疗和化疗敏感性较差。

质子重离子放射较光子放射更为有效，其中的颅底脊索瘤和软骨肉瘤最早获得肯定，采用质子重离子放射已形成共识。脊索瘤是原发于脊索（高等脊椎动物已退化的组织）残留或异位脊索的罕见恶性肿瘤，发生于沿脊柱中轴的任何部位。软骨肉瘤是较为常见的骨肿瘤之一，发生于软骨细胞或间胚叶组织。这两种病理类型的肿瘤均生长缓慢，起病后可长期无临床症状，具有很强的局部侵袭性，远处转移率低。对光子放疗和化疗均不敏感，手术切除是最主要的治疗手段。常规光子放射治疗（总剂量 50～58Gy）颅底脊索瘤的 5 年局部控制率仅 17%～39%。采用质子或光子加质子放射技术后，可以使总剂量提高至 66Gy 以上，5 年局部控制率提高到 54%～73%，软骨肉瘤的疗效更是高达 90%以上。1999 年 MGH 的 Munzenrider 和 Liebsch 最早报道了采用质子联合光子放射治疗 519 例颅底肿瘤的疗效，所采用的放射总剂量为 66～83 钴等效剂量（cobalt-gray equivalents，CGE），脊索瘤的 5 年局部无复发发生率和总生存率分别为 73% 和

80%，软骨肉瘤则分别为98%和91%。Rotondo等总结了在 MGH 采用质子放射治疗126例椎体脊索瘤的疗效，平均总剂量为72.4GyE（gray equivalents），5年总生存率、局部控制率分别为81%和62%。碳离子治疗颅底脊索瘤和软骨肉瘤同样疗效显著。日本 NIRS 采用碳离子治疗的47例颅底脊索瘤（放射总剂量60.8GyE，16次/4周）患者的5年局部控制率达88%。1998-2008年德国海德堡离子束治疗中心（heidelberg ion therapy center, HIT）给予155例颅底脊索瘤患者中位剂量为60GyE/20次/4周的照射后，5年和10年局部控制率分别为72%和54%，总生存率则分别为85%和75%。HIT 治疗的79例软骨肉瘤的5年和10年局部控制率均为88%，总生存率分别为96.1%和78.9%。

质子重离子治疗其他骨/软组织肉瘤也取得了较好的疗效。Ciernik 等报道了在 MGH 采用质子（平均剂量68.4GyE）或质子联合光子放射治疗的55例不能手术或部分手术切除的骨肉瘤，5年总生存率和局部控制率分别为67%和72%。NIRS 的 Matsunobu 采用碳离子放射治疗（中位剂量70.4GyE/16次/4周）了78例不能手术的躯干骨肉瘤，5年总生存率和局部控制率分别为33%和62%。头颈部软组织肉瘤给予碳离子放射70.4GyE，16次/4周，3年局部控制率和总生存率高达91.8%和74.1%。

二、恶性黑色素瘤

恶性黑色素瘤是发生于皮肤、黏膜及其他器官黑素细胞的肿瘤，发病率低，但恶性度高，易出现远处转移，死亡率高。手术切除是首选的治疗，对中高危患者应给予全身治疗（免疫治疗、化疗等）。虽然常规光子放射治疗恶性黑色素瘤的敏感性差，但对某些特殊部位的恶性黑色素瘤却是重要治疗手段。

原发于头颈部黏膜的恶性黑色素瘤好发于鼻窦部位，因肿瘤邻近重要的正常组织，手术难度大，通常需要术后辅助放射治疗。放射治疗后的3年局部控制率为36%～61%，5年总生存率约30%。重离子放射联合化疗后疗效明显提高。日本 NIRS 在碳离子放射治疗同期使用 DAV 方案化疗，患者的5年总生存率明显提高至54.0%。

眼葡萄膜恶性黑色素瘤是最常见的眼部恶性肿瘤之一，如采用手术治疗，通常需眼球摘除，放射治疗是替代的治疗方法，但由于肿瘤邻近角膜、晶体、视网膜和视神经，并不能有效保证治疗后视力。利用质子在剂量分布上的优势，多家质子中心开展了葡萄膜恶性黑色素瘤的治疗。到2002年12月，MGH 采用质子放射已经治疗了超过3000例患者，5年局部控制率和总生存率分别为96%和80%，眼球保留达到90%，部分患者出现了视力下降。

三、腺样囊性癌

腺样囊性癌是一种进展较为缓慢的恶性肿瘤，容易出现神经侵犯和易远处转移。对常规光子和化疗敏感性较差，治疗以手术为主。可完全切除的早期腺样囊性癌，5年局部控制率约80%。晚期尤其是无法手术切除的肿瘤，即使术后采用辅助放射治疗，局部控制率也仅约50%。

碳离子放射具有明显优势并获得了理想的治疗效果，单纯采用碳离子放射可以获得与手术联合术后放疗的效果。日本 NIRS 早期完成的一项 I/II 期临床研究，以碳离子治疗了69例头颈部 ACC，照射总剂量为57.6～64.0GyE，16次/4周，5年总生存率和肿瘤局部控制率分别为68%和73%，急性III度毒副反应的发生率不超过10%。

日本兵库粒子治疗中心采用单一质子或碳离子放射治疗了80例头颈部 ACC，5年总生存率和局部控制率分别为63%和75%。德国 HIT 采用碳离子（24GyE/8次）联合光子（50Gy）放射治疗了54例无法切除或非 R0 切除的唾液腺肿瘤（其中近90%为 ACC）。3年肿瘤局部控制率与总生存率分别为81.9%和78.4%。所有患者均未出现III度或以上的毒副作用。国内的质子重离子医院采用质子联合碳离子放射了11例患者，近期疗效显示9例患者完全缓解，2例患者部分缓解。图20-3-1显示1例腺样囊性癌的治疗效果。

四、放疗后复发再程放射治疗

局部复发性肿瘤是治疗的难点之一，尤其是位于头颈部，如无法采用挽救性手术治疗而行光子再程放疗通常疗效不佳。碳离子再程放疗的物理剂量精确与生物高效两大特性，使其更适用于局部复发性肿瘤。德国 HIT 的学者于2010-2013年收治了52例常规光子根治后局部复发的头颈部患者，其中绝大多为分期 T3 或 T4 期的 ACC 患者。再程放疗治疗采用了单一碳离子（48例）或碳离子加 IMXT 联合照射（4例）技术，照射范围仅包括 MRI 可见的复发肿瘤病灶外加安全边界，碳离子放射的

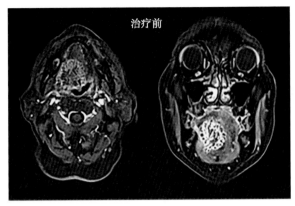
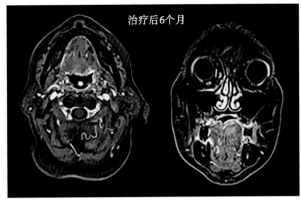

治疗前　　　　　　治疗后6个月

图 20-3-1　腺样囊性癌的治疗效果

中位剂量为 51GyE（36～74GyE）。结果显示，1 年局部控制率为 70.3%，仅 8 例（6.5%）患者出现重度放射后期毒副反应。

鼻咽癌是中国常见的头颈部肿瘤，约 10%～15% 的患者完成放疗后可能出现局部复发。粒子线治疗鼻咽癌的报道较少，美国 Loma Linda 的 Lin 等于 1999 年报道了质子再程放射治疗 16 例光子放疗（总剂量为 50～88.2Gy）后复发的鼻咽癌，大多数患者复发时已病至局部中晚期。因受当时影像诊断技术所限，诊断和靶区勾画均未采用 MRI。患者完成了 59.4～70.2GyE 的常规分割质子照射后，均未出现严重的 CNS 毒副反应，出现黏膜坏死和骨坏死（各 1 例）的患者经治疗后均得以康复。该组患者的 2 年无进展生存率为 50%，而靶区完整覆盖肿瘤者的 2 年的无进展生存率高达 83%。国内有医院采用碳离子治疗 60 余例 IMRT 根治性放疗后局部复发的鼻咽癌患者，其中大多数患者的局部复发病灶分期为 T3 或 T4 期。目前已完成剂量递增研究，碳离子再程放射至总剂量 63GyE/21 次安全有效。长期疗效也需进一步随访。图 20-3-2 及图 20-3-3 显示了 1 例复发性鼻咽癌患者碳离子放射的剂量分布以及治疗前后的影像学检查。

五、神经系统肿瘤

无论是手术还是放射治疗，因周围邻近重要的神经组织等正常组织，神经系统肿瘤都是治疗的难点。

海德堡粒子治疗中心（Heidelberg Ion Therapy

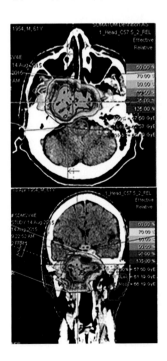
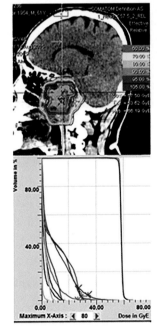

	Max dose (GyE)	Mean dose (GyE)
brain stem	32.17	3.77
spinal cord	5.61	0.16
Rt temporal	56.2	9.82
Lt temporal	32.79	9.8
Rt eye	0.01	0
Lt eye	0.09	0
Rt len	0	0
Lt len	0	0
Rt optical N.	16	1.49
Lt optical N.	15.92	2.55
Rt parotid	43.55	9.4
Lt parotid	17.36	4.68
Rt inner ear	49.6	32.38
Lt inner ear	24.96	18.51

图 20-3-2　复发性鼻咽癌患者碳离子放射的剂量分布

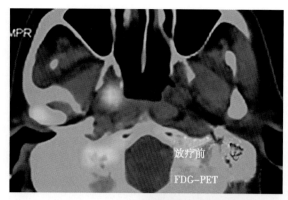
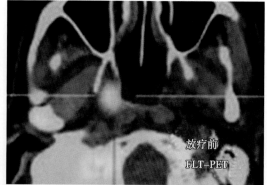
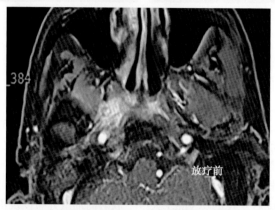
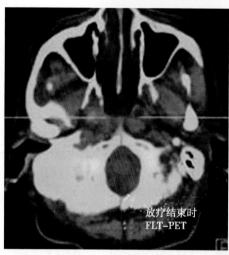
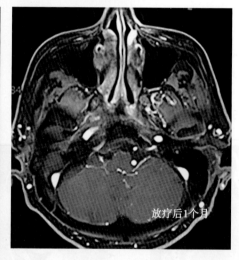

图 20-3-3 复发性鼻咽癌患者碳离子放射治疗前后的影像学检查

Center，HIT）的早期数据显示了质子重离子对颅内肿瘤的安全性和疗效性。研究者针对 33 例颅内肿瘤患者（脑胶质瘤 26 例，脑膜瘤 7 例）采用单纯质子、重离子或质子重离子联合光子的放射治疗，其中包括了 7 例复发患者的再程放射治疗。治疗中仅出现轻微或中度的放疗相关毒副作用，包括乏力（24.2%）、间歇性的颅神经症状（6%）及单次癫痫（6%）。完成治疗后首次及第二次复诊时，肿瘤平均最大径有所减小，两种肿瘤的最大径分别从 29.7mm 减小至 27.1mm 和 24.9mm。然而，9 例脑

胶质瘤患者出现复发（含 5 例为放射靶区内复发），8 例患者死亡。但脑膜瘤患者中未出现肿瘤进展。

MGH 采用质子放射 54GyE/30 次剂量治疗了 20 例 WHO Ⅱ级胶质瘤，3 年和 5 年 PFS 分别为 85% 和 40%，毒副反应不大。源自德国和日本的研究结果显示，碳离子放射作为加量技术治疗 GBM 获得了较好的疗效且患者耐受性良好。日本的研究先采用光子放射 50Gy，再采用碳离子加量治疗 24.8GyE/8 次，在未使用替莫唑胺化疗的情况下，患者的中位生存时间高达 26 个月。

脑膜瘤的首选治疗是手术，但部分患者因肿瘤巨大或侵犯特殊部分而无法手术，如海绵窦，因而需放射治疗。Slater 等回顾性分析了在 Loma Linda 大学医学中心采用质子放射治疗的 72 例海绵窦脑膜瘤，中位剂量为 57Gy（无病理证实患者）和59Gy（有病理证实患者），5 年局部率高达 96%，且毒副反应小。德国海德堡粒子治疗中心的一项前瞻性临床研究，纳入了 27 例常规放疗 50Gy 后继以18GyE（日分割剂量为 3GyE）的碳离子加量照射的 WHO Ⅱ/Ⅲ级脑膜瘤，仅 5 例（其中 4 例为放疗后再程放疗）出现复发，5 年和 7 年的肿瘤局部控制率分别为 85% 和 72%，生存率分别达 75% 和 63%。光子结合碳离子加量治疗后的长期局部控制率和生存率，明显优于术后辅助常规光子放射治疗。

相对于光子放射治疗，质子放射在全中枢放疗中的优势尤其明显，剂量学分析显示，与光子放射相比，质子放疗可以明显降低耳蜗、垂体和心脏等正常组织剂量，低剂量放射体积明显降低，因而可以明显降低将来发生第二原发肿瘤的危险性，并总体提高患者的生存质量。Brown 等比较了在 MD Anderson 癌症中心采用常规光子放射（21 例）或质子放射（19 例）的髓母细胞瘤患者，全中枢和肿瘤局部的中位剂量分别为 30.6Gy 和 54Gy。放射治疗中，采用质子放射技术的患者在体重下降、恶心呕吐、食管炎、骨髓抑制方面均明显下降。

六、肺癌

肺癌是全球最常见的癌症之一，并占据癌症死因的第 1 位。大多数患者因肿瘤较晚或合并疾病而无法手术，光子放射治疗的疗效并不理想。Loma Linda 大学医学中心的一项前瞻性临床研究，正对医学上不能手术的非小细胞肺癌，纳入了 37 例 Ⅰ～Ⅲa 患者。对心肺功能较好者，光子给予大野（纵隔和原发肿瘤）放射 45Gy，同期质子针对可见肿瘤加量放射 28.8GyE，肿瘤总剂量达到73.8Gy/5 周；对心肺功能不佳者，仅针对可见肿瘤给予质子放射 51GyE，10 次 /2 周。2 例患者出现放射性肺炎，经激素治疗后好转，2 年无病生存率为 63%，对 Ⅰ 期患者，2 年无病生存率和局部控制率分别为 86% 和 87%。

日本国立放射线综合研究所开展了碳离子治疗局部晚期（ⅡA～ⅢA）肺癌的 Ⅰ/Ⅱ 期临床研究，首先确定了碳离子的安全剂量为 72GyE/16 次。患者中位生存期为 24.1 个月，1 年及 2 年存活率为77.2%、51.9%。1 年及 2 年局部控制率高达 96.0%

及 93.1%；尤其 T3～4N0M0 患者的 2 年局部控制率及生存率高达 100% 及 69.3%。

对于放疗后复发的肺癌患者，2011—2016 年MD 安德森癌症中心的研究纳入了 27 名患者接受IMPT 再程放疗，中位剂量 66Gy（43.2～84Gy）。其中 22 名患者（81%）为非小细胞肺癌患者，中位随访时间为 11.2 个月（治疗后仍然存活的患者随访了 25.9 个月），中位总生存期（overall survival，OS）为 18 个月，1 年无局部复发率和 1 年无进展生存率分别为 61% 和 51%。接受 66Gy 或以上剂量照射的患者 1 年无局部复发率显著高于照射剂量低于 66Gy 的患者。患者再程放疗耐受性良好，只有2 名患者（7%）出现了 3 级肺毒性反应，无 3 级或 3级以上食管炎。

七、肝癌

原发性肝癌是消化系统常见的恶性肿瘤之一，尤其我国是高发国家，5 年总生存率为 17%。其治疗手段主要是手术，放射治疗是局限于肝脏的、技术上手术不能切除或因为肝脏功能受损不能耐受大体积正常肝脏切除的肝癌患者的一种选择。

由多家中心共同完成的前瞻性单臂 Ⅱ 期临床研究，采用高剂量、大分割质子放射（总剂量最高67.5GyE，中位 58.0GyE，15 次）无法手术切除的肝细胞肝癌和肝内胆管细胞癌。肝细胞肝癌和肝内胆管细胞癌的 2 年局部控制率分别为 94.8% 和94.1%，总生存率分别为 63.2% 和 46.5%。洛马林达大学医学中心开展了一项随机临床研究，比较质子放射治疗（70.2GyE，15 次 /3 周）和 TACE 治疗（至少 1 次）肝细胞肝癌的疗效和毒副反应，对 69例的中期分析显示，2 年总生存率为 59%，中位生存期为 30 个月（95%CI：20.7～39.3 个月），2 组之间无统计学差异，质子治疗较 TACE 有提高 2 年局部控制率（88% vs 45%，P=0.06）和无进展生存率（48% vs 31%，P=0.06）的趋势。

日本国立放射医学研究所（NIRS）最早开始了碳离子放疗应用于肝细胞肝癌的研究，开展了多个剂量递增研究，无论是 49.5～79.5GyE，15 次 /5周，6 个剂量组，还是缩短疗程的 52.8GyE，4 次 /1周的分割方案，均获得了较好的局部控制率（3 年超过 80%），放疗相关毒性均可以接受。此后，进一步缩短疗程，采用 32～45GyE，2 次 /2 天的碳离子放疗，133 例患者进入研究，单发肿瘤直径≥5cm 患者的 1、3 和 5 年总生存率达到 88%、61%和 43%，疗效与外科手术相似。德国海德堡大学的 PROMETHEUS-01 研究也探索了碳离子放疗应用于肝细胞肝癌的最大耐受剂量,第 1 剂量组 6 名患者的近期疗效,中位随访 11 个月,局部控制率 100%,未见严重副反应。

八、胰腺癌

胰腺癌虽然发病率不是很高,但手术难度大、切除率低,预后极差,对化疗和常规光子放射不敏感,平均中位生存时间仅 4~6 个月。在 MGH 开展的针对可手术的胰腺胆管腺癌术前短疗程质子放射治疗 I/II 期临床研究,显示了较好的耐受性和疗效。在 I 期临床研究中确定的剂量为碳离子放射剂量为 5GyE,1 次 / 天,连续 5 天,同期联合吉西他滨(825mg/m²,每天 2 次,每周一至周五用药,连用 2 周共 10 天),治疗后 1~3 周手术。共 50 例患者纳入研究,其中 II 期临床研究 35 例(仅 2 例患者出现 3 级毒性反应),无 4 级或 5 级毒副反应发生。48 例可分析病例,远处转移是治疗失败的主要原因(35/48,72.9%),中位无进展生存率和总生存率分别为 10 个月和 17 个月。37 例手术病例中 30 例(81%)淋巴结阳性,6 例(16.2%)局部区域性复发。

2007 年 4 月至 2012 年 2 月期间 NIRS 针对不能手术的局部晚期胰腺癌开展了碳离子联合吉西他滨的剂量递增研究。首先,在碳离子初始剂量层级(43.2GyE/12 次),逐步增加吉西他滨(在放射治疗的第 1、8、15 天给予)剂量,从 400mg/m² 递增到 1000mg/m²,确定吉西他滨的剂量后,再逐步增加碳离子放射剂量至 55.2GyE/12 次。最终纳入了 76 例患者,治疗了 72 例。仅 1 例患者在碳离子放疗后 10 个月出现了胃肠道穿孔和出血。建议碳离子剂量为 55.2GyE/12 次,同期为吉西他滨剂量为 1000mg/m²。2 年局部无进展率为 83%,2 年总生存率在全组病例和 III 期高剂量组(≥45.6GyE)分别为 35% 和 48%。碳离子治疗不可手术的胰腺癌显示出较好的安全性和有效性。

九、前列腺癌

质子重离子放射治疗前列腺癌已经有 20 多年的历史,剂量学研究显示,质子碳离子放射可以降低直肠和膀胱的放射剂量和体积,不影响睾酮水平。

大多数前瞻性和回顾性临床研究显示,质子放射治疗尽管提高了肿瘤的放射剂量,但主要的毒副反应并没有增加,并且生化控制率和无生化复发率超过 90%。洛马林达大学医学中心的 Slater 回顾

性分析了 1991—1997 年间单纯质子放射治疗 1255 例前列腺癌的长期随访结果,中位剂量为 74Gy(RBE),每次 2Gy(RBE)。5 年和 8 年生化控制率分别为 75% 和 73%,14 例患者出现 3 级 GU 毒副反应,2 例患者出现 3 级直肠出血,1 例患者出现 3 级肠梗阻。

然而,对比单纯光子放射与光子联合质子加量放射的随机 III 期临床研究,并没有显示出联合放射的优势。MGH 的 III 期临床研究纳入 202 例 T3~4 期前列腺癌,光子单纯放射 67.2Gy 对比光子联合质子加量放射至总量 75.6CGE,2 组病例在总生存率、无病生存率和局部控制率无明显差异,在分化差的病例中,高剂量联合治疗组的局部控制率明显提高,5 年局部控制率分别为 94% 和 64%。高剂量联合治疗组的 GI 和 GU 毒副反应有所增加。另一项 III 期临床随机研究为 PROG 95-09,比较光子放疗 50.4Gy 后质子加量 19.8CGE(标准剂量组)和 28.8CGE(高剂量组)的疗效和毒副反应,入组了 393 例局限期前列腺癌,长期随访结果显示,高剂量组 10 年生化进展发生率(17%,95%CI 0.11~0.23)明显低于标准剂量组(32%,95%CI 0.26~0.39)(P <0.001),两组病例在尿道梗阻 / 尿路刺激征、尿失禁、肠道问题、性功能以及其他患者报告的症状均无明显差异。

碳离子治疗前列腺癌显示了较好的疗效,前列腺癌是 NIRS 治疗最多的病种,开展了一系列剂量递增研究,最初确定的剂量为 66.0GyE,20 次 /5 周,局部控制率良好,4 年总生存率和无生化复发生存率分别为 91% 和 87%,2 级 GI 和 GU 毒副反应的发生率仅 2.0% 和 5%,更长期随访后的发生率分别为 3.2% 和 13.6%,无 3 级毒副反应发生。随后使用更大分割剂量 63.0GyE/20 次、57.6GyE/16 次 /4 周、51.6GyE/12 次 /3 周,GI 和 GU 毒副反应均不高。Ishikawa 等报道了 927 例患者(低危 159 例,中危 278 例,490 例高危)碳离子治疗的疗效,放射 20 次或 16 次,中危患者 6 个月内联合使用新辅助 ADT,高危患者还需使用 24~36 个月辅助 ADT。所有病例的 5 年总生存率和疾病特异性生存率分别为 95.3% 和 98.8%,无复发生存率和局部控制率分别为 90.6% 为 98.3%,不同的放疗方案的疗效和局部控制率无明显差异。低危、中危和高危患者的 5 年无生化复发率分别为 89.6%、96.8% 和 88.4%。与光子和质子放射相比,碳离子对高危患者的优势更明显。

尽管目前尚无肯定证据显示质子重离子放射

治疗前列腺癌的优势,但该技术使肿瘤周围 OARs 剂量明显降低,使提高肿瘤局部剂量从而提高局部控制率成为可能,对患者的毒副反应和生活质量也大有裨益。为了进一步评价质子放疗前列腺癌的作用,美国放射肿瘤学协作组织(RTOG)启动了前列腺癌光子放疗和质子放疗的随机对照试验,比较两种放疗技术的疗效、不良反应,并研究质子放疗的经济效益比。

第四节 总结和展望

与光子放射相比,质子重离子放射技术具有放射物理学上的优势,重离子还具有放射生物学上的优势。前瞻性和回顾性临床研究显示出质子重离子放射治疗在某些肿瘤中的疗效和毒副反应优势,但目前还缺乏高级别的临床证据支持,将来需合理地开展随机临床研究来证实质子重离子放射技术的优势,并探讨与其他治疗方法联合的更好的综合治疗方式。质子重离子放射治疗的费用也是需要考虑的方面。

(陆嘉德)

参 考 文 献

1. Munzenrider JE, Liebsch NJ. Proton therapy for tumors of the skull base.Strahlenther Onkol, 1999, 175: 57-63.

2. Uhl M, Mattke M, Welzel T, et al. High control rate in patients with chondrosarcoma of the skull base after carbon ion therapy: first report of long-term results. Cancer, 2014, 120: 1579-1585.

3. Ciernik IF, Niemierko A, Harmon DC, et al. Proton-based radiotherapy for unresectable or incompletely resected osteosarcoma. Cancer, 2011, 117: 4522-4530.

4. Munzenrider JE. Proton therapy for uveal melanomas and other eye lesions. Strahlenther Onkol, 1999, 175 (Suppl): 68-73.

5. Jensen AD, Nikoghosyan AV, Lossner K, et al. COSMIC: a regimen of intensity modulated radiation therapy plus dose-escalated, raster-scanned carbon ion boost for malignant salivary gland tumors: results of the prospective phase 2 trial. Int J Radiat Oncol Biol Phys, 2015, 93: 37-46.

6. 高晶,孔琳,管西寅,等. 质子碳离子治疗腺样囊性癌的近期疗效及不良反应. 中华放射医学与防护杂志, 2016, 36: 607-610.

7. 孔琳,王磊,管西寅,等. 碳离子调强放射治疗复发

性局部晚期鼻咽癌的近期疗效及不良反应. 中华放射医学与防护杂志, 2016, 36: 601-606.

8. Shih HA1, Sherman JC, Nachtigall LB, et al. Proton therapy for low-grade gliomas: Results from a prospective trial. Cancer, 2015, 121: 1712-1719.

9. CombsSE, Bruckner T, Mizoe JE, et al. Comparison of carbon ion radiotherapy to photon radiation alone or in combination with temozolomide in patients with high-grade gliomas: explorative hypothesis-generating retrospective analysis. Radiother Oncol, 108: 132-135.

10. Slater JD, Loredo LN, Chung A, et al. Fractionated proton radiotherapy for benign cavernous sinus meningiomas. Int J Radiat Oncol Biol Phys, 2012, 83: e633-637.

11. Combs SE, Hartmann C, Nikoghosyan A, et al. Carbon ion radiation therapy for high-risk meningiomas. Radiother Oncol, 2010, 95: 54-59.

12. Brown AP, Barney CL, Grosshans DR, et al. Proton beam craniospinal irradiation reduces acute toxicity for adults with medulloblastoma. Int J Radiat Oncol Biol Phys, 2013, 86: 277-284.

13. Takahashi W, Nakajima M, Yamamoto N, et al. A prospective nonrandomized phase I/II study of carbon ion radiotherapy in a favorable subset of locally advanced non-small cell lung cancer(NSCLC). Cancer, 2015, 121: 1321-1327.

14. Hong TS, Wo JY, Yeap BY, et al. Multi-institutional phase II study of high-dose hypofractionated proton beam therapy in patients with localized, unresectable hepatocellular carcinoma and intrahepatic cholangiocarcinoma. J Clin Oncol, 2016, 34: 460-468.

15. Bush DA, Smith JC, Slater JD, et al. Randomized clinical trial comparing proton beam radiation therapy with transarterial chemoembolization for hepatocellular carcinoma: results of an interim analysis. Int J Radiat Oncol Biol Phys, 2016, 95: 477-482.

16. Shinoto M, Yamada S, Terashima K, et al. Carbon ion radiation therapy with concurrent gemcitabine for patients with locally advanced pancreatic cancer. Int J Radiat Oncol Biol Phys, 2016, 95: 498-504.

17. Talcott JA, Rossi C, Shipley WU, et al. Patient-reported long-term outcomes after conventional and high-dose combined proton and photon radiation for early prostate cancer. JAMA, 2010, 303: 1046-1053.

18. Kasuya G, Ishikawa H, Tsuji H, et al. Significant

impact of biochemical recurrence on overall mortality in patients with high-risk prostate cancer after carbon-ion radiotherapy combined with androgen deprivation therapy. Cancer, 2016, 122: 3225-3231.

19. Nomiya T, Tsuji H, Maruyama K, et al. Phase I/II trial of definitive carbon ion radiotherapy for prostate cancer: evaluation of shortening of treatment period to 3 weeks. Br J Cancer, 2014, 110: 2389-2395.

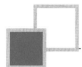

第二十一章　放射治疗的副作用与损伤

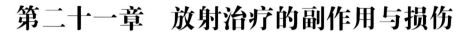

第一节　概　　述

对电离辐射造成的正常组织损伤的相关研究已经持续了数十年之久。新兴科学技术的应用使得放射物理技术得到了进一步的发展，诸如适形调强放疗（intensity modulated radiation therapy，IMRT）、立体定向放疗（stereotactic body radiation therapy，SBRT）、立体定向消融治疗（stereotactic ablative radiotherapy，SABR）、图像引导放射治疗（image guided radiation therapy，IGRT）、质子重离子治疗以及四维图像重建等各种新型放疗技术。这一系列新放疗技术的临床应用，使得我们需要对放射相关的正常组织损伤有一个更新、更全面的认识，以提升对相关组织放射性损伤的预测、预防及治疗水平。

正常组织（器官）受到一定剂量的照射后，会引起各种临床可观察、检测到的治疗副作用与损伤，这些反应可能在照射后数小时至数年之内发生。各个正常组织损伤的临床表现也是多种多样的，具有明显的组织特异性，比如：眼晶体白内障、皮肤损伤、造血系统抑制、生殖能力缺失等。虽然在某一种组织里损伤的严重程度由特定靶细胞的敏感性以及剂量决定，但由于组织可能包含了多种靶细胞，且它们都有各自的放射敏感性，因此同一种组织可能会显示不止一种的放射性副作用与损伤。例如：皮肤表皮基底干细胞损伤后出现的皮肤干、湿性脱皮，真皮层成纤维细胞损伤后出现纤维化，真皮血管内皮细胞损伤后出现毛细血管扩张症等。

尽管射线对不同组织（器官）引起放射损伤的病理学改变各有不同，但特定组织出现损伤的时间（潜伏期）主要取决于该组织内实质细胞的更新速率，即细胞分化、丢失、更新的动力学特性。因此，同一组织出现副作用、并发症的时间在不同患者中基本相似，例如不同患者的黏膜反应通常在放疗后差不多的时间发生。

第二节　发病机制与临床特征

根据电离辐射后细胞水平反应和临床表现的不同，将正常组织分为早反应和晚反应组织两种。由于多数器官都同时包含有这两类组织，临床上大多可以观察急性（早期）和（或）晚期（慢性）放射性毒副反应。对于放疗副反应，目前公认的分类是按治疗开始90天的前、后分为早期与晚期两类。由于早反应组织在照射后数日至数周内就会发生反应，临床上表现出相应的症状与体征。在常规分割剂量下较易发现，便于及时处理，因此多数急性副反应在放疗结束后可逐渐缓解。晚期放射性损伤可以发生在所有受照射的器官中，其发病机制比急性副反应复杂，随着时间的延长发生概率增大，其严重程度不一，而且可以变成渐进性的、不可逆的病症。早期和晚期放射性反应多数情况下是相互独立的，一般不能用早期反应的严重程度来推断晚期损伤的危险度。因此，在根治性放疗计划设计中，较重视对晚反应组织（器官）的保护。

一、急性副反应

（一）发病机制

放射治疗的急性副反应是指细胞更新快的组织（胃肠道黏膜、骨髓、皮肤和口咽部及食管黏膜）在标准的放射治疗开始90天内出现的反应。这些组织中通常由小部分的干细胞缓慢地增殖，产生具有高度增殖能力的祖细胞群，进而再分化为无增殖能力的成熟功能细胞。电离辐射首先杀伤祖细胞池中放射敏感的细胞，但对无增殖能力的成熟功能细胞杀伤有限，而成熟功能细胞在正常死亡前维持着组织的正常功能。因此，当成熟细胞死亡速度超过了剩余细胞的增殖能力时则出现组织损伤。

急性副反应的发生频率和严重程度由被杀死的干/祖细胞比例决定，这取决于干/祖细胞对射线的敏感性及照射剂量（图21-2-1），但只要增殖池中的细胞数维持在一定数量以上，则出现的反应都是短暂的,并且可以完全恢复。分次照射就是利用治疗期间干/祖细胞再增殖来减轻急性副作用的严重程度。而急性副作用的发生及出现的时间就和照射剂量相对无关,因为急性副作用的发生时间主要取决于这些功能细胞的更新速度。例如,在造血过程中,淋巴细胞和血小板由于本身更新速度快,骨髓受照后它们的更新速度迅速减慢而出现急性的淋巴细胞和血小板减少,但贫血则不是急性副反应,因为红细胞本身更新速度就比较慢。同样,睾丸中每一个生精干细胞通过精原细胞和精母细胞的不断分裂,最终可产生1000多个精子。在这一过程中,处于分化早期的精原细胞数目较少,可以被一定的照射剂量选择性地杀死,而同样的剂量对精子产生过程中成熟的细胞则几乎没有作用。因此,放疗的最初几周内精子数目仍然是正常的,直到后期才会出现精子数目的急剧下降。在小肠黏膜内,隐窝部位的有丝分裂活动比较活跃,隐窝细胞分裂速度很快,照射后几天内就死亡。而绒毛端的细胞没有增殖活性,照射后未立即出现放射反应,只有当已分化的细胞程序性脱落进入肠腔,隐窝部位又没有新生细胞来补充时才出现明显的绒毛缩短,所以常规腹部放疗的患者通常在治疗后2周才会出现症状。

在早反应组织中,由于细胞更新快,所以再增殖发生早。对于受照的空肠黏膜,再增殖可以在24小时内发生。对于结肠和胃组织,它略有延长。而对于小鼠肾小管,受照射后数月仍没有细胞损耗,它有相对较长的滞后期。各组织中再增殖的速率目前尚未很好的量化。在小鼠中,空肠细胞克

隆形成的倍增时间是8小时,结肠是12小时,皮肤是22小时。对于人类而言,细胞更新比小鼠更慢。以口腔黏膜为例,在接受每周5次,每次2Gy放射治疗后的第14~21天,黏膜炎开始出现,但是在放疗后的10~12天就可发生再增殖,而再增殖可以减轻黏膜反应,增加放疗耐受性。但如果放疗被暂停,克隆细胞则会以该速率的两倍或三倍再增殖。再增殖的重要性已经隐含在放射治疗的发展过程中,当前的治疗原则是延长总的治疗时间,使早反应组织通过再增殖,以降低放疗毒性。

（二）临床特征

尽管放射治疗技术取得了很大的进步,但急性放射副反应仍不可避免。急性副反应显著影响患者的生活质量,一些早期副反应可能会降低照射总剂量,如头颈部肿瘤放疗时产生急性黏膜炎,严重时患者无法完成治疗计划,则会减少肿瘤治愈机会。急性口腔黏膜反应,由于细胞丢失,表现为融合性黏膜炎,且与剂量相关。皮肤黏膜中,表现为由早期血管损伤引起红斑和水肿,实质细胞死亡和丢失导致的脱屑和溃疡。在肠道中,细胞缺失引起吸收不良,电解质流失和腹泻,并具有发生溃疡和败血症风险。在唾液腺中,细胞丢失会引起腮腺产生的唾液和颌下腺产生的黏蛋白减少,导致口干症。唾液腺中的干细胞对辐射特别敏感,如果整个腺体暴露于头颈部治疗的常规剂量下,则可能会导致没有足够的存活的干细胞再生成腺体,从而导致永久性口干。在膀胱中,放疗期间会出现尿频尿急症状,这种急性反应是由于前列腺素代谢的变化和尿路上皮屏障功能减退,导致水肿和膀胱张力改

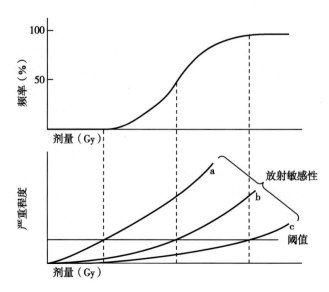

图21-2-1 急性副反应的发生频率、严重程度与剂量之间的关系

变，而不是细胞损失。膀胱急性期损伤并没有尿路上皮细胞减少，因为这些细胞更新时间较长。

二、晚期损伤与并发症

（一）发病机制

晚期放射损伤在细胞和组织水平是一个复杂的病理生理过程，与早反应组织相反，晚反应组织中细胞更新较慢，放射诱导实质细胞、成纤维细胞和血管内皮细胞发生改变，这些细胞联合巨噬细胞通过各种细胞因子和生长因子相互作用，促进了实质细胞的持续损伤，并最终导致靶细胞功能的丢失（图21-2-2）。放射损伤的发病机制可能和浸润细胞有关，如放射性肺炎的发病机制中就涉及浸润细胞的作用；同时，放射损伤的修复可能也和浸润细胞有关，如全身照射后小鼠皮肤损伤愈合的速度要比局部照射慢。与早反应组织不同的是，晚反应组织中缓慢增殖的细胞既具有一定的功能又可根据需要进行增殖，被认为是具有"韧性"的组织。这并不是说晚反应组织中没有干细胞和无增殖能力的功能细胞，只是这些细胞在晚反应组织中的地位没有在早反应组织中那么重要。晚反应组织从干细胞池中再生的能力相对要弱一些，因此晚期损伤更慢和更弱。另外，炎症反应和纤维化可能可以取代再生。

由于可增殖细胞在晚反应组织中可能是功能性细胞，射线杀死功能性细胞能够促使其他功能性细胞代偿性增生，而其进行有丝分裂时又会受到辐射损伤。较高的剂量导致更多的细胞死亡和代偿性增殖，致使募集至增殖池中的残余功能性细胞（大部分受致死性损伤）逐渐增多，这样会引起连锁反应使大量的细胞死亡和组织功能损伤，随着剂量的增加晚期损伤可能会提早出现。此外，晚期反应的出现涉及不同类型细胞间的相互作用。随着时间的推移，损伤的本质也有所变化，这主要取决于特定时间受损的主要是哪一种类型的细胞。各种应激事件如手术、化疗、感染及物理损伤都可以使放射损伤进程加速、程度加重。上述这些因素在加速晚期损伤（例如坏死、损伤后经久不愈的溃疡）的出现过程中发挥着重要作用。相反，减慢增殖的速度、减少应激事件可以减少晚期反应的发生，降低它的严重程度。

目前临床上日益重视晚期放射损伤可以在多大程度上被逆转。最近已经证实照射后给予某些药物可以减轻组织的放射损伤。例如，血管紧张素转换酶抑制剂卡托普利，能延缓大鼠体内放射性肾

炎和肺纤维化的进展。类固醇在动物体内也可以抑制放射性肺炎引起的死亡。在一些实验研究中，己酮可可碱单用或与维生素E联用使用可抑制晚期放射损伤的发生。而在一项临床研究中发现，两者联合使用，同样可以逆转放射导致慢性纤维化。但目前尚不清楚这些药物具体的作用机制，但此类研究为对如何控制放疗晚期损伤指明了道路。

在放疗过程中，我们可以根据早反应组织中出现的严重急性副作用来调整剂量，但对于晚期反应却不行，因为晚期反应要在治疗完成后才发生。此外，总的放疗时间（例如3~8周）的变化对于晚期放射损伤很少甚至几乎没有影响。

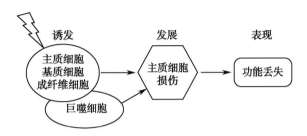

图 21-2-2　晚期放射损伤的发病机制

（二）临床特征

晚期放射损伤的根本机制是细胞死亡，血管损伤，炎症和纤维化。但对不同器官功能影响变化是不同的。微血管损伤导致皮肤和黏膜组织（例如直肠，膀胱）中的毛细管扩张和出血，但是在中枢神经系统、肾脏和其他内部器官中也发生毛细血管扩张及出血。微血管损伤可导致继发性坏死和实质细胞损伤，例如，脊髓在照射后白质坏死导致瘫痪，心脏在照射后发生充血性心力衰竭，下颌骨在照射后出现骨坏死。纤维化的后果也根据组织类型而不同，皮肤纤维化可能导致诸如"冰冻肩"症状，膀胱纤维化将引起膀胱容量的持续减少导致小便频率和夜尿增加，同时在管状结构中，纤维化可导致管腔狭窄（例如肠，食管）。在其他器官中，纤维化与器官功能减弱或衰竭的相关性取决于受照剂量（肺，肾，心脏等）。

第三节　体积效应

电离辐射引起一系列正常组织的损伤，与照射总剂量、分割方案和治疗体积等因素密切相关。目前认为对于多数正常组织来说，引起特定损伤所需的剂量随着器官受照体积的减少而增加。组织和器官的结构在放射反应中起着主要的作用，这一点

受到越来越多的认可。而 1988 年 Withers 等提出的组织功能亚单位（functional subunits，FSUs）概念奠定体积效应的放射生物学基础。

如果以组织、器官结构对放射效应来分类的话，正常组织、器官按照其 FSUs 的排列被分为串联与并联为基础的两类体积效应模型。在串联结构中，一个 FSUs 的失活便可导致整个器官功能的丧失。因此其并发症的风险主要与最高剂量有关，超过限定剂量就有发生正常组织损伤的危险。代表性的损伤有：放射性脊髓病与小肠穿孔。在这种情况下，由给定照射剂量所致的任何特定亚单位的失活的概率将随受照射组织的长度增加而增大。对并发症的风险来说没有一个阈值体积，而主要是受非均匀性的热点剂量影响。

对于并联组织结构的器官来说，则要同时限定剂量与受照射体积。一定数量的 FSUs 损伤可能不会影响器官的功能，或者其损伤不会表现出来，因而临床上仍然是安全的。但超过体积阈值时，随着照射剂量的增大放射损伤的严重性将显著增加。代表性的器官有肾、肺等。对于肾和肺，临床耐受性取决于受照射体积的大小。当进行全肾或全肺照射时，这两个器官对放射是非常敏感的。而小体积的局部照射却可承受较高的剂量，这是因为它们具有很大的功能保持能力。在正常生理条件下，只要约 30% 的组织处于健康状态即可。局部照射的耐受性及功能保持力较大的原因是少量 FSUs 的失活不会导致器官功能的丧失。受照射以后，只要未达到 FSUs 数的临界水平，功能性损伤就不会出现。因此，它们存在着一个照射体积的阈值，小于这个体积就不会出现功能性损伤，超过这个阈值，损伤通常表现为不同程度的反应，即随着照射剂量的增大功能性损害的严重性增加。反应的大小取决于被射线所破坏的 FSUs 数，发生并发症的风险取决于在整个器官的剂量分布，而不是小"热点"的存在。值得注意的是，组织器官的构造没有如此的简单，例如大脑就不能简单地用这两种分类来表达，因为大脑的放射耐受性与所照射部位、剂量与体积等都有关系。

第四节 正常组织（器官）的剂量限制

一、耐受剂量

尽管照射体积对正常组织（器官）放射反应的重要影响早已在实验和临床中被证实，但受限于剂量 - 体积数据无法精确量化，因此在以往的放射治疗中，放疗医师通常只能凭临床经验来确定照射野和照射剂量，这显然不能精确反映潜在的解剖学、生理学、分子生物学以及剂量分布。三维治疗计划系统的引入为确定剂量 - 体积数据与临床结果之间的量效关系提供了可能，从而帮助医生提高拟定放疗计划的相对安全性。

虽然目前对正常组织（器官）的耐受剂量还没有明确的定义，但绝大多数正常组织（器官）均具有可接受的剂量范围。Withers HR 等提出的 FSUs 概念奠定了体积效应的放射生物学基础。Emami B 将受照射器官的体积分为 1/3、2/3 以及整个器官三个水平，并于 1991 年首次较系统地报告了 26 类器官的耐受剂量限值，这也是临床工作中量化体积效应的开端。在 20 世纪 90 年代剂量体积直方图（dose-volume histogram，DVH）的应用，确保放疗医师、物理师可以精确量化正常组织、器官的受照射剂量与体积。随后大量的研究将剂量 - 体积数据与临床结果联系起来。临床工作中正常组织效应定量分析（quantitative analysis of normal tissue effects in the clinic，QUANTEC）就是对以三维剂量 - 体积 - 结果数据为基础的指南进行改进的一种尝试。

目前有关组织（器官）放射反应剂量 - 效应关系的认识主要来源于临床放疗经验，而耐受剂量被用来描述在大部分个体中不出现临床放射损伤的情况下特定组织（器官）可以承受的最大照射剂量。通常这些放射损伤的发生率被限制为 1%～2%，但也会根据损伤的严重程度而有所调整。例如，对于瘫痪这一较为严重的放射损伤，其发生率被限制为 <1%，而对于其他较轻、可治愈的放射损伤来说，发生率则被"放宽"至几个百分点。然而，目前这些放射损伤严重程度的评定标准相对比较粗糙（即反映大体临床表现），因而"耐受"一词仅表示组织（器官）在给定的照射剂量下不会出现所讨论的特定不良反应，而并不代表较轻的副反应（即亚临床型）不会发生。同时，我们还应该认识到由于大部分晚期放射损伤会随着时间而进展，因而相应的耐受剂量也会随着时间的推移降低。因此，我们在描述耐受剂量时还应明确指出其对应的辐射暴露后的时间（例如放疗后 5 年）。图 21-2-1 展现了正常组织照射剂量与其放射反应发生率和严重程度之间的关系，上部分图的 S 曲线表明在一定的剂量范围内，正常组织放射反应的发生率随着剂量的增加而增加；而在下图中，阈值剂

量被定义为 1% 的个体发生特定放射损伤的受照剂量，其中"a，b，c"三根曲线代表三种具有不同放射敏感性的组织，a 组织最为敏感，b 组织次之，c 组织最不敏感。由图看出，小于阈值剂量的照射不引起放射损伤，当受照剂量超过阈值剂量时，组织放射损伤的严重性也会随照射剂量的增加而增加，且放射敏感组织的增加幅度要超过放射不敏感组织。

由于组织结构的不同，各种器官放射副反应的临床特点不一，而且不同患者间也有明显的个体差异。评价放射性并发症（损伤）严重性的指标主要是病情程度（分级）与发生概率（发病率）两个方面。在对常规分次放疗方案的临床资料进行较长期与系统地整理、分析之后，已经建立起一些常见正常组织（器官）的耐受剂量限值。在治疗计划设计时，如果某器官的累计剂量超出该剂量限值，就有发生不可逆性放射损伤的可能。耐受剂量被分为最大（$TD_{50/5}$）和最小（$TD_{5/5}$）两种。$TD_{5/5}$ 表示在标准治疗条件下，该剂量治疗后 5 年某组织（器官）发生某一种放射性损伤的可能性为 5%。而 $TD_{50/5}$ 则表示在治疗后 5 年该剂量下发生放射性损伤的概率高达 50%。因此，在根治性放疗时一般把重要器官的 $TD_{50/5}$ 设定为剂量限值。

在应用 $TD_{5/5}$ 或 $TD_{50/5}$ 概念时，通常要假设部分或整个器官受到的是常规分割的均匀照射，而且要以相对应的正常器官的功能为基线，没有采用药物干扰或外科处理，并且年龄范围应除外儿童和老人。另一方面，近三十年来临床放疗的条件也发生了明显的变化，主要是精确放疗技术与多学科综合治疗已经成为了常规，上述耐受剂量数值虽然仍有指导价值，但目前在治疗计划时要考虑的因素明显增加。而且目前所使用的三维治疗系统可以对一定体积的组织受照剂量进行精确的量化，因此我们现在更多地关注器官的受照体积，为此引入了剂量体积直方图来评价整个器官和部分器官的损伤。除了器官的组织结构和功能结构以外，目前晚反应模型还必须考虑照射体积阈剂量和临床上晚期损伤的评价标准的关系。

二、剂量体积直方图与正常组织效应定量分析

（一）剂量体积直方图

在三维治疗计划系统将正常组织（器官）受照剂量与体积进行精确量化的情况下，DVH 可以将三维剂量数据以二维的方式进行展现。

将某一感兴趣区域如靶区、重要器官等有多少体积受到多高剂量水平的照射通过计算表示出来，这种表示方法称为 DVH。其中 x、y 轴分别为照射剂量和感兴趣器官的体积，曲线的形状和所包括的面积被用来保证靶区被足够均匀剂量覆盖以及危及器官处在耐受剂量范围之内。因此 DVH 更能直观地反映受照射器官的照射剂量及体积情况，成为临床判断治疗计划可行性的重要依据。积分 DVH（cDVH）对同一治疗计划中不同器官间剂量分布的评估比较非常有用；而微分 DVH（dDVH）则能展现同一器官内受照射体积与剂量间的相对关系。

但 DVH 同时也存在一些不足之处，例如并没有提供空间信息，即不能标明靶区内低剂量或正常组织内高剂量区的位置；此外，DVH 也并未考虑分次剂量大小变化、也从未考虑组织（器官）功能和结构复杂性、功能或敏感性的空间变化以及器官之间可能的相互作用。临床医生应用和比较 DVH 图仍具有挑战性。最佳的治疗计划应使靶区内 100% 体积接受 100% 的处方剂量，同时危及器官内 100% 体积接受的剂量为零。采用对穿照射的常规放疗中，正常组织受照剂量与肿瘤组织相差不大。而在调强放射治疗（IMRT）、图像引导放射治疗（IGRT）以及立体定向体放疗（SBRT）等技术条件下，邻近靶区的正常组织受照剂量明显低于靶区剂量，尤其是在低分割放疗时。此外，现代放疗技术的应用也增加了危及器官剂量的异质性，因此要求放疗医师和物理剂量师更加重视剂量、体积与正常组织副反应关系的研究。

由于危及器官（organ at risk，OAR）中接受的剂量水平不均匀，因而利用 DVH 评估治疗方案的优劣时需要根据具体情况，当一个放疗计划中 OAR 的 DVH 曲线低于另一个放疗计划时，前者应优于后者。而当两个计划中 OAR 的 DVH 曲线出现交叉现象时，如果 OAR 是脊髓、脑干等串联器官时，应将高剂量段作为比较治疗计划优劣的主要标准，相反，如果 OAR 是肝、肺等并联器官时，则应将照射体积作为比较治疗计划优劣的主要标准，尽管这些器官大部分体积内的受照剂量较低。

（二）正常组织效应定量分析

在已有三十多年精确放射治疗技术临床应用经验和较为丰富的文献报告基础上，美国放射肿瘤治疗学会（American Society for Radiation

Oncology，ASTRO）、美国医学物理学会（The American Association of Physicists in Medicine，AAPM）和 *Int J Radiat Oncol Biol Phys* 杂志，编写出包含有十六种常见正常组织与器官的 QUANTEC 的报告。

编写 QUANTEC 报告的目的包括：①通过总结现有资料，为正常组织特定观测终点提供量化的剂量 - 效应与剂量 - 体积关系；②根据剂量 - 体积的数据与模型，给临床提供合理的毒性分类与工作指南；③提出有助于正确估测和减轻急性、晚期放射治疗副作用的研究方向。

正常组织损伤与照射剂量 - 体积呈线性关系，而正常组织（器官）的耐受剂量数据仅是其中的一个截点，因此临床医生逐渐用 QUANTEC 的剂量 - 体积 - 结果数据代替正常组织耐受剂量的概念。QUANTEC 采用的大纲包括：临床意义、终点、靶区定义的挑战、剂量 - 体积 - 毒性数据、危险因素、数学 / 生物学模型、特殊情况、推荐的剂量 - 体积限值、研究方向、毒性评分标准等。QUANTEC 在治疗计划中的应用为临床医生预测可能发生的正常组织损伤提供了定量化工具，但也存在局限性，如正常组织损伤没有一类循证医学证据，所有的数据均源于回顾性随访；在临床实践中不能真实地评估正常组织的晚期损伤，因为相关的数据需要数年甚至十几年的随访和积累。

另一方面，QUANTEC 所提供的信息与 Emami B 表存在差异（表 21-4-1）。前者仅包括基于模型的几个器官参数，而且描述剂量 - 体积的格式也没有完全统一；而后者表格相对更加完整，通过集合大量不同的临床结果，为我们提供了一组基本临床情况的剂量 - 体积参数。Emami B 提供的 26 个器官信息被认为是支持"高能光子的三维治疗计划"协议（RFP #NCI-CM-36716-21）的必要条件。相反地，QUANTEC 的重点是正常组织（器官），因为指导委员会认为这些器官的剂量 - 体积 - 结果数据非常有意义。

三、再次放疗的耐受性

放疗医生经常面对的一个问题在于患者肿瘤复发或原照射野内有新的肿瘤出现，从而必须考虑为那些已经接受过照射的区域进行二次放疗的问题。关于二次放疗的安全剂量非常复杂，临床医生为此需要处理二次放疗的时间、剂量和分次方式如何确定等问题。这一领域的放射生物学研究进展缓慢，放疗医生需要考虑的因素包括：首次放疗过程中危及器官是否完全耐受、两次放疗之间的时间间隔和靶区体积比较、危及器官的结构和功能等。

表 21-4-1　QUANTEC 与 Emami B 表内容的比较

内容	QUANTEC	Emami B
器官数量	16	26
可获得的三维数据	相对较多 / 中等（相隔 18 年）	非常少
格式化剂量 - 体积限制	不统一	三分之一、三分之二及整个器官的 $TD_{5/5}$ 和 $TD_{50/5}$ 相统一
观察终点	明确的，不完整的	明确的，完整的
专家观点	非常少	占主要部分
化疗的影响	每个器官都进行单独分析	没有明确地进行讨论

通过对模型的观察发现，靶细胞在首次治疗后会出现三种结局。第一种情况下，靶细胞可能会随着时间的推移而再次增殖，使得组织能更好地耐受二次放疗，其再增殖的速率决定了两次放疗间时间间隔的长短、以及第二次放疗可能耐受的安全照射剂量；第二种情况下，靶细胞在首次放疗后无法再增殖，数量保持稳定，此时的组织会残存放射性损伤因而永远无法耐受完全剂量的二次放疗；最后一种情况下，靶细胞数目在首次放疗后会持续减少，耐受二次放疗的剂量相应地随两次放疗之间的间隔延长而下降，这可能就是首次治疗后亚临床持续损伤的结果。

以往的实验室研究已经得出如下的结论：①对于增殖迅速的组织如皮肤、骨髓或睾丸，在首次放疗后恢复迅速。首次放疗后 2～3 个月可再次接受接近全部耐受剂量的放疗。②对于增殖缓慢的组织如脊髓和肺，在首次放疗后很难恢复，只能接受 50%～70% 的耐受剂量，并且首次放疗照射的剂量越高，两次放疗之间所需的时间间隔就越长（3～6 个月）。③其他分裂缓慢组织如膀胱的残存损伤将是永久的，因此第二次放疗无论与首次间隔多久，都应该至少减少一半的耐受剂量。④某些器官如肾脏比较特殊，二次放疗的耐受剂量会随之与首次放疗时间间隔的延长而下降。

关于放射性脊髓炎的一些数据显示，引起脊髓炎的第二次受照剂量的大小受首次照射剂量的影响。在低剂量照射后脊髓损伤可完全修复，但随着初次照射剂量接近组织耐受性，其损伤也逐渐加重。因此，在接受单次剂量为 1.8～2Gy、总剂量为 45～50Gy 的照射后，脊髓炎的发生率即可达到 50%，故脊髓的临床"耐受"剂量很低。

因此，如果首次放疗时特定组织（器官）的受照剂量已经超过了耐受量、并且已经出现功能丧失或预期很快会出现，那么想在保护组织（器官）功能的情况下进行二次放疗是不可能的。对于早反应组织，在低至中等剂量照射后，经过组织特异性和剂量依赖性的时间间隔后，有可能完全恢复初始耐受性。在高剂量照射后，残留的损伤可能保持更长的时间间隔，特别是在干细胞水平，因而初次照射引起的损伤不一定能通过功能组织单位中的分化细胞数量反映（例如骨髓的血液细胞计数）。对于一些晚反应组织，在低剂量或中等剂量的（即低于初始耐受量的 60%）首次照射后，可观察到这些组织部分（中枢神经系统，肺）或完全（皮肤）恢复耐受性。而在另一些晚期反应组织（肾，膀胱）中，必须预估亚临床水平的损伤程度，从而避免再照射时发生超量风险。

第五节 放疗后的第二原发恶性肿瘤

自从 1902 年 Frieken 发现电离辐射致癌以来，电离辐射的长期效应，特别是暴露于电离辐射后癌症发生率增加这一问题已引起人们的广泛重视，成为放射医学研究的重点课题。本节中仅讨论临床放射治疗所导致的肿瘤发生，随着癌症患者生存率的增加和寿命的延长，放疗后发生第二原发恶性肿瘤的事例有增加的趋势，因此对放疗后的第二原发恶性肿瘤的研究也有助于临床放射治疗学和放射医学的发展。

对于放射治疗是否诱发患者第二原发恶性肿瘤这一问题，目前许多学者还持有不同的见解。由于辐射致癌是随机效应、无阈剂量，我们所能做到的是应避免任何不必要的照射。然而，由于肿瘤发生的原因十分复杂，恶性肿瘤患者首次肿瘤发生可能就是个随机性事件。除此之外，即使是具有类似的年龄、性别、生活方式等，与健康人群相比，原发肿瘤获得治愈的患者本身仍具有更高的发生第二原发肿瘤的风险（例如分子易感性）。此外，原发肿瘤的致病因素，例如吸烟、饮酒以及暴露于其他致癌物质，将会持续作用并可能导致患者第二原发恶性肿瘤的形成。而化疗本身也会增加患者发生第二原发肿瘤的风险，因此对放射治疗诱发恶性肿瘤

的诊断要慎重。放疗诱发肿瘤诊断的依据应该包括：患者有接受放射治疗史，继发肿瘤必须在照射野内或射野边缘、且与原发肿瘤具有不同的组织学类型或有依据可排除转移或复发的可能性，继发肿瘤的出现要有足够长的潜伏期，一般认为要有 7～10 年之久，放疗后近期出现的肿瘤不应认为是由放射诱发的。

在放疗临床实践中，放疗所致第二原发癌发生的风险在绝大多数成年肿瘤患者中（例如乳腺癌、宫颈癌和前列腺癌等）低于 1%，而其中有超过 90% 的患者可能是由于原发肿瘤被治愈后寿命延长所致。患者放疗后 10 年或者 20 年死于肿瘤复发的风险远高于发生第二原发癌的风险。但对于青少年和儿童的肿瘤病例，需要警惕放疗所致第二原发恶性肿瘤的风险。

目前一些学者认为可以通过优化放疗技术、改变剂量 - 体积分布，从而降低放疗所致特定器官第二原发恶性肿瘤的风险。但同时也有研究提出了与此不同的机制，器官的慢性放射损伤是其中的一种机制，例如直肠、膀胱和皮肤，通常在接受较高剂量照射后随之发生急剧、慢性的放射损伤。作为过度增生紊乱的萎缩被认为是一个癌前病变，尤其是在涉及慢性炎症的情况下。在流行病学关于宫颈癌和前列腺癌患者放疗后发生第二原发癌的研究中，大约一半以上的放疗所致第二原发癌可能是由这种机制引起的。因此，通过降低首次放疗中严重慢性放射损伤的发生，可能会使受此机制影响的放疗所致第二原发癌的风险最小化。

综上，从成本 / 效益角度考虑，由于临床放疗具有明确的抗肿瘤作用，且致第二原发癌的风险较低，因而对于需要接受放疗的恶性肿瘤患者不应犹豫，但同时应尽量避免采用放疗治疗良性疾病。

（田　野）

参 考 文 献

1. Gunderson LL, Tepper JE. Clinical radiation oncology. 4th ed. Amsterdam: Elsevier, 2016.
2. O'Sullivan B. UICC manual of clinical oncology.9th ed. West Sussex: John Wiley & Sons, 2015.
3. Halperin EC, Wazer DE, PerezCA, et al. Perez and Brady's principles and practice of radiation oncology. 6th ed. Philadelphia: Wolters Kluwer/Lippincott Williams & Wilkins, 2013.

4. Clement CH. ICRP statement on tissue reactions/ Early and late effects of radiation in normal tissues and organs-threshold doses for tissue reactions in a radiation protection context. ICRP Publication 118. Amsterdam: Elsevier, 2012.

5. Shrieve DC, Loeefler JS. Human radiation injury. Philadelphia: Wolters Kluwer/Lippincott Williams & Wilkins, 2011.

6. Joiner M, van der Kogel A. Basic clinical radiobiology. 4th ed. London: Hodder Arnold, 2009.

中英文名词对照索引